AF744422

Manual de Bioética

II

Aspectos médico-sociales

ELIO SGRECCIA

MANUAL DE BIOÉTICA

II

Aspectos médico-sociales

BIBLIOTECA DE AUTORES CRISTIANOS
MADRID • MMXIV

Título original: *Manuale di bioetica.* II. *Aspetti medico-sociali* (4.ª edición, 2011).
Equipo de traductores, coordinado por Pablo Cervera Barranco: María del Mar Velasco González y Sol Corcuera Urandurraga

© de la edición original: 2011, Vita e Pensiero - Largo A. Gemelli, 1 - (20123 Milán)
© Biblioteca de Autores Cristianos, 2014
Añastro, 1. 28033 Madrid
Telf.: 91 343 97 91
www.bac-editorial.com

Edición en tapa dura:
Depósito legal: M-4403-2014
ISBN: 978-84-220-1407-2 (Obra completa)
ISBN: 978-84-220-1709-7 (Tomo II)

Edición en rústica:
Depósito legal: M-4402-2014
ISBN: 978-84-220-1619-9 (Obra completa)
ISBN: 978-84-220-1710-3 (Tomo II)

Impreso en España. Printed in Spain

Preimpresión: BAC
Impresión: Cofás, Juan de la Cierva, 58, Móstoles (Madrid)
Encuadernación: Sucesores de Felipe Méndez, S.L., Carbón 6 y 8, Pol. Ind San José de Valderas II, Leganés (Madrid)

Diseño de cubierta: BAC

¿Necesita utilizar un fragmento de alguna de nuestras obras? Diríjase a: CEDRO

Cualquier forma de reproducción, distribución, comunicación pública o transformación de esta obra solo puede ser realizada con la autorización de sus titulares, salvo excepción prevista por la ley. Diríjase a CEDRO (Centro Español de Derechos Reprográficos) si necesita fotocopiar o escanear algún fragmento de esta obra (www.conlicencia.com; 91 702 19 70 / 93 272 04 47).

ÍNDICE GENERAL

SIGLAS Y ABREVIATURAS

Revistas y publicaciones

Acta. Med. Port.	*Acta Médica Portuguesa.*
Actas Urol. Esp.	*Actas Urologicas Españolas.*
Adv. Exp. Med. Biol.	*Advances in Experimental Medicine and Biology.*
Adv. Genet.	*Advances in Genetics.*
AIDS Educ. Prev.	*AIDS Education and Prevention. Official Publication of the International Society for AIDS Education.*
Am. Eccles. Rev.	*American Ecclesiastical Review.*
Am. J. Bioeth.	*The American Journal of Bioethics.*
Am. J. Dis. Child.	*American Journal of Diseases of Children.*
Am. J. Epidemiol.	*American Journal of Epidemiology.*
Am. J. Forensic. Med. Pathol.	*The American Journal of Forensic Medicine and Pathology.*
Am. J. Hosp. Pharm.	*American Journal of Hospital Pharmacy.*
Am. J. Ind. Med.	*American Journal of Industrial Medicine.*
Am. J. Obstet. Gynecol.	*American Journal of Obstetrics and Gynecology.*
Am. J. Occup. Ther.	*The American Journal of Occupational Therapy*
Am. J. Psychiatry	*The American Journal of Psychiatry.*
Am. J. Psychother.	*American Journal of Psychotherapy.*
Am. J. Public Health	*American Journal of Public Health.*
Am. J. Sports Med.	*The American Journal of Sports Medicine.*
Ann. Droit Int. Med.	*Annales de Droit International Médical.*
Ann. Emerg. Med.	*Annals of Emergency Medicine.*
Ann. Intern. Med.	*Annals of Internal Medicine.*
Ann. Med. Psychol.	*Annales Médico-Psychologiques.*
Ann. NY Acad. Sci.	*Annals of the New York Academy of Science.*
Annu. Rev. Nurs. Res.	*Annual Review of Nursing Research.*
Arch. Fr. Pédiatr.	*Archives Françaises de Pediatrie.*
Arch. Gen. Psychiatry	*Archives of General Psychiatry.*
Arch. Internal Medicine	*Archives of Internal Medicine.*
Arch. Mal. Prof.	*Archives des Maladies Professionnelles.*
Arch. Pediatr. Adolesc. Med.	*Archives of Pediatrics and Adolescent Medicine.*
Arch. Sex. Behav.	*Archives of Sexual Behavior.*
Asian J. Androl.	*Asian Journal of Andrology.*
Aust. NZJ Psychiatry	*The Australian and New Zealand Journal of Psychiatry.*

Best Pract. Res. Clin. Endocrinol. Metab.	*Best Practice and Research. Clinical Endocrinology and Metabolism.*
Biol. Psychiatry	*Biological Psychiatry.*
Biomed. Sci. Instrum.	*Biomedical Sciences Instrumentation.*
BJU Int.	*BJU International.*
BMJ	*British Medical Journal*
Br. J. Ind. Med.	*British Journal of Industrial Medicine.*
Br. J. Psychiatry	*The British Journal of Psychiatry. The Journal of Mental Science.*
Br. J. Sports Med.	*British Journal of Sports Medicine.*
Br. J. Urol.	*British Journal of Urology.*
Br. Med. Bull.	*British Medical Bulletin.*
Bull. Acad. Natl. Med.	*Bulletin de l'Academie Nationale de Medecine.*
Bull. Med. Eth.	*Bulletin of Medical Ethics.*
Bull. of the AAPL	*The Bulletin of the American Academy of Psychiatry and the Law.*
Camb. Q Healthc. Ethic.	*Cambridge Quarterly of Healthcare Ethics*
Can. J. Psychiatry	*Canadian Journal of Psychiatry.*
Cancer J.	*Cancer Journal.*
Cell Differ.	*Cell Differentiation.*
Cereb. Cortex	*Cerebral Cortex.*
Chin. Med. J.	*Chinese Medical Journal.*
Clin. Chest Med.	*Clinics in Chest Medicine.*
Clin. Geriatr. Med.	*Clinics in Geriatric Medicine.*
Clin. Infect. Dis.	*Clinical Infectious Diseases. An Official Publication of the Infectious Diseases Society of America.*
Clin. Obstet. Gynecol.	*Clinical Obstetrics and Gynecology.*
Clin. Ter.	*La Clinica Terapeutica.*
Clin. Toxicol.	*Clinical Toxicology. The Official Journal of the American Academy of Clinical Toxicology and European Association of Poisons Centres and Clinical Toxicologists.*
Clin. Trials	*Clinical Trials. Journal of the Society for Clinical Trials.*
Compr. Psychiatry	*Comprehensive Psychiatry.*
Curr. Opin. Infect. Dis.	*Current Opinion in Infectious Diseases.*
Curr. Opin. Mol. Ther.	*Current Opinion in Molecular Therapeutiques.*
Curr. Psychiatry Rep.	*Current Psychiatry Reports.*
Cyberpsychol. Behav.	*Cyberpsychology, Behavior and Social Networking.*
Dev. Disabil. Res. Rev.	*Developmental Disabilities Research Reviews.*
Emerg. Med. Clin. N. Am.	*Emergency Medicine Clinics of North America.*
Eur. Addict Res.	*European Addiction Research.*
Eur. J. Psychiatry	*European Pychiatry. The Journal of the Association of European Psychiatrists.*

Euro Surveill.	*Euro Surveillance. Bulletin Européen sur les Maladies Transmissibles. European Communicable Disease Bulletin.*
Front Neuroendocrinol.	*Frontiers in Neuroendocrinology.*
G. Ital. Med. Lav.	*Giornale Italiano di Medicina del Lavoro.*
Giorn. It. Ost. Gin.	*Giornale Italiano di Ostetricia e Ginecologia.*
Home Care Provid.	*Home Care Provider.*
Horm. Behav.	*Hormones and Behavior.*
Horm. Metab. Res.	*Hormone and Metabolic Research.*
Horm. Res.	*Hormone Research.*
Hosp. J.	*The Hospice Journal.*
Int. J. Cardiol.	*International Journal of Cardiology.*
Int. J. Epidemiol.	*International Journal of Epidemiology.*
Int. J. Law Policy	*International Journal of Law, Policy and the Family*
Int. J. Psychoanal.	*The International Journal of Psychoanalysis.*
Int. J. Technol. Assess Health Care	*International Journal of Technology Assessment in Health Care.*
Int. Rev. Psychanal.	*International Review of Psychoanalysis.*
Int. Urol. Nephrol.	*International Urology and Nephrology.*
J. Med. Educ.	*Journal of Medical Education.*
J. Am. Acad. Psychoanal.Dyn. Psychiatry	*The Journal of the American Academy of Psychoanalysis and Dynamic Psychiatry.*
J. Am. Geriatr. Soc.	*Journal of the American Geriatrics Society.*
J. Am. Med. Dir. Assoc.	*Journal of the American Medical Directors Association.*
J. Am. Psychoanal. Assoc.	*Journal of the American Psychoanalytic Association.*
J. Anal. Psychol.	*The Journal of Analytical Psychology.*
J. Biosci. Sci.	*Journal of Biosocial Science.*
J. Child, Psycol. Psychiatry	*Journal of Child Psychology and Psychiatry, and allied Disciplines.*
J. Clin. Endocrinol. Metab.	*The Journal of Clinical Endocrinology and Metabolism.*
J. Clin. Ethics	*The Journal of Clinical Ethics.*
J. Consult. Clin. Psychol.	*Journal of Consulting and Clinical Psychology.*
J. Endocrinol. Invest.	*Journal of Endocrinological Investigation.*
J. Gerontol.	*Journal of Gerontology.*
J. Infect. Dis.	*The Journal of Infectious Diseases.*
J. Med. Ethics	*Journal of Medical Ethics.*
J. Med. Leg. Droit Med.	*Journal de Médecine Légale Droit Médical*
J. Med. Phil.	*Journal of Medicine and Philosophy.*
J. Natl. Cancer Inst.	*Journal of the National Cancer Institute.*
J. Otorinolaringl.	*The Journal of Otolaryngology.*
J. Palliat. Med.	*Journal of Palliative Medicine.*
J. Psychosom. Res.	*Journal of Psychosomatic Research.*
J. Sex. Med.	*The Journal of Sexual Medicine.*

J. Stud. Alcohol.	*Journal of Studies on Alcohol.*
J. Toxicol. Sci.	*The Journal of Toxicological Sciences*
J. Urol.	*The Journal of Urology.*
J. Urol. Nurs.	*Journal of Urological Nursing.*
JAMA	*The Journal of the American Medical Association.*
Mayo Clin. Proc.	*Mayo Clinic Procedeedings.*
Med. Health Care Philos.	*Medicine, Health Care, and Philosophy.*
Med. Lav.	*La Medicina del Lavoro*
Med. Res. Rev.	*Medicinal Research Reviews.*
MMWR Morb. Mortal. Wkly. Rep.	*MMWR. Morbidity and Mortality Weekly Report.*
Mod. Pathol.	*Modern Pathology.*
N. Eng. J. Med.	*The New England Journal of Medicine.*
Nat. Biotechnol.	*Nature Biotechnology.*
Neuropsychiatr.	*Neuropsychiatrie: Klinik, Diagnostik, Therapie und Rehabilitation.*
Neurosci. Biobehav. Rev.	*Neuroscience and Biobehavioral Reviews.*
Palliat. Support Care	*Palliative and Supportive Care.*
Physiol. Behav.	*Physiology and Behavior.*
Proc. Biol. Sci.	*Proceedings. Biological sciences (The Royal Society).*
Proc. Natl. Acad. Sci. USA	*Proceedings of the National Academy of Sciences of the United States of America.*
Prog. Urol.	*Progrès en Urologie. Journal de l'Association Française d'Urologie et de la Société Française d'Urologie.*
Psychiatr. Pol.	*Psychiatria Polska.*
Psychol Rep.	*Psychological Reports.*
Psychol. Bull.	*Psychological Bulletin.*
Rev. Infect. Dis.	*Reviews of Infectious Diseases.*
Riv. Ital. Med. Leg.	*Rivista Italiana de Medicina Legale.*
SAMJ	*South African Medical Journal*
Scand. J. Public Health	*Scandinavian Journal of Public Health.*
Soc. Sci. Med.	*Social Science and Medicine.*
Theor. Med. Bioeth.	*Theoretical Medicine and Bioethics.*
Ther Clin. Risk. Manag.	*Therapeutics and Clinical Risk Management.*
Urol. Clin. North. Amer.	*The Urologic Clinics of North America.*
Vet. J.	*The Veterinary Journal.*
World J. Urol.	*World Journal of Urology.*

Siglas de asociaciones y organismos oficiales

ACI	Automobile Club d'Italia
CeIS	Centro Italiano de Solidaridad.
CENSIS	Centro Studi Investimenti Sociali
CNB	Comité Nacional para la Bioética (Comitato nazionale per la Bioetica).

CND	Comisión de Estupefacientes (Commission on Narcotic Drugs) de las Naciones Unidas
EMCDDA	Observatorio Europeo de las Drogas y Toxicomanías (European Monitoring Centre for Drugs and Drugs Addiction)
ICOH	International Commission on Occupational Health
INAIL	Istituto Superiore per la Prevenzione e la Sicurezza del Lavoro
INCB	Junta Internacional de Fiscalización de Estupefacientes (International Narcotics Control Board)
ISTAT	Istituto Nazionale di Statistica (Instituto Nacional de Estadíastica de Italia).
ISTAT	Istituto Superiore di Formacione e Ricerca per i Trasporti
OIT	Organización Internacional del Trabajo
OMS	Organización Mundial de la Salud (World Health Organization)
ONU	Organización de las Naciones Unidas (United Nations).
OSSFAD	Osservatorio Fumo Alcol e Droga
UNAIDS	Organizacion de las Naciones Unidas sobre el Sida (Joint United Nations Programme on HIV/AIDS).
UNAIDS	Programa Conjunto de las Naciones Unidas dedicado al VIH/SIDA (Joint United Nations programme on HIV/AIDS)
UNICRI	Instituto Interregional de las Naciones Unidas para Investigaciones sobre la Delincuencia y la Justicia (United Nations Interregional Crime and Justica).
UNODC	Oficina de las Naciones Unidas contra la Droga y el Delito (United Nations Office on Drugs and Crime)
WMA	World Medical Association.

MANUAL DE BIOÉTICA

II

Aspectos médico-sociales

CAPÍTULO I

BIOÉTICA, SOCIEDAD, SANIDAD Y CALIDAD DE VIDA

1. **Salud y sociedad**

Es sabido que una buena política exige hoy en día una buena medicina, pero esta requiere a su vez una ética válida. Por supuesto, estamos lejos de pensar que la sociedad, en sus complejas relaciones y estructuras y continuos procesos evolutivos, pueda explicar cualquier tipo de enfermedad, desde un tumor a una enfermedad mental.

Sabemos que la vida da cuentas de una continua relación entre el dato biológico individual de carácter hereditario y el ambiente ecológico-social. En el primer volumen hemos podido recordar que la salud ha de concebirse como un equilibrio dinámico condicionado por cuatro dimensiones: la biológica o física, la psicológica, la socio-ambiental y la ética.

Por lo tanto, es innegable que la dimensión socio-ambiental es factor determinante por ser una de las dimensiones de la salud y la enfermedad. Es necesario añadir que el alcance actual de la causalidad socio-ambiental es más evidente e influyente a causa de la creciente presión de la sociedad sobre el individuo y del fuerte impacto tecnológico sobre el ambiente.

Hay incluso quien piensa que la devastación tecnológica operada en el medio ambiente y la manipulación del ambiente social provocado e influido por las dinámicas de masa están causando un colapso de las condiciones del equilibrio sanitario y hacen necesaria una intervención global sobre el modo de vivir[1] para que se pueda simplemente seguir viviendo.

La justificación de una alarma ecológica se advierte si pensamos en el fenómeno de la contaminación del agua, de los alimentos, del aire y del mismo sistema nervioso-mental a causa de un múltiple factor creciente de disturbios (ruido, ondas electromagnéticas).

[1] Cf. la reflexión ya realizada en A. TOFFLER, *La terza ondata,* o.c., 169-214 y más recientemente, por ejemplo, en J. RIFKIN, *Il secolo biotech,* o.c.

El agujero debido a la ausencia de la capa de ozono, las algas marinas que hacen que el mar no sea adecuado para la salubridad del baño, la amenaza de la deforestación que altera el equilibrio atmosférico, la atrazina y otros elementos químicos que envenenan las fuentes de agua y amenazan el equilibrio de la biosfera de los terrenos cultivados, todo esto da razón de la dimensión socio-ambiental de la salud y, al mismo tiempo, de la responsabilidad del individuo y de la comunidad en el mantenimiento de las esenciales condiciones de vida y salud del hombre en la tierra[2].

Se podrían dar muchos más ejemplos de esta patología de origen socio-ambiental: la difusión de la droga y del alcoholismo, el SIDA, el aumento de enfermedades psíquicas y mentales, etc., que serán objeto de reflexión en los siguientes capítulos.

Resulta importante tener en cuenta que cada enfermedad se estudia ya en su cuadro epidemiológico y no solo en sus manifestaciones somáticas o individuales y que cada intervención sanitaria, si quiere ser eficaz, deberá tener en cuenta no solo a cada sujeto, sino a la misma sociedad en sus mecanismos patogenéticos[3].

Este hecho da aún mayor valor ético-social a la figura del médico: este no podrá limitarse a ser el médico del paciente atándose a él por un contrato o una alianza terapéutica a nombre y por encargo de la sociedad, sino que deberá ser también el valiente diagnosticador de los mecanismos patogenéticos de la propia sociedad. Por lo tanto, tenemos que mantenernos bien lejos de legitimar una figura de médico burocratizada y esclava de la propia estructura social; menos aún podemos legitimar la paradójica figura del médico como factor mismo de enfermedades llamadas iatrógenas precisamente por este motivo[4].

[2] A. AUER, *Etica dell'ambiente,* o.c.; S. BARTOLOMMEI, *Etica e ambiente,* o.c.; M. VOGT - S. NUMICO, *Salvaguardia del creato e sviluppo sostenibile,* o.c.; S. MORANDINI, *Per la sostenibilità etica ambientale ed antropologica,* o.c.; P. FERRI, *Bioetica, ambiente e salute,* o.c.; P. RAMELLINI, *Linee di etica ambientale,* o.c.; R. SALOMONE - G. FRANCO, *Dalla «qualità totale» alla «qualità integrata»,* o.c.

[3] A. AUTIERO - G. MATTAI, «Medicina e società», en L. LORENZETTI (ed.), *Trattato di etica teologica,* III: *L'uomo e la società* (Bolonia 1981) 279-344. A. FRANCESCONI, *Innovazione organizzativa e tecnologica in sanità,* o.c.

[4] COMMISSION SOCIALE DE L'EPISCOPAT FRANÇAIS, *La santé,* o.c.; L. VILLA, *Medicina oggi* (Padua 1980) 118-164; I. ILLICH, *Nemesi medica,* o.c.; N. LUHMANN, «Teoria della società e medicina», a.c., 131-138. Para profundizar en la figura del médico en relación a los problemas de la política sanitaria, cf. E. J. EMANUEL - L. L. EMANUEL y otros, «Four models of the physician-patient relationship»: *JAMA* 267 (1992) 2221-2226; M. ANGELL, «The doctor as double agent»: *Kennedy Institute of Ethics Journal* 3 (1993) 279-286. Con respecto a la relación médico-paciente: G. MONTANARI VERGALLO, *Il rapporto medico-paziente,* o.c.; CENSIS, *Fiducia, dialogo, scelta,* o.c.; A. VIRZI, *La relazione medico-paziente,* o.c.; G. CLARKE - R. HALL - G. ROSENCRANCE, «Physician-patient relations: no

Por otro lado, si bien es verdad que el particular tipo de sociedad masificada propio de la era industrial ha hecho a veces más evidente y salvaje esta influencia patológica de tipo social, hay quc admitir que el elemento social ha tenido siempre una influencia en el surgimiento y difusión de determinadas enfermedades: la desnutrición y el hambre en amplias áreas geográficas también en el pasado favorecieron el desarrollo de determinadas enfermedades y la muerte prematura de niños[5].

2. Sociedad, salud y progreso científico

Cuando se habla de sociedad y de condicionamientos sociales, en general se hace referencia a las condiciones económicas, al tipo de relaciones sociales entre las personas, a las condiciones de trabajo o de hábitos y nutrición, etc. Pero no hay que olvidar la función de mediación social desarrollada por el progreso científico, en particular respecto a la ciencia médica. Ciertas enfermedades han sido erradicadas para siempre del mundo civilizado, con lo que si se manifiestan hoy en día ya no generan ni temor ni amenaza de muerte como sucedía antes con la pulmonía, la viruela, el cólera, la poliomielitis, etc. Y todo ello es debido al progreso científico de la medicina.

La fase actual de compromiso con la investigación de base en biología molecular ha abierto recientemente la vía a la medicina «genómica», la farmacogenómica, con la esperanza de poder alcanzar en un futuro no muy lejano un remedio para enfermedades actualmente incurables o totalmente incurables[6]. Por lo tanto,

more models», a.c.; D. Mansell - R. M. Poses - L. Kazis - C. A. Duefield, «Clinical facts influence patients' desire for partecipation in decisions about illness», a.c., 2991-2996.

[5] R. A. Bernabeo, «La medicina nel xix secolo», a.c., 197-221; G. Cimino - V. Cappelletti, «Le scienze della vita nel xix secolo», a.c., 109-195; J. Agrimi - C. Crisciani, *Malato, medico e medicina nel Medioevo,* o.c.; E. Shorter, *La tormentata storia del rapporto medico-paziente,* o.c.; M. D. Grmek, *La vita, le malattie e la storia,* o.c.

[6] Cf. E. Gabrielson - K. Berg - R. Anbazhagan, «Functional Genomics, gene arrays, and the future of pathology», a.c., 1294-1299; J. L. Herrmann - L. Rastelli - C. E. Burgess y otros, «Implications of oncogenomics for cancer research and clinical oncology», a.c., 40-51; A. Kahn, «From genomics to therapeutics», a.c., 1463-1475; S. Michelson - K. Joho, «Drug Discovery, Drug Development and the Emerging World of Pharmaco», a.c., 651-654; G. Prantera, *Genetica. Dall'analisi formale alla genomica,* o.c.; G. Barcaccia - M. Falcinelli, *Genetica e genómica,* o.c.; P. Amodio, *Etica, bioetica e diritto nell'età delle biotecnologie,* o.c.; M. di Pietro - E. Sgreccia, *Biotecnologie e futuro dell'uomo,* o.c.; P. Vineis, *Etica, ambiente e biotecnologie,* o.c.

hay una *elite* en la sociedad preparada por esta y por la cultura universitaria que, dedicándose a la investigación, se convierte en un factor de progreso en el campo de la sanidad y se configura como el primer remedio preventivo para dominar los efectos perniciosos, ya sean de origen —llamémosle así— individual y somático, o de origen o estímulo social. El que no tenga su origen en un compromiso de la investigación es un factor indirectamente patogenético de la sociedad. El compromiso en la investigación dirigida y finalizada hacia objetivos terapéuticos es el primer modo de prevención y terapia. En este punto la figura del médico está enriquecida por una nueva dignidad y responsabilidad; cada médico no podrá ser él mismo investigador, pero todos pueden contribuir en cierta medida a la investigación, también los médicos de familia y los clínicos. Cada médico tendrá que ser ayudado entonces a través de una formación permanente para mantener una relación válida entre necesidades sanitarias de la sociedad en la que vive y aportación científica de los equipos de investigación.

3. **Sanidad y políticas sanitarias**

De todo lo simplemente esbozado se pone de manifiesto el hecho de que la sanidad no puede gestionarse en un sentido exclusivamente local o sectorial, sino que es precisa una política sanitaria. Esta no solamente deberá coordinar los medios, recursos y las estructuras de tratamiento y rehabilitación (hospitales y centros sanitarios), sino que tendrá que influir en los mecanismos sociales que generan las enfermedades e incrementan su difusión, es decir, *prevenir,* y además, tendrá que *alentar, financiar* y *controlar* la investigación así como suscitar la responsabilidad de todos los ciudadanos y de los propios médicos por medio de una *educación sanitaria.*

Por último, y no es poco, tendrá que adoptar unos criterios éticos de referencia en el ámbito de la programación sanitaria.

Por lo tanto, los gastos sanitarios no deberán reducirse a los mecanismos y estímulos de intereses privados o de determinadas categorías, del mismo modo que no puede regularse la gestión económica en el centro o en la periferia siguiendo los criterios del utilitarismo económico[7]. En los principios generales de la

[7] A. Franchini, «Le grandi scoperte della medicina», a.c., 387-399; W. T. Reich (ed.), *Encyclopedia of Bioethics,* o.c., las voces «Public health», «Public health and law», «Public policy and bioethics»; Th. Lebrun - J. C. Saelly - C. Lefèbre, «Contraintes économiques et choix thérapeuthiques»: *Médecine de*

bioética recordamos que precisamente en orden a los gastos sanitarios, el principio ético de fondo deberá estar relacionado con el principio de *sociabilidad-subsidiariedad:* gastar más donde la necesidad y la enfermedad sean más graves, incluso cuando estos gastos no fuesen, como lo son generalmente, económicamente productivos; se tendrán que respetar la iniciativa y las estructuras del sector «privado» donde respondan al servicio social, así como se tendrá que vigilar que no existan desigualdades y fuentes de enfermedad y muerte en algunas poblaciones particularmente desfavorecidas o desprovistas de recursos en el área de toda la comunidad nacional e internacional.

La Organización Mundial de la Salud (OMS), en cuanto organismo de las Naciones Unidas, tiene entre sus deberes institucionales la promoción de la salud y de las condiciones socio-económicas necesarias y adecuadas los derechos fundamentales de la asistencia sanitaria, sobre todo en los países en vías de desarrollo (PVD). Es preciso decir que para algunos objetivos la política de este organismo no solo ha sido deficitaria, sino que no ha podido impedir una especie de imposición colonial de planificación familiar contraria a los derechos del hombre y de la familia, porque no ha impedido de manera eficaz la acción de organismos cuya única finalidad era la de imponer la *disminución de nacimientos* por medio de la contracepción, el aborto y la esterilización, una planificación relacionada obligatoriamente con la asignación de ayudas económicas a los PVD[8]. En Asia, América Latina y África las condiciones de salud se han quedado gravemente por debajo de los niveles de la dignidad humana.

La *Carta africana de derechos humanos y de los pueblos,* adoptada para África el 28 de junio de 1981 en Nairobi[9], ratifica (art. 4) la inviolabilidad de la persona humana, el respeto de la vida de cada ser humano, el derecho a la *integridad física y moral;* además (en el art. 5), condena cualquier forma de esclavitud, habla de personas, de prohibición de toda violencia física y moral así como de cualquier trato deshumano y degradante; ratifica el derecho a recibir las terapias necesarias para curarse (art. 6) y a la asistencia médica. Se considera a la familia como elemento base de la sociedad, se protege a los discapacitados y a las personas de la tercera edad en sus derechos de igualdad y asistencia física y moral (art. 18). Se pide una particular atención a la defensa de la

l'homme (París 1984) 14-23; A. ROGERS, «The restoration of medical ethics», a.c., 117-120; E. SGRECCIA, «Economia e salute», a.c., 31-46.

[8] E. DE LAGRANGE - M. M. DE LAGRANGE - R. BEL, *Complotto contro la vita,* o.c.

[9] Para el texto y comentario de estos documentos, cf. M. TORRELLI, *Le médecin et les droits de l'homme,* o.c.

dignidad de la mujer y de los niños con la condena de cualquier discriminación.

La *Declaración de Alma Ata,* promulgada tras la Conferencia internacional del 6-12 de septiembre de 1978, ya había pedido la garantía de los primeros auxilios para todos los pueblos.

Esta *Declaración* proclama solemnemente en su punto I:

> La conferencia reitera firmemente que la salud, estado de completo bienestar físico, mental y social, no es ausencia de afecciones o de enfermedad, sino que es un derecho humano fundamental y alcanzar el más alto nivel de salud es un objetivo social sumamente importante en todo el mundo, cuya realización exige la intervención de muchos otros sectores sociales y económicos, además del de la salud.

En el siguiente punto se proclama la inaceptabilidad de las desigualdades existentes entre los países desarrollados y los PVD o entre diversas zonas de un mismo país en cuanto a la situación sanitaria.

La *Carta de desarrollo sanitario de la región africana hasta el año 2000,* adoptada por la OMS el 24 de septiembre de 1979 en Maputo, compromete a la propia organización con palabras firmes y solemnes a promover un nuevo orden económico y social en África como condición para un «desarrollo sanitario armonioso e integrado entre todos los países de la Región». Esta carta exige el compromiso de todo el mundo occidental desarrollado junto con los recursos locales.

Hemos querido recordar algunos de los muchos documentos solemnes de las organizaciones internacionales para poner en evidencia que aún son válidos, a pesar de haber sufrido retrasos e incluso desmentidos en la realización práctica, sobre todo al no reconocer el estatuto del ser humano a los que van a nacer y a los ya nacidos ni la responsabilidad procreativa de la familia y al imponer una dominación biológica-colonial sobre los procesos de procreación.

Es bien sabido que en estos últimos decenios se han agravado las desigualdades a causa de la inestabilidad política, las omisiones y las injusticias de los pueblos occidentales, además de la fragilidad y la ausencia de claridad de los propios organismos que han redactado estas declaraciones. La mortalidad infantil a causa del hambre, la escasez de primeros auxilios y de prevención para enfermedades infecciosas podrían y deberían haber atraído más la atención de los países desarrollados que el gran empeño y los abundantes fondos para subvencionar planificaciones familiares de sabor malthusiano y neocolonialista.

Un documento del Consejo Pontificio «Cor Unum» del 6 de noviembre de 1977, titulado *Servicios Sanitarios para una atención primaria de salud*[10], ya solicitaba una mayor responsabilidad de los católicos y de las organizaciones internacionales en una política de apoyo a la atención sanitaria primaria en los países subdesarrollados.

Reiteramos que este programa internacional es una cuestión de justicia y también una necesidad cada vez más entendida en un momento en que la difusión de enfermedades (cf. el caso del SIDA) se está estableciendo ya en un mundo donde ninguna zona puede aislarse del resto de territorios debido al continuo intercambio de poblaciones.

En cualquier tipo de régimen sanitario, ya sea liberalista, socializado o estatalizado se ve cada vez con más claridad la necesidad de un programa sanitario en cada comunidad política así como el que este programa deba tener presente al horizonte internacional. Por último, resulta ya necesario colocar en el centro de las responsabilidades nacionales e internacionales instrumentos de control y apoyo respecto a la investigación y a la organización sanitaria.

4. **La reforma sanitaria italiana de 1978**

Parece oportuno ahora detenerse a considerar de manera sintética el recorrido de la sanidad italiana a partir de la ley-marco 833/1978, llamada también Ley de Reforma Sanitaria, y que ha servido de orientación a la organización sanitaria italiana[11].

Esta ley creó en Italia un modelo de administraciones sanitarias de tipo socializado en el cual, salvaguardando la libertad del ciudadano en la elección del médico, el Estado se compromete, a través de una red organizativa descentralizada (Unità Sanitarie Locali o USL), a ofrecer un servicio sanitario igualitario y

[10] CONSEJO PONTIFICIO «COR UNUM», «Servizi sanitari per un'azione sanitaria primaria» (6-11-1977): *Enchiridion Vaticanum* 6 (1980) 322-349. Más recientemente, otros dicasterios de la Santa Sede han examinado el tema de la justicia en la salud: cf., por ejemplo, el CONSEJO PONTIFICIO «JUSTICIA Y PAZ», *Aspetti sociali ed etici dell'economia. Un colloquio in Vaticano* (Ciudad del Vaticano 1994). De todos modos, se trata de forma más profunda en el capítulo sobre «Ética y economía sanitaria».

[11] Muchos son los estudios realizados sobre la reforma sanitaria en Italia. Citemos: B. D'ALBA, «I principi ispiratori della nuova legislazione sanitaria in Italia», a.c., 13-19; AA.VV., *Rapporto sanità 2009,* o.c.; N. FALCITELLI - T. LANGIANO, *Politiche innovative nel SSN,* o.c.; A. ZANGRANDI, *I cittadini e i servizi sanitari,* o.c.; A. CIFALINÒ, *Il governo dei servizi sanitari territoriali,* o.c.

«gratuito»[12] (a excepción de la posterior corrección de los *tickets)* a todos los ciudadanos, a quienes se ofrecía para ello una red de servicios de prevención, terapia y rehabilitación al mismo tiempo que se impartía (o tenía que hacerse) la educación sanitaria y se incentivaba la participación. Esta ley-marco, a través de una atrevida descentralización, dejaba en manos de las regiones la mayor parte de las responsabilidades, con la excepción de algunos campos de la investigación y de la normativa de aplicación.

Se solicitaba la aplicación de las directrices de la ley-marco y la homogeneidad de intervención de las regiones en un Plano Sanitario que tenía que ser plurianual y actualizarse periódicamente.

Todos sabemos que esta reforma sanitaria, una de las grandes reformas sociales, ha acumulado grandes disfunciones y graves retrasos por una utópica carga originaria (derecho a la asistencia gratuita para todos y para cualquier tipo de terapia), por la politización de los órganos administrativos locales de las USL, concebidos como expresión de la mayoría política, por marginar en cierto modo la clase médica a responsabilidades administrativas, por el despilfarro favorecido por el concepto inicial de gratuidad para todos, por la excesiva burocratización de los órganos administrativos que coordinan la actividad de los hospitales, centros sanitarios y de la medicina de familia y, por último, por la excesiva disminución de autonomía administrativa de las grandes estructuras hospitalarias respecto a las administraciones de las USL.

Por todas estas carencias y disfunciones, aunque pensamos que no deben hacer que se pierda la consideración de que se han de juzgar en teoría en un sentido positivo los objetivos de fondo, esta reforma se ha visto expuesta a muchas críticas y recientemente a una reorganización, como diremos más adelante.

El programa sanitario tiene un gran significado ético tanto por el planteamiento de los servicios como por la distribución de los medios. Para ello, son necesarios los controles administrativos y también éticos, por medio de los Comités de Ética (CE).

Como ya se expuso en el primer volumen de este manual[13], los CE pueden tener un alcance nacional para algunos delicados sectores de tratamientos y de investigación, por ejemplo en el estudio de la ingeniería genética y la procreación artificial, el tratamiento y curación del SIDA. Por otra parte, los CE pueden tener

[12] La inicial gratuidad del Servicio Sanitario Nacional se refiere al hecho de que los ciudadanos no tenían que abonar directamente los recursos necesarios por las prestaciones ofrecidas. Obviamente, la financiación del servicio se aseguraba a través de la recaudación fiscal.

[13] E. SGRECCIA, «Los comités de bioética», en Íd., *Manual de bioética,* I, o.c., 311-376.

también articulaciones locales en lugares que se interesen en la investigación médico-científica a través del control de programas de experimentación, ejerciendo así una función de asesoramiento en el campo asistencial a través de la forma de los CE hospitalarios.

Todos los países occidentales y en particular aquellos que —como es el caso de Inglaterra e Italia— han instituido el Servicio Sanitario Nacional, gravando así los gastos en sanidad sobre las arcas del Estado, se han encontrado con dificultades estos últimos años y han revisado la legislación sanitaria con el preciso objetivo de contener los gastos públicos.

En Italia se realizó a través del decreto legislativo del 30 de diciembre de 1992 n.º 502 relativo a la *Reorganización de la disciplina en materia de sanidad*[14], completado con las modificaciones aportadas por los decretos legislativos del 7 de diciembre de 1993 n.º 517[15], del 14 de diciembre de 1994[16] y del 18 de junio de 1999 como ejecución de la ley n.º 419/1998 (la llamada «reforma ter»).

Estos actos legislativos —destinados precisamente a reconducir los gastos de sanidad bajo control—, introdujeron criterios de gestión «empresarial» que a menudo causaron consecuencias negativas precisamente en el plano de la humanización de la medicina. En otras palabras, bajo la exigencia de ahorrar a toda costa se corre el riesgo de introducir un criterio utilitarista en la repartición de los gastos[17].

El sistema diseñado en los decretos legislativos 502/517 ha previsto tres puntos importantes que pretenden conseguir eficacia, equidad y economía en los gastos:

a) la finalidad y los niveles de asistencia[18] están fijados por el plano sanitario nacional, que encontrará una ejecución articulada en los planos regionales;

[14] Supplemento ordinario a *Gazzetta Ufficiale,* serie generale, n.º 305 (30-12-1992).

[15] Ibíd., n.º 4 (7-1-1994).

[16] Ibíd., n.º 300 (24-12-1994).

[17] A. Fiori - E. Sgreccia, «L'ospedale azienda», a.c., 631-636; M. Ingrosso (ed.), *La salute comunicata,* o.c.; C. Hanau, «Strategie allocative per la persona nella economia sanitaria», a.c., 115-130.

[18] Precisamente, el Decreto Presidencial del Consejo de Ministros del 30 de noviembre de 2001 estableció por primera vez los criterios de identificación de los niveles esenciales de asistencia (NEA), o sea las prestaciones obtenibles en Servicio Sanitario Nacional (SSN), con el fin de buscar contextualmente la contención y racionalización de los gastos en sanidad. En particular, en el decreto: 1. Se excluyen parcialmente algunas prestaciones (asistencia odontológica, densitometría ósea, una parte de la medicina física de rehabilitación ambulatoria y la cirugía refractiva con láser Excimer); 2. Se excluyen totalmen-

b) se prevé la constitución de la empresa como modelo de gestión tanto para las Unidades Sanitarias Locales (las circunscripciones territoriales en las que se divide el ámbito regional según la precedente Reforma de 1978) como para los grandes hospitales. La responsabilidad de dirección de la empresa recae en la figura de un director general que se supone que es experto y cualificado;

c) se introducen tarifas de remuneración de las prestaciones sanitarias calculadas según estimaciones *standard* para cada tipo de intervención de diagnóstico o tratamiento y la empresa recibe la financiación en base a esa estimación estandarizada *(Diagnosis Related Groups* o DRG).

El Estado abastece parcialmente la financiación y la distribuye a las regiones y estas a su vez lo entregan a la empresa. Sin embargo, la participación de los ciudadanos está prevista a través de determinadas reservas y fondos que se pueden distribuir para donaciones con ingresos derivados de los capitales de las empresas.

La llamada «reforma ter» (decreto legislativo 229 del 19 de junio de 1999, Decreto Bindi) y anteriormente la ley 419 del 30 de noviembre de 1998 confirmaron que por fin se había emprendido el camino de regionalización y empresarización del sistema distinguiendo instrumentos normativos y de gestión considerados más eficaces, ampliando las responsabilidades a las regiones y desarrollando el papel de las autonomías locales en sanidad, reforzando tanto la participación de los ciudadanos como la valorización de los trabajadores sanitarios y promoviendo la integración socio-sanitaria. Recordemos igualmente la modificación del artículo V de la Constitución italiana, tras el éxito positivo del referéndum constitucional del 7 de octubre de 2001, con el que entra en vigor la Ley Constitucional n.º 3 del 18 de octubre de 2001 *(Gazzetta Ufficiale* n.º 248 del 24 de octubre de 2001). Se modifican y derogan, parcial y totalmente, algunos artículos de la Carta Constitucional de 1948 que contenían algunos principios de extraordinario valor institucional, sobre todo en lo que respecta a la diversa repartición de competencias legislativas entre Estado y regiones.

te otras (cirugía, circuncisión ritual masculina, medicinas no convencionales, vacunaciones no obligatorias, certificados médicos); 3. Se reconoce que los DRG (Diagnosis Related Groups o Grupos de diagnosis relacionada, el actual sistema de reembolso de las prestaciones sanitarias en vigor en Italia y del que se volverá a hablar tanto más adelante en este capítulo como en el capítulo sobre la economía sanitaria), son «inapropiados» en régimen de recuperación ordinaria o en day-hospital.

En coherencia con un proceso puesto en marcha desde hace tiempo debido a las reformas llamadas Bassanini, que habían introducido en la ordenanza italiana el principio de subsidiariedad y unos mecanismos de «federalismo fiscal» (decreto legislativo 56/2000 por el que corresponde a las regiones la responsabilidad política y financiera), la reforma del título V de la Constitución da un vuelco al viejo criterio por el cual corresponde al Estado la competencia legislativa general mientras que a las regiones les compete únicamente legislar en un reducido elenco de materias y siempre respetando los límites contenidos en la Constitución. De hecho, con la reforma de 2001 el Estado se convierte en titular de la potestad legislativa de determinadas materias, entre las cuales no figura la sanidad, y se reconocen así competencias exclusivas de las regiones.

En realidad, un «utilitarismo» económico rastrero ha forzado a menudo a las empresas a intentar optimizar económicamente los servicios en detrimento de los pacientes que necesitaran una hospitalización más larga o de tratamientos más costosos respecto a las cotizaciones *standard*. En otras palabras, el riesgo es que el criterio guía del tratamiento se desplace del paciente a las exigencias económicas[19].

5. El hospital como fábrica: los inconvenientes del «taylorismo»

Se ha escrito que la civilización industrial ha expresado todas las actividades del hombre con los criterios de la producción industrial, en particular los modelos de organización del trabajo[20]. La escuela y los hospitales habrían quedado marcados; prueba de ello serían la subdivisión del trabajo, la extremada especialización de las tareas, la impersonalidad y la masificación del trato con el fin de recortar gastos y sacar todo adelante como una gran máquina cuyos engranajes estén perfectamente conectados entre ellos.

No pretendemos decir aquí si este modelo taylorista de la organización laboral sea válido para la producción y sobre todo para la satisfacción creativa del trabajo en la fábrica. Pero pode-

[19] Existe una profundización sobre el tema del nuevo sistema de financiación de los hospitales en O. PENNELLI - L. PACILLI, «Il nuovo sistema di finanziamento degli ospedali pubblici e privati», a.c., 427-446; P. DONZELLI, «Il sistema di pagamento dei DRG ha fallito la maggior parte dei suoi obiettivi», a.c.; OMS, EUROPEAN OFFICE, *Report of Healthcare Reimbursement System,* o.c.

[20] A. TOFFLER, *La terza ondata,* o.c., 40.

mos decir que no es en absoluto adecuado para la organización hospitalaria, donde cada enfermo es una persona distinta. Cada uno quiere y debe ser tratado según sus exigencias terapéuticas y humanas, donde las personas son personas y no números ni productos, donde, en otras palabras, deberá reconocerse la vuelta a la personalización en el trato.

La comida, la ropa, el uso del «tú» o del «usted» en el diálogo interpersonal, la necesidad de conocer el diagnóstico instrumental pero también clínico —es decir, el trato interpersonal—, todo tendrá que ser reentendido y recompuesto.

Nace aquí el movimiento de los *derechos del ciudadano enfermo,* no tanto porque se quiera imponer el derecho contra la caridad, sino porque es necesario un trato personal en vez de uno anónimo.

Entonces, ¿qué es el hospital, si no se puede asemejar —no debe hacerlo— únicamente a una empresa? ¿Es la familia el modelo para el hospital o sería un hotel donde se dedicaran al descanso y al cuidado?

El hospital, es un hecho de por sí, es una encrucijada de la vida, de los problemas familiares, del dolor y de la muerte. Sin embargo, es cierto que tiene que ser reconsiderado a la luz del trato personal, de la continuidad del trato con la familia y el contacto permanente con la vida social y civil.

Personalizar el hospital trae consigo que el ingreso de enfermos mentales tenga que ser humanizado y legitimado deontológicamente, que se trate de manera especial a las mujeres embarazadas —el parto no es una enfermedad— respecto a una simple hospitalización de la madre y el niño. La economía e importancia de los servicios no podrán por tanto condicionar totalmente la esencia de la relación. Tratamos este aspecto con una breve alusión al tema en el capítulo que examina la relación entre sociedad y medicina porque el hospital es el intermediario entre la familia, la sociedad y la asistencia médica[21].

[21] La crisis de la institución hospitalaria junto con el tema de la humanización de los hospitales han sido objeto de numerosos estudios desde los años ochenta. Citemos algunos: G. PERICO, «Assistenza ospedaliera e diritti dei degenti», a.c., 183-202; A. PALOMBELLA (ed.), *Ospedali più umani: come?,* o.c.; A. QUADRIO - P. DI BLASIO, *Da malato a paziente,* o.c.; E. SGRECCIA, «Non archiviare l'impegno per la umanizzazione della medicina», a.c., 267-270; A. BRUSCO, *Umanità per gli ospedali* (Salcom, Brezzo di Bedero 1983); J. WILSON BARNETT, *Stress, malattia, ospedale,* o.c.; G. MORGANTE, «Aspetti istituzionali dell'umanizzazione della medicina oggi», a.c., 29-45; AA.VV., «L'umanizzazione della medicina», a.c.; ÍD., *Malattia e ospedalizzazione,* o.c.; ÍD., *Filosofia della medicina,* o.c.; M. TRABUCCHI, *L'ammalato e il suo medico,* o.c.; A. FOGLIO, *Il marketing sanitario,* o.c.; F. NICOSIA, *L'ospedale snello,* o.c.

6. El proyecto global: la calidad de vida

Programar la sanidad a nivel nacional e internacional, personalizar la relación médico-paciente, humanizar los hospitales, implica deber plantearse preguntas más innovadoras: ¿cuál es —o se quiere que sea— el tipo de «calidad de vida» (cdv) que se pretende alcanzar en la sociedad?

La cdv es ya sinónimo de un modelo de sociedad porque representa el ideal terreno de las sociedades desarrolladas a la que se pretende subordinar todo el tejido social y económico. Políticos, economistas, sociólogos y programadores de la sanidad plantean y reclaman este objetivo, incluso dejando en el horizonte una cierta indeterminación.

En este capítulo querríamos profundizar en la noción de «calidad de vida», de la que se hace tanta referencia hoy en día, para deducir algunas indicaciones respecto a los aspectos que tocan más de cerca a la sanidad y a la salud de las personas.

a) *Origen e historia de la noción de «calidad de vida»*[22]

Pocas expresiones han tenido tanta suerte y tanto éxito evocador en las distintas disciplinas como la de «calidad de vida». Pero el concepto que encierra y los comportamientos que sugiere siguen siendo igualmente diversos y a veces marcados de ambigüedad e imprecisión.

En estos casos, es útil controlar el origen de la palabra, la noción y el contexto cultural en el que se expresa, porque las palabras, especialmente las programáticas, se cargan a menudo del peso de las situaciones a las que se refieren y cogen el significado de su historia.

Parece que está verificado que fue Lyndon Johnson, presidente de Estados Unidos, el que dio un carácter programático y emblemático a esta expresión verbal, que ya estaba presente en la literatura socio-política desde los años cincuenta, cuando en su discurso de 1964 afirmó que los objetivos que perseguía no podían ser evaluados en términos bancarios sino en términos de cdv.

A partir de ese momento, como ya sucedió con el lema de su antecesor John Kennedy sobre la «nueva frontera», esta nueva

[22] Para esta parte hemos retomado nuestro trabajo E. SGRECCIA, «Rispetto della vita e ricerca della qualità della vita in medicina», o.c., 154-160; ACADEMIA PONTIFICIA PARA LA VIDA, *Qualità della vita ed etica della salute,* o.c.

noción invadió escritos, discursos, estudios y programas de carácter socio-político[23].

Por lo tanto, el primer ámbito en el que se expresan este objetivo y este mensaje es el socio-político. En ese contexto, apelar a la cdv quiere indicar una travesía y una superación, quiere expresar una novedad: la sociedad debe apuntar más alto, no basta con garantizar con respecto a la fase anterior los niveles mínimos de disposición de bienes en sentido cuantitativo que hacen posible la vida, es decir, tener de qué comer, una casa, un trabajo, lo necesario para garantizar la vida cotidiana.

Tampoco es suficiente un incremento del bienestar económico de la población porque la felicidad no depende únicamente del bienestar entendido en un sentido cuantitativo. Paralelamente a estos significados dialécticos —cantidad-calidad, bienestar-felicidad— se insiste en la relación necesidades-deseos.

Una sociedad que progresa y persigue el ideal de desarrollo, una vez satisfechas las necesidades básicas, busca satisfacer los deseos y aspiraciones. Pero aquí empiezan a surgir los problemas: mientras las necesidades tienen la posibilidad de llegar a la saturación, los deseos no son igualmente limitables, más aún, nuestras sociedades han debido registrar el hecho de que cuando crece el nivel de disposición de bienes hasta el punto de hacer posible la satisfacción de los deseos y no solo de las necesidades, en cambio, el llamado «coeficiente de insatisfacción» aumenta porque los deseos satisfechos generan más deseos.

A esta constatación se añade otra posterior, la del economista Galbraith. Nuestras sociedades, caracterizadas por el estímulo al consumo, revelan una actitud diversa respecto a las sociedades antiguas. Mientras en estas quienes que se hacían ricos se dedicaban a preocupaciones no económicas (letras, arte, equitación, aventuras militares), las sociedades actuales, incluso cuando son opulentas continúan estando vinculadas a los dinamismos de los aspectos económicos[24].

Por esta imposibilidad de satisfacer el deseo sobre el plano del bienestar económico, la expresión «calidad de vida» toma otros matices, antes que nada un significado de tipo personalista y de valores. Allardt distingue sobre todo entre necesidad de poseer, necesidad de querer y necesidad de ser, donde la llamada

[23] M. L. Lamau, «La notion de qualité de la vie dans le champ de la santé», a.c., 47-67; L. de Carlini, «Per un'educazione alla qualità di vita», a.c., 35-44; G. Herranz, «Scienze biomediche e qualità della vita», a.c., 415-424; S. Leone, «Qualità della vita», a.c., 811-815.

[24] L. de Carlini, «Per un'educazione alla qualità di vita», a.c., 25; J. K. Galbraith, *L'economia e la qualità di vita,* o.c.

a la cdv se pone en relación con la satisfacción de las relaciones personales más intensas y con la exigencia de un papel social para cada persona. Sobre todo en el campo de la psicología, pero también en el dc la medicina social. En gerontología el concepto de cdv significa de modo particular la exigencia de un objetivo económico y de valores[25].

En esta concepción de la cdv, es notable el panorama cultural que exalta la diferencia, la autonomía, el aspecto inmaterial y la gratuidad que viene también acompañada de una sensibilidad hacia los problemas del Tercer Mundo, porque esos países han de ser protegidos de las contaminaciones de las concepciones occidentales[26].

Otra corriente de pensamiento acompaña esta perspectiva de tipo socio-político y cultural: el pensamiento ecologista. Para conseguir —se afirma— un nivel adecuado de cdv es necesario afrontar como terapia de urgencia la protección del medio ambiente.

La vida en general esconde y revela energías misteriosas que sobrepasan la simplicación cuantitativa y son ignoradas por la explotación económica; el equilibrio de las formas de vida en el mundo, su relación recíproca junto con la defensa de la salubridad del ambiente vital son factores considerados indispensables para la cdv.

El hombre es el proveedor principal en el sistema de interdependencia de estas formas de vida, el guardián de los recursos y, al mismo tiempo, el mayor responsable de su deterioro. En esta reivindicación del cuidado ecologista del medio ambiente se verifica la primera aparición de la bioética como exigencia moral dirigida a defender las condiciones de vida y de supervivencia de la humanidad ante el riesgo de una devastación ecológica y de una explotación económica. Las obras de V. R. Potter y H. Jonas se han inspirado en esta exigencia[27].

Se propone entonces una ascesis con respecto a los impulsos de posesión, conquista y acumulación de recursos materiales para guiar a la sociedad hacia el goce de bienes futuros. Es necesario operar la ascesis con respecto a los bienes materiales

[25] L. DE CARLINI, «Per un'educazione alla qualità di vita», a.c., 24, donde se citan a los autores G. RAGONE - A. SPANÒ, «Teorie e ideologie della qualità della vita», a.c., 543-561; y sobre la calidad de vida, cf. también E. ALLARDT, «Dimensions of welfare in a comparative Scandinavian study», a.c. Cf. igualmente la importancia que ha tenido la obra de E. FROMM, *Essere e avere,* o.c. Cf. Además L. ANTICO, «Gli anziani per una migliore qualità della vita», a.c., 206-215; E. SGRECCIA - L. ANTICO, *Anzianità creativa,* o.c.; ÍD., *Anzianità e valori,* o.c.

[26] L. DE CARLINI, «Per un'educazione alla qualità di vita», a.c., 34.

[27] V. R. POTTER, *Bioethics Bridge to the Future,* o.c.; H. JONAS, *Il principio responsabilità,* o.c.

y sustituir el acceso a los bienes inmateriales; de hecho, estos se pueden gozar sin destruirlos.

Esta indicación ética ya estaba presente en Aristóteles: «Los bienes exteriores tienen un límite como instrumento», por lo que «una superabundancia de estos daña y no aporta ninguna utilidad a quien los posee»[28].

En conclusión, un concepto auténtico y pleno de calidad de vida deberá buscar en el interior de la persona la satisfacción de necesidades y deseos, pero respetando y promoviendo los valores típicamente humanos, es decir, los espirituales y morales.

b) *La «calidad de vida» en medicina*

Como ha observado perfectamente G. Herranz[29], han sido dos los factores que han favorecido y motivado la afirmación del concepto de cdv: el primero está representado por el desarrollo económico-social de la posguerra al disponer las sociedades occidentales de un elevado nivel de bienestar; el segundo está constituido por el progreso científico-tecnológico en la medicina.

También se ha comprobado un proceso análogo e igualmente acelerado en el campo de la medicina. La medicina ha conseguido victorias en enfermedades infecciosas, ha prolongado la esperanza de vida a través de la aplicación del método experimental, ha puesto en marcha una primera revolución terapéutica y otra biológica en el campo de la nueva genética al poner las premisas y alimentar la aspiración de conseguir erradicar la doble frontera de las enfermedades hereditarias y el cáncer.

Ahora bien, a pesar de estos éxitos verificables en términos cuantitativos, la medicina también se plantea el problema de la «calidad de vida».

El empleo de este concepto ha sido rápido y amplio en este campo. Los sectores especializados en donde se ha profundizado principalmente el debate, son los relativos al problema de las decisiones terapéuticas sobre los enfermos en fase terminal, decisiones que tendrían que tomarse no solo en relación a una prolongación cuantitativa de la vida, sino también con respecto a la cdv, en el campo de la vida prenatal y neonatal, la asistencia y formación de la persona mayor, los cuidados paliativos, de la higiene y sanidad pública. Pero en cada sector especializado se

[28] Aristóteles, *Politica,* VII, 1 (1323, a y b); A. di Giovanni, «Per "quale" qualità di vita»: *Vita e Pensiero* 4 (1986) 251-261.

[29] G. Herranz, «Scienze biomediche e qualità della vita», a.c., 415.

pide hoy en día el examen del parámetro de la cdv, junto con el de la calidad de las terapias.

Tras una intervención quirúrgica debilitadora o mutiladora, en el historial clínico se describe no solamente la metodología de la intervención sino también el nivel de cdv perseguido o alcanzado por la terapia. La introducción de este criterio no ha sido fácil, por la actitud de los médicos a regularse en términos de objetividad científica, pero hoy en día no hay ningún campo de la medicina que no establezca como horizonte, además de la terapia propiamente dicha, la persecución de la cdv y a menudo incluso su evaluación. Pero precisamente ahora que todo aparece rico de futura felicidad, surgen graves dudas e incluso aberrantes ambigüedades.

Si queremos poner en evidencia los problemas y significados que han sido tergiversados, no es para eliminar el concepto de cdv del vocabulario ético y de la norma deontológica, sino para hacer que conserve una acepción antropológicamente válida y positiva.

El primer problema o duda, como se quiera definir, consiste en la dificultad de definir cuáles son los elementos objetivos y cuáles son los factores subjetivos de la cdv: en efecto, no basta con que una persona, por ejemplo, esté bien en cuanto a su salud física (tensión, digestión, corazón, etc.) y viva en un ambiente socialmente favorable, sino que es necesario que sienta que goza de buena salud y acepte la relación psicológica en un sentido positivo.

Ya se sabe cuánto contribuye a la cdv el diverso grado de cultura, arte o religión de personas que gozan del mismo nivel de salud física o bienestar económico y social[30]. Dos enfermos de cáncer sometidos a los mismos cuidados reaccionan subjetivamente de modo diverso. ¿Cuánto pesa el sufrimiento psíquico o moral, la depresión o la relación negativa con el cónyuge para valorar la cdv?

De esto surge la dificultad —otro problema— de saber a quién compete establecer los parámetros de la cdv, su jerarquía y la importancia que habrá que dar a cada uno. Si se trata de parámetros objetivos y físicos, es evidente que es el médico o el especialista el que puede valorarlo, pero cuando se trata de factores psicológicos como la «percepción de sí mismo», la percepción del bienestar, las expectativas de esperanza con respecto a los cuidados y a su nivel, la espera relativa de los servicios, solo

[30] P. S. Mueller - D. J. Plevak - T. A. Rummans, «Religious involvement, spirituality, and medicine: implications for clinical practice», a.c., 1225-1235.

el sujeto puede valorarlos. Hay coordenadas que dependen de la edad, las costumbres, la gravedad de la enfermedad.

Unido a este problema aparece el no menos difícil de la elaboración de las escalas de evaluación de la cdv o de su validez. Algunos autores insisten en la posibilidad de una medición y representación con indicadores cuantitativos y aportan las orientaciones para el diseño, análisis e interpretación de los estudios.

A partir de los años setenta, bajo la estela de innovaciones tecnológicas que ofrecían nuevas y asombrosas oportunidades de diagnóstico y terapia, pero que exigían considerables inversiones de medios, se estableció la exigencia de profundizar más —en el ámbito clínico y económico y también en el ético y el organizativo— en las consecuencias derivadas de la introducción y el uso de esas tecnologías en el sistema sanitario. La necesidad de una «amplia» evaluación de lo apropiado de utilizar procedimientos médicos, dio lugar a introducir determinados instrumentos que estuvieran en grado de conectar el criterio de eficacia en el procedimiento médico en cuestión con su posible impacto económico en la sociedad. Con esta base, la existencia de una amplia variabilidad en la práctica clínica, largamente documentada en la literatura científica, y de una divergencia entre los resultados de la investigación y su difusión y adopción en la práctica, llevó al desarrollo de un enfoque de la evaluación de la eficacia terapéutica que toma el nombre de *Evidence-based medicine* (EBM), es decir, «medicina basada en los hechos», o bien «medicina de las pruebas de eficacia». En su acepción más clásica, la medicina basada en los hechos está fundamentada en recoger y evaluar de modo racional las informaciones médicas que permitan definir si existen pruebas suficientemente válidas que justifiquen el empleo de determinados procedimientos clínico-terapéuticos así como de otros. Dicho con otras palabras, la técnica de la EBM se desarrolló para poder valorar, en una base estadísticamente válida, qué intervenciones diagnóstico-terapéuticas producían el resultado más favorable en términos clínicos de una población definida y posiblemente a qué coste. Desgraciadamente, su mismo fundamento, de naturaleza cuantitativa, resalta los estudios aleatorios y controlados, aunque la medicina no se puede resolver completamente en ellos. Este uso reduccionista plantea el problema de la «verdadera» representatividad de la muestra respecto a la población que es la que necesita de esos cuidados en la realidad.

También a partir de los años setenta se puso en marcha un tipo de evaluación de los procedimientos médicos basado en el análisis *coste-utilidad* por el que el valor de los efectos de una tecnología sanitaria se mide en términos de *utilidad,* entendida esta como las preferencias individuales o colectivas en los diversos estados de la salud. Este sistema procede a calcular los años de vida ganados en términos no solo cuantitativos, sino también cualitativos. La aplicación emblemática de esta modalidad analítica está representada en los *Quality Ajusted Life Years* (QALY), es decir, los años de vida valorados según su calidad. El QALY indica específicamente un año de vida «pesado» por su calidad. El enfoque QUALY es el resultado de la determinación de la calidad de cada año ganado a consecuencia de una intervención o derivada de la introducción de una tecnología sanitaria innovadora. Para determinar la calidad de cada año de vida ganado, se suelen usar unas balanzas que reflejan la importancia del estado de salud en el periodo de tiempo considerado. Las balanzas QALY pueden adquirir valores comprendidos entre 0 y 1: el primer extremo con un valor igual a cero es el peor caso del estado de salud, es decir, cuando el paciente muere. El extremo opuesto indica que el paciente está en perfecto estado, es decir, sano. Entre estos dos valores límites existe un infinito número de estados de salud que reflejan los distintos grados de enfermedad o discapacidad identificados. Los QALY tienden por lo tanto a combinar dos beneficios en una medida: la esperanza de vida y la cdv del paciente con respecto al sostenimiento del coste hospitalario. Es evidente que este cálculo está fuera de consideraciones éticas de igualdad y procura reconocer a cada ciudadano las consideraciones genuinamente directivas y hospitalarias que dan un sentido utilitarista de la misma expresión.

Paralelamente al desarrollo de la EBM y a la difusión del sistema de evaluación de los QALY, se puso en marcha, también en Estados Unidos, una nueva área de investigación denominada *Health Technology Assessment* (HTA) que propone un proceso de análisis para la evaluación «compleja» (es decir, bajo diversas perspectivas) del uso de tecnologías en el campo sanitario. El fin del HTA es el de respaldar racionalmente las decisiones de política sanitaria a varios niveles: nacionales y/o regionales (nivel macro), de organización sanitaria (nivel meso), clínico (nivel micro). El enfoque multidisciplinar con el que se avala el HTA accede a llegar a valoraciones de las implicaciones clínicas, económicas, éticas, legales, sociales y organizativas, todas ellas inherentes a la adopción de determinadas tecnologias[31].

[31] Algunos ejemplos de las diversas escalas como también algunas fórmulas propuestas para tomar decisiones en base a la calidad de vida aparecen en nuestro trabajo: E. SGRECCIA, *Rispetto della vita,* o.c.; cf. además: R. FITZPATRICK

c) *El uso ideológico del criterio de «calidad de vida»*

En el campo médico regresan hoy en día teorías filosóficas de tipo utilitarista, como ya se ha mencionado hace poco, que poco tienen que ver con el ideal terapéutico de mejora de las condiciones de vida y de salud. Así, la noción de cdv ha adoptado un significado ambiguo y una desastrosa dirección, oponiendo a menudo dos criterios absolutos: el carácter sagrado de la vida y la calidad de vida[32].

El resultado de esta absolutización es que el fundamento de la norma ética ya no sería el principio del carácter sagrado de la vida, sino el principio de la cdv; con lo que si una vida humana se encuentra en fase prenatal o neonatal, o terminal, en condiciones tales que no tengan un determinado cociente exigido y prefijado por cdv, no existiría ya la obligación de defenderla o conservarla. La ausencia de autonomía y de consciencia así como la presencia del dolor serían factores considerados como decisivos en este sentido.

Este criterio ideológico se ha convertido en justificante del abuso selectivo, del uso perverso del diagnóstico prenatal, la difusión de las selectivas pruebas de detección genéticas, la eutanasia neonatal y terminal.

El principio utilitarista viene reforzado con el de la autonomía comprendida en un sentido absoluto, por la que únicamente el paciente podría juzgar y decidir sobre proseguir o cesar los cuidados, la eutanasia o incluso el suicidio; además, como ha ob-

- A. FLETCHER y otros, «Quality of life measures in health care: applications and issues in assessment», a.c. 1074-1077; A. FLETCHER - S. GORE y otros, «Quality of life measures in health care: design analysis and interpretations», a.c., 1145-1148.

[32] B. M. DICKENS, «The continuing conflict between sanctity of life and quality of life», a.c., 88-104; J. LIASCHENKO, «Shifting moralities: from sanctity of life to quality of life», a.c., 320-327; G. FORNERO, *Bioetica cattolica e bioetica cattolica,* o.c.; AA.VV., *Filosofia della medicina,* o.c.; D. SACCHINI y otros, «Health Technology Assessment (HTA): Ethical aspects», a.c.; D. SACCHINI, «Modelli organizzativi in sanità: Europa e Nord-America», a.c., 135-153; A. G. SPAGNOLO - D. SACCHINI - A. PESSINA - M. LENOCI, *Etica e giustizia in sanità. Questioni generali, aspetti metodologici e organizzativi,* o.c.; D. SACCHINI - P. REFOLO - A. VIRDIS, «Gli approcci alle valutazioni etiche nei processi di Health Technology Assessment», a.c., 319-349; D. SACCHINI - P. REFOLO, «L'Health Technology Assessment (HTA) e i suoi aspetti etici», a.c., 101-139; ÍD., «Per un rapporto di buon vicinato tra economia sanitaria e bioetica», a.c., 759-793; I. CARRASCO DE PAULA - D. SACCHINI, «Valori comuni e politica sanitaria per una Europa unita», a.c., 731-739; S. ZAMAGNI, «Equità, razionamento, diritto alle cure», a.c., 335-373; A. A. BIGNAMINI, «Evidenced-based medicine e linee guida di pratica clinica: soluzione o parte del problema?», a.c., 225-249.

servado bien Herranz[33], el uso actual ha marcado fuertemente la identificación entre sufrimiento y moralidad.

Se considera al sufrimiento como absurdo e inmoral, así como se considera inmoral mantener en vida a un enfermo irrecuperable y que sufre. Las noticias sobre la difusión de la práctica de la eutanasia confirman que se está pasando de la eutanasia por encargo a la involuntaria sobre pacientes con enfermedades mentales graves o afectados por enfermedades irreversibles. En esta teoría está totalmente ausente el sentido de la trascendencia de la vida humana y por lo tanto la percepción de su intangibilidad, factor que fundamenta la obligación del respeto a la vida y a su carácter sagrado. En esta concepción inmanentista y utilitarista falta además la capacidad de dar sentido al sufrimiento en un sentido absoluto.

d) *Calidad de vida y programación sanitaria*

Resumiendo, podemos decir que no se puede concebir una sociedad sana e instaurar una cdv sin que se satisfagan las necesidades fundamentales ni se plantee el campo de los deseos y aspiraciones espontáneas en un clima de creatividad y búsqueda de un enriquecimiento humano siempre más amplio. Pero es igualmente evidente y lógico en una visión personalista de la vida que las necesidades y los deseos deban ser orientados, me atrevería a decir, fecundados y ratificados por los valores de la persona en cuanto tal, es decir, por los valores espirituales y morales.

Por otra parte, ya hemos podido recalcar el hecho evidente de que muchas enfermedades de grave incidencia social a menudo son originadas y, aún más a menudo, difundidas por la falta de valores éticos en lo relativo al respeto a la vida física, a las personas y al medio ambiente en el que vivimos. En conclusión, sin una ética de vida no puede darse una cdv.

Para trazar un hilo conductor en este capítulo introductorio, tenemos que plantearnos una última pregunta que constituye el *point de départ,* el punto de partida para una programación. Y la pregunta es la siguiente: ¿se encuentra el punto de partida en afrontar los descontentos socio-sanitarios a partir de los intereses de la comunidad, a costa de obligar y vincular a cada individuo y a su autonomía, o bien es necesario partir de la autonomía de cada individuo para llegar a la sanidad socializada?

[33] G. HERRANZ, «Scienze biomediche e qualità della vita», a.c., 421-423.

No es una cuestión baladí: podremos constatar más adelante que este dilema es discriminatorio y revelador a la hora de afrontar, por ejemplo, los problemas de la droga y el SIDA. Las divergencias entre los especialistas en ciencias sociales y pedagógicas están lejos de haberse superado.

En resumen, se impone una cuestión de método, pero que encierra en su interior una cuestión de sustancia como en todas las cuestiones metodológicas. Por ello hemos de emplear algunas reflexiones, siempre de naturaleza ética, que sirvan de meta para este primer capítulo y fundamento para los siguientes capítulos.

Nuestra respuesta se orienta a pasar por la persona para llegar al bien común. Y este paso exige la prevención y la educación sanitaria como momentos forjadores de la promoción social de la salud. Pero esto no quiere decir que a la ley no le falte un preciso deber por desempeñar.

Cuanto más compleja sea una sociedad, tanto más han de encontrar en la ley una cierta forma de propuesta y apoyo los valores que se quieren promover.

7. La prevención

Si se examina el panorama de las enfermedades que hemos llamado de origen social, es decir, las que dependen de modo prioritario de las condiciones socio-ambientales, como la droga, el alcoholismo, el SIDA e incluso, en una medida más compleja, la psiquiatría; si examinamos las condiciones de necesidad de las personas mayores y los discapacitados en la sociedad, la contraseña recurrente en una parte de los expertos y políticos es «prevención». Y efectivamente esta no es únicamente la contraseña sino que en muchos casos llega a ser el único remedio verdadero.

¿Qué otro remedio podría tener la drogadicción? Bien poco y con tanto derroche de medios y con mucha dificultad se recupera terapéuticamente el drogadicto, pero la propia recuperación exige la eliminación preventiva de las circunstancias socio-ambientales que favorezcan la recaída.

No existe otro camino para afrontar el SIDA o evitar los daños causados por la dependencia del alcohol. Aun cuando se diera con una vía terapéutica eficaz, la prevención seguiría siendo éticamente prioritaria en cuanto que se deben evitar en lo posible los sufrimientos y las enfermedades.

Pero si todos están de acuerdo desde hace tiempo en indicar la primacía de la prevención, ¿cómo es posible que la prevención no funcione o lo haga tan mal?

Es cierto que a veces se encuentran en medio intereses económicos, por ejemplo los vinculados con el tráfico internacional de drogas, pero tampoco se explicarían completamente el SIDA ni las enfermedades psíquicas debidas a la conflictividad familiar y a las carencias afectivas, ni tampoco la soledad de la persona mayor o la marginación del discapacitado.

Querríamos proponer aquí una reflexión de tipo interrogativa o, si se quiere, una propuesta.

La prevención aparece unida a la «educación en valores» en muchas de las situaciones que hemos mencionado y que serán el objeto de este volumen[34].

La educación en valores exige a su vez que estos valores tengan un alto nivel de consistencia objetiva y una fuerte adherencia subjetiva en las conciencias, ya sea porque son valores verdaderos, altos y ricos o porque se descubran, se sientan y se compartan como fuerzas creativas de vida y de novedad.

El valor unificador de todos los que pueden enriquecer la experiencia humana tiene un polo agregador y sintetizador, que ya hemos recordado en el primer capítulo: la persona humana.

Pero esto no basta todavía para que la sociedad recupere capacidad de creación y prevención de muchas enfermedades de carácter autodestructivo. Es necesario dar una concepción justa de la persona como fuente de energía y felicidad para toda la sociedad, fuente de la propia sociedad y su primera riqueza[35]. De hecho, la sociedad es de y para las personas.

Todos hablan de la persona humana, pero la concepción que se tiene de ella a veces es poco más que de carácter biológico e histórico-sociológico y a menudo se identifica con la concepción secularizada de la vida vivida y sentida en un horizonte de inmanencia.

Hasta que no deje de pensarse en la persona en un sentido completamente inmanente y de verse encerrada en la espiral de la historia y de la sociedad, no se la descubrirá adecuadamente como motivo y polo de renovación y creatividad.

No basta con pensar que la persona es una existencia subjetiva, que tiene una consistencia e interioridad, una autoconciencia y autodeterminación, una coexistencia y apertura social[36]. Es

[34] B. MONDIN, *I valori fondamentali,* o.c.

[35] E. GIANNACCHERI - M. PETRETTI (eds.), *L'educazione morale,* o.c.; M. PETRETTI, *Breve saggio di una pedagogia personalistica,* o.c.; G. CAPOGRASSI, *Introduzione alla vita etica,* o.c.; A. DEL NOCE, *L'epoca della secolarizzazione,* o.c.; V. POSSENTI, *Filosofia e società,* o.c.; G. NOSENGO, *L'educazione sociale dei giovani* (Roma 1964).

[36] B. MONDIN, *L'uomo: chi è?,* o.c.; A. MILANO, *Persona in teologia,* o.c.; I. MANCINI, *Futuro dell'uomo e spazio per l'invocazione,* o.c.; J. GEVAERT, *Il problema dell'uomo. Introduzione all'antropologia filosofica,* o.c.

necesario captar su valor ontológico y transcendente, metahistórico, por ser espiritual e inmortal, abierta al Infinito y capaz de trascendencia.

También el drogadicto es más que lo que se demuestra fenomenológicamente: su valor real, ontológico, transciende sus actos, sus malas elecciones, la sociedad que lo condena y aquella parte de la sociedad que le ayuda a suicidarse.

Se debe recuperar la trascendencia porque los hombres siguen considerando y vuelven a considerar su existencia valiosa, de un valor inconmensurable, aunque esta sea miserable y se dé por perdida.

Si continuáramos pensando que los sujetos humanos, cada uno, no vale más que lo que vale el aire que respira o la comida que consume y los medicamentos que solicita, nadie encontraría tremendamente hermoso, arriesgado y de un valor infinito el vivir o el dedicarse a los demás. El tedio sartriano sería el sabor nihilista de la existencia y el infierno lo más cercano para su vecino de casa.

Empeñarse en la trascendencia, para alcanzar una plenitud de vida más allá de las fronteras espaciales, comprometerse en ofrecer solidariamente asistencia médica al prójimo, empeñarse en investigar para abatir las fronteras de los egoísmos y superar con la ciencia y el progreso las enfermedades, para sacar a sí mismo y a los demás de la soledad y la desesperación, quiere decir realmente que esta obra educativa vale la pena, abre territorios y esperanzas superiores a los sacrificios que pide.

Quizá alguien sonría y nos diga que pensamos hacer medicina preventiva con la parénesis y la metafísica. Pero si la propia sociedad está enferma y su «enfermedad mortal», para decirlo con Kierkegaard, se encuentra en la pérdida del valor de la persona, entonces tanto la investigación científica como la asistencia médica y la prevención sanitaria carecen de un polo de atracción y de una finalidad orientadora.

Quien vea en la persona únicamente, como lo hacen tantos hoy en día, el valor absoluto de la libertad que se constituye a sí misma y no tiene nada antes ni fuera ni encima de ella, terminará por agostar esa libertad y dar una visión reductora de la vida. Nadie se identifica completamente con las propias decisiones y cada uno tendrá que decirse: no estoy totalmente en lo que he realizado. La vida, y en particular la vida del espíritu, es «más» que sus actos libres: los trasciende; la fuente es más rica que el chorro de agua que ofrece a los transeúntes[37].

[37] H. U. von Balthasar, *Teodrammatica,* II, o.c., 167-403.

Por eso, un *killer* profesional también tiene una dignidad que supera el conjunto de sus gestos, y el enfermo de SIDA vale infinitamente más que su enfermedad y las malas decisiones que la han causado.

Por supuesto, no queremos decir que toda la medicina preventiva esté aquí: se necesita investigación científica, medios farmacológicos y condiciones ecológicas y ambientales, buenas leyes y planes sanitarios y financiación adecuada, pero no se podrá minusvalorar la información, educación, ni la corresponsabilidad de sanos y enfermos en la medida que sean capaces. La prevención necesita de amplios horizontes y valores trascendentes para corregir la patología de la sociedad y evitar que se aplique la ley de la entropía a la sociedad en su conjunto[38]..

Donde hay vida hay *neguentropía,* es decir, concentración de energías y elevación de nivel, y donde hay vida espiritual se da una energía que trasciende al mundo y alcanza una magnitud que supera la experiencia histórica de quien la posee.

8. Progreso científico y políticas sanitarias: en búsqueda de la compatibilidad ética

Es necesario reconocer que la tarea de educación de la prevención no puede hacerse a no ser que se realicen ciertas correcciones estructurales exigidas por la ética y que se puedan ejecutar políticamente. De otro modo, se podría contradecir o anular cualquier obra educativa.

Por otra parte, la ética no puede vivirse simplemente en la red de relaciones interpersonales, sino también en los hechos estructurales y en los mecanismos socio-económicos. La ética no puede quedarse en un libro de sueños o en una continua escisión entre exigencias de las personas y mecanismos perversos. Se deben corregir algunos hechos fundamentales.

Sobre todo, se tendrá que relacionar el rápido progreso científico con la programación de su aplicación. Esta descompensación se constata actualmente de modo creciente en la medicina: los trasplantes de órganos y tejidos, las tecnologías de procreación artificial, las aplicaciones de la tecnología a la radiología, la cirugía, la medicina nuclear y de laboratorio, etc., no vienen

[38] M. NICOLINI (ed.), *Ordine e disordine,* o.c., en particular: P. LIVINGSTON, «Introduzione», a.c., 3-29; M. SERRES, «Sogno», a.c., 166-178; L. GALLINO, «Per contrastare il disordine nei sistemi tecnologici: dotarli di una mente», a.c., 291-301.

acompañadas al mismo ritmo por una programación adecuada. Otro hecho de importancia ética y económica aparece en la descompensación entre el progreso de la industria farmacológica y la aplicación asistencial. La industria farmacéutica tiende a producir medicamentos cada vez más comerciables de los que pueda sacar más provecho, mientras que no se ocupan de incrementar la venta de aquellos medicamentos que son muy costosos, pero que sirven a curar enfermedades graves aunque con escasa incidencia. El medicamento más o menos eficaz para la gripe invernal da mejor resultado a la industria que la producción de medicamentos que acabarán siendo utilizados por pocas personas, aunque para estas sean indispensables. Es el problema de los llamados «medicamentos huérfanos». En otras palabras, la sanidad no orienta la farmacología sino al contrario, muy a menudo los intereses de la industria farmacológica condicionan la investigación y la asistencia sanitaria.

Por último, existe otra descompensación que se registra entre el sector sanitario y los costes que comporta y que tienden a ir creciendo de forma continua con respecto a los medios económicos de los países en los que el Estado asume el gasto sanitario, cuyos fondos no pueden sostener el ritmo creciente de este. El considerable gasto sanitario encuentra su explicación en determinadas causas y la literatura científica las ha analizado. Recientemente, entre otros, Daniel Callahan —uno de los «padres históricos» de la bioética norteamericana y cofundador del Hastings Center— ha contribuido con un ensayo *ad hoc*[39].

En síntesis, Callahan sostiene que la medicina actual, que viene después de la era hipocrática (hasta el siglo XVI) y la era científica (desde la revolución científica hasta la actualidad), da por descontado una serie de límites: el ineludible (aunque la sociedad consumista lo considere tabú) de la limitación humana, el de los conocimientos en continuo *in fieri* y el importante de los medios que no son ilimitados. No tenerlos en cuenta —continúa Callahan— significa hacer que no se pueda gestionar la medicina, que sea «incompatible» con la realidad al igual que la sanidad, que es el instrumento a gran escala de la organización de la medicina. Para evitarlo, es necesario definir los parámetros de «sostenibilidad» de la medicina. Estos son sustancialmente tres: la conciencia del límite, de los medios a disposición y la imparcialidad del individuo a la hora de acceder a los cuidados. Esta medicina debería:

[39] D. CALLAHAN, *La medicina impossibile,* o.c. Este texto es continuación de un informe del Hastings Center sobre «Gli scopi della medicina: nuove priorità», a.c.

1. Dotar a los miembros de la sociedad de un nivel de asistencia médica y sanidad pública suficientes para garantizar buenas probabilidades de completar el ciclo de vida y vivir a un digno nivel de facultades físicas y mentales.
2. Que la medicina se distribuya de manera ecuánime sin esfuerzos económicos excesivos y, por lo tanto, que sea asequible para la sociedad.
3. Perseguir con la financiación pública objetivos sanitarios limitados y estables, con aspiraciones no ilimitadas de progreso e innovación.

Para conseguirlo, el autor opina que hace falta trabajar en múltiples direcciones:

a) elaborar estrategias de prevención dirigidas a reducir las patologías que discapacitan más gravemente;
b) promover una educación sanitaria basada en el concepto de responsabilidad personal que descanse en los siguientes elementos (es decir, la demostración con pruebas sólidas de que un determinado estilo de vida perjudica a la salud):

— la puesta a punto de un robusto programa gubernamental dirigido a señalar los riesgos y dar vida a verdaderas y auténticas campañas educativas;
— que una parte significativa de la ciudadanía esté dispuesta a abrazar la causa con celo;
— el apoyo de la ley;
— la repugnancia hacia las prácticas «de riesgo» para la salud;
— aceptar la idea del límite (las enfermedades y, sobre todo, la muerte) como fuente de equilibrio mental, espiritual y social;
— corregir las utopías «inmortalistas» de una malentendida medicina de los «deseos».

Callahan sostiene como último análisis que la medicina «compatible» debe fundamentarse en la sostenibilidad económica.

Ahora bien, sin negar que la sanidad tenga un coste objetivo del que tomar nota en vistas a establecer una cobertura económica adecuada así como a buscar constantemente lo apropiado de los actos sanitarios (reduciendo continuamente derroches e ineficiencias), sin embargo defendemos que la simple sostenibilidad económica no puede constituir la motivación última de la medicina. En nuestra opinión, la compatibilidad debe buscarse en el ámbito ético, que incluye también el económico y en particular en la primacía antropológica, en el valor-persona con la compleja verdad sobre su ser cuerpo espiritualizado y su bien. Incluso aquí la dimensión ética centrada en la persona podrá constituir el momento indispensable de integración con las demás instancias (científicas, económicas, administrativas) de la medicina y de la sanidad.

Las intervenciones estructurales que son necesarias en el campo sanitario no podrán partir de principios diversos de los que se proponen a las conciencias individuales. Por lo tanto, no podrá inculcarse la abstinencia de droga o recomendar terapias adecuadas sin que se programe una acción de contención de la venta y otra de la propia intervención sanitaria. No podremos lamentar la difusión del SIDA y recomendar su prevención al mismo tiempo que apoyamos indirectamente su difusión alentando una libertad ilimitada ante los mecanismos que producen la enfermedad.

Los programas asistenciales, el progreso científico y los planes económicos tendrán que armonizarse con los mismos valores que se exigen en las relaciones interpersonales.

Como conclusión de este capítulo introductorio, podemos afirmar que la relación sociedad-medicina lleva a poner de manifiesto, en la fase actual de la evolución social, la emergencia de la prevención sobre todo en el ámbito de la que hoy se denomina «medicina social». Esta afirmación no solo significa alargar el discurso al ámbito de las actividades humanas y al de la ecología, sino que comporta sobre todo la importancia clave de los valores éticos de referencia, valores que deberán emerger en su amplitud y trascendencia hasta informar a la política e invocar un estudio renovado en el campo de la cultura y el pensamiento filosófico.

Podemos concluir, por lo tanto, que «las nuevas posibilidades técnicas de tratamiento y prevención de enfermedades están condicionadas por el contexto político, así como por la incidencia de los cuadros nosográficos y la rapidez en que varían están condicionadas por el contexto social. Sin embargo, la carretera es de doble vía: la tesis que pretendo desarrollar es que la medicina representa actualmente un potente estímulo para la elaboración de nuevas categorías en lo político y lo social. La conexión de la medicina con la cuestión mucho más amplia de la ecología convierte al problema sanitario en un problema «cultural», cuyas raíces se encuentran en los grandes temas filosóficos de la época contemporánea. La presente reflexión, desarrollada en varios niveles de profundidad, lleva a enunciar audazmente, con compromiso, que las grandes problemáticas medioambientales de nuestro tiempo podrán resolverse únicamente con un cambio profundo de nuestro modo de pensar, de ese paradigma racional que hasta ahora ha caracterizado el pensamiento y la obra del hombre moderno»[40].

BIBLIOGRAFÍA

AA.VV., *Filosofia della medicina. Metodo, modelli, cura ed errori* (Il Mulino, Bolonia 2009).

— *Malattia e ospedalizzazione. Problemi psicologici* (Vita e Pensiero, Milán 1978).

— *Rapporto sanità 2009. Complessità del governo aziendale per la promozione della salute* (Il Mulino, Bolonia 2009).

— «L'umanizzazione della medicina. Atti della Seconda Conferenza internazionale promossa dalla Pontificia Commissione per la pastorale degli operatori sanitari (Ciudad del Vaticano, 10-12 settembre 1987)»: *Dolentium Hominum* 1 (1988).

ACADEMIA PONTIFICIA PARA LA VIDA, *Qualità della vita ed etica della salute. Atti dell'XI Assemblea generale della Pontificia Academia pro Vita* (Libreria Editrice Vaticana, 2006).

AGICH, G. (ed.), *The price of health* (D. Reidel, Dordrecht 1986).

AGRIMI, J. - CRISCIANI, C., *Malato, medico e medicina nel Medioevo* (Loescher, Turín 1980).

ALLARDT, E., «Dimensions of Welfare in a Comparative Scandinavian Study»: *Acta Sociologica* 19 (1976) 3.

AMODIO, P., *Etica, bioetica e diritto nell'età delle biotecnologie* (Giannini, Varese 2005).

ANTICO, L., «Gli anziani per una migliore qualità della vita»: *Vita e Pensiero* 3 (1989) 206-215.

ARÍSTOTELES, *Política,* VII, 1 (1323, a y b).

ASHLEY, B. M. - O'ROURKE, K. D., *Health care ethics. A theological analysis* (Georgetown University Press, Washington [DC] 1997).

AUER, A., *Etica dell'ambiente* (Queriniana, Brescia 1988).

BARCACCIA, G. - FALCINELLI, M., *Genetica e genomica.* I: *Genetica generale.* II: *Miglioramento genético.* III: *Genomica e biotecnologie genetiche* (Liguori, Nápoles 2005-2007).

BARTOLOMMEI, S., *Etica e ambiente* (Guerini e Associati, Milán 1989).

BEAUCHAMP, D. E., «Philosophy of public health», en W. T. REICH, (ed.), *Encyclopedia of Bioethics,* o.c., 2161-2166.

BERNABEO, R. A., «La medicina nel XIX secolo», en E. AGAZZI (ed.), *Storia delle scienze,* II (Città Nuova, Roma 1984) 197-221.

[40] O. VISIOLI, «Dalla società all'uomo: il paradosso della medicina sociale» (editorial): *Cardiologia* 4 (1989) 283-294; ÍD., «Nel tempo di Marta»: ibíd. 4 (1986) 247-249.

BIGNAMINI, A. A., «Evidenced-based medicine e linee guida di pratica clinica: soluzione o parte del problema?»: *Medicina e Morale* 2 (2001) 225-249.

BLACK, D., «Health care of the elderly. quality of life and aging», en Z. BANKOWSKI - J. H. BRYANT (eds.), *Health policy and human values: European and American perspectives* (CIOMS, Ginebra 1988), 137-143.

BOYD, K. M., «The ethics of resource allocation»: *J. Med. Ethics* 9 (1983) 25-27.

BOYD, K. M. - POTTER, B. T., «Priorities in the allocation of scarse resources»: *J. Med. Ethics* 12 (1986) 197-200.

BRODY, B. A., «Justice and competitive markets»: *J. Med. Phil.* (1987) 36-50.

CAFERRA, V. M., *Diritti della persona e stato sociale* (Zanichelli, Bolonia 1987).

CALLAHAN, D., *False hopes* (Simon & Schuster, Nueva York 1998).

CAPOGRASSI, G., *Introduzione alla vita etica* (Ed. Studium, Roma 1976).

CARRASCO DE PAULA, I. - SACCHINI, D., «Valori comuni e politica sanitaria per una Europa unita»: *Medicina e Morale* 4 (2005) 731-739.

CENSIS, FORUM PER LA RICERCA BIOMEDICA, *Fiducia, dialogo, scelta. Il rapporto medicopaziente e le patologie cardiovascolari* (Franco Angeli, Milán 2008).

CIFALINÒ, A., *Il governo dei servizi sanitari territoriali. Logiche, strumenti e processi* (Franco Angeli, Milán 2008).

CIMINO, G. - CAPPELLETTI, V., «Le scienze della vita nel XIX secolo», en E. AGAZZI (ed.), *Storia delle Scienze,* o.c. II, 109-195.

CLARKE, G. - HALL, R. - ROSENCRANCE, G., «Physician-patient Relations: no More Models»: *Am. J. Bioeth.* 4/2 (2004) 16-19.

COMMISSION SOCIALE DE L'EPISCOPAT FRANÇAIS, *La santé. Enjeux humains, approches chrétiennes,* ed. de J. Rozier (Le Centurion, París 1981).

D'ALBA, B., «I principi ispiratori della nuova legislazione sanitaria in Italia», en R. ZIGLIOLI (ed.), *Riforma sanitaria e comunità cristiana* (Salcom, Brezzo di Bedero 1979) 13-19.

DANIELS, N., «Healthcare Needs and Distributive Justice», en M. COHEN - T. SCANLON (eds.), *Medicine and Moral Philosophy* (Princeton University Press, Princeton 1982) 81-115.

DE CARLINI, L., «Per un'educazione alla qualità di vita»: *Aggiornamenti Sociali* 1 (1986) 35-44.

DE LAGRANGE, E. - DE LAGRANGE, M. M. - BEL, R., *Un complot contre la vie. L'avortement* (Société de Production Littéraire, París 1979).

DEL NOCE, A., *L'epoca della secolarizzazione* (Giuffrè, Milán 1970).

DELHAYE, Ph., «La santé par la participation», en CONSEJO DE EUROPA, *Le médecin et les droits de l'homme* (Estrasburgo 1985) 582-598.

DI PIETRO, M. - SGRECCIA, E., *Biotecnologie e futuro dell'uomo* (Vita e Pensiero, Milán 2003).

DICKENS, B. M., «The continuing conflict between sanctity of life and quality of life. From abortion to medically assisted death»: *Ann. NY Acad. Sci.* 913 (2000) 88-104.

DONZELLI, P., «Il sistema pagamento dei DRG ha fallito la maggior parte dei suoi obiettivi. Parte prima»: *ASI* 17 (1999) 3-17; «Parte seconda», ibíd., 18 (1999) 7-17.

FALCITELLI, N. - LANGIANO, T., *Politiche innovative nel SSN; i prmi dieci anni dei DRG in Italia* (Il Mulino, Bolonia, 2009).

FERRI, P., *Bioetica, ambiente e salute. Alla ricerca di un possibile modello di salute* (Monte Università, Parma 2007).

FIORI, A. - SGRECCIA, E., «L'ospedale azienda»: *Medicina e Morale* 4 (1994) 631-636.

FITZPATRICK, R. - FLETCHER, A. y otros, «Quality of life measures in health care: applications and issues in assessment»: *British Medical Journal* 305 (1992) 1074-1077.

FLETCHER, A. - GORE, S. y otros, «Quality of life measures in health care: design analysis and interpretations»: *British Medical Journal* 305 (1992) 1145-1148.

FOGLIO, A., *Il marketing sanitario. Il marketing per aziende sanitarie, ospedaliere, centri salute, ambulatori e studi medici* (Franco Angeli, Milán 2007).

FONSECA, A., «La Chiesa e l'economia degli Stati Uniti»: *La Civiltà Cattolica* 2 (1986) 600-607.

FORNERO, G., *Bioetica cattolica e bioetica cattolica* (Bruno Mondadori, Milán 2005).

FRANCESCONI, A., *Innovazione organizzativa e tecnologica in sanità. Il ruolo dell'health technology assessment* (Franco Angeli, Milán 2007).

— «Le grandi scoperte della medicina», en E. AGAZZI (ed.) *Storia delle Scienze,* o.c. I, 387-399.

FROMM, E., *Essere o avere* (Mondadori, Milán 1982).

FRUCHTBAUM, H., «Public health», en W. T. REICH (ed.), *Encyclopedia of Bioethics,* o.c. III, 1392.

GABRIELSON, E. - BERG, K. - ANBAZHAGAN, R., «Functional genomics, gene arrays, and the future of pathology»: *Mod. Pathol.* 14/12 (2001) 1294-1299.

GALBRAITH, J. K., *L'economia e la qualità della vita* (Mondadori, Milán 1971).

GALLINO, L., «Per contrastare il disordine nei sistemi tecnologici: dotarli di una mente», en M. NICOLINI (ed.), *Ordine e disordine,* o.c., 291-301.

GEVAERT, J., *Il problema dell'uomo. Introduzione all'antropologia filosófica* (Elledici-Leumann, Turín ²2003).

GIANNACCHERI, E. - PETRETTI, M. (eds.), *L'educazione morale* (La Scuola, Brescia 1977).

GILLON, R., «Health education and health promotion»: *J. Med. Ethics* 13 (1987) 3-4.

GRMEK, M. D., *La vita, le malattie e la storia* (Di Renzo, Roma 1998).

GUNN, S. W., «The right to health through international cooperation»: *Medicina e Morale* 5 (1989) 895-901.

GUTIÉRREZ, M. R., «L'humanisation de l'assistance sanitaire au réseau hospitalier espagnol», en A. PALOMBELLA (ed.), *Ospedali più umani: come?* (Ospedale Regionale «Miulli», Acquaviva delle Fonti 1986) 235-253.

HABGOOD, J., «The ethics of resource allocation: a case study»: *J. Med. Ethics* 9 (1983) 21-24.
HANAU, C., «Strategie allocative per la persona nella economia sanitaria»: *Medicina e Morale* 1 (2005) 115-130.
HARPER, B. C., «Growth in caring and professional ethics in hospice»: *Hosp. J.* 12 (1997) 65-70.
HASTINGS CENTER, «The goals of medicine. Setting new priorities»: *Hastings Center Report* (November-December 1996), suppl.; trad. it.: «Gli scopi della medicina: nuove priorità»: *Notizie di Politeia* 13 (1997) 45.
HERRANZ, G., «Scienze biomediche e qualità della vita»: *Vita e Pensiero* 6 (1986) 415-424.
HERRMANN, J. L. - RASTELLI, L. - BURGESS, C. E. y otros, «Implications of oncogenomics for cancer research and clinical oncology»: *Cancer J.* 7/1 (2001) 40-51.
ILLICH, I., *Nemesi medica. La espropriazione della salute* (Mondadori, Milán 1977).
INGROSSO, M. (ed.), *La salute comunicata. Ricerche e valutazioni nei media e nei servizi sanitari* (Franco Angeli, Milán 2008).
JONAS, H., *Il principio responsabilità. Un'etica per la civiltà tecnologica* (Einaudi, Turín 1990).
KAHN, A., «From genomics to therapeutics»: *Bull. Acad. Natl. Med.* 184/7 (2000) 1463-1475.
KISS, M. A., «Le droit à l'environnement», en CONSEJO DE EUROPA, *Le médecin et les droits de l'homme* (Estrasburgo 1985) 357-368.
LAMAU, M. L., «La notion de qualité de la vie dans le champ de la santé»: *Bioetica e Cultura* 1 (1992) 47-67.
LEE, Ph. R. - ERNMOT, C., «Health care system», en W. T. REICH (ed.), *Encyclopedia of Bioethics,* o.c. II, 610-619.
LEONE, S., «Qualità della vita», en S. LEONE - S. PRIVITERA (eds.), *Dizionario di Bioetica* (Dehoniane, Bolonia 1994) 811-815.
LIASCHENKO, J., «Shifting Moralities: from sanctity of life to quality of life»: *Home Care Provid.* 1/6 (1996) 320-327.
LIVINGSTON, P., «Introduzione», en M. NICOLINI (ed.), *Ordine e disordine,* o.c., 3-29.
LOMASKY, L., «Medical progress and national health care», en M. COHEN - T. SCANLON (eds.), *Medicine and Moral Philosophy,* o.c., 115-139.
LUCIONI, C., «Economia e salute»: *Medicina e Morale* 4 (1986) 777-786.
LUHMANN, N., «Teoria della società e medicina», en AA.VV., *Saggi di medicina e scienze umane* (Istituto Scientifico Ospedale San Raffaele, Milán 1984) 131-138.
MAGI, D. - VANINI, G., *Dossier salute: Italia 1985* (Ed. Rivista Medica Italiana, Roma 1986).
MANCINI, I., *Futuro dell'uomo e spazio per l'invocazione* (L'Astrogallo, Ancona 1975).
MANSELL, D. - POSES, R. M. - KAZIS, L. - DUEFIELD, C. A., «Clinical facts influence patients' desire for partecipation in decisions about illness»: *Arch. Internal Medicine* 160 (2000) 2991-2996.

MCKULLOUGH, L., «Justice and health care: Historical perspectives and precedents», en E. E. SHELP (ed.), *Justice and Health Care,* o.c., 57-75.

MENZEL, P. T., «Economic competition in health care: A moral assessment»: *J. Med. Phil.* 1 (1987) 63-84.

MICHELSON, S. - JOHO, K., «Drug discovery, drug development and the emerging world of pharmacogenomics: prospecting for information in a data-rich landscape»: *Curr. Opin. Mol. Ther.* 2/6 (2000) 651-654.

MILANO, A., *Persona in teologia* (Ed. Dehoniane, Nápoles 1984).

MONDIN, B., «I valori fondamentali della persona, della morale e della religione in prospettiva planetaria», en AA.VV., *Attualità nella teologia morale* (Pontificia Università Urbaniana, Roma 1987) 23-41.

— *I valori fondamentali* (Dino Editore, Roma 1985).

— *L'uomo: chi è? Elementi di antropologia filosofica* (Massimo, Milán 1982).

MONTANARI VERGALLO, G., *Il rapporto medico-paziente. Consenso e informazione tra libertà e responsabilità* (Giuffrè, Milán 2008).

MORANDINI, S., *Per la sostenibilità etica ambientale ed antropológica* (Gregoriana Libreria Editrice, Roma 2007).

MORGANTE, G., «Aspetti istituzionali della umanizzazione della medicina oggi»: *Medicina e Morale* 12 (1987) 29-45.

MUELLER, P. S. - PLEVAK, D. J. - RUMMANS, T. A., «Religious involvement, spirituality, and medicine: Implications for clinical practice»: *Mayo Clin. Proc.* 76/12 (2001) 1225-1235.

NICOLINI, M. (ed.), *Ordine e disordine. Atti del convegno internazionale di Stanford, 14-16 settembre 1981 e Atti del seminario internazionale di cultura, Università di Padova, 30-31 ottobre 1986* (Documentazione Scientifica Editrice, Padua 1988).

NICOSIA, F., *L'ospedale snello. Per una sanita a flusso controllato e intensità di cure* (Franci Angeli, Milán 2008).

OMS - OFICINA REGIONAL PARA EUROPA, *Report of healthcare reimbursement systems* (WHO, Ginebra 1998).

PRANTERA, G., *Genetica. Dall'analisi formale alla genomica* (McGraw Hill, Milán 2008).

PENNELLI, O. - PACILLI, L., «Il nuovo sistema di finanziamento degli ospedali pubblici e privati. Alcune riflessioni sul tema»: *Medicina e Morale* 3 (1995) 427-446.

PERICO, G., «Assistenza ospedaliera e diritti dei degenti»: *Aggiornamenti Sociali* 3 (1985) 183-202.

PETRETTI, M., *Breve saggio di una pedagogia personalistica* (La Scuola, Brescia 1978).

POSSENTI, V., *Filosofia e società* (Massimo, Milán 1983).

POTTER, V. R., *Bioethics bridge to the future* (Prentice Hall, Englewood Cliffs [NJ] 1971).

QUADRIO, A. - DI BLASIO, P., *Da malato a paziente. Il cambiamento nel bisogno di assistenza sanitaria* (Vita e Pensiero, Milán 1981).

RAGONE, G. - SPANÓ, A., «Teorie e ideologie della qualità della vita»: *Rassegna Económica* 3 (1983) 543-561.

RAMELLINI, P., *Linee di etica ambientale* (Paoline Editoriali Libri, Milán 2006).
REICH, W. T. (ed.), *Encyclopedia of Bioethics* (MacMillan-Simon & Schuster, Nueva York 1995).
RIFKIN, J., *Il secolo biotech. Il commercio genetico e l'inizio di una nuova era* (Baldini e Castoldi, Milán 1998).
ROGERS, A., «The restoration of medical ethics»: *J. Med. Ethics* 10 (1984) 117-120.
ROSAIA, L., *La bottega della salute* (Longanesi, Milán 1988).
SACCHINI, D., «Modelli organizzativi in sanità: Europa e Nord-America», en L. SANDRIN (ed.), *Solidarietà e giustizia in Sanità* (Camilliane, Turín 2006) 135-153.
SACCHINI, D. y otros, «Health Technology Assessment (HTA): Ethical aspects»: *Springer Science* (junio 2009).
— «L'Health Technology Assessment (HTA) e i suoi aspetti etici»: *Medicina e Morale* 1 (2007) 101-139.
— «Per un rapporto di buon vicinato tra economia sanitaria e bioética»: *Medicina e Morale* 4 (2006) 759-793.
SACCHINI, D. - REFOLO, P. - VIRDIS A., «Gli approcci alle valutazioni etiche nei processi di Heath Technology Assessment»: *Medicina e Morale* 2 (2008) 319-349.
SALOMONE, R. - FRANCO, G., *Dalla «qualità totale» alla «qualità integrata». L'integrazione dei sistemi di gestione qualità, ambiente, sicurezza ed etica per il vantaggio competitivo* (Franco Angeli, Milán 2006).
SERRES, M., «Sogno», en M. NICOLINI (ed.), *Ordine e disordine,* o.c., 166-178.
SGRECCIA, E., «Economia e salute: considerazioni etiche»: *Medicina e Morale* 1 (1986) 31-46.
— *Manuale di Bioetica.* I: *Fondamenti ed etica biomedica* (Vita e Pensiero, Milán 1993); trad. esp. *Manual de bioética,* I: *Fundamentos y ética biomédica* (BAC, Madrid [r]2012).
— «Non archiviare l'impegno per la umanizzazione della medicina»: *Medicina e Morale* 2 (1986) 267-270.
— «Rispetto della vita e ricerca della qualità della vita in medicina. Aspetti etici»: *Dolentium Hominum* 10/28 (1995) 154-156.
SGRECCIA, E. - ANTICO, L., *Anzianità creativa* (Vita e Pensiero, Milán 1989).
— *Anzianità e valori* (Vita e Pensiero, Milán 1991).
SHELP, E. E. (ed.), *Justice and Health Care* (D. Reidel, Dordrecht 1981).
SHORTER, E., *La tormentata storia del rapporto medico-paziente* (Feltrinelli, Milán 1985).
SIMONETTI, N. - DE FILIPPIS, V., «L'evoluzione della legislazione sociosanitaria in Italia»: *Medicina e Morale* 4 (1984) 363-373.
SPAGNOLO, A. G. - SACCHINI, D. - PESSINA, A. - LENOCI, M., *Etica e giustizia in sanità. Questioni generali, aspetti metodologici e organizzativi* (McGrawHill, Milán 2004).
TANAHILL, A., «Health promotion-caring concern»: *J. Med. Ethics* (1984) 196-98.

TOFFLER, A., *La terza ondata. Il tramonto dell'era industriale e la nascita di una nuova civiltà* (Sperling & Kupfer, Milán 1987).

TORRELLI, M., *Le médecin et les droits de l'homme* (Berger-Lévrault, París 1983).

TRABUCCHI, M., *L'ammalato e il suo medico. Successi e limiti di una relazione* (Il Mulino, Bolonia 2009).

VINEIS, P., *Etica, ambiente e biotecnologie. Un manuale* (Il Pensiero Scientifico, Roma 2003).

VIRZI, A., *La relazione medico-paziente. Come riumanizzare il rapporto: un manuale introduttivo* (Franco Angeli, Milán 2007).

VOGT, M. - NUMICO, S., *Salvaguardia del creato e sviluppo sostenibile: orizzonti per le chiese in Europa* (Gregoriana Libreria Editrice, 2007).

VON BALTHASAR, H. U., *Teodrammatica,* II: *Le persone del dramma* (Jaca Book, Milán 1982); trad. esp.: *Teodramática,* II: *Las personas del drama: el hombre en Dios* (Encuentro, Madrid 1992).

WILSON BARNETT, J., *Stress, malattia, ospedale. Le reazioni psicologiche alla malattia e all'assistenza* (Il Pensiero Scientifico, Roma 1981).

ZAMAGNI, S., «Economia ed etica nella società postmoderna», en P. DONATI (ed.), *La cultura della vita* (Franco Angeli, Milán 1989) 147-155.

— «Equità, razionamento, diritto alle cure»: *Medicina e Morale* 2 (2005) 335-373.

ZANGRANDI, A., *I cittadini e i servizi sanitari, Regioni a confronto* (Guerini e Associati, Milán 2008).

ZARLDERIGHI, L., «La sanità in Italia»: *Aggiornamenti Sociali* 2 (1986) 137-152.

RESUMEN

Salud y sociedad. Una buena medicina demanda una ética positiva que debe incluir también la dimensión socio-ambiental del actuar humano, en cuanto constituye una de las dimensiones de la salud y la enfermedad. Significa que cada intervención sanitaria, si quiere ser eficaz, deberá aspirar no solo a ocuparse del individuo sino de la propia sociedad en sus mecanismos patogenéticos. Este hecho carga aún más la figura del médico de su valor ético-social: no podrá limitarse a hacer de médico del paciente vinculándose a este por un contrato o una alianza terapéutica a nombre o por orden de la sociedad, sino que tendrá que ser también un valiente diagnosticador de los mecanismos patogenéticos de la propia sociedad. Si bien es verdad que el particular tipo de sociedad masificada característica de la era industrial ha hecho más evidente e incluso a veces más salvaje esta influencia patológica de tipo social, es necesario admitir que el elemento social siempre ha influido en el nacimiento y la difusión de determinadas enfermedades: la desnutrición y el hambre en amplias áreas geográficas también favorecieron en el pasado el desarrollo de determinadas enfermedades y la mortalidad infantil.

Sociedad, salud y progreso científico. En cada época, el progreso de la ciencia, en particular de la ciencia médica, ha desempeñado una función importante de mediación social. Si han podido erradicarse determinadas enfermedades, ha sido gracias al progreso científico de la medicina. La actual fase de compromiso en la investigación de base en biología molecular ha abierto recientemente la vía a la medicina «genómica», la farmacogenómica y lleva a esperar que se podrá alcanzar, en un mañana no muy lejano, un remedio a enfermedades incurables hoy en día o incluso incurables. En este punto la figura del médico se enriquece con una nueva dignidad y responsabilidad; cada médico no podrá ser él mismo investigador, pero en cierta medida todos pueden contribuir con la investigación, también los médicos de familia y los médicos clínicos. Por lo tanto, cada médico tendrá que ser ayudado, a través de la formación continua, a mantener una relación valedera entre necesidades sanitarias de la sociedad en la que vive y aportación científica proveniente de los equipos de investigación.

Sanidad y políticas sanitarias. No se puede gestionar la sanidad en un sentido exclusivamente local o sectorial, sino que es necesaria una «política» sanitaria que, a su vez, tenga que hacer suyos algunos criterios éticos de referencia importantes. El gasto sanitario no debe dejarse en manos de mecanismos y presiones de intereses privados o de una determinada categoría, ni deben ser gestionados según un mero utilitarismo económico, sino que tendrán que relacionarse con el principio de *socialidad-subsidiariedad.* La Organización Mundial de la Salud (OMS), como organismo de las Naciones Unidas, tiene entre sus tareas institucionales la promoción de la salud y de las condiciones socio-económicas necesarias y adecuadas para los derechos fundamentales de asistencia sanitaria sobre todo en los países en vías de desarrollo (PVD). Con este objetivo, las organizaciones internacionales han publicado muchos documentos válidos, pero han llegado tarde o incluso han sido desmentidos por la realización práctica, por lo cual las desigualdades se han agravado en estos últimos años.

La reforma sanitaria italiana de 1978. La ley-marco 833/1978, también llamada «Ley de Reforma Sanitaria», ha aportado una orientación a la organización sanitaria italiana. A pesar de las múltiples carencias y disfunciones en el plan de actuación, pensamos que los objetivos de fondo siguen siendo positivos. De todos modos, la reforma ha sido recientemente sometida a muchas críticas y a una reestructuración general. Se ha ratificado que la programación sanitaria tiene un gran significado ético no solo para la formulación de los servicios, sino también para la distribución de los bienes. Y para tal fin son necesarios no solo los controles administrativos, sino también los de tipo ético, a través de los Comités de Ética (CE).

Todos los países occidentales y de modo particular los que —como Inglaterra e Italia— han instituido el Servicio Sanitario Nacional, gravando así las finanzas del Estado en gran parte por el gasto sanitario, se han encontrado con dificultades en estos últimos años y han revisado la legislación sanitaria con el preciso objetivo de contener la deuda pública. Estos actos legislativos —destinados a volver a tener bajo control los gastos públicos— han introducido criterios de gestión «empresarial» que a menudo han traído consecuencias negativas precisamente en el campo de la humanización de la medicina. Bajo la exigencia de recortar gastos a toda costa, se corre de hecho el riesgo de introducir un criterio utilitarista en la repartición del gasto. En otras palabras, el riesgo consiste en que el criterio guía del tratamiento pase del paciente a las exigencias del presupuesto.

El hospital como fábrica: los inconvenientes del «taylorismo». El hospital es una encrucijada de la vida, de los problemas familiares, del dolor y de la muerte. Por tal motivo, es necesario que se reconsideren los hospitales actuales a la luz de la relación interpersonal, la continuidad de la relación con la familia, el contacto permanente con la vida social y civil. Significa que ni la economía ni las meras exigencias organizativas podrán condicionar totalmente los servicios suministrados en el interior de los hospitales.

El proyecto global: la calidad de vida. El tipo de «calidad de vida» cdv que se pretende alcanzar en la sociedad representa uno de los criterios fundamentales que están en la base de la organización de los sistemas sanitarios. De hecho constituye el terreno ideal de las sociedades avanzadas, al que se pretende subordinar todo el tejido social y económico. En este sentido se ha afirmado que la sociedad no puede aspirar únicamente a garantizar los niveles mínimos de disposición de los bienes en un sentido cuantitativo que hacen posible la vida, es decir, tener algo de comer, una casa, un trabajo, en pocas palabras, lo necesario para garantizar la vida cotidiana. Tampoco basta con favorecer el incremento del bienestar económico de la población porque la felicidad no depende únicamente del bienestar entendido en un sentido cuantitativo. Una sociedad que progresa y persigue el ideal de desarrollo, cuando alcanza la satisfacción de las necesidades básicas, busca la de los deseos y de las aspiraciones. Sin embargo, es necesario introducir un matiz de carácter personalista y de valores, de modo que la llamada a la cdv se ponga en relación con la satisfacción de las relaciones interpersonales más intensas y en orden a la exigencia de un papel social para cada persona. Por lo tanto, un concepto auténtico y unánime de la cdv deberá buscar en el interior de la persona la satisfacción de las necesidades y los deseos, pero respetando y promoviendo valores típicamente humanos, es decir, espirituales y morales.

También la medicina se plantea el problema de la cdv, tras haber obtenido victorias sobre enfermedades infecciosas y haber conseguido prolongar la esperanza de vida, a pesar de estos éxitos verificables en términos cuantitativos. El examen del parámetro de la cdv, profundizado sobre todo en el ámbito de las decisiones terapéuticas sobre los enfermos terminales, se exige actualmente en todos los campos especializados en cuanto que están relacionados con la calidad de las terapias. La introducción de este criterio no fue fácil, dada la actitud de los médicos de regularse en términos de objetividad científica, pero hoy en día no existe campo de la medicina que no proponga como horizonte, además del tratamiento propiamente dicho, la persecución de la cdv y a menudo su evaluación. Pero precisamente cuando todo se presenta rico en futura felicidad surgen dudas gravísimas e incluso ambigüedades aberrantes. Existen sobre todo dificultades para definir cuáles son los elementos objetivos y cuáles son los factores subjetivos de la cdv: por ejemplo, ¿cuánto pesa el sufrimiento psíquico o moral, la depresión o la relación negativa con el cónyuge para evaluar la cdv? En segundo lugar, ¿a quién compete establecer los parámetros de la cdv, su jerarquía y la importancia que habrá que dar a cada uno? Además, se tiene que subrayar que actualmente se emplean en el campo médico teorías filosóficas de signo utilitarista, que poco tienen que ver con el ideal terapéutico de mejora de las condiciones de vida y salud. De este modo, la noción de cdv ha adoptado un significado ambiguo y una desastrosa dirección, oponiendo a menudo dos criterios absolutos: el carácter sagrado de la vida con la calidad de vida. Se considera al sufrimiento como absurdo e inmoral, así como se considera inmoral mantener en vida a un enfermo irrecuperable y que sufre. Es necesario, por lo tanto, aportar al criterio de la cdv una acepción antropológicamente válida y positiva: en una visión personalista de la vida, necesidades y deseos tienen que ser orientados y ratificados por los valores de la persona en cuanto persona, es decir, por los valores espirituales y morales. Esto implica que no se pueda dar una cdv sin una ética de vida.

La prevención. Numerosas enfermedades tienen un origen social, es decir, que dependen principalmente de las condiciones socio-ambientales. Entre esas enfermedades se encuentran, por ejemplo, la drogadicción, el alcoholismo, el SIDA, las incomodidades de la tercera edad y de los discapacitados en la sociedad. También para estos cuadros clínicos, la contraseña es «prevención». Sin embargo, aunque todos están de acuerdo en indicar la primacía de la prevención, se debe observar que su eficacia resulta bastante limitada. Esto es debido a que en las estrategias de prevención no se tiene adecuadamente en cuenta el hecho de que la prevención está estrechamente unida con la «educación de los valores». El valor unificador de todos los que pueden enriquecer la experiencia humana tiene un polo agregador y sintetizador: la persona humana. Por lo tanto, para que la sociedad recupere una real capacidad de prevención de muchas enfermedades de tipo autodestructivo, es necesario saber captar el valor ontológico y transcendente, metahistórico, por ser espiritual e inmortal, abierto al Infinito y capaz de trascendencia, de la persona humana. Se debe recuperar la trascendencia porque los hombres siguen considerando y vuelven a considerar valiosa su existencia, de un valor inconmensurable, aunque esta sea miserable y se dé por perdida.

Progreso científico y políticas sanitarias: en búsqueda de la compatibilidad ética. La simple sostenibilidad económica no puede constituir la motivación última de la medicina. En nuestra opinión, la compatibilidad debe buscarse en el ámbito ético, que incluye también el económico y en particular en la primacía antropológica, en el valor-persona con la compleja verdad sobre su ser cuerpo espiritualizado y su bien. Los programas asistenciales, el progreso científico y los planes financieros tendrán que armonizarse con los mismos valores que se exigen en las relaciones interpersonales.

Capítulo II
BIOÉTICA Y PSIQUIATRÍA

Para una epistemiología de la psiquiatría

Dada la complejidad del estudio de la enfermedad psíquica y/o mental que no puede describirse y comprenderse limitándose a los datos clínicos, la primera cuestión que se ha de plantear en psiquiatría es la de precisar la estructura de la epistemiología sobre la que se construye esta rama del saber médico.

Es creciente en el campo psiquiátrico, y de modo particular en el área de la psicopatología, la concienciación del propio fundamento conceptual y la importancia de referirse constantemente a la filosofía, tanto en lo que respecta a la praxis como a la investigación[1]. Esta se dirige principalmente a valorar la influencia de los valores en la clasificación nosográfica y en la formulación del concepto de trastorno mental[2], mientras que las nuevas adquisiciones de la filosofía de la mente en el estudio de la relación mente-cuerpo[3] aportan elementos interesantes para superar el reduccionismo implícito en las visiones dualistas, caracterizadas por visiones unitarias del hombre[4]. La concepción de la autonomía, la libertad, la identidad de la persona humana, son fundamentales para aproximarse a los conceptos de salud y enfermedad mental y en la formulación de un modelo terapéutico.

[1] C. L. Pouncey, «Philosophy of psychopathology», a.c., 659-663.

[2] Ibíd.; A. Frances - A. H. Mack - M. B. First y otros, «DSM - IV Meets philosophy», a.c., 207-218.

[3] T. Fuchs, «Ethical issues in neuroscience», a.c., 600-607.

[4] Citemos las palabras de un filósofo que estudia la neurociencia desde una perspectiva metafísica y antropológica de la persona: «No puede explicarse el dinamismo personal recurriendo solo a la cultura o a la biología. La cultura puede facilitar (pero también obstaculizar) la expansión de los principios antropológicos naturales. La biología aporta no solo una base física sino también incluso una base sensitiva alta, ya que algunas dimensiones de la vida humana están "anticipadas" por la vida intencional animal (tendencia a la comunicación, sociabilidad, indicios de elaboración técnica, percepción significativa del ambiente). El comportamiento humano racional nace radicalmente de la naturaleza humana en su dimensión espiritual cognitiva y tendencial, por encarnarse en un cuerpo noble» (J. S. Sanguineti, *Filosofia della mente,* o.c., 152).

La dimensión interdisciplinar de la psiquiatría vive actualmente una fase de reactivación[5], de tal modo que se habla de una «nueva filosofía de la psiquiatría»[6].

Por lo demás, si no existe concienciación de la propia filosofía, se llegará inevitablemente a una confusión entre pensamiento científico y convicciones filosóficas personales que, a pesar de no estar apenas elaboradas, no por ello estarán menos presentes en la elaboración de los datos empíricos, en el análisis clínico o en la propuesta de una teoría, con una repercusión negativa en términos de claridad y validez de los conocimientos alcanzados[7].

Entre otras cosas, la consideración de la enfermedad psiquiátrica como trastorno esencialmente médico manifiesta una cultura filosófica positivista en su matriz, que se hace evidente en la clasificación, desde los trastornos de base hasta sus manifestaciones observables clínicamente[8].

Lo problemático del fundamento epistemológico de la psiquiatría puede sin duda deberse a la propia complejidad de la psiquiatría, que no tiene un estatuto científico monodisciplinar, sino que está a caballo entre las ciencias biológicas y las humanas. Pero es también debido a la misma tendencia, todavía presente en el campo epistémico, de querer clasificar y dividir entre sectores del saber que, por su propia naturaleza, no pueden delimitarse, sino que han de referirse a la excedencia de sentido que caracteriza a la persona humana. El riesgo del reduccionismo, bien presente en la medicina[9], se presenta con todos sus peligros en la psiquiatría, cuando se trata la enfermedad mental prescindiendo de una reflexión adecuada sobre la realidad humana y se pasa por alto el entrelazamiento de la dimensión corpórea con la mental y espiritual.

Si la psicología era originariamente una rama de la filosofía, al establecerse como ciencia experimental, ha adquirido una identidad propia. Pero ello ha traído consigo una pérdida de vista de

[5] J. PARNAS - L. A. SASS - D. ZAHAVI, «Recent Developments in philosophy of psychopathology», a.c., 578-584; B. FULFORD - T. THORNTON - G. GRAHAM (eds.), *Oxford textbook of philosophy and psychiatry,* o.c.

[6] D. DENYS, «How new is the new philosophy of psichiatry?», a.c., 2-22; M. QUANTE, «What is a "new" philosophy of psychiatry and why do we need it?», a.c., 485-487.

[7] E. WALLACE - J. RADDEN - J. SADLER, «The philosophy of psychiatry», a.c., 67-73. Estos autores se refieren directamente a la enseñanza de Karl Jaspers, que afirmó a este propósito que quien cree que puede excluir la filosofía, al final será en cierto modo derrotado.

[8] I. R. GALATZER-LEVY - R. M. GALATZER-LEVY, «The revolution in psychiatric diagnosis», a.c., 161-180.

[9] Cf. E. SGRECCIA, *Manual de bioética,* I, o.c., 260-261.

la dimensión trascendente del hombre, al focalizarse y estudiar exclusivamente fenómenos neurofisiológicos, de manera repetible y controlada, como es propio en las ciencias experimentales. Todo ello ha determinado también una lectura de los fenómenos psíquicos, tanto en términos de salud como de enfermedad, como fenómenos mensurables e interpretables a base de leyes, que se pueden conocer precisamente gracias al método de las ciencias positivas. Inevitablemente, esta metodología ha hecho que emerja una idea de hombre privada de la apertura a la espiritualidad y a la trascendencia de la que sin embargo es parte constitutiva.

Aristóteles postuló una doble orientación de la mente humana, realizando una sencilla distinción de tipo operacional entre entendimiento especulativo y práctico. Después se hizo una división entre teoría y práctica, que marcó la historia del pensamiento, con implicaciones considerables a nivel antropológico.

Descartes, al aportar la base epistémica para una medicina mecanicista con la visión dualista que explica al hombre en términos de *res cogitans* y *res extensa y* que interpreta la realidad de la salud y la enfermedad en un sentido físico-mecánico[10], permitió que proliferara en psiquiatría lo que Binswanger define como el cáncer de toda psicología[11]. El alma deja de ser la forma del cuerpo para pasar a ser puro intelecto, pasa de principio de operaciones a simple pensamiento, separada de un cuerpo que es simple anatomía;

> [...] esta división tan radical no es algo original que sea evidente, sino un producto de la metodología de la ciencia que, consciente que su poder y eficacia se extienden exclusivamente al orden cuantitativo y mensurable de la *res extensa,* se ve obligada a reducir lo psíquico a epifenómeno de lo fisiológico, lo que en psiquiatría se llama «aparato cerebral»[12] y en psicoanálisis «orden pulsional»[13].

Si se considera al hombre un sujeto histórico, no puede prescindirse de hacer una precisa referencia a la distinción realizada por Dilthey entre ciencias de la naturaleza y ciencias del espíritu. Estas se refieren en sentido propio a las actividades del hombre

[10] Cf. ibíd., 146-147.

[11] L. Binswanger, *Die daseinsanalytische Forschungsrichtung in der Psichiatrie* (1946); trad. it. «L'indirizzo antropoanalitico in psichiatria», a.c., 22.

[12] W. Griesinger, *Pathologie und Terapie der psychischen Krankeiten,* o.c., 9.

[13] S. Freud, *Jenseits des Lustprinzips* (1920); trad. it. *Al di là del principio di piacere,* en *Opere*, o.c., 220; U. Galimberti, *Gli equivoci dell'anima,* o.c., 171.

y, desde un punto de vista metodológico, no deben explicarse *(erklaren* = explicar causalmente los acontecimientos), sino entenderse *(verstehen* = entender)[14].

Esta distinción resulta eficaz aún hoy en día, pero es oportuno recordar que sin embargo, Windelband prefirió clasificar las ciencias según las intenciones del investigador: si se elige estudiar las leyes que rigen un fenómeno, se hablará de método nomotético; en cambio, si se encara la peculiaridad del individuo, entonces se adoptará un método definido ideográfico[15]. Esto traza con nitidez los verdaderos términos del problema epistemiológico y metodológico de la psiquiatría: «la aporía de fondo, insuperable e ineluctable, es la de la individualidad, al caracterizar no solo un fenómeno, sino la totalidad de la existencia»[16].

En el caso de la psiquiatría, no se trata simplemente de reivindicar el carácter científico propio de las ciencias humanas, sino de aclarar que

> [...] la psiquiatría como ciencia humana está en relación de continuidad con las ciencias de la naturaleza, pero el horizonte problemático al que hace frente es tal que es necesario determinar la necesidad de una superación de naturaleza filosófica, sin correr el riesgo de confusiones en los lenguajes por ser preliminar al momento científico (análisis fenomenológico, teoría del método, gnoseología) y posterior (antropología filosófica y ética) y no contextual[17].

Por lo tanto, a la luz de este carácter interdisciplinar que distingue y vivifica a la psiquiatría, no solo parece oportuno evitar, por un lado, el determinismo característico de las ciencias positivas y, por otro, la estéril aplicación de una distinción entre ciencias de la naturaleza y ciencias del hombre, para no emplear categorizaciones que no capten en su esencia el verdadero tema de la psiquiatría, como el sufrimiento psíquico[18], sino que al mismo tiempo se hace imprescindible buscar las contribuciones an-

[14] Cf. W. DILTHEY, *Der Aufbau der geschichtlichen Welt in den Geisteswissenschaften,* o.c.

[15] Cf. WINDELBAND, *Storia e scienza della natura,* o.c.

[16] M. SCHIAVONE, *I confini della psichiatria,* o.c., 70.

[17] ÍD., *Psichiatria, psicoanalisi, sociologia,* o.c., 104.

[18] «La psiquiatría, esta ciencia fronteriza entre ciencias naturales y humanas, esconde su secreto de modo particular en orden a la génesis causal de las experiencias psicopatológicas (de las esquizofrénicas mediante elección) que la constituyen; pero, más allá de esta ambigua oscuridad desgarradora, la psiquiatría sigue siendo conocida (también) porque la angustia y la inquietud se aferran ante los modos de ser y vivir diversos de los nuestros, a los que no queremos acoger en su alteridad» (E. BORGNA, *Noi siamo un coloquio,* o.c., 29).

tropológicas y metafísicas que nos permitan acercarnos de una manera verdaderamente humana a una existencia marcada por la enfermedad mental.

> Actualmente, en la estela del segundo Heidegger y tras los pasos de Gadamer y Ricoeur, es realmente inadmisible desatender la proposición hermenéutica para las vivencias y los acontecimientos existenciales[19].
>
> En último término, el problema de los estatutos epistemológicos de la psiquiatría se reduce, o mejor, se reconecta a las modalidades que legitiman el carácter científico de las ciencias humanas y a la compatibilidad dentro de un mismo sistema epistémico de enunciados biológicos y otros antropológicos y psicosociales en sentido lato[20].

Por lo tanto, la reflexión epistemológica sobre la psiquiatría se inserta con toda justicia en una reflexión filosófica sobre la medicina, teniendo como telón de fondo la reflexión antropológica, no porque el hombre sano esté modelado sobre el enfermo, sino porque el hombre está sujeto tanto a la salud como a la enfermedad[21]. Además, «la psicología y la psicoterapia como ciencias se interesan abiertamente por el hombre, pero no lo hacen en absoluto por el enfermo de manera principal sino por el hombre en cuanto tal»[22]. Recordemos lo escrito por Karl Jaspers:

> Lo que caracteriza esencialmente al psicopatólogo deriva del hecho de tratar con seres humanos [...]. El psicopatólogo está atado a su propia capacidad de ver, experimentar interiormente y a su particular amplitud de horizontes [...]. Impasibilidad y conmoción andan juntas y no pueden contraponerse, mientras que la fría observación de por sí no ve nada esencial[23].

La antropología de referencia se convierte entonces en discriminatoria con los fines epistemológicos y prácticos, en lo que respecta a las propuestas terapéuticas. Una reflexión epistemológica dentro de la psiquiatría atañe a su carácter científico en

[19] M. SCHIAVONE, *I confini della psichiatria,* o.c., 71.

[20] ÍD., *Psichiatria, psicoanalisi, sociologia,* o.c., 68-69.

[21] Cf. I. CARRASCO DE PAULA, «Psicanalisi e psicoterapia», a.c.

[22] L. BINSWANGER, «Existential analysis and psychothherapy», a.c., cit. en F. BRANCALEONE, «L'Orientamento esistenziale», en A. MASTROIANNI - A. MINIO, *Psicoterapie a confronto* (Ed. Thyrus, Arrone [TR] 1987) 169.

[23] K. JASPERS, *Psicopatologia generale,* o.c., 23-24, cit. en http://www.rivistacomprendre.org/allegati/XI.1.%20Ballerini.pdf.

cuanto ciencia y también a su validez en cuanto praxis. El enfoque filosófico de la medicina refleja precisamente esto, en cuanto que es arte médico[24] y no solo ciencia. «En psiquiatría están recíprocamente conectadas teoría y praxis, alta reflexión (también filosófica) y concretas aplicaciones prácticas (en el sentido de una profunda humildad)»[25]. Las reflexiones sobre la psiquiatría, como ya hemos defendido, deben afrontarse en el ámbito antropológico, antes incluso que en el metodológico, para evitar aquellas tergiversaciones de la realidad de la persona que todavía caracterizan la obra de tantos profesionales.

> Si el estatuto del hombre no es el de la cosa, si su «comportamiento» no es un «movimiento» análogo al de las cosas naturales, la medicina que se acercase al hombre con las metodologías positivas de las ciencias de la naturaleza explicaría *hechos,* pero no comprendería *significados,* lo humano seguiría estando fuera de su alcance porque un hecho, despojado de su significado, es por definición in-humano[26].

La conciencia de la presencia de un sentido profundo en la existencia humana no puede en cualquier caso eliminar el misterio que acompaña y caracteriza al hombre, sobre todo en sus manifestaciones más dramáticas.

> Solo puedo captar el sentido, la dimensión también clínica, de una sintomatología (psicótica y no psicótica) escuchando y descifrando los infinitos modos con los que cada paciente revive su dolor y sus sufrimientos, sus angustias y desesperaciones. Además, los síntomas, estos síntomas, cambian en forma y contenido a medida que nos enfrentamos a ellos (en las personas que los manifiestan) con una actitud de disposición al diálogo y participación emocional en vez de ir con una actitud de neutralidad y frialdad, de distancia psicológica y humana[27].
>
> En cualquier caso, lo que permanece fundamentalmente es el encuentro con la filosofía. La extensión de la exigencia de una teoría metodológica en la reflexión, que la psiquiatría suele tender a dirigir a sí misma, no podrá hacer ni más sobrio ni más flexible el uso de categorías nosológicas y de principios nosográficos con una notable ventaja para el progreso científico y

[24] Cf. E. SGRECCIA, «Capítulo VI: Bioética y medicina», en *Manual de bioética,* I, o.c., 257-310.
[25] E. BORGNA, *Le figure dell'ansia,* o.c., 31.
[26] U. GALIMBERTI, «Introduzione», en K. JASPERS, *Il medico nell'età della técnica,* o.c., VIII.
[27] E. BORGNA, *Noi siamo un coloquio,* o.c., 35-36.

sus aplicaciones prácticas. Como la filosofía, obtendrá también recíprocamente materia de temáticas estimulantes e inquietantes a partir del examen del mundo de la experiencia psicótica. Y ello tanto en el campo gnoseológico en lo que respecta a las modalidades de representación del mundo y de las relaciones con el mundo de lo psicótico, como en el campo ético (piénsese en ciertas dimensiones existenciales y no solo emocionales cargadas de significado como el *taedium vitae)* o en el campo social y político, como por ejemplo, la fragilidad de cada intento de distinguir rigurosamente entre *normalidad* y *patología* en el campo psíquico[28].

El soporte de una reflexión filosófica permite trazar la aproximación adecuada al enfermo psíquico y tener un fundamento ético para estar en grado de encontrar las respuestas a los diversos dilemas éticos que distinguen la experiencia clínica en psiquiatría y poder respetar la dignidad de cada persona y la peculiaridad de la relación paciente-terapeuta, sin caer en secos formalismos o rigideces ideológicas.

> Una primera modalidad de encuentro entre filosofía y psiquiatría está constituida por la necesidad de redimensionar rigurosamente la presencia ideológica desde un punto de vista crítico, por la que la psiquiatría está actualmente condicionada de modo muy notable. Aquí, para evitar equívocos y tergiversaciones, es oportuno elegir un discurso decididamente impopular y complejo en nuestra época cultural que está intensamente politizada[29].

Resulta una exigencia fundamental profundizar en la esencia de «la relación interpersonal, en la inmediatez del encuentro, perfilada por V. E. von Gebsattel, como premisa a toda articulación (también) de diagnóstico»[30]. Acoger al paciente no solo en su alienidad, sino también en su alteridad: es una enseñanza de Danilo Cargnello, un gran maestro de la corriente fenomenológica[31]. Pero la acogida del otro, la capacidad de adentrarse en la interioridad del paciente, asumir su sufrimiento, solo puede ser auténtica cuando se es consciente de la igualdad de la dignidad de cada persona.

[28] M. SCHIAVONE. *Psichiatria, psicoanalisi, sociologia,* o.c., 104-105.
[29] Ibíd., 72.
[30] E. BORGNA, *Noi siamo un colloquio,* o.c., 35.
[31] D. CARGNELLO, *Alterità e alienità,* o.c.

A. LAS ESCUELAS Y LOS MODELOS DE INVESTIGACIÓN

1. ¿Una nueva psicoesfera?

Tras la presentación preliminar del problema epistemológico en el campo psiquiátrico, ahora tenemos que acercarnos al campo del saber humano y del tratamiento.

Algunos han afirmado que en el ocaso de la era industrial nos encontramos ante un estado de emergencia que amenaza la biosfera y la socioesfera, pero también ante un cambio de amplio alcance que atañe a la psicoesfera: de modo particular se advierte en las naciones con un alto desarrollo tecnológico.

En los Estados Unidos, una comisión presidencial señaló que las casas de socorro se ven abarrotadas por fumadores de marihuana, heroinómanos y personas que consumen abusivamente anfetaminas o esnifan cocaína, por no hablar de las personas aquejadas de agotamiento nervioso. Además, se ha podido constatar que «una quinta parte de los americanos sufre alguna forma seria de estrés emocional»[32].

La literatura y el cine tematizan cada vez más la enfermedad mental y el relativo desencuentro entre el enfermo y la sociedad[33]. Son numerosas las escuelas, que van en aumento, y las propuestas terapéuticas; a veces son fruto de ciencia meditada, otras veces extrapolaciones de ritualidades religiosas de origen oriental, otras veces juegos de grupo y experimentaciones de tipo sexual: *Mind Control, Trascendental Meditation, Mind Dynamics, musicoterapia,* etc.[34].

La causa se identifica en la inseguridad que se deriva de la pérdida de sentido de la vida, de la inminente amenaza que se cierne diariamente sobre el mundo y cada uno y que se escapa del control de los individuos. Se acusa de ello al derrumbamiento de las ideologías, incluidas las del progreso además de a la pérdida del sentido de la trascendencia. Pero también al estrés de la ciudad y los transportes y a la labilidad del sistema afectivo de la familia. Es evidente que no hay una única causa, por lo que

[32] A. Toffler, *La terza ondata,* o.c., 466. Sobre el informe OMS 2001 que señala ese aumento progresivo, cf. M. Erba, «I pregiudizi guastano la mente»: *Tempo Medico* 714 (4-10-2001). Para la casuística reciente, en especial en Estados Unidos, un incremento notable y específico de los trastornos mentales proviene del estrés post traumático. Sobre este tema, cf. C. Tromba, «Il terrore nella mente»: *Tempo Medico* 712 (20-9-2001).

[33] Recuérdese M. Tobino, *Gli ultimi giorni di magliano,* o.c.

[34] A. Toffler, *La terza ondata,* o.c., 467.

todavía se invoca la filosofía de la complejidad y la amenaza del caos dentro del orden aparente[35]. El terrorismo en las naciones occidentales, los fenómenos de vandalismo urbano, el regreso en auge de manifestaciones culturales de tipo ocultista o demoniaco provocan escalofríos incluso a quien se encierra en casa la noche por miedo a salir fuera, como antes el salvaje se aislaba en su choza o en la caverna por miedo al bosque o a los animales salvajes. Sin hablar del uso político de la psiquiatría y la locura inducida para obtener la moderación del disidente o la confesión del prisionero político. Las causas convergen en torno a tres elementos: la disgregación del tejido comunitario relacional en la familia y la sociedad, la desaparición paulatina de una vida estructurada y la incapacidad de dar un sentido a la existencia[36]. La soledad, el sinsentido del día a día y de la vida, la pérdida de la voluntad y de la necesidad de luchar por algo e imponerse límites y sacrificios para dar solidez al Yo: todo deja al individuo en la inseguridad, que es donde encuentra su espacio la depresión y da la posibilidad de que se instale el consumo de droga.

Esto hace pensar que, en la época actual, el papel del psicoterapeuta no esté, ni pueda estarlo ya, centrado únicamente en el paciente, sino que igualmente debería ser consciente del sistema de valores y de la situación psicosocial que alimenta el espacio de la fragilidad. Se trata de una tripolaridad de referencia cuando se quiere valorar desde un punto de vista ético —pero también quizá desde un punto de vista terapéutico— la particular situación de un paciente: referirse a la personalidad del propio paciente, al tejido social, al cuadro de valores. Y cada una de estas ópticas llama a la otra como la inclusión de las cajas chinas.

Para dar un cierto orden a la compleja materia que se ofrece al bioético, querríamos proponer a continuación algunas reflexiones que sinteticen los siguientes argumentos; antes que nada, presentaremos un breve cuadro histórico-cultural de las diversas escuelas de psiquiatría y psicología, cada una de las cuales ofrece un modelo de enfoque para la interpretación del mundo psicológico normal y patológico; querríamos continuar esta exposición con una breve consideración crítica para distinguir el eventual soporte ideológico de esas escuelas, y no confundir, como se dice, el carro con el heno que lleva dentro, pero también para que no nos veamos llevados hacia metas meta-psicológicas al utilizar modelos de interpretación o de tratamiento de la enfermedad mental. Después tendremos que tratar algunos temas éti-

[35] I. PRIGOGINE, «Ordine nel caos», a.c., 242-259.
[36] A. TOFFLER, *La terza ondata,* o.c., 468.

cos más especializados como la ética de los psicofármacos —reenviando los problemas de droga y drogadicción a un capítulo aparte—, los aspectos éticos de la psicoterapia, las anomalías y las terapias sexológicas, y por último, los problemas socio-sanitarios de la gestión de las estructuras sanitarias para enfermos mentales, con la obvia intención de relevar los problemas éticos.

Al final de este capítulo deberán y podrán brotar algunas consideraciones sobre la importante misión del psiquiatra, que está llamado más que cualquier otro médico a aportar ese apoyo y esa «prótesis» a la libertad humana, que puede ser muy frágil o desparecer casi completamente en el enfermo mental.

Nadie está más disponible para ser ayudado o manipulado que lo que está el enfermo mental ante su especialista. Esto es aún más evidente en la actualidad, en la que la psiquiatría se encuentra ante una situación contradictoria y casi paradójica frente a la opinión pública.

> La psiquiatría aparece hoy en día como el malvado objeto externo que nos oprime y persigue y al mismo tiempo como un instrumento de liberación, una disciplina omnipotente hasta tal punto que puede intervenir con éxito en las más variadas situaciones. La psiquiatría parece representar de este modo algo que se quiere destruir pero también algo que se necesita desesperadamente, algo que puede dar —a menudo solo en la imaginación de quien la considera en esta óptica— respuesta a las más variadas molestias[37].

2. El desarrollo histórico y las necesidades humanas

No es de por sí tarea de la bioética el reconstruir la historia de esta ciencia en un sentido cronológico y acabado, ni el reconstruir —topográfica y diacrónicamente— la formación de diversas orientaciones.

Sin embargo, consideramos necesario ofrecer un panorama esencial de los contextos históricos en los que se van proponiendo las diversas tendencias que constituyen las coordenadas —no siempre bien coordinadas— de esta disciplina, que ocupa en el campo de la ciencia médica una posición de frontera entre biología y ciencias humanas y, en cuanto tal está expuesta a verse influida por el clima cultural y desarrollarse con la evolución de ese clima.

Hoy en día no podemos definir la psiquiatría, después de su desarrollo, como una «rama de la medicina que tiene por objeto

[37] M. Rossi Monti, *Psichiatria e fenomenologia,* o.c., 9.

el estudio clínico y la terapia de las enfermedades mentales y los comportamientos patológicos»[38].

Con todo, se presenta como una ciencia compleja y un conjunto de orientaciones y metodologías, a veces en conflicto entre ellas[39]. Las siguientes consideraciones la hacen todavía menos compacta y no definible de un modo cartesiano.

La psiquiatría toma en cuenta estados de sufrimiento que difieren entre ellos en gran manera por su etiología y gravedad: de las insuficiencias mentales y las oligofrenias a las neurosis hasta las propias demencias y los estados de disociación y esquizofrenia. A menudo la mentalidad común lleva al psiquiatra conflictos y molestias que son el reflejo de situaciones familiares y sociales realizadas con libertad. No es posible cubrir con una única explicación el conjunto de los fenómenos y hechos patológicos como tampoco es posible dar la misma explicación en geología a la formación de las arenas del desierto, las morrenas y la roca dolomítica.

Los mismos límites y criterios que nos hacen distinguir lo normal de lo anormal, una enfermedad de otra, sufren de labilidad e incertidumbre dado que no son posibles equivalencias en el plano anatómico y funcional. A menudo la atención se concentra, especialmente por parte de los que no tienen una cultura especializada, en los fenómenos más sobresalientes y las enfermedades más angustiosas o aclamadas.

La conciencia de esta complejidad por parte del bioético es en sí misma un requisito metodológico previo y representa la necesidad y la actitud de admitir el misterio de lo que «está más allá» y de lo incógnito, el misterio que representa siempre a la persona, también a la que sufre una enfermedad mental, más allá de las descripciones y de las clasificaciones, más allá de los síntomas y de la enfermedad, como ya tendremos ocasión de mencionar.

a) *La Antigüedad*

Al querer recorrer de nuevo el desarrollo histórico de esta disciplina, o mejor, de sus diversos itinerarios de investigación, basta mencionar brevemente la psiquiatría del mundo clásico, que incluso reconoció la enfermedad mental relacionándola con la medicina.

Hay que mencionar, además del nombre de Hipócrates, los de Asclepíades de Bitinia, Areteo de Capadocia, Sorano de Éfeso.

[38] «Psichiatria», en *Lessico universale italiano,* XVIII (Roma 1981).

[39] M. Rossi Monti, *Psichiatria e fenomenologia,* o.c., 13; L. Ancona, *Introduzione alla psichiatria,* o.c., 42-51.

Hipócrates tuvo que refutar la interpretación mágico-religiosa del origen de las enfermedades mentales, en particular la de la epilepsia, el llamado «mal sagrado» y se pronunció de modo enérgico a favor del origen neurológico de esas manifestaciones:

> Los hombres deben saber que el placer, la alegría, la risa y las bromas e incluso el dolor, la pena, la aflicción y el llanto, no provienen de otra parte que no sea el cerebro [...]. Y por su acción nos volvemos locos, perdemos el juicio y tenemos pesadillas y temores. Y todos estos signos son producidos por el cerebro cuando no está sano *(El mal sagrado,* 17).

Se sabe que la enfermedad era interpretada por la escuela hipocrática como un desequilibrio entre los «humores». Esta interpretación humoral fue combatida por Asclepíades de Bitinia (130-40 a.C.), que vivió en Atenas y Roma, amigo de Cicerón, que defendía la teoría atomista también para las enfermedades mentales. Distinguió las enfermedades agudas de las crónicas y como tratamiento sugería dieta, hidroterapia, masoterapia, gimnasia. Areteo de Capadocia, ecléctico, que vivió a finales del siglo II d.C., estudió y describió en dos obras que nos han llegado casi completas, varias enfermedades como la diabetes, la gota, las pleuresías y las parálisis, en las que distinguía las cerebrales de las espinales.

Entre los latinos hemos de recordar a Cicerón que en el libro III de las *Tusculanae* lamenta que se dedique menor atención a las enfermedades mentales respecto de las físicas y no atribuye su origen ni a los humores ni a la sensibilidad, sino a la mente y deseaba su curación a través de la filosofía.

Todavía en Grecia debemos recordar a Plutarco por la descripción de muchas enfermedades, especialmente la llamada melancolía en su obra dedicada a la tipología de las personalidades.

Sorano de Éfeso fue un famoso ginecólogo que se ocupó de los trastornos femeninos, incluidos los de tipo psíquico-emocional, y que vivió en la primera mitad del siglo II d.C.

b) *La Edad Media*

A la Edad Media se atribuye, además de la pérdida de tantas obras clásicas, la de las adquisiciones «científicas» o mejor dicho, naturalistas, sobre las enfermedades mentales[40]. En la Edad Media, la visión del enfermo mental es generalmente positiva, pero

[40] «Psichiatria», en *Lessico universale italiano,* o.c.

con la Baja Edad Media se registra una obsesiva interpretación en clave demoniaca de la locura (las brujas y los endemoniados); en efecto, en la Alta Edad Media se cuidaba a los enfermos mentales y los discapacitados psíquicos junto con los demás pobres, mendigos y vagabundos[41].

De todos modos, se ha demostrado que la recuperación de la humanización de la enfermedad mental y el concepto de asistencia especializada y particular al enfermo mental surgió precisamente en el ámbito religioso. Entre estas figuras resalta Juan Ciudad, conocido con el nombre de Juan de Dios, fundador de la Orden Hospitalaria de San Juan de Dios, orden religiosa que todavía hoy se dedica con mérito reconocido a la asistencia de enfermos, en particular de enfermos mentales. Juan de Dios (1495-1550) nació en Évora y murió en Granada (España)[42], después de haber sido soldado y comerciante de libros, se convirtió en 1537, fingió estar loco e hizo la experiencia de estar recluido en un manicomio; de ahí sacó la idea de instituir en Granada un hospital para el tratamiento y asistencia de enfermos mentales con criterios rigurosos de asistencia médica, higiene y humanización.

c) *La enfermedad psíquica en el pensamiento de Tomás de Aquino*

A pesar de existir estudios que relacionan la obra de Tomás de Aquino con la psicología experimental[43], solo en los últimos años se ha elaborado un enfoque de la enfermedad psíquica según sus textos[44].

[41] En la obra *Malleus Maleficarum,* de 1486, Krämer y Sprenger calificaban la enfermedad mental como una de las formas con las que el demonio podía hacer daño al hombre. Distinguían las enfermedades mentales entre enfermedades naturales y enfermedades diabólicas según si retrocedían con el exorcismo o con un tipo de criterio *ex adiuvantibus.*

[42] Para la vida de san Juan de Dios, cf. «Giovanni di Dio», en *Enciclopedia Cattolica,* VI (Ciudad del Vaticano 1951) y M. FRANCINI, *Fatebenefratelli* (Milán 1985) 320.

[43] Cf. R. E. BRENNAN, *Psicología general,* o.c.; M. BARBARO, *Estudios de psicología experimental,* o.c.; C. FABRO, *La fenomenologia della percezione,* o.c.; ÍD., *Percezione e pensiero,* o.c. Estas referencias bibliográficas han sido tomadas de M. F. ECHAVARRÍA, «La enfermedad "psíquica" *(aegritudo animalis)* según santo Tomás», a.c.

[44] Se hace referencia a M. F. ECHAVARRÍA, ibíd.; ÍD., *La praxis de la psicología y sus niveles epistemológicos según Tomás de Aquino,* o.c. Cf. también G. ROTH, «Amentia ex aegritudinibus cerebralibus», a.c., 597-604. Estas referencias bibliográficas han sido tomadas de J. J. SANGUINETI, *Filosofia della mente,* o.c., 105.

El erudito M. F. Echavarría ha tratado este tema poniendo en relación los estudios del Doctor Angélico con la psiquiatría actual y demostrando que Tomás de Aquino explica coherentemente la enfermedad mental con la propia concepción antropológica. Desarrollando la teoría hilemórfica aristotélica, que ve al alma como forma del cuerpo, principio que lo actualiza y lo convierte en cuerpo humano[45], santo Tomás describe la enfermedad psíquica como expresión de un desequilibrio propio de las inclinaciones psicológicas. Pero la patogenesia de algunos trastornos no está ligada solo con causas de carácter psicológico. Santo Tomás, siguiendo la fisiología humoral galénica, relaciona ciertas inclinaciones del carácter con la tendencia a ciertos vicios o virtudes[46]. Además, aunque sigue a Aristóteles al considerar el corazón como el *primum movens* del cuerpo, atribuye trastornos cognitivos y emocionales a una disfunción cerebral: «La lesión de algunos órganos impide que el alma se entienda directamente a sí misma y que entienda el resto de cosas, como cuando se comprueba una lesión en el cerebro»[47]. Pero también reconduce ciertos comportamientos patológicos a desórdenes afectivos, carencias afectivas y mala educación.

El mismo Aristóteles, en su *Ética a Nicómaco,* examinó algunos desórdenes del carácter que no son descriptibles como vicios porque, más que malas tendencias, se insertan en un marco que se podría definir como una mala constitución de la persona, que se siente afectada por ellas, y dan lugar a comportamientos «bestiales».

> Quiero referirme, en primer término, a los hábitos bestiales, como los de aquella hembra de quien cuentan que desgarraba el vientre de las mujeres embarazadas para comerse los fetos, o como las cosas en que se complacen, según se cuenta, algunos salvajes del Ponto Euxino, de los cuales unos comen carne cruda, otros carne humana, otros se ofrecen recíprocamente sus hijos para banquetearse con ellos, o también lo que se cuenta de Fálaris. He aquí ejemplos de bestialidades; solo que en ciertos casos se producen por enfermedad o por locura, como el que ofreció en sacrificio a su madre y luego se la comió, o el esclavo que hizo lo propio con el hígado de su compañero[48].

[45] E. Sgreccia, *Manual de bioética,* I, o.c., 139-142.

[46] J. J. Sanguineti, *Filosofia della mente,* o.c., 104.

[47] *De Spiritualibus Creaturis,* q.un. a.2, ad 7 (recogido por J. J. Sanguineti, *Filosofia della mente,* o.c.).

[48] Aristóteles, *Ética a Nicómaco,* VII, 5, 1148 b, 19 - 27. Cf. Santo Tomás de Aquino, *Comentario a la Ética a Nicómano de Aristóteles,* lib.7, cap.5, II (EUNSA, Pamplona 2002).

Si el Estagirita propone dos tipos de causa para este tipo de comportamientos, una ligada a defectos del cuerpo y la otra a la conducta, Tomás de Aquino desarrolla posteriormente el tema de los comportamientos anómalos, contrarios a la naturaleza humana[49]. Es importante recordar la distinción que hizo santo Tomás entre enfermedades del cuerpo y del alma; entre estas últimas, distinguió entre las enfermedades contra la razón, expresión de un desequilibrio que atañe a las inclinaciones propiamente humanas, como la incontinencia y la maldad humana, y las enfermedades contra la naturaleza humana. La noción de naturaleza es esencial para comprender plenamente estos trastornos, más precisamente los de naturaleza humana, entendida como forma sustancial y principio de operaciones. En el caso de enfermedades contra la naturaleza humana, «la inclinación está corrompida de tal manera que se encuentra por debajo y fuera de la inclinación propia de la naturaleza humana»[50].

> Santo Tomás, que a veces llama a todos estos trastornos indistintamente «bestialidad», designa especialmente a los trastornos con causa conductual —es decir «psicógenos» *(ex parte animae)*— *aegritudo animalis*. «Animal» puede querer decir dos cosas, según el uso del Aquinate: perteneciente al alma *(anima);* o pertenciente al conocimiento y afectividad interiores, es decir de los sentidos internos y las pasiones que los siguen. Por eso, la expresión *aegritudo animalis* se puede traducir casi literalmente como «enfermedad psíquica»: un trastorno de la vida sensitiva interior y de la afectividad con génesis anímica, en cuanto que ha sido causado por las malas costumbres[51].

La enfermedad psíquica según santo Tomás, como ha resaltado Echavarría, es entonces una mala costumbre, una mala inclinación del alma causada por la repetición de comportamientos contrarios a la propia naturaleza del hombre.

[49] SANTO TOMÁS DE AQUINO, *Summa Theologiae*, I-II, q.31 a.7 «Ita igitur contingit quod id quod est contra naturam hominis, vel quantum ad rationem, vel quantum ad corporis conservationem, fiat huic homini connaturale, propter aliquam corruptionem naturae in eo existentem. Quae quidem corruptio potest esse vel ex parte corporis, sive ex aegritudine, sicut febricitantibus dulcia videntur amara et e converso; sive propter malam complexionem, sicut aliqui delectantur in comestione terrae vel carbonum, vel aliquorum huiusmodi: vel etiam ex parte animae, sicut propter consuetudinem aliqui delectantur in comedendo homines, vel in coitu bestiarum aut masculorum, aut aliorum huiusmodi, quae non sunt secundom naturam humanam».

[50] M. F. ECHAVARRÍA, «La enfermedad "psíquica" *(aegritudo animalis)* según santo Tomás», a.c.

[51] Ibíd.

> Los vicios *contra natura* son contrarios no solo a la razón, que es la diferencia específica del hombre, sino también a lo que constituye su género, la animalidad. Esto confirma nuestra interpretación, según la cual con *aegritudo animalis* no se entiende solo una enfermedad del alma, sino más precisamente, de la dimensión «animal» del alma humana, que es lo que hoy se llama muchas veces «psique». Por eso creemos conveniente llamar «enfermedad psíquica» a estos desórdenes[52].

Gracias a estos estudios, podemos valorar la importancia atribuida por el Doctor Angélico al papel de la razón y de la voluntad de modo particular en el desarrollo de la enfermedad psíquica, en evidente contraste con una visión determinista de la patología mental, que se deriva a su vez de una visión reduccionista del hombre.

En cambio, al afirmar el papel de la voluntad, las conductas patológicas están también en evidente relación con una decisión por parte del individuo. La voluntad adquiere sobre todo un papel fundamental en el desarrollo de una terapia.

Sin una plena conciencia ni un pleno entendimiento, es difícil que una terapia resulte eficaz. De este modo, el paciente psiquiátrico se hace responsable en cierto modo del programa terapéutico, ve reconocida su dimensión humana, que no se puede separar de su dignidad.

d) *La era de la desacralización y del Iluminismo*

En el terreno operativo de lo institucional, el siglo de la Reforma ve cómo se confirma el comportamiento de la piedad y misericordia, mientras que en el siglo XVII, en el momento en que se imponen las grandes potencias y los Estados absolutistas, se reaviva el rigor y se intensifican la reclusión e incluso la detención preventiva para los enfermos mentales.

Junto con Juan de Dios, el humanista J. L. Vives (Valencia 1492-Burgos 1520)[53] y el médico J. Wier (Grave 1515, Tecklenburg 1588)[54], que asociaban al sentimiento religioso un neto rechazo de la superstición, aportaron una fuerte contribución a la consideración objetiva y científica de la enfermedad mental.

Sobre todo el segundo, con la célebre obra *De praestigiis daemonum incantationibus ac veneficiis* de 1563, sostiene valiente-

52 Ibíd.

53 «Juan Luis Vives», en *Lessico universale italiano,* XXIX, 427.

54 «Wier», en ibíd., XXIV, 574.

mente que las brujas no eran más que enfermas dignas de compasión, declarando así inválidas las confesiones que habían llevado a la condena de dichas brujas.

Pero las concepciones demonológicas continuaron, de tal modo que Bodin calificó a Wier como siervo de Satanás; solo con la llegada del Iluminismo se despojó de cualquier significado religioso a la consideración de la enfermedad mental y en Francia se abolió la pena de muerte por brujería y magia durante el reino de Luis XIV, por iniciativa de Colbert, mientras que en Baviera se hizo en 1775 y en Suiza en 1782. Por otra parte, el rechazo del elemento mágico y supersticioso no impidió que se cayera a menudo en interpretaciones no menos apriorísticas aunque no fueran acompañadas de un proceso, sino únicamente de la reclusión o de duchas frías. Hay quien ha calificado la psiquiatría institucional como la continuación de la Inquisición[55]. Hay que recordar los nombres de F. A. Mesmer (1734-1815) y Ph. Pinel (1755-1826) en esta lucha contra la psiquiatría supersticiosa y a favor de la recuperación de la locura para el reino de la medicina[56].

En este punto, y para el objetivo prefijado de este capítulo, no consideramos muy útil el hacer un elenco de los nombres de los autores sino el de identificar las orientaciones epistemológicas y terapéuticas de la psiquiatría siguiendo a los autores más acreditados, con el fin de captar lo mejor posible la relación entre saber científico y psiquiátrico, la norma psiquiátrica y la progresiva comprensión del factor humano. Por lo tanto, el intento es de carácter antropológico, epistemológico y ético.

3. Los modelos interpretativos y terapéuticos de la Edad Moderna

«La teoría psiquiátrica moderna nació al entrar en crisis la interpretación mágico-religiosa de la locura, cuando se comenzó a querer usar criterios sistemáticos para distinguir más claramente, en el interior del gran magma de comportamientos desviados, los que son competencia de la religión, de la represión judicial

[55] Th. S. Szasz, *I manipolatori della pazzia,* o.c.

[56] F. Mesmer realizó estudios sobre el magnetismo animal (mesmerismo); Ph. Pinel liberó de las cadenas a los alienados de los manicomios de Bicêtre y Salpetrière, considerándolos sencillamente como enfermos que estudiar y cuidar, atrayéndose así la hostilidad hasta del Presidente de la Comuna de París *(Lessico universale italiano,* XVII, 34).

y los de tipo médico-judicial»[57]. Numerosas obras publicadas en estos últimos años ponen en evidencia la relación existente entre psiquiatría, concepción de la enfermedad mental y clima cultural[58].

a) *La orientación biofísica: el modelo médico de la psiquiatría*

La segunda mitad del siglo XIX está caracterizada por el Positivismo. La optimista concepción del Positivismo configura la ciencia y la técnica como los dóciles instrumentos de la razón, adecuados para descubrir con ineludible progreso linear las grandes leyes de la naturaleza y ofrecer a la humanidad los instrumentos para dominarla.

La psicología y la psiquiatría tomaron así el camino del estudio de los hechos psíquicos poniéndose en estrecha relación con la anatomía y la fisiología del sistema nervioso central y utilizando el método experimental.

William Wundt (1832-1920) es el fundador de la psicología experimental.

Paralelamente, la psiquiatría se configuró sobre la base del modelo médico: la enfermedad mental es una enfermedad como cualquier otra, dependiente de causas orgánico-fisiológicas; esta ciencia tendrá que estudiar los síntomas psiquiátricos y ponerlos en relación con las causas orgánicas que habrá que localizar evidentemente en el sistema nervioso central.

Esta teoría se valió sobre todo de los estudios de Bayle sobre la parálisis progresiva que puso en relación con un proceso inflamatorio de una de las meninges, la aracnoidea. Sobre este paradigma se intentó localizar una relación somática verificable para cualquier trastorno o enfermedad mental. En esta orientación se encuentran, en la segunda mitad del siglo XIX, Jean-Martin Charcot (1825-1893), Wilhelm Griesinger (1817-1868) y Ludwig Binswanger (1852-1929) y sus discípulos Theodor Hermann Meynert (1833-1892), Karl Wernike (1848-1905), Pierre-Paul Broca (1824-1880), que por supuesto contribuyeron notable-

[57] G. JERVIS, «Il mito dell'antipsichiatria»: *Quaderni Piacentini* (1976) 60-61, cit. en M. ROSSI MONTI, *Psichiatria e fenomenologia,* o.c., 21; R. A. BERNABEO, «La medicina nel XIX secolo», a.c.

[58] M. FOUCAULT, *Storia della follia nell'età classica,* o.c.; K. DOERNER, *Il borghese e il folle: storia sociale della psichiatria,* o.c.; R. CANESTRARI, «Introduzione», en *Psicologia generale e dello sviluppo,* o.c.; H. T. ENGELHARDT JR. - S. F. SPICKER (eds.), *Mental Health,* o.c.

mente al estudio de ciertas formas de parálisis o de oligofrenia, pero que cayeron en un cierto punto en la que se llamó «metodología del cerebro».

En Italia, la neuropsiquiatría se desarrolla especialmente después de que el rey Carlos Alberto de Piamonte hiciera obligatoria su enseñanza en las facultades de medicina en 1838. Se deben recordar los nombres de Carlo Francesco Bellingeri (1789-1848), Andrea Verga (1811-1895), Cesare Lombroso (1835-1909), Augusto Tamburino (1848-1919), Enrico Morselli (1852-1929) —que instituyó en Génova el primer laboratorio de psicología experimental— Eugenio Tanzi (1856-1933) —en el campo de la psiquiatría forense— y Giovanni Mingazzini (1859-1929)[59].

Hacia finales de siglo los estudiosos de este modelo médico intentaron dar una acomodación clínica a la ciencia psiquiátrica (psiquiatría clínica) al definir, especialmente en los manicomios, las clasificaciones, la sintomatología y las descripciones de las enfermedades mentales y sus diversas formas y cuadros nosográficos (psicosis, neurosis, etc.). Aquí se tienen que recordar los nombres de Emil Kraepelin (1856-1926), Karl Ludwig Kahlbaum (1828-1899); Eugen Bleuler (1857-1939) y Josef Breuer (1842-1925)[60].

b) *El modelo de la psicopatología*

La primera parte del siglo XX se caracteriza por la reacción al Positivismo expresada en el campo filosófico por Bergson, Croce, Spengler, Boutroux y otros, que contestaron la posibilidad de una legítima y válida transposición de los métodos propios de las ciencias experimentales en el ámbito de la realidad humana, psíquica y superior. Por esta reacción, la psicología y la psiquiatría fueron dirigidas a diversas vías de investigación y hacia posteriores modelos de interpretación.

Una de las principales orientaciones tiene como representante a Karl Jaspers (1883-1969). Esta perspectiva pretende llevar el campo propio de la psicología y de la psiquiatría al interior de la experiencia del individuo y del análisis de su vivencia, obe-

[59] Griesinger trabajó en Tubinga, Zúrich, Berlín y fue firme defensor de la metodología de la coerción *(no restraint);* cf. «Griesinger», en *Lessico universale italiano,* IX, 416; R. A. BERNABEO, «La medicina nel XIX secolo», a.c., 209.

[60] M. ROSSI MONTI, *Psichiatria e fenomenologia,* o.c., 28-29; B. CALLIERI, «Psichiatria», en *Enciclopedia del Novecento,* V (Roma 1980) 749; G. ZUNINI, *Psicologia* (Brescia 1955); L. ANCONA, *Introduzione alla psichiatria,* o.c., 78; F. M. FERRO (ed.), *Passioni della mente e della storia,* o.c.

deciendo en esto a la corriente existencialista de la que el filósofo Jaspers es uno de los mayores representantes[61]. Partiendo de la afirmación de que la verdad es algo infinitamente mayor que la exactitud científica, Jaspers apela al Yo y a su no objetivable experiencia existencial como centro de interés de todo conocimiento verdadero y llega así a definir la psicopatología como ciencia propia y autónoma de la medicina. En la profundidad de la experiencia existencial donde se descubren el fin y «el naufragio de los objetos» y de cualquier mundo objetivado, se descubre la cifra y el símbolo de la trascendencia, el significado y el sentido de la propia vida. Por lo tanto, la llamada verdad científica debe trascenderse siempre. Es obvio el modo en que esta perspectiva comienza un nuevo módulo de interpretación de la enfermedad mental. Aunque Jaspers es más conocido y reconocido como filósofo que como teórico de la psiquiatría, sin embargo, la orientación que propone y que tendrá discípulos, como la escuela de Heidelberg y la enseñanza de Schneider, es también importante para la filosofía de la medicina. La psicopatología clínica avanzó muchísimo, sobre todo en el estudio de las personalidades psicopáticas, las llamadas grandes psicosis y la esquizofrenia[62].

c) *El modelo psicoanalítico*

Esta perspectiva es por supuesto una de las más importantes; partiendo del rechazo de la ecuación entre mundo psíquico y mundo consciente, descubre el nuevo territorio del *Inconsciente*. El psicoanálisis, como lo definió el propio Sigmund Freud (1856-1939), «quiere ser antes que nada un procedimiento para la investigación de los procesos mentales que son casi inaccesibles por otra vía»[63]. Es inmensa la bibliografía sobre esta corriente de pensamiento[64] y las propias obras de sus principales representantes, comenzando por las de Freud, aún están en vías de ser publicadas.

[61] La obra principal de Jaspers en el tema de la psicología es *Allgemeine Psychopatologie* (Berlín 1946) (trad. it. y esp. cf. bibliografía); G. REALE - D. ANTISERI, *Il pensiero occidentale dalle origini ad oggi,* III (Brescia 1983) 457-462; B. CALLIERI, «Antropologia e psichiatria», a.c., 180-188.

[62] R. B. ZIPURSKY, «Ethical issues in schizophrenia research», a.c., 13-19.

[63] M. ROSSI MONTI, *Psichiatria e fenomenologia,* o.c., 16; G. REALE - D. ANTISERI, *Il pensiero occidentale,* o.c., 677-684.

[64] Para un análisis de las obras de Freud cf. E. JONES, *Vida y obra de Sigmund Freud,* o.c.

Mientras tanto, es importante decir inmediatamente que el psicoanálisis tiene a su vez más corrientes en su interior que están en un continuo desarrollo crítico[65].

a) *S. Freud*. Los primeros autores que influyeron sobre Freud en el campo psiquiátrico son Breuer y Charcot: el estudio de la hipnosis y de la histeria le convenció del origen psíquico de la neurosis. Con la publicación de la obra *La interpretación de los sueños*[66] en 1900 ya estamos frente al esbozo principal de su pensamiento: la neurosis nace del conflicto entre el Yo consciente y la *libido* inconsciente, sofocada o censurada. Es posible volver a descubrir la naturaleza del conflicto en el sueño, la hipnosis y las asociaciones libres. El siguiente paso de su pensamiento consiste en afirmar que la *libido* fundamental de la vida humana es de naturaleza sexual, sin entender lo sexual en el significado limitado de lo genital, sino en el amplio significado de una globalidad afectiva y de los instintos. Por lo tanto, Freud afirma la existencia de una sexualidad infantil pregenital[67].

A partir de estos principios elaborados posteriormente en torno al paradigma del mito de Edipo, según el cual el instinto sexual se presenta de una manera ambivalente en referencia las figuras parentales y por ello se genera el complejo de culpa y obligación, Freud aporta una interpretación que se aleja cada vez más del estrecho campo de la psiquiatría y tiende a abrazar todas las formas de la actividad humana.

La conciencia ética se identifica con el Superyó que previene, guía, condena y encarna la figura paterna sometida a introyección en la conciencia y destinada a entrar en conflicto con el Ello o Inconsciente. Por eso la personalidad humana no puede ser más que un drama en el plano del Yo, una especie de campo de batalla entre instintos y moral[68].

También se trata y reinterpreta el campo de la experiencia religiosa. La religión representa un residuo de la relación del niño con el padre; en la figura de Dios se proyectan la necesidad de protección, los sentimientos de amor, perdón y reconciliación. En conclusión, la religión es una ilusión. Esta conclusión está

[65] Para la presentación de las obras y del pensamiento de Freud, como de los otros representantes del psicoanálisis, en este capítulo seguimos el trabajo de P. VALORI, «Psicanalisi e filosofia», a.c., 765-813.

[66] El título en alemán es *Die Traumdeutung* (Viena 1900).

[67] La obra que trae esta conclusión y que hizo mucho ruido es *Drei Abhandlungen zur Sexualtheorie,* o.c. (trad. esp.: *Tres ensayos sobre teoría sexual,* o.c.).

[68] La obra donde aparecen estos conceptos es, sobre todo *Totem und Tabu,* o.c. (trad. esp.: *Totem y tabú,* o.c.).

mitigada por algunos estudiosos con afirmaciones según las cuales la religiosidad descrita por Freud sería la patológica, pero el fondo de la presentación del hecho religioso permanece incluido en el sentido inmanentista que invade toda la obra o al menos prevalece en su planteamiento[69]. A continuación veremos en este mismo capítulo el encuentro-desencuentro del psicoanálisis con la religión y la Iglesia católica.

Otras obras contienen posteriores extensiones de aplicación a los campos del arte y de la cultura en general[70].

Sin embargo, hay que reconocer como una adquisición de Freud el descubrimiento del nuevo mundo, del Inconsciente y la elaboración de las técnicas y los métodos terapéuticos asociados con nuevos conceptos, como los mecanismos de defensa (represión, sublimación, transferencia, etc.) y algunas explicaciones importantes sobre la etiopatogenia de las neurosis.

La visión pesimista de fondo y determinadas explicaciones sobre el origen de la civilización, la cultura, la religión y el arte provocan disensiones dentro de la Escuela psicoanalítica, que está constituida como una sociedad muy estructurada. Hagamos una breve referencia a otras corrientes a través de los nombres de otros estudiosos.

b) *C. G. Jung (1875-1961)*. Su punto de vista se ha definido como «psicología analítica». Rompió con su maestro Freud en 1912 por divergencias de carácter e ideas. Para Jung la *libido* debe entenderse ante todo en un sentido más amplio de energía vital y no debe estar solo ni necesariamente ligada a la sexualidad; por lo tanto, el «símbolo» y el «signo» no son solo códigos de pulsiones eróticas, sino también de otros sentimientos, recuerdos y aspiraciones. Por lo tanto, el psicoanálisis tendrá que ser «psicología analítica». Otra diferencia: mientras que Freud estudia el inconsciente individual, Jung centra su atención en el inconsciente colectivo que precedería y englobaría al individual: el inconsciente colectivo se puede localizar sobre todo en la mitología. También se entiende la religión como experiencia del *nu-*

[69] Cf. *Die Zukunft einer Illusion,* o.c. (trad. esp.: *El porvenir de una ilusión,* o.c.); también *Der Mann Moses und die monotheistische Religion,* o.c. (trad. esp.: *Moisés y la religión monoteísta,* o.c.). Sobre este tema, cf. también G. Reale - D. Antiseri, *Il pensiero occidentale,* o.c., 677-684; L. Ancona, «Psicanalisi e mondo cattolico», a.c., 241-254; A. Milano, «Freud o del nihilismo incompiuto»: *Sapienza* 35 (1982) 2; Íd., «Freud critico della religione per l'autonomia della morale», a.c., 3-4.

[70] *Eine Kindheitserinnerung des Leonardo da Vinci,* o.c. (trad. esp.: *Un recuerdo infantil de Leonardo da Vinci,* o.c.); *Das Unbehagen in der Kultur,* o.c. (trad. esp.: *El malestar en la cultura*, o.c.).

minosum, es decir, como ingrediente originario del inconsciente y obviamente en su dinámica inmanentista[71].

c) *A. Adler (1870-1937).* También Adler es discípulo del disentimiento respecto a Freud y es fundador de la que él quiso definir «psicología individual».

La *libido* se define como voluntad de poder entendida como impulso a la autoafirmación y autovaloración y, por ello, como reacción al complejo de inferioridad que se desarrolla en el niño y el adolescente. Se convierte en neurosis cuando no se consigue superar la dificultad de inserción. Por lo tanto, la educación —Adler es más valorado como educador que como psiquiatra— debe servirse de los valores éticos[72].

d) *Desarrollos recientes del psicoanálisis.* Al presentar el psicoanálisis, sobre todo con Freud, como una interpretación global del hombre, de la cultura y de la civilización, el interés por esta oleada del pensamiento europeo ha creado escuelas, corrientes y una multitud de obras[73]. Nos parece que es necesario para el objetivo que nos hemos propuesto, en el ámbito de una comparación entre doctrinas psiquiátricas y ética, analizar brevemente las derivaciones más recientes de este vasto movimiento de pensamiento. Las hermenéuticas a las que ha sido sometido el pensamiento psicoanalítico, sobre todo freudiano, se resienten a su vez de las influencias culturales de cada autor y de la clave de lectura precomprensiva con la que se acerca a un conjunto de obras que se prestan a varias interpretaciones debido a la cantidad y la amplitud de intereses.

Hay ante todo una corriente interpretativa «político-revolucionaria» como la define Paolo Valori que está representada por Wilhelm Reich (1897-1957). Es el teórico de la revolución sexual

[71] Las obras principales para conocer estos desarrollos de su pensamiento son: *Wandlungen und Symbole der Libido,* o.c. (trad. esp.: *Símbolos de transformación*, o.c.); *Die Beziehungen dem Ich und dem Unbewussten,* o.c. (trad. esp.: *Las relaciones entre el yo y el inconsciente,* o.c.); *Psychologie und Religion,* o.c. (trad. esp.: *Psicología y religión,* o.c.). Rascher Verlag de Zúrich edita la publicación de las obras completas de Jung. Cf. también G. REALE - D. ANTISERI, *Il pensiero occidentale,* o.c., 686-687; P. VALORI, «Psicanalisi e filosofía», a.c., 768-769.

[72] Las obras más significativas son *Über den Nervosen Charakter* (trad. esp.: *El carácter neurótico,* o.c.); *Menschenkenntniss* (trad. esp.: *El conocimiento del hombre* o.c.); *Religion und Individualpsychologie.* Cf. P. VALORI, «Psicanalisi e filosofía», a.c., 769-770; G. REALE - D. ANTISERI, *Il pensiero occidentale,* o.c., 685-686.

[73] Para estudios generales sobre el psicoanálisis, citemos solamente C. L. MUSATTI, *Trattato di psicoanalisi,* o.c.; L. ANCONA, *La psicanalisi,* o.c.; W. HUBER y otros, *La psychoanalyse science de l'homme,* o.c.; M. DAVID, *La psicanalisi nella cultura italiana,* o.c.

como terapia no solo individual sino también de masas y de liberación política. Por lo que sus teorías han influido en el triunfo de las llamadas «terapias sexuales». Las clases dominantes usan la represión sexual como instrumento de dominio: expresiones suyas son el matrimonio monogámico, la prohibición de las relaciones prematrimoniales o extraconyugales, etc. Reich acusa a Freud de contradicciones porque, después de descubrir que la neurosis tiene su origen en la represión social del instinto sexual, afirma que esta represión es necesaria y positiva.

Herbert Marcuse (1898-1979) desarrolla los mismos conceptos caracterizados por la búsqueda de un modelo de sociedad en el que el «principio de realidad» y el «principio del placer» se puedan conciliar y lo hagan; por este motivo, critica el modelo de la sociedad industrial y también propone la libertad sexual como una meta a perseguir (además de la creatividad; la vida como fiesta, etc.)[74].

La interpretación «espiritualista-cristiana», usando la clasificación de Valori, está representada por la nueva escuela vienesa que cuenta con Igor Caruso, Viktor Frankl, P. R. Hostatter, además de Charles Odier y Paul Ricoeur, contemporáneos nuestros.

El primero realiza una «inversión» en el freudismo, sosteniendo que la neurosis tiene su origen en la pérdida del sentido de la trascendencia y en la imposición a las conciencias como valores absolutos de realidades contingentes como son el dinero, el bienestar, el éxito, etc. Con una mayor capacidad de mantener diferenciados los planos de la experiencia humana, Charles Odier distingue «función psíquica» y «experiencia moral»: la primera atañe al plano inconsciente y la segunda al de la responsabilidad consciente; el arrepentimiento no es lo mismo que el sentido de culpa, el celo no es agresividad, etc.

Paul Ricoeur insiste en la distinción que hay que hacer en el propio Freud entre la problemática respecto a la génesis psicológica de los hechos morales y el valor objetivo y el fundamento del actuar moral: a Freud le interesa lo primero, pero Ricoeur no excluye lo segundo. Nos parece que se puede colocar en esta línea el pensamiento de Leonardo Ancona.

Viktor Frankl es el iniciador de una interesante corriente, la «logoterapia». Partiendo de una postura existencialista, de un existencialismo abierto a la trascendencia, critica a Freud, sos-

[74] W. Reich, *The sexual revolution,* o.c. (trad. esp.: *La revolución sexual,* o.c.); H. Marcuse, *Eros and civilization,* o.c. (trad. esp.: *Eros y civilización,* o.c.). Cf. también R. Nebuloni, «Crisi dell'eros e crisi della civiltà nel pensiero di H. Marcuse», a.c., 319-344.

teniendo que el hombre no debe ser considerado únicamente a partir de lo más bajo, sino a partir de las actividades superiores a través de las cuales la persona da sentido a su vida tomando decisiones. El saber dar sentido a la vida confiere a la persona la capacidad de resistir también en las situaciones más difíciles (Frankl vivió la experiencia del campo de concentración). Sustituye el principio del placer por el de la «satisfacción»: la satisfacción depende precisamente del sentido que se consigue dar a la vida[75]. La logoterapia de Frankl no pretende sustituir los tratamientos de lo que él llama psicopatologías endógenas y que requieren un verdadero tratamiento psiquiátrico adecuado, sino que quiere ofrecer una ayuda a las neurosis «noógenas» que, según el autor, son el resultado de la falta de sentido y representan las neurosis del futuro[76].

El principal representante de la interpretación «ético-humanista» que no alcanza la transcendencia teológica es Erich Fromm (1900-1980), cuyas obras son muy conocidas. Propone una nueva interpretación de la neurosis y de su creciente difusión: se trata del miedo a la libertad y la renuncia a la responsabilidad, enfermedad típica de la sociedad actual. Es necesario volver a despertar el gusto por la vida y por la relación interpersonal. La escuela de Fromm solo lo es en un sentido ampliamente social y preventivo[77].

d) *El modelo fenomenológico*

La fenomenología interesa prioritariamente a la historia de la filosofía, pero ha tenido y aún tiene su influencia en el campo psiquiátrico. La fenomenología nace como reacción al positivismo y tiene como principales representantes a Edmund Husserl

[75] I. CARUSO, *Psychoanalyse und Synthese der Existenz,* o.c.; CH. ODIER, *Les deux sources consciente et inconsciente de la vie morale,* o.c.; P. RICOEUR, *Freud. Una interpretación de la cultura,* o.c.; V. FRANKL, *The Unconscious God,* o.c.; E. FIZZOTTI, *La logoterapia di Frankl,* o.c.; cf. igualmente B. HÄRING, *Liberi e fedeli in Cristo,* o.c. III, 90-91.

[76] Para obtener ideas de reflexión sobre el pensamiento de Frankl, cf. E. FIZZOTTI (ed.), *Nuovi orizzonti di ben-essere esistenziale,* o.c.; I. CARRASCO DE PAULA - M. A. MANGIONE, «Confronto tra V. E. Frankl e E. Mounier», a.c., 1243-1254; P. VANZAN, «Viktor Emil Frankl», a.c.,139-152.

[77] Sus obras principales son: *Escape from freedom,* o.c. (trad. esp.: *El miedo a la libertad,* o.c.); *The sane society,* o.c. (trad. esp.: *Psicoanálisis de la sociedad contemporánea,* o.c.); *Psychoanalysis and Religion,* o.c. (trad. esp.: *Psicoanálisis y religión,* o.c.); *The crisis of the Psychoanalysis,* o.c. (trad. esp.: *La crisis del psicoanálisis,* o.c.); *To have or to be?,* o.c. (trad. esp.: *Del tener al ser,* o.c.); *The art of loving,* o.c. (trad. esp.: *El arte de amar,* o.c.).

(1859-1938) y Max Scheler (1875-1928). En el terreno filosófico, la atención se centra en la conciencia y los contenidos de esta, más allá por tanto de la experiencia objetiva y los resultados de las ciencias positivas. La conciencia aporta (¿o revela?) el significado de las cosas y de la vida. Y sobre todo Max Scheler se concentra sobre la vida, su sentido y los valores. Por consiguiente, en el campo psiquiátrico —afirma Scheler, acercándose en esto a Jaspers— no basta con la descripción exterior de los hechos, sino que es necesaria también la de las «vivencias», *Erlebnis*.

Los primeros tratados fueron sobre las vivencias del «tiempo» y la estructura experiencial del «Yo-mundo». Eugène Minkowski y Ludwig Binswanger se dedican al campo de este estudio[78]. La neurosis y la locura aparecen cuando la conciencia, en su relación con el mundo, experimenta limitación, empobrecimiento y un parón de posibilidades futuras. Por lo tanto la fenomenología ha contribuido también a ampliar el interés por las causas familiares y sociales del trastorno mental[79].

e) *El modelo político-sociológico*

La corriente político-sociológica, que en Italia tuvo su momento de ebullición durante el debate sobre la ley 180/1978 y que ha encontrado en Franco Basaglia a su principal portavoz —sin ser el más extremista— parte del supuesto de que el origen del trastorno mental tiene su origen en el ambiente social, que es también el factor principal de la terapia. Por lo tanto, es la sociedad la que está enferma y el enfermo mental es el resultado y el síntoma de la conflictividad social; por eso, para curar eficazmente la enfermedad, hay que actuar sobre la sociedad e insertar al enfermo en la sociedad, para que esta cambie[80]. La abertura de

[78] S. N. Ghaemi, «Rediscovering existential psychotherapy», a.c., 51-64.

[79] De la amplia bibliografía de los representantes de la fenomenología hagamos referencia a algunas de las obras más significativas en el ámbito de la psiquiatría: E. Husserl, *La filosofía, ciencia rigurosa,* o.c.; Íd., *Investigaciones lógicas,* o.c.; Íd., *La crisis de las ciencias europeas y la fenomenología trascendental,* o.c.; Íd., *Lecciones de fenomenología de la conciencia interna del tiempo,* o.c.; M. Scheler, *El formalismo en la ética y la ética material de los valores,* o.c.; Íd., *De lo eterno en el hombre,* o.c.; Íd., *El resentimiento en la moral,* o.c.; E. Minkowski, *Il tempo vissuto,* o.c.; L. Binswanger, *Sulla fenomenologia,* o.c.; G. Ferretti, *Max Scheler. Filosofia della religione,* o.c.; E. Borgna, «Psicopatologia e modalità nuove di esistenza», a.c., 189-197; M. Rossi Monti, *Psichiatria e fenomenologia,* o.c.

[80] W. T. Carpenter jr, «The Schizophrenia ketamine challenge study debate», a.c., 1081-1091.

los manicomios y su abolición son los corolarios de esta posición. El principal representante de esta teoría es Thomas Szasz[81].

f) *Psicología narrativa*

El siglo XX se caracterizó por el llamado «giro lingüístico» en las disciplinas artísticas y humanísticas[82], que trajo consigo un interés renovado por el lenguaje, con un enfoque de tipo lógico. Por ello es importante subrayar un fenómeno, que es en cierto modo su expresión y profundiza la narración no solo en el campo literario, sino también en todas aquellas disciplinas que se ocupan del hombre, registrando un auténtico y verdadero «giro narrativo»[83]. Tanto en el campo médico como en el psicoterapéutico se puede reconocer un planteamiento narrativo de la relación con el paciente, basada en la escucha, la interacción, la relación y la narración de la relación terapéutica[84].

> El «giro narrativo» en la medicina y la psicología representa un paso importante hacia la recuperación de una dimensión netamente más humana en el ejercicio de la profesión, para que sea sentida y vivida plenamente como arte, y no sea una simple aplicación de técnicas, ni la evaluación del paciente a través de «plantillas», de tipo objetivador y exteriorizador, sino que esté focalizada en el encuentro.
>
> No se trata simplemente de llegar a la literatura, para encontrar en las narraciones los motivos para entender mejor determinadas necesidades de la actividad médica. Se trata de vivir la medicina como arte a través de la narración[85].

[81] TH. SZASZ, *Schizofrenia simbolo sacro della psichiatria,* o.c.; ÍD., «The Concept of mental illness: explanation or justification?», en H. T. ENGELHARDT, JR - S. F. SPICKER (eds.), *Mental health,* o.c., 235-250; B. BRODY - H. T. ENGELHARDT JR., *Mental illness,* o.c.

[82] La expresión *linguistic turn* (giro lingüístico) fue acuñada por el filósofo estadounidense Richard Rorty. Cf. R. RORTY, *La svolta linguistica,* o.c.

[83] Cf. M. GALZIGNA, «Terapie e narrazioni», a.c.

[84] Cf. J. HILLMAN, *Le storie che curano,* o.c.; E. POLSTER, *Ogni vita merita un romanzo. Quando raccontarsi è terapia* (Astrolabio, Roma 1988); P. RICOEUR, «La componente narrativa della psicanalisi», a.c.; D. DEMETRIO, *Raccontarsi,* o.c.; V. GUARRACINO, *Psicoterapia, un nuovo modo di raccontarsi,* o.c.; B. CALLIERI, «Dall'anamnesi al racconto: analisi esistenziale e/o analisi narrativa?», a.c., 2-9; O. ROSSI - S. RUBECHINI, «Le immagini autobiografiche», a.c., 14-23; A. SEGANTI - F. POLICANTE, «La narrativa autobiografica come costruzione dell'identità», a.c.; G. BERT - S. QUADRINO, *Parole di medici, parole di pazienti,* o.c.; V. MASINI, *Medicina narrativa,* o.c.

[85] M. A. MANGIONE - V. MELE, «"Medicina narrativa" e "Psicologia narrativa"», a.c., 369-378, 372-373.

Sigmund Freud escribió textos que han sido reconocidos como obras literarias por su notable valor artístico. Pero el psicoanálisis tiene de por sí un espacio narrativo, compartido entre paciente y terapeuta, cuya finalidad es la de curar, si no la enfermedad, al menos el sufrimiento.

James Hillman, con *Cuentos que curan* (1984), al colocarse en «el espacio intermedio entre psicoterapia y literatura, entre el arte de curar y el de narrar»[86], fue uno de los autores que consideraron explícitamente la psicoterapia como un proceso estético y artístico. El libro tiene como tema de base la naturaleza poética, o mejor *poietica,* de la mente, que él ve «en su propia actividad narrativa, en su hacer fantasía: este "hacer" es *poiesis*»[87].

Y una particular modalidad de funcionamiento de la mente, el «pensamiento narrativo», es precisamente la que hace posible la elaboración de la experiencia, construyendo un espacio preciso dentro de la relación terapéutica, en la que la narración asume el valor de tratamiento. «Una vez que se asume que la narración puede constituir un transmisor de cambio, es lícito notar que existen unas narraciones (modos de representarse) más eficaces que otras y que a menudo no basta con la simple narración para promover un cambio»[88]. Actualmente la atención de los investigadores y los clínicos tiende a comprender en qué modo la narración produce cambios, «cómo curan las historias y en qué circunstancias un tipo de narración puede ser eficaz»[89].

> Muchos psicoterapeutas localizan en la actividad de narrar el eje del proceso terapéutico. Para estos, el hombre construye y reconstruye sus propios mundos narrándolos. Se puede decir que estos psicoterapeutas han descubierto la importancia fundamental que reviste el narrar en la continua redefinición de una identidad. La terapia se ve entonces como un cuento, como una novela, como una obra de arte[90].

Recientes estudios han puesto de manifiesto que la escritura en forma narrativa de acontecimientos estresantes, permite reducir el estrés y mejorar la salud psicológica y física, gracias a una expresión emocional mediante el instrumento de la narración[91].

[86] J. Hillman, *Le storie che curano,* o.c., I.
[87] Ibíd., III.
[88] M. White, *La terapia come narrazione,* o.c.
[89] M. Cavallo, «Psicologia narrativa», a.c.
[90] F. Accini, «La narrazione terapeutica», en: http://www.iltuopsicologo.it/La_narrazione_terapeutica.htm.
[91] S. Danoff-Burg - C. E. Mosher - A. H. Seawell - J. D. Agee, «Does narrative writing instruction enhance the benefits of expressive writing?», a.c., 1-12.

En cualquier caso, el enfoque narrativo en la clínica ha levantado no pocos problemas a nivel epistemológico. Si algunos autores sostienen que el fundamento debe buscarse sobre todo a nivel sociológico, este propósito manifiesta claramente sus propios límites.

El fundamento debe ser antropológico: una reflexión filosófica que se enfrente al hombre de manera integral, captando toda la riqueza que lo distingue. Michela Galzigna, experta en psicología narrativa, expresa así de hecho la propia perplejidad respecto al nivel de fundamentación de la disciplina: «El riesgo actual, si se puede hablar de riesgo, se encuentra si acaso en atribuir un excesivo significado al concepto de *narración,* banalizando los fundamentos epistemológicos o el marco filosófico de referencia con el que se tiene que relacionar todo»[92]. A la luz de estos interrogantes, consideramos extremadamente valioso el recurso del pensamiento frankliano, en cuanto que el modelo psicoterapéutico propuesto por el psiquiatra vienés tiene una sólida base antropológico-filosófica, en clara contraposición con una «psicología sin alma» o una «psicología sin espíritu», de la que nuestro autor ha denunciado la ceguera ante la dignidad de la persona y a la propia persona[93].

g) *Modelos de análisis conceptuales del comportamiento*

El *behaviorismo* nace de los descubrimientos sobre el reflejo condicionado estudiado en los animales por Ivan Petroviec Pavlov y del convencimiento de que para realizar una terapia es necesario proceder no ya desde el interior del individuo sino, por decirlo de algún modo, desde el exterior, modificando precisamente su comportamiento. Pavlov había escrito para Stalin un manual para el «lavado de cerebro»: el convencimiento de base es la ausencia de libertad y de cualquier tipo de moral. Sigue esta corriente Burrhus Frederic Skinner, que conviene con Pavlov en el hecho de que los sistemas de premios y castigos pueden manipular y transformar a todos en manipulados-manipuladores, si no se actúa con motivaciones superiores a la dinámica premio-castigo.

El sistema del análisis conceptual del comportamiento se ha transferido al campo de las terapias sexológicas, basadas en las modificaciones del comportamiento bajo una sistematización de

[92] M. GALZIGNA, «Terapie e narrazioni», a.c.

[93] M. A. MANGIONE - V. MELE, «“Medicina narrativa” e “Psicologia narrativa”», a.c.

las conductas a modo de ejercicios y preceptos. Tendremos que volver a tratar el tema en este capítulo para los problemas éticos que traen consigo los diversos métodos con respecto a la moral sexual. El paso del análisis conceptual del comportamiento a las terapias sexológicas se debe sobre todo a los investigadores americanos Masters y Johnson[94].

h) *Orientaciones personalistas*

El intento de poner a la persona del enfermo en el centro de la relación terapéutica es común a muchas escuelas, pero el personalismo más reciente subraya una concepción espiritual del individuo y plantea la exigencia de una terapia no dirigente. Esta corriente se basa en el convencimiento de que el individuo posee recursos interiores y no definibles que puede desarrollar de la mejor manera, si se le coloca en condiciones de comprensión y confianza.

El método supone una particular capacidad y exige una psicoterapia previa del propio terapeuta para eliminar cualquier tendencia a la dominación y para expresar un profundo respeto por la libertad del cliente. El paciente o cliente debe sentirse comprendido y aceptado en su libertad y responsabilidad. El método es el que se define como *counselling,* que no supone propiamente una enfermedad, sino situaciones difíciles de aclarar y afrontar, y es el que se practica en las consultas familiares y genéticas, pero también representa un método para la relación entre médico y paciente.

Los autores más representativos de este movimiento son Carl R. Rogers y Gordon W. Allport[95].

i) *La psicología humanista*

Se trata de una corriente afín al personalismo. Abraham Maslow, con otros psicólogos americanos, ha desarrollado una

[94] I. PAVLOV, *Conditioning reflexes and psychiatry* (International Publishers, Nueva York 1941); B. F. SKINNER, *Beyond freedom and dignity,* o.c.; ÍD., *About Behaviorism,* o.c.; W. H. MASTERS - V. E. JOHNSON - R. C. KOLODNY (eds.), *Ethical issues in sex-therapy and research* (Boston 1977); B. HÄRING, *Medicina e manipolazione,* o.c.

[95] G. W. ALLPORT, *Personality and social encounter* (Boston 1960); C. R. ROGERS, *Client-centered therapy,* o.c.; ÍD., *On becoming a person,* o.c.; G. GIORDANI, *La relazione di aiuto secondo l'indirizzo di Carl R. Rogers,* o.c.

orientación original que, en oposición a las corrientes del análisis conceptual del comportamiento y a las de impronta psicoanalítica, se ha inspirado directamente en la filosofía humanista y existencialista contemporánea, para ofrecer una visión del hombre no reduccionista o determinista, sino abierta a las dimensiones que componen el hombre, dando razón de su irrepetibilidad y su libertad.

> [...] La moderna psicología humanista se propone comprender la totalidad de la estructura personal y la originalidad del psiquismo humano no como un caso o un objeto, o un campo de fuerzas, o un fajo de instintos y estímulos, sino como una entidad por sí misma, cargada de originalidad, irrepetible, fundamentalmente dialógica y partícipe de su historia y de la historia del mundo[96].

Resulta por lo tanto oportuno insertar la reflexión sobre la persona, desarrollada por la psicología humanista, entre las llamadas «personologías», disciplinas que tienen como objeto de estudio al hombre en un enfoque más propiamente empírico, y quc han contribuido a afirmar la dignidad de la persona humana[97].

Debe recordarse también que en la pedagogía de orientación personalista, Maslow y otros psicólogos humanistas han contribuido a valorar la unidad de la persona y a desarrollar un modelo educativo inspirado en la formación integral, respetuosa de todas las dimensiones de la persona humana[98].

En el *Manifiesto del movimiento,* publicado en 1962, se indicaron los cuatro elementos principales que caracterizaban la orientación de la psicología humanista:

1. Centrar la atención en la persona que experimenta y, por lo tanto, en la vivencia como fenómeno primario del estudio del hombre. Tanto las explicaciones teóricas como la conducta manifiesta se consideran subordinadas a la experiencia misma y a su significado para la persona.

[96] E. Fizzotti, *Compito e sfida,* o.c., 17.

[97] «En todas estas ciencias existen, entre las diversas escuelas que las caracterizan, orientaciones que privilegian a la persona, entendida en la dimensión personalista e idiográfica a través de un estudio de carácter empírico: esta es la caracterización que califica las orientaciones presentadas como personologías». G. Galeazzi, «Nascita e sviluppo del personalismo», a.c., 40.

[98] Cf. D. Simeone, «L'educazione sessuale nella prospettiva della pedagogia personalista di N. Galli», a.c., 30-32.

2. Acentuar las cualidades específicamente humanas como la elección, la creatividad, la valoración y la autorrealización, en oposición a la concepción de los seres humanos en términos mecanicistas y reduccionistas.
3. Mantenerse fiel al criterio de significación en la selección de problemas y procedimientos de investigación, en oposición al énfasis primario en la objetividad.
4. Comprometerse con los valores y la dignidad humanos e interesarse por el desarrollo del potencial inherente a cada persona. El punto central de esta visión es la persona tal como se descubre a sí misma y se relaciona con otras personas o grupos sociales[99].

Como se ve inmediatamente, la psicología humanista-existencial evidencia de manera explícita y declarada la centralidad de la persona humana, de la que propugna una imagen netamente positiva y optimista. En efecto, se ve al hombre como un ser activo, que tiende hacia un fin y experimenta la propia existencia no como una aglomeración de actividades individuales, sino en una perspectiva de integración unitaria. Por lo tanto, esta corriente defiende una concepción olística de la persona, en base a la cual se considera al hombre una unidad somato-psico-noética en profunda relación con el contexto socio-cultural y el ambiente familiar[100].

Que nadie piense que se quieren ni se pueden presentar en esta síntesis todas las escuelas y las numerosas corrientes para el cuidado de la mente y la psique. Se trata por supuesto de una selección. En los Estados Unidos se han llegado a clasificar alrededor de doscientas cincuenta corrientes diversas.

j) *Religión y espiritualidad en el tratamiento psiquiátrico*

A pesar de un pasado reciente marcado por la conflictividad y las contraposiciones entre psiquiatría y religión, en los últimos años estamos asistiendo a una reanudación del diálogo, cuyos efectos positivos se registran en el plano de la confrontación especulativa y también en términos de asistencia terapéutica.

Una mirada al pasado nos recuerda que la atención hacia la enfermedad mental por parte de movimientos e instituciones

[99] Cit. en CH. BUHLER - M. ALLEN, *Introduzione alla psicologia umanistica,* o.c., 11-12, recogido en E. FIZZOTTI, *Compito e sfida,* o.c., 17.
[100] E. FIZZOTTI, *Compito e sfida,* o.c.,18.

cristianas ha caracterizado la propia historia de la asistencia psiquiátrica, con intervenciones marcadas por la hospitalidad y el cuidado[101].

Desde la Edad Media, el cristianismo ha enriquecido la actividad de asistencia a los enfermos con una dimensión amigable, sin discriminaciones[102]. La institucionalización de los enfermos psiquiátricos registra un avance importante en la Roma del siglo XVI.

> En el ámbito de pauperismo del siglo XVI se asentó por ejemplo, en Roma, una política psiquiátrica institucional de cierto relieve. Y hasta el siglo XVIII las intervenciones religiosas, aunque «caritativas», mantienen una importancia esencial en la aceptación de los «loquillos». Únicamente la idea de la institución en el siglo XIX, ligada a las exigencias burguesas y del mundo industrial, sustituyen la «pietas» por una razón «positiva», con los esquemas de clasificación y los muros de los manicomios[103].

En la historia más reciente hay que señalar la solicitud de los pontífices por la enfermedad psiquiátrica[104].

Juan Pablo II, dirigiéndose a los psiquiatras del American Psychiatric Association, volvió a recordar la importancia de un «diálogo constructivo entre ciencia y religión», con el fin de aportar siempre más luz al misterio del hombre y delineó la enseñanza de la Iglesia sobre el tema de la enfermedad psíquica:

> La propia historia de la Iglesia sobre el compromiso de cuidar a los enfermos, sobre todo a los pobres y los margina-

[101] Cf. E. FERRI - F. M. FERRO, «Attenzioni cristiane nella storia delle concezioni psichiatriche», a.c., 160-179. En este artículo se sugiere una síntesis histórica interesante de la institución de los manicomios y la evolución de la propia psiquiatría.

[102] Cf. LAIN ENTRALGO, *Antropología médica para clínicos,* o.c.

[103] E. FERRI - F. M. FERRO, «Attenzioni cristiane nella storia delle concezioni psichiatriche», a.c., 160-179, 160-161.

[104] Pablo VI, dirigiéndose a los psiquiatras en 1963, auspiciaba un encuentro fecundo entre religión y psiquiatría, respetando el progreso científico y el valor de la vida humana y reconociendo la primacía de la espiritualidad: «Contemplamos con admiración la ciencia de la psique humana, ramificada rápidamente en diversas especializaciones, y con la misma admiración también vuestra profesión que dedica a la psique humana pacientes y admirables cuidados. Nosotros, a quienes nuestra religión nos hace maestros del espíritu, observamos con sumo interés vuestros estudios y vuestra actividad; y tenemos en cuenta vuestras enseñanzas científicas, que bajo muchos aspectos se acercan a nuestro campo espiritual y moral; y confiamos en que, por vuestro lado, queráis considerar en su realidad e importancia las enseñanzas que también nosotros ofrecemos para vuestra valoración global de la vida humana, de sus misteriosas profundidades y sus destinos superiores» (PABLO VI, «Discorso ai partecipanti al convegno "Psichiatria e problemi dello spirito"», o.c.).

> dos, radica en la convicción de que la persona humana es una unidad de cuerpo y espíritu, con una dignidad inviolable por ser la única hecha a imagen de Dios y ser llamada a un destino trascendental. Por este motivo, la Iglesia está convencida de que no puede hacerse ninguna valoración adecuada del hombre o de los requisitos para el cumplimiento humano y el bienestar psicosocial sin respetar la dimensión espiritual y capacitar la autotrascendencia del hombre. Solo con la propia trascendencia y viviendo una vida de don de sí mismo, abiertos a la verdad y al amor a las personas, se puede alcanzar el cumplimiento y contribuir a la construcción de una auténtica comunidad humana[105].

El estudio de la problemática de la relación entre las disciplinas psiquiátricas y la religión, no atañe por tanto únicamente a los aspectos históricos, sino que debe afrontarse a varios niveles, ya que la psicología y la psiquiatría se plantean como saberes científicos, teorías sobre el hombre, concepciones de vida, y método y praxis terapéutica.

Hay quien hace derivar el problema de las relaciones entre psicología y fe directamente de la relación que existe entre pensamiento científico y pensamiento teológico/religioso, reconociendo por tanto la necesidad de una reflexión adecuada en el plano epistemológico, precisamente porque la cuestión se plantea en el ámbito del conocimiento teórico[106].

La psicología filosófica, la llamada «psicología racional», al pasar por una fase crítica del pensamiento, sobre todo por los filósofos ingleses de la corriente del empirismo y de Emmanuel Kant, y al adquirir la psicología el carácter de disciplina experimental, con la decisiva contribución de Wilhelm Wundt, sufrió un giro radical en la concepción antropológica y también en la metodológica.

La psicología moderna ha estado por tanto acompañada de la difusión de tesis materialistas, con el consiguiente descrédito de las creencias religiosas. «El pensamiento científico moderno ha nacido como un esfuerzo sistematizado de desarticular el pensamiento mágico-religioso, y ha conducido a una lucha tenaz de desinterés por el mundo de los ritos»[107]. Si la enfermedad mental se consideraba en la Antigüedad como expresión de una condición «sagrada», vista como algo intocable, la modernidad ha disipado definitivamente las reliquias de una visión pre-científica,

[105] JUAN PABLO II, «Discorso ai membri dell'American Psychiatric Association», o.c.

[106] Cf. L. ANCONA, «Fede e psicología», a.c., 175-185.

[107] Ibíd., 176.

desacralizando la locura y buscando su patogenesia en el plano cerebral, inaugurando una actitud nosologizadora que tendrá su expresión más patente en la psiquiatría positivista.

Sobre la postura de la Iglesia ante las ciencias modernas, de modo particular la física experimental aplicada a la astronomía con Galileo Galilei, la biología evolucionista de Darwin y el psicoanálisis, se expresó el propio Sigmund Freud al hablar de un único proceso, «la lesión "narcisista"» dada al hombre al imponerse estas nuevas teorías.

> Con Freud, la teoría psicoanalítica derrotaba a su vez la omnipotencia del intelecto humano, la voluntad libre, dejando la mayor parte de la regulación del comportamiento en manos del instinto. Por lo tanto, es fácul de comprender que los hombres de la Iglesia consideraran (y consideren aún en parte hoy en día) al psicoanálisis como la exaltación no de lo humano, sino de lo que hay de bestial en el hombre y lo juzgaran por ello una disciplina corrupta y corruptora[108].

Pero la dificultad de un encuentro entre ciencia psicológica y religión no se da solo a nivel epistémico; se refiere también a una concepción antropológica diferente, contenida en algunos modelos deterministas, como por ejemplo en el psicoanálisis freudiano. Al no tener en cuenta debidamente la dimensión espiritual del hombre, Freud propuso una visión restrictiva de esta dimensión que ha contribuido a disminuir el valor de la responsabilidad personal[109]. Los estudios críticos sobre este tema son numerosos. Citemos las palabras del científico Joseph Nuttin[110]:

> [...] el psicoanálisis es una teoría científica *sui generis,* en el sentido de que no es únicamente una teoría científica, sino que pretende imponerse como una concepción de la vida y una filosofía del hombre. [...] Los mismos datos positivos descubiertos por Freud y sus discípulos han permanecido, hasta hace poco, fuertemente impregnados de interpretaciones teóricas y filosóficas.

[108] Ibíd., 178-179.

[109] Binswanger ha criticado la concepción antropológica de Freud, de la que ha identificado como principio sustentador la idea científica del *homo natura*. En la teoría de Freud, ha afirmado el gran psiquiatra suizo, «el "bien", lo "moral" es solo una fuerza negativa que inhibe y limita, condena y remueve y que además está privada de una originaria acción positiva, es decir, liberadora y creativa» (L. BINSWANGER, «La concezione dell'uomo in Freud alla luce dell'antropologia» [conferencia dada en Viena el 7-5-1936], en ÍD., *Essere nel mondo,* o.c., 157).

[110] En el análisis de las doctrinas freudianas ha sabido distinguir el psicoanálisis como ciencia y como concepción de vida del método terapéutico.

> Por eso, a la hora de tomar posición ante la teoría psicoanalista es necesario distinguir con esmero los diversos elementos del sistema. Es un canon muy elemental de crítica de las ciencias distinguir los hechos resultantes y las construcciones teóricas elaboradas para la interpretación de estos hechos.
>
> Los hechos resultantes tienen y conservan su valor: como mucho será necesario precisarlos en futuras investigaciones. Las teorías, en cambio, algunas veces no son más que frágiles construcciones y, en cualquier caso, elaboraciones provisionales que la incesante evolución de la ciencia obliga a integrar o revisar continuamente.
>
> Este canon, válido para cualquier ciencia, encuentra una particular aplicación en el campo del psicoanálisis, que se ha encontrado preso de una crisis precoz de desarrollo que le ha llevado a salirse de los límites propios de la ciencia psicológica[111].

Por lo demás, Paul Ricoeur, con una expresión felizmente sintética, ha reunido a Freud, Marx y Nietzsche bajo la definición de «maestros de la sospecha»[112]. Al referirse a este tipo de hermenéutica, Juan Pablo II ha invitado a cuidarse de aquellas antropologías que se alejan del Evangelio, pintando al hombre como un ser en manos de deseos e instintos incontrolables, sin profundizar en cambio en la apertura natural del hombre hacia la verdad y el bien[113].

Los descubrimientos científicos sobre el inconsciente realizados por el psicoanálisis, aunque pueden comportar el riesgo de aplastar al hombre en su instinto, no deben por ello subestimarse.

[111] J. NUTTIN, *Psicanalisi e personalità* (San Paolo, Cinisello Balsamo 1995) 74-75.

[112] P. RICOEUR, *Freud. Una interpretación de la cultura,* o.c.

[113] «El significado del cuerpo es, en cierto sentido, la antítesis de la *libido* freudiana. El significado de la vida es la antítesis de la hermenéutica "de la sospecha". Esta *hermenéutica* es muy diferente, es *radicalmente diferente* de la que descubrimos *en las palabras de Cristo* en el sermón de la montaña. Estas palabras revelan no solo otro ethos, sino también otra visión de las posibilidades del hombre. Es importante que él, precisamente en su «corazón», no se sienta solo e irrevocablemente acusado y abandonado a la concupiscencia de la carne, sino que en el mismo corazón se sienta llamado con energía precisamente a ese valor supremo que es el amor, llamado como persona en la verdad de su humanidad, por lo tanto, también en la verdad de su masculinidad y feminidad, en la verdad de su cuerpo; llamado en esa verdad, que es patrimonio «del principio», patrimonio de su corazón, más profundo que el estado pecaminoso heredado, más profundo que la triple concupiscencia. Las palabras de Cristo, encuadradas en toda la realidad de la creación y de la redención, actualizan de nuevo esa heredad más profunda y le dan una fuerza real en la vida del hombre» (JUAN PABLO II, *Audiencia del 29 de octubre de 1980,* l.c.).

> La investigación del inconsciente hace evidente de modo extraordinario la condición de la encarnación del espíritu del hombre. Mientras se constata el fracaso de los intentos de una filosofía aberrante implantada en el psicoanálisis para disolver la personalidad en el mundo del instinto, el sentido y el sueño, se constata igualmente que, a través de una correcta comprensión de las obras de Freud, se conduce al individuo a una purificación espiritual y a una mejor conciencia del propio mundo[114].

Las explicaciones ofrecidas por algunos modelos psicoterapéuticos sobre la religiosidad humana han asumido un papel considerable en el perjudicar las relaciones entre las instituciones religiosas y algunas escuelas psicoterapéuticas. La interpretación de Freud se desarrolla en analogía con el complejo de Edipo[115] del que habla como de una «neurosis obsesiva universal»[116]. En realidad, Freud se preguntó toda su vida sobre la fe y el destino del hombre[117].

A pesar de que las relaciones entre la Iglesia católica y el psicoanálisis estuvieron marcadas en su comienzo por críticas muy duras hacia la institución religiosa, no solo por parte de Freud, sino también de otros maestros, como Adler y Jung, las relaciones se han relajado progresivamente por numerosos factores, entre los cuales la pérdida del carácter revolucionario que había asumido al principio el psicoanálisis[118].

Cuando se habla de condena de la Iglesia en lo relativo al psicoanálisis, se hace sin duda referencia a una declaración publicada en el *Boletín del Clero Romano,* que calificaba de «pecado mortal» la práctica del psicoanálisis y a las palabras de un discurso de Pío XII:

> No se ha probado, incluso es inexacto, que el método pansexual de una determinada escuela de psicoanálisis sea parte integrante indispensable de cualquier psicoterapia seria y digna de tal nombre; ni que el haber descuidado en el pasado este método haya causado graves daños psíquicos, errores en la doctrina y en la práctica de la educación, en la psicoterapia y también y no menos en la pastoral; como tampoco que sea urgente llenar este

[114] J. MARITAIN, *Quattro saggi sullo spirito umano nella condizione d'incarnazione* (Morcelliana, Brescia 1978) 8-9; trad. esp.: *Cuatro ensayos sobre el espíritu en su condición carnal* (Descleé, Bilbao 1943).

[115] Cf. S. FREUD, *Un recuerdo infantil de Leonardo da Vinci,* o.c.

[116] Cf. sobre todo, ÍD., *Totem y tabú,* o.c.

[117] Cf. E. FIZZOTTI, «Sigmund Freud», en *Dizionario interdisciplinare di Scienza e Fede* (Urbaniana University Press-Città Nuova Editrice, Ciudad del Vaticano - Roma 2002) 1780-1794.

[118] Cf. S. SPINSANTI, «Psiche e spirito», a.c., 63-72.

vacío e iniciar en las ideas directrices a todos los que se ocupan de cuestiones psíquicas e incluso, si fuera necesario, en la aplicación práctica de esta técnica de la sexualidad[119].

Palabras que se han interpretado como una severa amonestación a servirse del psicoanálisis por parte de los creyentes y de los religiosos. «Sin embargo, a muchos se ha pasado inadvertido el hecho de que Pío XII se refería al "método pansexual de una determinada escuela de psicoanálisis", y que por lo tanto, no había en absoluto una condena en bloque del psicoanálisis en sus palabras»[120]. En cualquier caso, sí hubo una amonestación emitida por el Santo Oficio el 15 de julio de 1961, pero dirigida únicamente a sacerdotes y religiosos[121].

Tras el Concilio Vaticano II, algunos especialistas han visto una evolución en la actitud de la Iglesia hacia el psicoanálisis[122].

Aunque han sido numerosos los psicoanalistas que han manifestado una neta hostilidad hacia la religión, no es menos cierto que ha habido otros que, a la luz de su fe y su conciencia personal, han procurado conciliar las convicciones religiosas personales con la elección del psicoanálisis como modelo terapéutico. Se debe señalar la postura de Leonardo Ancona, que tiene el mérito de haber intentado armonizar su plena adhesión al modelo psicoanalítico como praxis terapéutica con su fe de católico creyente, distinguiendo entre la aplicación de un método psicoterapéutico y la fe religiosa[123]. Muchos psicoanalistas católicos,

[119] Pío XII, «Discorso ai partecipanti al Congresso Internazionale di Istopatologia del Sistema Nervoso», o.c., 323-324.

[120] E. Fizzotti, «Sigmund Freud», a.c., 1780-1794, 1782.

[121] «[...] 3) Clericis et Religiosis interdicitur ne munere psychoanalystarum fungantur, ad mentem can. 139, § 2. - 4) Improbanda est opinio eorum qui autumant praeviam institutionem psychoanalyticam omnino necessariam esse ad recipiendos Ordines Sacros, vel proprie dicta psychoanalytica examina et investigationes subeunda esse candidatis sacerdotii et professionis religiosae. Quod valet etiam si agitur de exploranda aptitudine requisita ad sacerdotium vel religiosam professionem. Similiter Sacerdotes et utriusque sexus Religiosi psychoanalystas ne adeant nisi Ordinario suo gravi de causa permittente» (AAS 53 [1961], II, 571).

[122] Recordemos la intervención de mons. Méndez Arceo, obispo de Cuernavaca, durante el debate sobre el Esquema 13 *(Gaudium et Spes),* precisamente durante la 137.ª congregación general del Concilio Ecuménico Vaticano II (23-9-1965). En esta intervención, el prelado solicitaba una mayor atención por parte de la Iglesia al psicoanálisis (cf. *Acta Synodalia Sacrosancti Concilii Oecumenici Vaticani II,* IV, Periodus Quarta, Pars II, Congregationes generales 133-7 [Typis Poliglottis Vaticanis 1977] 625-628, 626-627).

[123] «Se pide al teólogo que no se transforme en científico y al psicoterapeuta que no se meta a teologizar. [...] Para el psicólogo y psicoanalista que cree los hechos que encuentra son un mero apoyo, una voz, una prueba de la existencia de algo más inherente a esos hechos, incluso transcendente, infinito, cuando se

consideran sin embargo que también la metodología terapéutica freudiana necesita integraciones.

En cuanto a la atención a la religiosidad en la praxis psicoterapéutica, resulta de extrema importancia que el terapeuta respete los valores y los principios del paciente: así como es importante que las instituciones religiosas y sus ministros tengan en cuenta lo específico de los descubrimientos cientifificos y de los resultados de las terapias del mismo modo los psicoterapeutas no deben transformarse en directores espirituales, imponiendo una axiología diversa y manipulando de modo más o menos grave a los propios pacientes. El proceso psicoterapéutico debe estar dirigido al restablecimiento, en la medida de lo posible, de un cierto equilibrio psíquico, que posiblite al paciente ejecutar sus propias decisiones con plena responsabilidad, incluyendo las decisiones relativas al tema de la fe religiosa.

Estudios recientes han puesto de manifiesto que, en el tratamiento a enfermos de cáncer, tiene un importante papel tanto para los médicos como para los pacientes el cuidar los aspectos espirituales, hecho que se hace más patente en los cuidados paliativos de calidad[124]. Ya se habían examinado en investigaciones precedentes los beneficios de una vida serena y fecunda sobre la salud psíquica[125], de modo particular en el ámbito de los cuidados paliativos[126], pero también en el de la salud de los inmigrantes y en el de los traumas psíquicos. Los enfoques llevados a examen son diversos, desde los tradicionales a los inspirados por otras perspectivas teóricas, como el yoga, la meditación, la filosofía budista. Entre los diversos programas terapéuticos, sobresalen las intervenciones dirigidas a aliviar el sufrimiento espiritual en el paciente gravemente enfermo, centradas en la búsqueda de sentido, según la propuesta terapéutica de V. E. Frankl[127].

trata de los hechos religiosos. Y se da paz en su intimidad al hacerlo» (L. ANCONA, «Fede e psicología», a.c., 184-185).

124 C. PUCHALSKI - B. FERRELL - R. VIRANI y otros, «Improving the quality of spiritual care as a dimension of palliative care», a.c., 885-904.

125 M. E. SEYRINGER - F. FRIEDRICH - T. STOMPE y otros, «The "Gretchen question" for psychiatry», a.c., 239-247.

126 W. BREITBART, «The spiritual domain of palliative care», a.c., 139-141; C. J. NELSON - B. ROSENFELD - W. BREITBART - M. GALIETTA, «Spirituality, religion, and depression in the terminally ill», a.c., 213-220; C. S. MCCLAIN - B. ROSENFELD - W. BREITBART, «Effect of spiritual well-being on end-of-life despair in terminally-ill cancer patients», a.c., 1603-1607; B. STEGER, «Spiritual wellbeing and care of terminally ill patients», a.c., 408.

127 W. BREITBART, «Spirituality and meaning in supportive care», a.c., 272-280; W. BREITBART - K. S.HELLER, «Reframing hope», a.c., 979-988; W. BREITBART - C. GIBSON - S. R. POPPITO - A. BERG, «Psychotherapeutic interventions at the

A la luz de la complejidad de las causas reconocidas en la patogenesia de las enfermedades psiquiátricas, no debería subestimarse la tarea de los ministros religiosos y de la propia comunidad de creyentes, dedicada a desarrollar en el individuo el sentido de la propia diginidad, la responsabilidad y la autoestima[128], además del sentido de solidaridad y de hospitalidad. «El secularismo, el relativismo postmoderno, el hedonismo y las diversas crisis epistemológicas predominantes en muchos sectores de la sociedad contemporánea generan una cultura que expone a la gente de alto riesgo a una pérdida del significado de la vida con el consiguiente estado de desesperación»[129]. Si el cuidado de los aspectos espirituales adquiere gran relieve a la hora de sostener a personas debilitadas por la enfermedad, la atención a la dimensión espiritual humana en el arco de la existencia representa no solo un cuidado genérico del individuo, sino que también ofrece la posibilidad de expresar la propia humanidad en su modo más auténtico, preservando el propio equilibrio de inquietudes que a menudo llevan a la psicopatología. «Los ministros pastorales podrían utilizar la meditación cristiana con más éxito, sea como terapia preventiva o como terapia curativa para los casos de depresión»[130].

Por lo tanto se puede auspiciar para el futuro una mayor atención en la investigación de los aspectos espirituales y religiosos en el tratamiento psiquiátrico[131]. De su confrontación con la bioética podrían obtenerse posteriores ventajas para el cuidado y el respeto de la dignidad de los pacientes.

2. **Modelos terapéuticos y presupuestos éticos**

Esta exposición de las diversas escuelas y corrientes tenía y tiene un motivo de conexión con el problema ético.

El terapeuta realiza una primera decisión ética cuando asume una corriente antes que otra, sobre todo si esta corriente tie-

end of life», a.c., 366-372; W. NOGUCHI - S. MORITA - T. OHNO y otros «Spiritual needs in cancer patients and spiritual care based on logotherapy», a.c., 65-70.

[128] T. ANATRELLA, «Privilegiare un'educazione (personale e comunitaria) del senso della persona, della responsabilità e dell'autostima alla luce del cristianesimo», a.c., 126-132.

[129] J. M. WINGLE, «Cura pastorale», a.c., 96-105, 100.

[130] I. DIAS, «La speranza», a.c., 150-151.

[131] J. K. BOEHNLEIN, «Religion and spirituality in psychiatric care», a.c., 634-651; R. LANGS, «The role of religious imagery in adaptive psychotherapy», a.c., 5-98; M. H. SPERO - M. COHEN, «Discussion of a symposium», a.c., 219-239; ÍD., «Introduction to a Symposium», a.c., 1-19.

ne unos presupuestos antropológicos que preceden y van más alla del hecho terapéutico y abarcan modalidades que pueden respetar más o menos la dignidad del paciente y la del propio terapeuta.

Por otro lado, se puede constatar que ningún modelo puede considerarse exhaustivo y completamente válido, sino que cada uno posee una parte de validez, explora algunas zonas de la psique y toma en consideración algunas enfermedades: con respecto a la parálisis progresiva o la histeria, un enfoque clínico es suficiente para un diagnóstico correcto y una terapia, mientras que para la psicosis y la neurosis probablemente la explicación organicista y la terapia clínica no son adecuadas y es necesario algún tipo de psicoterapia. Las mismas doctrinas político-sociológicas, aunque no pueden explicar el origen ni afrontar la terapia de muchas enfermedades psíquicas, convienen en subrayar la importancia del ambiente social para muchas situaciones conflictivas.

Para el creyente el problema adquiere mayor relieve cuando una determinada teoría psiquiátrica nace de presupuestos que no están conformes con la propia visión de la realidad humana. Es innegable por ejemplo que el psicoanálisis de tipo freudiano nace de los presupuestos filosóficos del inmanentismo y del determinismo, por lo que para el creyente resulta difícil abrazar la totalidad del sistema, junto con la ideología que lo ha generado y lo ha acompañado. Lo mismo se ha de decir del behaviorismo y de las demás corrientes positivistas.

Existen, por tanto, algunas exigencias éticas ante esta constatada dificultad.

a) *El prerrequisito ético*

Ante todo se pone de manifiesto el concepto de prerrequisito ético o tensión ética. Algunos estudios, realizados también en Italia sobre el número y la caracterización de los diversos métodos y escuelas terapéuticas, evidencian que *a priori* «nadie se encuentra en grado de decir qué psicoterapia sea aconsejable para qué paciente y por qué terapeuta deba ser efectuada»[132].

Se ha puesto de manifiesto que para que una terapia sea eficaz, son necesarios unos prerrequisitos éticos tanto en el terapeu-

[132] P. STEFANI, «L'etica per curare la gente», o.c., 9-11; R. HERINK, *The Psychotherapy handbook,* o.c.; S. MARHABA, *Antinomie epistemologiche nella psicologia contemporanea,* o.c.

ta como en el paciente. No se ha de tomar a broma esta afirmación ni traducirla en términos como el de «para curarse hace falta simplemente creer en ello»; el concepto del prerrequisito ético es mucho más serio y profundo.

En el terapeuta, además de la competencia que es el primer requisito exigido también éticamente, en la acepción del prerrequisito ético se han puesto de manifiesto: el compromiso de querer ayudar al individuo, una rica experiencia, la capacidad de soportar el peso de una relación exigente con el enfermo, una gran capacidad de empatía, una tensión ética y la confianza en poder ayudar a aquel paciente en concreto.

Los prerrequisitos éticos exigidos en el paciente son la intención y la confianza en la posibilidad de curarse y en la persona del psicoterapeuta. Se trata de los llamados prerrequisitos imponderables. Por eso, el profesor Marhaba afirma que «cualquier psicoterapia es una integración cada vez diferente de los prerrequisitos imponderables pero universales y de los requisitos no imponderables ni universales (teóricos, técnicos y relacionales)»[133].

Precisamente el profesor Stefani nota cómo la psicoterapia, propensa a presentarse como *value-free,* vuelve a reconocer el peso de la tensión ética[134]. El autor identifica esta teoría ética ya no solo como compatibilidad entre psicoterapia y moral, sino como condición para la eficacia de la psicoterapia. La tensión ética está concebida en tres niveles: el primer nivel está constituido por la deontología y la corrección profesional, como está configurada, por ejemplo, en los códigos de deontología propios de los psicólogos americanos o por los derechos humanos que protegen al enfermo mental y de los que hablaremos más adelante; el segundo nivel está constituido por una disposición activa que ya hemos recordado: la aceptación del otro, el deseo de reducir el sufrimiento, la constante voluntad de hacer a los demás lo que se querría que le hicieran a sí mismo, en definitiva, ese conjunto de actitudes que encarnan el principio de benevolencia y que son prerrequisitos considerados necesarios para todas las técnicas y corrientes; el tercer nivel se define como «místico» y es concebido como presencia al máximo nivel de la tensión ética que en algunos individuos particularmente dotados resulta ser condición necesaria y suficiente para curarse. Sin duda, este nivel ha de juzgarse como de carácter excepcional y, aparte de esta feliz eventualidad, que siempre hay que manifestar, se ha

[133] S. MARHABA, «Problemi di fondo della psicología», a.c., 292-293. Cf. también P. STEFANI, «L'etica per curare la gente», o.c.,10.

[134] Ibíd.

de reconocer que, especialmente al no tener leyes relativas a los perfiles profesionales y a la construcción del colegio profesional de los psicólogos no médicos, los prerrequisitos éticos son una necesidad fundamental.

b) *El discernimiento*

Cada vez que se deba elegir la terapia más idónea para un determinado individuo y para una determinada situación tomando en consideración el bien de la persona y respetando su dignidad, se necesita una particular capacidad de discernimiento. ¿Qué debe discernirse? No se trata únicamente del trabajo de lectura del *sema* en el *soma,* para llegar a captar el trastorno, la enfermedad o el sufrimiento; se trata del arte del «trascender» la corporalidad para llegar a la psique y reunificar anamnesis con diagnóstico en una visión más profunda, la más profunda posible de la persona y de su incompleta realidad hacia la dignidad más profunda. La capacidad de hacer un diagnóstico es prerrequisito ético, científico y deontológico a la vez.

Y tampoco se trata solamente de elegir la técnica terapéutica más adecuada entre las diversas corrientes y entre los métodos que cada uno de estas puede sugerir.

Se trata de realizar también una labor de purificación, semejante a la que elimina pacientemente la escoria alrededor de un metal precioso, para realizar una distinción entre el método terapéutico, sus dinámicas y su eficacia en relación con la curación y el respeto del individuo por una parte, y sus raíces congénitas que podrían ser ideológicamente restrictivas por la otra. Los métodos terapéuticos, ya sean farmacológicos o psicoterapéuticos, de índole piscoanalista o no, tienen que juzgarse en sí mismos, en los fines y medios para medir su correspondencia con el bien objetivo del individuo; el hecho de que tales métodos hayan nacido en terreno laico o religioso, propuestos por un materialista o por un fenomenólogo, no ha de hacer sombra al juicio sobre un método terapéutico determinado a condición de que este no sea únicamente eficaz sino también respetuoso de la dignidad y del bien objetivo de la persona. Por lo demás, soportes culturales inspirados en la ortodoxia más rigurosa cayeron en graves errores sobre los métodos terapéuticos y de diagnóstico. Durante mucho tiempo, las enfermedades mentales fueron diagnosticadas como brujería en ciertos ambientes religiosos.

Por otro lado, es probable que una cierta coherencia interna de un sistema mental haga que el presupuesto filosófico se cuele fácilmente en el método terapéutico: un organicista puede tender al uso del medicamento en cualquier caso; un racionalista, a la marginación y retención forzosa del demente; un freudiano tenderá a interpretar de manera psicoanalítica las necesidades religiosas del individuo y considerarlas como represiones morales.

El discernimiento exige por tanto un criterio meta-ideológico y objetivo sobre el que poder medir los métodos que se consideran apropiados desde el punto de vista de la eficacia.

No basta el simple criterio de la eficacia: esta misma ha de ser medida con el respeto a la persona, en cuanto a los fines y los medios. Por ejemplo, la reclusión forzosa, la dosis reforzada de psicofármacos o el *electroshock* podrían resolver algunos problemas, pero podría darse al precio de la degradación del individuo en caso de proceder sistemáticamente a tales indicaciones[135].

Por ello, el discernimiento deberá examinar el método terapéutico con respecto a la enfermedad mediante unos criterios de correspondencia que no sean solamente la eficacia sino también el respeto de la persona. Este discernimiento remite por lo tanto a posteriores profundizaciones: el criterio de la persona respecto al cual cualquier metodología resulta restrictiva y particular, o una ayuda momentánea como apoyo para una persona para la que la ciencia es medio y no fin. Ser unilateral en psicología es peligroso y a menudo equivocado. El desarrollo de la psicosomática nos advierte de que la unidad de la subjetividad humana ha de ser considerada con la debida importancia para un correcto diagnóstico del trastorno[136].

c) *La prótesis de la libertad y el apoyo a la persona*

La reflexión sobre la enfermedad mental ayuda a la ética a alcanzar una de sus distinciones más significativas y una de sus profundizaciones más importantes. Se trata de la distinción entre dimensión subjetiva y objetiva del individuo; distinguir al individuo en sentido fenomenológico y ontológico; estar bien seguros de que la realidad subyacente en la subjetividad constituyente

[135] E. SGRECCIA, «Istanze antropologiche ed etiche nella cura e assistenza del malato di mente», a.c., 255-271; L. ANCONA, «Psicoanalisi e mondo cattolico», a.c., 241-254.

[136] E. SACCHETTI, «Prospettive cliniche dell'approccio biologico ai disturbi psichiatrici: approccio tipologico o dimensionale?», en *Atti del Simposio su «Depressioni e disturbo dell'adattamento», XXXVII Congresso SIP, Roma 6-11 febbraio 1989* (Roma 1989) 23-30.

del «ser personal» es mayor de lo que se manifiesta al propio individuo y a los demás.

El valor objetivo del individuo se coloca en la línea de los valores y la norma; la percepción subjetiva de sí mismo y del valor de los propios actos se coloca en la línea de la culpabilidad o no culpabilidad subjetiva: en el caso del sujeto normal, la educación procura hacer coincidir de la mejor manera posible y de modo creciente la conciencia subjetiva de los propios actos con la dignidad objetiva de los valores; en el paciente enfermo, el ajuste permanece difícil y descompensado.

El terapeuta tendrá que conocer esta doble perspectiva para respetar la dignidad del enfermo mental, que es idéntica a la de una persona sana, pero deberá darse cuenta de la situación subjetiva para evaluar adecuadamente la responsabilidad del enfermo.

La riqueza del ser personal, que es propia de todo ser humano, no se agota en la realidad fenomenológica en el niño, ni en el adulto, ni en el arco de toda la vida, sino que es más extensa y amplia de lo que se expresa en sus actos individuales y en las actividades propias del ser humano.

Y esto es cierto para cada ser humano, porque es propio de la espiritualidad expresar y expresarse siempre con nuevas e inéditas manifestaciones.

Pero la desproporción entre el Yo fenomenológico y el Yo ontológico es más evidente en la minusvalidez en general y en particular en la minusvalidez mental o psíquica.

La psiquiatría, al tener en la propia misión esta concienciación y clarividencia, obrará conforme a la ética si lo hace impulsando en la medida de lo posible el crecimiento de la personalidad fenomenológica en el sentido de la personalidad ontológica y sosteniendo el papel de subsidiariedad entre el ser persona y el manifestarse como persona.

Si la persona madura se caracteriza por la autoconciencia, la responsabilidad, la autonomía y el respeto al prójimo, la acción del psiquiatra será ética en la medida en que obre en esta dirección, para conseguir obtener en un sentido fenomenológico lo que el paciente tiene como posibilidad y virtualidad ontológicas. Únicamente en el momento en el que el obrar del individuo enfermo se manifestara en un sentido perjudicial contra la vida y la integridad física y moral del propio ser o del prójimo, el psiquiatra podrá prescribir el internamiento forzoso por el «bien objetivo y real» de la individualidad personal del paciente y de los demás.

En este sentido, se ha definido al psiquiatra como la «prótesis» de la libertad y de la autonomía del ser humano. La prótesis no sustituye completamente el movimiento de un miembro y supone que el individuo pueda seguir siendo el centro beneficiador y activador; de este modo, la psiquiatría procura suscitar la autonomía, la libertad y la responsabilidad del individuo, le ayuda y le integra en el lugar y en la medida en que el individuo no tiene la posibilidad de autogobierno.

En el fondo, la actitud del psiquiatra hacia el enfermo es como la del padre hacia el niño que aún no ha alcanzado el uso de razón. Este padre no es indiferente al crecimiento del niño ni a sus gestos cotidianos; allí donde el niño corriera el riesgo de hacerse daño, por ejemplo, abriendo la llave de paso del gas de la cocina o acercando la mano al fuego, intentaría impedírselo. Pero un padre quiere enseñarle sobre todo el autogobierno para que asuma progresivamente su responsabilidad en los límites de lo consentido y lo posible, prestando atención a los tiempos, los fines y los modos.

Se ha puesto de manifiesto que la enfermedad mental como quiera que se desee definir o clasificar, tiene sin embargo la peculiaridad de involucrar al paciente y privarlo de su capacidad de autodeterminación y de darle la posibilidad de tomar distancia de su propia enfermedad, con lo que no puede dominarla de ninguna manera[137].

Un motivo más que responsabiliza al psiquiatra y lo configura como alguien que desempeña el papel de prótesis de la libertad y ayuda al enfermo a recuperar su capacidad en los límites de lo posible.

d) *El fin y los medios*

Para juzgar la bondad de una terapia no basta con observar y evaluar el fin y el objetivo final, sino que hace falta también tener en cuenta la correspondencia de los medios y los métodos tanto con el fin que se pretende alcanzar como con la dignidad del individuo que quiere curarse. Si me doy cuenta de que no tiene éxito mi terapia, no puedo usar cualquier medio, sino únicamente aquellos que, siendo conformes con la dignidad del paciente y del hombre en general, puedan favorecerle a él y a los demás.

No puede proyectarse sobre el enfermo mental una especie de gobierno brutal ni siquiera para obtener el efecto de adaptarlo

[137] H. T. ENGELHARDT, JR - S. F. SPICKER (eds.), *Mental health,* o.c., I-XII.

a la conducta deseada. El propio miedo al psiquiatra se convertiría en una forma de coerción.

No podemos bajar aquí al detalle, pero los ejemplos que se pueden aportar son muchos y muchos han sido los abusos cometidos a lo largo de la historia, comenzando por el exterminio por parte del régimen nazi de los enfermos mentales[138] e incluso el abuso en el uso de la detención o el *electroshock,* hasta consentir o «prescribir» actos sexuales inmorales con la intención de querer curar algunas disfunciones sexuales.

El propio diagnóstico de la enfermedad debe ser realizado con medios lícitos y adecuados por personas preparadas. La calificación de la enfermedad mental lleva consigo una reducción de la capacidad jurídica, tratamientos farmacológicos, juicios de incapacidad para ciertos trabajos y a veces también prejuicios que marcan —indebidamente— a la propia familia. Es por esto que el problema de la competencia diagnóstica es uno de los problemas más delicados que implica también el juicio de aptitud profesional, la exigencia de un colegio de profesionales, la actualización permanente de este tipo de terapeutas.

En Italia se ha oido hablar del tema en el momento de la institución del colegio de psicólogos no médicos. Por lo tanto, es comprensible que asociaciones como la de los psicólogos americanos, se hayan arropado de códigos deontológicos y también se entiende que hayan querido ofrecer unas líneas de comportamiento correcto y respetuoso al ser instituciones que se proponen la defensa y promoción de los derechos humanos. Iremos viendo estos documentos en el siguiente apartado a medida que se presente la ocasión[139].

Tras esta amplia premisa histórico-ética, queremos pasar revista a los siguientes problemas: el problema ético del empleo de los psicofármacos; los problemas éticos relativos a la psicoterapia; los problemas de la asistencia y de las estructuras de hospitalización.

B. EL EMPLEO DE LOS PSICOFÁRMACOS

Cualquier intervención sanitaria, o de modo más general, cualquier actividad médica, tiene dos fines o valores de referencia ética que se han de proteger simultáneamente:

[138] R. J. Lifton, *I medici nazisti* (Milán 1988).

[139] L. W. Roberts - B. Roberts, «Psychiatric research ethics», a.c., 1025-1038.

a) el valor objetivo constituido por la vida y la salud del ciudadano-paciente;

b) el valor subjetivo que consiste en el respeto de la libertad-responsabilidad del individuo o individuos implicados en el acto médico. Este valor, considerado por la parte del paciente, se define como derecho al consentimiento.

Sin embargo, esto último —el consentimiento del paciente— no anula, sino que implica la responsabilidad del propio médico; por lo que el elemento subjetivo abarca más que el problema del consentimiento, precisamente porque corresponde al consentimiento o la voluntad del paciente la autorización o la denegación del médico. El ejercicio de la medicina enfrenta así a dos subjetividades en la plenitud de su dignidad. Deberemos ver cómo se relacionan estas dos subjetividades[140].

Ahora debemos añadir que estos dos valores, el objetivo y el subjetivo, también deben encontrarse y mantenerse en el tratamiento del enfermo psiquiátrico. Sin embargo, existe obviamente una peculiaridad: el enfermo mental puede tener una capacidad reducida, o incluso carecer de ella, para expresar su consentimiento consciente y responsablemente y por otro lado se tendrán que proteger igualmente su vida y su salud[141].

Por consiguiente, cuando se habla de los derechos del enfermo mental. no se puede entender la palabra «derecho» en su sentido exclusivo y su significación «subjetiva», en orden al consentimiento, sino que ha de entenderse también como derecho a recibir de hecho los cuidados necesarios para la salvaguarda de su vida y su salud.

El argumento en su primera formulación resulta ya complejo y muy amplio. Limitemos el tema de los derechos del enfermo psiquiátrico en relación con la *intervención farmacológica* para mantenernos en sintonía con el tema principal de la psiquiatría[142]. Dejemos por ello fuera de la exposición otros tipos de

[140] E. SGRECCIA, «La sperimentazione dei farmaci. Aspetti etici», a.c., 60-72.

[141] J. S. BRAKEL - R. S. ROCK (eds.), *The mentally disabled and the law,* o.c. Los autores sugieren como definición de enfermo mental la siguiente: «Es enfermo mental aquel que por la enfermedad no está en grado de comprender la necesidad del tratamiento» (ibíd., 39-40). Cf. R. A. BURT, «Informed Consent in mental health», a.c., 762-766; E. TEMPESTA - P. MANNELLI - L. IANIRI, «Il confine "ético" in psicofarmacologia», a.c., 817-835; R. M. VEATCH, «Drugs and competing drug ethics», a.c., 68-80; E. TEMPESTA - L. IANIRI, *L'abuso dei farmaci psicotropi e la dipendenza da benzodiazepine. Atti del convegno ANMRIS* (Venecia 1986).

[142] G. L. KLERMAN - G. SCHECHTER, «Ethical aspects of drug treatment», en S. BLOCH - C. CHODOFF (eds.), *Psychiatric ethics,* o.c., 117-131.

tratamientos como el *electroshock,* la electroestimulación y la cirugía psiquiátrica[143].

Por otro lado, la delineación de los criterios de orientación en el campo de los psicofármacos ofrecerá una guía ética que puede reflejarse en los demás tipos de intervención.

1. Los derechos humanos: contenidos éticos y norma jurídica

Antes de adentrarnos en la consideración de los derechos del enfermo psiquiátrico o mental (considerando equivalentes los dos términos al menos para los aspectos éticos), debemos dar algunas definiciones preliminares de lo que se entiende con la expresión de *human rights,* los derechos humanos, que juzgamos pertinentes para este tema y relevantes para la práctica médica. Digamos que la historia de este vocablo en el reconocido ámbito del derecho internacional remitiría a una época lejana, a la época de la «trata de negros» de África a América, cuando gracias a algunos estudiosos dominicos se defendió el concepto de que estos infelices tenían una plena dignidad humana y como tales debían ser respetados en sus derechos fundamentales[144].

Otro momento importante para esta elaboración tuvo lugar durante la Ilustración y explícitamente en la Revolución Francesa, cuando se elaboraron y definieron los «derechos de los ciudadanos», concepto próximo al de los derechos humanos, aunque desmentido históricamente durante esa misma revolución.

Pero la tercera fase de reflexión se dio tras la caída del nazismo, comenzando por la Declaración de la ONU del 10 de diciembre de 1948 que dio origen a otros documentos de valor jurídico internacional bajo el nombre de Declaraciones, Convenciones, Cartas y Recomendaciones, cada una de variado espesor jurídico e imposición obligatoria. Algunos de estos documentos,

[143] Estos tipos de tratamiento suscitan muchas confusiones éticas dado que no está clara la porporcionalidad entre una intervención muy invasora y pesada y los beneficios reales para el paciente. Las dudas crecen por la falta de conocimientos seguros sobre el efectivo mecanismo de acción de tales terapias. Además, en el caso del *electroshock,* el problema se hace más complejo a causa de los abusos cometidos en el pasado —por desgracia, un pasado no muy lejano— y por los procedimientos que pueden aparecer fácilmente poco respetuosos con la dignidad del enfermo.

[144] M. Torrelli, *Le médecin et les droits,* o.c., 151-165; A. Lobato, «Os direitos humanos e o direito à vida: por una carta dos direitos do embrião», a.c., 337-360; E. La Penna (ed.), *I diritti dell'uomo e il cittadino,* o.c.; A. Cassese, *I diritti umani nel mondo contemporaneo,* o.c.

o algunos pasajes determinados, tratan precisamente de la categoría de los enfermos mentales (ya tendremos ocasión de citarlos específicamente)[145].

De toda la evolución conceptual e histórica se deduce que la noción de los «derechos humanos» engloba el conjunto de exigencias profundamente inscritas en el mismo hecho de ser hombre, por lo que su reconocimiento no debe depender de factores externos o de «concesiones» de terceras personas sino que se desprende del mismo hecho de ser hombre y del mismo momento en que el individuo es un sujeto humano, pertenceciente a la familia humana.

En el lenguaje filosófico cristiano, esta noción puede añadirse a la de «derecho natural», vocablo que se prefería utilizar en el lenguaje teológico del Magisterio de la Iglesia hasta Pío XII. A partir de Juan XXIII, la noción de derechos naturales comienza a ser sustutida por la de «derechos humanos» o «derechos de la persona humana», porque la palabra «natural» se entendía a veces de manera diversa y equívoca, y también porque la Iglesia Católica se ha adherido, también en el lenguaje, a los contenidos esenciales y los objetivos expresados en la Declaración de la ONU, a pesar de que algunos puntos de esta Declaración han sido enunciados de modo imperfecto y han sido interpretados de modo todavía más imperfecto, empezando por el llamado «derecho a la vida».

En este momento, se considera oportuna una distinción muy relevante entre derechos humanos éticamente exigidos y los definidos jurídicamente. La esfera ética es mucho más amplia y profunda que la jurídica: la dimensión ética atañe al desarrollo de toda la persona, en su relación consigo misma, con la propia interioridad y la globalidad de sus valores, incluidos los valores trascendentales, mientras que la esfera jurídica toma sobre todo en consideración las relaciones sociales entre los individuos y pone su punto de mira en el bien común de la sociedad.

Puede ocurrir entonces que algunos derechos humanos razonados éticamente y válidos no se encuentren entre los expresados jurídicamente. Esto puede suceder, como ya se ha dicho,

[145] INSTITUT INTERNATIONAL D'ETUDES DES DROITS DE L'HOMME, CONSEIL DE L'EUROPE, *Le médecin face aux droits de l'homme,* o.c. En este volumen se comparan los documentos jurídicos internacionales relativos a los derechos humanos, los códigos deontológicos, las leyes nacionales y las normas morales religiosas con diversas problemáticas de medicina. Un capítulo notable se refiere al problema de los tratamientos de los enfermos mentales a la luz de los derechos humanos. Para una versión reducida en italiano, cf. J. MASSUÈ - G. GERIN (eds.), *Diritti umani e bioetica,* o.c.

por una intrínseca no superposición entre derecho y ética, o incluso por una falta de madurez de la conciencia jurídica de una sociedad política respecto a determinados valores, con la consiguiente insuficiencia también en las leyes y los instrumentos jurídicos.

En este ámbito nuestro tenemos que hablar de los derechos en ambos significados, el ético y el jurídico. Afortunadamente, los derechos del enfermo mental se han elaborado jurídicamente de modo suficiente; incluso hay quien piensa que se ha ido hacia un exceso en la pretensión de garantizar algunos derechos, como por ejemplo el derecho al consentimiento informado en detrimento de otros derechos como el derecho a un tratamiento eficaz de la enfermedad. Tendremos que volver sobre este contraste[146].

Otra observación preliminar: entre los derechos humanos, entendidos éticamente, se da una armonía y una jerarquía. La «armonía» intrínseca de los valores comporta que, si se va contra uno de los derechos humanos, todos se resienten negativamente en cuanto que es el hombre quien es agredido y, viceversa: cuando se resuelve la carencia de un reconocimiento, se aporta provecho y alivio a toda la persona.

También existe una «jerarquía» de valores por la que no debe suceder que, al exaltar a uno se rebaje a otro, y en caso de conflicto aparente se tendría que respetar la prioridad de los valores preminentes. Por ejemplo, en caso de que el enfermo mental rechace la terapia necesaria y urgente, la jerarquía de valores exige que se proteja en primer lugar el valor prioritario y fundamental con respecto a los demás, es decir, el derecho a la vida y a la integridad física del paciente.

Esta jerarquía de valores o derechos de la persona humana tiene un doble orden: el orden de la «fundamentalidad» y el de la «dignidad». El orden de la fundamentalidad exige que se proteja prioritariamente el valor de la vida física porque es «fundamental» con respecto al resto de valores, los cuales no existirían si no hubiera vida.

El orden de la dignidad exige que se valore la libertad, la responsabilidad y la autonomía como términos de finalización de la maduración moral del individuo: es tarea de la educación conseguir hacer de manera que cada ciudadano, dentro de sus posibilidades, según su edad y sus condiciones de salud mental,

[146] P. S. APPELBAUM - TH. G. GUTHEIL, «Rotting with their rights on», a.c., 306-315; W. J. RICHARDSON, «Mental health in competition of other values», a.c., 1059-1063.

pueda alcanzar el pleno y responsable autogobierno y el derecho debe favorecer este ejercicio de la autonomía y la responsabilidad.

Una última observación preliminar: cuando se trata de derechos humanos en el ámbito del tratamiento del enfermo mental, a menudo se piensa en una dirección única, es decir, la de los derechos del hombre-paciente. Es lógico porque estos derechos son más frágiles y están más expuestos a ser conculcados o en cualquier caso transgredidos por lo que ha sido definido como paternalismo médico. En mi opinión, hace falta proteger, además del derecho del paciente, el derecho del hombre-médico. Por otra parte, si estos derechos son ihnerentes por el hecho de ser hombre, esto también es válido para el médico.

Esto se debe decir no solamente porque también el médico tiene derecho a defenderse recurriendo al uso de medicamentos ante el enfermo mental peligroso para sí mismo o para los demás, sino porque esta consideración es válida para cada acto médico, ya que el médico no puede abdicar de su conciencia profesional ante peticiones indebidas e irresponsables o ante rechazos peligrosos del paciente y de la opinión dominante.

No debe pensarse que antes se reconocían todos los derechos al médico y los deberes pesaban sobre el paciente, y que ahora se debería hacer lo contrario: que todos los derechos pasen al paciente y todos los deberes correspondan al médico. Derechos y deberes son recíprocos y su origen —pienso que este es el *quid* de la cuestión— es superior a los dos y está constituido por la «dignidad transcendental de la persona humana»: una dignidad que está presente y encarnada en la naturaleza del paciente pero también en la del terapeuta. Ni autoritarismo paternalista ni renuncia o abandono material de los deberes del paciente. Ni siquiera se trata de un punto de encuentro a medio camino, sino de buscar un encuentro superior.

Esta idea deriva de nuevo de un *Discurso* de Pío XII y se puede configurar en la imagen triangular de la responsabilidad médica[147].

Esta reflexión resultará ilustradora cuando tratemos la necesidad de conciliar el derecho al consentimiento con el derecho a la vida y a la salud del paciente, conciliación entre el deber de tratar y de hacerlo con la propia corresponsabilidad.

[147] Pío XII, *Discurso a los participantes en el I Congresso Internacional de Histopatologia del sistema nervioso,* o.c.; Íd., *Discurso a los participantes en la primera asamblea general del «Collegium Internationale Neuro-Psycho-Pharmacologicum»,* o.c.

2. Los derechos humanos del paciente psiquiátrico

Queremos hablar ahora de los derechos humanos jurídicamente reconocidos a los enfermos psiquiátricos o mentales en el ámbito internacional y también, aunque sea brevemente, de los documentos que codifican estos derechos en un sentido explícito o indirecto.

Mantendré limitado el campo de exposición al tratamiento farmacológico y a los derechos del paciente enfermo mental en relación al empleo de los medicamentos.

Bajo la protección de un estudio de Michelangela Scalabrino Spadea[148], distinguimos las garantías de los derechos humanos válidas *erga omnes* y que por lo tanto también lo son para los enfermos mentales, las garantías *específicas* a esta categoría y, por último, las garantías *particulares* que se refieren a algunos momentos de la relación entre terapeuta y paciente.

1. Los derechos humanos válidos *erga omnes* se agrupan alrededor de dos principios: el «principio de igualdad» y el «principio de no discriminación».

Estos dos principios están ratificados por documentos de alcance y valor internacionales que tienen una fuerza jurídica de grado diverso: cuando se trata de declaraciones, convenciones o pactos, una vez hayan sido suscritos y ratificados, obligan a cada nación a modificar la propia legislación en lo relativo a los derechos definidos; cuando se trata de recomendaciones, su valor es jurídico-cultural y socio-político porque indican la dirección a la que los Estados están invitados a dirigir sus decisiones sociales, si quieren mantenerse en una determinada área cultural; por último, tienen un significado puramente cultural cuando se trata de simples Cartas. Es necesario además tener en cuenta los códigos deontológicos que, como es sabido, tienen un carácter normativo-jurídico para las categorías profesionales y sus miembros, pero que también revelan una tendencia de carácter ético y cultural.

El «principio de igualdad» está ya sustancialmente contenido en la Declaración de las Naciones Unidas del 10 de diciembre de 1948[149]: vuelve a nombrarse explícitamente en el art. 26 del *Pacto Internacional de Derechos Civiles y Políticos*[150] (19-12-1966/23-3-1976) de las Naciones Unidas y en el art. 24

[148] M. Scalabrino Spadea, «La tutela del malato di mente nel diritto internazionale», a.c., 97-167.

[149] M. Torrelli, *Le médecin et les droits,* o.c., 311-336.

[150] M. Scalabrino Spadea, «La tutela del malato di mente nel diritto internazionale», a.c., 106.

de la *Convención Americana sobre Derechos Humanos* (22-11-1969/18-7-1978) publicada por las Organizaciones de los Estados Americanos: «Toutes les personnes sont égales devant la loi; all persons are equal before the law» [«Todas las personas son iguales ante la ley»].

El principio, complementario o consiguiente, de la «no discriminación» está explicitado en el art. 14 de la *Convención Americana sobre Derechos Humanos* y en el art. 26 del *Pacto Internacional de Derechos Civiles y Políticos* en términos omnicomprensivos. Cito únicamente el último texto:

> Toutes les personnes [...] ont droit sans discrimination à une égale protection de la loi. A cet égard la loi doit interdire toute discrimination et garantir à toutes les personnes une protection égale et efficace contre toute discrimination, notamment de race, de couleur, de sexe, de langue, de religion, d'opinion politique et de toute autre opinion, d'origine naturelle ou sociale, de fortune, de naissance ou de *toute autre situation*[151].

El texto inglés traduce las últimas palabras de ambos documentos con *«any other social condition»*. Sustancialmente idénticos son los pronunciamentos que aparecen en los documentos europeos. El *Pacto de Roma* o *Convenio Europeo para la Protección de los Derechos Humanos y de las Libertades Fundamentales,* que es el acto constitutivo del Consejo de Europa y que también ha previsto su voz y su sede jurídica en la Corte Europea de los Derechos Humanos, garantiza en el art. 5 igual derecho a la libertad y a la seguridad y en el art. 14 ratifica la prohibición de cualquier tipo de discriminación.

2. Las «garantías» de los derechos humanos «específicas» para los enfermos mentales se encuentran enunciadas en la *Declaración de los Derechos del Retrasado Mental,* adoptada por la Asamblea General de las Naciones Unidas con la resolución 2856 (XXVI) del 20 de diciembre de 1971, y en la *Declaración sobre los Derechos de los Impedidos,* adoptada por la misma Asamblea General de las Naciones Unidas con la resolución 3447 (XXX)

[151] «Todas las personas son iguales ante la ley y tienen derecho sin discriminación a igual protección de la ley. A este respecto, la ley prohibirá toda discriminación y garantizará a todas las personas protección igual y efectiva contra cualquier discriminación por motivos de raza, color, sexo, idioma, religión, opiniones políticas o de cualquier índole, origen nacional o social, posición económica, nacimiento o cualquier otra condición social» (art. 26 del *Pacto Internacional de Derechos Civiles y Políticos,* en http://www2.ohchr.org/spanish/law/ccpr.htm [N. del ed.]).

del 9 de diciembre de 1975. Ambos documentos afirman que «le déficient mental doit, dans toute la mesure possible, jouir des mêmes droits que les autres êtres humains» (art. 1 de la *Declaración* de 1975)[152].

Los mismos documentos coinciden en hacer un elenco de toda una serie de derechos civiles y derechos económicos y sociales que deben ser reconocidos y garantizados para los discapacitados en general y para los enfermos mentales en particular.

Los tratamientos de tipo excepcional (con residencia fuera del domicilio familiar) tienen que ser motivados por una exigencia estricta de mejora de la propia condición y en un ambiente que sea lo más similar posible al normal.

Está previsto que el enfermo mental pueda gozar, también durante la hospitalización, de una protección jurídica y se prohibe cualquier tipo de tratamiento discriminatorio y degradante. También se exigen todas las garantías para los tratamientos terapéuticos, los cuidados médicos y psicológicos y la rehabilitación apropiados, así como para que se dé un nivel de instrucción y de formación compatible; por último, se reivindica el derecho de participar a la vida política laboral y sindical.

En resumen, se reclama el derecho «aux mésures destinées à lui permettre d'acquisir la plus large autonomie possible» (art. 5 de la *Declaración* de 1975).

Entre las Recomendaciones que atañen específicamente a nuestra materia, es preciso citar la Recomendación R(83)2, adoptada por el Comité de Ministros del Consejo de Europa del 22 de febrero de 1983, titulada *Protection juridique des personnes atteintes de troubles mentaux et placées comme patients involontaires*. La Recomendación viene acompañada, como de costumbre, de un *Exposé des motifs,* importante para comprender el espíritu de esta Recomendación que concierne ante todo el diagnóstico y el internamiento forzoso de los enfermos mentales.

La Recomendación no se ocupa del internamiento forzoso como causa de un proceso penal en los hospitales penitenciarios. A este caso se refieren otras Resoluciones: la Resolución (73)5, adoptada el 19 de enero de 1973 por el Comité de Ministros

[152] «El impedido debe gozar de todos los derechos enunciados en la presente Declaración. Deben reconocerse esos derechos a todos los impedidos, sin excepción alguna y sin distinción ni discriminación por motivos de raza, color, sexo, idioma, religión, opiniones políticas o de otra índole, origen nacional o social, fortuna, nacimiento o cualquier otra circunstancia, tanto si se refiere personalmente al impedido como a su familia» (Art. 3, en http://www.udc.es/cufie/uadi/doc/normativa%20europa/Declaracion%20Derechos%20Impedidos%20ONU%201975.pdf). [N. del ed.].

del Consejo de Europa y las normas de las Resoluciones 663C (XXIV) y 2076 (LXII), adoptadas el 31 de julio de 1957 y el 13 de mayo de 1977 respectivamente por el Consejo Económico y Social de las Naciones Unidas. También es digna de destacar la Recomendación 818 (1977) de la Asamblea Parlamentaria del Consejo de Europa (en los arts. 5 y 6) en lo que respecta al internamiento forzoso.

3. Las «garantías particulares» se ocupan de: el «diagnóstico» de las enfermedades mentales, la «elección de la terapia» y el «consentimiento» a la terapia. Son tres momentos en los que los derechos humanos del paciente enfermo mental pueden ser fácilmente violados o pasados por alto.

La formulación del diagnóstico de las enfermedades mentales tiene gran relevancia ética y jurídica, porque puede convertirse en la base y el motivo para emprender medidas de restricción de la libertad personal, a petición propia o ajena.

La jurisprudencia internacional del tema que nos ocupa exige que el diagnóstico de las enfermedades mentales («trouble mental») sea considerado eficaz únicamente cuando sea fruto de una comprobación médica científicamente válida. Corresponde exclusivamente a los médicos cualificados («psychiatres et les autres médecins») establecer la existencia de una enfermedad mental que comporte el internamiento, y el psiquiatra u otro especialista deberá basarse únicamente en los datos de la ciencia médica. Esta exigencia la impone con claridad la Recomendación R(83)2.

Esta Recomendación precisa en su art. 2 que las dificultades de adaptación a los valores morales, sociales y políticos u otros de un individuo no deben ser consideradas en sí mismas como un «trouble mental». Es evidente el fin de proteger al paciente del uso impropio o político de la psiquiatría.

Este propósito de garantía para el paciente ha sido confirmado por precisos pronunciamientos de la Corte Europea de los Derechos Humanos (caso *Winterwerp)*[153].

En esta línea, son dignos de mencionar algunos «textos deontológicos» de un valor jurídico de tipo diverso, pero que resultan siempre importantes al menos para los profesionales, de la World Psychiatrics Association. Ante todo tenemos la *Declaración de Hawai*, elaborada en 1977, que sigue a la Declaración de 1976 de la International Union of Psychological Sciences. Este documento afirma, por ejemplo: «No psychologist, in the

[153] M. SCALABRINO SPADEA, «La tutela del malato di mente nel diritto internazionale», a.c., 121-122.

exercise of his or her professional functions should accept instructions or motivations that are inspired by considerations that are foreign to the profession» [«Loa psicólogos, en el ejercicio de sus funciones profesionales no deben aceptar instrucciones o motivaciones qajenas a la profesión»][154].

Igualmente, la Guía Europea de Ética Médica, definida mejor como *Principios de Ética Médica Europea,* publicada en París en enero de 1987 por los representantes de los Colegios de Médicos de la CEE, se limita a afirmar en su art. 2 el principio general siguiente: «Le médecin ne peut utiliser ses connaissances professionnelles que pour améliorer ou mantenir la santé de ceux qui se confient à lui»[155]. Sin embargo, aunque indirectamente, se plantea una orientación a condenar de los abusos.

4. La «elección de la terapia y el consentimiento en los derechos humanos». A continuación trataremos los problemas éticos de la relación riesgos-beneficios en el uso de psicofármacos y los respectivos al consentimiento de quien «no puede consentir». Los documentos que se han mencionado más arriba declaran en varias ocasiones, con el fin de proteger los derechos del enfermo, que el enfermo mental tiene derecho al tratamiento médico y psicológico apropiado para su estado de enfermedad, en función a la curación y la reinserción social (Declaración de la ONU de 1971, art. 2; Declaración de 1975, art. 6), bajo las mismas condiciones y garantías que sean válidas para los demás enfermos.

Las terapias se miden aquí no solo con la ciencia médica, sino también con los medios en concreto disponibles por el momento y con la relación riesgos-beneficios (art. 5 de la Recomendación 83/2). Por supuesto, esta relación riesgos-beneficios se tiene que considerar en relación con los efectos secundarios en la distancia y en el feto de la mujer embarazada. Particulares normas éticas han de ser tomadas en consideración cuando el medicamento esté en fase experimental.

Se declara expresamente que el medicamento «qui présente un risque sérieux d'entrainer des dommages irréversibles au cerveau ou de détériorer la personnalité du patient, ne pourra être administré que si le médecin l'estime indispensable et si le patient, dument informé, y consent expressément» (Recomendación 83/2, 2, art.5).

[154] Ibíd., 107, nota 26.

[155] «El médico solo podrá utilizar sus conocimientos profesionales para mejorar o mantener la salud de los que se confían a él y si se lo piden: nunca actuará en perjuicio de ellos» (tomado de http://www.unav.es/cdb/intprincipios.html) N. del ed.].

3. Los debates y problemas abiertos en el campo ético

Con respecto a las dos orientaciones o imperativos éticos fundamentales recordados anteriormente (el derecho a la vida y a la salud y el derecho al consentimiento), la norma jurídica, como ya se ha visto, ofrece orientaciones bastante detalladas, a pesar de que los debates en el campo ético siguen vivos y se impone una posterior reflexión tanto en el capítulo de la justificación de las terapias para establecer hasta qué punto se han suministrado según los requisitos éticos, como en el aspecto del consentimiento informado, donde parece que el «garantismo» que se ha afirmado con fuerza en los últimos tiempos contra el llamado «paternalismo médico», produce una situación que se puede resumir en la afirmación de un autor americano: «el enfermo mental se degrada en sus propios derechos» («rotting with their rights on»)[156].

1. Tomamos sobre todo en consideración el aspecto de la «eticidad de la terapia basándonos en su eficacia y en la relación riegos-beneficios».

¿Cuando se justifica éticamente el psicofármaco y cuál puede ser el criterio ético de referencia? Ahí está el problema.

Sobre este tema, algunos autores[157] encuentran que es necesario llevar a cabo una doble distinción que resulta ser de gran relevancia ética y notable validez esclarecedora.

Ante todo, se hace una distinción en cuanto a los destinatarios de los psicofármacos y, en segundo lugar, otra distinción sobre la finalidad de su uso: las dos son evidentemente complementarias.

En particular, se identifica a los destinatarios de los psicofármacos en tres ámbitos distintos, representados en tres áreas elípticas inscritas

a) La esfera del *core mental disorder,* es decir, los pacientes afectados por enfermedades y trastornos mentales en el sentido propio del término y en su sentido clínico;

b) Una zona más amplia e incierta del *coping with stress and distress,* constituida por aquellos individuos en quienes los trastornos de angustia y ansia se parecen a la imagen y al caso del trastorno mental y traen consigo un verdadero

[156] P. S. Appelbaum - Th. G. Gutheil, «Rotting with their eights on», a.c.; S. J. Reiser, «Refusing Treatment for mental illness», a.c., 329-331; Associazione degli Psichiatri Americani, «Principi di etica medica», a.c., 210-217.

[157] G. L. Klerman - G. Schechter, «Ethical aspects of drug treatment», en S. Bloch - C. Chodoff (eds.), *Psychiatric ethics,* o.c., 119-125.

sufrimiento, pero tienen un origen vinculado con la vida cotidiana y la relación interpersonal;

c) La tercera esfera es la de la población que pide el psicofármaco, no por trastorno o enfermedad, sino para potenciar conscientemente las propias prestaciones normales; se define esta esfera como el ámbito del *enhancing human potential* y cada vez se está ampliando más por el empleo de los psicofármacos durante el deporte o por compromisos con la investigación e incluso por la búsqueda de una sensación de placer más intensa en las relaciones sexuales o de efectos alucinógenos en la conducta del drogadicto. La sociedad hedonista incentiva cultural y económicamente el consumo del psicofármaco.

Evidentemente, se configuran dos tipologías de empleo del psicofármaco: el uso «terapéutico», que puede ser necesario en el primer grupo, y que puede ser también coadyuvante en el segundo grupo, y el uso «no terapéutico», sino simplemente de «hedonismo psicotrópico» característico del tercer grupo.

Para orientarse éticamente, el médico psiquiatra —y la propia población de usuarios— deberá tener en cuenta no solo la eficacia inmediata del psicofármaco, sino también los efectos colaterales y a largo plazo —incluidos los efectos en el feto de la mujer embarazada—, así como las exigencias de la economía sanitaria, que cuanto más gasta en farmacología superflua y en drogadicción, menos dispone en términos de terapia necesaria.

Según los autores citados, las posturas sociales y culturales habrían evolucionado, principalmente en los Estados Unidos, del «calvinismo rigorista», hasta hace poco tiempo predominante en el mundo occidental, al «hedonismo psicotrópico». La postura calvinista considera que el uso del medicamento ha de limitarse a combatir estrictamente la evidente enfermedad y observarse de todos modos con desconfianza y si aporta bienestar es señal de que es malo moralmente.

Hoy en día nos encontramos con un creciente empleo no terapéutico del medicamento, dirigido simplemente a incrementar el hedonismo psicotrópico, que procede del deseo de plantar cara al creciente estrés y a las complejas obligaciones de la vida a través del medicamento y busca el paraíso artificial. Sobre este objetivo influyen los *mass media,* el permisivismo social y el interés de la industria, por lo que cada día crece la sociedad drogodependiente y decaen los valores trascendentales.

Con esta situación, no es fácil dar orientaciones éticas precisas y categóricas, porque estas implican no solo la relación médico-paciente, sino también la relación individuo-sociedad[158]. El psiquiatra, como el resto de los médicos, se encuentra actualmente con la necesidad de medirse con las exigencias de la enfermedad del individuo y al mismo tiempo con las de la sociedad. Está constantemente destinado a sujetarse a los límites de su profesión, y se frustra si no se desarrolla una acción de mayor envergadura de carácter educativo y cultural junto al ejercicio de la terapia.

Sin embargo, es necesario ofrecer algunas orientaciones éticas en esta dirección de la psico-farmacología.

a) Antes de nada, resulta claro que el criterio fundamental que debe regir la ética del psicofármaco es el «principio de proporcionalidad terapéutica». Se trata por tanto de proporcionar la ventaja terapéutica sobre el individuo afectado por trastornos con sus riesgos y efectos colaterales. Hemos utilizado este término de proporcionalidad terapéutica para no recurrir a la fórmula análoga de costes-beneficios porque esta se emplea algunas veces en un sentido extensivo, economista e impropio. Los riesgos y los beneficios deben ser evidentemente proporcionales al propio individuo de manera prioritaria, a su salud (y a la de sus familiares) y también respecto, por ejemplo, a los compañeros de habitación, parientes a los que se quisiera quitar el trastorno. En el caso de que el medicamento debiera emplearse para aliviar psicológicamente a otras personas, tendrá que estar al menos garantizado que hace bien —o al menos no hace daño— al propio individuo[159].

b) El «enfermo agresivo», que puede ocasionar molestias a los familiares y a los vecinos puede ser tratado con psicofármacos, en nombre del principio de legítima defensa, pero deberá tomarse en consideración: 1. Los riesgos que comportarían a su propia vida; 2. La existencia de otros remedios eventuales y más inofensivos; 3. El carácter limitado del tratamiento, es decir que este tenga el carácter de «medicamento-tapón». Entran también en esta categoría los individuos sexualmente agresivos en el límite de lo patológico[160]. No me incumbe a mí precisar cuáles son los

[158] B. Callieri, «Antropologia e psichiatria», a.c., 180-188.

[159] Para un estudio más extenso del principio terapéutico cf. E. Sgreccia, *Manual de Bioética,* I, o.c., 160-162.

[160] R. A. Burt, «Informed consent», a.c., 762-766; V. Mele - E. Sgreccia, «Gli antiandrogeni nella terapia dei comportamenti sessuali violenti», a.c., 1107-1123. S. Tartaglione (ed.), *Violenta mente: la violenza nella clinica psichiatrica* (Del Cerro, Tirrenia [PI] 1999).

efectos colaterales a corta y larga distancia por el hecho de que los efectos de muchos psicofármacos no se conocen quizá bien, por lo que su uso está regulado con mayor rigor y con el criterio de lo estrictamente necesario[161].

c) Cuando se pasa del grupo de enfermedades reales y propias a la segunda esfera de población, es válida la criteriología de la «complementariedad» o «subsidiariedad» del medicamento. Esta criteriología exige que el medicamento no se use para ocultar las verdaderas causas del trastorno, que pueden salir a la superficie en las condiciones o las relaciones familiares y sociales, sino más bien para hacer más accesible y eficaz una terapia que no sea simplemente sintomática.
Dicha terapia podría conducirse hacia la psicoterapia o de todos modos hacia una terapia que sea la adecuada para resolver el problema etiológicamente importante en vez de acudir a los psicofármacos. Sin embargo, para poder realizar este criterio se exige una amplia tarea educativa y cultural que comportaría la superación de muchos males de nuestra sociedad: la conflictividad afectiva en la familia, la fragilidad del yo no fortalecido adecuadamente en la infancia y la adolescencia, las dificultades sociales y ambientales y la falta de valores y de capacidad de autotranscendencia en la persona complican la realización de esta terapia a este grupo cada vez más grande de la población, que cada vez más a menudo otorga al medicamento el poder de solucionar los problemas personales[162].

d) El uso e incluso «el abuso del medicamento psicotrópico» con fines no terapéuticos ha de ser combatido, a mi parecer, de manera análoga a lo que se exige con respecto al tabaquismo y el alcoholismo, por la facilidad con que crea una dependencia o desarrolla efectos colaterales negativos. La prestación del médico en este sector, que está provocando una medicalización cada vez mayor de la sociedad e incrementa las enfermedades de tipo iatrogénico, debe estar controlada de manera rigorosa desde un punto de vista ético.

[161] L. H. Roth - S. Appelbaum, «What we do and do not know about treatment refusals in mental institutions», a.c., 179-196; C. Müller, «The overmedicated society», a.c., 488-492; G. L. Klerman, «Are we an overmedicated society?», a.c.

[162] S. Lepine - N. Smolla, «Ethical issues concerning participants in community surveys of child and adolescent mental disorders», a.c., 48-54.

No se dice esto porque cualquier placer de la vida sea síntoma de desorden o se deba entender en el sentido calvinista, sino porque el placer constructivo sano es el que acompaña al desarrollo normal de las facultades humanas y no el producido de manera artificial y farmacológica con los consiguientes efectos secundarios. Los psiquiatras no deben ser conniventes ni cómplices con respecto a la demanda del paciente por temor a una posible pérdida de clientela, y menos aún pensando en el beneficio industrial.

e) La «investigación experimental» sobre los efectos colaterales y a largo plazo de las substancias psicotrópicas representa un deber ético[163] de gran importancia. La eticidad de la experimentación, exigida para todos los medicamentos, debe también estar garantizada en este campo a través de los comités de ética y de revisión de los protocolos y del respeto a la ética de la experimentación[164], sobre todo en los casos en los que la experimentación se haga en individuos incapaces de consentir y con medicamentos que no tienen una finalidad terapéutica para el individuo sobre el que se realiza la experimentación[165].

2. La «cuestión del consentimiento informado y el derecho a rechazar las terapias». Actualmente existe ante todo, especialmente en los países anglosajones, una especie de incomprensión y una disputa entre juristas por un lado y médicos por el otro en torno al problema de la capacidad o competencia del enfermo psiquiátrico para comprender la eficacia de los tratamientos y por lo tanto, en torno a la validez del derecho a rechazar una terapia de medicamentos antipsicóticos por parte del paciente psiquiátrico. Este derecho está siendo cada vez más reconocido en los Estados Unidos y en el mundo. Appelbaum y Gutheil han registrado a través de su experiencia datos de gran importancia en el caso de que pudieran generalizarse. Los juristas que sostienen el derecho a rechazar la terapia no tienen precisos conocimientos sobre la verdadera eficacia de esta[166]. Los autores enumeran por eso cier-

[163] G. Koocher - P. Keith-Spiegel, *Ethics in psychology,* o.c.; L. W. Roberts, «Ethical dimensions of psychiatric research», a.c., 1106-1119; National Bioethics Advisory Commission, *Research involving persons with mental disorders,* o.c.

[164] R. J. Wyatt - I. D. Henter - J. J. Bartko, «The long-term effects of placebo in patients with chronic schizophrenia», a.c., 092-1105.

[165] M. Scalabrino Spadea, «La tutela del malato di mente nel diritto internazionale», a.c., 133-134.

[166] P. S. Appelbaum - Th. G. Gutheil, «Rotting with their rights on», a.c.,

tas falsas concepciones comunes entre los juristas en esta materia tan delicada: el desconocimiento por parte de los juristas de la eficacia de los medicamentos antipsicóticos, de los que tienen ideas muy populares y poco científicas; el suponer que los médicos no saben prever los efectos de una terapia con antipsicóticos; el suponer que existen tratamientos alternativos; el insinuar que estos medicamentos son sobre todo medicamentos de control mental y de carácter punitivo o capaz de modificar la personalidad. Estos autores citan de modo expreso escritos de juristas.

Los mismos autores han estudiado también las motivaciones por las cuales los pacientes suelen rechazar los tratamientos antipsicóticos cuando tienen la posibilidad de hacerlo. En un estudio realizado sobre 23 pacientes durante tres meses, se han dado 72 rechazos que se han clasificado en varias categorías y se han comparado con las razones aducidas por los juristas para defender el derecho a rechazar la terapia. Los argumentos de los juristas eran que los medicamentos antipsicóticos violarían la libertad de expresión; se configurarían así como «tratamientos crueles y degradantes»; violarían el derecho a la privacidad, etc.

Ahora bien, en los motivos del rechazo de los pacientes a la terapia aparecían razones totalmente colaterales y únicamente fueron tres los pacientes que invocaron el derecho a rechazar la terapia; muchos no ofrecían ninguna razón, otros aportaban explicaciones del todo irrelevantes («¡No quiero verte!», «En ese momento quería pasear por el hospital»); 23 rechazos tenían que ver con el miedo de los efectos colaterales; muchos rechazaban por estar en general desilusionados con tratamientos precedentes, y así sucesivamente.

Estos autores afirman por tanto que es necesario un debate más minucioso entre juristas y psiquiatras para entender mejor el problema del «derecho a rechazar un medicamento», y junto con otros[167] concluyen que en este problema existen valores y hechos en conflicto, por lo que resulta necesario encontrar un ajuste aunque no sea fácil.

Los valores en conflicto son, por una parte, los de la libertad e igualdad de los individuos y su autonomía y, por otra, los valores que se refieren a la defensa de la vida y la salud de los pacientes que no son conscientes de su propia situación y de las consecuencias del rechazo a una terapia. En estos casos, la sociedad también tiene su parte de responsabilidad.

[167] L. H. ROTH - S. APPELBAUM, «What we do and do not know about treatment refusals in mental institutions», a.c.

Por otro lado, hay que considerar la situación de hecho, aún no explorada suficientemente y sobre la que es necesario realizar mejores estudios. Los autores citan investigaciones que ya han sido llevadas a cabo, pero que son parciales para valorar la eficacia o bien la no utilidad del derecho a rechazar una terapia, y afirman que estas investigaciones aún son insuficientes.

Por ejemplo, parece que en los últimos cien años los ingresos y tratamientos terapéuticos no voluntarios correlacionados entre sí más bien han ayudado que dañado a los pacientes y que las dos terceras partes de ellos continuaron después un ingreso de manera voluntaria.

Es necesario verificar mejor cuáles son las ventajas, especialmente cuando el tratamiento no voluntario es de breve duración.

Estos mismos autores piden estudios más profundos sobre la eficacia de los antipsicóticos en casos específicos, por ejemplo, en los esquizofrénicos en fase aguda, en fase crónica o estable; se desconoce la influencia del tratamiento con antipsicóticos en una posible reducción de las posibilidades de recaída. En los pacientes crónicos y estables, el tratamiento continuado podría ser desfavorable.

Resulta evidente que una cosa es reconocer el derecho a rechazar tratamientos de eficacia comprobada y otra es reconocerlo cuando se duda de su eficacia; una cosa es reconocer este derecho al paciente cuando está en una fase aguda y otra bien distinta es reconocerlo a los enfermos crónicos.

Existe además otro parámetro que hay que tomar en consideración: los efectos secundarios a largo plazo, como la discinesia; cuando existiera la fundada posibilidad de que se diera este efecto como consecuencia de un tratamiento prolongado, el derecho del paciente a rechazar ese tratamiento estaría fuertemente fundado.

Los autores revelan la necesidad de más estudios, además de los citados por ellos, para poder valorar los beneficios y la satisfacción necesaria de los pacientes tras un ingreso obligatorio y un tratamiento forzado.

Además, existe un problema aún más fundamental que aparece desarrollado en otro trabajo sobre el derecho a rechazar la terapia (S. J. Reiser): ¿hasta qué punto y cuándo se autoriza al médico a interferir en la voluntad ajena?[168].

Reiser reproduce el pensamiento griego clásico y el moderno, que contradice al de J. Stuart Mill *(On Liberty),* según el cual el

[168] S. J. REISER, «Refusing Treatment for Mental Illness», a.c.; A. FIORI, «La responsabilità professionale del medico e dello psichiatra nella tutela della salute mentale», a.c., 223-240.

médico puede y debe intervenir sin el consentimiento del paciente solo cuando este es incapaz de entender y querer, y considera también el pensamiento de G. Dworkin quien, tomando por ejemplo los casos del suicida, el alcohólico y el fumador, sostiene que la consideración de la oportunidad de la intervención debe medirse también con el factor del daño previsible.

El paternalismo se justificaría cuando:

a) se vea claramente el daño y se vea fundada la posibilidad de verificarlo;
b) se hayan utilizado todos los medios alternativos para alcanzar el fin.

Este último estudio nos permite encaminarnos a la conclusión del problema del consentimiento, mencionando algunas prioridades éticas que no pueden minusvalorarse.

Antes de nada, el hecho de que «la vida es un bien fundamental» es prioritario respecto al propio bien de la libertad, para el que, ante el riesgo de que el paciente u otros pierdan la vida por una no intervención del médico o por un rechazo del paciente, la sociedad tiene el deber de imponer el ingreso y, si es necesario, las terapias adecuadas, cuando se presenten como caso de urgencia.

El punto delicado es entonces el del «consentimiento informado» para la condición especifica de estos enfermos.

Será necesario distinguir con cuidado los casos en los que el paciente sea internado obligatoriamente o no; el caso en que, fuera de esta hipótesis, solo sea incapaz jurídicamente o incluso incapaz de entender y querer.

El principio general es que, salvo en caso de urgencia, ningún acto médico puede llevarse a cabo sin el consentimiento del paciente. El caso de urgencia, como ya se sabe, se verifica cuando:

a) el paciente no se encuentra en grado de expresar de manera válida su consentimiento o disentimiento;
b) existe un grave peligro inminente;
c) este peligro comporta la posibilidad de un daño grave al paciente.

De todos modos, en estos casos el acto médico debe ser proporcional al peligro previsto[169].

[169] R. Catanesi - F. Scapati - O. Greco, «Il consenso in ambito psichiatrico», a.c., 435-448; A. Fiori, «La responsabilità professionale del medico e dello psichiatra nella tutela della salute mentale», a.c.

Del conjunto de normas internacionales se deduce que este consentimiento deberá ser explícito y específico cada vez que la terapia comporte un riesgo o comprometa la intimidad del paciente. Si este es jurídica e intelectualmente incapaz, el consentimiento deberá expresarlo un representante legal y, en caso de rechazo, una autoridad designada por la ley nacional *(Declaración de Hawai*, 3, 4, 5)

La Constitución italiana afirma en su art. 32: «Nadie puede ser obligado a un determinado tratamiento sanitario si no es por una disposición legal» y el *Código Italiano de Deontología Médica* (FNOMCeO, 1998) afirma: «El médico no debe emprender ninguna actividad de diagnóstico ni de terapia sin haber antes adquirido el consentimiento informado del paciente» (art. 32); «Cuando se trata de menores, incapacitados o inhabilitados, el representante legal debe expresar su consentimiento a intervenciones diagnósticas y terapéuticas así como al tratamiento de los datos sensibles» (art. 33); «Cuando subsistan condiciones de urgencia y en caso de peligrar la vida de una persona que no pueda expresar en ese momento una voluntad contraria, el médico debe prestar la asistencia y los cuidados indispensables» (art.35).

Por lo tanto, si se tiene que contar con el supuesto consentimiento al ingreso para un tratamiento sin riesgo a petición personal o legal, en caso de peligro el consentimiento deberá ser personal, libre, consciente, actual, gratuito y manifiestamente explícito.

En caso de internamiento forzoso, el tratamiento impuesto puede practicarse en Italia según el art. 34 de la ley 833/78; sin embargo, en caso de T. S. O., la ley obliga a «realizar iniciativas dirigidas a asegurar el consentimiento y la participación de aquel a quien se está obligando» (art. 33, 5).

El nudo principal de este problema como el de tantos otros de la ética médica es el del valor objetivo de la persona: la persona humana es un bien que trasciende y supera la propia capacidad del individuo de darse cuenta de ello; el yo real es mayor que el yo psicológico.

Esta es la razón por la que la salvaguarda de la vida y el bien objetivo del paciente y de las personas expuestas a un peligro deben ser protegidas por parte de la sociedad, incluso, o de modo especial, cuando el individuo psicológicamente frágil no puede darse cuenta de las propias necesidades por sí mismo.

La reducción del valor de la persona y una subjetividad psicológica llevaría a un reduccionismo ético dañino.

Por lo que se entiende que las legislaciones occidentales quieran proteger al máximo la autonomía del paciente psiquiátrico, con el fin de evitar los abusos que ocurrieron a menudo en el pasado, sobre todo en determinados regímenes[170].

Como conclusión de esta reflexión, querría recordar lo que observa de manera oportuna A. Fiori:

> La responsabilidad profesional del psiquiatra, al igual que cualquier otro tipo de responsabilidad y de la médica en sentido lato, está basada de forma notoria en el principio de la obligación *de medios, no de resultados*. [...] Los resultados deben programarse y perseguirse, sin la obligación de alcanzarlos si no son alcanzables[171].

El autor apunta que la psiquiatría todavía se encuentra en la fase de ajustar cuentas con amplias zonas de duda sobre la etiología de los trastornos y, como consecuencia, sobre la conveniencia y segura eficacia de los medios, por lo que debe hacer uso responsable del poder discrecional; según el autor, es importante resaltar que, aunque no sea configurable una responsabilidad en los resultados, sin embargo, sí se debe configurar una responsabilidad en la asistencia al enfermo, que en determinados casos comporta el internamiento forzoso.

Por lo tanto, el medicamento no puede sustituir al hospital psiquiátrico, pero de cualquier modo deberá seguir siendo un medio junto a otros medios, para usarlo según los principios terapéuticos referentes al verdadero bien del paciente.

C. CORRIENTES ÉTICAS EN LA PSICOTERAPIA

La psicoterapia o bien la posibilidad de curar la psique mediante métodos y procedimientos psicológicos, si por un lado elimina algunos problemas propios del uso del psicofármaco, por el otro suscita otros problemas éticos no menos delicados.

Además, la psicoterapia consiente que el psicoterapeuta establezca una relación de ayuda, pero también permite a este que ejerza una fuerte influencia sobre el cliente o paciente, lo que de por sí determina una situación de responsabilidad peculiar.

El diálogo del psicoterapeuta con su paciente sigue siendo un diálogo particularmente delicado y difícil de manejar: se trata de entrar en sus problemas personales que son asociados a la

[170] J. M. Oldham - S. Haimowitz - S. J. Delano, «Protection of Persons With Mental Disorders From Research Risk», a.c., 688-693.

[171] A. Fiori, «La responsabilità professionale del medico e dello psichiatra nella tutela della salute mentale», a.c., 230-232.

sensación de vergüenza, pudor, complejo de inferioridad y de debilidad.

Es cierto que una vez que se quita este obstáculo de ansiedad y el paciente se fia y se apoya en el psicólogo, se siente tranquilo y animado. Pero el *transfert* también comporta riesgos y la relación de ayuda que Rogers recomienda, puede convertirse en directiva y llevar a una excesiva influencia en la personalidad del cliente.

Por lo tanto, es importante dilucidar y percibir al menos los principales problemas éticos, incluso si difícilmente se puede aclarar y aplicar una solución completa.

La psicoterapia presenta una problemática común a todo tipo de tratamiento médico, si bien se da una cierta especificidad en cada cuestión. Se piensa, por ejemplo, en la cuestión del consentimiento informado: ¿cómo hacer entender a una persona confusa mentalmente los fines, riesgos y ventajas de un determinado tratamiento? Evidentemente, la obtención del consentimiento informado es ya psicoterapia en sí misma. Los problemas éticos más discutidos de la psicoterapia conciernen tanto a los procedimientos —asociación de ideas, análisis de los sueños, etc. finalizados por ejemplo en la catarsis de los sentimientos reprimidos— como a algunas cuestiones de la relación terapeuta-paciente, por ejemplo, el problema del *transfert* (y el consiguiente principio de abstención) y de la reconstrucción de los sistemas de valores que surge de hecho durante el tratamiento terapéutico. Sin embargo, los debates en torno a estos dilemas realmente esenciales pueden derivar fácilmente hacia un plano demasiado teorico. Precisamente para no salir del campo de competencia de la Bioética, hemos preferido seguir el esquema de investigación de Lakin.

Para identificar los diversos problemas éticos de la psicoterapia, M. Lakin pensó utilizar como método de investigación un cuestionario distribuido a un cierto número de profesionales[172] con el fin de precisar así los problemas éticos que encuentra el psicoterapeuta en su experiencia. Lakin trabajaba utilizando los métodos de la psicoterapia de grupo[173], pero el estudio incluye las

[172] M. Lakin, *Ethical issues in the psychotherapies,* o.c.

[173] La psicoterapia de grupo se hizo famosa por un médico internista de Boston, J. H. Pratt, que utilizó este tipo de tratamiento para apoyar a los enfermos de tuberculosis del Massachussets General Hospital; el psiquiatra E. Savell consiguió definirlo mejor en 1918, pero sobre todo fueron R. Borrows y Schilder quienes, a partir de 1974, absorbieron estas terapias en el ámbito del psicoanálisis. También son fundamentales las experiencias hechas con los militares por W. R. Bion y S. H. Foulkes. Hoy goza de una amplia difusión y presenta también posteriores variedades. No todos los individuos encajan en la psicoterapia de grupo, especialmente quienes sufren psicosis agudas

respuestas de psicoterapeutas de diversas corrientes: individual, matrimonial o familiar, de grupo. Se entrevistó a unos cien profesionales, especializados en un método de terapia particular. Este cuestionario tiene sus límites: se refiere a psicólogos-psiquiatras que trabajan en un particular ámbito geográfico, en el sudeste de Estados Unidos y en un campo definido desde el punto de vista socio-cultural; se trata tanto de profesionales principiantes como de expertos con más de treinta años de carrera. El cuestionario constaba de doce preguntas[174] sobre la identificación de situaciones y circunstancias que pudieran presentar problemas éticos, pero también pretendía obtener los criterios para distinguir lo ético de lo que no lo era.

El cuestionario planteaba las siguientes preguntas:

1. Cuál es el criterio para saber si una técnica o un tipo de intervención es conforme o no a la ética.
2. Descripción de una conducta no ética y enumeración de los motivos por los que se la considera así.
3. Qué dilemas éticos había encontrado el entrevistado en las terapias que él mismo practicaba.
4. Qué dilemas éticos había encontrado en terapias practicadas por otros.
5. Descripción de situaciones o circunstancias en las cuales el entrevistado se vería en la tesitura de modificar su ética.
6. Cuál es su parecer acerca del contacto físico en la psicoterapia.
7. Cuál es su parecer acerca de la posibilidad y la duración de un enfrentamiento entre pacientes.
8. Rastrear en la historia de la propia profesión aquellas intervenciones que hayan planteado problemas éticos.
9. Si el profesional se ha visto enfrentado como cliente a actitudes éticamente poco respetuosas.

y depresiones graves. El principio de base se encuentra en el hecho de que el individuo nunca puede ser considerado fuera del contexto socio-cultural. Para profundizar en el tema, cf. L. ANCONA, *Introduzione alla psichiatria,* o.c.; W. R. BION, «Group Dinamics: a review», a.c., 235; S. H. FOULKES, *Analisi psicoterapeutica di gruppo,* o.c. Una variante del psicoanálisis de grupo difundida actualmente es el *análisis transaccional,* método desarrollado por E. Berne, psicoanalista nacido en 1910 en Montreal. Se basa este método en las forms fundamentales de relación con la realidad, que serían dos: el papel vencedor y el perdedor; se intenta ayudar a los individuos adultos a expresar lo mejor de sí mismos en situaciones reales. Cf. E. BERNE, *A che gioco giochiamo,* o.c.; ÍD., *Principles of group treatment,* o.c.; M. JAMES - D. JONGEWARD, *Nati per vincere,* o.c.

[174] M. LAKIN, *Ethical issues in the psychotherapies,* o.c., 3-4.

10. Si, entre sus parientes y conocidos, ha habido alguno que haya tenido que ver con actitudes no éticas.
11. Si como estudiante se vio tratado con actitudes no éticas.
12. Qué sugerencias podía dar para mejorar éticamente la praxis psicoterapéutica.

1. Problemáticas de la praxis psicoterapéutica usual

Del examen de las respuestas se recoge sobre todo que algunos problemas son comunes a la mayoría de los entrevistados y son problemas relacionados con la praxis cotidiana de la psicoterapia. Los problemas más frecuentes y de impacto cotidiano son:

1. La adecuación de la terapia y la competencia del terapeuta. No todos los trastornos pueden ser tratados desde el método específico adecuado realizado por un terapeuta en particular. Se manifiesta entonces la obligación por parte del psicoterapeuta de invitar al individuo a consultar otros especialistas para que pueda beneficiarse de mejores recursos o de una mayor experiencia.

2. Un problema ético, o de todos modos preliminar al uso de la psicoterapia es el de saber a quién debe representar el psicoterapeuta. Es fácil encarnar inconscientemente un interés del Estado o de la sociedad que exige ciertos resultados o incluso el provecho personal. Es necesario insistir en el hecho de que, desde un punto de vista ético, el psicoterapeuta debe colocarse como suplemento de la libertad-responsabilidad del paciente: representa e interpreta la exigencia de autonomía y autogestión en el paciente; trabaja para restituir al paciente a sí mismo y a su capacidad de autogobierno. Es el suplemento o la prótesis de una libertad incompleta y a veces frágil, que no está en grado de asumir la propia responsabilidad.

3. En la misma línea se encuentra el problema del riesgo de imponer al paciente el cuadro de los propios valores sociales y sustituir así la capacidad crítica del cliente, en vez de ayudarle a desarrollarla. Por otro lado, el respeto de los valores del cliente o paciente no debe llevar al psicoterapeuta a justificar cualquier impulso o comportamiento. Es fácil confundir la explicación de la génesis de un impulso emocional o neurótico del paciente con una simple y llana justificación de tipo terapéutico. El psicoterapeuta tendrá la obligación deontológica de ayudar

al individuo a ser consciente de los límites del problema y de invitarlo a evaluar el sentido y el valor de sus decisiones en la medida en que sea capaz de darse cuenta. Por ejemplo, una idea obsesiva de odio contra la propia pareja en un cliente tendrá que ser clarificada en sus orígenes, pero también calificada en orden a los valores morales y sociales de los que el cliente deberá ser consciente en la medida en que su capacidad de raciocinio y su libertad puedan aún enfrentarse a la situación con el apoyo del psicoterapeuta.

Se dice que es inevitable que el psicoterapeuta transfiera en su propia praxis un modelo cultural y acabe por imponerlo. Por eso es fundamental que tenga en su mente o en su alma, no un modelo ideológico, sino la «realidad de la persona». La diferencia entre ideología y respeto de la persona es fundamental: la ideología es un esquema de ideas que se quiere hacer valer; el personalismo supone que se tienda a hacer desarrollar la realidad más rica que pueda existir, la persona concreta y capaz de desarrollarse siempre, que no puede encerrarse en ningún esquema ideológico, que es fuente de libertad y responsabilidad, de autoconstrucción hacia una plenitud que supera las mismas ideas de autocomprensión.

El psicoterapeuta (a excepción de la obligación de adoptar medidas de contención cuando el individuo no posea la capacidad personal de autocontrol y pueda suponer un peligro contra sí mismo o contra los demás) tendrá que ayudar al paciente a autocomprenderse y autoconstruirse sin dominar ni manipular su autonomía.

Esto no implica que el psicoterapeuta no tenga que proponer valores ni le autoriza a atrincherarse en una especie de neutralidad o en un papel de guía de posteriores crisis y dudas: el punto es que los valores se pueden proponer, sugerir para que se asuman de manera crítica y autónoma. Por eso, la persuasión tendrá que ser sustituida por la confrontación y la coerción limitada a los casos de alienación y peligrosidad previstos en la legislación. La misma exigencia de acceso al tratamiento por libre consentimiento informado se coloca en esta óptica del respeto a la persona.

4. Otro tema que se puede presentar en el ámbito de los problemas que estamos abordando, es el de la «transferencia». Este consiste en la intrusión de los sentimientos e intereses del psicoterapeuta en la interioridad y confidencialidad del paciente en el momento en el que este «transfiere» en el psicoterapeuta no solo la confianza, sino también su adhesión afectiva al modelo que necesita para salir de la propia situación de malestar.

El fenómeno del *controtransfert,* que puede incluso llegar a formas de plagio y a implicaciones sexuales, viene señalado de vez en cuando como fenómeno de aberración profesional, también en procesos penales.

Por este motivo, las asociaciones de terapeutas psicólogos y psiquiatras también se han dotado de códigos de comportamiento[175].

5. Otro tema recurrente en la ética psicoterapéutica es el del dinero y el pago.

Es obvio que el profesional debe ser pagado por el cliente por un tipo de prestación que le concierne, como también es obvio que para este tipo de terapia, como para el resto de terapias, el cliente puede pedir el concurso de la asistencia del Servicio de Sanidad Nacional total o parcialmente, según las leyes y el tipo de prestación, así como puede servirse de otras formas de seguro[176].

El problema resulta aún más considerable por el hecho de que se mantiene por parte de los psicoterapeutas que el compromiso económico del paciente es un factor importante para el éxito positivo de la terapia: quien se compromete económicamente, también se compromete a salir lo antes posible de su malestar.

[175] Ibíd., 15-19. Cf. también «Norme etiche dell'Associazione degli psicologi americani», en S. SPINSANTI (ed.), *Documenti di deontologia,* o.c., 218-225. En particular, en el n.º 3 de los principios generales se dice: «El psicólogo debe respetar, en el ejercicio de su profesión, los códigos sociales y las expectativas morales del ambiente en el que trabaja, reconociendo que las violaciones por su parte de las normas morales y legales comúnmente aceptadas pueden llevar a sus clientes, estudiantes o colegas a desagradables conflictos personales y dañan la propia reputación y la de su profesión». El código adoptado por la Asociación de los psicólogos americanos consta de diecinueve principios, fue aprobado en 1963, modificado en 1965 y 1972. Cf. también el *Codice deontologico degli psicologi italiani* aprobado por el Consejo Nacional del Colegio de Psicólogos en junio de 1997 que dice en su art. 3: «El psicólogo es consciente de la responsabilidad social que se deriva del hecho de que, en el ejercicio profesional, puede intervenir de modo significativo en la vida de los demás; por lo tanto, debe prestar una particular atención a los factores personales, sociales, organizativos, económicos y políticos, con el fin de evitar el uso no apropiado de su influencia, y no ha de utilizar de manera indebida la confianza y las eventuales situaciones de dependencia de los destinatarios de su prestación profesional».

[176] El tema del pago en el texto de las *Normas* de los psicólogos americanos citadas anteriormente, se resuelve en el principio n.º 12 del siguiente modo: «Las cuestiones económicas se resuelven por medio de la aplicación de las normas profesionales que protegen los intereses del cliente y del profesional». Queda por precisar estas normas, que no existen en Italia; cf. S. SPINSANTI (ed.), *Documenti di deontologia,* o.c., 222; M. LAKIN, *Ethical issues in the psychotherapies,* o.c., 30-42.

Un posterior aumento del problema ocurre cuando el paciente no tiene medios suficientes para curarse y cuando la terapia se perfila larga y exige sesiones frecuentes, como en el caso del psicoanálisis, que se suele prolongar a dos o tres años y dos veces o al menos una vez por semana.

A menudo se asiste al caso de que precisamente el individuo más necesitado es el que está más desprovisto de medios económicos.

A mi parecer, la afirmación de que el compromiso económico forme parte integral de la psicoterapia, aun siendo probablemente verdadera —si lo es—, puede y debe adaptarse a las posibilidades económicas del paciente.

Creo que la misma obligación de presentarse periódicamente, de deber hablar de sí mismo y someterse a una especie de penalización social, ya es de por sí un notable tributo pagado por los clientes a menudo durante un largo periodo, a un precio muy alto y en medio de incomprensiones.

6. En la praxis cotidiana aparece también otro problema: la privacidad o secreto. Se podría decir que aquí es válido lo que se reclama en el ámbito médico. Pero a menudo, en el caso de la psicoterapia el problema resulta más delicado a causa de la implicación de más personas en el campo diagnóstico: los padres, la pareja, los hijos. En muchos casos, estos han empujado al paciente a iniciar el tratamiento, con lo que quieren conocer el desarrollo y los éxitos e incluso pueden querer aportar su propia diagnosis explicativa. Por otra parte, especialmente en los casos más graves, las noticias de fuente familiar son en cierto modo necesarias: pero a menudo los padres no se limitan a dar noticias, sino que añaden también explicaciones e interpretaciones, y de este modo al terapeuta no le es siempre sencillo distinguir el dato de la interpretación. Desde un punto de vista ético, se podría afirmar que:

a) en línea general, no es bueno favorecer la interferencia de parientes o personas interesadas en el proceso de la terapia;
b) las eventuales noticias deben extraerse al comienzo de la terapia y con el consentimiento del propio paciente cada vez que sea posible;
c) la obligación del secreto profesional decae cada vez que se pueda temer por la vida y la integridad física del paciente y cuando este consienta en dar las informaciones solicitadas;

d) cuando el trastorno es «sistémico» e «interrelacional», es necesario proponer una psicoterapia familiar.

Se ha de guardar por lo general el supuesto de confidencialidad para una relación lícita y válida entre terapeuta y paciente, y resulta evidente que el paciente no se fiaría del especialista si supiera que este tiende a traspasar las noticias a los familiares.

Más que obvio es también que está excluido el revelar a extraños que no sean familiares o quienes hacen las veces —superiores de religiosos con voto de obediencia, tutores—. La grabación de las sesiones con un fin didáctico también requiere del consentimiento del paciente y la obligación de ocultar la identidad de este.

En las cárceles o en regímenes políticos que realizan el control sobre las personas, el secreto y la confidencialidad no deben ser forzados por la autoridad. Los tests de personalidad o de diagnóstico, así como las publicaciones de trabajos científicos extraídos de datos de pacientes, deben garantizar la confidencialidad de la persona.

7. Otro problema es el de la responsabilidad legal y moral en el certificado de enfermedad que debe declarar el especialista en orden a los tribunales y a lo contencioso en el campo laboral y de los seguros.

Ya hemos recordado a la hora de hablar de los tratamientos con psicofármacos lo humanamente delicado y éticamente exigente que es declarar a una persona como enferma mental: su estima social —especialmente en determinados contextos culturales—, la consecuencia sobre el tratamiento económico de quiescencia o baja por enfermedad, sobre la atribución de una pensión, la exención del servicio militar, la validez del mismo matrimonio civil y religioso muestran la responsabilidad de esta declaración.

8. Las normas éticas exigen una particular protección del consentimiento informado en la investigación, especialmente cuando se haga con medicamentos experimentales[177].

La circunstancia de que la comunicación sobre el tipo de experimentación pueda alterar la psicología del paciente no es motivo suficiente para no pedir el consentimiento, de modo particular cuando se trate de un programa de experimentación, sin una directa terapia para el propio paciente[178].

[177] L. W. Roberts, «Evidence-based ethics and informed consent in mental illness research», a.c., 540-542.

[178] National Bioethics Advisory Commission, *Research involving persons with mental disorders,* 2 o.c..

9. Otro problema aparece en la literatura especializada y en la práctica: nace del empeoramiento inicial de los pacientes que entran en psicoterapia, tanto en lo que respecta a las manifestaciones como en los comportamientos. Se describen casos de un inicial incremento de la depresión, de la agresividad, de la actitud de confusión del Yo que compromete al paciente y a la familia, de la falta de control de sí mismo y de la dependencia excesiva y prolongada del psicoterapeuta.

La gestión de estos momentos, que pueden inducir a que el paciente o sus parientes interrumpan el *iter* terapéutico, exige por parte del psicoterapeuta la capacidad de saber controlar la situación, a veces poniendo sobre aviso o dando explicaciones al grupo familiar y sabiendo aconsejar también el uso de medicamentos asociados con la psicoterapia para mantener el control de los momentos más graves.

Evidentemente, se supone que estos elementos negativos deben ser manifestaciones previsibles y transitorias de la terapia y no el resultado de la inexperiencia del terapeuta.

En este caso, para quien ha iniciado el tratamiento del paciente, resulta una obligación moral el sugerir pasar a un profesional más preparado, o más idóneo por su carácter a interactuar con ese paciente en particular.

2. **Las terapias de grupo**

La terapia de grupo, adoptada por muchas escuelas[179], presenta unas ventajas indudables pero también riesgos que ya han sido repertoriados en la literatura especializada[180] y que resultan considerables desde el punto de vista ético.

Las ventajas son las siguientes:

a) el grupo puede desempeñar el papel de «comunidad normativa» porque las conductas conformes pueden reforzarse y censurarse las discordantes, después de que los distintos puntos de vista de los pacientes se hayan podido confrontar;

[179] Usan y recomiendan la terapia de grupo las corrientes freudianas, neofreudianas, cognitivas, rogerianas, terapeutas familiares, entre otras. Los grupos se constituyen en general por un número fijo de pacientes de 5 a 12. M. Lakin, *Ethical issues in the psychotherapies,* o.c., 74-89; E. H. Erikson, «Psychoanalysis and ethics», a.c., 409-415; M. Levine, *Psychiatry and ethics,* o.c.

[180] Association of Specialists in Group Work, *Guidelines for group leaders* (Nueva York 1980).

b) el grupo hace las veces de «medio terapéutico» con un sistema de mutua influencia e interdependencia que evita el riesgo indicado por la *dyadic therapy,* es decir, la dependencia de tipo emocional del paciente con respecto al terapeuta;
c) los lazos de solidaridad que se crean en el grupo constituyen una ayuda humanamente considerable en el apoyo de cada uno de los pacientes;
d) si el grupo funciona y dialoga bien, la transparencia de las emociones de cada participante también podrá expresarse con mayor espontaneidad;
e) la visión de la realidad puede llegar a delinearse con más facilidad y objetividad en la relación de grupo que en la terapia individual;
f) es más fácil superar con un consentimiento común las barreras del secreto y la confidencialidad, que a veces suponen ser un obstáculo para el bien individual, en cuanto que se puede proveer mejor al bien común si los pacientes también comunican a un grupo las situaciones más necesitadas de remedio. El propio grupo, aún estando ligado globalmente a la confidencialidad, puede sin embargo ofrecer condiciones válidas que sean mejores para influir positivamente en las situaciones. Por último, parece que algunos tipos de psicosis encuentran en la terapia de grupo un tratamiento más rápido y eficaz.

Sin embargo, en las terapias de grupo también existen riesgos que han de ser evitados y que en líneas generales se reducen a dos:

a) someter a una mayor tensión a los componentes y especialmente a individuos frágiles y vulnerables. Los tipos aquejados de paranoia y sobrecarga de ansiedad no parecen ser adecuados para la psicoterapia de grupo;
b) la elección del método de terapia de grupo tiene el gran riesgo de que se haga no por ser la más adecuada, sino por motivos de facilitación económica. Puede ocurrir tanto por parte de los clientes como de los terapeutas, en el momento en que este tipo de terapia supone un ahorro de dinero a los pacientes y, al mismo tiempo, para el terapeuta la cifra total es más alta junto con un enorme ahorro de tiempo.

Se han elaborado igualmente códigos de ética y deontología específicos para los terapeutas de grupo por parte de diversas asociaciones. Las normas tratan los criterios de elección de los pacientes, la obligación de informar sobre el método terapéutico, las normas del grupo y el modo de conducción del mismo. Sin embargo, algunos observan la dificultad de exponer plenamente la «lógica» del método a quienes hacen terapia de grupo, cuando no es necesario ni obligatorio hacerlo.

3. Terapias familiares

Ahora ya es oportuno usar el plural porque existen muchas metodologías de psicoterapia familiar[181]: el término, de todos modos, no solo da a entender que el destinatario de la terapia es el grupo familiar, sino que se pretende implicar metodológicamente al grupo familiar en el proceso terapéutico más que a sus miembros de manera separada. El presupuesto metodológico es que no es posible modificar el estado psicopatológico de un individuo si no se corrige y cambia todo el sistema familiar cuando esta patología es el resultado de un sistema de relaciones familiares o viene reforzada de todas formas por el tipo de relación.

En Nueva York comenzó a funcionar en 1960 el Instituto de la Familia, fundado por Ackerman y la publicación de la revista *Family Process* se inició en 1962 gracias a la intervención de Jackson; así empezaron a introducirse las terapias familiares; en Filadelfia, el Instituto de la Familia se fundó en 1964. Pero ya en 1950 Kluckohn y Spiegel publicaron sus puntos de vista sobre la necesidad de una redefinición de la psicoterapia cuando se trataba de la familia.

En Italia hubo que esperar a los años 1970-75 para conocer los primeros grupos de terapeutas de familia, aunque la experiencia en consulta remitía a los años 50.

Hemos dicho que existen varios sistemas de terapia familiar. Está el modelo «psicodinámico» que se basa en el presupuesto optimista de la posibilidad de crecimiento y autocorrección de la familia. Está el sistema «estructuralista», más pesimista, que presupone la necesidad de cambios estratégicos paradójicos, emocionales y también violentos con el fin de llevar a los individuos a una relación distinta.

[181] M. LAKIN, *Ethical issues in the psychotherapies,* o.c., 90-105, C. BARTON - J. F. ALEXANDER, «Functional family therapy», a.c.; H. F. STEIN, «Therapist and family values in a cultural context», a.c., 35-46; P. J. GUERIN JR, *Family therapy,* o.c.; H. JOHNSON, «Emerging concerns in family therapy»: *Social Work*, 1986, 299-306; C. PONTALTI, «Linee concettuali di psicodinamica e psicoterapia familiar», a.c., 306-330.

El método tradicional psicodinámico pone en el centro al sujeto enfermo y, en el programa de apoyo a ese sujeto, se organiza secundariamente el tratamiento de los demás miembros. Johnson subraya que el tratamiento del trastorno familiar no significa que el psicoterapeuta tenga que trabajar con todos los miembros de la familia al mismo tiempo.

En lo que respecta a los problemas éticos, estos no aparecen de modo evidente en la literatura, en la que prevalece el estudio de los aspectos metodológicos. Existe ante todo el deber de no dar por descontada ni de absolutizar una metodología sobre otra. Muchos son los autores que subrayan las dificultades persistentes y un cierto grado de fideísmo en algunas escuelas que teorizan demasiado fácilmente esquemas y dinámicas que no tienen relación con la realidad.

Vemos con cierta cautela lo relativo a las terapias estructurales y los métodos de forzamiento paradójico, porque no siempre aportan el éxito esperado.

Es necesario que el psicoterapeuta se esfuerce por interpretar el sistema de las relaciones y desarrollos en una metodología de cambio evolutivo, acompañando al mismo tiempo el crecimiento de los miembros de la familia y la mutación de las relaciones. No es posible cambiar un sistema de comunión de personas sin actuar sobre los valores vividos por cada uno ni tampoco sin implicar la colaboración de cada uno; no es sensato atribuir todo al sistema sin tener en cuenta las profundas patologías del enfermo; como tampoco sería aceptable pretender actuar separadamente sobre los miembros familiares cuando el trastorno es causado o reforzado por las relaciones entre ellos.

El problema particular de los terapeutas que se ven en la necesidad de defender a hijos maltratados —y por esto dañados psíquicamente— debe resolverse a la luz del bien superior por lo que, cuando no resultara eficaz la intervención terapéutica, permanecería la obligación de denunciar a los padres previo aviso, como si se tratara de la presencia de una enfermedad infecciosa, caso en el que no se puede invocar la obligación de discreción. En las normas deontológicas emerge la recomendación según la cual el terapeuta no debe emitir juicios ni apreciaciones sobre los valores vividos en un contexto determinado, las relaciones sentimentales extraconyugales o las «preferencias» sexuales. Sin embargo, creo que sería poco correcto silenciar la eventual conexión del trastorno psicológico con particulares situaciones de transgresión moral. Si el niño presenta trastornos a causa de los conflictos de sus padres, no creo que el terapeuta deba pasar en silencio esta relación de causa-efecto. Ni creo que se ofenda a la libertad ni al respeto del cliente si se considerara útil proponer —no digo imponer— la existencia de modelos de vida y valores que puedan también aportar un alivio a la situación. Es cierto que donde el trastorno fuese provocado, por ejemplo, por factores religiosos emocionalmente enfatizados o vividos de modo autoritario o neurótico en el contexto familiar, el psicoterapeuta podría expresar sus dudas y su juicio sobre la eventual revisión interior de las modalidades religiosas que pueden provocar trastornos en la familia, pero hará bien en reenviar también a expertos de la esfera religiosa el examen simultáneo del contenido específico de valores.

Los problemas éticos que comportan a su vez las consecuencias psicológicas y psicopatológicas con motivo del cambio cultural del cuadro de valores (divorcio, separaciones, homosexualidad, drogadicción de un miembro de la familia) son situaciones que someten a los terapeutas familiares a una formación permanente y también a registrar fracasos o pedir continuos controles a las propias metodologías.

4. Psicoterapia en el campo de la organización

El mundo laboral, después del familiar, somete a los individuos a un conjunto de dinámicas que pueden ser colaborativas o competitivas, de satisfacción o frustración, de realización personal o de fracaso. Es necesario añadir, en determinados tipos de trabajo, la situación de repetitividad y la ausencia de participación creativa. Por último, el individuo que se encuentre en un nivel directivo o ejecutivo carga consigo la situación familiar y a veces puede suceder que a un conflicto de tipo familiar se sume una situación negativa en el ámbito laboral.

También hay que mencionar la reciente introducción de la computerización en el cálculo de los tiempos de trabajo, con diversos sistemas de *timing* y de cómputo de la productividad llevado hasta el minuto, con una situación de estrés y presión que se ejerce más intensamente sobre los vértices responsables y se extiende sobre todo el personal.

En espera de una profunda reflexión sobre el *taylorismo,* las sugerencias de tipo humanizador que se dan para el trabajo en cadena y la actual organización de los grandes complejos industriales y de los sistemas de trabajo, se resumen del siguiente modo en la literatura especializada[182]:

[182] M. Lakin, *Ethical issues in the psychotherapies,* o.c., 106-121; Íd., *The helping group,* o.c.; P. Rosenthal, *Works and values,* o.c.; R. W. Walton, «Ethical issues in the practice of organization development», a.c.

a) una preparación del trabajador al conocimiento de los sistemas y métodos de trabajo;
b) una rectitud en la consideración, retribución y tareas laborales entre los diversos grupos que participan en una intervención;
c) evitar técnicas de control opresoras y puramente cuantitativas (tantas piezas por hora, etc.), o formas denigrantes o humillantes sobre los menos dotados. Muchas de las técnicas de control de la productividad se han copiado de la industria bélica;
d) asegurar la confidencialidad en el campo de las relaciones laborales;
e) asegurar periodos y formas de puesta al día y de participación.

Las metodologías que resultan más apropiadas son las de psicoterapia de grupo, pero también los sistemas de intervención realizados en la organización y a través de la organización: a nivel preventivo, la incentivación de la participación en las decisiones, la información y la formación continua resultan ser métodos más eficaces que recurrir, para mantener un alto nivel de productividad, a la competitividad excesiva, a las presiones de control y a tantos sistemas que también se están eliminando en Japón; se trata por tanto de incrementar aquellos sistemas de tipo humanizador y participativo que se reúnen bajo el nombre de Organizational Development (OD) o Human System Development (HSD). Los National Training Laboratories en Washington (D.C.) y el Tavistock Institute of Human Relations en Londres proponen estas metodologias que comportan una intervención simultánea en los elementos organizativos y los aspectos relacionales.

Pero hay que señalar que la intervención con terapias organizacionales en el campo laboral, bancario, industrial etc., trae consigo de nuevo unos problemas éticos que brotan en el mismo momento en que se llevan a cabo entrevistas a los trabajadores y cuando se aplican las terapias.

Es bien difícil actuar eficazmente en un contexto que tiene jerarquías, papeles y carreras, horarios y sistemas relacionales exigidos por la organización del trabajo: ¿qué hacer si el individuo perturbador de un lugar de trabajo es uno de sus responsables? ¿Se puede pedir que sea trasladado? ¿Se le puede pedir que acepte enfrentarse al problema y cambiar de actitud? Teóricamente es posible pero es cierto que esto a posteriori trae consigo problemas.

El crédito personal que tiene cada individuo y que quiere conservar en la privacidad y en la discreción respecto a sus problemas personales y familiares hace bien difícil el llevar a cabo entrevistas sistemáticas y una terapia de grupo dentro de la organización del trabajo.

Podría ser quizá más fácil la cjecución de una conclusión, resultado del psicoanálisis, que comportara la modificación de determinados mecanismos implícitos en la organización del trabajo y fueran considerados por el psicoterapeuta como responsables del trastorno. Por ejemplo, el psicoterapeuta podrá considerar que ciertos sistemas que estimulan la competitividad o que comportan la repetitividad en el trabajo y que carecen de intereses participativos, son responsables de algunos disturbios, y podrá presentar así las conclusiones a los responsables de la organización[183].

Por estas dificultades y quizá por aún más razones, sin excluir las económicas, el psicoterapeuta es todavía poco utilizado en la industria o en las organizaciones laborales. Aún menos presente está el empleo de metodologías de grupo en el más amplio sentido de la «psicoterapia organizacional».

El psicólogo-consultor se limita como mucho —y se le consulta con este fin— a dar su opinión y su apoyo individual, que pueden concluirse a veces sencillamente con el consejo dado al trabajador de cambiar de trabajo e irse a otra empresa cuando, en realidad en ciertos casos debería cambiarse también el sistema organizativo.

Cuando una organización de trabajo acepte que psicólogos preparados puedan llevar a cabo entrevistas y organizar grupos de psicoterapia en el interior de la organización para analizar la propia organización, considerando incluso los problemas mencionados más arriba, seguramente se podrán conseguir mayores ventajas tanto por conocer los problemas psicológicos generados por el tipo de trabajo y de relaciones sociales en el lugar de trabajo, como porque los propios trabajadores serán conscientes de los valores morales exigidos en la relación interpersonal y reconocidos por el ámbito laboral, así como por la mejora progresiva de la condición laboral general.

Sin embargo, considero que la psicoterapia individual seguirá siendo una necesidad para los casos particulares que no se puedan tratar a través de la terapia organizacional.

5. Ética sometida a los modelos de psicoanálisis

Hemos examinado las implicaciones éticas de la psicoterapia, teniendo en cuenta que la psicoterapia podría beneficiarse

[183] M. LAKIN, *Ethical issues in the psychotherapies,* o.c., 114.

de modelos y métodos de referencia múltiples y considerando los reflejos éticos en el momento en el que se aplicara cualquiera de estos métodos al individuo o al grupo.

Sin embargo, se puede plantear también otra pregunta: ¿qué concepción relativa a la moral o a la ética es asumida y hecha propia por cada modelo? Solo hemos tratado este tema indirectamente y en parte, mencionando el hecho de que cada modelo o escuela de psiquiatría o psicoterapia nace de una determinada concepción del hombre y de la vida.

Por otro lado, para los fines y en los horizontes de esta obra resultaría demasiado amplio examinar en cada escuela y orientación científicas la idea de «moral» que cada una de ellas utiliza implícitamente o que profesa explícitamente.

De todos modos, puede ser útil aportar una breve ilustración de la concepción de la moral en el campo del psicoanálisis que ha sido, y sigue siendo, uno de los principales puntos de referencia en la formación de muchos psiquiatras y psicólogos.

Lacan, uno de los seguidores y de los mejores intérpretes de Freud, organizó un Seminario sobre este tema durante el año 1959-1960 en Sainte-Anne. Los contenidos de este seminario no fueron publicados hasta 1986, cinco años después de su muerte[184].

Lacan, siguiendo tres obras de Freud, *Totem y tabú, El malestar en la cultura* y *Moisés y la religión monoteísta,* configura algunos tipos de moral existentes en la sociedad, modelos que él valora a la luz de los criterios de fondo del psicoanálisis. Y termina sugiriendo a su vez una ética del psicoanálisis[185].

El primer tipo de ética, que él identifica como propia del mundo burgués occidental desde Aristóteles, es la ética hedonista y consiste en presuponer que la felicidad y el placer equivalen al bien; el bien consiste en encontrar el «justo medio» (ni mucho ni poco) para alcanzar la felicidad y extender la mayor disponibilidad de bien posible a la mayor parte de los hombres. Pero la paradoja es que este bien lleva a la infelicidad por ser utópico para el individuo y porque los demás no se reconocen en el bien impuesto desde fuera; de hecho, cada uno concibe el bien de los demás a su manera.

El otro tipo de moral es la que inspira a Kant; una moral del Super-Yo que impone la norma por la norma, sin justificación ni compensación; por lo tanto, la norma se vuelve una especie

[184] J. LACAN, *Le Séminaire,* VII, o.c. Cf. la amplia recensión en PH. JULIEN, «Psychoanalyse et éthique», a.c., 345-351.

[185] J. LACAN, *Le Séminaire,* VII, o.c.

de sadismo insaciable que cada vez consigue más y cada vez pide más, es la interiorización de la «prohibición». Esta moral solo podrá suscitar insurrección y rechazo, así como la anterior solo puede generar desesperación. Lacan se pregunta entonces: ¿qué es lo que impide por un lado «disfrutar» y por el otro impide «someterse»?

Siguiendo siempre a Freud y también a Heidegger, Lacan afirma que plantearse esta cuestión equivale a entrar en el misterio representado por lo que él llama la *Chose* (la «cosa» o la «objetividad») equivalente a lo que en alemán se define *das Ding,* o en Heidegger el *Entwurf.* Se trata de lo que constituye el fondo de cada persona, de cada individuo; lugar vacío y misterioso, colonizado y despojado de cualquier buena o mala voluntad y que es puro deseo, fuente de cada impulso hacia el prójimo (y sobre todo hacia la madre). Este deseo del individuo es también el deseo del otro; amar al prójimo como a sí mismo, que es también el núcleo de la moral judeo-cristiana, reinterpretada laicamente por Lacan.

Este elemento numinoso que los paganos habían personificado en las divinidades y que los cristianos reconocen en Cristo, que muere por todos los hombres, Lacan quiere interpretarlo como el elemento numinoso de cada individuo, el deseo inscrito en cada Yo.

La ley del deseo es connatural a cada individuo y su precio, su deuda, debe ser pagada siempre para que pueda existir una frontera moral y una comunidad de propósitos.

Desde un punto de vista teológico, esta interpretación del Cristianismo suscita reservas, porque reduce la Persona de Cristo a un símbolo o a un valor normativo; sin embargo, hay que reconocer que el psicoanálisis intenta dotarse con Lacan de una referencia ética y no limitarse a una simple metodología.

D. EL USO POLÍTICO DE LA PSIQUIATRÍA

No pretendemos hablar en este apartado de la programación sanitaria que presupone una visión política de la medicina y por consiguiente de la psiquiatría, en su sentido más obvio y sano de la expresión «política», que es la de servicio a la comunidad. Ni tampoco comprendemos la expresión en el reciente significado dado a la interpretación «política» de la enfermedad mental, según la cual el origen de este tipo de enfermedad se tendría que buscar en la sociedad y su organización.

Pretendemos hablar del hecho criminal por el cual la psiquiatría se usa para someter al régimen los llamados disidentes o para sonsacar falsas o presuntas confesiones. Sería mejor hablar de psiquiatría de régimen. De hecho, en esta situación el psiquiatra se encuentra a menudo subordinado al político.

Los episodios más asombrosos del uso político o de régimen de la psiquiatría se refieren al régimen comunista vigente hasta hace pocos años y a los Estados satélites comunistas, en los cuales por lo general no se reconocieron durante mucho tiempo los derechos humanos al ciudadano y mucho menos al adversario político.

Hay que recordar ante todo que de todos estos hechos no se tienen hasta ahora más que un conocimiento indirecto debido a las denuncias de Amnesty International y a relatos y testimonios de disidentes que salieron indemnes de las «terapias» y de las cárceles. Es posible que en un futuro la literatura sobre estos hechos crezca y se constituirá algo análogo a lo documentado tras el proceso de Nurenberg[186]. Es sabido que en los países del Este los disidentes eran internados a menudo en hospitales psiquiátricos, en base a la ley sobre los tratamientos obligatorios previstos para los individuos peligrosos. El Código Penal de la Unión Soviética apunta a ese propósito: «Las medidas de carácter médico se aplican en la corte en los casos de personas que hayan cometido acciones socialmente peligrosas» (art. 403)[187].

Los abusos de la psiquiatría como instrumento político fueron debatidos durante el VI Congreso de Psiquiatria desarrollado en Honolulu en 1977, del que nació la *Declaración de Hawai;* además de la Unión Soviética, fueron acusados los países de Sudáfrica, Rumanía y Argentina. En aquella ocasión no se limitaron a trazar las líneas de la deontología contenida en esa *Declaración,* sino que se añadió una moción de censura, propuesta por las delegaciones australiana y neozelandesa, que pasó con 121 votos contra 66. Evidentemente, las delegaciones acusadas, empezando por la soviética, se opusieron a todas las acusaciones y rechazaron incluso las comisiones de control.

En este punto, es difícil saber cuánta consistencia y extensión tuvo el fenómeno, pero los testimonios reportados por los

[186] AA.VV., *Le testimonianze del Tribunale Sacharov...,* o.c.; M. Corti, *Prigionieri politici nell'URSS,* o.c.; Amnesty International, *Prisoners of conscience in the URSS: their treatment and conditions,* o.c.; Íd., «Unione Sovietica. Il ricovero coatto per ragioni politiche negli ospedali psichiatrici dell'URSS», a.c.; AA.VV., *Tribunale Sacharov,* o.c.; J. Tesar, *Diagnosi 301.7,* o.c.; L. Ancona, «L'individuo come oggetto di manipolazione sociale», a.c., 36-48; G. L. Gigli, «La privazione del sonno per distruggere la personalità», a.c., 49-54; H. Merskey, «Different forms of the abuse of psychiatry», a.c., 423-426.

[187] Tomado de AA.VV., *Le testimonianze del Tribunale Sacharov...*, o.c.,158.

tribunales de opinión y denuncia, como el Tribunal Sajarov y Amnistía Internacional, están suficientemente documentadas para no tomar en consideración esta deformación de la ciencia psiquiátrica.

1. **Las técnicas de manipulación de la mente**

Ni siquiera es fácil documentarse sobre las técnicas con las que actuaron los especialistas implicados con los regímenes políticos autoritarios. Sobre todo podemos subrayar lo que afirma L. Ancona, es decir, que los regímenes totalitarios, al no consentir la confrontación con modelos diversificados de juicio y comportamiento, no permiten la disensión al individuo, no solo porque esto se puede impedir con el forzamiento exterior, sino porque «en realidad los puntos de *feedback* son esencialmente necesarios para ejercer el disentimiento, con lo que no puede calificarse como una reacción personal, sino que debe anclarse en realidades externas de referencia para ser adecuado o adecuadamente justificado, y estas realidades se mantienen por ello escondidas el mayor tiempo posible»[188]. Es el llamado «paternalismo estatal» por el que se comprueba una falta de estímulos de crecimiento.

Al mismo tiempo, en los regímenes totalitarios la compresión forzada de la autonomía de decisión del yo hacia lo exterior y la ausencia contemporánea de estímulos externos hacen que el yo sea frágil y a veces incapaz de reorientarse ante los procesos primarios del incosciente, los mismos que generan la psicosis.

> Cuando la autonomía del Yo ante lo interior se fragiliza y disminuye por la pérdida de autonomía ante el mundo exterior, los procesos primarios pueden emerger e irrumpir a nivel de la conciencia. Se comprueba entonces un estado semi-hipnótico, un estado de alienación en el cual cualquier presión que venga del exterior (sobre todo si está coordinada con el miedo o la urgencia de estímulos fisiológicos primarios como el hambre, la sed, el sueño, la sexualidad) es capaz de penetrar directamente en su mundo profundo y resurgir después presentándose a su mente como un mensaje coercitivo que parte del inconsciente y que se impone como verdadero. Esta es sustancialmente la dinámica del lavado de cerebro[189].

[188] L. ANCONA, «L'individuo come oggetto di manipolazione sociale», a.c., 42.

[189] Ibíd., 39-40. El prof. Ancona se refiere a numerosos experimentos de psicología de la escuela de Hebb, canadiense, conocidos con el nombre de «deprivación sensorial». Los experimentos realizados también por Bexton, Scott, Heron son de los años cincuenta.

Por lo tanto los estímulos externos, la fragilización del Yo, la ausencia de puntos de referencia diversificados o de señas diversas, llevan a un estado de fragilidad y receptividad de la ideología impuesta o, en caso de detención forzosa, favorecen también la confesión arrancada a un Yo privado de la capacidad de discernimiento.

Sin tener que recurrir a una habitación oscura y silenciosa o a la inmersión en el agua privando al individuo de la fuerza de gravedad para abolir los estímulos externos, la misma situación de paternalismo estatal y de alistamiento social disminuye en la mayoría la capacidad crítica y la autonomía mental. Esta patología, según el mismo autor, puede llegar a hacer que no solo las ideas, explicaciones y enseñanzas colectivas se reciban fácilmente como la única directiva plausible o la única explicación válida de los hechos, sino que el eventual castigo del que se desvía ocasionalmente sea aprobado por las masas, del mismo modo que se aprueba que el padre castigue al hijo rebelde que perturba el orden general.

Pero además de esta manipulación del cerebro que se ejerce sobre las masas y sobre cada uno de los individuos internados con coacción en hospitales psiquiátricos, también han sido documentadas otras técnicas de debilitación del Yo y de manipulación mental.

Una de las técnicas para hacer al individuo más dependiente del ambiente está representada por la supresión del sueño y sobre todo de la fase REM *(Rapid Eye Movement)* del propio sueño, que tendría una función de recuperación y fortalecimiento del sistema nervioso central y de individualización de la actividad perceptiva. «Como afirma Jouvet, la privación del sueño REM lleva probablemente a una mayor sensibilidad al ambiente, comenzando por el ambiente social del que se hace parte y, para el individuo al que se impide dormir, resulta mucho más difícil resistir a las presiones ambientales»[190].

Otra forma de manipulación mental es la administración de medicamentos antipsicóticos, sin correctivos, que provocan una continua pérdida de memoria y una degradación intelectual, emocional y moral[191].

Pero estas manipulaciones de tipo «científico» son precedidas normalmente por el «diagnóstico» político de la enferme-

[190] G. L. Gigli, «La privazione del sonno», a.c., 53; M. Jouvet, «Commentary», a.c.

[191] L. I. Plusc, «Lager per russificare tutto il mondo», a.c., 74-79; N. Gorbanevskaja, «Per uscire dal manicomio bisogna pentirsi», a.c., 79-87.

dad mental, en cuanto se declara esquizofrénico no ya a quien manifiesta disociaciones psíquicas, sino a quien disocia de la ideología. Esto conlleva el internamiento forzoso en el manicomio, donde la vigilancia se puede hacer mejor de hecho y de derecho.

Además, los tratamientos farmacológicos iban acompañados, si nos atenemos a los testimonios, de golpes, privación de alimentos, luz, consuelo, etc., por lo que la resistencia moral acababa minándose inevitablemente. La promesa de la «completa curación» parece que estaba subordinada a la confesión forzada y la denuncia de los presuntos cómplices.

Evidentemente, todo esto traspasa la propia psiquiatría y sobre todo transgrede la ética: es cruda tiranía. Esperemos que todo esto ya forme parte del pasado.

2. Nuevas formas de manipulación mental

Es necesario, sin embargo, mantener la guardia sobre el problema de los derechos humanos y los valores fundamentales de respeto del ser humano, especialmente en los países emergentes.

Pero sobre todo hay que preguntarse si determinadas formas de presión social en los países industrializados, pilotadas a través de los medios de comunicación social sirviéndose de la noticia emocional y de informaciones parciales, a veces no representan una nueva forma de tiranía sobre la mente, de la que es necesario proteger no solo a los niños, sino también a los adultos[192].

Mensajes subliminales, repetidos, cargados de atractivo emocional y de imágenes sugestivas, para inculcar un comportamiento comercial o social, querido y pilotado por algunas centrales de información, pueden llegar a ser una forma de manipulación mental que debe estar bajo control[193].

Dentro del poder sugestivo de la imagen hay un nuevo lenguaje. Durante milenios hubo una época de cultura oral, en la que la tradición narrativa con la transmisión familiar y de los lazos familiares guió durante siglos la civilización y las culturas pastorales y agrícolas y transmitió ritos, valores y formas cultuales. Ejemplo de ella son las grandes civilizaciones del antiguo Egipto, la antigua Asia y la América precolombina.

[192] R. F. Schopp trata este tema de forma extensa en «Behavior control», a.c., 221-228.

[193] Consejo Pontificio para las Comunicaciones Sociales, «Etica nelle comunicazioni sociali», a.c.

Se ha dado la fase de la cultura del libro, la noticia escrita en rima, en prosa literaria, en prosa popular a través del material de escritorio paulatinamente más accesible: la piedra, el papiro, el pergamino, el papel, la imprenta... Y el mundo se ha hecho más culto, más cercano, más documentado. La palabra escrita ha sido unas veces bálsamo y otras espada, unas veces alimento y otras veneno, y ha abierto los corazones a la mística y también ha armado a soldados para batallas y guerras.

El lenguaje basado en la imaginación, el nuevo lenguaje del sonido, de la imagen, del reflejo emocional controlable solo parcialmente, puede representar una nueva fuerza de transformación mundial, una nueva red de conocimiento directo a distancia, pero también puede privar a masas enteras de la capacidad de controlar las noticias, la imaginación y el juicio crítico.

La expropiación de la psique y el monopolio de los sentimientos populares son siempre más fáciles si no se vuelve a encender el juicio crítico, racional y contemplativo-reflexivo y si no se dan «espacios para la contemplación» o para el contacto con valores trascendentales.

Si los poderes de la información a través de la informática se concentran además en las manos o el cerebro de unos pocos, sin posibilidad de control, el saber puede llegar a convertirse fácilmente en poder y se puede sustituir la mente de cada persona por el cerebro directivo que ha sido llamado «el gran ingeniero»[194], el dominador de mentes e informaciones.

La necesidad ética vuelve a surgir en el mismo punto y con la misma exigencia: la paciente construcción crítica de la autonomía de pensamiento mediante la razón especulativa y sobre todo la verdad que trasciende también nuestras pasiones y sirve para comprobar las influencias de moda. La verdad es necesaria si no se quiere transformar el mundo en una sección de pensamiento prefabricado, similar a un departamento de un gran campo de concentración, con gente que cree que es autónoma mientras que en realidad se deja masificar y no se da cuenta de estar masificada.

Podemos encontrar muchos ejemplos de este tipo de manipulación en varios campos: el consumo de psicofármacos debido a la manipulación publicitaria, el recurso al diagnóstico prenatal por causa del alarmismo y del miedo al «hijo con malformaciones», miedo que suprime la alegría de la maternidad a muchas embrazadas y hace recurrir al aborto incluso en ausencia de graves malformaciones, por una simple sospecha infundada.

[194] A. TOFFLER, *La terza ondata,* o.c.

La moda y la diversión, unidos a los *mass media,* inducen comportamientos que sirven únicamente a los productores de géneros de consumo.

De ahí la importancia, que ya se ha señalado, de mantener la función profética por parte de educadores, pastores y escritores que ayude a mantener en vela el sentido crítico y la independencia de los valores éticos y los comportamientos necesarios para la humanidad y el bien de la vida[195].

No está entre nuestras capacidades la de explorar por qué dinámicas cibernéticas la imagen y los modelos interpretativos de la realidad política, el impulso emocional y la dirección de los programas pueden realizar corrientes de pensamiento y percepciones de las masas. De todos modos, estos estudios ponen en evidencia la conexión que establecen la imagen y el discurso de los medios de comunicación con las necesidades psicológicas profundas o las aspiraciones contenidas en los intereses de los oyentes: juntando el interés o el impulso profundo con una interpretación funcional en el plano del mensaje repetido y de inducción, la orientación resulta eficaz en proporción a su forma y carga emocionales.

Una mención particular merecería el discurso de la violencia de la imagen, cuando esta misma está cargada de escenas de violencia: la cuestión se ha planteado de modo particular en todo lo relativo a las películas con escenas violentas, pero se vuelve a proponer para la pornografía y sus mercados clandestino y público.

A este respecto hay dos posiciones. Hay quien dice que, en base a mecanismos de compensación de los que estaría provisto nuestro psique, según lo inculcado por Freud, la escena de violencia o erótica tendrían una función «terapéutica», como una válvula de descarga de tensiones que, si no se canalizaran en el imaginario, llevarían a provocar comportamientos que causarían daños sociales. Otros, en cambio, dicen que la imagen reforzaría las tendencias latentes en todos; de modo particular, en aquellos que no tienen una capacidad adecuada de control y presentan un «yo» desestructurado, llevaría a un desencadenamiento de las pulsiones y a la imitación.

Creo que desde un punto de vista ético se debería tener sobre todo presente el mensaje contenido en la imagen y en el conjunto de las imágenes: si este mensaje, por muy emotivo y profundo

[195] B. HÄRING, *Medicina e manipolazione,* o.c.; H. I. SCHILLER, *The mind challengers,* o.c.; M. MCLUHAN, *La galaxia Gutenberg,* o.c.; G. GAMALERI, *La galassia McLuhan,* o.c.

que sea, va contra la dignidad de la persona, prescindiendo de los efectos sociales que pueda provocar, siempre se tratará de una ofensa a la dignidad del hombre y un intento de perversión del individuo. Pueden darse representaciones ofensivas al pudor o a la verdad o justicia; también se puede exaltar la traición o el robo con imágenes no violentas.

En segundo lugar, es necesario añadir que todo lo que tiende a sofocar y arrollar la razón y la capacidad intelectiva, con técnicas de exaltación o con mensajes subliminales repetidos adecuadamente, u organizando acontecimientos y hechos representados de forma dramática y falsa, realiza una sutil perversión del sentido humano en la persona y tiende a instrumentalizar a las masas.

También hay que preguntarse la parte de culpa de la organización de la propaganda y el bombardeo emocional en la fomentación del consentimiento durante los regímenes nazi, fascista y estalinista; cómo se ha podido llegar a matanzas y suicidios en masa en ciertas comunidades pseudorreligiosas en Norteamérica en los años setenta; qué es lo que puede desencadenar la violencia en los estadios. No creo que haya aún estudios adecuados, pero sí que está claro que existen técnicas de exaltación emocional capaces de afectar a la mente y transmitir energía negativa en las masas[196].

Como conclusión de este apartado, se debe decir que hay tres factores negativos en nuestra sociedad de la imagen: el tránsito de mensajes que van contra la dignidad y la moral, el aspecto sugestivo y violento que impide la reflexión y la verdadera libertad de decisión y el empañamiento de los valores transcendentales y espirituales.

Se trata de la consecuencia negativa de lo que indudablemente representa una nueva fase cultural y cívica: la invención del lenguaje de las imágenes tras las fases de la cultura oral y la del libro. Los valores morales en este contexto se suelen pedir en una forma de evidencia y con una interiorización convencida hasta el punto de poder constituir puntos de comparación válidos en orden a la orientación y al discernimiento.

[196] Respecto a la pronografia, cf. el documento del CONSEJO PONTIFICIO PARA LAS COMUNICACIONES SOCIALES, *Pornografía y violencia en las Comunicaciones Sociales,* o.c. Cf. también I. FUČEK, «Pornografia nei mass media. In margine a un recente documento del Magistero cattolico»: *Medicina e Morale* 2 (1990) 265-300. Sobre los mensajes subliminales, la técnica consistiría en esconder o bien introducir impulsos audiovisuales en diversos contextos aparentemente inofensivos sin que se acojan conscientemente y sin que se puedan controlar. Ya se haga para hacer que la gente deje de fumar o para que compre productos, solo cambia el objeto, pero el método sigue siendo manipulador y de ocultación.

3. «Internet Addiction Disorder» (IAD): síndrome de adicción a Internet

La quinta edición del DSM podría incluir una nueva patología psiquiátrica: la llamada *Internet Addiction Disorder* (IAD), el síndrome de dependencia a Internet, es decir, no ya una dependencia del consumo de substancias, sino de tipo comportamental[197].

La Canadian Medical Association sostiene que la IAD «es igual de real que el alcoholismo; provoca —como las demás patologías de dependencia— problemas sociales, deseo incontrolable, síndromes de abstinencia, aislamiento social, problemas conyugales y de rendimiento, dificultades económicas y laborales»[198]. Los individuos principalmente propensos a esta patología son personas de edades comprendidas entre los 15 y los 40 años, con dificultades de comunicación derivadas de problemas psicológicos y psiquiátricos, familiares y relacionales, es decir, de cualquier tipo de marginación. Otros factores de riesgo son el aislamiento geográfico, el elevado grado de informatización en el ambiente laboral, los trabajos nocturnos y solitarios. De manera particular, los que están más expuestos son individuos con dificultad de comunicar habitualmente, con una personalidad de tipo obsesivo-compulsivo y/o tendientes al aislamiento social y/o con marcados aspectos de inhibición en las relaciones interpersonales. La IAD se configuraría en ellos como un comportamiento de evitación: se encerrarían en la Red para no afrontar las temáticas existenciales[199].

4. Psicopatologías relacionadas con Internet

Algunos estudiosos describen también una nueva categoría de diagnóstico: IRP (*Internet Related Psychopathology*), la psicopatología de relacionarse por Internet, teniendo en cuenta la complejidad de la propia Red, junto con la multiplicidad de necesidades que puede satisfacer[200].

[197] Cf. K. S. Young, *Presi nella Rete,* o.c.

[198] T. Cantelmi - A. D'Andrea, «Fenomeni psicopatologici Internet-correlati: osservazioni cliniche», en T. Cantelmi - M. Talli - A. D'Andrea - C. Del Miglio, *La mente in Internet,* o.c.

[199] A. Siracusano - C. Peccarisi, «IAD: note critiche», a.c., 62, recogido por T. Cantelmi - L. Giardina Grifo, *La mente virtuale,* o.c., 52-53.

[200] Cf. T. Cantelmi - M. Talli - A. D'Andrea - C. Del Miglio, *La mente in Internet,* o.c.

Entre las nuevas dependencias, las que resultan más difundidas en Italia son[201]:

— los juegos de azar online compulsivo *(compulsive on-line gambling);*
— la adicción al cibersexo *(cybersexual addiction);*
— la adicción a las ciber-relaciones *(cyber relationship addiction);*
— la adicción al MUD *(Muds addiction);*
— a adicción al exceso de información *(information overload addiction).*

Los especialistas de este sector han elaborado unos instrumentos de diagnóstico, en particular unos cuestionarios, aptos para efectuar con rapidez y precisión un diagnóstico de estos trastornos[202].

Pero si el diagnóstico representa un momento fundamental en el proceso de curación de las personas afectadas por este tipo de patología, nos parece todavía más importante identificar los casos de riesgo, para poder emprender una prevención eficaz. Además, el estudio continuo y atento a las evoluciones no solo clínicas, sino también sociales, puede ayudar a identificar posteriores factores de riesgo.

Un reciente estudio ha arrojado luz a la relación de la IAD y el alcoholismo en los adolescentes[203]. Esto representa un motivo más para efectuar un diagnóstico precoz en los adolescentes, ya que servirá como instrumento para diagnosticar otras formas de dependencia. La prevención y las intervenciones en este tipo de problemáticas pueden ser más eficaces si se realizan de manera conjunta.

Los aspectos éticos atañen no solo al respeto de la dignidad, la autonomía y la privacidad del sujeto afectado por el síndrome, sino también la atención y el respeto de la dignidad de las otras personas implicadas (por ejemplo, peligro de derrochar el patrimonio familiar en caso de juegos de azar online).

Las respuestas positivas al tratamiento no parecen ser muy numerosas. También esto debe señalarse necesariamente al paciente, que además debe ser seguido con atención por parte de los familiares, por los graves riesgos y el alto número de recaídas.

201 Cf. ibíd., 61; T. Cantelmi - L. Giardina Grifo, *La mente virtuale,* o.c., 54-58.

202 Y. Khazaal - J. Billieux - G. Thorens y otros, «French validation of the Internet addiction test», a.c., 703-706.

203 C. H. Ko - J. Y. Yen - C. F. Yen y otros, «The association between Internet addiction and problematic alcohol use in adolescents», a.c., 571-576.

5. «E-Therapy»

Si Internet ha hecho surgir nuevas formas de psicopatología, también ha abierto nuevas posibilidades entre los instrumentos terapéuticos. Tenemos por tanto una nueva frontera en las psicoterapias: la E-THERAPY. Los instrumentos utilizados entre estas formas de terapia son principalmente[204]:

— e-mail;
— chat;
— chat con conexión audiovisual;
— chat con elaboración audiovisual.

La definición ofrecida por la International Society Mental Health Online[205] «se remonta a Grohol[206] que considera la *e-terapia* como una nueva modalidad de oferta de ayuda dirigida a las personas para resolver problemas relacionados con su vida cotidiana y su esfera de relaciones, utilizando la potencialidad de las comunicaciones sincrónicas o asíncronas de Internet. No se trata de psicoterapia ni de *counselling,* al no seguir, ni poder hacerlo, un diagnóstico precedente. El papel del clínico psiquiatra o del psicólogo, en este contexto, es más cercano al de un guía profesional *(coach)* que al de un psicoterapeuta. Evidentemente, la definición se refiere a una actividad clínica o de tipo consultorio que se realice exclusivamente a través del canal digital»[207].

Los límites de esta forma de tratamiento son evidentes: no permite efectuar un verdadero diagnóstico, ni emprender un tratamiento farmacológico, ni establecer una relación paciente-terapeuta según el modo tradicional. Ni se pueden conocer con certeza el nombre y la calificación del terapeuta. Además, no se disponen de datos de buena fuente sobre la eficacia de estos tratamientos y su característica de estar en la red aumenta la posibilidad de una propaganda no controlada. Pero no faltan valoraciones positivas, precisamente respecto al hecho de que el particular tipo de relación que en la psicoterapia online «construyen terapeuta y paciente en un *continuum* de comportamientos cada vez más recíprocos y participativos [...], confiere potencialidades más concretas»[208]. Es verdad que estas nuevas

[204] T. Cantelmi - L. Giardina Grifo, *La mente virtuale,* o.c., 98-100.
[205] www.ismho.org.
[206] J. M. Grohol, «Definition & Scope of e-therapy», a.c.
[207] G. Presti - M. Cafiso, «Psicoterapie on line: è vero trattamento?», a.c.
[208] T. Cantelmi - L. Giardina Grifo, *La mente virtuale,* o.c., 98.

formas de terapia pueden presentar ventajas, sobre todo a ojos de aquellos pacientes que prefieren preservar su anonimato, o que, por timidez no irían a una consulta. En estos casos, podría representar el primer paso en el camino de un tratamiento sucesivamente más articulado, también con tratamientos tradicionales. Pero se deben tomar siempre en consideración los límites de la terapia *online*.

Para un usuario es difícil comprender bien qué tipo de terapia se le está proponiendo y el grado de profesionalidad presente detrás de las numerosas etiquetas utilizadas en el campo de la terapia «virtual». Por desgracia, la ausencia de una reglamentación precisa contribuye a la difusión de mala información, además de terapias no controladas.

Todas estas consideraciones nos llevan a auspiciar un incremento de la investigación en este sector de nuevos tratamientos, pero esperamos que se traten de estudios rigurosos principalmente sobre la eficacia real de estas terapias, junto con el impacto sobre los pacientes en lo que respecta a la toma de conciencia de su patología, también a largo plazo.

Tampoco se debe descuidar la importancia de un estudio de las implicaciones jurídicas de este fenómeno, al no estar garantizado el control de la profesionalidad de los trabajadores, como se hace en las formas tradicionales de psicoterapia.

E. ESTRUCTURAS Y SERVICIOS EN PSIQUIATRÍA: LA LEY 180/1978

Las diversas concepciones antropológicas e ideológicas sobre la enfermedad mental se han traducido a lo largo de la historia en las instituciones consideradas progresivamente necesarias para el ingreso y curación del enfermo. El aspecto ético tiene mucho que ver con el hecho y el modo de esta hospitalización y con los tipos de instituciones y servicios.

Ya fuera la hospitalidad benedictina en medio de los pacientes comunes, o una prisión, o el buque de locos, o el manicomio del estilo del siglo XIX, en cada de una de estas fases institucionales, como también en nuestra actual situación, estaba y está presente una concepción de la enfermedad mental y una teoría de su enfoque terapéutico.

Sería interesante recorrer la historia de la psiquiatría desde el punto de vista de los modelos institucionales y de los servicios, para poner de manifiesto la filosofía cambiante que subyace. No podemos desarrollar aquí esta narración y además se está empezando a hacer el camino hacia atrás en los estudios ahora que estas instituciones son víctimas de un nuevo giro ideológico y reformista[209].

Nos limitamos a presentar algunas anotaciones éticas sobre la reforma adoptada en Italia con la ley n.º 180 del 13 de mayo de 1978[210]. El fin de esta referencia es la de entender las nociones que han llevado a la reforma más liberal de Europa y los problemas éticos y humanos aún no resueltos sobre los que deberán intervenir nuevos actos legislativos[211].

1. **Presagios de reforma**

El movimiento para la reforma sanitaria en general y para la psiquiátrica en particular se hizo más fuerte a partir de los años sesenta. Era ya un hecho adquirido desde hace tiempo que el enfermo mental no era ni un criminal ni un endemoniado, sino más bien un enfermo que, como el resto, podía y tenía que ser curado[212]. A partir de esta convicción se pasó fácilmente a pedir la hospitalización y el tratamiento del enfermo mental en los hospitales generales para poder beneficiarse del contacto humano con las demás personas. Este elemento social se consideró el instrumento terapéutico más eficaz.

En esos años también se pensaba en la constitución de estructuras extrahospitalarias de tipo preventivo siguiendo el ejemplo de lo ocurrido en Inglaterra en 1930, en Estados Unidos en 1951, en Alemania en 1953 y en Francia en 1960[213].

Una primera reforma llegó con la ley 431 del 18 de marzo de 1968, con la que dos novedades dañaron la institución del manicomio: la institución del ingreso voluntario en hospitales psiquiátricos (art. 4) y la institución de los CIM (Centros de Higiene Mental) para la prevención y asistencia en el territorio. Este último punto podía realizarse sin embargo una vez que se hubiese realizado la descentralización de la asistencia sanitaria con una reforma prevista para todo el sistema sanitario.

A partir de ese momento, reforma psiquiátrica y reforma sanitaria entraron en todos los programas políticos.

[209] F. M. Ferro (ed.), *Passioni della mente e della storia,* o.c.

[210] «Accertamenti e trattamenti sanitari volontari e obbligatori»: *Gazzetta Ufficiale della Repubblica Italiana* 133 (16-5-1978).

[211] M. Cozza - G. M. Nápolestano (eds.), *L'assistenza psichiatrica in Italia,* o.c.

[212] D. Costantino - C. Orlando, «La genesi della reforma», en C. Calvaruso - R. Frisanco - S. Izzo (eds.), *Indagine CENSIS-CISEFF...,* o.c., 15-20.

[213] Ibíd., 16.

Se perfiló un proyecto de reforma psiquiátrica en 1970 en base a los nuevos principios que pretendían renovar en profundidad la ley de 1904 y los reglamentos de 1909.

Los criterios innovadores son:

1. la posibilidad para el enfermo de elegir entre las diversas estructuras psiquiátricas presentes en el territorio (criterio de libertad);
2. la introducción de la asistencia psiquiátrica como un capítulo de asistencia sanitaria (criterio de igualdad-no discriminación);
3. la exigencia de la profilaxis sobre los problemas de la asistencia (criterio de prevención);
4. la necesidad de distribuir las estructuras en el territorio (criterio de territorialidad).

Pero en estos años, que van de 1970 a 1978, la propuesta se fue cargando considerablemente con discusiones políticas e ideológicas, que trajeron consigo actos de violencia, hasta tal punto que las perspectivas legislativas resientieron la ideología y políticas improvisadas tanto en sus contenidos como en los tiempos de maduración de esas leyes en referencia a la realidad factible. La reforma sanitaria general llegó el 23 de diciembre de 1978, cuando la amenaza de un referéndum popular ya había impuesto la publicación apresurada y anticipada de la ley 180 el 16 de mayo de 1978 sin haber preparado aún las estructuras alternativas a la abolición del manicomio en el territorio.

¿Cuáles era las nuevas ideas? Se han distinguido cuatro corrientes culturales que, en una medida diversa, se han encontrado con la reforma psiquiátrica y han hecho una valoración de ella tras la promulgación de la ley 180[214].

El primer movimiento, definido como la «antipsiquiatría», parte del supuesto de que el concepto de enfermedad mental es un dato cultural, de que en el origen del trastorno mental está la contradicción de la sociedad y de que más bien se necesita un conjunto de revindicaciones económicas y sociales para eliminar el malestar y la fuente del trastorno psíquico. Por lo tanto el enfermo mental, restituido a la sociedad, contribuirá a hacer explotar este malestar social y a hacerle frente al ponerlo de manifiesto.

El movimiento de F. Basaglia, inspirándose en la antipsiquiatría inglesa, ha contribuido a hacer emerger este modelo ideoló-

[214] Ibíd., 39-43.

gico, en clara polémica con la psiquiatría tradicional, calificada como represiva y mistificadora.

El ingreso en un manicomio no sería más que el resultado de un mecanismo de defensa, la represión, por el cual la sociedad expulsa de sí misma toda amenaza psicótica a sus dinámicas, proyectando la culpa al «enfermo segregado»[215].

Hay que reconocer que el propio Basaglia se vio obligado a moderar estos excesos en las fases más maduras de su pensamiento y no puede por tanto ser identificado con la totalidad de la ideología de la antipsiquiatría, aunque fuera el primer y principal impulsor en Italia. De hecho, el movimiento promovido por él tomó unas formas radicales que fueron más allá de las capacidades críticas de su inventor y dio lugar a la gran ilusión de pensar que bastaba cerrar los manicomios y devolver los pacientes a la sociedad para resolver el problema de la enfermedad mental.

La segunda corriente se define «psiquiatría social». Se reconoce que existe el trastorno psiquiátrico, pero su origen es predominantemente de tipo social y, si bien es necesario curar al paciente psiquiátrico, se ha de hacer con terapias «destecnificadas».

Intentando comprender mejor este tipo de terapia y considerando la superficialidad de su explicación psicodiagnóstica, nos encontramos ante propuestas vagas y únicamente claras en su voluntad de reforma y su rechazo de la psiquiatría precedente.

Una tercera orientación defiende la adquisición de la patología psiquiátrica por parte de la ciencia. Sin minusvalorar el aspecto ambiental, es necesaria una explicación más profunda y compleja. Esta orientación propone la psicoterapia como método de aproximación a la enfermedad mental y considera subsidiaria o limitada la necesidad de recurrir a la farmacoterapia. La hospitalización debe limitarse lo máximo posible aunque no se elimina completamente: es por lo tanto favorable a la reforma pero contraria a al radicalismo que la inspiraba.

Por último, es necesario recordar que sigue viva la corriente de la psiquiatría tradicional, que no evita mostrar que el manicomio no ha sido necesariamente una prisión siempre ni un montón de cuerpos desnudos y despreciables. Las novelas de Tobino recuerdan el ambiente idealizado y la vida mística del psiquiatra tradicional que vive en medio de pacientes fabuladores y paranoicos, escucha sus delirios y sabe vislumbrar el latido humano dentro de la oscuridad de su infelicidad. La reforma les pare-

[215] F. Fornari, «Psicoterapia istituzionale e terapia del codice»: *Quadrangolo* (luglio-settembre 1975); Th. S. Szasz, *The Myth of Mental Illness,* o.c.

ce totalmente esquizoide, privada de sentido real y, en el fondo, también de humanidad.

Pero la acción política cortó por lo sano el instrumento del referéndum e impuso una solución que acogía en buena parte las mejores exigencias de la reforma, con un fuerte impulso innovador, pero con la ausencia casi total de estructuras alternativas. De este modo, se provocó el caos; y se limitaron los daños gracias a la moderación de muchos administradores que ejecutaron la reforma parcialmente y de forma gradual.

2. El contenido de la ley 180

La ley 180[216] proclama sobre todo el principio de la «voluntariedad» del tratamiento sanitario, salvo en casos excepcionales precisados por la propia ley y sujetos a un procedimiento particular, y confirma también el principio de «libertad de elección» de médico y de lugar de tratamiento para cualquier caso.

> Las comprobaciones y los tratamientos sanitarios son voluntarios. Las autoridades sanitarias pueden organizar inspecciones y tratamientos sanitarios obligatorios en los casos previstos de modo expreso por la presente ley y por las demás leyes estatales, respetando siempre la dignidad de la persona y los derechos civiles y políticos garantizados por la Constitución, incluido el derecho a la libre elección de médico y de lugar de tratamiento en la medida de lo posible (art. 1, a y b).

Se acogió también el principio de la «territorialidad»:

> Las comprobaciones y los tratamientos sanitarios obligatorios a cargo del Estado o de entes e instituciones públicas serán llevadas a cabo por los exámenes sanitarios públicos territoriales y, donde se necesite hospitalización, en las estructuras hospitalarias públicas o concertadas (art. 1, c).

En este subapartado también se acoge junto al principio de territorialidad el de «igualdad», por el que el tratamiento del enfermo mental es un capítulo de la asistencia pública y está previsto en las estructuras públicas y concertadas.

También es importante el principio del «consentimiento informado» y la referencia a los derechos civiles en los siguientes subapartados del mismo artículo:

[216] Citamos el texto mencionado anteriormente y reproducido en la *Gazzetta Ufficiale* 133 (16-5-1978).

> Durante el tratamiento sanitario obligatorio, el enfermo tiene derecho a hablar con quien considere oportuno. Las comprobaciones y los tratamientos sanitarios obligatorios mencionados en los subapartados precedentes deben estar acompañados de iniciativas dirigidas a asegurar el consentimineto y la participación por parte del que se le obliga a ser internado (art. 1, d y e).

Se comprende bien la dificultad de conjugar obligación y consentimiento. Ya hemos aludido este problema ético además de médico-legal que debe resolverse en vistas a la necesidad de proteger la vida del paciente o de los demás por el hecho de que el principio de protección de la vida precede al de la protección de la libertad. Por tanto, debe entenderse la obligación de exigir el consentimiento en el sentido de que «se realicen iniciativas dirigidas a asegurar el consentimiento...», para que se pueda proceder al tratamiento también sin el consentimiento en caso de peligro grave para la vida del paciente o de los demás.

> Las comprobaciones y los tratamientos sanitarios obligatorios se disponen con sanción del alcalde, en su calidad de autoridad sanitaria local tras la propuesta por un médico (art. 1, c).

Este principio invoca la intervención de la autoridad por encima del médico y quiere servir como máxima garantía contra todo abuso en los tratamientos psiquiátricos por parte de médicos o parientes o interesados. Además, el alcalde está obligado a pedir la convalidación de su disposición de tratamiento obligatorio al juez tutelar, el cual también puede no confirmarla (art. 3).

El art. 2 precisa más adelante las condiciones del internamiento forzoso. Siempre condicionado por el consentimiento del alcalde, el internamiento se puede realizar

> [...] solo si existen alteraciones psíquicas que exijan intervenciones terapéuticas urgentes, si estas no han sido aceptadas por el enfermo y no se dan las condiciones ni las circunstancias que consientan adoptar medidas sanitarias oportunas e idóneas de tipo extrahospitalarias (art. 2, a).

El art. 3, además de regular la relación entre la disposición del alcalde para el internamiento forzoso y la convalidación del juez tutelar (en 48 horas), también establece que el tratamiento obligatorio solo es válido durante siete días, y si existen motivos para tener que prolongarlo se necesita un nuevo procedimiento (art. 3). El art. 4 establece que cualquiera puede recurrir a la disposición del alcalde y este debe responder con el usual procedimiento en un plazo de diez días.

Junto con la garantía del juez titular cualquiera puede invocar, por recurso regular, la garantía del Tribunal Ordinario Territorial (art. 5).

Otra disposición importante es la del art. 6 que en realidad representa «vaciar los hospitales psiquiátricos». Este artículo establece que «las intervenciones de prevención y rehabilitación relativos a las enfermedades mentales las realizan por norma los servicios y el personal psiquiátrico extrahospitalarios». Esto significa que el enfermo mental normalmente ha de ser tratado fuera de los hospitales. Y el dispositivo aclara también que se deberá internar a quienes lo necesiten no ya en los manicomios, sino en los hospitales generales, en unidades adecuadas que no podrán tener más de 15 camas; además, estas unidades tendrán que estar en contacto con los servicios territoriales.

> A partir de la entrada en vigor de la presente ley, los tratamientos sanitarios por enfermedades mentales que comporten la necesidad de internamiento hospitalario y que estén a cargo del Estado o de entes e instituciones públicas, se efectuarán, a excepción de lo dispuesto por el siguiente art. 8, en los servicios psiquiátricos citados en los subapartados siguientes (art. 6, b).

Estos subapartados establecen —con las debidas consideraciones para las regiones con estatuto especial— lo ya dicho sobre las 15 camas en los hospitales generales, disposición que retoma el Decreto Presidencial del 27 de marzo de 1969, n.º 128. El art. 7 fija y regula el principio del traspaso de funciones en materia de asistencia hospitalaria psiquiátrica de las provincias a las regiones, anticipando el marco que deberá extenderse al Servicio sanitario Nacional.

Por último, el art. 8, explicitando la reserva del art. 6, decreta más claramente el cierre casi completo de los hospitales psiquiátricos o manicomios, como quieran definirse. Este artículo establece que, en el plazo de 90 días a partir de la entrada en vigor de la ley, en los manicomios únicamente puedan permanecer aquellos pacientes que, según los criterios generales y los procedimientos previstos por los artículos 2 y 3 (declaración del médico, transmisión al alcalde, etc.), necesiten tratamiento sanitario obligatorio.

Sin embargo, el mismo artículo prevé que quienes hayan sido dados de alta precedentemente puedan ser internados más tarde a dos condiciones: que lo pidan y que ya hayan estado internados antes de la entrada en vigor de la ley. Esta reserva se usó como una válvula para el ingreso voluntario de muchos dados de alta por los manicomios.

3. Las consecuencias de la ley

Las consecuencias de esta ley fueron graves no tanto por la radicalidad de los conceptos que expresaba como por el hecho de que los principios de asistencia y prevención en el territorio habrían supuesto la reforma sanitaria general (regionalización y territorialidad) y la existencia de servicios alternativos que en cambio non eran ni jurídicamente definidos ni de hecho estaban preparados.

La desorientación de la sociedad y las familias ha sido grave y sigue siéndolo aún; las muertes y los delitos debidos a la precipitada y confusa alta de enfermos mentales fueron muchos y no aparecieron siempre en los medios, ni fueron objeto de estudios estadísticos.

Los especialistas y los expertos estaban en gran parte de acuerdo sobre la necesidad de superar el modelo basado en los manicomios, aunque las críticas a la gestión de los manicomios no fueron tan uniformes ni fueron compartidas globalmente por quienes habían vivido como profesionales dentro de ellos una vida inspirada de humanidad y comprensión, como en el caso del escritor Tobino[217].

De todos modos, resultan ya notables puntos de arranque en una ley que, en la práctica, niega la especificidad de la enfermedad mental y *a priori* define cuántos enfermos mentales deben ser cuidados en los hospitales generales. La reforma de los manicomios, aún siendo necesaria, se ha visto afectada no solo por la justa afirmación de los derechos humanos, pero también por una ideología preconcebida e políticamente influenciada.

Por esto se espera desde más partes una reforma de la reforma y se preparan proyectos de ley.

4. ¿Qué remedios han quedado para los enfermos mentales?

Para una valoración ética del sistema asistencial para los enfermos mentales y psiquiátricos tenemos que aportar una muestra de los remedios que sigue habiendo —para la prevención, diagnóstico y tratamiento— para valorar su conveniencia en orden a las exigencias de humanización de la asistencia.

En 1981, el Consejo Nacional de Investigaciones llevó a cabo un estudio[218] sobre la situación de los internamientos en

[217] M. Tobino, *Gli ultimi giorni di Magliano,* o.c.
[218] CNR (ed.), *La riforma psichiatrica,* o.c.

las estructuras públicas y privadas, la situación de los Servicios Psiquiátricos de Diagnóstico y Tratamiento (SPDC), los internamientos forzosos (Tratamientos Sanitarios Obligatorios = TSO) y los servicios territoriales. De un año más tarde es la investigación del CENSIS[219].

Estos estudios, aunque ya se han quedado un poco anticuados, ofrecen un cuadro que es aún sustancialmente válido.

Un elenco de los servicios ofrecidos y los problemas con los que se encuentran:

a) La disminución de los TSO ha sido semejante al 50-53 por 100 en todo el territorio. Los ex manicomios adoptan la calificación de hospitales para TSO a fin de cuentas. Esta disminución es válida para todo el territorio nacional.

b) Se ha dado al mismo tiempo un aumento del 30 por 100 de internamientos voluntarios: el motivo es la sustitución del sistema de hospitalización coactivo por el voluntario y el ingreso de enfermos dados de alta de forma voluntaria.

c) Sigue estable la hospitalización y el internamiento en instituciones privadas, que no gozan de financiación concertada.

d) Al mismo tiempo, se han instituido los Servicios Psiquiátricos de Diagnóstico y Tratamiento en los hospitales generales según el dictado de la reforma para el tratamiento de los casos graves. En diciembre de 1979, los hospitales que tenían esta unidad en Italia eran 258 y correspondían a 2.934 camas. Los trabajadores de estas unidades procedían en gran parte de los manicomios desmovilizados; sin embargo, abundan los problemas organizaivos y de preparación del personal para trabajar en el nuevo entorno.

e) Los servicios territoriales adoptan diversas denominaciones y tipologías. Por lo general se experimentan dos tipos de estructuras. La primera, de tipo ambulatorio que pone al día el CIM, donde el paciente se dirige para una consulta y la prescripción de un medicamento y es un lugar cercano. Es difícil observar en esta estructura una adecuada asistencia territorial, por la variedad de figuras profesionales (psiquiatras, psicólogos, asistentes sociales).

El otro tipo es una forma de internamiento del tipo «casa-familia», «casa protegida» que se está creando en el territorio nacional. Formas análogas realizadas a menudo con la

[219] C. Calvaruso - R. Frisanco - S. Izzo (eds.), *Indagine CENSIS-CISEFF...,* o.c.

ayuda de voluntarios son las «comunidades-alojamiento», los «hogares» y las «comunidades terapéuticas».
Sin embargo, en estas realidades comunitarias faltan a menudo trabajadores preparados para gestionar casos muy diversos de enfermos y muy pocas veces se consigue un contexto familiar.

f) Al mismo tiempo, la institución del hospital psiquiátrico judicial de momento no se ha tratado ni se ha nombrado en la ley 180, lo mismo que siguen siendo válidos los artículos del Código Penal. Esta institución sigue estando por tanto en fuerte contraste con el conjunto de la reforma psiquiátrica[220].

5. Reflexiones éticas

Para cada terapia, y para la psiquiátrica en particular, es necesario un informe de los métodos terapéuticos y de los instrumentos y medios necesarios que sea adecuado a las exigencias del paciente.

En una visión personalista de la medicina hay que preguntarse por tanto hasta qué punto las estructuras implantadas por la ley 180 son proporcionadas y coherentes con las exigencias terapéuticas, una ley que es la reforma más progresista de Europa.

[220] «Cuando, en 1994, la ley presupuestaria estableció el último término para el cierre definitivo de los manicomios, había aún 20.000 pacientes en unos 67 hospitales psiquiátricos» (GRUPPO MARIO NEGRI, *Dai manicomi alla nuova residenzialità psichiatrica in Italia*, en: www.salutementale-oms.it). Tras la publicación del proyecto objetivo para la protección de la salud mental (abril de 1994), la ley 724/94 fijó por primera vez la obligación del cierre definitivo de los hospitales psiquiátricos al 31 de enero de 1996. Mientras que la ley 662/97, unida a la presupuestaria, ratificó la obligación de cierre fijando al 31 de enero de 1997 el plazo para la adopción de planes de superación por parte de las regiones. Con esta última ley se introducía, con el fin de respetar su cumplimiento, una pena del 0,50 por 100 de las transferencias esperadas en las regiones con la posibilidad, en caso de no cumplimiento de la ley, de ver reducida la cuota competente a un 2 por 100 en 1998.

Frente a una normativa que indicaba claramente la obligación de cierre de los hospitales psiquiátricos, surgieron desgraciadamente diversos problemas que frustraron en parte el cumplimiento de la ley. Por ejemplo, para las sanciones, el Ministerio tomó medidas cautelares a la aplicación generalizada a lo largo de 1997, reenviando a fases sucesivas la comprobación de la ejecución de la ley, que aún hoy están en curso y de las que todavía no se conocen los resultados.

El debate sobre la reforma de la ley 180 ha llevado recientemente a la elaboración de diversos proyectos de ley entre los que recordamos los de Burani Procaccini, Cè y Cento en la XIII Legislatura.

Examinando la literatura que ya hemos citado y mencionado[221], se pueden ofrecer algunas conclusiones a este trabajo.

a) La reforma de los manicomios era necesaria y se había reclamado desde hacía tiempo para limitar el internamiento forzoso a los casos de verdadera necesidad y seguir los derechos humanos internacionalmente reconocidos y mencionados al comienzo de este capítulo. El concepto de manicomio era a menudo expresión de segregación y encarcelamiento, más que de hospital equipado de instrumentos idóneos.
Esto no quita que se hayan dado gestiones humanizadas de estructura privada y pública. A menudo, sin embargo, el abuso de ingresos impropios, los métodos de segregación y de envilecimiento habían hecho lugares horribles de muchos manicomios.

b) La reforma hunde sus raíces en algunas corrientes de pensamiento sanamente inspiradas en una concepción humanizada de la asistencia psiquiátrica, pero también se debe a presiones ideológicas radicalizadas que llegaban incluso a negar la existencia de la enfermedad mental o verla simplemente como expresión del malestar social. Esta mezcla de ciencia seria e ideología política no ha beneficiado a la aplicación —ni a la formulación— de la ley de reforma.

c) En cuanto a los plazos de aplicación, estos han sido totalmente independientes de las exigencias de concreción que reclamaban tanto la reforma del servicio sanitario como, de modo particular, las estructuras hospitalarias y territoriales antes de ordenar —¡en el plazo de 90 días!— el casi forzado cierre de los manicomios.

d) En cuanto a las nuevas estructuras, teniendo siempre presente la falta de revisión del hospital psiquiátrico judicial, están aún en fase de deshomogeneidad en el territorio nacional y todavía no están adapatadas a las necesidades, especialmente por carencia de personal y de una filosofía apropiada que admita una relación proporcional entre las categorías de pacientes específicamente diagnosticados y las de pacientes concretos. En otras palabras: qué

[221] A. BOMPIANI, «Le proposte di revisione della 'Riforma della assistenza psichiatrica' all'esame in Parlamento», a.c., 103-159. Las propuestas aparecen en las páginas 198-205 del mismo fascículo; B. CALLIERI, «Antropologia e psichiatria», a.c., 180-189; E. BORGNA, «Psicopatologia e modalità nuove di esistenza», a.c., 189-198; A. FIORI, «La responsabilità professionale del medico e dello psichiatra nella tutela della salute mentale», a.c., 233-241.

tipos de trastornos pueden tratarse en los CIM y cuáles en cambio necesitan una «casa-familia», o una estructura de diagnóstico y terapia en el hospital, etc.

e) La recalificación del personal médico y de simple asistencia requiere una nueva fase de actualización.

f) Por último, la propia ley, según muchos, debe ser reformada a su vez para adaptarla a las exigencias surgidas de la experiencia de estos decenios, con el fin de conectar mejor las exigencias del enfermo o de las familias con las estructuras y los servicios, siguiendo con su inspiración humanista.

Se han puesto de manifiesto algunas lagunas de la legislación en base a la experiencia de estos treinta años en el fascículo monográfico de la revista *Medicina y Moral* con la presencia de especialistas[222].

BIBLIOGRAFÍA

AA.VV., *Conoscenza e struttura* (Il Mulino, Bolonia 1985).
— *Le testimonianze del Tribunale Sacharov dei diritti dell'uomo nell'Unione Sovietica* (La Casa di Matriona, Milán 1976); tit. orig. *The International Sacharov hearing* (Copenhague 1975).
— *Tribunale Sacharov. Atto secondo* (La Casa di Matriona, Milán 1979).
ADLER, A., *Menschenkenntniss* (Hirzel, Leipzig 1928); trad. esp.: *El conocimiento del hombre* (Espasa Calpe, Madrid 1984).
— *Religion und Individualpsychologie* (Viena-Leipzig 1933).
— *Über den Nervosen Charakter* (Bergman, Viena 1912); trad. esp.: *El carácter neurótico* (Paidós, Barcelona 1993).
AGAZZI, E. (ed.), *Storia delle Scienze,* 2 vols. (Città Nuova, Roma 1984).
AMERICAN PSYCHIATRIC ASSOCIATION, *DSM-IV - Diagnostic and statistical manual of mental disorders* (American Psychiatric Association, Washington 1994).
AMNESTY INTERNATIONAL, *Prisoners of conscience in the URSS: their treatment and conditions* (Amnesty International Report, Londres 1975, 1980).
— «Unione Sovietica: il ricovero coatto per ragioni politiche negli ospedali psichiatrici dell'URSS», en H. PODRABINEK, *Medicina preventiva in URSS,* o.c.
ANATRELLA, P. T., «Privilegiare un'educazione (personale e comunitaria) del senso della persona, della responsabilità e dell'autostima alla luce del cristianesimo», en «Atti della XVIII Conferenza Internazionale promossa ed organizzata dal Pontificio Consiglio per

[222] F. M. FERRO, «La legge 180: il volto umano della psichiatria italiana», a.c., 1137-1149; P. GENTILI - M. CAREDDA, «Una legge incompiuta», a.c., 1151-1164.

la Pastorale della Salute su la Depressione»: *Dolentium Hominum* 55/19 (2004) 126-132.
ANCONA, L., «Fede e psicología»: *Medicina e Morale* 2 (1980) 175-185.
— «L'individuo come oggetto di manipolazione sociale»: *Prospettive nel Mondo* 51 (1980) 36-48.
— *Introduzione alla psichiatria* (Mondadori, Milán 1984).
— «La mente nella storia», en F. M. FERRO (ed.), *Passioni della mente e della storia,* o.c, 21-32.
— *La psicanalisi* (La Scuola, Brescia 1976).
— «Psicanalisi e mondo cattolico»: *Medicina e Morale* 3 (1983) 241-254.
APPELBAUM, P. S. - GUTHEIL, TH. G., «Rotting with their rights on: Constitutional theory and clinical reality in drug refusal by psychiatric patients»: *Bull. of the AAPL* 7 (1979) 306-315.
ARISTÓTELES, *Ética a Nicómaco* (Alianza, Madrid 2004).
ASSOCIAZIONE DEGLI PSICOLOGI AMERICANI, «Norme etiche dell'Associazione degli Psicologi Americani», en S. SPINSANTI (ed.), *Documenti di deontologia ed etica medica,* o.c., 218-225.
— «Principi di etica medica», en S. SPINSANTI (ed.), *Documenti di deontologia ed etica medica,* o.c.
BARBARO, M., *Estudios de psicología experimental* (Consejo Superior de Investigaciones Científicas, Madrid 1946).
BARTON, C. - ALEXANDER, J. F., «Functional Family Therapy», en A. S. GURMAN - D. P. KNISKERN (eds.), *Handbook of Family Therapy,* o.c.
BERNABEO, R. A., «La medicina nel XIX secolo», en E. AGAZZI (ed.), *Storia delle Scienze,* o.c. II, 197-221.
BERNE, E., *A che gioco giochiamo* (Bompiani, Milán 1974).
— *Principles of group treatment* (Oxford University Press, Nueva York 1966).
BERT, G. - QUADRINO, S., *Parole di medici, parole di pazienti* (Il Pensiero Scientifico Editore, Roma 2002).
BINSWANGER, L., *Essere nel mondo. Con un'introduzione critica alla sua analisi esistenziale di Jakob Needelman* (Astrolabio, Roma 1973).
— «Existential Analysis and psychothherapy», en F. FROMM-REICHMANN - J. L. MORENO (eds.), *Progress in psychotherapy* (Grune & Stratton, Nueva York 1956).
— *Sulla fenomenologia* (Feltrinelli, Milán 1970).
— «Über die daseinsanalytische Forschungsrichtung in der Psychiatrie» (1946); trad. it. «L'indirizzo antropoanalitico in psichiatria», en *Il caso Ellen West e altri saggi* (Bompiani, Milán 1973).
BION, W. R., «Group dinamics: a review»: *Int. J. Psychoanal.* 33 (1952) 235.
BLOCH, S. - CHODOFF, P. C. (eds.), *Psychiatric ethics* (Oxford University Press, Oxford 1984) 322-343; ed. it. *Etica in psichiatria* (Carocci, Roma 1999).
BOEHNLEIN, J. K., «Religion and spirituality in psychiatric care: looking back, looking ahead»: *Transcult Psychiatry* 43/4 (2006) 634-651.
BOMPIANI, A., «Le proposte di revisione della 'Riforma dell'assistenza psichiatrica' all'esame del Parlamento»: *Medicina e Morale* 2 (1983) 103-159.
BORGNA, E., *Le figure dell'ansia* (Feltrinelli, Milán 1997).

— *Noi siamo un coloquio* (Feltrinelli, Milán 1999).
— «Psicopatologia e modalità nuove di esistenza: il senso delle esperienze aliene»: *Medicina e Morale* 2 (1983) 189-197.
BREITBART, W., «The spiritual domain of palliative care: who should be "spiritual care professionals"?»: *Palliat. Support Care* 7/2 (2009) 139-141.
— «Spirituality and meaning in supportive care: spirituality-and meaningcentered group psychotherapy interventions in advanced cancer»: *Support Care Cancer* 10 (2002) 272-280.
BREITBART, W. - GIBSON, C. - POPPITO, S. R. - BERG, A., «Psychotherapeutic Interventions at the End of Life: A Focus on Meaning and Spirituality»: *Can. J. Psychiatry* 49 (2004) 366-372.
BREITBART, W. - HELLER, K. S., «Reframing hope: meaning-centred care for patients near the end of life»: *J. Palliat. Med.* 6 (2003) 979-988.
BRENNAN, R. E., *Psicología general* (Morata, Madrid 1961).
BUHLER, Ch. - ALLEN, M., *Introduzione alla psicologia umanistica* (Armando, Roma 1976).
BRAKEL, J. S. - ROCK, R. S. (eds.), *The mentally disabled and the law* (University Chicago Press, Chicago 1971).
BRODY, B. - ENGELHARDT, H. T. JR. (eds.), *Mental illness: law and public policy* (D. Reidel, Dordrecht 1980).
BURT R. A., «Informed Consent in Mental Health», en W. T. REICH (ed.), *Encyclopedia of Biocthics,* II (The Free Press, Nueva York 1978) 762-766 (cf. nueva edición MacMillan, Nueva York 1995).
CABANYES TRUFFINO, J., «La esterilización de los enfermos mentales»: *Cuadernos de Bioetica* 6/22 (1995) 170-172.
CALLIERI, B., «Antropologia e psichiatria. Dall'oggettività del "caso" all'esperienza di rapporto e di incontro con la persona»: *Medicina e Morale* 2 (1983) 180-188.
— «Dall'anamnesi al racconto: analisi esistenziale e/o analisi narrativa?»: *Informazione Psicologia Psicoterapia Psichiatria* 38-39 (Roma settembre-dicembre 1999 - gennaio-aprile 2000) 2-9.
CALVARUSO, C. - FRISANCO, R. - IZZO, S. (eds.), *Indagine CENSIS-CISEFF sull'attuazione della riforma psichiatrica e sul destino dei dimessi dagli Ospedali Psichiatrici* (CENSIS, Roma 1982) 15-20.
CANESTRARI, R., *Psicologia generale e dello sviluppo* (Cooperativa Libraria Universitaria, Bolonia 1986).
CANTELMI, T. - GIARDINA GRIFO, L., *La mente virtuale. L'affascinante ragnatela di Internet* (San Paolo, Cinisello Balsamo 2002).
CANTELMI, T. - TALLI, M. - D'ANDREA, A. - Del MIGLIO, C., *La mente in Internet. Psicopatologie delle condotte on-line* (Piccin, Padua 2000).
CARGNELLO, D., *Alterità e alienità* (Feltrinelli, Milán 1977).
CARRASCO DE PAULA, I., «Psicanalisi e psicoterapia»: *Dolentium Hominum* 2 (1991) 153-156.
CARRASCO DE PAULA, I. - MANGIONE, M. A., «Confronto tra V. E. Frankl e E. Mounier: una riflessione antropologica e metodológica»: *Medicina e Morale* 6 (2005) 1243-1254.
CARMI, A. - SCHNEIDER, S. - HEFEZ, A. (eds.), *Psychiatry, law and ethics* (Springer, Berlín 1986).

CARPENTER, W. T. JR., «The schizophrenia ketamine challenge study debate»: *Biol. Psychiatry* 46 (1999) 1081-1091.
CARTA, I., «Problemi etici in psichiatria», en AA.VV., *Persona umana e medicina* (Ospedale Regionale «Miulli», Acquaviva delle Fonti 1985) 81-93.
CARUSO, I., *Psychoanalyse und Synthese der Existenz* (Herder, Viena 1952); trad. it.: *Psicanalisi e sintesi della esistenza* (Marietti, Turín 1953).
CASSESE, A., *I diritti umani nel mondo contemporáneo* (Laterza, Roma-Bari 1988).
CAVALLO, M., «Psicologia narrativa»: *Informazione Psicologia Psicoterapia Psichiatria* 34 (2000). De la página web: http://www.in-psicoterapia.com/cavall4.htm#*Michele%20Cavallo.
CATANESI, R. - SCAPATI, F. - GRECO, O., «Il consenso in ambito psicoterápico»: *Medicina e Morale* 3/4 (1988) 435-448.
CHARNEY, D. S., «The National Bioethics Advisory Commission report: the response of the psychiatric research community is critical to restoring public trust»: *Arch. Gen. Psychiatry* 56 (1999) 699-700.
CHODOFF, P. C., «The responsibility of the psychiatric to his society», en S. BLOCH - P. C. CHODOFF (eds.), *Psychiatric ethics,* o.c., 306-322.
CNR (ed.), *La Riforma psichiatrica: prima fase dell'attuazione* (Il Pensiero Scientifico, Roma 1981).
COLEMAN, J. L., «Mental abnormality, personal responsibility and tort liability», en B. BRODY - H. T. ENGELHARDT JR. (eds.), *Mental illness: Law and public policy,* o.c., 107-137.
COLUCCI D'AMATO, F. - FEIS ,P., «Storia dell'igiene mentale», en F. M. FERRO (ed.), *Passioni della mente e della storia,* o.c., 677-680.
COMITATO NAZIONALE PER LA BIOETICA, *Parere del C. N. B. sull'eticità della terapia elettroconvulsivante* (1995).
— *Psichiatria e salute mentale: orientamenti bioetici* (2000).
— *Il suicidio degli adolescenti come problema bioetico* (1999).
— *Il trattamento dei pazienti psichiatrici: problema bioetici* (1999).
CONFERENZA EPISCOPALE ITALIANA (CONSULTA SANITÀ E CONSULTA ASSISTENZA), «Aspetti pastorali del problema dei malati mentali»: *Anime e Corpi* 150 (1990) 453-459.
CONSEJO PONTIFICIO PARA LAS COMUNICACIONES SOCIALES, «Etica nelle comunicazioni sociali»: *L'Osservatore Romano* (31-5-2000), suplemento.
— *Pornografía y violencia en las Comunicaciones Sociales: una respuesta pastoral,* en: http://www.vatican.va/roman_curia/pontifical_councils/pccs/documents/rc_pc_pccs_doc_07051989_pornography_sp.html.
CONTE, M. R. Y OTROS, «Ethics in the practice of psychoterapy: a survey»: *American Journal of Psychotherapy* 43/1 (1989) 32-42.
CORTI, M., *Prigionieri politici nell'URSS* (Centro Studi Russia Cristiana, Milán 1977).
COZZA, M. - NAPOLITANO, G. M. (eds.), *L'assistenza psichiatrica in Italia: la normative e la diffusione dei servizi sul territorio* (Istituto Italiano di Medicina Sociale, Roma 1996).

CRESON, D. L., «Function of mental health codes in relation to the criminal justice system», en B. BRODY - H. T. ENGELHARDT JR. (eds.) *Mental illness: Law and public policy,* o.c., 211-221.

CULVER, C. M., «Electroconvulsive therapy», en W. T. REICH (ed.), *Encyclopedia of Bioethics,* II (MacMillan, Nueva York 1995).

DANISH COUNCIL OF ETHICS, THE, *Conditions for psychiatric patients - a report* (1998).

DANOFF-BURG, S. - MOSHER, C. E. - SEAWELL, A. H. - AGEE, J. D., «Does narrative writing instruction enhance the benefits of expressive writing?»: *Anxiety Stress Coping* 24 (2009) 1-12.

DAVID, M., *La psicanalisi nella cultura italiana* (Boringhieri, Turín 1966).

DEMETRIO, D., *Raccontarsi. L'autobiografia come cura di sé* (Raffaello Cortina, Milán 1996).

DENYS, D., «How new is the new philosophy of psichiatry?»: *Philosophy, Ethics and Humanities in Medicine* 20 (2007) 2-22.

DE RENZO E., «Surrogate decision making for severely cognitively impaired research subjects: the continuing debate»: *Cambridge Quarterly of Health-care Ethics* 3 (1994) 539-548.

DIAS, I., «La speranza. Verso una pastorale di fede cristiana e di fiducia nella vita», en «Atti della XVIII Conferenza Internazionale promossa ed organizzata dal Pontificio Consiglio per la Pastorale della Salute su la Depressione»: *Dolentium Hominum* 55/19 (2004) 145-151.

DI DIODORO, D. - FERRARI, G. - FLAMIA, I. - MARANGONI, D., «Esplorazioni sulla vita e la storia familiare di un internato nel manicomio di Bolonia», en F. M. FERRO (ed.), *Passioni della mente e della storia,* o.c.

DILTHEY, W., *Der Aufbau der geschichtlichen Welt in den Geisteswissenschaften,* en *Gesammelte Schriften,* VII (B. G. Teubner-Vandenhoeck & Ruprecht, Leipzig-Stuttgart-Gotinga 1927).

DOERNER, K., *Il borghese e il folle: storia sociale della psichiatria* (Laterza, Roma-Bari 1975).

DRESSER, R. - WHITEHOUSE, P. J., «The Incompetent patient on the slippery slope»: *Hastings Center Report* 24/4 (1994) 6-12.

ECHAVARRÍA, M. F., «La malattia "psichica" (aegritudo animalis) secondo San Tommaso», Congresso Tomista Internazionale: *L'umanesimo cristiano nel III millennio: la prospettiva di Tommaso d'Aquino*, Roma, 21-25 settembre 2003, Pontificia Accademia di San Tommaso - Società Internazionale Tommaso d'Aquino. http://www.incontroalluomo.org/index.php?p= riflessione8; trad. esp.: *La enfermedad «psíquica» (aegritudo animalis) según Santo Tomás,* en http://bdigital.uncu.edu.ar/objetos_digitales/3760/04-echavarria-scripta-v1-n1.pdf (primera parte); y http://bdigital.uncu.edu.ar/objetos_digitales/3793/03-echavarria-scripta-v3-n1.pdf (segunda parte).

— *La praxis de la Psicología y sus niveles epistemológicos según Tomás de Aquino* (Universitat Abat Oliba CEU, Documenta Universitaria, Gerona 2005).

ENGELHARDT, H. T. JR. - SPICKER, S. F. (eds.), *Mental health: Philosophical perspectives* (D. Reidel, Dordrecht 1978).

ERIKSON, E. H., «Psychoanalysis and ethics: Avowed or unavowed»: *Int. Rev. Psychanal.* 3 (1976) 409-415.
FABRO, C., *La fenomenologia della percezione* (Morcelliana, Brescia 1961).
— *Percezione e pensiero* (Vita e Pensiero, Milán 1941).
FALLON, I. R. H., «Is admission to a psychiatric hospital an ethical alternative to home-based treatment?»: *The Journal of Clinical Ethics* 4/4 (1993) 352-354.
FENUDI, L. R. - MARCHETTI, M., «Elettroshock e autonomia di scelta dello psichiatra»: *Medicina e Morale* 1 (1995) 113-122.
FERNÁNDEZ SÁNCHEZ, F. C., «Principio de legítima defensa y anticoncepción quirúrgica»: *Medicina e Morale* 6 (1994) 1115-1142.
FERRARI, L., «Cure psichiatriche e diritti: problemi morali, allocativi e di etica giuridica dopo la "180"», en AA.VV., *Questioni di bioetica* (Editori Riuniti, Roma 1988) 193-213.
FERRETTI, G., *Max Scheler. Filosofia della religione* (Vita e Pensiero, Milán 1972) 382ss.
FERRI, E. - FERRO, F. M., «Attenzioni cristiane nella storia delle concezioni psichiatriche»: *Medicina e Morale* 2 (1983) 160-179.
FERRO, F. M., «La legge 180: il volto umano della psichiatria italiana»: *Medicina e Morale* 6 (2008) 1137-1149.
— (ed.), *Passioni della mente e della storia. Protagonisti, teorie e vicende della psichiatria italiana tra Ottocento e Novecento* (Vita e Pensiero, Milán 1989).
FIORI, A., «La responsabilità professionale del medico e dello psichiatra nella tutela della salute mentale»: *Medicina e Morale* 3 (1983) 223-240.
FIZZOTTI, E., *Compito e sfida* (Centro Studi Cammarata-Edizioni Lussografica, San Cataldo 2003).
— *La logoterapia di Frankl* (Salcom, Brezzo di Bedero 1974).
— (ed.), *Nuovi orizzonti di ben-essere esistenziale. Il contributo della logoterapia di V. E. Frankl* (Editrice LAS, Roma 2005).
FOSKETT, J., *Meaning in madness. The Pastor and the Mentally Ill* (SPCK, Londres 1984).
FOUCAULT, M., *Storia della follia nell'età classica* (Rizzoli, Milán 1963).
FOULKES, S. H., *Analisi psicoterapeutica di gruppo* (Boringhieri, Turín 1978).
FRANCES, A. - MACK, A. H. - FIRST, M. B. y otros, «DSM- IV meets philosophy»: *Journal of Medicine and Philosophy* 19/3 (1994) 207-218.
FRANKL, V., *The unconscious god. Psychotherapy and theology* (Simon & Schuster, Nueva York 1975).
FREUD, S., *Das Unbehagen in der Kultur* (Internationaler Psychoanalytischer Verlag, Viena 1930); trad. esp.: *El malestar en la cultura* (Alianza, Madrid 2010).
— *Die Zukunft einer Illusion* (Internationaler Psychoanalytischer Verlag, Viena 1927); trad. esp.: *El porvenir de una ilusión* (Alianza, Madrid 1981).
— *Die Traumdeutung* (F. Deuticke, Viena 1900); trad. esp.: *La interpretación de los sueños* (Alianza, Madrid 1979).

— *Der Mann Moses und die monotheistische Religion* (Verlag Allert de Lange, Amsterdam 1939); trad. esp.: *Moisés y la religión monoteísta* (Alianza, Madrid 2006).
— *Drei Abhandlungen zur Sexualtheorie* (Franz Deuticke, Leipzig-Viena 1915); trad. esp.: *Tres ensayos sobre teoría sexual* (Alianza, Madrid 1981).
— *Eine Kindheitserinnerung des Leonardo da Vinci* (Franz Deuticke, Viena 1910); trad. esp.: *Un recuerdo infantil de Leonardo da Vinci,* en *Piscoanálisis del arte* (Alianza, Madrid 1970).
— *Jenseits des Lustprinzips* (1920); trad. esp.: *Más allá del principio del placer* (Alianza, Madrid 1983).
— *Obras completas,* 9 vols. (Biblioteca Nueva, Madrid 1974-1975).
— *Totem und Tabu* (Heller, Viena 1913); trad. esp.: *Totem y tabú* (Alianza, Madrid 2005).
— *Zur Psychopatologie des Alltagslebens* (Karger, Berlín 1904); trad. esp: *Psicopatología de la vida cotidiana* (Alianza, Madrid 1970).
FROMM, E., *Escape from freedom* (Rinehart & Company, Nueva York 1941); trad. esp.: *El miedo a la libertad* (Paidós, Barcelona 2006).
— *The art of loving* (Harper & Row, Nueva York 1956); trad. esp.: *El arte de amar* (Paidós Ibérica, Barcelona 2007).
— *The crisis of the Psychoanalysis* (Rinehart & Company, Nueva York 1970); trad. esp.: *La crisis del psicoanálisis* (Paidós, Barcelona 2000).
— *Psychoanalysis and Religion* (Yale University Press, New Haven 1950); trad. esp.: *Psicoanálisis y religión* (Nueva Imagen, México 1990).
— *The sane society* (Rinehart & Company, Nueva York 1955); trad. esp.: *Psicoanálisis de la sociedad contemporánea* (FCE, Madrid 2011).
— *To have or to be?* (Harper & Row, Nueva York 1976); trad. esp.: *Del tener al ser* (Paidós, Barcelona 2007).
FUCHS, T., «Ethical issues in neuroscience»: *Current Opinion in Psichiatry* 19/6 (2006) 600-607.
FULFORD, B. - THORNTON, T. - GRAHAM, G. (eds.), *Oxford Textbook of Philosophy and psychiatry* (Oxford University Press, Nueva York 2006).
GALATZER-LEVY, I. R. - GALATZER-LEVY, R. M, «The revolution in psychiatric diagnosis: problems at the foundations»: *Perspectives in Biology and Medicine* 50/2 (2007) 161-180.
GALEAZZI, G., «Nascita e sviluppo del personalismo», en *Il personalismo* (Editrice Bibliografica, Milán 1998).
GALIMBERTI, U., *Gli equivoci dell'anima* (Feltrinelli, Milán 2004).
GALZIGNA M., «Terapie e narrazioni»: POL.it (2003); http://www.pol-it.org/ital/michela.htm.
GAMALERI, G. P., *La galassia McLuhan. Il mondo plasmato dai media?* (Armando, Roma 1976).
GEISELMANN, B. - HELHCHEN, H., «Demented subjects' competence to consent to partecipate in field studies: The Berlin Ageing Study»: *Medicine and Law* 3/1-2 (1994) 177-184.

GENTILI, P. - CAREDDA, M., «Una legge incompiuta: gli attuali disagi nelle famiglie»: *Medicina e Morale* 6 (2008) 1151-1164.
GHAEMI, S. N., «Rediscovering existential psychotherapy: the contribution of Ludwig Binswanger»: *Am. J. Psychother.* 55/1 (2001) 51-64.
GIGLI, G. L., «La privazione del sonno per distruggere la personalità»: *Prospettive nel Mondo* 51 (1980) 49-54.
GIORDANI, G., *La relazione di aiuto secondo l'indirizzo di Carl R. Rogers* (La Scuola, Brescia 1977).
GORBANEVSKAJA, N., «Per uscire dal manicomio bisogna pentirsi»: *Prospettive nel Mondo* 51 (1980) 79-87.
GRIESINGER, W., *Pathologie und Terapie der psychischen Krankeiten (1861)* (Braunschweig, Stuttgart 1876).
GROHOL, J. M., «Definition & Scope of e-therapy» (1999), en la página web: http://psychcentral.com/best/best3.htm.
GUARRACINO, V., *Psicoterapia, un nuovo modo di raccontarsi* (Idelson Gnocchi, Nápoles 2000).
GUERIN, P. J. JR., *Family therapy: Theory and practice* (Gardner Press, Nueva York 1976).
GURMAN, A. S. - KNISKERN, D. P. (eds.), *Handbook of family therapy* (Brummer-Mazel, Nueva York 1981).
HÄRING, B., *Liberi e fedeli in Cristo,* VII (Ed. Paoline, Roma 1980).
— *Medicina e manipolazione* (Ed. Paoline, Roma 1977).
HERINK, R., *The psychotherapy handbook: the A to Z. Guide to more than 250 different therapies in USA today* (The American Library, Nueva York 1980).
HILLMAN, J., *Le storie che curano. Freud, Jung, Adler* (Raffaello Cortina, Milán 1984).
HOLMES, J. - LINDLEY, R., *The values of psychoterapy* (Oxford University Press, Oxford-Nueva York 1989).
HUBER, W. Y OTROS, *La psychoanalyse science de l'homme* (Dessart, Bruselas 1964).
HUNDERT, E. M., *Philosophy, psychiatry and neuroscience* (Clarendon Press, Oxford 1989).
HUSSERL, E., *Die Krisis der europäischen Wissenschaften und die transzendentale Phänomenologie. Eine Einleitung in die phänomenologische Philosophie* (Martinus Nijhoff, Den Haag 1954); trad. esp.: *La crisis de las ciencias europeas y la fenomenología trascendental* (Prometeo, México 2011).
— *Philosophie als strenge Wissenschaft* (Harper Collins Publishers 1965); trad. esp.: *La filosofía, ciencia rigurosa* (Encuentro, Madrid 2009).
— *Zur Phänomenologie des inneren Zeitbewusstseins (1893-1917)* (Martinus Nijhoff, Den Haag 1966); trad. esp.: *Lecciones de fenomenología de la conciencia interna del tiempo* (Trotta, Madrid 2002).
— *Logische Untersuchungen* (Martinus Nijhoff, Den Haag 1975); trad. esp.: *Investigaciones lógicas,* 2 vols. (Alianza, Madrid 2006).
INSTITUT INTERNATIONAL D'ÉTUDES DES DROITS DE L'HOMME-CONSEIL DE L'EUROPE, *Le médecin face aux droits de l'homme* (Cedam, Padua 1990).

JAMES, M. - JONGEWARD, D., *Nati per vincere* (Ed. Paoline, Roma 1980); trad. esp.: *Nacidos para vencer* (Fondo Educativo Interamericano, Bogotá 1976).
JASPERS, K., *Allgemeine Psychopatologie* (Springer, Berlín 1946); trad. esp.: *Psicopatología general* (FCE, México 1996).
— *Il medico nell'età della técnica* (Raffaello Cortina, Milán 1991).
JOHNSON, H., «Emerging Concerns in Family Therapy»: *Social Work* (1986) 299-306.
JONES, E., *The Life and the Works of Sigmund Freud*, Hogarth Press, Londres 1953); trad. esp.: *Vida y obra de Sigmund Freud* (Anagrama, Barcelona 2003).
JOUVET, M., «Commentary», en W. B. WEB (ed.), *Sleep and Active Process* (Scott Foresman, Glenview 1973).
JUAN PABLO II, *Audiencia del 29-10-1980,* en http://www.vatican.va/holy_father/john_paul_ii/audiences/1980/documents/hf_jp-ii_aud_19801029_sp.html
— «Discorso ai Membri dell'"American Psychiatric Association"» (4-1-1993), en *Insegnamenti di Giovanni Paolo II,* I (Libreria Editrice Vaticana, Tipografia Poliglotta Vaticana, Ciudad del Vaticano 1995) 13-15 (texto en inglés). Puede verse en italiano en: http://www.vatican.va/holy_father/john_paul_ii/speeches/1993/january/documents/hf_jp-ii_spe_19930104_psychiatric-association_it.html.
JULIEN, PH., «Psychanalyse et éthique»: *Études* (1987) 345-351.
JUNG, C. G., *Die Beziehungen dem Ich und dem Unbewussten* (Reichl, Darmstadt 1928); trad. esp.: *Las relaciones entre el yo y el inconsciente* (Paidós Ibérica, Barcelona 2009).
— *Psychologie und Religion* (Kasher, Zürik 1947); trad. esp.: *Psicología y religión* (Paidós, Barcelona 2004).
— *Wandlungen und Symbole der Libido* (F. Deuticke, Viena 1912); trad. esp.: *Símbolos de transformación* (Paidós, Barcelona 1982).
KARASU, T., «Ethical Aspects of Psychoterapy», en S. BLOCH - P. C. CHODOFF (eds.), *Psychiatric Ethics,* o.c., 89-117.
KHAZAAL, Y. - BILLIEUX, J. - THORENS, G. y otros, «French validation of the Internet addiction test»: *Cyberpsychol. Behav.* 11/6 (2008) 703-706.
KINDRED, M., «The legal rights of mentally retarded persons in twentieth century», en L. KOPELMANN - J. C. MOSKOP (eds.), *Ethics and Mental Retardation,* o.c., 185-208.
KLERMAN, G. L., «Are we an overmedicated society?»: *Annual Meeting of the American Medical Association* (1974).
KNUTSON B. Y OTROS, «Selective alteration of personality and social behavior by serotoninergic intervention»: *Am. J. Psychiatry* 155/3 (1998) 373-379.
KO, C. H. - YEN, J. Y. - YEN, C. F. y otros, «The association between Internet addiction and problematic alcohol use in adolescents: the problem behavior model»: *Cyberpsychol. Behav.* 11/5 (2008) 571-576.
KOOCHER, G. P. - KEITH-SPIEGEL P., *Ethics in Psychology* (Oxford University Press, Nueva York-Oxford 1998).

KOPELMANN, L., «Moral problems in psychiatry», en R. M. VEATCH (ed.), *Medical Ethics* (Jones and Burtlett, Boston 1989) 253-293.

KOPELMANN, L. - MOSKOP, J. C. (eds.), *Ethics and mental retardation* (D. Reidel, Dordrecht 1984).

LA PENNA E. (ed.), *I diritti dell'uomo e il cittadino* (Ed. Gruppo Parlamentare D. C. del Senato, Roma 1980).

LACAN, J., *Le Séminaire,* VII: *L'éthique de la psychanalyse* (Ed. du Seuil, París 1986).

LAIN ENTRALGO, P., *Antropología médica para clínicos* (Salvat, Barcelona 1984).

LAKIN, M., *Ethical Issues in the Psychoterapies* (Oxford University Press, Nueva York 1988).

— *The Helping Group* (Addison-Wesley, Nueva York 1985).

LANGS, R. «The role of religious imagery in adaptive psychotherapy»: *The Journal of the American Academy of Psychoanalysis and Dynamic Psychiatry* 37/1 (2009) 5-98.

LEPINE, S. - SMOLLA, N., «Ethical issues concerning participants in community surveys of child and adolescent mental disorders»: *Can. J. Psychiatry* 45 (2000) 48-54.

LEVINE, M., *Psychiatry and Ethics* (Braziller, Nueva York 1972).

LEVY, A. - DAVIDSON, S., «The rights of the mental patient under Israeli law», en A. CARMI- S. SCHNEIDER - A. HEFEZ (eds.), *Psychiatry, Law and Ethics,* o.c., 133-142.

LIFTON, R. J., *I medici nazisti* (Rizzoli, Milán 1988).

LOBATO, A., «Os direitos humanos e o direito à vida: por uma carta dos direitos do embrião», en S. LADUSÃNS (coord.), *Questões atuais de bioética* (Loyola, São Paulo 1990) 337-360.

MALLEY, P. B. - REILLY, E. P., *Legal and ethical dimensions for mental health professionals* (George H. Buchanan Co., Philadelphia 1999).

MANGIONE, M. A. - MELE, V., «"Medicina narrativa" e "Psicologia narrativa": un percorso tra etica ed estetica, poetica e cura», en R. JIMÉNEZ CATANO - I. YARZA (eds.), *Mimesi, verità, fiction. Ripensare l'arte. Sulla scia della poetica di Aristotele* (Edusc, Roma 2009) 369-378.

MARCUSE, H., *Eros and civilization* (Beacon Press, Boston 1955); trad. esp.: *Eros y civilización* (Ariel, Barcelona 2010)

MARHABA, S., *Antinomie epistemologiche nella psicologia contemporanea* (Giunti-Barbera, Florencia 1980).

— «Problemi di fondo della psicología», en AA. VV., *Conoscenza e struttura,* o.c., 292-293.

MARITAIN J., *Quattro saggi sullo spirito umano nella condizione d'incarnazione* (Morcelliana, Brescia 1978).

MASINI, V., *Medicina narrativa. Comunicazione empatica ed interazione dinamica nella relazione medico-paziente* (Franco Angeli, Milán 2005).

MASSUÈ, J. - GERIN, G., *Diritti umani e bioetica* (Sapere 2000, Roma 2000).

MCCLAIN, C. S. - ROSENFELD, B. - BREITBART, W., «Effect of spiritual well-being on end-of-life despair in terminally-ill cancer patients»: *Lancet* 361 (2003) 1603-1607.

McCullogh, L. B., «The world gained and the world lost: Labeling the mentally retarded», en L. Kopeknann - J. C. Moskop (eds.), *Ethics and mental retardation* (D. Reidel, Dordrecht 1984) 99-119.

McLuhan, M., *La galaxia Gutenbarg* (Círculo de Lectores, Barcelona 1998).

Melchiorre, V. (ed.), *Amore e matrimonio nel pensiero filosofico e teologico contemporáneo* (Vita e Pensiero, Milán 1976).

Mele, V. - Sgreccia, E., «Gli autandrogeni nella terapia dei comportamenti sessuali violenti: riflessioni etiche»: *Medicina e Morale* 6 (1989) 1107-1123.

Merskey, H., «Different forms of the abuse of psychiatry»: *J. Med. Phil.* 18 (1993) 423-426.

Milano, A., «Freud critico della religione per l'autonomia della morale»: *Aspernas* 3/4 (1981) 397-425.

Minkowski, E., *Il tempo vissuto* (Einaudi, Turín 1971).

Müller, C., «The overmedicated society: Forces in the market-place for medical care»: *Science* 176 (1972) 488-492.

Musatti, C. L., *Trattato di psicoanalisi* (Boringhieri, Turín 1948).

National Bioethics Advisory Commission, *Research involving persons with mental disorders that may affect decisionmaking capacity,* 2 vols. (Rockville, Maryland 1998).

Nebuloni, R., «Crisi dell'eros e crisi della civiltà nel pensiero di H. Marcuse», en V. Melchiorre (ed.), *Amore e matrimonio nel pensiero filosofico e teologico contemporaneo,* o.c., 319-344.

Nelson, C. J. - Rosenfeld, B. - Breitbart, W. - Galietta, M., «Spirituality, religion, and depression in the terminally ill»: *Psychosomatics* 43/3 (2002) 213-220.

Neu, J., «Minds on Trial», en B. Brody - H. T. Engelhardt - H.T. jr. (eds.), *Mental illness: Law and policy,* o.c., 73-107.

Nicolini, M. (ed.), *Ordine e disordine* (Documentazione Scientifica Editrice, Padua 1988).

Noguchi, W. - Morita, S. - Ohno, T. y otros, «Spiritual needs in cancer patients and spiritual care based on logotherapy»: *Support Care Cancer* 14/1 (2006) 65-70.

Odier, Ch., *Les deux sources consciente et incosciente de la vie morale* (La Baconnière, Neuchâtel 1947).

Oldham, J. M. - Haimowitz, S. - Delano, S. J., «Protection of persons with mental disorders from research risk: a Response to the report of the National Bioethics Advisory Commission»: *Arch. Gen. Psychiatry* 56 (1999) 688-693.

Pablo VI, «Discorso ai partecipanti al convegno "Psichiatria e problemi dello spirito"» (2-12-1963), en *Insegnamenti di Paolo VI*, I (Libreria Editrice Vaticana, Ciudad del Vaticano 1963) 367-370.

Parellada, D., «La nosografia settecentesca: De Sauvages, Cullen e Pinel», en F. M. Ferro (ed.), *Passioni della mente e della storia,* o.c., 57-62.

Parnas, J. - Sass, L. A. - Zahavi, D., «Recent developments in philosophy of psychopathology»: *Current Opinion in Psychiatry* 21/6 (2008) 578-584.

PAVLOV, I. P., *Conditioning reflexes and psychiatry* (International Publishers, Nueva York 1941).
PÍO XII, *Discurso a los participantes en la primera asamblea general del «Collegium Internationale Neuro-Psycho-Pharmacologicum»,* en http://www.vatican.va/holy_father/pius_xii/speeches/1958/documents/hf_p-xii_spe_19580909_neuro-farmacologia_sp.html.
— *Discurso a los participantes en el I Congresso Internacional de Histopatologia del sistema nervioso* (14-9-1952), en http://www.vatican.va/holy_father/pius_xii/speeches/1952/documents/hf_p-xii_spe_19520913_istopatologia_sp.html.
PLUSC, L. I., «Lager per russificare tutto il mondo»: *Prospettive nel Mondo* 51 (1980) 74-79.
PODRABINEK H., *Medicina preventiva in URSS* (Studio Tesi, Pordenone 1978).
POIRIER-LITTRÉ M. F., «Recherche en psychiatrie: éthique et droit»: *Laennec* 1 (1991) 11-15.
POLISENO, T. A. - NESCI, D. A. - POZZI, E., «L'iconografia psichiatrica», en F. M. FERRO (ed.), *Passioni della mente e della storia,* o.c., 427-433.
PONTALTI, C., «Linee concettuali di psicodinamica e psicoterapia farniliare»: *Medicina e Morale* 2-3 (1975) 306-330.
POST, S. G., «Psychiatry, religious conversion, and medical ethics»: *Kennedy Institute of Ethics Journal* 1/3 (1991) 207-223.
POUNCEY, C. L., «Philosophy of psychopathology»: *Current Opinion in Psychiatry*, 18/6 (2005) 659-663.
PRESTI, G. - CAFISO, M., «Psicoterapie on line: è vero trattamento?», en: http://www.ausl8.siracusa.it/media/PSICOTERAPIE_ON_LINE.pdf.
PRIGOGINE, I., «Ordine nel caos», en M. NICOLINI (ed), *Ordine e disordine,* o.c., 242-259.
PUCHALSKI, C. - FERRELL, B. - VIRANI, R. Y OTROS, «Improving the quality of spiritual care as a dimension of palliative care: the report of the Consensus Conference»: *J. Palliat. Med.* 12/10 (2009) 885-904.
QUANTE, M., «What is a "new" philosophy of psychiatry and why do we need it?»: *Medicine, Health Care and Philosophy* 11/4 (2008) 485-487.
REICH, W., *The sexual revolution* (Oregon Institute Press, Londres 1945); trad. esp.: *La revolución sexual* (Planeta, México 1985).
REISER, S. J., «Refusing treatment for mental illness: Historical and ethical dimensions»: *Am. J. Psychiatry* 3 (1980) 329-331.
RICHARDSON, W. J., «Mental health in competition of other values», en W. T. REICH (ed.), *Encyclopedia of Bioethics,* III (1978) 1059-1063 (cf. voz correspondiente en la nueva edición, MacMillan, Nueva York 1995).
RICOEUR, P., *De L'interprétation. Essai sur Freud* (Ed. du Seuil, París 1965); trad. esp.: *Freud. Una interpretación de la cultura* (Siglo XXI, Madrid 1999).
— «La componente narrativa della psicanalisi»: *Metaxù* 5 (1988).
ROBERTS, L. W., «Ethical dimensions of psychiatric research: a Constructive, criterionbased approach to protocol preparation. The

Research Protocol Ethics Assessment Tool (RePEAT)»: *Biol. Psychiatry* 46 (1999) 1106-1119.

— «Evidence-based ethics and informed consent in mental illness research»: *Arch. Gen. Psychiatry* 57 (2000) 540-542.

ROBERTS, L. W. - GEPPERT, C. M. - BRODY, J. L. «A framework for considering the ethical aspects of psychiatric research protocols»: *Compr. Psychiatry* 42 (2001) 351-363.

ROBERTS, L. W. - ROBERTS, B., «Psychiatric research ethics: an overview of evolving guidelines and current ethical dilemmas in the study of mental illness»: *Biol. Psychiatry* 46 (1999) 1025-1038.

RODRÍGUEZ, D. - MELONI, L. - LAVAGNALO, C., «La sperimentazione di nuovi psico-farmaci sull'uomo: una ricerca in materia di consenso»: *Medicina e Morale* 5 (1991) 789-818.

ROGERS, C. R., *Client-centered therapy: its current practice implications and theory* (Houghton Mifflin, Boston 1951).

— *On becoming a person* (Houghton Mefflin, Boston 1961).

— «The responsibilities of psychiatrists to society: the dual loyalties», en A. CARMI - S. SCHNEIDER - A. HEFEZ (eds.), *Psychiatry, law and ethics,* o.c., 19-25.

RORTY, R., *La svolta linguistica* [1967] (Garzanti, Milán 1994).

ROSENSTEIN, D. L., «IRB review of psychiatric medication discontinuation and symptom-provoking studies»: *Biol. Psychiatry* 46 (1999) 1039-1043.

ROSENTHAL, P., *Works and values* (Oxford University Press, Nueva York 1984).

ROSSI, L., «La degenerazione tra istanze sociali ed eredità darwiniana: il dibattito sulla "Rivista sperimentale di freniatria"», en F. M. FERRO (ed.), *Passioni della mente e della storia,* o.c., 351-362.

— «Momenti di storia del pensiero psichiatrico in Italia. L'uomo delinquente fra psicologia, psichiatria e scienze social», en F. M. FERRO (ed.), *Passioni della mente e della storia,* o.c., 519-532.

ROSSI O. - RUBECHINI S., «Le immagini autobiografiche: una via narrativa alla percezione di sé»: *Informazione Psicoterapia Counselling Fenomenologia* 4 (2004) 14-23.

ROSSI MONTI M., *Psichiatria e fenomenologia* (Loescher, Turín 1978).

ROTH, G., «Amentia ex aegritudinibus cerebralibus. Psychopathologia in doctrina sancti Thomae et psichiatria biologica contemporánea», en AA.VV., *L'anima nell'antropologia di S. Tommaso d'Aquino* (Atti del Congresso della SITA del 1986) (Massimo, Milán 1987) 597-604.

ROTH, L. H. - APPELBAUM, P. S., «What we do and do not know about Treatment Refusals in Mental Institutions», en A. E. DOUDERS - J. P. SWAZEY (eds.), *Refusing Treatment in mental health institutions: values in conflict* (AUPHA Press, Ann. Arbor. 1982) 176-196.

ROTMAN, D. J., «Shiny happy people»: *The New Republic* 14 (1994) 34-38.

SALA, R., «Autonomia e consenso informato. Modelli di rapporto tra medico e malato mentale»: *Medicina e Morale* 1 (1994) 39-72.

SANGUINETI, J. S., *Filosofia della mente. Una prospettiva ontologica e antropológica* (EDUSC, Roma 2007); trad. esp.: *Filosofía de la mente. Un enfoque ontológico y antropológico* (Palabra, Madrid 2007).

SCALABRINO SPADEA, M., «La tutela del malato di mente nel diritto internazionale»: *Medicina e Morale* 1/2 (1987) 97-167.
SCHELER M., *De lo eterno en el hombre* (Encuentro, Madrid 2007).
— *El formalismo en la ética y la ética material de los valores* (Caparrós, Madrid 2000).
SCHELER, M., *El resentimiento en la moral* (Caparrós, Madrid 1993).
SCHIAVONE, M., *Bioetica e psichiatria* (Patron, Bolonia 1990).
— *I confini della psichiatria. Aspetti epistemologici e deontologici* (Patron, Bolonia 1993).
— *Psichiatria, psicoanalisi, sociologia. Riflessioni epistemologiche sulle scienze umane* (Patron, Bolonia 1988).
SCHILLER, H. I., *The Mind Challengers* (Beacon Press, Boston 1973).
SCHOPP, R. F., «Behavior Control», en W. T. REICH (ed.), *Encyclopedia of Bioethics,* I, 1995, 221-228.
SEGANTI, A. - POLICANTE, F., «La narrativa autobiografica come costruzione dell'identità. Le funzioni della narrazione», en http://www.psychomedia.it/pm/modther/emozling/seganti-policante.htm.
SEYRINGER, M. E. - FRIEDRICH, F. - STOMPE, T. Y OTROS, «The "Gretchen question" for psychiatry - the importance of religion and spirituality in psychiatric treatment»: *Neuropsychiatr.*21/4 (2007) 239-247.
SGRECCIA, E., «Istanze antropologiche ed etiche nella cura e assistenza del malato di mente»: *Medicina e Morale* 3 (1983) 255-271.
— *Manual de bioética.* I: *Fundamentos de ética biomédica* (BAC, Madrid 2009) .
— «La sperimentazione dei farmaci. Aspetti etici»: *Dolentium Hominum* 1 (1987) 60-72.
SGRECCIA, E. - FIORI, A. (eds.), *Consultori famigliari* (Vita e Pensiero, Milán 1976).
SIMEONE, D., «L'educazione sessuale nella prospettiva della pedagogia personalista di N. Galli»: *Rivista di Sessuologia* (2006) 30-32.
SIRACUSANO, A. - PECCARISI, C., «IAD: note critiche»: *Bollettino di Aggiornamento in Neuropsicofarmacologia* (1997) 62.
SKINNER, B. F., *About behaviorism* (Alfred A. Knopf, Nueva York 1974).
— *Beyond freedom and dignity* (Alfred A. Knopf, Nueva York 1971).
SPERO, M. H - COHEN, M., «Discussion of a symposium: the God representation in the psychoanalytic relationship: When is three a crowd?»: *J. Am. Acad. Psychoanal. Dyn. Psychiatry* 37/1 (2009) 219-239.
SPERO, M. H. - COHEN, M., «Introduction to a symposium: the god representation in the psychoanalytic relationship: When is Three a crowd?»: *J. Am. Acad. Psychoanal. Dyn. Psychiatry* 37/1 (2009) 1-19.
SPERRY, L. - PROSEN, H., «Contemporary Ethical Dilemmas In Psychotherapy»: *Am. J. Psychotherapy* 52/1 (1998) 54-63.
SPINSANTI, S. (ed.), *Documenti di deontologia e etica medica* (Ed. Paoline, Cinisello Balsamo 1985).
— «Psiche e spirito: l'incontro tra Scienze psicologiche e Teologia»: *Medicina e Morale* 1 (1984) 63-72.
STEFANI, P., «L'etica per curare la gente»: *Il Regno-Attualità* 2 (1989) 9-11.

STEGER, B., «Spiritual wellbeing and care of terminally ill patients»: *Lancet* 2/362 (2003) 408.
STEIN, H. F., «Therapist and family values in a cultural context»: *Counselling and Values* 1 (1985) 35-46.
SZASZ, TH. S., *I manipolatori della pazzia* (Feltrinelli, Milán 1972).
— *The myth of mental illness: foundations of a theory of personal conduct* (Bomber-Harpen, Nueva York 1961).
— *Schizofrenia simbolo sacro della psichiatria* (Armando, Roma 1984).
TAGLIAVINI, A., «Verso l'inconscio: il dibattito italiano tra Ottocento e Novecento», en F. M. FERRO (ed.), *Passioni della mente e della storia,* o.c., 585-602.
TEMPESTA, E. - MANNELLI, P. - IANIRI, L., «Il "confine" etico in psicofarmacología»: *Medicina e Morale* 5 (1987) 817-835.
TESAR, J., *Diagnosi 301.7* (CSEO, Bolonia 1980).
TOBINO, M., *Gli ultimi giorni di Magliano* (Mondadori, Milán 1982).
TOFFLER, A., *La terza ondata. Il tramonto dell'era industriale e la nascita di una nuova civiltà* (Sperling & Kupfer, Milán 1987).
TOMÁS DE AQUINO (SAN), *Suma de teología,* 5 vols. (BAC, Madrid 1984).
TOREM, M., «Iatrogenic syndromes and disharmony in the doctor-doctor relationship», en A. CARMI - S. SCHNEIDER - A. HEFEZ (eds.), *Psychiatry, Law and Ethics,* o.c., 257-264.
TORRELLI, M., *Le médecin et les droits de l'homme* (Berger-Lévrault, París 1983).
TOTSUKA, E. - MITSUISHI, T. - KITAMURA, Y., «Mental health and human rights: illegal detention in Japan», en A. CARMI - S. SCHNEIDER - A. HEFEZ (eds.), *Psychiatry, Law and Ethics, o.c.,* 142-148.
VALORI, P., «Psicanalisi e filosofía», en A. BAUSOLA (ed.), *Questione di storiografia filosófica* (La Scuola, Brescia 1978) 765-813.
VANZAN, P., «Viktor Emil Frankl. La logoterapia come ricerca del senso della vita»: *La civiltà cattolica* 156/ 2 (2005) 139-152.
VEATCH, R. M., «Drugs and competing drug ethics»: *Hastings Center Report* 4 (1974) 68-80.
VOGEL-SCIBILIA, S. E., «The controversy over challenge and discontinuation studies: perspective from a consumer-psychiatrist»: *Biol. Psychiatry* 46 (1999) 1021-1024.
WALLACE, E. - RADDEN, J. - SADLER, J., «The philosophy of psychiatry: Who needs it?»: *Journal of Nervous & Mental Disease* 185/2 (1997) 67-73.
WALTON, R. W., «Ethical Issues in the practice of organization development», en G. BERMANT - H. C. KELMAN - D. P. WARWIK (eds.), *The Ethics of social intervention* (Wiley, Nueva York 1978).
WEB, W. B. (ed.), *Sleep and Active Process* (Scott Foresman, Glenview [3]1974).
WHITE, M., *La terapia come narrazione* (Astrolabio, Roma 1992).
WINDELBAND, W., *Storia e scienza della natura* (1894).
WINGLE, J. M., «Cura pastorale: il rifiuto della sofferenza e la ricerca del benessere personale», en «Atti della XVIII Conferenza Internazionale promossa ed organizzata dal Pontificio Consiglio per la Pastorale della Salute su la Depressione»: *Dolentium Hominum* 55/19 (2004) 96-105.

WORLD PSYCHIATRIC ASSOCIATION, *Declaration of Madrid* (1996). Puede verse en español en: http://www.1decada4.es/temporal/profsalud/eticaddhh/Declaracion_Madrid.pdf.

WYATT, R. J. - HENTER, I. D. - BARTKO, J. J., «The long-term effects of placebo in patients with chronic schizophrenia»: *Biol. Psychiatry* 46 (1999) 1092-1095.

YOUNG, K. S., *Presi nella Rete. Intossicazione e dipendenza* (Calderini, Bolonia 2000).

ZIPURSKY, R. B., «Ethical issues in schizophrenia research»: *Curr. Psychiatry Rep.* 1 (1999) 13-19.

ZUNINI, G., *Psicologia* (Morcelliana, Brescia 1955).

RESUMEN

Los conceptos de autonomía, libertad e identidad de la persona humana son básicos para aproximarse a los conceptos de salud y enfermedad mental y para el planteamiento de un modelo terapéutico. La consideración de la enfermedad psiquiátrica como trastorno esencialmente médico manifiesta una cultura filosófica positivista en su matriz, que se hace evidente en la clasificación de los trastornos basándose en sus manifestaciones clínicas observables. La psiquiatría como ciencia humana es un contacto continuo con las ciencias de la naturaleza, pero el horizonte problemático que afronta es tal que determina la necesidad de una superación de naturaleza filosófica, sin el riesgo de una confusión de los lenguajes en cuanto que no es contextual al momento científico sino preliminar (análisis fenomenológico, teoría del método, gnoseología) y postliminar (antropología filosófica y ética). La antropología de referencia discrimina así los fines no solo epistemológicos, sino también prácticos, en las propuestas terapéuticas.

Las escuelas y los modelos de investigación. La psiquiatría representa la rama de la medicina que tiene como objeto el estudio clínico y la terapia de las enfermedades mentales y los comportamientos patológicos. Son cada vez más numerosas las escuelas y las propuestas terapéuticas, a veces también en conflicto entre ellas. La *corriente biofísica* (fundada por W. Wundt, 1832-1920) pone los hechos psíquicos en estrecha relación con la anatomía y fisiología del sistema nervioso central y utiliza el método experimental: la enfermedad mental es una enfermedad como todas las demás, dependiente de causas orgánico-fisiológicas; esta ciencia tendrá que estudiar los síntomas psiquiátricos y relacionarlos con las causas orgánicas que se deberán hallar evidentemente en el sistema nervioso central. El *modelo de la psicopatología* (representado sobre todo por K. Jaspers, 1883-1969) pretende llevar el campo característico de la psicología y la psiquiatría al interior de la experiencia del individuo y al análisis de su vivencia. El *modelo psicoanalítico* (iniciado por S. Freud 1856-1939) es realmente uno de los más importantes. Parte del rechazo de la ecuación entre mundo psíquico y mundo consciente para descubrir el nuevo territorio del *Inconsciente*. El psicoanálisis quiere ser, según la definición de Freud, «un procedimiento para investigar los procesos mentales apenas accesibles por otra vía». Esta corriente encierra más corrientes. Para Freud, la neurosis nace del conflicto entre el Yo consciente y la *libido* inconsciente, reprimida o censurada; la *libido* fundamental de la vida humana es de naturaleza sexual, entendiendo lo sexual no en el significado limitado a lo genital, sino en el amplio y global significado afectivo e instintivo. Lo adquirido por Freud es, por una parte, el descubrimiento del nuevo mundo, el Inconsciente, y por la otra, la elaboración de técnicas y métodos terapéuticos asociados con nuevos conceptos, como por ejemplo los mecanismos de defensa (represión, sublimación, transferencia, etc.) y algunas explicaciones importantes sobre la etiopatogenia de las neurosis. C. G. Jung basa la perspectiva de «psicología analítica» en la que se comprende la *libido* en el sentido más amplio de energía vital y sin estar ni única ni necesariamente ligada a la sexualidad. A. Adler es fundador de la «psicología individual» por la que la *libido* es definida como voluntad de poder entendida como impulso a la autoafirmación y autovalorización y, por ello, como reacción al complejo de inferioridad que se desarrolla en el niño y el adolescente. Desarrollos más recientes del psicoanálisis son los de W. Reich, H. Marcuse, la interpretación «espiritualista cristiana» (representada sobre todo por I. Caruso, V. Frankl, Ch. Odier y P. Ricoeur) y la interpretación «ético-humanista» de E. Fromm. El *modelo fenomenológico,* cuyos principales representantes son E. Husserl y M. Scheler, afirma que no basta con una descripción exterior de los hechos, sino que es necesaria también la de las «vivencias». El *modelo político-sociológico* defiende la idea de que el entorno social es el origen del trastorno mental y también el factor principal de la terapia. Por lo tanto, es la sociedad la que está enferma y el enfermo mental es resultado y síntoma del conflicto social; por eso, para curar de manera eficaz la enfermedad, es necesario actuar sobre la sociedad e insertar al enfermo en la sociedad para que esta cambie. La *psicología narrativa* reconoce en la actividad de la narración el eje del proceso terapéutico; el hombre construye y reconstruye los propios mundos narrándolos. En los *modelos conductistas* (como el *behaviorismo)* el convencimiento de fondo es la ausencia de libertad y de cualquier tipo de moral. En las *corrientes personalistas* se pretende poner a la persona del enfermo en el centro del trato terapéutico; este modelo subraya una concepción espiritualista del individuo y establece la exigencia de una terapia no directiva (según el método del *counselling).* La *psicología humanista* corriente, afín al personalismo, pretende valorizar la unidad de la persona y desarrollar un modelo educativo inspirado en la formación integral, respetuosa de todas sus dimensiones de la persona humana.

Ningún modelo puede considerarse exhaustivo ni válido para todos los casos, sino que cada uno tiene una porción de validez; para el creyente el problema resulta más considerable cuando una determinada teoría psiquiátrica nace de presupuestos que no son conformes a la propia visión de la realidad humana (por ej. las corrientes postivistas). Para que una terapia sea eficaz, se requieren unos requisitos éticos previos tanto en el terapeuta como en el paciente: en el terapeuta, además de la competencia profesional, la capacidad de soportar el peso de una relación exigente con el enfermo, una gran capacidad de empatía, una tensión ética y la confianza de poder ayudar a aquel paciente en concreto; los requisitos previos exigidos al paciente son la intención y la confianza en la posibilidad de curarse y en la persona del psicoterapeuta. Cada vez que se tenga que elegir la terapia más idónea para un individuo determinado y para una situación concreta en vistas al bien de la persona y respetando su dignidad, se necesita una particular capacidad de discernimiento. El discernimiento tendrá que examinar el método terapéutico en relación con la enfermedad mediante criterios de correspondencia no solo con la eficacia sino también con el respeto de la persona. El terapeuta deberá conocer esta doble perspectiva para respetar la dignidad objetiva del enfermo mental, que es idéntica a la de una persona sana, pero también tendría que darse cuenta de su situación subjetiva para valorar apropiadamente la propia responsabilidad; podemos decir que el psiquiatra ejerce de prótesis de la libertad para ayudar al enfermo a recuperar la capacidad en los límites de lo posible. No podrá utilizarse cualquier medio, sino únicamente aquellos que, puedan ser de provecho para el paciente y para los demás por estar de acuerdo con la dignidad del paciente y del hombre en general.

En cuanto a la atención a la religiosidad en la praxis psicoterapéutica, es extremadamente importante que el terapeuta respete los valores y los principios del paciente: como también es importante que las instituciones religiosas y sus ministros tengan en cuenta la especificidad de los descubrimientos científicos y de los resultados de las terapias. De este modo, los psicoterapeutas no han de transformarse en directores espirituales que impongan una axiología diferente y manipulen de modo más o menos grave a los pacientes. El proceso psicoterapéutico debe estar encaminado al restablecimiento, en la medida de lo posible, de un cierto equilibrio psíquico, que permita al paciente asumir las propias decisiones con plena responsabilidad, incluyendo las decisiones en el tema de la fe religiosa.

El empleo de los psicofármacos. Cada intervención sanitaria ha de proteger simultáneamente el valor objetivo de la vida y la salud del ciudadano-paciente y el valor subjetivo del respeto de la libertad-responsabilidad del individuo implicado en el acto médico (consentimiento informado). Con respecto al tratamiento farmacológico, el enfermo mental puede tener una capacidad reducida, o a veces ninguna, para expresar su consentimiento consciente y responsable y por otro lado su vida y su salud deben igualmente protegerse. Cuando se habla de los derechos del enfermo mental no se puede entender la palabra «derecho» en un alcance exclusivo y en una significación «subjetiva» en vistas al consentimiento, sino que también debe entenderse como derecho a recibir de hecho los cuidados necesarios para proteger su vida y su salud. De importancia fundamental es el respeto de los derechos humanos del paciente psiquiátrico, según un principio de «igualdad» y «no discriminación»; existen otras «garantías» de los derechos humanos «específicas» para los enfermos mentales enunciadas en numerosos documentos internacionales que atañen al «diagnóstico» de enfermedad mental, «la elección de terapia» y el «consentimiento» para recibir una terapia en concreto.

La valoración ética deberá tener en cuenta la *relación riesgos-beneficios* de la terapia aplicada. Con este fin se configuran dos tipologías para el uso del psicofármaco: el uso «terapéutico», necesario o como remedio coadyuvante, y el uso «no terapéutico» de «hedonismo psicotrópico». Desde un punto de vista ético, se deberá tener en cuenta no solo la eficacia inmediata del psicofármaco, sino también los efectos colaterales y a largo plazo —incluidos los provocados en el feto de la mujer embarazada—, junto con las exigencias de la economía sanitaria, que cuanto más gaste en farmacología superflua, menos dispondrá en términos de terapias necesarias. Hoy nos encontramos ante un creciente empleo no terapéutico del medicamento, dirigido simplemente a incrementar el hedonismo psicotrópico. Este hedonismo oscila entre el deseo de afrontar el estrés creciente y las complejas tareas de la vida por medio del medicamento y encamina a la búsqueda del paraíso artificial. El *consentimiento informado* y el *derecho al rechazo de las terapias* a veces se presenta como conflicto entre los valores de la libertad e igualdad de los individuos y su autonomía, y los valores que se refieren a la defensa de la vida y la salud de los pacientes que no se dan cuenta de su propio estado ni de las consecuencias de ese rechazo. En estos casos la sociedad tiene su parte de responsabilidad. De cualquier modo, el medicamento no puede utilizarse por eso como opción al hospital psiquiátrico, sino que tendrá que seguir siendo un medio más, que se usará según los principios terapéuticos que piensan sobre todo y en cualquier caso al verdadero bien del paciente.

Corrientes éticas en la psicoterapia. La psicoterapia presenta una problemática común a todos los tratamientos médicos, aunque se dan particularidades específicas en algunas cuestiones. En primer lugar, es necesario recordar la importancia de la conveniencia de la terapia y de la competencia del terapeuta. Este, además, tendrá que asumir las veces de suplemento de la libertad-responsabilidad del paciente: representa e interpreta en el paciente la exigencia de autonomía y autogestión; trabaja para restituir al paciente a sí mismo y a su capacidad de autogobierno. Es el suplemento y la prótesis de una libertad incompleta o frágil a veces, que no está en grado de asumir la propia responsabilidad. El profesional tendrá que evitar imponer al paciente el cuadro de los propios valores sociales y, por lo tanto, tendrá que evitar sustituir la capacidad crítica del cliente porque deberá ayudarle a desarrollarla. Por otro lado, el respeto de los valores del cliente o paciente no debe llevar al psicoterapeuta a justificar cualquier impulso o conducta. El psicoterapeuta deberá más bien ayudar al paciente a autocomprenderse y a autoconstruirse sin dominar ni manipular su autonomía. Esto no implica que el psicoterapeuta tenga que atrincherarse en una especie de neutralidad: se pueden proponer, sugerir valores para que se asuman de forma crítica y autónoma. Otros temas éticos dignos de consideración son los relativos a la «contratransferencia», que puede llegar incluso al plagio, al aspecto del dinero y de la remuneración, o a la privacidad y el secreto profesional, a la responsabilidad legal y moral en la certificación de enfermedad, a la necesidad de una protección particular del consentimiento informado en la investigación, especialmente cuando se utilicen medicamentos experimentales.

Respecto a la terapia de grupo, adoptada por muchas escuelas, se debe considerar que, aún presentado indudables ventajas, este enfoque también presenta unos riesgos que son también importantes desde el punto de vista ético. En el caso de las terapias familiares, la premisa metodológica es que no es posible modificar el estado psicopatológico de un individuo cuando esta patología es el resultado de un sistema de vínculos familiares o se ve de todos modos reforzada por el tipo de vínculo a no ser que se corrija y cambie todo el sistema. La psicoterapia tiene también su importancia en el ambiente laboral ya que el mundo del trabajo somete a los individuos a un conjunto de dinámicas que pueden fomentar la colaboración o la competitividad, la satisfacción o la frustración, el sentido de realización o de fracaso; a esto se ha de añadir, en determinados tipos de trabajo, la situación de repetitividad y la ausencia de participación creativa.

El uso político de la psiquiatría. Forma parte de este capítulo la llamada «psiquiatría oficial dominada por el Estado», en la que el especialista se encuentra subordinado al político: a menudo la psiquiatría se ha usado para someter al régimen a los llamados disidentes o para arrancar falsas o presuntas confesiones. También determinadas formas de presión social en los países industrializados, pilotadas a través de los medios de comunicación social haciendo palanca con la noticia emocional y con informaciones parciales, representan a veces una nueva forma de tiranía mental de la que tienen que estar protegidos no solo los niños sino también los adultos.

En concreto, el consumo de psicofármacos debido a la manipulación publicitaria, el recurso al diagnóstico prenatal por el alarmismo y el miedo al «hijo con malformaciones que quita la alegría la maternidad a muchas embarazadas, hace recurrir al aborto incluso cuando no se dan malformaciones graves y por una simple sospecha infundada.

Una categoría reciente es la psicopatología de Internet en la que entra la llamada *Internet Addiction Disorder,* síndrome de dependencia de Internet que provoca —como las demás patologías de dependencia— problemas sociales, deseo incontrolable, síndromes de abstinencia, aislamiento social, problemas conyugales y de intercambio, dificultades económicas y laborales.

Estructuras y servicios en psiquiatría: la ley 180/1978. Las diversas concepciones antropológicas e ideológicas sobre la enfermedad mental se han traducido a lo largo de la historia en instituciones consideradas progresivamente necesarias para el ingreso y curación del enfermo. El movimiento para la reforma sanitaria en general y para la psiquiátrica en particular se hizo más fuerte a partir de los años sesenta. Se han distinguido cuatro corrientes culturales que, en una medida diversa, se han encontrado con la reforma psiquiátrica y han hecho una valoración de ella tras la promulgación de la ley 180. El primer movimiento, definido como la «antipsiquiatría», parte del supuesto de que el concepto de enfermedad mental es un dato cultural y que, por lo tanto, el enfermo mental, restituido a la sociedad, contribuirá a hacer explotar este malestar social y a hacerle frente al ponerlo de manifiesto. La segunda corriente se define «psiquiatría social». Se reconoce que existe el trastorno psiquiátrico, pero su origen es predominantemente de tipo social y, si bien es necesario curar al paciente psiquiátrico, se ha de hacer con terapias «destecnificadas». Una tercera orientación defiende la adquisición de la patología psiquiátrica por parte de la ciencia. Sin minusvalorar el aspecto ambiental, es necesaria una explicación más profunda y compleja. Esta orientación propone la psicoterapia como método de aproximación a la enfermedad mental y considera subsidiaria o limitada la exigencia de recurrir a la farmacoterapia. Por último, es necesario recordar que sigue viva la corriente de la psiquiatría tradicional, que no evita mostrar que el manicomio no ha sido necesariamente siempre una prisión. La ley 180 proclama sobre todo el principio de la «voluntariedad» del tratamiento sanitario, salvo en casos excepcionales precisados por la propia ley y sujetos a un procedimiento particular. La reforma de los manicomios era necesaria y se había reclamado desde hacía tiempo para limitar el internamiento forzoso a los casos de verdadera necesidad y seguir los derechos humanos internacionalmente reconocidos. La reforma hunde sus raíces en algunas corrientes de pensamiento sanamente inspiradas en una concepción humanizada de la asistencia psiquiátrica, pero también se debe a presiones ideológicas radicalizadas que llegan incluso a negar la existencia de la enfermedad mental o verla simplemente como expresión de malestar social. Además, los plazos de aplicación han sido totalmente independientes de las exigencias de concreción y las nuevas estructuras están aún en fase de deshomogeneidad en el territorio nacional y no están adaptadas todavía a las necesidades.

Capítulo III
BIOÉTICA Y TRASTORNOS SEXUALES

Frente a la creciente señalización de trastonos sexuales, a menudo se nos pregunta si se trata de un hecho real o si es simplemente consecuencia de las posibilidades mejoradas de diagnóstico y terapia. Es probable que ambas afirmaciones sean ciertas, aunque no es fácil tener un contraste de estadísticas y no hay datos disponibles significativos sobre el tema en la bibliografía, excepto lo relativo al incremento del recurso a terapias para paliar estas patologías, señalada por varias partes[1].

Todavía más difícil —con algunas excepciones— es precisar la etiopatogenesia de los trastornos sexuales: es decir, si tienen una base orgánica o funcional o si concurren causas psicológicas y también psicosociales. Mencionaremos la etiopatogenesia en cada trastorno.

El problema ético se plantea —en este campo— a varios niveles: a veces, en el examen de las mismas causas responsables de los trastornos sexuales; otras veces, en la elección del método terapéutico y las relaciones que se determinan a nivel familiar y social. También son importantes las consecuencias jurídicas y canónicas que se mencionarán únicamente en este capítulo.

Con respecto a la clasificación de los trastornos sexuales, se puede apreciar que no se da una aceptación unánime, en cuanto que estas clasificaciones varían dependiendo de que las patologías se consideren bajo el aspecto sexológico, sociólogico, médico-legal, etc.

Algunos autores[2] recogen estas clasificaciones de los trastornos sexuales bajo el término general de «alteraciones del instinto sexual» y las dividen en alteraciones «cuantitativas» y «cualitativas», comprendiendo entre las primeras la paradoja sexual, la anafrodisia y la hipersexualidad, y entre las segundas se incluyen las perversiones e inversiones.

[1] H. S. Kaplan, *Manuale illustrato di terapia sessuale,* o.c.; A. Graziottin, «Sessuologia medica maschile e femminile», a.c., 1462-1492; Íd., «Disturbi del desiderio sessuale nella donna: il ruolo del ginecólogo», a.c.; D. Marazziti, *La natura dell'amore,* o.c.; F. Bersini, *Matrimonio e anomalie sessuali e psicosessuali,* o.c.; H. S. Kaplan, *I disturbi del desiderio sessuale,* o.c.; G. Abraham - S. Caruso, *Sessuologia clínica,* o.c.; G. Rifelli, *Psicologia e psicopatologia della sessualità,* o.c.

[2] A. Franchini, *Medicina legale* (Padua 1985) 324.

Otros autores[3] distinguen entre alteraciones orgánicas (congénitas, adquiridas y endocrinas) y alteraciones funcionales (desviaciones y perversiones).

El DSM-IV[4] habla de *sexual disorders* y distingue entre parafilias, disfunciones y el resto de patologías que no son clasificables en categorías específicas. El término «parafilia» que indica de por sí una distorsión de la capacidad de amar, se utiliza sin embargo —a la luz de una visión sociológica de estas patologías (que en otras calificaciones corresponden a las desviaciones y perversiones)— con el énfasis en el hecho de que no existiría un *estándar* absoluto, sino que la «normalidad-anormalidad» es una cuestión de definición social. En otras palabras, el término «parafilia» se limitaría a registrar una situación, prescindiendo de cualquier connotación de juicio.

Ya que nos alejamos de esta interpretación sociológica, porque consideramos que existe una interpretación objetiva de la realidad sexual, la mayoría de las veces haremos referencia a la terminología «tradicional».

Por este motivo, al querer hacer una síntesis de algunas clasificaciones presentes en la bibliografía especializada, proponemos una terminología con el fin de enmarcar los trastornos de los que se considerarán sus aspectos éticos (tabla 1).

TRASTORNOS SEXUALES	
Orgánicos	Psíquicos
– congénitos – adquiridos – endocrinos	– desviaciones (tabla 2) – perversiones (tabla 3) – disfunciones (tabla 4)

TABLA 1. *Trastornos sexuales*

Aquí acometeremos la exposición de las alteraciones de la diferenciación sexual, los estados de intersexualidad (hermafroditismos y pseudohermafroditismos) y las disgenesias gonadales; después consideraremos el tema de la transexualidad también respecto a las intervenciones médico-quirúrgicas de cambio de sexo, que en Italia están amparadas por la ley n.º 164 de 1982[5].

[3] A. CAPUTO - L. ALTOBELLI - M. PALUMBO, *Alterazioni, deviazioni, perversioni sessuali,* o.c.

[4] AMERICAN PSYCHIATRIC ASSOCIATION, *DSM - IV,* o.c., 493ss.

[5] A. FIORI, «Sentenza della Corte di Cassazione sulla legittimità costituzionale della L. 14 aprile 1982 n.º 164», a.c., 287-298.

Por último, respecto a la etiología y la terapia eventual, consideraremos las desviaciones del instinto sexual, de modo particular la homosexualidad en sus diversos grados y especificaciones; mencionaremos las perversiones (fetichismo, voyeurismo, exhibicionismo y pedofilia) y nos detendremos en las disfunciones (impotencia y eyaculación precoz en el hombre, frigidez y vaginismo en la mujer).

Se definen *desviaciones* a las situaciones en las que el individuo escoge un «objeto» de amor que se desvía de la norma (tabla 2); las *perversiones* ocurren cuando las fijaciones psicogenitales se concentran en «objetos» que —aún sin llegar a ser desviados— son parciales o construidos artificialmente (tabla 3). Se habla de *disfunciones* en presencia de un impedimento —parcial o total— a la normal manifestación de la tendencia o actividad sexual (tabla 4).

Se trata de argumentos delicados y de importancia creciente, sobre todo para los que están afectados por estos trastornos, pero también para los médicos, los trabajadores de consultorios familiares y los encargados de los tribunales eclesiásticos.

Proliferan además centros de terapias sexológicas y andrológicas y no se consigue siempre entender la eficacia terapéutica —lo que es comprensible— ni el nexo necesario con la moral o la antropología de fondo que inspiran una u otra escuela.

DESVIACIÓN DE LA IDENTIDAD DE GÉNERO, DE LA ORIENTACIÓN Y/O DE LA CONDUCTA
– transexualidad – travestismo – bisexualidad – homosexualidad

TABLA 2. *Desviaciones sexuales*

PERVERSIONES SEXUALES	
– autoerotismo masturbatorio – narcisismo – exhibicionismo – erotomanía – fetichismo – sadismo – masiquismo – necrofilia	– incestuosidad – bestialidad – pedofilia – efebofilia – patofilia – gerontofilia – otras

TABLA 3. *Algunas perversiones sexuales*

a)	*Trastornos del deseo sexual*
	anafrodisia: ausencia de deseo (absoluta o relativa)
	hipererotismo: satiriasis
	ninfomanía
b)	*Trastornos de la excitación*
	en el hombre: impotencia
	en la mujer: coitofobia
c)	*Trastornos del orgasmo*
	en el hombre: eyaculación precoz o retardada
	en la mujer: anorgasmia (frigidez)
d)	*Trastornos asociados a dolores (dispareunia)*
	en el hombre: eyaculación dolorosa
	en la mujer: vaginismo

TABLA 4. *Disfunciones sexuales*

A. LAS ALTERACIONES DE LA DIFERENCIACIÓN SEXUAL

1. La intersexualidad

Es un término usado para describir a aquellas personas cuyos cromosomas sexuales, genitales y/o caracteres sexuales secundarios no se pueden definir como exclusivamente masculinos o femeninos. Para entender el origen de los estados intersexuales[6] es necesario hacer una breve referencia al desarrollo sexual[7].

[6] Un individuo intersexual puede presentar características anatómico-fisiológicas masculinas y femeninas. Las causas de estas anomalías pueden ser diversas, tanto congénitas como adquiridas (como en el caso de agunas perturbaciones hormonales), y pueden intervenir tanto a nivel cromosómico como hormonal o morfológico. Sobre el tema de la intersexualidad, cf. D. DI CEGLIE (ed.), *Straniero nel mio corpo,* o.c.; V. BAIRED, *Le diversità sessuali,* o.c.; A. FAUSTO-STERLING, «The five sexes. Revisited», a.c., 18-23; M. L. DI PIETRO, «Aspetti clinici, bioetici e medico-legali della gestione delle ambiguità genitali», a.c. Cf. también M. FAGGIONI, *Ermafroditismo e pseudoermafroditismo,* o.c.; A. DOMURAT DREGER, *Intersex in the Age of Ethics,* o.c.

[7] L. DE MARINIS - A. BARBARINO - A. SERRA, «Biologia della differenziazione sessuale», a.c., 155-165; L. GIUFFRÈ Y OTROS, «La differenziazione sessuale e le sue anomalie», a.c., 122ss; C. J. MIGEON - A. B. WISNIEWSKI, «Sexual diffe-

- *Sexo cromosómico.* Se sabe que el embrión unicelular trae consigo la información sobre el propio sexo desde el momento de la fecundación: de sexo femenino si tiene una patrimonio genético con 44 cromosomas + 2 cromosomas sexuales X; de sexo masculino si tiene un patrimonio genético con 44 cromosomas + 1 cromosoma X y 1 cromosoma Y. Esto es el resultado «objetivo» de la fecundación. Se discute si los genitores pueden elegir el sexo del embrión (y esto también supondrá un problema ético además de técnico-médico), pero es verdad que para el individuo que nace no existe una elección del sexo genético. Además está científica y objetivamente probado que el sexo genético determina los demás componentes biológicos.
- *Sexo gonádico.* Se basa en las características histológicas de la gónada; el varón posee tejido testicular y la hembra tejido ovárico. El crecimiento y la diferenciación de las gónadas se realiza progresivamente bajo la influencia de genes destinados precisamente al mecanismo de diferenciación de lo masculino y lo femenino[8].
- *Sexo hormonal y ductal.* Alrededor de la séptima semana de la fecundación, en el embrión con sexo genético tanto masculino como femenino están presentes los conductos genitales —los conductos de Wolff y Muller— que van al encuentro de la diferenciación en sentido masculino o femenino («sexo hormonal») bajo la acción de las hormonas producidas por el testículo (andrógenas) o el ovario (estrógenas, progesteronas, andrógenas) al final de la octava semana. En el embrión de sexo masculino los conductos de Wolff dan origen al epidídimo, los conductos deferentes, las vesículas seminales, la próstata, las glándulas bulbouretrales y parte de la uretra. En el embrión de sexo femenino, los conductos de Muller dan origen al útero, los tubos y el tercio superior de la vagina.

rentiation: from genes to gender», a.c., 245-251; B. Fabris - C. Trombetta - R. Candido, «La differenziazione sessuale», a.c., 21-28.

[8] S. Ciccarese - G. Orsini - S. Masari y otros, «Free HY antigen induces in vitro testicular differentiation of human XY Embryonic indifferent gonads»: *Cell. Differ.* 12 (1983) 185ss; G. Goglia, *Embriologia umana,* o.c.; G. Pescetto - L. de Cecco - D. Pecorari - N. Ragni, *Manuale di Clinica Ostetrica e Ginecologica* (Società Editrice Universo, Roma 1989) 25-34; F. W. George - J. D. Wilson, «Sex determination and differentiation», a.c.; F. Bellone - V. Bruni, *Ginecologia dell'infanzia e dell'adolescenza,* o.c., 1-26.

- *Sexo fenotípico o genital.* Está determinado por las características aparentes a nivel de los genitales externos. En base a este nivel de referencia se da la atribución civil y social del sexo en el momento del nacimiento[9].
- *Sexo cerebral.* Junto al desarrollo físico de la diferenciación fenotípica del sexo masculino del femenino, se asiste —ya durante la vida prenatal— a otro acontecimiento interesante: la «sexualización cerebral». Se trata de un conjunto de transformaciones que lleva a una diferenciación incluso estructural de algunas áreas cerebrales del *neocortex* que se ocupan de las actividades cognitivas y las experiencias conscientes, modelando e influenciando el número, la morfología, la disposición y las conexiones neuronales, así como la modalidad y el tiempo de maduración de las lateralizaciones cerebrales. Aún no está claro cuáles son los mecanismos responsables de esta variada estructuración que ha sido objeto de hipótesis ya en 1971 por parte de Raisman y Field, que demostraron el dimorfismo sexual del área preóptica del rato[10] y fue también confirmada en posteriores estudios por otros núcleos cerebrales tanto en el animal como en el hombre[11]; de todos modos, parece ser cierta la influencia de factores hormonales.

También se habla de *sexo psicológico* para indicar la precepción o la íntima convicción que tiene cada uno de pertenecer al sexo masculino o femenino («identidad sexuada» o, según algunos, «de género»), de la que depende el «papel sexuado» o

[9] Sobre la anatomía de los aparatos genitales masculinos y femeninos y su desarrollo pubescente, cf. F. Bellone - V. Bruni, *Ginecologia dell'infanzia e dell'adolescenza,* o.c.; A. Fabbrini - V. Santiemma (eds.), *Andrologia,* o.c.; P. Larizza (ed.), *Manuale di medicina interna*, o.c., III, 418-420 y 481-485.

[10] G. Raisman - M. Field, «Sexual dimorphism in the preoptic area of the rat»: *Science* 173 (1971) 20-22; S. J. Dimond, «Evolution and lateralization of the brain», a.c., 477-501; J. Bakker - M. J. Baum, «Role of estradiol in female-typical brain and behavioural sexual differentiation», a.c.; S. Bocklandt - E. Vilain, «Sex differences in brain and behaviour hormones versus genes», a.c., 245-266; L. S. Allen - R. A. Gorsky, «Sexual orientation and the size of the anterior commissure in the human brain», a.c., 7199-7202; D. F. Swaab - L. J. G. Gooren - M. A. Hoffman, «Gender and sexual orientation in relation to hipothalamic structures», a.c., 51.

[11] A. A. Li y otros, «Building a scientific framework for studying hormonal effects on behaviour and on the development of the sexually dimorphic nervous system», a.c., 503-518; D. G. Zuloaga y otros, «The role of androgen receptors in the masculinization of brain and behaviour: what we've learned from the testicular feminization mutation», a.c., 613-626; D. F. Swaab, «Sexual differentiation of the brain and behaviour», a.c., 245-266; G. J. De Vries - A. Boyle, «Double Duty for Sex Differences in the Brain», a.c., 205-213.

«de género», es decir todo lo que hace o dice una persona para indicarse a sí misma o a los demás su pertenencia sexual (en este caso, se hace alusión también al llamado sexo «social»)[12].

Actualmente estamos asistiendo a una metamorfosis del concepto de *gender*. Antes del siglo XX, el sexo de una persona se determinaba en función del sexo fenotípico. Con el descubrimiento del ADN y de los cromosomas, la individuación masculino-femenino se amplió posteriormente al utilizar categorías cada vez más peculiares, como las mencionadas anteriormente, hasta llegar a la definición de sexo psicológico, noción defendida en el caso de David Reimer (en los años sesenta): un niño castrado por una circuncisión fallida y sometido a una reconstrucción de los genitales femeninos, pero que en fase adulta presentó una adhesión al papel del género masculino. De todos modos, su papel del género abarca también un conjunto de elementos que exceden la distinción puramente biológica y exteriormente sugieren una categorización sexual que varía según el nivel socio-cultural, de tal modo que llevan a derivas «subjetivas» de una mera opcionalidad expresiva.

La metamorfosis del concepto del que se hablaba, pone de manifiesto a individuos que niegan el «esterotipo de género» normalmente identificado como «masculino» y «femenino», incluso si se ha elegido libremente, y prefieren identificarse con la categoría del «transgender».

El transgenderismo defiende que la identidad de género de una persona no es una realidad dual «hombre/mujer», sino un *continuum* de identidad en cuyos extremos están los conceptos de «hombre» y «mujer». En este sentido, este concepto puede entenderse como un término «paraguas» ya que incluye en sí mismo muchas condiciones: la persona transexual operada (con cambio de sexo) no; la persona llamada *crossdresser,* término que tiende a sustituir la expresión de «travesti» ya que éste está asociado a la perversión sexual; personas de ambos sexos que niegan el estereotipo del gender ya que lo consideran un mero resultado cultural.

Se asemeja al término transgender otro concepto paraguas, el «queer», también de origen anglosajón, que representa una enésima contestación a la teoría del *gender*. La doctrina queer, que significa «extraño», «raro», denuncia el presupuesto «heterosexista» en los debates sobre las diferencias y acoge en ella a la persona homosexual y a las variantes del transgender[13].

[12] Cf. M. L. DI PIETRO (ed.), *Educare all'identità sessuata,* o.c.

[13] Cf. X. LACROIX, *In principio la differenza,* o.c.; J. NICOLOSI, *Oltre l'omosessualità,* o.c.; D. O. LEARY, *Maschi o femmine?,* o.c.; S. E. RHOADS, *Uguali mai,*

Sin embargo, durante la vida intrauterina y con mayor razón después del nacimiento, es posible distinguir ya entre un niño y una niña por la estructura de los genitales externos, y durante la pubertad, independientemente de una elección cultural, se hacen manifiestas —bajo la influencia de las hormonas sexuales— las características sexuales secundarias y las somáticas, que permiten distinguir al hombre de la mujer[14]. Por lo tanto, es innegable un cuadro psico-biológico de referencia a partir del cual se puede desarrollar después la propia pertenencia sexual.

Esto no elimina la posibilidad de que un estado intersexual aparezca como consecuencia de un desarrollo embrional alterado por uno de los componentes citados anteriormente. Los consiguientes cuadros clínicos se clasifican del modo siguiente: disgenesias gonádicas, pseudo-hermafroditismo y hermafroditismo auténtico[15].

Las disgenesias gonádicas se caracterizan por la unión en grado variable de las gónadas ente los genitales internos y externos de acuerdo con el sexo gonádico. Entre las diversas formas de disgenesia gonádica, las más conocidas son el síndrome femenino de Turner, el síndrome de Klinefelter y las disgenesias gonádicas mixtas.

Los *pseudo-hermafroditismos* se caracterizan por la presencia de gónadas conforme al sexo genético, mientras que los genitales

o.c.; J. BUTLER, *La disfatta del genere,* o.c.; ÍD., *Scambi di genere,* o.c.; F. HERITIER, *Maschile e femminile,* o.c.; S. AGACINSKY, *La Politica dei sessi,* o.c.; S. MCKENZIE, «Queering gender: anima/animus and the paradigm of emergence», a.c., 401-421.

[14] En efecto, la pubertad de la mujer se caracteriza fenotípicamente por el desarrollo de las mamas, la aparición del vello púbico y axilar, la variada distribución del tejido adiposo y la maduración del aparato genital. Los ovarios, el útero, la vagina y los genitales externos aumentan de volumen; aparece el primer flujo menstrual o «menarquía». Cronológicamente, la primera transformación puberal, el crecimiento de las mamas, la aparición del vello púbico y la menarquía se da entre los 10 y los 16 años.

La pubertad también trae en el hombre una serie de modificaciones psicofísicas. Se da el desarrollo de los genitales externos e internos (pene, vesícula, semen, próstata, glándulas bulbouretrales); la aparición de vello en el rostro, axilas y pubis; espesamiento de la laringe con el cambio de voz, crecimiento en volumen y longitud de los huesos; aumento de la masa muscular; engrosamiento ocasional de las glándulas mamarias (ginecomastia); aumento de la agresividad y modificación de la *libido.* La edad media de la primera eyaculación de semen es de 13-14 años; las variaciones somáticas pueden darse de modo gradual, teniendo en cuenta las variaciones individuales, hasta los 20 años. F. HERITIER, *Maschile e femminile,* o.c.; A. MANCINI - L. DE MARINIS, «La pubertà», a.c., 92-108; V. SANTIEMMA, «Patologia della pubertà», a.c., 141-145.

[15] A. M. MATSUMOTO, «Fisiopatologia della sterilità maschile», a.c., 593-596; G. PESCETTO - L. DE CECCO - D. PECORARI - N. RAGNI, *Manuale di Clinica Ostetrica e Ginecologica,* o.c., 153-177.

externos e internos están más o menos en contraste con el sexo gonádico. Según el tipo de gónadas presentes, se hace la distinción entre pseudo-hermafroditismos «masculinos» y «femeninos»: ante un individuo con fenotipo femenino o ambiguo pero con gónadas masculinas y un bagaje cromosómico masculino, se habla de «pseudo-hermafroditismo masculino»; en cambio, ante un individuo con fenotipo masculino o virilizado pero con un bagaje cromosómico femenino y con gónadas femeninas, se habla de «pseudo-hermafroditismo femenino».

Entre las causas de *pseudo-hermafroditismo masculino* están la ausencia de testosterona en las células Leydig (déficit de 17 alfa-hidrosilaxa; 3 beta hidroxiesteroide deshidrogenasa, 17 beta hidroxis esteroide-deshidrogenasa) y las alteraciones del metabolismo periférico de los andrógenos[16]. En todos estos casos los conductos deferentes, las vesículas seminales y los epidídimos pueden estar desarrollados o ausentes, mientras que el desarrollo de los conductos femeninos se inhibe en general por el factor inhibidor antimulleriano. Las dos formas más conocidas de pseudo-hermafroditismo masculino son el «síndrome de Morris» y el «síndrome Imperator-McGinley».

Con respecto a la etiología del «pseudo-hermafroditismo femenino», la causa más frecuente es la exposición del feto intrauterino a un exceso de andrógenos en el periodo crítico de la diferenciación sexual por la presencia de tumores virilizadores o del síndrome adrenogenital en la madre, o por el consumo por parte de la madre durante el embarazo de medicamentos virilizadores (testosterona, danazol, anticonvulsivos, tranquilizantes antipsicóticos, hipnóticos, antidiabéticos orales), o por la presencia de un déficit enzimático (21-hidrolaxa; 11 beta hidrolaxa) o de una producción excesiva de andrógenos en el embrión. Entre las diversas formas de «pseudo-hermafroditismo femenino», recordemos el síndrome de déficit de 21-hidrosilaxa, una enzima producida por la glandula suprarrenal que es responsable del hiperandrogenismo y del déficit parcial o total de corticoesteronas o cortisol en los individuos afectados.

El verdadero hermafroditismo se distingue del pseudo-hermafroditismo por la coexistencia de tejido ovárico y testicular con presencia homolateral de gónadas diferentes (por un lado el ovario y por otro el testículo) o la coexistencia de dos tejidos en la misma gónada. La localización de los diversos tejidos gonádicos condiciona la diferenciación de los conductos genitales, con

[16] R. BALDUCCI - P. GHIRRI - T. R. BROWN y otros, «A clinician looks at androgen resistance», a.c., 205-211.

el conducto deferente por la parte del testículo y la trompa por la parte del ovario o por la presencia de un ovotestis. El desarrollo puberal es de tipo feminino. El cariotipo suele ser XX pero pueden encontrar mosaicismos 46XX/46XY.

2. Intervención médico-quirúrgica de rectificación del sexo

Ante a individuos que presentan ambigüedad en el plano físico por una copresencia de elementos anatómicos de ambos sexos (hermafroditismos, pseudo-hermafroditismo) se plantea el problema de cómo armonizar los diversos componentes. En este caso, la intervención quirúrgica no ha planteado nunca graves problemas morales, aunque la decisión que hay que tomar no resulte sencilla desde un punto de vista clínico.

Se pueden dar situaciones diversas por la gran variedad de casos. Sobre todo, en la situación de los individuos que presentan solo una divergencia entre caracteres sexuales externos e internos (pseudo-hermafroditismo). En otros casos, la propia complexión de los aspectos externos es ambigua. Además, se puede dar el caso de que la discordancia entre elementos externos (por ejemplo, femeninos) e internos (caracteres cromosómicos y gonádicos con la presencia de un testículo escondido) no sea advertida por el individuo, que tiene así una identidad sexual bien definida; en cambio, en otros casos la anomalía puede ser advertida por el individuo (presencia de hematurias en un individuo de sexo masculino que llegan a configurarse como menstruaciones) y determinar por ello estados de ansiedad y una petición de corrección quirúrgica.

Desde un punto de vista moral, se plantea la siguiente pregunta: ¿cómo ha de realizarse la intervención en estos casos? ¿Sería correcto intervenir en el caso de que el individuo, que incluso podría estar casado, no hubiera notado la anomalía?

Se podrían ofrecer estas directrces de orden ético-deontológico:

a) en el caso de que la complexión externa esté suficientemente definida (la discordancia se da únicamente con el sexo gonádico-cromosómico) y esta haya permanecido ignorada por el individuo interesado, en el momento en que el médico o especialista se dé cuenta de esta discordancia, al ser difícilmente corregible, solo turbaría al individuo y al cónyuge. Con mayor motivo si la vida sexual y social de estos individuos se presenta de modo normal y la infertilidad no constituye ningún problema en el plano psicológico ni matrimonial, no más de lo que pueda darse en las otras formas de esterilidad masculina o femenina.

De hecho, se dan casos en los que, para una intervención quirúrgica de otro tipo, por ejemplo de hernia inguinal, se pone de manifiesto en la mujer la presencia de un testículo criptorquídico. Se le extirpa éste porque puede degenerar, sin que se vea oportuno advertir a la mujer o al cónyuge de la anomalía, siempre que el individuo no haya tenido dificultades de identificación sexual y de relaciones sexuales.

b) en el caso o en los casos en los que la ambigüedad se vea también en los genitales externos y exista incertidumbre a la hora de la asignación sexual, la intervención debería orientarse, a nuestro parecer, según los pasos éticos siguientes:

1. La practicabilidad médico-quirúrgica. Es necesario realizar la intervención que tenga mayor éxito desde un punto de vista técnico y con vistas a dar un sexo externo definido. Éste es también el criterio de orientación de los médicos[17]. Como estas anomalías se ponen de manifiesto desde el nacimiento o en los primeros meses, la intervención puede consentir una adaptación que ahorre al individuo conflictos futuros. «Se va extendiendo por lo tanto la tendencia a aconsejar, en el caso de manifiesta ambigüedad genital al nacer, la declaración del sexo femenino para consentir una educación en el sexo femenino, finalizado y proporcionado por una reparación plástica que se ejecutará más adelante»[18]. La opción femenina se debe al hecho de que «es más difícil reconstruir el órgano completo a partir de un pequeño pene hipospádico, con capacidad coital, que crear una vagina con fondo ciego y realizar la clitoridectomía que permita una conducta sexual de tipo femenino»[19].
2. Opinamos que este criterio no debe considerarse de todos modos como el único en absoluto, sino en concomitancia con otros datos y elementos: que se trate de una verdadera ambigüedad externa y que el sexo reconstruido

[17] A. Bompiani, «Le norme in materia di rettificazione dell'attribuzione di sesso ed il problema del transessualismo», a.c., 257.

[18] Ibíd.

[19] Ibíd.

coincida en la medida de lo posible con otros elementos y miembros del sexo físico. En otras palabras, el criterio de lo que es más fácil debe tener en cuenta, si es posible, el criterio de obtener la mayor armonía y conformidad entre los aspectos externos e internos de la sexualidad. No debe tratarse por tanto de una posterior discordancia entre sexo anatómico externo y sexo anatómico interno (gonádico-cromosómico), en cuyo caso se causaría un empeoramiento objetivo de la situación.

Para remediar esta situación se ha propuesto el «criterio diagnóstico»[20]: en otras palabras, dada la posibilidad actual de conseguir un diagnóstico etiológico en la mayoría de los casos, la asignación o reasignación sexual tendría que depender de la identificación de la causa etiológica. De este modo, sobre todo cuando las decisiones sobre una intervención se tengan que tomar en los primeros años de vida o incluso tras el parto, junto con los indicios somáticos y funcionales se podría utilizar también la previsión del modo como los factores genéticos y endocrinos en la fase neonatal puedan influir en la sexualización cerebral implicada después en la sexualidad adulta[21].

3. La posibilidad de realizar el acto conyugal con el otro sexo: la finalidad del sexo es expresar la comunión de las personas a través de la unión conyugal y esta unión es la condición para la validez del matrimonio que debe facilitarse de modo que sea técnica y sanitariamente posible.
4. La búsqueda, por último, donde sea posible, de la obtención de la fertilidad como consecuencia tanto del acto conyugal como de la armonización entre elementos físicos externos y elementos biológicos internos del sexo corregido o reintegrado. Si bien la fertilidad no es elemento necesario para la validez y licitud de la vida sexual de un matrimonio, se persigue como un bien propio del mismo matrimonio, en el caso de que se pueda recuperar.

[20] M. L. di Pietro, «Aspetti clinici, bioetici e medico-legali della gestione delle ambiguità genitali», a.c.; M. Diamond - H. K. Sigmundosnm, «Management of intersexuality», a.c., 1046-1050.

[21] Se ha de tener en cuenta, según Reiner, que el cerebro es también un órgano sexual y que ya en el neonato, aún estando expuesto a unos niveles hormonales inadecuados que llevan a una ambigüedad genital, el cerebro está orientado al sexo masculino o femenino (W. G. Reiner, «Assignement of sex in neonates with ambiguous genitalia», a.c., 363-365).

3. El matrimonio en los casos de intersexualidad

El problema de la validez y licitud del matrimonio en el caso de personas con ambigüedad genital aparece, en lo que respecta a los aspectos morales, bastante claro tras lo mencionado en el tema de la licitud de la intervención médico-quirúrgica. Sin embargo, es necesario retomar algunas consideraciones para referirlas al problema específico y también considerar algunos datos particulares sobre la naturaleza del matrimonio.

Evidentemente, en esta parte de la exposición pueden venir aclaraciones más precisas y puntuales de los canonistas, especialmente en orden al nuevo Código de Derecho Canónico: nos limitaremos por lo tanto a puntualizaciones de tipo moral y restringidas al matrimonio de estos casos afectados por diversas patologías[22].

De todos modos, antes de entrar en lo específico de la casuística, a menudo variopinta y compleja, en conformidad con la tradición teológica, los documentos del Magisterio y algunas aclaraciones autorizadas de la Sagrada Congregación para la Doctrina de la Fe, se debe recordar lo siguiente:

a) Para una verdadera y recta vida matrimonial no basta con una sexualidad genérica, una simple posibilidad y voluntad de expresar entre los cónyuges una efusión amorosa, que tienda de una manera u otra a satisfacer el impulso erótico, quizá motivado por la búsqueda de una culminación personal, sino que se exige la posibilidad y la voluntad de expresar una verdadera y propia sexualidad genital, sustentada en el creyente por la caridad sobrenatural y la apertura a la vida[23].

b) De importancia relevante y decisiva hasta el punto de ser *conditio sine qua non* para la validez del matrimonio, es el hecho de que la unión entre dos esposos mediante el acto conyugal debe ser posible y practicable con ór-

[22] Con respecto a la interpretación y aplicación del nuevo Código de Derecho Canónico sobre la materia a examinar, cf. P. PELLEGRINO, *L'impedimento di impotenza nel matrimonio canonico,* o.c.; B. JUNG - J. A. CORAY, *Sexual diversità and Catholicism,* o.c.; M. F. POMPEDDA, «Nuove metodiche di intervento sulla vita umana e diritto matrimoniale canonico», en C. ZAGGIA, *Progresso biomedico e diritto matrimoniale canonico con elementi di biologia, di etica e di diritto civile in tema di fecondazione artificiale e modificazione di sesso* (Veneta, Conselve 1992) 87-144.

[23] Cf. CONCILIO VATICANO II, *Constitución pastoral Gaudium et Spes,* nn.47-52; SAGRADA CONGREGACIÓN PARA LA DOCTRINA DE LA FE, *Declaración acerca de ciertas cuestiones de ética sexual,* o.c.; ÍD., *Carta a S.E. Mons. John R. Quinn,* o.c.

ganos genitales auténticos y no artificiales ni postizos (vagina artificial o pene postizo); los órganos genitales externos han de ser también del mismo sexo que los internos (gónadas, útero, ovarios). De hecho no puede considerarse —a mi parecer— un acto verdaderamente conyugal si la realidad objetiva interna contradice su homogeneidad con elementos del sexo opuesto por una deformación física.

c) Es igualmente esencial que la dimensión copulativa de cada uno de los cónyuges se oriente hacia la persona del sexo opuesto, entendiendo *opuesto* en su sentido real y objetivo y no simplemente en un sentido ficticio y artificial (transexualidad), como ya veremos más detalladamente.

d) El hecho de que, a pesar de la complexión suficiente y homogénea del organismo sexual, los actos conyugales no alcancen una fertilidad efectiva que permita a ambos esposos una unión sexual verdadera y completa, no supone un obstáculo para la validez del matrimonio, incluso cuando esa infertilidad fuera causada por intervenciones quirúrgicas de esterilización. Estas intervenciones (vasectomía, extirpación de los ovarios) pueden ser a veces necesarias y lícitas por motivos terapéuticos (esterilización terapéutica) o pueden ser consecuencia de un acto ilícito y culpable; de todos modos, esas intervenciones no impiden la expresión objetiva ni la expansión afectiva del acto y de la vida conyugal[24].

Permanece la reserva del dolo sustancial al que hace referencia el can. 1098 del Código de Derecho Canónico.

Intentemos ahora aplicar estas orientaciones a la casuística prevista, recalcando de manera preliminar que en muchos casos será necesario un estudio pluridisciplinar para definir la verdadera situación tanto desde el punto de vista físico como desde el punto de vista psíquico: esto resulta necesario no solo cuando se trate de declarar la validez de un matrimonio puesto en entredicho, sino también cuando se trate de declarar la presencia o no de la capacidad de los futuros esposos de contraer matrimonio.

En los casos de ambigüedad sexual física, para considerar válido el consiguiente matrimonio, no siempre se presupone ni

[24] SAGRADA CONGREGACIÓN PARA LA DOCTRINA DE LA FE, *Decreto sobre la impotencia que hace nulo el matrimonio,* o.c.

basta de por sí el hecho de que la intervención se haya realizado y considerado como lícita para una mejor armonización de los aspectos sexuales, con lo que se deben examinar y comprobar las condiciones mencionadas anteriormente.

Resumo las posiciones que me parecen coherentes con la doctrina expuesta anteriormente en los siguientes términos:

1. Cuando se trata de corregir disonancias accidentales, que no ponen en evidencia una disonancia sustancial ni entre los órganos internos y externos ni entre la sexualidad psicológica y la sexualidad física, el matrimonio puede ser considerado válido y lícito, permaneciendo como es lógico las demás condiciones exigidas en cualquier matrimonio.
   Resulta necesario que, en el caso de que se conozcan estos defectos antes del matrimonio, se comuniquen a la pareja para no inducirla al dolo en caso de infertilidad. Por otra parte, también resulta necesario que el cirujano oculte al individuo la anomalía descubierta de modo accidental, en el caso de que éste lo desconozca por completo, aún más si ya está casado.
2. El matrimonio debe considerarse inválido en los casos de pseudo-hermafroditismo en los que permanezca una disociación entre órganos sexuales que suponga una anomalía sustancial y un grave impedimento para la fertilidad y el ejercicio de la unión conyugal.
   Si hubiera «dolo», se tendría que considerar sustancial (can. 1098). El matrimonio celebrado de buena fe, suponiendo que esto sea posible, ha de considerarse «putativo».
3. En los casos de hermafroditismo verdadero, en los que se asocien paralelamente, caso que ocurre raramente, tanto las gónadas masculinas como las femeninas (testículos y ovarios) y que conlleve además por lo general una ambigüedad genital externa, a pesar de considerar normalmente hombres a estos individuos, se da una sexualidad psicológica incierta, con lo que me parece que el matrimonio tiene que considerarse inválido. De todos modos, es evidente que si el matrimonio se contrae siendo el individuo consciente de su hermafroditismo, se ha de considerar su decisión de por sí ilícita porque expone a la otra parta a un grave riesgo de infidelidad y turbación, aunque lo hubiera sabido. El dolo en cualquier caso seria mucho más grave que en los casos precedentes.

B. TRANSEXUALIDAD

1. Motivaciones y límites de la exposición

El problema de los transexuales salió a la luz pública después de que algunos centros médico-científicos profundizaran en el estudio sobre las formas de discordancias sexuales (hermafroditismo, intersexualismo) y abrieran la vía a intervenciones médico-quirúrgicas de corrección[25]. El argumento se impuso a continuación al legislador y provocó a la opinión pública y a los estudiosos de psicología y, evidentemente, planteó problemas complejos sobre el plano moral. En Italia el problema se agudizó tras la aprobación de la ley del 14 de abril de 1982, n.º 164, titulada *Normas en materia de rectificación de la atribución de sexo*[26] que ya hemos mencionado.

Como efecto de esa disposición de ley se abrió la posibilidad jurídica y práctica para intervenciones de tipo médico-quirúrgico, no tanto para la corrección de anomalías físicas que revelaran la copresencia en el físico de elementos de ambos sexos, sino que estuvieran dirigidas a superar el contraste entre el sexo físico (en su normalidad anatómica y fisiológica) y las tendencias psicológicas, como se da precisamente en los llamados transexuales. El resultado es que ahora la demanda de estas intervenciones es realizada por individuos que se reconocen como transexuales[27] y, por lo tanto, es evidente que se planteen problemas de índole moral y matrimonial; dicha ley, además, prevé también como efecto de la «rectificación» la anulación del matrimonio prece-

[25] El prof. J. Money, que operaba en la Clínica para la Identidad del Género fundada en la John Hopkins University, es uno de los primeros en haber estudiado sistemáticamente a los individuos que presentaban discordancias entre los diversos miembros sexuales biológicos, en particular los hermafroditas. En esa clínica maduró una experiencia de más años en el campo médico-quirúrgico. Los resultados del estudio se publicaron en la obra de J. MONEY - A. A. EHRHARDT, *Uomo donna, ragazzo ragazza,* o.c. Cf. además: M. BOTTONE y otros (eds.), *L'enigma del transessualismo,* o.c.; P. VALERIO y otros (eds.), *Il transessualismo,* o.c.; V. RUGGIERI y otros, *Transessualismo e identità di genere, indagine clinica,* o.c.

[26] La ley fue también comentada bajo el aspecto del *iter* parlamentario por A. BOMPIANI, «Le norme in materia di rettificazione dell'attribuzione di sesso ed il problema del transessualismo», a.c., 238-281. Cf. también C. LORÉ - P. MARTINI, *Aspetti e problema medico-legali del transessualismo,* o.c.

[27] I. PALMARES CARVALHO «Transsexualism evaluation of two post-operative transsexuals», a.c., 103-106; A. GRÖNEVIST y otros, «Karolinska Institute recommends controversial castration», a.c., 1208-1209; D. CYSARZ y otros, «Changes in body image satisfaction, sense of coherence and life satisfaction during the therapy of woman with transexualism»: a.c., 115-123.

dente (art. 4) celebrado civilmente o por la Iglesia y, con ello, abre la posibilidad de celebrar un nuevo matrimonio con otra persona, también de otro sexo.

A pesar del número restringido de personas interesadas directamente en el problema de la rectificación del sexo y a pesar de que la ley italiana haya sido recurrida a mediados de los años ochenta ante el Tribunal Constitucional por una sentencia del Tribunal de Casación[28], los problemas morales sin embargo apremian e implican temas de amplia envergadura.

Los problemas morales que se plantean en primera línea y en un sentido específico son sobre todo dos: 1. ¿Es lícito realizar una intervención médico-quirúrgica para rectificar el sexo? 2. ¿Es lícito y válido el matrimonio celebrado antes de la rectificación o el celebrado después?

Pero las implicaciones doctrinales en el campo ético son más amplias porque hay varios temas generales que se ven afectados: la naturaleza de la sexualidad en relación con sus aspectos biológicos, psicológicos y culturales, la relación entre naturaleza y cultura en el tema de la sexualidad[29], la concepción de la «ley natural» en relación con los aspectos biológicos y psicológicos de la persona, la fundación objetiva de la norma ética, etc. Implica así la visión integral de la antropología filosófica y teológica.

Este estudio pretende ser una aportación de alcance limitado, destinado a aclarar, permaneciendo en el terreno ético y abordando sobre todo la primera cuestión de las enunciadas: la licitud o no de la intervención para un cambio de sexo. Sin

[28] Para el texto y el comentario de esta sentencia, cf. A. FIORI, «Sentenza della Corte di Cassazione sulla legittimità costituzionale della L. 14 aprile 1982 n.º 164», a.c. La sentencia del Tribunal Constitucional fechada el 2 de mayo de 1985, n.º 134, declaró de todos modos constitucional la ley 164/1982 y, por lo tanto, no acogió la excepción dispensada. En síntesis, el Tribunal Constitucional consideró que las intervenciones de rectificación de sexo han de considerarse actos de disposición sobre el propio cuerpo dirigidos a la protección de la salud (también psíquica) y por lo tanto han de considerarse lícitos (el texto de la sentencia aparece en C. LORÉ - P. MARTINI, *Aspetti e problema medicolegali del transessualismo,* o.c., 151-166). Cf. también M. FAGGIONI, «Il transessualismo», a.c., 277-310; P. VALERIO y otros (eds.), *Il transessualismo,* o.c.; S. CIPRESSA, *Il fenomeno transessuale fra medicina e morale,* o.c.; M. COZZOLI, «Cambiamento di sesso», a.c., 113-117; V. S. KOZAKOWSKI, «Toward a Christian Ethical Response to Transexual Persons», a.c., 10-31.

[29] Sobre el tema de la interacción entre naturaleza y cultura a la hora de determinar la estructuración de la identidad sexual, cf. M. L. DI PIETRO, «Aspetti clinici, bioetici e medico-legali della gestione delle ambiguità genitali», a.c.; A. SERRA, «Sessualità tra natura e cultura», a.c., 23-66; M. L. MADONNA - A. RADICIONI, «Il substrato biologico dell'identità di genere», a.c., 103-109; A. O. FERRARIS, «La costruzione dell'identità», a.c., 18-25; C. DURKE, «L'identità sessuale dell'uomo e della donna», a.c., 356-364.

embargo, se considerará también la segunda cuestión sobre el matrimonio entre transexuales.

El tema ha sido abordado los últimos años por moralistas y existe ya una relativa bibliografía[30].

Respecto a las declaraciones del Magisterio, no existe ninguna específica y las referencias aparecen solo en enunciados de carácter general sobre la sexualidad humana.

2. Origen y estructuración de la transexualidad

La transexualidad se configura como un conflicto entre sexo físico, normal en sus miembros, y la tendencia psicológica que se siente en su sentido opuesto. En la casi totalidad de los casos se trata de individuos de sexo físico masculino que se sienten psicológicamente mujeres y tienden a identificarse con el sexo femenino. Menos frecuentes son los casos en sentido inverso, es decir, individuos que son físicamente mujeres y que intentan ser hombres.

La transexualidad se presenta como un síndrome en el cual existe una «pulsión» psicológica, aparentemente primaria (o en cualquier caso manifestada desde tiempos remotos), de pertenecer al sexo opuesto (genético, endocrino, fenotípico y evidentemente también al registrado civilmente); una pulsión que se acompaña de una conducta psico-sexual opuesta netamente a la prevista por el sexo anatómico y que se asocia con el deseo obsesivo de «liberarse» de los atributos genitales que se posee para adquirir los del sexo opuesto. Cuando esta «pulsión» viene de lejos y ha madurado profundamente, se llega a un estado de «irreversibilidad» que lleva al individuo a la intervención quirúrgica de corrección: evidentemente, esto es más fácil y con resultados estéticos y funcionales apreciables cuando el hombre se «corrige» en mujer, y mucho menos fácil y válido en la dirección opuesta[31].

[30] D. DETTORE, *Il disturbo dell'identità di genere,* o.c.; ÍD., *Psicologia e psicopatologia del comportamento sessuale,* o.c. Cf. también el artículo de S. SPINSANTI, «Problemi antropologico-morali dell'identità sessuale», a.c., 225-237. El artículo sigue las huellas de un planteamiento principalmente psicológico y se refiere a las investigaciones de Money; en el terreno moral, las conclusiones están abiertas a debate. En el mismo fascículo de *Medicina e Morale,* la presentación de A. FIORE y E. SGRECCIA adopta una posición que no coincide en su orientación (223-224). Citemos también el artículo de G. BOIARDI, «Sessualità maschile e femminile»: *Medicina e Morale* 1 (1983) 12-24, que toca el argumento únicamente en las premisas generales.

[31] A. BOMPIANI, «Le norme in materia di rettificazione dell'attribuzione di sesso ed il problema del transessualismo», a.c., 259. Sobre el tema de tran-

Para precisar mejor esta anomalía es bueno distinguirla aún en otras dos formas que trataremos a continuación y que incluso tienen una raíz psicológica: la homosexualidad y el travestismo.

En la homosexualidad, los aspectos físicos del sexo no se perciben en un sentido ambiguo ni conflictivo; se usan en vistas a la satisfacción erótica depositada en el individuo del mismo sexo. El homosexual no quiere cambiar de sexo sino únicamente tener relaciones sexuales con individuos del mismo sexo.

El travestismo es un síndrome por el cual no hay un deseo profundo de cambiar de sexo, sino que se ha instaurado una necesidad psíquica de ponerse ropa del otro sexo, como condición necesaria para alcanzar la excitación sexual: las relaciones sexuales se dirige a individuos del sexo opuesto.

Estas dos últimas anomalías —homosexualidad y travestismo— se tratan en este volumen en otro apartado; aquí se hace referencia a ellas únicamente para subrayar las diferencias y configurar mejor el cuadro de la transexualidad.

Se ha de hacer una última anotación preliminar respecto a la transexualidad sobre la etiología y la reversibilidad[32].

«Desde que se aisló esta condición de las otras de conducta genital anómala (Culdwell, 1949; Benjamin et al., 1966) se debate sobre el origen "orgánico" o "sociopsicólogico" de la transexualidad»[33]. El eventual aspecto orgánico se atribuiría a carencias endocrinas y a mecanismos neuro-hormonales (Feldmann, MacIlouch, Dorner, Ficher)[34]. De hecho, en mayo de

sexualidad y de las peticiones de cambio de sexo, cf. E. Belgrano - B. Fabris - C. Trombetta, *Il transessualismo,* o.c.

[32] Sobre la génesis de la transexualidad, cf. D. Dettore, *Il disturbo dell'identità di genere,* o.c.; A. Godino - A. La Carbonara, *Identità multiple,* o.c.; J. Baldaro Verde - A. Graziottin, *L'enigma sull'identità,* o.c.; V. Ruggeri - A. R. Ravenna (eds.), *Transessualismo e identità di genere,* o.c.; L. Scapin - B. Fabris, «Ipotesi eziopatogenetiche sul transessualismo», a.c., 41-49.; W. Meyer y otros (eds.), *Standards of care for gender identity disorders,* o.c.; W. Meyer - F. Pfäfflin, *Transgenderism and intersexuality in childhood and adolescence,* o.c.; D. Saila, «Gender identity disorder: an overview», a.c., 111-119.

[33] A. Bompiani, «Le norme in materia di rettificazione dell'attribuzione di sesso ed il problema del transessualismo», a.c., 260; D. O. Cauldwell, «Psicopatia transexualis», a.c., 274; H. Benjamin, *Il fenomeno transessuale,* o.c.

[34] La identificación de casos de transexualidad en gemelos homozigotes apoya esta hipótesis orgánica: M. Sadeghi - A. Fakhari, «Transexualism in female monozygotic twins», a.c., 862-864. Sin embargo, se podría objetar que el haber vivido en el mismo ambiente familiar podría haber influido en el desarrollo de la identidad sexuada en ambas niñas. Actualmente, los estudios sobre la eventual génesis orgánica de la transexualidad se centran en las diferencias estructurales y funcionales del cerebro en individuos con trastornos en su identidad sexuada (cf. F. M. Kruijver - A. Fernández-Guasti - M. Fodor y otros, «Sex differences in androgen receptors of the human mamillary body are

2005 apareció un artículo en la revista *World Science* en el que se decía que el gen ER-beta sería el responsable de la transexualidad[35]. A pesar del posible ingrediente genético, «la mayoría de los autores sostiene en cambio el origen sociopsicogénico de la transexualidad: serían los estímulos extrínsecos provenientes del ambiente social y familiar en el que vive el paciente, que determinan, por su precocidad y persistencia absoluta, la orientación sexual del transexual»[36]. La génesis de esta anomalía se debería a un proceso de identificación del niño con la madre y la hermana (hiperprotectoras y posesivas) ante la ausencia de una figura paterna consistente, proceso que lleva hasta el punto de inducir el impulso de convertirse en mujer[37]. La teoría, aparte de gozar de mucho consenso (Tesson, Guhel, Goldrach, Green, etc.), «estaría apoyada por un estudio profundo de muchísimos casos». El prof. Ancona reúne las dos hipótesis afirmando: «En realidad, también las formas de origen llamadas orgánicas pueden resultar tales por un *imprinting* muy remoto, efectuado por razones de carácter hormonal y también de carácter psicoemocional durante el periodo crítico de la diferenciación del sentido sexual del cerebro»[38]. El *imprinting*, por lo tanto, podría tener un origen psicosocial y producir factores neuro-hormonales. La edad en que se instaura la anomalía, en ambas hipótesis, remontaría a los primeros años de la infancia (1-2 años)[39].

La importancia ética del origen diverso estaría en el hecho de que un eventual origen orgánico de las anomalías justificaría en su mayor parte, según algunos expertos, la demanda de una intervención de rectificación mediante una terapia médico-quirúrgica, mientras que un origen psicosocial traería consigo la consiguiente legitimidad y exclusiva necesidad de una terapia psicológica, suponiendo que será eficaz.

related to endocrine status rather than to sexual orientation or transexuality», a.c., 818-827).

[35] S. HENNINGSSON y otros, «Sex steroid related genes and male-to-female transexualism», a.c., 657-664.

[36] Ibíd., 260-261; F. CASTAGNET, *Sexe de l'âme,* o.c., 102; el autor es propenso al origen psicológico de la transexualidad por la ausencia de la figura paterna y a una identificación prolongada con la madre que a su vez no está en sintonía con su marido.

[37] A. CARUSO, «Il cambiamento di sesso», a.c., 688-712; M. MARCHETTI, «Aspetti psichiatrici e psicologici del transessualismo», a.c., 176ss.

[38] Aparece citado en el artículo de A. BOMPIANI, «Le norme in materia di rettificazione dell'attribuzione di sesso ed il problema del transessualismo», a.c., 262.

[39] Sobre el desarrollo psicosexual en la infancia, cf. G. CESARI - M. L. DI PIETRO, *L'educazione della sessualità,* o.c.; A. O. FERRARIS, «La costruzione dell'identità», a.c., 18-25.

Parece que resulta suficiente el acuerdo entre los autores en lo que respecta a la irreversibilidad de la anomalía, a pesar de no ser definitivo: la inmensa mayoría defiende que la anomalía no seria irreversible en el sentido de una posibilidad de armonizar la psique a la configuración del sexo fenotipo; en este punto parece que están de acuerdo los partidarios del origen orgánico y los del origen psicosocial.

En cuanto a la irreversibilidad del trastorno, la transexualidad se equipara a la homosexualidad plenamente desarrollada. L. Ancona afirma:

> Lo que parece deducirse de la bibliografía analítica es más bien el hecho de que algunas formas de homosexualidad plenamente desarrolladas (y que pueden extenderse luego hacia la transexualidad a través del travestismo), cuando se traten por alguna razón contingente (por ejemplo, una impotencia) con un análisis adecuado, pueden tener una evolución porque, al ser determinadas por una experiencia ambiental, pueden dinamizarse de nuevo con otra experiencia ambiental diferente[40].

Bompiani se inclina por la opinión de la irreversibilidad del trastorno psíquico tanto por vía hormonal como por vía de psicoterapia profunda, en cuanto que «las estructuras hipotalámicas ya se han establecido en su funcionamiento trastornado y no son susceptibles de recuperarse», y también porque, a diferencia de lo que ocurre en el homosexual, la pulsión-tendencia del transexual no se dirige a la recuperación del propio sexo anatómico sino a su supresión. Sin embargo, afirma: «Probablemente se conseguiría algún resultado si la psicoterapia se realizara en una época extraordinariamente precoz: pero falta experiencia sustancial»[41].

Las dudas sobre la imposibilidad de curación del aspecto psíquico estuvieron presentes también en el Parlamento Italiano, al no acoger una propuesta de ley a iniciativa del senador Rosi y otros, que preveía que, antes de que el tribunal concediera la autorización para la intervención médico-quirúrgica, se procediera a una psicoterapia de al menos un año de duración.

Una propuesta similar fue lanzada en 2007 por la ministra Livia Turco para la activación de protocolos de diagnóstico y tratamiento para transexuales por parte del Observatorio Nacional sobre la Identidad Nacional de Género.

[40] A. Bompiani, «Le norme in materia di rettificazione dell'attribuzione di sesso ed il problema del transessualismo», a.c., 262.

[41] Ibíd., 264.

La Asociazione Crisalide, Azione Trans Onlus rebatió esta propuesta con una carta el 19 de julio de 2007 en la cual se prefiguró el abuso de la profesión médica italiana, en la fase de diagnóstico del trastorno. Esto no ocurriría en la WPATH, la Asociación Mundial Profesional para la Salud Trans, que expresa:

> El servicio que un médico debería ofrecer al paciente, con un ejercicio clínico prudente, con el fin de prevenir, evaluar, diagnosticar, tratar un síntoma, un trastorno o una enfermedad se explica: a) de acuerdo con los estándares aceptados en general en la práctica médica; b) de manera clínicamente apropiada, en términos de tipo, frecuencia, extensión y lugar que son considerados eficaces para la enfermedad o el trastorno del paciente; y c) sin serlo de modo exclusivo por un discurso de conveniencia del paciente, del médico u otro personal sanitario y sin que sea más costoso que otro servicio alternativo o una serie de servicios, sino por aportar un adecuado apoyo terapéutico o de diagnóstico para la cura del propio paciente.

«Los estándares médicos generalmente aceptados se basan en evidencias científicas publicadas y localizables en la bibliografía reconocida por la comunidad científica» y además, la reasignación quirúrgica de sexo necesitaría para una *Real Life Experience,* un cambio de identidad a nivel documental incluso antes de la fase quirúrgica precisamente para subrayar la «integración y satisfacción personal subjetiva». Esto ha llevado a la Asociación Crisalide a pedir la «despsiquiatrización» a partir del próximo DSM *(Diagnostic and Statistical Manual of Mental Disorders)* [42].

Este debate no es irrelevante desde el punto de vista ético, dada la variedad de opiniones: es evidente que, en el caso de que se pudiera esperar una terapia psicoanalítica destinada a recomponer la armonía entre sexo psíquico y sexo anatómico, no se justificaría de ninguna manera una intervención quirúrgica de cambio de sexo anatómico para adaptarlo al psíquico.

Pero en nuestra opinión, el punto que éticamente debe considerarse de modo adecuado es el siguiente; se ha constatado científicamente que la ejecución de la intervención quirúrgica no supera el conflicto precedente, ni recompone la armonía con el nuevo sexo, sino que incluso parece agravar el sentimiento de frustración:

[42] Nota aclaratoria de la WPATH Board of Directors and Executive Officers (17-6-2008). Registramos tambien A. Vitale, *Ripensare la terminologia del disturbo d'identità di genere,* o.c; P. Colen-Kettenis, *Disturbi dell'identità di genere,* o.c. Cf. igualmente http://www.crisalide-azionetrans.it/teorie.html.

Pasando a la valoración de las consecuencias de las intervenciones, es necesario considerar ante todo de manera realista que la operación más perfecta nunca consigue realizar un verdadero y auténtico cambio de sexo. La persistencia de la próstata y de las vesículas seminales en el varón transexual y la imposibilidad de un coito fisiológico por parte del pene postizo en la hembra transexual no permiten hablar respectivamente de genitales femeninos y masculinos.

La pseudovagina es solo un simulacro de órgano femenino, aunque se adapte al coito, y todavía más el pene postizo; por tanto, a pesar de todas las argumentaciones que se puedan aducir, no se puede sostener que el sexo haya cambiado desde el punto de vista anatómico.

Incluso, como ya se ha puesto de manifiesto, serán individuos más anormales que antes. En efecto, mientras que antes de la intervención el contraste se limitaba a la disociación entre soma y psique, tras la intervención este constraste se complica al tener en el mismo soma un contraste entre elementos de un sexo (genitales externos adaptados) y del otro (cromosómico e incluso hormonal). Todo esto, más allá del aspecto jurídico, no deja de tener repercusiones en la vida del transexual. En efecto, se ha descubierto en los estudios sobre el tema que la intervención quirúrgica no siempre satisfizo las expectativas del transexual. Esto avala aún más la idea de un apoyo pre-operatorio[43]. Dificilmente se consigue una perfecta inserción del individuo en el contexto social sobre todo por la dificultad de solucionar los problemas sexuales, debido a un frecuente rechazo de la pareja a su situación, elemento que crea posteriores frustraciones. En cualquier caso, a posteriori aparece una reflexión sobre la intervención…[44].

En ese mismo sentido se expresa la argumentación de la sentencia del Tribunal de Casación, que remite al Tribunal Constitucional la citada ley 164 del 14 de abril de 1982: «Dichas intervenciones, a menudo dirigidas a eliminar la disociación entre soma y psique, acaban por complicar la anormalidad del individuo, determinando en el propio soma un contraste entre elementos de un sexo (genitales externos) y de otro (cromosómicos e inclusos hormonales)»[45]. El Tribunal Constitucional en su sentencia

[43] S. E. OISSON y otros, «Regret after sex reassignement surgery in a male-to-female transsexual», a.c., 501-506; A. A. LAWRENCE, «Factors associated with satisfaction or regret following male-to-female sex reassignement surgery», a.c., 299-315.

[44] Bompiani explica así la opinion de A. Caruso; cf. A. BOMPIANI, «Le norme in materia di rettificazione dell'attribuzione di sesso ed il problema del transessualismo», a.c., 265-266.

[45] A. FIORI, «Sentenza della Corte di Cassazione sulla legittimità costituzionale della L. 14 aprile 1982 n.º 164», a.c., 297.

n.° 134 del 2 de mayo de 1985 confirmó sin embargo la constitucionalidad de la ley. Evidentemente, las ambigüedades morales siguen presentes.

Por otra parte, la propia experiencia de la mencionada John Hopkins University (citada en una carta en *Science,* n.° 205, del 21 de septiembre de 1979) mostraba sus dudas, al demostrar cómo también se había dado una mejoría en todos los pacientes antes de la intervención gracias a apoyo médico-psicológico cualificado. En base a esta conclusión poco después de la publicación de los resultados se cerró la «clínica para la identidad de género», donde se practicaban estas intervenciones[46].

En nuestra opinión, estas constataciones objetivas de la situación tras las intervenciones tienen su repercusión, de manera determinante, sobre la licitud moral de las propias intervenciones. Y es precisamente este punto el primer asunto moral que hace falta aclarar.

3. Intervención médico-quirúrgica de rectificación de sexo

La demanda de rectificación de sexo por parte de un transexual es la situación que plantea las dificultades éticas más graves. Los partidarios de la licitud de la intervención de adecuación del sexo físico al psíquico fundamentan sus razones básicamente en las siguientes motivaciones y situaciones de hecho.

1. La situación psicológica es irreversible, por lo que no queda más que realizar la terapia quirúrgica, es decir, la corrección física[47].

[46] Un análisis crítico de varios estudios médico-experimentales que reproducen la evolución postoperatoria a largo término de trasexuales reasignados quirúrgicamente y llevada a cabo por S. I. ABRAMOWITZ, «Psychosocial Outcomes of Sex Reassignement Surgery», a.c., 183-189. A. G. Spagnolo ha hecho una amplia tesis en *Medicina e Morale* 3 (1987) 543-546. Respecto a las dudas sobre la eficacia de las intervenciones de reasignación de sexo son de reciente aparición, cf. P. T. COHEN-KETTENIS, «Transexualism: a Review of etiology, diagnosis and treatment»: *J. Psychosom. Res. 46* (1999) 315-333.

[47] S. SPINSANTI, «Problemi antropologico-morali dell'identità sessuale», a.c. Aunque no se pronuncia a favor de la licitud de la intervención, sí la propone como tesis de estudio. Muestra las razones a favor, basándolas sobre todo en este argumento. Plenamente favorables a la intervención son F. CASTAGNET, *Sexe de l'âme,* o.c., 108 y G. PERICO, «La transessualità», a.c., 373-389. Cf. también J. C. GODDAR y otros, «Development of feminizing genitoplasty for gender disphoria», a.c., 981-989; G. SELVAGGI y otros, «Genital sensitivity after sex reassignement surgery in transsexual patients», a.c., 427-433; V. CORMAN y

2. Se debe optar por la búsqueda de la armonía de la persona considerando esencial y prioritario el aspecto psicológico, el cual, en este caso, tiende de manera consciente e irreversible hacia la corrección del sexo físico[48]. El principio de totalidad se construiría en torno al aspecto psicológico y a la opción psicológica.
3. La razón, no expresada de modo claro, pero contenida en todas las otras y predominante en el momento cultural actual es la de la reivindicación de libertad en materia sexual, en analogía con lo que ocurre con el caso del aborto, la esterilización, la manipulación genética y la fecundación in vitro: en todos estos casos se reivindica el dominio del individuo sobre su «propia» corporalidad y la vida física en general.

Para responder a estas motivaciones, expongamos también nuestra opinión que es —digámoslo inmediatamente— negativa respecto al problema planteado, de si es lícita o no la intervención de cambio de sexo en el individuo transexual.

Respondamos por lo tanto a las razones enunciadas del modo más completo y breve posibl.:

a) *La licitud de la terapia quirúrgica no es sostenible arguyendo simplemente la irreversibilidad del malestar psíquico.* Admitamos que se compruebe esta irreversibilidad del aspecto psíquico, aunque todavía faltan estudios profundos y algunos psicólogos sostienen que, del mismo modo que para los homosexuales, los métodos psicoanalíticos se pueden emplear con un cierto grado de éxito, como ya hemos mencionado; además, la noción de *imprinting* hipotalámico habría sido superada por recientes estudios científicos sobre el mono y el hombre[49].

otros, «Le traitement hormonal des patients transsexuals et ses consequences métaboliques», a.c., 258-264; A. Mueller y otros, «Long-term administration of testosterone undecanoate every 3 months for testosterone supplementation in female-to-male transsexuals», a.c., 3470-3475; J. Anderson, «Endoscopic laryngral web formation for pitch elevation», a.c., 6.

[48] Razón atribuida como de debate doctrinal en el artículo de A. Bompiani, «Le norme in materia di rettificazione dell'attribuzione di sesso ed il problema del transessualismo», a.c., 262-263. Castagnet subraya la importancia del elemento psicológico, apoyándose en los numerosos trabajos del sexólogo R. Stoller, hasta el punto de hablar de pertenencia al género femenino del hombre transexual y viceversa y rechazar la expresión cambio de sexo cuando se trata de transexuales, para hablar de adecuación del sexo al género. La obra tiene un planteamiento psicológico de origen freudiano.

[49] A. C. Gore, «Developmental programming and endocrine disruptor effects on reproductive neuroendocrine systems», a.c., 358-374; R. B. Simerty,

Tomemos como hipótesis que se trate de una irreversibilidad comprobada. El principio moral de la «terapeucidad» exige unas precisas condiciones para poder aplicarse lícitamente: que la intervención tenga un porcentaje de éxito, que sea realmente terapéutica en el sentido de que se dirija al bien de todo el físico eliminando una parte enferma, que remedie una situación actual incurable de otro modo y que respete el bien superior y moral de la persona. Ahora bien, estas condiciones no se dan en nuestro caso de modo simultáneo —como se exige moralmente— ni singular.

Es necesario recordar que desde el punto de vista técnico, destructivo-reconstructivo, este tratamiento de «cambio de sexo» en el transexual se practica normalmente a través de varias fases sucesivas; antes de nada se procede a una terapia hormonal que influya en algunos caracteres externos de la sexualidad (configuración externa de las mamas), a continuación se practica una psicoterapia que predispone a la feminización —el caso más frecuente— acompañándola de un cambio en el vestido del nuevo sexo y por último se practica la intervención destructora y reconstructora de los órganos genitales externos. La intervención tiene un éxito aparente en el caso más frecuente de la feminización del hombre transexual. Esta última fase trae consigo la mutilación de los genitales masculinos, la castración, la esterilización y la privación de una verdadera y propia función copulativa y procreativa[50].

Ahora bien, se entiende que, como ya se ha dicho, al final del «cambio» la intervención sobre el físico no adapta el sexo del paciente al deseado, incluso introduce una nueva distonía en el físico entre elementos cromosómico-gonádicos y los órganos externos; estos carecen de una plena inervación «propioceptiva» y se quedan en prótesis artificiales y no en órganos con un sentido y una expresividad emocional y funcional.

«Hypotalamic substrates of metabolic imprinting», a.c., 79-89; W. DAVIS y otros, «Imprinted genes and neuroendocrine function», a.c., 413-427; E. B. KEVERNE, «Genomic imprinting and the evolution of sex differences in mammalian reproductive strategies», a.c., 217-243; S. K. PUTNAM, «Effects of testosterone metabolites on copulation and medial preopticdopamine release in castrated male rats», a.c., 419-426; A. BARBARINO - L. DE MARINIS, «Estrogen induction ofluteinizing horinone release in castrated adult human males», a.c.; A. BARBARINO - L. DE MARINIS - A. MANCINI, «Estradiol modulation ofbasal and gonadotropin», a.c.; A. BARBARINO - L. DE MARINIS, «Basi biologiche sul concetto di imprinting ipotalamo-ipofisario», a.c.,166-171.

[50] La técnica se describe brevemente en el volumen de F. CASTAGNET, *Sexe de l'âme,* o.c., 110-112. Cf. también: E. BELGRANO - B. FABRIS - C. TROMBETTA, *Il transessualismo,* o.c., 65ss.

El aspecto psicológico: ni siquiera esto consigue quedar satisfecho porque los trastornos aumentan y los individuos que anteriormente se acercaban a una solución del conflicto, cuando esto no se realiza, ya sea porque no se «siente» la adaptación física como satisfactoria o porque se dé un rechazo en la eventual pareja, a menudo acaban por suicidarse[51].

Por lo tanto, la intervención quirúrgica resulta moralmente injustificada y por ello ilícita. Además, si se hace una analogía con todo lo que afirman los moralistas sobre la esterilización terapéutica en comparación con la contraceptiva y se aplican *a fortiori* los mismos motivos, se puede afirmar que en este caso se interviene una *parte físicamente no* enferma sino sana porque el organismo sexual del transexual está íntegro físicamente, para buscar un resultado sobre el plano psicológico-personal, que, además, no se obtiene; por ello falta la posibilidad de aplicar en el caso el principio de «intervención terapéutica» con la meta de alcanzar un bien superior, que además tendría que darse en el mismo plano físico. Ni siquiera se puede invocar la irreversibilidad del mal ni el «no poderse remediar de otro modo» porque, aparte de la permanente resistencia del trastorno a un tratamiento psico-terapéutico —que no conseguiría ningún resultado según la mayoría de especialistas—, no se elimina este trastorno, sino que por este camino se agrava. Por último, el bien superior, moral y personal del individuo se ve comprometido posteriormente.

Sostengo así que el principio terapéutico relacionado con el principio de la integridad de la salud y de la persona no se puede aplicar y no lleva a concluir la licitud de la intervención[52], en el caso del transexual, mientras que sí se puede aplicar en las intervenciones en el sexo físico en los casos de intersexualidad de la que ya hemos hablado.

b) La opción entre «sexo del alma» y «sexo del cuerpo». La segunda razón que se da es la defendida sobre todo por los psicólogos y por quienes retienen que la base de la sexualidad, su aspecto

[51] Ibíd.

[52] Para una ilustración del principio terapéutico estudiado de manera particular en las intervenciones de esterilización, pero que es válido para todo tipo de intervención destructora o reconstructora, se pueden ver las *Alocuciones* de Pío XII de 29-10-1951, 14-9-1952, 7-9-1953, 8-10-1953 y 12-9-1958; cf. también D. TETTAMANZI, *La sterilizzazione anticoncezionale: per un discorso cristiano* (Brezzo di Bedero 1981) 145, y el documento de la SAGRADA CONGREGACIÓN PARA LA DOCTRINA DE LA FE, *Respuestas a las dudas propuestas por la Conferencia Episcopal de los Estados Unidos de América acerca de la esterilización en los hospitales católicos* (13-3-1975), en http://www.vatican.va/roman_curia/congregations/cfaith/documents/rc_con_cfaith_doc_19750313_quaecumque-sterilizatio_sp.html.

prioritario y su determinación específica se deben regir por la psique; el transexual tendría una «consciencia» que no coincide con los atributos de su corporalidad sexual; por lo tanto, es la realidad corporal la que debe adaptarse a la conciencia personal. Es en este contexto donde se habla de diferencia entre «sexo» y «género»: el transexual tiene en su consciencia un «género» (por ejemplo, género femenino) que no coincide con el «sexo» corporal[53].

En este aspecto se desvelan los puntos esenciales de la visión antropológica y personalista de la sexualidad así como, indirectamente, la validez de la mente humana para captar la verdad objetiva del propio ser y de su actuación. Por ello, nos hemos permitido concentrar las afirmaciones de modo sintético.

Antes de nada, se ha de aclarar que, cuando los defensores del determinismo psicológico hablan de «conciencia de género» que difiere de la realidad corporal, inducen a un concepto de conciencia psicológica (y patológica en este caso) que no coincide con la definición de conciencia moral, fundada en la capacidad del intelecto humano de captar la verdad objetiva del propio ser y la norma objetiva del propio actuar.

La conciencia psicológica tiene un peso ético a la hora de determinar la responsabilidad «subjetiva», pero no siempre es adecuada para captar la verdad objetiva y no lo es para nada cuando intervienen graves trastornos de carácter psicológico.

En lo que respecta a la visión cristiana, en la antropología tiene un valor fundamental una afirmación procedente de documentos del Concilio Vaticano II, del Magisterio y de la catequesis de Juan Pablo II; el cuerpo humano, en su complexión objetiva de masculinidad y feminidad, expresa «objetivamente» la actitud de toda la persona y no solamente su aspecto provisional o su aspecto físico exterior. En la visión cristiana del hombre, se reconoce una función particular en el cuerpo, ya que contribuye a revelar el sentido de la vida y la vocación humana. La corporalidad es, en efecto, el modo específico de existir y de actuar del espíritu humano. Este significado es principalmente de naturaleza antropológica: «el cuerpo revela al hombre, expresa la persona», por eso es el primer mensaje de Dios al hombre, casi una especie de «sacramento inicial», entendido como signo que transmite de manera eficaz en el mundo visible el misterio invisible que se esconde en Dios desde toda la eternidad[54]. En este sentido Juan Pablo II afirma:

[53] Castagnet, en el contexto de toda su obra e incluso en su título, defiende esta visión de origen freudiano.

[54] Sagrada Congregación para la Educación Católica, *Orientaciones educativas sobre el amor humano,* o.c., n.22; Juan Pablo II, *Audiencia general* (12-9-1979), o.c.; Íd., *Audiencia general* (20-2-1980), o.c.

> Cuando hablamos del significado del cuerpo, nos referimos sobre todo a la plena conciencia del ser humano, pero el cuerpo también comprende cada experiencia efectiva del cuerpo en su masculinidad-feminidad y, de cualquier modo, su predisposición permanente a tal experiencia[55].

Las afirmaciones del Santo Padre coinciden con todo lo que se afirmó en el Concilio sobre la naturaleza antropológica de la corporalidad y la sexualidad, explicitándolo, como ya explicaremos más adelante. Estas reflexiones tienen también una validez racional y objetiva en el terreno filosófico.

Es necesario recalcar que cuando se afirma «el significado objetivo del aspecto físico de la sexualidad» que se «da» en el momento de la concepción, no se pretende afirmar la identificación de la ley natural con la biología: la ley natural tiene su sede de lectura en la inteligencia y es esta la que «descubre» (no inventa) la verdad del ser humano. Así como no se puede confundir la escritura con el lector, del mismo modo no puede confundirse la realidad física con el intelecto humano. Es la persona la que lee en los propios significados creacionales y capta su sentido; es la libertad la que los asume como valores y dones que hay que dirigir hacia su plenitud de significado: el cuerpo se convierte así en el ser personalizado y el espíritu encarnado, la subjetividad objetiva. El cuerpo entra verdaderamente en esta lectura global de la persona.

> La revelación divina y, en su propio estado, la sabiduría filosófica, al poner de relieve las exigencias auténticas de la humanidad, manifiestan necesariamente la existencia de leyes inmutables, inscritas en los elementos constitutivos de la naturaleza humana e idénticas a todos los seres dotados de razón[56].

Así lo expresa la Declaración *Persona Humana* al hablar de la tendencia que atribuye a la «cultura del tiempo» determinadas exigencias «inscritas en los elementos constitutivos de la naturaleza humana». Por lo que no se pueden reducir a simples dinamismos psíquicos ni a «estereotipos» de tipo cultural los términos de feminidad y masculinidad: estas dimensiones son objetivas y corporalmente significativas.

[55] JUAN PABLO II, *Audiencia general* (25-6-1980), n.5. Cf. también para comentar este tema C. CAFFARRA, «Verità ed ethos dell'amore coniugale», o.c., 693-706.

[56] SAGRADA CONGREGACIÓN PARA LA DOCTRINA DE LA FE, *Declaración acerca de ciertas cuestiones de ética sexual,* n.4.

Es cierto que la sexualidad masculina y femenina está sujeta a una dinámica de crecimiento y desarrollo que es fruto de una maduración orgánica y psicológica y que viene también acompañada por influencias culturales; también consta que durante este desarrollo se pueden verificar dificultades y algunas veces, como en este caso anomalías por las que la sexualidad es un deber y una vocación y el crecimiento puede revelar casos patológicos, como también se da en todos los aspectos del organismo humano. En estos casos, el remedio se encuentra en la corrección —donde sea posible— de la desviación y no en la supresión de aquello que es de difícil armonización, pero que representa la constitución orientadora del propio ser personal.

En nuestra opinión, lo que se considera significativo y normativo desde el punto de vista de la moral objetiva en el caso de estas anomalías está constituido por la complexión objetiva de la corporalidad sexual junto con su consiguiente significado fenomenológico; en cambio, y siempre desde un punto de vista de normativa objetiva, no nos parece importante el problema del origen de ese trastorno (si es psicológico y cultural o incluso psicológico, cultural y hormonal): ahora bien, el problema del origen del trastorno, como el de su carácter reversible-irreversible, puede y debe influir en la valoración subjetiva de las responsabilidades.

Una confirmación de cuanto hemos expuesto puede verse, según nuestra opinión, en la exposición doctrinal explícita del Magisterio sobre la homosexualidad.

En este caso, ante una anomalía psíquicamente estructurada, el individuo no se dirige hacia la supresión de los propios órganos sexuales, sino que se ve atraído por personas del mismo sexo y no del sexo opuesto. También se habla de irreversibilidad en este caso. La transexualidad se presenta como un caso más grave, pero tiene un punto en común con la homosexualidad: el rechazo del orden corporal de la sexualidad; en el caso del homosexual, como se dirá en el próximo apartado, el rechazo se concreta en un comportamiento anómalo en sentido erótico; en el caso del transexual, el rechazo lleva a querer suprimir los propios órganos sexuales.

Aún tratándose de una situación diferente, si tomamos como referencia las posturas del Magisterio en el caso de la homosexualidad, se puede leer que

> [...] en la acción pastoral, los homosexuales han de ser acogidos con comprensión y ser apoyados en su esperanza por superar sus dificultades personales y su inadaptación social. Se juzgará

su culpabilidad con prudencia; pero no se puede utilizar ningún método pastoral que les transmita una justificación moral que considere estos actos conformes con la condición de esas personas.

Según el orden moral objetivo, «las relaciones homosexuales son actos privados de su regla esencial indispensable»[57]. El comportamiento discordante del sentido específico de la sexualidad física inducido por una fuerte tendencia psicológica es objetivamente ilícito. Mayor gravedad revestirá entonces la intervención quirúrgica con el fin de cambiar el aspecto físico de la sexualidad para adaptarlo al impulso psicológico.

Queremos repetir que las razones que defienden esta postura en el campo eclesial tienen su peso intrínseco racional también desde el punto de vista de la consideración bioética de la sexualidad.

c) La libertad sexual como libertad de elección y de sexo. Es cierto que muchos defensores de la licitud de la intervención quirúrgica de «cambio de sexo» (en realidad no se puede hablar de cambio sino de variación manipuladora) se mueven por la intención de aliviar a los individuos que sufren esta anomalía y que son dignos de comprensión, pero no podemos dejar de comentar aunque sea de modo muy escueto, que este problema es utilizado por diversas corrientes y movimientos como causa para alcanzar etapas de la llamada libertad sexual. Ya no se trata únicamente de libertad sexual hacia el sexo opuesto, antes y después del matrimonio y fuera de él, ni tampoco se trata simplemente de reivindicaciones de relaciones eróticas con personas del mismo sexo. Aquí se trata de tener la libertad de elegir el propio sexo o de rechazarlo.

No se puede ignorar que existe una fuerte presión en este sentido y, tras los mensajes de Marcuse sobre la «sexualidad polimórfica» y la «liberalización sexual» como presupuesto de la revolución social[58] y el clima de radicalismo a propósito de la libertad individual, no es de extrañar que las leyes sigan su proceso de adaptación a los impulsos de liberalización sin respetar la vida física ni el carácter integral de la persona. La legislación italiana se ha adaptado en este sentido a las de Inglaterra y Marruecos;

[57] Ibíd., n.8. La afirmación se retoma y se ratifica en el documento de la SAGRADA CONGREGACIÓN PARA LA EDUCACIÓN CATÓLICA, *Orientaciones educativas sobre el amor humano*, o.c., n.101.

[58] Cf. sobre este tema V. MELCHIORRE (ed.), *Amore e matrimonio* (Vita e Pensiero, Milán 1976) 470.

también en Francia se ha configurado análogo movimiento legislativo[59].

Evidentemente, con lo dicho no pretendemos insinuar una postura de rechazo hacia la situación de sufrimiento de estos individuos, que deberán ser ayudados con métodos de psicoterapia y apoyo humano, como se hace con los que sufren o tienen alguna minusvalía. Solo queremos a lo sumo aclarar una postura que quiere ahorrar sufrimiento futuro y no juzga posible subvertir el orden ético de la persona.

4. El matrimonio de transexuales

A la hora de analizar la validez y la licitud del matrimonio en el caso de la persona transexual, hacemos referencia a las posturas de los canonistas, de modo particular al nuevo Código de Derecho Canónico, y a las enseñanzas de la Iglesia sobre esta materia, como ya se ha indicado en el apartado sobre la licitud del matrimonio en el caso de personas intersexuales[60].

En los casos de auténtica y verdadera transexualidad, consecuentemente con lo ya afirmado sobre la ilicitud de la intervención quirúrgica para el cambio de sexo del transexual, el sexo modificado tras la intervención no es el verdadero sexo del individuo. Además, en estos casos, la distonía entre psique y cuerpo es tan fuerte y estructurada que la libertad de decidir y aún más la armonía entre sexualidad física, sexualidad psicológica y la orientación de conducta están profundamente trastornadas.

Por ello, no es difícil afirmar que el eventual matrimonio solicitado y celebrado tras la intervención quirúrgica, ha de declararse nulo porque se ha contraído tras una transformación arbitraria del sexo que desde el punto de vista físico es ficticia y vacía de contenido; además, porque el trastorno psico-físico se ha de considerar como una grave perturbación de la libertad de decisión y consentimiento. En nuestra opinión, el caso no es muy diferente al que se presentaría si un homosexual pidiera casarse con una persona del mismo sexo.

[59] Cf. sobre este argumento C. LORÉ - P. MARTINI, *Aspetti e problemi medico-legali del transessualismo,* o.c.

[60] En cuanto a la interpretación y aplicación del nuevo Código de Derecho Canónico en este tema, cf. el interesante trabajo de M. F. POMPEDDA, «Nuove metodiche di intervento sulla vita umana e diritto matrimoniale canonico», en C. ZAGGIA, *Progresso biomedico e diritto matrimoniale canonico con elementi di biologia e di diritto civile in tema di fecondazione artificiale e modificazione di sesso* (Veneta, Conselve 1992) 87-144. Cf. asimismo L. CICCONE, *Etica sessuale,* o.c.; S. CIPRESSA, *Il fenomeno transessuale fra medicina e morale,* o.c.

De hecho, el caso de un matrimonio que preceda a la intervención quirúrgica con una persona del otro sexo y coherente con la propia sexualidad física se presenta en muy raras ocasiones, porque los transexuales en edad adulta acentúan psicológicamente su orientación en sentido contrario al propio sexo físico y, por lo tanto, no piensan en casarse con una persona del sexo opuesto, entendiendo por «opuesto» el contrario a su sexo físico, de acuerdo por tanto con lo objetivamente legítimo. Sin embargo, en el caso de que se plantease el problema de la validez o no de un matrimonio contraído antes del cambio de sexo, éste debería reconocerse como nulo, cuando fuese contraído por una persona gravemente trastornada psicológicamente; en cambio, tendría que considerarse válido si la tendencia transexual se hubiera revelado de manera progresiva o de improviso durante el matrimonio.

No consideramos necesario repetir aquí todos los motivos del Magisterio en apoyo y defensa de la esencialidad común e irreprimible de la sexualidad física y la necesaria armonía entre sexo del cuerpo y «sexo de la conciencia» en la visión personalista de la sexualidad y la persona humana: si se aportan estas razones para defender la ilicitud de la intervención quirúrgica del transexual, con mayor fuerza valen para la validez/nulidad del matrimonio porque con la unión matrimonial se complica la vida de la pareja y se toca la realidad sacramental del matrimonio.

C. HOMOSEXUALIDAD

1. **Definición y fenomenología**

El problema relacionado con la orientación y las conductas homosexuales es muy antiguo, pero en estos años se ha acentuado por diversos factores de orden epidemiológico y cultural.

Por un lado, ha prevalecido la importancia de la homosexualidad en la difusión de enfermedades de transmisión sexual, sobre todo del SIDA[61]; por otro, algunos grupos de opinión han conseguido que el jucio ético-psicológico de la homosexualidad alcance la homologación y paridad con la heterosexualidad. Incluso en el campo teológico, sobre todo en los Estados Unidos,

[61] CENTER FOR DISEASE CONTROL AND PREVENTION (CDC), «Trends in HIV/AIDS diagnosis among men who have sex with men - 33 states, 2001-2006, MMWR», a.c., 681-686; G. PRESTAGE y otros, «Homosexual men in Australia: population, distribution HIV prevalence», a.c., 97-102; A. COLOMBO, *Gay e AIDS in Italia: stili di vita sessuale,* o.c.

la homosexualidad ha constituido un tema de debate ardiente sobre la imputabilidad moral o la justificación total del comportamiento homosexual en el ámbito de la moral católica que ha llevado a repetidas intervenciones del Magisterio de la Iglesia católica[62]. Podríamos dar la siguiente definición de homosexualidad compartida por muchos autores: se trata de una anomalía que consiste en la *desviación de la atracción sexual-afectiva,* por la que el individuo siente atracción por personas del mismo sexo y a veces tiene relaciones sexuales con ellas. El Marmor da la siguente definición del homosexual: «un individuo que tiene una decidida atracción erótica preferencial por miembros del mismo sexo y que normalmente, aunque no necesariamente, tiene relaciones sexuales con ellos». La *Encyclopedia of Bioethics* subraya que se trata de «una condición adquirida que es psicológica y patológica al mismo tiempo»[63]. En estas definiciones aparece ya

[62] Entre los documentos del Magisterio, cf. SAGRADA CONGREGACIÓN PARA LA DOCTRINA DE LA FE, *Consideraciones acerca de los proyectos de reconocimiento legal de las uniones entre personas homosexuales,* o.c.; ÍD., *Carta a los obispos de la Iglesia católica sobre la atención pastoral a las personas homosexuales,* ; ÍD., *Declaración acerca de ciertas cuestiones de ética sexual* (29-12-1975), o.c.; SAGRADA CONGREGACIÓN PARA LA EDUCACIÓN CATÓLICA, *Orientaciones educativas sobre el amor humano,* o.c. Como bibliografía sobre el tema, cf. A. M. PERSICO, *Omosessualità tra «scelta» e sofferenza,* o.c.; M. CASTANEDA, *Comprendere l'omosessualità,* o.c.; D. DETTORE, *Il disturbo dell'identità di genere,* o.c.; ÍD., *Psicologia e psicopatologia del comportamento sessuale,* o.c.; S. TEISA, *Le strade dell'amore,* o.c.; M. BARBAGLI - A. COLOMBO, *Gli omosessuali e la società italiana,* o.c.; D. MARAZZITI, *La natura dell'amore,* o.c.; I. FUCEK, «L'ideologizzazione dell'omosessualità nel contesto dell'odierna discussione teológica», a.c., 483-513; F. D'ONOFRIO - V. DE FANIS - R. G. CRAVERO, «Ma esiste il terzo sesso?», a.c., 709-719; G. PERICO, *Problemi di etica sanitaria,* o.c., 391-413; M. CASSANI, «Aspetti etici della omosessualità»: *Medicina e Morale* 1 (1989) 35-53; G. CESARI, «Natura ed interpretazione dell'omosessualità», en E. SGRECCIA (ed.), *AIDS. Problemi bioetici correlati con la clinica, la epidemiologia e le implicazioni socio-culturali della sindrome da immunodeficienza acquisita* (Bolonia 1988) 98-113; G. PIANA, «Orientamenti di etica sessuale», a.c.; AA.VV., *Omosessualità: scienza e coscienza,* o.c.; M. F. SCHWARTZ - A. S. MORACZEWSKI - J. A. MONTELEONE (eds.), *Sex and Gender,* o.c.; P. KEANE, *Sexual Morality,* o.c.; A. MASSONE, *Omosessualità,* o.c.; E. A. LEVY-VALENSI, *L'enigma della omosessualità,* o.c.; AA.VV., *La sessualità umana,* o.c.; J. H. HARVEY, «The Controversy Concerning the Psychology and Morality of Homosexuality», a.c., 602-625; C. CURRAN, *Catholic Moral Theology,* o.c., 184-219; AA.VV., *Antropologia cristiana ed omosessualità,* o.c.

[63] M. ECK, *L'omosessualità,* o.c.; J. GAFO, «Biologia dell'omosessualità umana: transizione o salto?», en AA.VV., *Omosessualità, scienza e coscienza* (Asís 1983) 23-35; D. L. CRESON, «Homosexuality», a.c.; G. A. KANORD - A. R. KOSNIK, «Homosexuality. Ethical aspects», a.c., 667-677; E. COLEMAN, «Homosexuality. Clinical and behavioral aspects», a.c., 1143-1146; L. TIETJE - J. HARRISON, «Homosexuality. Ethical issues», a.c., 1147-1156; G. F. ZUANAZZI, «Disturbi dell'orientamento sessuale nell'adolescenza», a.c., 210-211.

claramente implícita una referencia a la hipótesis que prevalece sobre la etiopatogenesia.

Respecto al origen del fenómeno, aún no está claro; se han formulado esencialmente tres hipótesis:

a) que sea una modalidad clínicamente indiferente;
b) que se deba atribuir a una desviación de la línea de los finalismos biológicos;
c) que se trate de una discordancia psico-sexual de la persona, cuyo origen se ha de buscar en la red de las relaciones afectivas y sociales.

En esta última interpretación, prevalece la opinión del carácter adquirido y no hereditario de la homosexualidad; en esta interpretación se basa la esperanza de poder prevenir la homosexualidad y curar si no todos, al menos muchos casos.

Esta divergencia de opiniones ya se descubre en lo relativo a la *etiología* de la «identidad de género»: ¿cuál es el papel del factor «naturaleza»? ¿Y del factor «cultura»?

Está fuera de toda duda que el sexo como estado morfo-funcional del individuo es ya de por sí un elemento que condiciona el aflorar de la sexualidad, entendida en su dimensión somática, psíquica y espiritual, pero también es verdad que esta —al constituirse gradualmente como fuerza totalizadora— recibe también informaciones de otras fuentes, y estas informaciones —para alcanzar una maduración plena y ordenada— tendrán que integrarse con las provenientes del sustrato biológico[64].

Sin embargo, aun siendo obvia la exigencia de una integración entre los niveles biológico, psíquico y espiritual, no es posible distinguir la extensión y los límites de estas influencias[65]. Sobre este aspecto se ha dicho:

> Los sociólogos son cada vez más conscientes de la importancia potencial de los factores genéticos, y los genetistas actualmente se esfuerzan por incluir los factores sociales y culturales en los modelos de estudio de las diferencias individuales [...]. Se piden con urgencia nuevos datos. Pocos estudios combinan todos los aspectos deseables para llegar a la solución adecuada de los factores biológicos y culturales[66].

[64] A. Serra, «Sessualità tra natura e cultura», a.c., 23-66.

[65] Lo mismo se dice en los demás aspectos de la vida y del comportamiento humanos. Cf. R. Plomin, *Natura ed esperienza,* o.c.

[66] R. C. Friedman - J. I. Downey, «Sexual differentiation of behaviour», a.c., 147-175; H. Berglund - P. Lindström y otros, «Male-to-female transsexuals

En realidad, los que defienden que el factor biológico es prioritario se oponen, como ya se ha dicho, a quienes sostienen que la educación de los padres en la primera infancia y en la adolescencia es fundamental para la especificación y la diferenciación de las actitudes por las que el chico tiende a actuar conforme a los modelos reconocidos como masculinos y la chica según los femeninos.

La divergencia de opiniones se hace más evidente —como ya se ha mencionado— precisamente por el desacuerdo sobre la etiopatogenesia de la homosexualidad: a quien busca alteraciones orgánicas —desde el factor hereditario[67] al déficit hormonal[68] y a la estructura alterada del hipotálamo—en la génesis de la homosexualidad se contrapone el que sostiene que los responsables del surgimiento de esta tendencia son tanto el ambiente educativo (relación inexistente o equívoca entre hijo/hija y padres) como los grupos sociales frecuentados[69].

show sex-atypical hypothalamus activation when smelling odorous steroids», a.c.; A. F. BOGART, «From the cover», a.c.; H. XUE - F. D. TAI, «The behavioural neuroendocrine mechanism of development of homosexuality», a.c., 313-317; D. F. SWAAB y otros, «Sexual differentiation of the human hypothalamus», a.c., 75-100; S. LE VAY, «A difference in hipotalamic structure between heterosexual and homosexual men», a.c., 1034-1037; D. F. SWAAB - M. A. HOFFMAN, «An enlarged suprachiasmatic nucleus in homosexual men», a.c., 141-148; B. A. GLAUDE - R. GREEN - R. E. HELLMAN, «Neuroendocrinic response to estrogen and sexual orientation», a.c., 1496-1499; L. J. EAVES - K. A. LAST - P. A. YOUNG - N. Y. MARTEN, «Model fitting approaches to the analysis of human behavior», a.c., 249-320.

[67] M. S. WOLFF, «Endocrine disruptors: challenges for environmental research in the 21st century», a.c., 228-238; S. E. GILMAN y otros, «Risk of psychiatric disorders among individuals reporting same sex sexual partners in the National Comorbidity Survey», a.c., 933-939; S. D. COCHRAN - V. M. MAYS, «Lifetime prevalence of suicide symptoms and affective disorders among men reporting same sex sexual partners», a.c., 573-578; J. M. BAILEY - R. C. PILLARD - M. C. NEALE - Y. AGYEI, «Heritable factors influence sexual orientation in women», o.c.; J. M. BAILEY - R. C. PILLARD, «A genetic study of male sexual orientation», a.c., 1089-1096. L. GEDDA, «Aspetti genetici della omosessualità», en AA.VV., *Aspetti patogenetici dell'omosessualità, Atti del Convegno*, Roma 11-12 maggio 1963 (Turín 1963); R. CAVALIERI, «Problemi eredobiologici dell'omosessualità»: *Sessuologia* (aprile-giugno 1972) 82ss.

[68] A. HALL, «Sexual orientation and fluctuating asymmetry in men and women», a.c., 158-165; L. GOOREN, «The biology of human psychosexual differentiation», a.c., 589-601; Q. RAHMAN, «The neurodevelopment of human sexual reorientation», a.c., 1057-1066; W. H. JAMES, «Biological and psychological determinants of male and female human sexual orientation», a.c., 555-567; A. JOST, «Hormonal Factors in the development of the fetus»: *The Mammalian Fetus Psychological Aspects of Development* (1954) 7; J. GAFO, «Biologia dell'omosessualità umana: transizione o salto?», a.c.

[69] H. BERGLUND y otros, «Brain response to putative pheromones in lesbian women», a.c., 8269-8274; I. SAVIC, «Brain response to putative pheromones in homosexual men», a.c., 7356-7361; D. F. SWAAB y otros, «Sexual differentiation

Un reciente hallazgo científico, además de validar la hipótesis genética, pretende resolver la homosexualidad en una dismorfología. Según este estudio, se manifestaría una diferenciación estructural del lóbulo cerebral *sx* entre un varón heterosexual y otro homosexual. En el heterosexual las dimensiones serían mayores mientras que en el homosexual se daría una similitud con las de la mujer[70].

Pero también hay quien, como Crown, sostiene la posibilidad de que el origen de la homosexualidad sea más complejo y multifactorial, hasta el punto de pensar que «el potencial biológico interactúe con las fuerzas psicológicas, sociales, culturales y situacionales a la hora de producir esta condición»[71].

A favor de la influencia del clima educativo sobre el desarrollo psico-afectivo y, por lo tanto, sobre la adquisición de una «identidad de género» se situaría —según Cesari[72]— el mismo dato epidemiológico, que evidencia cómo se da la difusión entre los dos sexos —la proporción con relación al total de casos registrados—: dos tercios de individuos morfológicamente hombres y un tercio de individuos morfológicamente mujeres.

En clave psicoanalítica, esto se debería a la diferencia de dinámica del desarrollo psicológico en el hombre y en la mujer: entonces es necesario considerar los componentes psicodinámicos de la afectividad de los primeros seis años de vida y en parte de la segunda infancia para ver luego cómo se plantea el problema en la adolescencia.

Estimaciones recientes, siguiendo en el ámbito educativo, nos dicen que alrededor de cien mil niños han nacido en el seno de parejas homosexuales, de las cuales el 7 por 100 de parejas de mujeres homosexuales y el 4,5 por 100 de padres varones homosexuales[73].

of the human hypothalamus», a.c., 75-100; A. GANDIN, *L'amore omosessuale maschile e femminile. Male, cause e rimedi,* o.c.; A. C. KINSEY - W. B. POMEROY - C. L. MARTIN, *Sexual Behavior in the human male,* o.c.; ÍD., *Sexual behavior in the human female,* o.c.

70 I. KASAVIC - P. LINDSTRÖM, «PET and MRI show differences in cerebral asymmetry and functional connectivity between homo and heterosexual subjects», a.c.

71 J. S. HYDE - A. M. DURIK, «Gender differences in erotic plasticity-evolutionary or sociocultural forces?», a.c., 375-374; R. F. Baumeister sostiene que las mujeres están más influenciadas por factores ambientales y por el poder masculino; S. CROWN, «Male Homosexuality», a.c., 145-164.

72 G. CESARI - M. L. DI PIETRO, *L'educazione della sessualità,* o.c., 46-47. Cf. también, ÍD., «Natura e interpretazione dei disorientamenti sessuali: l'omosessualità», a.c., 78-96.

73 X. LACROIX, *La confusione des genres,* o.c.; ÍD., *Passeurs de vie,* o.c.; V. LINGIARDI, *Citizen gay,* o.c.; M. BARBAGLI - A. COLOMBO, *Omosessuali moderni,* o.c.

En el nacimiento —y durante los primeros tres años de vida— tanto los niños como las niñas están orientados hacia la madre, mientras que hacia el cuarto año de vida los individuos entran en la llamada fase «edípica».

Los niños acentúan su «enamoramiento» por la madre; en cambio, las niñas se «desenamoran» de la madre para orientarse, indiscutiblemente, hacia el padre: estas tensiones se hacen indudablemente insoportables en torno al sexto año de vida.

Para poner fin a este conflicto insostenible, se activa de modo espontáneo el llamado «proceso de resolución»: el niño se «identifica» con el padre y la niña realiza la misma operación con la madre. Esta «identificación» obtiene como mínimo dos resultados importantes: el primero, poner fin al «conflicto» con el progenitor del mismo sexo: el segundo consiste en poner las bases para la propia identidad sexual y su «orientación» respectiva.

> Sin embargo, puede ocurrir —escribe Cesari— que el progenitor con el que se debería hacer la identificación resulte «inadecuado». En el sentido de que —*en el subjetivo del hijo/hija*— ese progenitor no presente las características psicofísicas idóneas para activar ese proceso. Hay que recalcar que la citada *inadecuación es tal en la «subjetividad» del hijo*. El progenitor puede ser, objetivamente, el mejor; pero puede darse una situación en la que el hijo/hija, por *aspectos caracteriológicos propios, independientes del todo de la conducta del progenitor,* no encuentre lo que va buscando de manera instintiva e inconsciente[74].

Si no se resuelve la fase edípica, si la identificación con el progenitor del mismo sexo no se da, pueden darse tres situaciones:

a) el individuo completa su proceso de identificación posteriormente, a los 7-9 años, asumiendo como modelo complementario y/o vicario otras figuras adultas familiares y extrafamiliares, sin ninguna consecuencia en la edad adulta;
b) el individuo no encuentra tampoco en el ambiente extrafamiliar modelos adultos *idóneos para él* y «se establece» en las dinámicas afectivas edípicas: esto trae consigo que, en la edad adulta, podrá presentar conductas afectivas «infantiles» de «apegamiento» al progenitor complemen-

[74] G. Cesari - M. L. di Pietro, *L'educazione della sessualità,* o.c., 46-47 [destacado en el original]. Cf. también Íd., «Natura e interpretazione dei disorientamenti sessuali: l'omosessualità», a.c., 78-96.

tario, y sustancialmente inmaduras, con efectos también graves en el comportamiento relacional tanto afectivo como sexual;

c) el individuo no consigue «resolver» la situación edípica con sus conflictos y cae en una especie de «narcisismo primario pre-edípico»[75].

En el caso *c)* se activan las premisas de una orientación homófila de la afectividad: el individuo se conoce a sí mismo; se «ama» a sí mismo; teme lo diferente; se orienta hacia quien está «hecho» como él/ella. Esta «regresión», aunque representa la premisa para el desarrollo de una orientación homosexual, sin embargo no es su única causa eficiente y suficiente: en realidad, la premisa necesita una «consolidación» que podrá actuar en la adolescencia.

Puede suceder, entonces, que el individuo así «predispuesto» no encuentre, tampoco en este periodo, individuos adultos con los que identificarse y que incluso encuentre homosexuales de su edad o adultos: en este caso, «la lejana *premisa* encuentra *su confirmación,* y se encamina así un proceso que, con toda probabilidad, dará lugar a una orientación homosexual para alcanzar después su correspondiente comportamiento»[76].

Así, la neta mayoría de la orientación homosexual entre los hombres se debería al hecho de que las mujeres, a diferencia de los hombres, ya han vivido una experiencia homoafectiva en los primeros años de vida: «han estado "enamoradas" de la madre, por lo que son capaces de dar respuestas homófilas —si se requieren por regresiones preedípicas parciales— de una manera absolutamente natural y acogida de forma serena...»[77].

De todos modos, es importante tener en cuenta que con el término *homosexualidad* se indica una serie de situaciones de desorientación sexual que se presentan en diversos grados en el terreno fenomenológico.

[75] F. MACCALLUM - S. GOLOMBOK, «Children raised in fatherless families from infancy: a follow-up of children od lesbian and single heterosexual mothers at early adolescence», a.c., 1407-1419; D. DEMPSEY, «Donor, father or parent?», a.c., 76-102.

[76] G. CESARI - M. L. DI PIETRO, *L'educazione della sessualità,* o.c., 46-47. Cf. también: ÍD., «Natura e interpretazione dei disorientamenti sessuali: l'omosessualità», a.c., 78-96 y 106; J. NICOLOSI, *Reparative therapy of male homosexuality,* o.c.; M. MANCIA, «The absent father: his role in sexual deviations and in the transference», a.c., 941-945; E. GIUS, *Una messa a punto dell'omosessualità,* o.c.; E. HAVELOC, *Psicologia del sesso,* o.c.; D. L. CRESON, «Homosexuality», a.c., 669.

[77] G. CESARI, «Aspetti psicologici dell'educazione della sessualità», en ÍD. - M. L. DI PIETRO, *L'educazione della sessualità,* o.c.

De hecho, se distinguen los *homosexuales esenciales* de los *homosexuales ocasionales o veleitarios:* los primeros están más inclinados a la compulsividad del instinto, los segundos buscarían el encuentro sexual por motivaciones más superficiales, como la búsqueda de sensaciones insólitas y extravagantes o por instinto de aventura.

Es obvio que el problema es más grave —en orden a la dificultad de la terapia— en el caso de los homosexuales *esenciales*.

Entre los homosexuales *esenciales* se hace a continuación la distinción entre homosexuales *totales* y *exclusivos* en los cuales la tendencia está estructurada y no existe la tendencia heterosexual, y homosexuales en los que puede estar también, más o menos pronunciada, la tendecia heterosexual *(bisexuales)*.

Hay también una tercera categoría de personas con desorientación sexual, que son los que tienen un comportamiento heterosexual y presentan al mismo tiempo una fuerte y constante tendencia homosexual. Kinsey distingue en su estudio seis grupos con diferente grado y conmixtión de la tendencia[78].

Por último, se hace la distinción entre «homosexual» y «homófilo»: con el segundo término se indicaría una tendencia atenuada a la que no se seguiría una conducta homosexual. Sin embargo, no se trata de una distinción constante en la literatura utilizada para este estudio.

También se ha de sostener, a partir de la experiencia de psiquiatras y psicoterapéuticos, la importancia de que cada caso se juzga por sí mismo[79], por lo que las clasificaciones son recibidas siempre con esta reserva.

Igualmente, muchos hacen notar que la tendencia más estructurada viene a menudo acompañada por neurosis, con una relación de causa y efecto al mismo tiempo.

A la luz de la experiencia terapéutica con individuos homosexuales, algunos autores han distinguido —en el recorrido de toma de conciencia de la tendencia homosexual— cuatro etapas:

1) toma de conciencia de ser distinto, con aparición de sensaciones de ansiedad y debilidad que atacan toda la esfera de los sentimientos y las relaciones;

[78] G. Perico, «L'omosessualità», a.c., 393; A. C. Kinsey - W. B. Pomeroy - C. L. Martin, *Il comportamento sessuale dell'uomo*, o.c., 524.

[79] M. Cassani, «Aspetti etici della omosessualità», a.c., 47; G. Perico, «L'omosessualità», a.c., 269; D. L. Creson, «Homosexuality», a.c., 670, se lee: «The decision to attempt to change homosexual behavior must, with the present state of knowledge be made on a case-by-case basis and then without assurance of outcome».

2) acentuación del estado de depresión y del sentido de soledad junto con una vivencia de desprecio y persecución incluso por la familia;
3) acercamiento a individuos con la misma tendencia e integración en un grupo de «diferentes»;
4) desarrollo de una agresividad reactiva a la marginación, real o supuesta pero sufrida en cualquier caso[80].

La frecuente búsqueda de un grupo con la misma tendencia homosexual no se tendría que atribuir únicamente a la tendencia en sí, sino también al rechazo de los «diferentes» por parte de la sociedad, ya sea este rechazo real o sentido como tal por el homosexual: evidentemente se trata de una situación que está destinada a reforzar la tendencia.

Esto no quita que casi todos los individuos estén bien insertados en el mundo laboral y en los deberes sociales, solo que afectivamente están orientados hacia el grupo homosexual, donde transcurren preferentemente su tiempo libre.

Además, han surgido verdaderas y auténticas asociaciones ya sea para intercambiar ideas y tener una vida social, como para intentar coagular una autodefensa sobre bases ideológicas para reivindicar el reconocimiento de los derechos civiles igualitarios, incluido el matrimonio de homosexuales y la adopción[81].

En cuanto a la difusión del fenómeno, aportamos datos que son ante todo geográficamente limitados —se trata de la situación en Estados Unidos— y que se remontan a los años sesenta. Resulta que entonces la incidencia de los homosexuales esenciales en la población general era del 4 por 100, mientras que el porcentaje de mujeres que hubieran tenido alguna experiencia homosexual variaba del 13 por 100 (en edades entre los 10 y 30 años) al 19 por 100 (en edades entre los 10 y los 40 años). El porcentaje de hombres que habrían tenido experiencias homosexuales se acercaba al 50 por 100 entre los solteros hasta los 35

[80] A. M. Persico, *Omosessualità tra «scelta» e sofferenza,* o.c.; M. Castaneda, *Comprendere l'omosessualità,* o.c.; G. Perico, «L'omosessualità», a.c., 393; G. Cesari, «Natura ed interpretazione dell'omosessualità», a.c., 108.

[81] A este respecto, recordemos que el Parlamento Europeo, en la sesión del 8 de febrero de 1994 aprobó la discutida y muy discutible *Resolución sobre la igualdad de derechos para homosexuales y lesbianas*, con la que se pedía —entre otras cosas— una propuesta de recomendación que reconociera el acceso al matrimonio de parejas homosexuales y el derecho de los homosexuales a ser padres e incluso a adoptar o tener la custodia de los hijos. Sobre el porqué estas demandas no pueden proponerse y son inaceptables, cf.: G. Perico, «Il Parlamento europeo e i diritti degli omosessuali», a.c., 9-10, 593-604. El texto de la Resolución está publicado en *Medicina e Morale* 6 (1994) 1212-1215.

años, con algunas diferencias en relación a la franja de edad y a la continuidad/exclusividad de las relaciones. El 63 por 100 de la población general resultaba —según el informe Kinsey— carecer de tendencias homosexuales.

Sin embargo, recientemente estos datos han sido desmentidos de forma clamorosa por ciertos estudios[82].

> El mito lanzado por Kinsey según el cual el 10 por 100 de la humanidad sería homosexual o bisexual ha sido desmontado ya por una serie de estudios internacionales y sobre todo por recientes censos en América y Gran Bretaña. Como mucho se puede decir que un 2 por 100 de la población masculina y poco más del 1 por 100 de la femenina tiene tendencias homosexuales de algún tipo[83].

En lo que respecta a la situación italiana, de uno de los muchos estudios sobre el tema resultaría que entre los 2.000 individuos de edad adulta (20-90 años) entrevistados, un 18,3 por 100 de los hombres y un 21,4 por 100 de las mujeres habría tenido relaciones homosexuales[84].

Sería interesante poder aportar datos clínicos sobre la «sintomatología» de la personalidad homosexual: pero son siempre descripciones aproximativas, que —dada la connotación psicológica del problema— no poseen la objetividad ni el rigor científico de los datos clínicos sobre enfermedades orgánicas.

En líneas generales, se puede decir que desde un punto de vista clínico el hombre homosexual presenta un pánico ansioso, sobre todo en la adolescencia, por el desagradable descubrimiento de verse «diferente»; una reacción depresiva, más frecuente en el adulto, junto con un padecimiento neurótico y un sentimiento de culpa incluso en ausencia de conductas homosexuales; tendencia a la agresividad; patrón hormonal normal; fuerte apegamiento a la madre.

La homosexualidad femenina tiene características análogas: depresión, inseguridad, neurosis, con escasa tendencia a conductas de tipo «masculinas» ya que el comportamiento de la mujer es frecuentemente de tipo seductor y posesivo. También en este caso el patrón hormonal es normal.

[82] J. Nicolosi - L. A. Nicolosi, *Omosessualità, una guida per I genitori,* o.c.; G. J. M. van den Aardweg, *Una strada per il domani,* o.c., 62-63; cf. P. Cameron, *The gay nineties,* o.c.

[83] G. J. M. van den Aardweg, «Matrimonio omosessuale & affidamento a omosessuali», a.c., 500. Cf. igualmente http://www.alleanza cattolica.org.

[84] D. Cafaro (ed.), *2ù Rapporto ASPER,* o.c., 53.

Es común entre mujeres y hombres homosexuales la sensación de inseguridad y de psicoplasticidad que expone al individuo a la posibilidad de plagio y de identificación con el grupo[85].

2. ¿Problema terapéutico o problema ético?

Como ya se ha mencionado, muchos no aceptan que la homosexualidad se califique de anomalía o anormalidad, ni comparten que se considere como una conducta que hay que tratar en terapia y menos aún que se tenga que calificar como ilícita. Sobre todo por influencia de la ideología marcusiana, en el ámbito de una cultura subjetivista, se exige que se utilice una terminología que indique simplemente la «diferencia»; pero no puede enmudecerse que hay quien quisiera indicar que la tendencia homosexual es solo una variante de la heterosexualidad.

Recordando lo ya mencionado sobre la etiopatogenesia, según la interpretación psicoanalítica[86], no se puede ocultar al considerar el carácter sociologico[87] que se puede tener una cierta responsabilidad en el incremento o la estructuración de la tendencia incluso por parte del individuo homosexual. Por ejemplo, cuando se deja llevar en repetidas conductas homosexuales. Pero, sobre todo, no se debe minusvalorar la influencia de una ambiente sólidamente constituido por personas del mismo sexo (colegios demasiado cerrados, cárceles) ni el estímulo —en ciertos grupos de la población— a la prostitución adolescente o infantil.

Aún queda por evaluar la influencia de los medios de comunicación y de la pornografía con fines comerciales sobre esta y otras desviaciones.

Con el fin de dar una valoración ética es necesario responder a otra pregunta: ¿hasta qué punto se puede corregir la tendencia homosexual y con qué condiciones? Evidentemente, esta pregunta presupone que se dé en la base la convicción de que la homosexualidad es objetivamente una discordancia, un hecho objetivamente negativo, que a menudo viene acompañado de sufrimiento subjetivo y también de riesgos secundarios de tipo

[85] A. M. Persico, *Omosessualità tra «scelta» e sofferenza,* o.c.; G. Perico, «L'omosessualità», a.c., 393-394; A. C. Kinsey - W. B. Pomeroy - C. L. Martin, *Sexual Behavior in the Human Male,* o.c.; Íd., *Sexual behavior in the human female,* o.c.; G. Cesari, «Natura ed interpretazione dell'omosessualità», a.c., 110.

[86] Cf. G. Perico, «L'omosessualità», a.c., 397ss.

[87] J. Nicolosi, *Omosessualità maschile: un nuovo approccio,* o.c.; U. Naim, «L'omosessualità maschile», a.c., 10; G. Perico, «L'omosessualità», a.c., 398.

social y sanitario (véase, por ejemplo, las enfermedades transmitidas sexualmente, como el SIDA). Cuando se defiende que no se trata de una discordancia, sino de una simple diferencia, no hay sitio para terapias o psicoterapias.

3. Valoración ética y terapia

La mayoría de investigadores concuerda en el hecho de que también en el caso de la homosexualidad la mejor terapia es la prevención y esta se caracteriza por dos factores que deben estar siempre juntos: la *armonía familiar educadora* con la participación de los dos progenitores y la *socialización precoz* del niño o de la niña en un grupo coeducativo[88]. Desgraciadamente, en las familias de hoy en día, sobre todo en las que viven en zonas industrializadas y urbanas, la cooperación educativa de los padres se realiza con dificultad y, en el modelo de hijo único no se favorece la socialización ni es constante[89].

Una vez establecida la tendencia homosexual, la condición preliminar para el éxito de la terapia es la colaboración del individuo con el terapeuta[90] que no siempre resulta fácil alcanzar, sobre todo en cuanto a la constancia, por el sentido de una inseguridad y desconfianza que atenaza a muchos individuos. Además, los que han ideologizado la tendencia no quieren renunciar a una «diferencia» que consideran su estandarte.

Por otro lado, el regreso a la normalidad está siempre condicionado por el grado de estructuración de la tendencia: una cosa es la situación de los homosexuales ocasionales y otra la de los homosexuales estructurados; también es diferente la situación de quien se percata de la tendencia a nivel psíquico sin tener por ello relaciones homosexuales y de los que en cambio practican desde hace años una conducta homosexual. Cada persona se presenta como un caso de por sí, también en relación con la edad y la satisfacción social en el propio ambiente.

La terapia que evidentemente es de naturaleza psicológica, a menudo es larga y la curación se presenta a veces imperfecta

[88] M. L. DI PIETRO, «Educare alla differenza sessuale in familia», a.c., 37-50; G. CESARI - M. L. DI PIETRO, *L'educazione della sessualità,* o.c.; ÍD., «Natura ed interpretazione dell'omosessualità», a.c.; M. L. DI PIETRO - M. PENNACCHINI, «I disorientamenti sessuali: il ruolo dell'educatore», a.c., 97-110.

[89] E. GIUS, *Una messa a punto dell'omosessualità,* o.c., 10; G. PERICO, «L'omosessualità», a.c., 400.

[90] Cf. G. J. M. VAN DER AARDWEG, *On the Origins and treatment of omosexuality,* o.c.; cf. C. SOCARIDES y otros, «Don't forsake homosexuales who want help», a.c.

e inestable. En muchos casos —según los psicoterapeutas— se consigue obtener un relajamiento de la tensión y una recuperación compensativa —logro nada insignificante— sobre el plano de los valores sociales. También se ha experimentado con resultados positivos la terapia de grupo[91] para ayudar a los individuos a vencer el aislamiento y la angustia o el sentido de desprecio que notan sobre ellos: al sentirse aceptados, consiguen aceptarse mejor a sí mismos y tener confianza en las propias capacidades de mejora. También aparece entre los métodos terapéuticos el recurso a la hipnosis[92] para desbloquear situaciones psíquicas. Hay quien sugiere también ciertas formas de «reflejos condicionados» para dirigir al individuo homosexual al conocimiento relacional con personas del otro sexo, elegidas de manera que presientan algunos rasgos personales del carácter del sexo opuesto: por ejemplo, el joven o adulto homosexual podría reconciliarse con mujeres que en el trato mostraran una cierta masculinidad.

Se aconsejan asimismo lecturas apropiadas destinadas a recuperar la estima y el idealismo por el sexo opuesto[93], pero se trata de intervenciones que alcanzan buenos resultados únicamente si se utilizan conjuntamente.

En cambio, tanto desde el punto de vista ético como pedagógico se desaconseja forzarse a casarse como si esto pudiera tener un efecto terapéutico. También desde el punto de vista canónico esta intención haría nulo el matrimonio; por otra parte, se duda mucho de la validez del matrimonio en el caso del homosexual estructurado.

En resumen, con respecto a las esperanzas de una terapia, nos parece útil recordar el parecer del moralista Cassani:

> Muchas veces nos encontramos ante una situación psicológica particularmente difícil y grave. Como consecuencia de ello, su camino podrá ser más largo y más arduo que el del resto. Pero no es imposible, no es una ilusión [...]. La homosexualidad no debe concebirse como una condición estática en la cual se encuentra el individuo y en la que es prisionero de manera inexorable y fatal, sino como una situación que por ser humana es dinámica, está en continua evolución, aunque el individuo pueda no percibirla y esta pueda resultar terrible y extremadamente lenta[94].

[91] J. Nicolosi, *Omosessualità maschile: un nuovo approccio,* o.c.; L. Ancona, «La psicoterapia di gruppo dell'omosessualità», a.c., 215.

[92] J. G. Gonzaga, «L'ipnoterapia nel trattamento dell'omosessualità maschile e femminile», a.c., 161ss.

[93] G. Olivari, «Il fenomeno dei riflessi condizionati nel trattamento della omosessualità», a.c., 151ss.

[94] M. Cassani, «Aspetti etici della omosessualità», a.c., 46-47.

Estas palabras se ven también confirmadas por un psicólogo, Gerard van den Aardweg que escribe en la conclusión de un artículo suyo sobre el tema:

> Dicho de modo resumido: las tendencias homosexuales pueden corregirse de manera considerable y las curaciones radicales no escasean; el fatalismo con respecto a la terapia es por lo tanto infundado. Es más, habríamos dado ya muchos pasos hacia delante si hubiera más terapeutas interesados en el tratamiento de la neurosis homosexual[95].

Evidentemente, como ya se ha mencionado, iniciar un proceso de psicoterapia quiere decir presuponer que la homosexualidad, no solo en cuanto a las conductas sino también en cuanto a la tendencia, es objetivamente un desorden y un trastorno. Acoger esta verdad básica significa ponerse en la óptica de la comprensión y del esfuerzo por curarse[96].

Otra condición preliminar para la valoración ética se da en la importancia que hay en distinguir entre el valor transcendente objetivo y la propia dignidad de toda persona humana por un lado y el nivel de responsabilidad o madurez subjetiva por el otro.

Como ya hemos comentado en varias ocasiones, también a propósito de la ética en el campo psiquiátrico, ninguno de nosotros estará nunca capacitado para adecuar —con la propia madurez y responsabilidad— todas las potencialidades inherentes a los recursos reales del espíritu; y además, cada individuo tiene su itinerario de maduración; para algunas situaciones —entre las que se encuentra la homosexualidad— la maduración se presenta incierta, gradual y a veces muy parcial. Ningún educador podrá valorar hasta qué punto el individuo es culpable en sentido subjetivo o se ve condicionado por la situación interna y los hábitos adquiridos. Pero ningún educador o moralista puede tomarse la libertad de establecer el nivel máximo de maduración, y mucho

[95] G. J. M. van der Aardweg, «Omosessualità verso la liberazione», a.c., 812. Cf. también Íd., *Homosexuality and Hope,* o.c.

[96] Dos documentos de la Congregación para la Doctrina de la Fe han aclarado este punto. El primero es la *Declaración acerca de ciertas cuestiones de ética sexual* (29-12-1975): en este documento se define que según el orden moral objetivo, las relaciones homosexuales son actos que están privados de su regla esencial e indispensable. El documento pretende reaccionar a las tendencias que querían afirmar que, especialmente en la tendencia llamada estructurada, el comportamiento sería connatural, y esto con el fin de justificar las relaciones homosexuales y ponerlas al mismo nivel de las matrimoniales. El segundo documento, la *Carta a los obispos de la Iglesia católica sobre la atención pastoral a las personas homosexuales* (1-10-1986) retoma la distinción entre valoración objetiva y culpabilidad subjetiva para rebatir el mismo juicio sobre la tendencia homosexual.

menos puede llamar normal aquello que no lo es, o identificar la moralidad con la tendencia subjetiva de cada uno como tampoco puede sostener que las conductas sean el fruto de las distintas fases de la sociedad.

Tampoco se puede aceptar la ideología de algunas corrientes del feminismo más reciente, de inspiración antiestructuralista y psicosociológica, según la cual se debería superar la concepción del «sexo» ligada a la corporalidad, para asumir el concepto de «género» ligado a la cultura y la psicología. Los sexos —según estas corrientes— son dos si se refieren al cuerpo, pero los géneros podrían ser cinco e incluso seis, si se considera el transgenderismo de aquellos que quieren evitar «guetizaciones sociales»[97].

El respeto de la persona a causa de sus valores, la prohibición de la marginación social, la exigencia de una humana comprensión por las situaciones del individuo, no traen por ello consigo la justificación o relativización de los juicios éticos[98]. Este punto está ampliamente subrayado en los documentos del Magisterio de la Iglesia católica[99].

Se ha discutido en el ámbito católico si se tiene que considerar el desorden solo respecto a los comportamientos o si la propia tendencia se debe considerar objetivamente poniéndola en relación con la estructura objetiva y personalista de la sexualidad diferenciada. El Magisterio de la Iglesia católica ha confirmado también sobre este punto el propio desorden objetivo de la tendencia homosexual, pero declarando que de por sí la tendencia no constituye aún un acto pecaminoso explícito; el Magisterio Católico ha ratificado y ampliado el discurso de comprensión y apoyo fraterno y pastoral hacia las personas que se encuentran en esta condición y hacia sus familiares[100].

[97] Sobre el tema, cf. D. O'LEARY, *Gender,* o.c.; P. M. MCCARRICK, «Gender Issues in Health Care», a.c., 61-82.

[98] E. MENZIONE, *Diritti omosessuali,* o.c.; G. CONCETTI, *Diritti degli omosessuali,* o.c.

[99] Cf. SAGRADA CONGREGACIÓN PARA LA DOCTRINA DE LA FE, *Dichiarazione su alcune questioni di* ética *sessuale*. Cf. también: B. F. LAW - J. J. GILL, *Human Sexuality and Personhood,* o.c.

[100] La *Carta a los Obispos de la Iglesia católica sobre la atención pastoral a las personas homosexuales* de la Congregación para la Doctrina de la Fe afirma a este propósito: «Es necesario precisar, por el contrario, que la particular inclinación de la persona homosexual, aunque en sí no sea pecado, constituye sin embargo una tendencia, más o menos fuerte, hacia un comportamiento intrínsecamente malo desde el punto de vista moral. Por este motivo la inclinación misma debe ser considerada como objetivamente desordenada» (n.3). Cf. G. MARCHESI, «L'omosessualità: problema pastorale per la Chiesa», a.c., 560-569; G. PERICO, «La cura pastorale delle persone omosessuali in un recente documento della S. Sede. Nota introduttiva», a.c., 79-87; J. L. BRUGUES, «Elementi di una pastorale per le per-

En esta óptica de precisaciones y posturas de la Iglesia católica se ven también las tomas de postura de la autoridad eclesiástica con respecto a los teólogos americanos J. J. McNeilly Ch. Curran[101]. La observación según la cual el porcentaje de homosexualidad en el mundo en los diversos periodos históricos habría sido más o menos constante —admitiendo que esta afirmación refleje la realidad social— no autoriza la conclusión según la cual esta tendencia tendría que considerarse connatural y por lo tanto legítima[102]. Son muchos los signos de decadencia moral presentes de modo constante —el robo, por ejemplo— que no representan por ello un factor positivo.

Otra indicación ética se encuentra en el hecho de que, incluso pudiendo prever que la normalización será en algunos casos imperfecta y precaria, no se debe cesar de orientar al individuo hacia lo mejor, valorando una verdad éticamente importante: la lucha y el esfuerzo por la virtud se encuentra ya en una cierta medida en estar dentro de la orientación hacia el bien y tiene también su valor moral cuando no se pueda prever si será posible superar plenamente el obstáculo y cuándo se hará. En otras palabras, se vuelve a proponer la llamada «ley de la gradualidad y de la historicidad de la salvación», que también vale en orden a la historia individual. Sin embargo esto no permite que se fije desde fuera o por parte del educador una medida estándar casi a priori, a la que cada individuo tenga que contentarse con llegar para permanecer en ella.

Está claro que moralmente es menos grave que el homosexual sea estable en su relación a que vagabundee en sus relaciones, así como es menos peligroso desde el punto de vista sanitario. Pero no por ello se debe considerar a priori que baste con pedir a los individuos homosexuales con relaciones múltiples que tengan una pareja estable; si acaso, éste podrá ser de hecho el primer paso hacia una deseable mejora global.

El alivio del sufrimiento que puede derivarse del tratamiento terapéutico y la ayuda que se ofrece para aceptarse mejor a sí

sone omosessuali», a.c., 111-120. Cf. también OBISPOS DE LOS ESTADOS UNIDOS, «Always our children», a.c., 285-291.

[101] D. L. BALCH, *Homosexuality,* o.c.; J. J. MCNEILL, *The Church and the homosexual,* o.c. Sobre el caso Curran, privado de enseñar en la Universidad Católica de Washington el 25 de julio de 1986, cf. G. PERICO, «La cura pastorale delle persone omosessuali in un recente documento della S. Sede», a.c., 83; G. BRUNELLI, «Padre Curran non può insegnare teología»: *Il Regno Attualità* (15-9-1986) 427; J. B. NELSON, *Embodiment,* o.c.

[102] G. PERICO, «L'omosessualità», a.c., 402ss; G. MARCHESI, «L'omosessualità: problema pastorale per la Chiesa», a.c. Se habla de la homosexualidad como un inquietante fenómeno en crecimiento (ibíd., 361).

mismo y para que el individuo no tenga que sentirse solo representan un hecho positivo y moralmente necesario.

El citado documento de la Congregación para la Doctrina de la Fe de 1986 afirma:

> De hecho, en un caso determinado pueden haber existido en el pasado o todavía pueden subsistir circunstancias tales que reduzcan e incluso quiten la culpabilidad al individuo; otras circunstancias, por el contrario, pueden aumentarla. De todos modos se debe evitar la presunción infundada y humillante de que el comportamiento homosexual de las personas homosexuales está siempre y totalmente sujeto a coacción, y, por consiguiente, no tengan culpa. En realidad también en las personas con tendencia homosexual se debe reconocer aquella libertad fundamental que caracteriza a la persona humana y le confiere su particular dignidad[103].

El apoyo de la fe cristiana, la valorización del sacrificio inherente en cada esfuerzo de mejora y el reconocimiento del valor de la gracia son de gran importancia y ayudan a conseguir serenidad.

La afirmación de que la tendencia de tipo homosexual en sí y aún más el comportamiento homosexual sean objetivamente un trastorno y un desorden no debería necesitar de muchas pruebas: no es únicamente la finalidad procreativa de la sexualidad la que se ve anulada; es todo el significado de la complementariedad hombre-mujer el que se ve negado. Proclamar la equivalencia entre heterosexualidad y homosexualidad no significa únicamente que se anula la importancia del lenguaje corporal, sino que se elimina también la peculiariedad y complementariedad sexuales. No resulta difícil aceptar esta afirmación desde el punto de vista de la moral racional.

En cuanto a la condena a la homosexualidad en la Biblia, según algunos se tendría que hacer una relectura cultural porque esta condena sería una simple expresión de un dato cultural transitorio.

Los exégetas concuerdan, sin embargo, en decir que la Sagrada Escritura condena simplemente la homosexualidad tanto en el Antiguo como en el Nuevo Testamento. Se pueden aportar pruebas y citas sin mucha dificultad[104].

[103] CONGREGACIÓN PARA LA DOCTRINA DE LA FE, *Carta a los Obispos de la Iglesia católica sobre la atención pastoral a las personas homosexuales,* n.11.

[104] Cf. A. MATTIOLI, *Le realtà sessuali nella bibbia,* o.c.; G. A. KANORD - A. R. KOSNIK, «Homosexuality», a.c., 671-675; G. PERICO, «L'omosessualità», a.c., 403; G. RUIZ, «L'omosessualità nella Bibbia», a.c., 131-135; E. CORTESE,

A pesar de las necesarias consideraciones del contexto cultural que se refleja en los textos bíblicos, la línea de condena de la práctica de la homosexualidad es constante y explícita de tal modo que se ha de determinar una línea doctrinal. Incluso omitiendo los textos del Antiguo Testamento[105], todos recuerdan entre los del Nuevo Testamento el siguiente pasaje de la carta de San Pablo a los Romanos, en el cual, hablando del alejamiento operado por los paganos con respecto a Dios, afirma que la práctica de la homosexualidad es uno de los signos de este rechazo y la consecuencia de la idolatría: «Por eso los entregó Dios a pasiones vergonzosas. Sus mujeres sustituyeron las relaciones naturales con otras antinaturales. Lo mismo los hombres: dejando la relación natural con la mujer, se encendieron en deseo mutuo, cometiendo infamias hombres con hombres»[106]. Por este motivo la Congregación para la Doctrina de la Fe, en su *Declaración* de 1975, al recordar el desorden moral del comportamiento, remite precisamente a este pasaje:

> Según el orden moral objetivo, las relaciones homosexuales son actos privados de su ordenación necesaria y esencial. En la Sagrada Escritura están condenados como graves depravaciones e incluso presentados como la consecuencia de una repulsa de Dios[107].

A la luz de la posición del Magisterio de la Iglesia que, en nuestra opinión, coincide con la ética racional de tipo personalista, válida para cualquiera, no se deben olvidar las dos observaciones ya mencionadas sobre la importancia moral y con vistas a la formulación de un juicio ético: la primera es que una cosa es la práctica de la homosexualidad, con sus consecuencias personales y sociales, y otra es la simple tendencia. Esta última se puede contrastar evidente y objetivamente con el bien global de la persona, pero la mayoría de las veces tiene un origen y una formulación libres de responsabilidades personales al menos en lo que respecta a los homosexuales estructurados. La otra observación es que en general la responsabilidad subjetiva debe distinguirse de la valoración objetiva, precisamente porque cada individuo considerado individualmente puede estar —en lo concreto— más o menos condicionado en el ejercicio de la propia libertad y

«L'omosessualità nell'Antico Testamento», a.c., 25-32; R. PENNA, «L'omosessualità nel Nuovo Testamento», a.c., 33-39.

[105] Gén 19,1-11, Jue 19,14-30; Lev 20,13.

[106] Rom 1,26-27. Pasajes del mismo tenor son 1 Cor 6,10; 1 Tim 1,10.

[107] SAGRADA CONGREGACIÓN PARA LA DOCTRINA DE LA FE, *Declaración acerca de ciertas cuestiones de ética sexual,* n.8.

responsabilidad por una tendencia más o menos estructurada o por circunstancias familiares y sociales.

La misma *Declaración* de la Congregación para la Doctrina de la Fe afirma a continuación del texto citado anteriormente:

> Este juicio de la Escritura no permite concluir que todos los que padecen esta anomalía por esta causa incurran en culpa personal; pero atestigua que los actos homosexuales son desordenados por su intrínseca naturaleza y que no pueden recibir aprobación en ningún caso[108].

Las tomas de posición de la Iglesia católica han sido fuertemente contestadas en los Estados Unidos tanto en el plano doctrinal como en el práctico sobre todo dentro de algunos movimientos. Aparte de la posición de los teólogos Curran y McNeill que ya hemos mencionado, se deben recordar también otras posturas análogas, expresadas en varias publicaciones[109].

Algunas de estas posturas aparecieron también tras la última *Carta* de la Congregación. Las críticas de estos autores, defendidas también por movimientos y asociaciones, llevan a presentar la postura de la Iglesia católica vinculada a un concepto estático y superado por la moral natural; reivindican un papel más firme y relevante para la psicología y la sociología e insisten en la necesidad de revisar la interpretación de los pasajes de la Escritura a la luz de la antropología cultural.

La *Carta* de la misma Congregación, al ratificar el juicio negativo sobre el plano objetivo del comportamiento homosexual y la anomalía de la tendencia, menciona que

> [...] un auténtico programa pastoral ayudará a las personas homosexuales en todos los niveles de su vida espiritual [...]. Es de deplorar con firmeza que las personas homosexuales hayan sido y sean todavía objeto de expresiones malévolas y acciones violentas. Tales comportamientos merecen la condena de los pastores de la Iglesia, dondequiera que se verifiquen. Revelan una falta de respeto por los demás, que lesiona unos principios elementales sobre los que se basa una sana convivencia civil. La dignidad propia de toda persona debe ser siempre respetada en las palabras, en las acciones y en las legislaciones[110].

[108] Ibíd.

[109] J. J. McNeill, *The Church and the homosexuality,* o.c.; J. Gramick - Furey (eds.), *The Vatican and the homosexuality,* o.c.; E. Batchelor jr. (ed.), *Homosexuality and ethics,* o.c.

[110] Sagrada Congregación para la Doctrina de la Fe, *Carta a los Obispos de la Iglesia católica sobre la atención pastoral a las personas homosexuales,* n.15.

Las indicaciones pastorales llaman a una colaboración entre expertos en psicología, sociología y medicina y admiten la unidad de grupos de apoyo pastoral; un ejemplo de estos en los Estados Unidos es la Asociación Courage. En cambio, las formas asociativas que hay que considerar como no idóneas para una terapia humana y ética respecto de los homosexuales son las dirigidas a la exaltación ideologica de la homosexualidad comprendida como un ejercicio normal de la sexualidad[111].

Las pautas en la valoración ética y en el apoyo terapéutico exigen por lo tanto algunas actitudes por parte de la comunidad y del terapeuta.

En cuanto a las modalidades concretas de la ayuda que deben ofrecer los terapeutas y educadores, se insiste todavía en el primer objetivo que hay que obtener en el homosexual: el de la *aceptación de sí mismo* y de sus propios límites, superando el estado de ánimo de desesperación y de desprecio de sí mismo. El homosexual reforzará esta aceptación de sí mismo en el momento en que, sin rechazar la tendencia existente, se esfuerce por superarla y sienta en ese camino la comprensión madura y confiada del que lo trata o lo acompaña desde un punto de vista educativo.

La oferta de amistad al homosexual deberá constar de disponibilidad e independencia, permaneciendo atentos a no sucumbir a la posesividad que trae consigo esta tendencia. La perspectiva de un compromiso social y religioso puede contribuir a aportar consuelo y a reorientar las energías hacia polos positivos del bien para los demás, y esta es la mejor terapia con respecto a la cerrazón egocéntrica que sufre el homosexual[112].

[111] La asociación pastoral Courage esta dirigida por J. Harvey. Las asociaciones de inspiración cristiana e ideologizadas son variadas y están difundidas por muchos países. Citemos la asociación inglesa Quest, apoyada por un periódico con el mismo nombre, el *Gay Christian Mouvement;* la asociación francesa David et Jonathan; el movimiento alemán Homosexuell und Kirche. Sobre el tema, cf. G. PERICO, «La cura pastorale delle persone omosessuali in un recente documento della S. Sede. Nota introduttiva», a.c., 83. Es conocida la presión hecha por los grupos ideologizados para el reconocimiento jurídico de las parejas homosexuales. El Tribunal de Apelación de Nueva York, presidida por Vito J. Titone, en una sentencia del 7-7-1989 ha sancionado implícitamente este derecho de reconocimiento (la noticia salió en *Il Tempo* del 8-6-1989, p.10).

[112] G. CESARI, «Natura ed interpretazione dell'omosessualità», a.c., 112. A propósito de la orientación hacia el compromiso personal y social, la asociación católica Courage dice que el primer compromiso es dar significado y razones al propio celibato. La segunda meta es la dedicación integral a Cristo a través del servicio a los demás, la meditación, la asidua frecuencia a los sacramentos de la penitencia y de la eucaristia. Consciente de la necesidad de un apoyo re-

En el tratamiento de la homosexualidad se examinan también los casos donde la tendencia o incluso el comportamiento homosexual no han impedido contraer matrimonio. Ya hemos mencionado lo inoportuno de sugerir el matrimonio como terapia. En el plano canónico la validez del eventual matrimonio contraído ha de ser evaluada caso por caso según el grado de la tendencia; sin embargo, se debe considerar la presunción de nulidad basada en la presencia de serias dudas sobre la capacidad de integración afectiva del homosexual.

Incluso sin querer afrontar este tema en un sentido pleno, debemos mencionar que la nulidad del matrimonio de un verdadero homosexual no está relacionada ya, o no solo, con la impotencia de realizar el acto conyugal, ni con la incapacidad de expresar el consentimiento, sino con la falta de la madurez afectiva que le haga capaz de vivir y sentir la alteridad y complementariedad del otro sexo[113].

Por último, es absolutamente inconcebible e inaceptable la propuesta planteada por el Parlamento Europeo en 1994 de reconocer las uniones homosexuales[114]. En 1999 intervino en el tema Juan Pablo II, con ocasión del encuentro con los oficiales y abogados del Tribunal de la Rota Romana:

> A la luz de los principios mencionados, se pone de manifiesto también qué incongruente es la pretensión de atribuir una realidad «conyugal» a la unión entre personas del mismo sexo. Se opone a esto, ante todo, la imposibilidad objetiva de hacer fructificar el matrimonio mediante la transmisión de la vida, según el proyecto inscrito por Dios en la misma estructura del ser humano. Asimismo, también se opone a ello la ausencia de los presupuestos para la complementariedad interpersonal querida por el Creador, tanto en el plano físico-biológico como en el eminentemente psicológico, entre el varón y la mujer. Únicamente en la unión entre dos personas sexualmente diversas puede realizarse la perfección de cada una de ellas, en una síntesis de unidad y mutua complementariedad psico-física. Desde esta perspectiva, el amor no es un fin en sí mismo, y no se reduce al encuentro corporal entre dos seres; es una relación interpersonal

cíproco se descubre otra meta: favorecer un espíritu de fraternidad que facilite compartir reflexiones y experiencias entre los miembros del grupo. Cf. también G. PERICO, «La cura pastorale delle persone omosessuali in un recente documento della S. Sede. Nota introduttiva», a.c., 87.

[113] F. BERSINI, *Matrimonio e anomalie sessuali,* o.c., 247-269.

[114] Sobre el tema, cf. F. D'AGOSTINO, «Matrimonio tra omosessuali», a.c., 82-90; P. SCHLESINGER, «Può ammettersi un "diritto" delle coppie omosessuali ad accedere al matrimonio»,, a.c., 91-96.

> profunda, que alcanza su culmen en la entrega recíproca plena y en la cooperación con Dios Creador, fuente última de toda nueva existencia humana[115].

Las intervenciones del Magisterio, mencionadas aquí en su importancia específica para el tema de la legalización de las uniones homosexuales, son las siguientes.

El primer documento es la Declaración de la Congregación para la Doctrina de la Fe sobre *Algunas cuestiones de Ética Sexual* del 29 de diciembre 1975[116]. Este documento no trata únicamente de la homosexualidad: el tema se aborda en el n.º 8, donde se afirma que: los actos homosexuales son «intrínsecamente desordenados», pero no se excluye que los individuos implicados puedan no ser plenamente responsables de ellos (distinción entre juicio objetivo y valoración subjetiva). Propone además la distinción entre condición homosexual transitoria y definitiva o estructurada.

La *Carta a los Obispos sobre la atención pastoral a las personas homosexuales,* también de la Congregación para la Doctrina de la Fe del 1 de octubre de 1986[117], aclara las interpretaciones excesivamente benévolas de la declaración precedente a propósito de las inclinaciones en los términos siguientes: la particular inclinación de la persona homosexual, aunque no sea de por sí pecado, constituye sin embargo una tendencia, más o menos fuerte, hacia un comportamiento intrínsecamente malo desde el punto de vista moral. Por este motivo, la propia inclinación debe ser considerada como objetivamente desordenada, y prosigue afirmando que según el diseño del Creador, la relación sexual solo puede ser lícita en la relación conyugal. Recuerda igualmente que a la persona homosexual se le han de reconocer como a toda persona la libertad fundamental y la dignidad que caracterizan a toda persona humana y, por último, que la persona hpmosexual también está llamada a vivir la virtud de la castidad. Declara también su oposición a cambiar las leyes civiles por el peligro de una incidencia de esta decisión en la concepto de la familia y se afirma concretamente que «al evaluar eventuales proyectos legislativos, se deberá poner en primer plano el empeño de defender y promover la vida de la familia» (n.º 17).

[115] Juan Pablo II, *Discurso a los miembros del Tribunal de la Rota Romana con ocasión de la apertura del año judicial*, (21-1-1999), n.5. Cf. también Consejo Pontificio para la Familia, «Famiglia, matrimonio e "unioni di fatto"», a.c., 146-180.

[116] Puede verse en http://www.vatican.va/roman_curia/congregations/cfaith/documents/rc_con_cfaith_doc_19751229_persona-humana_sp.html P

[117] Puede verse en http://www.vatican.va/roman_curia/congregations/cfaith/documents/rc_con_cfaith_doc_19861001_homosexual-persons_sp.html.

Un documento posterior de la Congregación para la Doctrina de la Fe del 23 de julio de 1992 se titula *Algunas consideraciones acerca de la respuesta a propuestas legislativas sobre la no discriminación de las personas homosexuales*[118]. Estas proposiciones de ley se hacen en varios países con el fin de evitar discriminaciones sobre personas homosexuales. A ese respecto se insiste en precisar que la tendencia homosexual en cuanto desorden objetivo, no es una cualidad personal que pueda compararse a la raza, edad, religión o caracterización sexual. Los derechos de la persona homosexual son los de cada persona: una vez asegurado el respeto a la dignidad humana fundamental, estos derechos pueden limitarse por una razón de bien común y por otro lado, cuando se deban reivindicar, deberá hacerse en cuanto valores y derechos humanos y no en cuanto que pertenezcan a la condición homosexual.

Más recientemente, la misma Congregación publicó en 2003 otro documento con el título: *Consideraciones acerca de los proyectos de reconocimiento legal de las uniones entre personas homosexuales*[119]. El documento ratifica los puntos esenciales: no existe ningún fundamento para asimilar o establecer analogías entre las uniones homosexuales y el diseño de Dios sobre el matrimonio y la familia y, por otra parte, es necesario oponerse a toda discriminación a las personas homosexuales.

Ante las uniones homosexuales, las autoridades civiles han adoptado diferentes posturas: la válida es una tolerancia discreta y prudente que contenga el fenómeno sin legitimar derechos específicos para las parejas de homosexuales. Por último se ratifica que el reconocimiento de las uniones homosexuales no protege ni promueve la institución del matrimonio, institución fundamental de la sociedad. Por lo tanto es inaceptable que un Estado promueva su equivalencia legal.

D. PERVERSIONES SEXUALES

1. **Descripción**

La perversión es una actitud desviada que se realiza en la ideación y persecución de conductas más o menos deliberadas y torcidas respecto al sentido común, en las que está presente

[118] En http://www.vatican.va/roman_curia/congregations/cfaith/documents/rc_con_cfaith_doc_19920724_homosexual-persons_sp.html.

[119] En http://www.vatican.va/roman_curia/congregations/cfaith/documents/rc_con_cfaith_doc_20030731_homosexual-unions_sp.html.

un actuar «sufriente» a nivel psiquiátrico. Este término se utiliza para aquellas conductas que se oponen a la ortodoxia y la normalidad. El término perversión se utiliza normalmente como sinónimo de desviación. A causa de la diferencia en las distintas culturas del concepto de «normalidad», este término puede referirse a situaciones y conductas diferentes según la cultura de la que se provenga[120].

Una definición tradicional considera la desviación como conducta que viola las expectativas institucionalizadas de una norma social dada. Esta puede aparecer divisible en dos elementos constituyentes: la expectativa institucionalizada (modalidad ideal de respuesta) y la sanción (tras la violación de la expectativa)[121].

La psiquiatría tradicional ha clasificado algunas conductas sexuales como perversiones, de acuerdo con el término común. Sin embargo, un consistente cambio de las costumbres en el mundo occidental ha provocado un notable relativismo del concepto de normalidad en el transcurso de los últimos años.

Hasta hace algunos decenios la homosexualidad se clasificaba de hecho como perversión, mientras que hoy tanto los psicólogos como los psiquiatras evitan esta clasificación[122].

Sin embargo, es todavía incierta la definición en «positivo» de homosexualidad: tras haber establecido lo que no es, queda aún por definir qué es. Los interesados directos —es decir, los movimientos que defienden los derechos de los homosexuales— hablan de «elección homosexual», pero el debate entre los expertos en sexología está marcado por una cierta sensación de incomodidad[123]. Alguna voz aislada, sobre todo en el campo psicoanalítico, interpreta la homosexualidad como un desarrollo psicoafectivo incompleto[124], pero la mayoría prefiere evitar esta cuestión candente en el ámbito clínico. Otras conductas de tipo transgresivo se contemplan también hoy por la cultura corriente como extravagancias y nada más, y encuentran poca atención por parte de los investigadores y de los terapeutas. Las indecisiones que se encuentran en la definición de tipo sociológico y cultural dependen en último término de la pérdida de la antropología filosófica de carácter realista y, por ello dependen de un

[120] C. SIMONELLI y otros, *Le perversioni sessuali,* o.c.,; W. H. GILLESPIE, *La vita, il sesso, la morte, Burla,* o.c.; A. M. PERRELLA, *Per una clinica delle perversioni,* o.c.

[121] M. BARBAGLI - A. COLOMBO - E. U. SAVONA, *Sociologia della devianza,* o.c.

[122] J. BETTIE, *Woman without class,* o.c.

[123] M. CASTANEDA, *Comprendere l'omosessualità,* o.c.

[124] J. DRESCHER, «Il "«caso" omosessualità», a.c., 60-65.

concepto cultural de la naturaleza humana y, en consecuencia, de la orientación relativista en el campo de la ética.

¿Qué decir entonces desde el punto de vista de la psicología? En un plano estrictamente clínico, para que se pueda hablar de perversión del impulso sexual es necesario que se dé una fijación de la libido en una práctica específica, que se convierte por tanto en sustituta, total o parcialmente, del coito normal. Así, el individuo al que le pasa esto ve disminuir el propio interés y su capacidad de manifestación «normal» del sexo y se ve obligado, en su propia «forma mentis», a construir la relación sexual en torno a un esquema particular, repetitivo, prefijado[125].

Para los sectores más innovadores de la cultura psicológica en cambio, para que se pueda hablar —más genéricamente— de anormalidad en las relaciones sexuales, hace falta que se dé una alteración de la relación humana, que es el sustrato de las relaciones sexuales. Por ejemplo, que se manifieste un comportamiento violento o arrollador, o de negación o menosprecio del otro y no solo porque se trate simplemente de una relación homosexual.

Una observación sobre el plano psicodinámico puede enriquecer el debate: la variación de la conducta sexual está guiada por las fantasías sexuales. Por lo tanto, podemos buscar el índice de salud o patología de las relaciones sexuales en el papel y equilibrio de las fantasías sexuales dentro de la personalidad.

Está probado que las fantasías sexuales son parte integral de la vida del eros; pero también es verdad que la prevalencia de las fantasías sobre el diálogo afectivo debe considerarse un desequilibrio significativo, capaz de provocar entre otras cosas daños sobre el plano relacional. El criterio que mejor nos puede guiar a la hora de definir la normalidad en las relaciones sexuales es el principio del diálogo. El acto sexual es un encuentro con el otro, y la desviación sexual puede definirse precisamente como el alejamiento de esta naturaleza intrínseca del acto sexual. Cuando se llegue a negar o menospreciar el aspecto del encuentro y éste se convierta en un acto utilitarista, estaremos en presencia de una patología; en cambio, cuando se respete este aspecto y se potencie por medio de gestos de atención y amor, ricos quizá también de fantasía, estaremos ante una normalidad que no ha de comprenderse en sentido estadístico, sino en su mejor acepción. De todos modos, incluso admitiendo esta conducta, hace falta ratificar que el verdadero diálogo sobre el plano de la complementariedad objetiva entre los dos sexos se encuentra únicamente en el acto de amor heterosexual auténtico. Para que el diálogo sea

[125] D. WELZER-LANG, *Maschi e altri maschi,* o.c.

verdadero e incluya a la totalidad de la persona, se necesita que se dé el respeto y armonía entre la complementariedad corporal y la afectiva.

Técnicamente, las perversiones comprenden varias formas patológicas[126]. El *autoerotismo masturbatorio* configura un nivel propiamente patológico cuando la perversión sustituye sistemáticamente a las relaciones sexuales, incluso cuando estas son accesibles.

El *narcisismo* o auto-homo-sexualismo consiste en la admiración morbosa del propio cuerpo a la que se añade una indiferencia por el otro sexo. A menudo, los individuos llegan a ejecutar actos obscenos en público. Cerca de esta patología se encuentra el *exhibicionismo,* que comporta el impulso de mostrar los genitales a personas del sexo opuesto o a niños con la consiguiente satisfacción sexual.

La *erotomanía* entra en las formas psiquiátricas de monomanía con la fijación en el objeto-sujeto del propio amor, que a veces ni siquiera ha llegado a verlo, fijación acompañada por una conducta persecutoria. El *fetichismo*[127] o *simbolismo sexual* comporta una atracción erótica hacia objetos (ropa, cabello) como estímulo para la satisfacción sexual. El *autofetichismo* se configura cuando el individuo, a menudo inestable, se trastorna neuróticamente con algunas partes anatómicas o con objetos que pueden inhibir relaciones sexuales normales. El *sadismo* o *algofilia activa* comporta la búsqueda alucinatoria y compulsiva del placer sexual a través de actos de violencia física que van hasta la muerte de la víctima y a menudo también la amputación de sus órganos sexuales. Se han perseguido y son conocidos los casos de los llamados «monstruos» y descuartizadores: entre estos el de Düsseldorf, guillotinado el 2 de julio de 1931, que justo antes de morir consiguió comprender sus fechorías y aceptar el castigo. Se han identificado componentes de sadismo en casos de violencia incontrolada de las masas, por ejemplo en estadios o en torturadores de los prisioneros de guerra.

El *masoquismo* o *algofilia pasiva*[128] lleva consigo la búsqueda compulsiva del placer sexual por medio de la violencia sobre sí mismo, que va desde mordiscos hasta el suicidio por ahorcamiento.

La búsqueda del placer en un cadáver o en el ámbito fúnebre es denominada *necrofilia.* A la perversión consistente en la

[126] S. Benvenuto, *Perversioni: sessualità, etica, psicoanalisi,* o.c.; A. Franchini, *Medicina legale,* o.c., 311ss.

[127] M. Augé, *Il dio oggetto,* o.c.

[128] M. Valcarenghi, *Ho paura di me,* o.c.; N. Ghezzani, *Volersi male,* o.c.; F. de Masi, *La perversione sadomasochista,* o.c.

búsqueda de satisfacción sexual por medio del coito con animales se le llama *bestialidad* o *zoofilia.* No se debe confundir el hecho patológico con manifestaciones ocasionales por curiosidad en gente tosca y ambientes cargados de exaltaciones y alusiones insistentes sobre el sexo, que se daban en el pasado en zonas rurales muy apartadas.

Las relaciones *incestuosas,* la *pedofilia*[129], de la que hablaremos de modo más amplio más adelante, la *efebofilia,* la *patofilia* y la *gerontofilia* son perversiones del instinto sexual, que toman por objeto sexual a familiares (hijos/as, hermanos/as), niños, adolescentes, enfermos mentales o ancianos.

Pero el elenco podría no ser completo porque las clasificaciones —las primeras se dan en los informes de Kinsey y de Masters y Johnson[130]— aportadas recientemente por autores especializados no siempre concuerdan entre ellos[131].

2. Etiopatogenesia o interpretación

Al tratar la homosexualidad se ha considerado lo problemático que resulta hablar de etiopatogenesia en el tema de los trastornos de la sexualidad en un tiempo en que domina la cultura de la *sexual revolution,* nacida en los años sesenta en los que al tabú tradicional sustituye una sociedad *sexually obsessed,* y en la cual —por si fuera poco— esas manifestaciones que tradicionalmente eran anomalías ahora se exaltan como una meta del progreso cultural[132].

Incluso no falta quien afirma que la heterosexualidad y la homosexualidad tendrán que ser reemplazadas ideal y culturalmente por la bisexualidad en la óptica del progreso cultural. Por

[129] Sobre el tema cf. C. BAGLEY - K. KING, *Child Sexual Abuse,* o.c.; G. F. ZUANAZZI, «Disturbi dell'orientamento sessuale nell'adolescenza», a.c., 191-204; ÍD., *L'età ambigua,* o.c., 157ss; J. P. MATOT, «Situation du masochism», a.c., 551-559; M. DUBASI - C. G. FOSSEUS, «A Case of Necrophilia in Medunsa», a.c., 162-163.

[130] W. H. MASTERS - V. E. JOHNSON, *Human sexual. Response,* o.c.; ÍD., *Human sexual inadequacy,* o.c.; ÍD., *Human sexuality,* o.c.; A. C. KINSEY - W. B. POMEROY - C. L. MARTIN, *Sexual behavior in the human male,* o.c.; ÍD. *Sexual behavior in the human female,* o.c.

[131] E. E. SHELP (ed.), *Sexuality and medicine,* II, o.c., de modo particular la contribución de F. SUPPE, «The diagnostic and statistical manual of the american psychiatric association», a.c., 111-135; A. AGOSTI - DI NICOLA (eds.), *Leggere il maltrattamento del bambino,* o.c.; A. PACIOLLA - I. ORMANI, *Abuso sessuale,* o.c.

[132] Sobre el análisis de los factores a la raíz de la llamada revolución sexual, cf. E. SGRECCIA, «Rivoluzione sessuale e valori della sessualità», a.c., 71-90.

eso algunos prefieren hablar de «interpretación» tanto para las desviaciones como para las perversiones sexuales[133].

Sin embargo, respecto a las perversiones sexuales, creo que el término «etiopatogenesia» no tiene que considerarse impropio y a este propósito debemos registrar varias teorías formuladas en el campo científico. Antes de nada está la teoría de Krafft-Ebing y Kraepelin, que a principios de este siglo han dado una interpretación psiquiátrica de las perversiones y han propuesto la acepción de «degeneración psicopática» como contexto en el que se desarrollan los trastornos sexuales.

Estos trastornos se han clasificado en sexopatías que van desde alteraciones de la identidad sexual (homosexualidad, transexualidad) a alteraciones de la cantidad/calidad de las pulsiones sexuales (como ya hemos visto anteriormente (hipersexualidad, hiposexualidad, sadismo y masoquismo) y alteraciones del objeto de la pulsión (masturbación obsesiva, exhibicionismo, fetichismo, pedofilia, necrofilia, etc.)[134].

También Freud intentó, por un lado, minimizar los límites entre lo patológico y lo normal afirmando que lo patológico no es otra cosa que un desarrollo incompleto de la sexualidad. Por otro lado, hizo una distinción oportuna entre perversiones y disfunciones[135]. Las «perversiones» se deberían a un doble mecanismo: la interrupción del desarrollo en una fase precedente y la sustitución del objeto natural por uno real, más o menos simbolizado.

Más recientemente, algunos psiquiatras indican los síntomas de un cuadro psiquiátrico más amplio en los trastornos de la sexualidad. Otros, como ya se ha dicho, distinguen entre alteraciones psicológicas y formas netamente psiquiátricas.

Pero, por ejemplo, para las teorías positivistas behavioristas, que tienen su origen en la teoría de Pavlov sobre la ley del estímulo-respuesta y que han alcanzado su máxima expresión con los estudios de Kinsey, Masters y Johnson y Kaplan, sería difícil

[133] K. TARGONSKI, *Etica cristiana della sessualità,* o.c.; J. DOMINIAN, *The Church and the sexual revolution,* o.c.; J. J. MCNEILL, «Homosexuality, lesbianism and the future», a.c., 52-64.

[134] R. KRAFFT-EBING, *Psychopatia sexualis,* o.c.; P. LONDON, «Sexual behavior», a.c., 1560-1568.

[135] Según Freud el desarrollo sexual tendría las siguientes etapas: fase oral, fase anal, fase fálica, fase genital. Son numerosísimas las obras de Freud a través de las cuales se tendría que recorrer la teoría: J. NEU, «Freud and perversion», en E. E. SHELP (ed.), *Sexuality and medicine,* I, o.c., 153-184; de modo particular recordamos S. FREUD, *Sexuality in the ectiology of the nevroses* y *three essays on the theory of sexuality.* Para interpretaciones psicoanalíticas más recientes, cf. P. PANCHERI, «Disturbi psichiatrici e sessualità»: *Federazione Medica* 40 (1987) 423-428.

marcar la frontera entre patología y normalidad si se considera normal lo que consigue producir placer sexual (orgasmo) y el querer alcanzar el máximo rendimiento en el campo sexual empuja también al individuo hacia la bisexualidad[136].

Además, es necesario recordar algunos estudios que han puesto en evidencia la presencia de componentes endocrinológicos en algunas perversiones (por ejemplo, en la hipersexualidad e hiposexualidad)[137].

Por último, otros especialistas rechazan la causalidad única y arguyen también la enfatización del sexo a través de los medios de comunicación y, de manera general, por la pornografía.

3. Aspectos éticos

Las exigencias éticas sobre las perversiones sexuales reflejan en cierto modo las ya mencionadas a la hora de hablar sobre la homosexualidad, que se clasifica —como ya se ha dicho— más propiamente como una anomalía: existe una diferencia tanto cualitativa como cuantitativa entre anomalías y perversiones, pero también se dan algunos aspectos en común en cuanto que siempre se trata de «desviaciones» de la normalidad y de síntomas de no haber alcanzado una maduración sexual. Si acaso, en las perversiones resulta más evidente la reducción de la responsabilidad personal a causa del carácter marcadamente patológico y compulsivo.

Libre de cualquier falsa mistificación objetiva y teniendo presente que se trata de desviaciones y de anormalidad, las exigencias éticas se dan en el plano de la prevención, la terapia y la responsabilidad personal y social.

Desde el punto de vista de la prevención, aunque está clara la obligación de que educadores, padres y médicos se esfuercen al máximo en evitar que se instauren estos trastornos, es difícil sin embargo identificar los factores y los momentos en los que actuar para ayudar y sostener el normal desarrollo del individuo.

Si se da por verdadera la teoría psicoanalítica de la maduración fallida de las tendencias y procesos de identificación parental, la familia es la que ha de implicarse en la prevención. Pero parece que actualmente esta teoría constituye una especie de paradoja: por una parte, se dice con buenos argumentos que

[136] A. Franchini, *Medicina legale,* o.c., 310.

[137] P. Maremma - C. Carani y otros, «Terapia endocrinologica in sessuologia»: *Federazione Medica* 40 (1987) 459-469.

las cuestiones de la madurez afectiva y emocional de los hijos y, como veremos, los problemas de la droga, SIDA, etc., dependen de la familia, de la presencia educadora de ambos padres, de su cooperación igualitaria y complementaria; pero por otra parte, parece que la sociedad avanza en sentido contrario —en el plano operativo—, al hacerse de hecho difícil la copresencia educadora, lo que facilita la disociación y separación de los padres, etc.

Allí donde se constate precozmente el trastorno como un hecho patológico —durante la infancia o la primera adolescencia— es necesario que el médico, psicólogo o maestro que perciba sus signos, sea capaz luego de aportar las correcciones y los apoyos adecuados[138]. Si se confirmara la presencia de un componente endocrinológico, que actualmente se considera que está presente no solo en conductas alteradas o trastornantes, sino también en las más normales de la vida cotidiana, tendríamos que concluir que la base endocrinológica de los trastornos sexuales ha venido aclarándose considerablemente, como por ejemplo en el caso del hipogonadismo, asociado casi siempre a la ausencia de una hormona responsable de la liberación de la gonadotropina[139] — el médico, por lo tanto, podrá y deberá aportar la intervención apropiada desde el punto de vista clínico.

Se introduce así el tema de la terapia. Para que sea eficaz en estos casos, tendrá que ser multimodal, caso por caso; frecuentemente se trata de una psicoterapia individual y/o familiar, aunque en algunos casos se necesiten terapias farmacológicas, por ejemplo, en ciertos casos de hipersexualidad satiriaca o ninfómana; no se excluye que a veces se pueda recurrir también a la internación forzosa cuando el individuo manifieste un peligro para sí mismo o, más a menudo, para los demás. De hecho, de modo particular en los individuos afectados de sadismo, se han dado delitos que exigen también la verificación escrupulosa del culpable y la contención de la violencia por el bien de la sociedad.

Son válidas en este sector, al igual que en el resto de las terapias médicas o psiquiátricas, las normas éticas del secreto profesional, que tienen como límite el bien común y la obligación de dar a conocer el hecho patológico al que tiene derecho a saberlo de manera análoga a todo lo dicho en el tema de la ética de la psiquiatría. Igualmente, son válidas las indicaciones relativas a la necesidad de comprender las dificultades del individuo, sin que ello lleve consigo la justificación del hecho patológico en un

[138] Sobre este tema, cf. G. ZUANAZZI, *L'età ambigua,* o.c., 157-211.

[139] T. RAIVIO y otros, «Reversal of idiopatic hypogonadotropic hypogonadism», a.c., 863-873.

plano objetivo. La necesidad del psicoterapeuta de protegerse de implicarse demasiado en la patología o en la conducta trastornada es parte además de la norma ética que es válida para todo tipo de psicotcrapia.

Muy delicada resulta la cuestión de la obtención del consentimiento informado[140] a las terapias, que se solicita siempre jurídicamente, también para los tratamientos sanitarios obligatorios[141]; sin embargo, consideramos que —en caso de urgencia o de salvaguardia del bien común, siempre que esté asegurado el carácter terapéutico y la proporcionalidad del tratamiento— el consentimiento puede suponerse desde un punto de vista ético; es oportuno y preciso a veces informar a los padres y a la autoridad judicial en los casos previstos. En cambio, no se debe suponer ni reemplazar el consentimiento con el fin de realizar experimentaciones no terapéuticas de psicofármacos[142].

Respecto a la evaluación de la responsabilidad personal desde un punto de vista ético, se debe recordar la norma general, evocada ya varias veces en este capíulo: la responsabilidad subjetiva e individual del paciente sobre todo en lo que respecta a la presencia de impulsos irrefrenables y desdoblamientos o enajenaciones psicóticas de la personalidad, es a veces muy dudosa, también en presencia de hechos graves.

Sin embargo, esto no quita que se valore desde un punto de vista real tanto el sufrimiento subjetivo como el desorden objetivo del paciente en cuestión de la manera adecuada y de modo que corresponda a la verdad. Sin esta valoración realista, la comprensión del individuo, por profunda que fuera, no sería adecuada y el esfuerzo terapéutico y preventivo disminuiría.

Se debe advertir sobre todo —con insistencia—del deber de defender el bien común de la sociedad ante los delitos de tipo sexual y, cuando se den situaciones que incentiven las predisposiciones individuales (por ejemplo, la pornografía y las imágenes de violencia propuestas por los medios de comunicación), hará falta esforzarse con la educación en el campo de la prevención y con la aprobación de normativas apropiadas en el de la reprensión.

El motivo: no puede limitarse a exigir que los psicoterapeutas y los departamentos de psiquiatría resuelvan todo el problema: «Criminal acts involving sexual behavior are serious problems

[140] S. SCHUMACHER - CH. W. LLOYD - R. MACKLIN, «Sex therapy and sex research», a.c.,1551-1555.

[141] Sobre el tema, cf. G. IADECOLA, *Consenso del paziente e trattamento medico-chirurgico,* o.c.; ÍD., *Potestà di curare e consenso del paziente,* o.c.

[142] Cf. en este volumen las indicaciones sobre la ética del psicofármaco en el capítulo correspondiente.

for society» («Los actos criminales vinculados con conductas sexuales son problemas serios para la sociedad»), reconocen algunos expertos del problema[143].

En cuanto a la actitud a adoptar en el matrimonio, cuando se den y se constaten las perversiones citadas más arriba, la presunción del derecho es la invalidez. Por lo lo tanto, no es lícito aconsejar el matrimonio como salida terapéutica; en el caso de que se ponga de manifiesto el hecho patológico tras el matrimonio, hay que tener presente que —en la fase del proceso de nulidad— estos trastornos sean de tal envergadura que afecten dos elementos esenciales para un matrimonio: el estado de libertad interior del individuo y la capacidad de asumir las cargas debidas. Y aunque nuestro trabajo no sea un tratado de derecho canónico, sin embargo, según una valoración ética del problema, nos parece que se pueden configurar situaciones de patología grave en estas manifestaciones[144].

E. LA PEDOFILIA

1. **Descripción**

La pedofilia es una forma clínicamente reconocida como trastorno parafílico, dramáticamente en fuerte aumento a nivel social[145].

Paradójicamente, la etimología de la palabra, de origen griego *(pais, paidos,* muchacho y *philia,* amor), significa amor por los niños[146].

La pedofilia es una atracción sexual de tipo compulsivo (llamada orientación sexual) por parte de un individuo adulto, hombre o mujer, tanto heterosexual como homosexual, de modo exclusivo o predominante, hacia un sujeto prepúber, de una edad generalmente inferior a 13 años. Si la víctima es un adolescente, se habla de efebofilia.

[143] S. SCHUMACHER - CH. W. LLOYD - R. MACKLIN, «Sex Therapy and Sex Research», a.c., 1551.

[144] F. BERSINI, *Matrimonio e anomalie sessuali,* o.c., 282-284.

[145] E. CALVANESE - A. COLUCCIA, *Pedofilia: un approccio multprospettico,* o.c.; P. MONNI, *El archipiélago de la vergüenza,* o.c.; F. PINOTTI, *Olocausto bianco,* o.c.; J. SAUL - N. G. AUDAGE, *Preventing child abuse within youth serving organizations,* o.c.; J. TURTON, *Child abuse,* o.c.; P. PIERANTOZZI, «Le pedofilie», a.c., 83-108.

[146] E. CAFFO - G. B. CAMERINI - G. FLORIT, *Criteri di valutazione nell'abuso all'infanzia,* o.c.; B. CALLIERI - L. FRIGHI, *La problematica attuale della condotta pedofila,* o.c.; M. PICOZZI, *Non chiamatelo amore,* o.c.; R. STIMOLI, *Abuso sull'infanzia,* o.c.

La pedofilia se presenta, según varios estudios, como una «constelación psicodinámica polimórfica», es decir, como una posible perversión o neurosis o psicosis o como comorbilidad no exenta de posibles complicaciones de tipo hormonal.

Es posible distinguirla en incesto y abuso extradoméstico. Por abuso entendemos toda coerción psicológica o incluso violencia física y también posibilidad de llegar al homicidio.

En caso de abuso extradoméstico se habla de pedofilia en sentido propio para distinguirla del incesto.

El 70 por 100 de los abusos se deben al incesto[147], en el que es posible dicotomizar la figura paterna en «padre-patrón», sujeto dominador, acomunicativo con una mujer connivente y con baja autoestima y presumiblemente víctima a su vez de abusos en la infancia; y en «padre débil», individuo hiperfrágil, «retrasado» a nivel edípico y con una mujer que rechaza las relaciones sexuales[148].

Basándonos en la definición del DSM IV, a la pedofilia, como una de las características diagnosticadas de la parafilia, atañen:

> [...] manifestaciones de fantasías, impulsos sexuales o conductas recurrentes e intensamente excitantes de tipo sexual hacia niños (Tipo exclusivo) o a veces atraídos también por adultos (Tipo no exclusivo), que se manifiestan por un periodo de al menos 6 meses. Los pedófilos atraídos por niñas normalmente las prefieren entre 8 y 10 años, mientras que los que sienten atraídos por niños, normalmente los prefieren un poco más mayores. Esta conducta, estos deseos sexuales o fantasías, causan un malestar clínicamente significativo con implicaciones en el área social, laboral u otras áreas personales importantes. Además, el individuo abusador debe tener al menos 16 años de edad y ser 5 años mayor que la víctima.

Por lo tanto, la relación pedófila está dirigida únicamente hacia un individuo menor, a diferencia del resto de categorías diagnosticadas en la parafilia, como ya se han citado en el precedente capítulo (exhibicionismo, voyeurismo, froteurismo, masoquismo sexual, travestismo, sadismo sexual, fetichismo y zofilia).

> En el ámbito del fetichismo, sadismo, masoquismo y travestismo existe además la capacidad de sostener un contacto con un

[147] G. y V. ORFANELLI, *Un doppio inganno,* o.c.; D. FAIRHURST, *Il nostro piccolo segreto,* o.c.

[148] D. DETTORE, *Il disturbo ossessivo-compulsivo,* o.c.; A. COLUCCIA - F. CALVANESE, *Pedofilia,* o.c.; L. CORTELLESSA - N. FUSARO, *Pedofilia e criminalità,* o.c.; L. M. DAHER, *Abuso sui minori,* o.c.; V. L. CASTELLAZZI, *L'abuso sessuale all'infanzia,* o.c.

individuo adulto, en el froteurismo este contacto se reduce a una relación con una parte del individuo, y en el exhibicionismo y el voyeurismo el contacto es casi autista[149].

El estudio sistemático de las parafilias y su encuadre nosológico es relativamente reciente, lo que no excluye que el concepto del trastorno pedófilo esté presentado de modo diverso por ciertos autores respecto de otros con un reflejo también en la redacción del DSM en las ediciones siguientes.

Actualmente, la pedofilia está clasificada en la Tabla I del DSM entre las sintomatologías, como trastorno psicosexual basado en una «fantasía» erótica altamente excitante, persistente e insólita (trastorno psicosexual entendido como Trastorno Clínico. En cambio, en el DSM-III la pedofilia entraba en la Tabla IV dedicada a los Eventos Psicosociales Estresantes).

La pedofilia es pues un «trastorno» que ha variado «conceptualmente» a lo largo de los años y que ahora está vinculado únicamente con el «sufrimiento individual» y la «reducción del funcionamiento social ocupacional o afectivo» del abusador, como aparece en el DSM IV.

Este asunto podría presuponer que una relación sexual con un niño de 8 años, que no tuviera repercusiones sobre el plano social, ocupacional o afectivo del abusador, no necesitaría apoyo médico ni ningún tipo de terapia.

En cambio, queremos recordar que la petición de ayuda para superar determinadas conductas, implica la concienciación del problema y el deseo de una resolución definitiva, dos elementos esenciales pero muy lejanos de la «mente» del pedófilo.

2. Etiopatogenesia

La problemática real de este trastorno es su etiopatogenesia que se atribuye como mucho a un perfil psíquico difícil de entender, a veces validado por causas genético-hormonales. Dinamismos que por sí solos, o en correlación, atraerían el proceso pedófilo.

De hecho, las causas que desencadenan semejante conducta no son aún del todo claras y

> [...] los modelos abarcan desde las visiones psicoanalíticas y piscodinámicas hasta los modelos médico-clínicos; desde los modelos cognotivistas y relacionales hasta los socio-ambientales. Las teorías más escuchadas son seguramente las derivadas de

[149] D. Dettore, *Il disturbo ossessivo-compulsivo,* o.c.

> interpretaciones psicoanalíticas y psicodinámicas [...] que no excluyen una desviación hormonal[150].

Esta desviación necesitaría un «*input* mental» que provoque la debida repercusión fisiológica. Por eso el aspecto psicológico sigue siendo un factor determinante.

Ahora entramos en el tema de la etiopatogenesia partiendo de la perspectiva psíquica para a continuación intentar examinar el aspecto genético-hormonal.

A partir de los estudios efectuados, desde el punto de vista psicoanalítico el pedófilo se presenta como un «individuo de psique aparentemente inofensiva, inmaduro, afectado por el trastorno narcisista»[151], con «rasgos egosintónicos bien tolerados por el Yo, y "fijación" en el nivel pre-edípico o bien ausencia de identificación con la figura paterna y escasa capacidad de instaurar relaciones adultas con el sexo opuesto»[152]. Recientes trabajos ponen de manifiesto que el pedófilo, al abusar expresa una identidad frágil con «escasa diferenciación entre impulso de vida y de muerte», un «acto» de sentido unidireccional y asimétrico, diametralmente opuesto a una relación convencional de donación recíproca en la que uno se abandona, reencontrándose y redescubriéndose en el otro, como persona sexuada, que gracias a un «descarte existencial» desvela la Alteridad. En una relación pedófila, el aspecto dialéctico paritario está ausente ya que la gratificación y la responsabilidad es exclusivamente adulta. La presunta autodeterminación liberal del pedófilo lo limita de hecho a una ciega conflictividad «consigo mismo» que no se elabora a nivel consciente. El no verse más que a «sí mismo» significa que al otro no lo ve al rechazar la especularidad y el crecimiento. Un hombre adulto que necesita «ver» o «tocar» a un niño para excitarse y liberarse luego de la tensión (acto obsesivo-compulsivo dominador), demuestra que usa la propia corporalidad como instrumento para la mera ejecución dictada por una mente desconectada de la realidad y que obedece a puras fantasías eróticas («acting-out», actuar compulsivo). De hecho, el pedófilo necesita el acto para «sobrevivir» a su desconexión

[150] P. PIERANTOZZI, «Le pedofilie», a.c., 83-108; J. M. CANTOR y otros, «Cerebral white matter deficiencies in pedophilic men», a.c., 167-183; A. SAFRON y otros, «Neural correlates of sexual arousal in homosexual and heterosexual men», a.c., 237-248; B. SCHIFFER y otros, «Structural brain abnormalities in frontostrial system and cerebellum in pedophilia», a.c., 753-762.

[151] T. ANATRELLA, *Le règne de Narcisse,* o.c.; C. S. HALL - G. LINDZEY, *Teoria della personalità,* o.c.; A. LOWEN, *Il narcisismo,* o.c.

[152] V. L. CASTELLAZZI, *L'abuso sessuale all'infanzia,* o.c.

interior y el niño es a sus ojos la legitimación de su «proyección» vital. Para que una relación sea adulta es preciso contar con el aspecto relacional y el racional, porque el pedófilo carece de amor en esta relación en la que se ve ampliamente vulnerable. Es incapaz de «mantener» un *vis-à-vis* adulto y prefiere una relación asimétrica. Su supervivencia emocional se ve por lo tanto reforzada por la escisión entre la acción de abusar y la cotidianidad, «racionalizando» la relación como «valor educativo» o «placer sexual» para dar a un niño al que considera «complice» o «adulto mentalmente»[153].

Con respecto a la cuestión genético-hormonal, mencionada previamente, se da un creciente consenso en el ámbito médico.

Últimamente se han realizado varios estudios científicos que asocian la técnica MRI (es decir, resonancia magnética) a la proyección visual de imágenes eróticas[154]. Los resultados demostrarían una reducida activación del hipotálamo y de la corteza prefrontal lateral así como alteraciones homonales bajo un estímulo visual. Las propias técnicas de medición de la excitabilidad, más allá del uso de la resonancia magnética, suscitan seguramente problemáticas de tipo ético. Afirmar tal hipótesis a menudo necesita el aval del «pletismógrafo penil», todavía en uso en Canadá (el llamado test falométrico, que utiliza videoclips o *slides)*[155]. El test consiste en mostrar *slides* de contenido erótico al presunto abusador, al que se le ha aplicado un anillo peneano para registrar las eventuales variaciones de excitación y poder así diagnosticar la presunta pertenencia a la categoría parafiliaca de la pedofilia. Si lo queremos decir con sencillas palabras, la

[153] P. PIERANTOZZI, «Le pedofilie», a.c., 83-108.

[154] B. SCHIFFER y otros, «Brain response to visual sexual stimuli in homosexual pedophiles», a.c., 23-33; T. PAUL y otros, «Brain response to visual sexual stimuli in heterosexual and homosexual men», a.c.; H. MOURAS y otros, «Brain processing of visual sexual stimuli in healthy men», a.c., 855-869; M. WALTER y otros, «Pedophilia is linked to reduced activation in hypothalamus and lateral prefrontal cortex during visual erotic stimulation», a.c., 698-701; J. M.CANTOR y otros, «Cerebral white matter deficiencies in pedophilic men», a.c., 167-183; A. SAFRON y otros, «Neural correlates of sexual arousal in homosexual and heterosexual men», a.c., 237-248; B. SCHIFFER y otros, «Structural brain abnormalities in frontostrial system and cerebellum in pedophilia», a.c., 753-762; A. FERRETTI y otros, «Dynamics of male sexual arousal», a.c., 1086-1096.

[155] R. BLANCHARD - P. KLASSEN - R. DICKEY y otros, «Sensitivity and specificity of the phallometric test for pedophilia in nonadmitting sex offenders», a.c., 118-126; M. L. LALUMIERE - M. E. RICE., «The validity of phallometric assessment with rapists», a.c.; E. J. LETOURNEAU, «A comparison of objective measures of sexual arousal and interst», a.c., 207-223; W. L. MARSHALL - Y. M. FERNÁNDEZ, «Phallometric testing with sexual offenders: limits to its value», a.c., 807-822.

relación pedófila no es una relación de diálogo sino que todo está dirigido al interior del adulto y el niño sirve de «objeto» biológico y como pretexto sustitutivo: falta la propia realidad del amor, que es donación y reciprocidad, apoyado por la racionalidad y el respeto del bien objetivo de la otra persona.

Esta técnica levanta preguntas del todo legítimas. ¿Sería posible distinguir y medir el grado mismo de excitabilidad a partir de un dinamismo genuinamente visual sin ningún tipo de relación profunda, y considerarlo el marcador de la sexualidad? Y el hecho de poder diagnosticar un eventual desorden sexual con un test como el de la falometría, ¿puede remediar la duda sobre la licitud, aparte de la veracidad de su uso? ¿Es la persona resultado de puros estímulos-respuestas? ¿Y qué decir del uso de los *videoclips?* Las respuestas abren la puerta a más dudas. Los mismos resultados podrían falsearse intencionalmente por la persona sometida al test, que podría desviar su atención, autosugestionándose y concentrándose en otras fantasías en vez de en las *slides* presentadas. Y los resultados además estarían influenciados de modo no intencionado por los estados de humor. De hecho la ansiedad puede suprimir e incluso aumentar la excitabilidad. La reacción pletismográfica eréctil no probaría nada respecto a la conducta futura en una determinada circunstancia de investigación con la presentación de algunos estímulos. Además, este reduccionismo de la sexualidad a un simple estímulo-respuesta llevaría a decir que el hombre se puede comparar a una máquina incapaz de autotranscenderse. No existe diálogo al absorber pasivamente la imagen sino cerrazón al otro a la hora de desarrollar las fantasías. En el caso del individuo trastornado sexualmente, la imagen le lleva a colmar una «laguna» psíquica incluso con un simple estímulo visual. No es necesario que un individuo con algún trastorno sexual pueda masturbarse o precisar en lo cotidiano de un niño indefenso para «concluir» un *pathos* emocional unidireccional, en el que el diálogo esté completamente ausente. La patología, en este caso, consiste precisamente en esta asimetría ciega al otro que se convierte en una extensión del propio cuerpo, que conduce, en el caso del pedófilo, a un placer de auto-referencia y valida su carácter narcisista. En efecto, en el narcisista existe una necesidad constante de integrar su propio Yo con la cosificación del otro[156].

¿Y qué reflexiones pueden brotar del uso impropio de los videoclips? La misma bondad del acto caduca en el momento en

[156] Cf. P. PIERANTOZZI, «Le pedofilie», a.c., 83-108.

que, sin quitar nada a la buena intención de descubrir la verdadera naturaleza de un pedófilo, la circunstancia hace que no se pueda proponer, pues se lleva a cabo precisamente a través del uso mercantil de otros niños.

Todo esto nos induce a tratar el uso y la validez del test falométrico con extremada atención y moderación precisamente para evitar errores eventuales de valoración e implicación de orden ético.

A pesar de las dudas sobre el uso del test falométrico, aunque quisiéramos apoyar la tesis de una problemática relegada típicamente a un discurso fisiopatológico, es decir, la de atribuir estas actitudes a un discurso exclusivamente genético-hormonal, sería preciso mencionar algunos estudios realizados sobre la llamada «plasticidad neuronal», que aborda el tema de que nuestro cerebro se adapta al ambiente en el que vive. Es decir, existe una continua «adaptación» entre factores genéticos y signos ambientales que impactan en la psique, lo cual no hace sino confirmar la texsis de una reiteración de esa infancia desequilibrada, que es frecuentemente la del padófilo. La vivencia, siempre basándonos en trabajos realizados, reactivaría a nivel psíquico determinados dinamismos acompañados por trastornos hormonales. El haber vivido determinados abusos, físicos o físico-emocionales, puede llevar al individuo a necesitar una reiteración del mismo acto para «liberarse» de la obsesión. Al hacer manifiesta una condición patológica latente, como un fuerte estrés que muestra una cardiopatía, del mismo modo un abuso sufrido puede mostrar una «acting out» futuro. En resumen, los estudios nos dicen que un abuso vivido en la infancia necesitaría ser «re-vivido» en este caso por el protagonista-adulto y sobre un niño como lo había sido el abusador en el pasado, para poder liberarse de esa obsesión. Entonces, el puro dinamismo hormonal, admitiendo su veracidad, tendría que ser inducido por un *input* mucho más profundo, es decir, a nivel psíquico. Y entonces el ver o tocar, como ya se ha mencionado, estimularía al pedófilo a nivel neuronal de tal modo que le llevaría a actuar para «aliviar» la tensión, que sin embargo deriva de una especie de reificación memorial, de vivencia mnésica. Esta especie de «imprinting» memorial es históricamente el que manifiesta nuestro ser: olísticamente, somos el resultado de nuestros años transcurridos de los que es imposible desprenderse. Entonces, la compulsividad que caracteriza una conducta pedófila podría vincularse a elaboraciones mentales de las que sería difícil desprenderse, precisamente porque son el asidero salvador para sobrevivir, es decir, para liberarse de la opresión de la que el propio pedófilo puede ser víctima, sobre todo si ha sido víctima de abusos a una edad temprana[157].

3. Terapias probables

Para este cuadro las terapias que hoy en día resultan más eficaces, pero que por desgracia no nos permiten garantizar una curación plena, son seguramente las que implican la psique junto con las curas dirigidas también a la fisiología humana.

En el plano terapéutico, es necesario intentar reconstruir un Yo equilibrado con intervenciones de tipo psicoanalítico y psicodinámico gracias también a la activación de posibles «role play», «atribuciones de papeles sociales» en los que experimentar las propias actitudes y capacidades relacionales, para ayudar al pedófilo a capacitarse con las potencialidades de una persona integrada en un determinado contexto social en el que es necesario el reconocimiento de la propia e inalienable dignidad personal y la de los demás.

Junto con esto se ha introducido el soporte de las terapias farmacológicas inhibidoras de excitabilidad, como el uso del acetato de medroxiprogesterona (MPA) en los Estados Unidos y del acetato de ciproterona (CPA) en Europa, terapias que sin embargo imponen consideraciones de carácter técnico y ético, previas al consentimiento. Seguramente, a nivel social, en el ámbito de la «justicia distributiva», es de esperar una mejora que consista en una presunta reducción de abusos tras la terapia y, a nivel personal (del pedófilo), en una ralentización de la tensión de excitación y una mayor concentración en la propia persona. Una castración no evitaría de manera absoluta un eventual intento de abuso pues, como hemos dicho, el abuso no es únicamente físico[158].

4. Aspectos éticos

El pedófilo, aunque se le demonice, sigue siendo una persona con un fuerte malestar que necesita una ayuda real, aunque a sus ojos no resulte siempre claro[159]. Esto lleva consigo un esfuerzo social para que ni la comunidad en general, ni los profesionales

[157] Cf. ibíd, 83-108.

[158] Cf. ibíd.

[159] F. DI NOTO, *La pedofilia, i 100 volti di un olocausto silenzioso,* o.c.; ÍD., *Dalla parte dei bambini,* o.c.; M. FRASSI, *Predatori di bambini,* o.c.; A. O. FERRARIS - B. GRAZIOSI, *Il volto e la maschera,* o.c.; ÍD., *Pedofilia, per saperne di più,* o.c.

del campo psiquiátrico sean indiferentes a la hora de acercarse al abusador.

La relación entre el médico y el paciente pedofilo[160] es seguramente una de las más conflictivas. La rabia que procede del intento de entender y ayudar, en un sentido médico, es devastadora desde el punto de vista psicológico si la mirada se fija únicamente en la víctima inocente. La rabia no paga el sufrimiento infringido pero en cambio, el intentar escuchar a una persona totalmente culpable jurídicamente y sorda psíquicamente, solo puede ser un estímulo de crecimiento humano para ambas partes. Seguramente, no todos los pedófilos se reconocen como una persona perversa, muchos lo presentan como un «juego» a través del «turismo sexual» que está condenado a nivel legislativo[161]. Pero existe la necesidad, sobre todo en el caso del pedófilo, que es un tipo esquivo y cerrado, que solo consigue sentirse vivo con una imagen de un niño, de algo que vaya más allá, que lo vuelva a acercar lo más posible a la verdadera dimensión del amor como apertura y comprensión del otro y sobre todo como profundización del conocimiento de la propia persona.

La posibilidad de llegar a experimentar una relación entre el médico y el pedófilo es generalmente el resultado de un discurso «reincidente», en el que el paciente se somete a terapia tras haber abusado de un prepúber. En realidad, esta terapia intenta ayudar a la persona del pedófilo, pero la erradicación del problema resulta ser un fenómeno complejo.

Todavía resulta más difícil evitar el «primer» abuso, ya que no existe otra terapia, a parte de la autoconciencia del pedófilo de someterse a cuidados médicos (tarea difícil siendo egosintónico), y a la información y formación de los que protegen totalmente a la persona del niño[162].

Ciertos abusadores achacan el primer abuso a presuntas situaciones y fantasías que habrían favorecido el acto en sí, como si hubiera saltado un estímulo inconsciente de adrenalina. ¿Pero cuánto se puede hacer a nivel social para que el «ver» no actúe tácticamente sobre el acto «compulsivo-obsesivo»? A nivel ético, la respuesta a esta pregunta es una mayor responsabilización colectiva e individual[163].

[160] T. CANCRINI, *Un tempo per il dolore,* o.c.; D. HOWITT, *Pedofilia e reati sessuali contro i bambini,* o.c.

[161] K. MOSS - M. STEPHENS, *Crime reduction and the law,* o.c.

[162] N. ALTMAN y otros, *Psicoterapia relazionale con i bambini,* o.c.; M. J. BANNON - Y. CARTER, *Protecting children from abuse and neglect in primari care,* o.c.; A. GOMBIA, *Bambini da salvare* (Ed. Red, Novara 2002); R. JOCELYNE, *Non fatemi del male,* o.c.; F. MONTECCHI, *Abuso sui bambini,* o.c.

[163] Cf. P. PIERANTOZZI, «Le pedofilie», a.c., 83-108.

La disgregación cultural, dictada por un progreso a menudo involutivo, produce una enajenación de la conciencia en la que cada uno busca su propia «tabla de salvación» en la autoconvicción de que nada es perjudicial, si se hace con plena libertad, factible y autónoma precisamente porque, la mayoría de las veces, se atribuye a sí mismo el derecho de estar en el campo de la razón, indiferente a la libertad del otro, todavía más a la del niño al no ser aún capaz de asentir ni de valorar adecuadamente el gesto del adulto, con pleno conocimiento de causa, con el fin de corroborar el liberalismo ético por el que navegan las asociaciones pedófilas. Resulta prioritario valorar lo factible que resulta que el discurso sobre las reincidencias se apoye en estudios psicoterapéuticos válidos; además, es igual de importante considerar si un ambiente cultural personalista puede evitar el primer encuentro.

Como conclusión, reafirmamos que el pedófilo sigue siendo una persona con su dignidad, a la que hay que defender y se subraya el papel ético que reviste la sociedad hacia cada ser humano. Esto no elimina la responsabilidad del propio pedófilo: el peso de esa responsabilidad sigue siendo de por sí muy grave, aunque no siempre parezca de se dé cuenta.

El acto pedófilo, reconocido jurídicamente, tendría que prever una sanción que presuponga un *iter* de rehabilitación psicoclínica como ya se da en Canadá.

Por lo tanto, una reinserción social gradual tras la terapia es éticamente correcta, de indicutible necesidad en situaciones y lugares en los que no sean posibles contactos independientes con prepúberos, pero en los que se dé la oportunidad de revalorizarse física, afectiva y moralmente en un ambiente social, gracias a un apoyo médico psiquiátrico.

F. DISFUNCIONES SEXUALES

1. **Descripción**

Por disfunciones sexuales se entienden aquellas situaciones que se caracterizan por impedir el desarrollo normal de la tendencia y de la actividad sexuales[164].

Debemos a W. H. Masters y V. E. Johnson, cuya obra y conceptos ya hemos recordado varias veces, el análisis de los componentes de la función sexual normal y al DSM-IV-R debemos

[164] V. STEELE, *Sesso e potere,* o.c.; W. H. MASTERS - V. E. JOHNSON, *L'atto sessuale nell'uomo e nella donna,* o.c.

el análisis de la función sexual en sus diversos componentes así como una clasificación de las disfunciones[165].

Recordemos aquí de modo breve el análisis de los componentes, subrayando que la función no se considera en relación tanto a la capacidad procreativa, sino más bien a la capacidad de realizar el acto sexual: por lo tanto, no debe confundirse esterilidad con disfunción.

No hace falta recordar que el estudio de las disfunciones sexuales y de su tratamiento terapéutico interesa a la ética tanto en orden al desarrollo armónico y a la realización personal —y en particular, por la influencia psicológica de la disfunción sobre el individuo y la pareja—, como por las modalidades terapéuticas que se suelen proponer. Podremos darnos cuenta a la hora de tratar este tema, aunque tendrá que ser de modo conciso.

Como ya hemos indicado precedentemente, la primera clasificación estadística de las disfunciones sexuales fue realizada por Kinsey y sus colaboradores. Posteriormente, Masters y Johnson han examinado, según la teoría behaviorista y la ley E-R (estímulo-respuesta), el esquema cuadrifásico de la respuesta sexual con el fin de estudiar la eventual disfunción[166].

A partir de esta descripción, obtenida a veces con métodos de estudio totalmente discutibles (como, por ejemplo, el recurso a instrumentos fálicos artificiales o incluso parejas artificiales), las fases del acto sexual normal son cuatro: I fase: excitación; II fase: meseta; III fase: orgasmo; IV fase: resolución. Estas fases se redujeron en un primer momento a dos (fase vasocongestiva o de excitación; fase muscular o del orgasmo) y luego a tres (deseo, excitación, orgasmo) y descritas de modo diferenciado para el hombre y la mujer por parte de Kaplan[167].

Esta autora también ha estudiado las conexiones entre el sistema simpático y el parasimpático, haciendo una clasificación de las disfunciones sexuales ya indicada —aunque ligeramente modificada— en el cuadro 4.

El *hipererotismo* o *hiperestesia* sexual consiste en la exaltación morbosa tanto del deseo como de la práctica sexuales. Los

[165] Cf. también una síntesis breve sobre el tema en A. Tridenti, «Le più frequenti disfunzioni sessuali»: *Federazione Medica* 40 (1987) 419-422; T. Bolonia, «Disfunzioni sessuali e terapie sessuologiche», a.c., 105-117. Se ha de recordar que el origen de estos estudios se encuentra en los ya mencionados informes Kinsey. En cuanto a la terapia, tendremos que citar muchas veces a H. S. Kaplan, *The evaluation of sexual disorders,* o.c.; y S. Schumacher - Ch. W. Lloyd - R. Macklin, «Sex therapy and sex research», a.c., 1551-1559. Sobre la clasificacion actual cf. el reciente *DSM-IV* ya nombrado en el texto.

[166] T. Bolonia, «Disfunzioni sessuali e terapie sessuologiche», a.c., 105-106.

[167] H. S. Kaplan, *Nuove terapie sessuali,* o.c.; Íd., *I disturbi del desiderio,* o.c.

factores que distinguen esta anomalía son esencialmente tres: la exaltación del instinto, la incapacidad de dominarse, la insaciabilidad del deseo también tras la satisfacción. Los especialistas distinguen, además, el verdadero hipererotismo —dependiente de una fuerte obsesión y de tensión psicógena—, del pseudohipererotismo, en el que la manifestación de lujuria imprecisa es una simulación conectada con el histerismo y el deseo anormal de exaltación del erotismo, también en individuos sexualmente frígidos[168].

Como diremos a continuación, no se ve claramente —en la bibliografía— cuál es la causa precisa del fenómeno o con qué grupo de causas se tiene que relacionar: la hipótesis hormonal como única causa de la disfunción no está hoy en día muy en boga. En cambio, parece que esté involucrado todo el sistema endocrino, aunque —según otros autores— no se ha de excluir una condición neuropsíquica que predisponga y que conlleve una erotización anormal de la corteza cerebral[169].

Las formas clínicas de hipererotismo son la *satiriasis* en el hombre y la *ninfomanía* en la mujer.

La *satiriasis* está caracterizada por una intensidad y una compulsividad excesivas del instinto sexual en el hombre; en los casos más graves puede llevar a actos de violencia y a delitos sexuales. La conducta se caracteriza tanto por la búsqueda y práctica de relaciones sexuales frecuentes como por las masturbaciones obsesivas.

La personalidad del individuo a menudo está trastornada y su conciencia se ve ofuscada; también ocurre que —en los momentos de lucidez— el individuo considere reprobables los propios actos y la propia conducta, pero únicamente se trata de intervalos de lucidez de la conciencia y el autocontrol.

También la *ninfómana* se caracteriza por una compulsividad patológica que permanece incluso después de la satisfacción del impulso: se trata de mujeres que a menudo terminan en el mundo de la prostitución.

Sin embargo, es necesario precisar que no basta el comportamiento relajado y libertino, hoy en día frecuente, para que se constituya el síndrome patológico. Siguiendo la clasificación de

[168] A. FRANCHINI, *Medicina legale,* o.c.; G. SANTORI, *Compendio di sessuologia,* o.c.; E. BLEULER, *Endocrinologische psychiatrie* (Stuttgart 1954); R. KRAFFT-EBING, *Psychopatia sexualis,* o.c.; P. LONDON, «Sexual behavior», a.c., 1560-1568; AA.VV., «Sessualità e sessuologia»: *Federazione Medica,* 40 (1987), 35-479, con amplia bibliografía en cada capítulo; A. CAPUTO - L. ALTOBELLI - M. PALUMBO, *Alterazioni, deviazioni, perversioni sessuali,* o.c.

[169] F. BERSINI, *Matrimonio e anomalie sessuali,* o.c., 234.

Bersini[170], podríamos caracterizar el síndrome con estos aspectos: violencia irreprimible del estímulo sexual, tendencia también incontenible a prostituirse con cualquiera, manifestación del estímulo en una personalidad totalmente exhibicionista. A menudo se añaden rasgos de histeria, fragilidad y pobreza mental y ausencia de una personalidad estructurada.

A pesar de que la ninfomanía desemboca en la prostitución, sin embargo la prostitución puede existir por otros motivos incluso en ausencia del factor psicopatológico típico de la ninfomanía. De hecho, las causas que favorecen la prostitución son: un ambiente socio-cultural de pobreza moral, dificultades afectivas familiares, falta de figuras educativas o incluso la incitación por parte de los padres[171] y condiciones de coerción y de explotación. El fenómeno de la explotación por parte de organizaciones criminales, de manera especial entre inmigrantes, es un hecho reciente y muy grave.

Entre las manifestaciones patológicas en sentido contrario se han de nombrar la *anafrodisia* o *frigidez,* que consiste en la falta más o menos completa del deseo sexual.

Entre los trastornos de la excitación hay que mencionar —también porque hablaremos de ellos con respecto a las terapias de las disfunciones— la *impotencia eréctil,* que consiste en la incapacidad de alcanzar y mantener una erección suficientemente rígida del pene que permita la penetración en la vagina y/o la incapacidad de mantener la erección durante el acto sexual hasta la eyaculación. Se distingue la impotencia eréctil de la *eyaculación precoz o retardada,* que es en cambio un trastorno del orgasmo.

La *eyaculación precoz* es la forma más común de patología de la eyaculación y puede definirse como la condición por la que un hombre es incapaz de controlar de modo voluntario el reflejo eyaculatorio: como consecuencia, alcanza inmediatamente el orgasmo nada más excitarse sexualmente; la situación opuesta se define *eyaculación retardada*[172].

Otros autores[173] han clasificado a las parejas con disfunciones sexuales a partir de los trastornos indicados más arriba, que se pueden asociar con otros más: fatiga sexual, ausencia de relaciones sexuales, trastornos de identidad sexual. Estas clasificaciones pueden servir de mucha ayuda para diagnosticar y realizar a continuación una terapia en consultorios familiares.

170 Ibíd., 238; S. Villeggiante, «Ninfomania e cause di nullità matrimoniale», a.c., 171.

171 R. Canosa - I. Colonnello, *Storia della prostituzione in Italia,* o.c.

172 H. S. Kaplan, *Nuove terapie sessuali,* o.c.

173 M. Selvini Palazzoli, *Giuochi psicotici nella familia,* o.c.

Se han estudiado igualmente las causas (traumas, operaciones quirúrgicas, dificultades emocionales, enfermedades psíquicas —como ansia, depresión, alcoholismo—, deficiencia del flujo de sangre a los órganos genitales, etc.); se han propuesto también escalas de valoración *(sexy adequacy scale)*[174] para clasificar situaciones a través de la adecuación de la respuesta al estímulo en sus diversos componentes mencionados anteriormente. Otros autores han clasificado las disfunciones en el ámbito andrológico[175]: trastornos del deseo, trastornos de la erección (por factores neurológicos, farmacológicos, endocrinos, vasculares y por malformaciones del pene), trastornos de la eyaculación (retardada, precoz, emisión fallida, impotencia eyaculatoria), ausencia de orgasmo, trastornos de la detumescencia (priapismo).

Se puede decir que las escuelas conductistas y la andrología han favorecido una completa exploración de la fenomenología disfuncional. Sin embargo, las sintéticas nociones de tipo descriptivo aportadas hasta ahora han de considerarse en vistas a los enfoques terapéuticos.

2. Los enfoques terapéuticos en la visión personalista de la sexualidad

Los enfoques terapéuticos en el campo andrológico, sexológico y psicoterapéutico, reflejan por una parte la conciencia de una etiología multifactorial de las diversas disfunciones y, por otra, concepciones diversas de la sexualidad; por este motivo, en la valoración de las terapias se ha de tener presente tanto la adecuación técnica como el respeto de la dignidad de la persona humana.

Los enfoques terapéuticos utilizados hoy en día son esencialmente tres: el farmacológico, el quirúrgico y el psicoterapéutico; por supuesto, según los casos, las tres intervenciones pueden estar asociadas entre sí. Para poder emitir un juicio sobre ellos, es necesario describir —aunque sea brevemente— cada uno de los enfoques al menos a las disfunciones principales: esta parte descriptiva tiene que estar precedida, sin embargo, por una alusión a los valores éticos de referencia[176].

[174] G. FRAIESE, «Aspetti neuroendocrini delle disfunzioni sessuali maschili», a.c., 431-440.

[175] A. FABBRINI - V. SANTIEMMA (eds.), *Andrologia,* o.c.

[176] Sobre el tema, cf. A. G. SPAGNOLO - M. L. DI PIETRO - A. MANCINI - E. SGRECCIA, «Ethical issues involved in the diagnostic and therapeutic technique of impotence», a.c., 29-31; M. L. DI PIETRO - M. S. CORREALE, «Valutazione

En una visión global de la persona y de la sexualidad —como en el modelo personalista fundamentado ontológicamente— la disfunción no debe considerarse una alteración de una función aislada —como sugeriría el término— sino la alteración de una función del hombre, de todo el hombre. Esto significa atribuir a la disfunción un síntoma de alteración de mecanismos complejos y no el significado de una enfermedad de por sí.

La visión personalista de la sexualidad permite considerar cuáles son los valores en juego en el diagnóstico y la terapia de las disfunciones y qué indicaciones ético-deontológicas derivan de ellas, superando así una visión puramente hedonista de la sexualidad.

Antes de nada, merece una debida atención el respeto a la *dignidad de la persona enferma:* tanto cuando la disfunción sea síntoma de una enfermedad más general como cuando este cuadro sistémico no sea evidente y la disfunción no pueda definirse estrictamente como enfermedad, el paciente afectado se encuentra siempre profundamente trastornado en sus relaciones sociales.

La referencia a la unidad antropológica del individuo examinado confiere además una particular importancia al problema de la *intimidad:* es de esperar, por ejemplo, que a lo largo del diagnóstico por impotencia eréctil se pueda recurrir preferiblemente a las modalidades de investigación que eliminen —cuando sea posible— la presencia del observador externo, como también hacer un discreto uso de los *videotape* con fines didácticos o en congresos científicos, haciéndolo de modo que la intimidad del paciente se respete lo más posible.

También merece atención el *consentimiento informado:* se da siempre la tendencia, característica del paternalismo médico, de postergar la petición del consentimiento del paciente. Ahora bien, si puede considerarse éticamente que este consentimiento se supone en la rutina clínica a partir del momento en que es el paciente quien solicita la intervención de un médico o confía en la estructura sanitaria, en el caso de que se utilicen técnicas nuevas que a menudo sirven para la investigación, no se puede prescindir de una petición especifica del consentimiento.

El respeto a la dignidad de la persona enferma exige que se respeten también sus *convicciones ético-morales y religiosas,* por las que el paciente debe sentirse libre de rechazar demandas de intervención que vayan contra las convicciones éticas personales.

delle terapie medico-chirurgiche e protesiche dell'impotenza coeundi nell'uomo ai fini della validità del matrimonio canonico», a.c., 273-314.

Un segundo valor en juego es el de la *sexualidad* en todas sus dimensiones —biológica, hedonista y personalizadora— que son inseparables. Cada intervención de tipo diagnóstico y terapéutico debe por lo tanto respetar todos estos aspectos y ser entonces una intervención global, colocada en el interior del *counselling* sexológico más general: se ha comprobado por varias partes que muchos fracasos se deben al hecho de interesarse unilateralmente en un único aspecto (o solo biológico o solo hedonista). Esta visión global de la sexualidad lleva consigo asimismo la necesidad de privilegiar lo más posible el enfoque de pareja, sobre todo por las consecuencias terapéuticas que derivan de un determinado diagnóstico.

Considérese —siempre en lo que respecta a la impotencia eréctil— el uso de las prótesis peneanas, la necesidad de tener que efectuar inyecciones intracavernosas de medicamentos antes del acto sexual, o la realización de particulares ejercicios psicoterapéuticos con una pareja sexual: decisiones terapéuticas de este tipo —como veremos a continuación— éticamente no pueden realizarse de modo unilateral ni mucho menos con una pareja sexual que no sea el cónyuge.

Además, hace falta que toda intervención terapéutica proteja el carácter «personal» del acto sexual y que no sea simplemente un sustituto que permita la erección sino más bien un medio que lleve a realizar plenamente la expresión integral de la persona.

Un tercer valor es el de una correcta valoración de la *proporcionalidad entre riesgos de tipo diagnóstico y terapéutico* y *la posibilidad real de beneficios* respecto al carácter invasivo —no solo físico— de algunas técnicas de diagnóstico, en relación con las expectativas terapéuticas y la satisfacción de la pareja. Y aquí está precisamente el punto: cuantificar los beneficios. Porque si se hace únicamente referencia a parámetros cuantitativos, se corre el riesgo de reducir toda la sexualidad al mero aspecto genital y de desconocer el rico componente cualitativo que es parte integrante del diálogo sexual de pareja.

Por lo tanto, existe el peligro de tomar a toda costa —por ejemplo frente a un daño orgánico— una decisión terapéutica cuantitativamente coherente con la insuficiencia orgánica presentada, cuando sería mejor no adoptar esa solución terapéutica «intelectualmente» coherente y satisfactoria para el médico desde el punto de vista científico porque se ha de encontrar una solución más «económica» —en cuanto a costes humanos— y más eficaz para «aquel» paciente y para «aquella» pareja.

1. *Terapias quirúrgicas e instrumentales*. Se proponen sobre todo ante la presencia de algunas formas de impotencia eréctil.

Se trata de una disfunción que tiene una frecuencia —en la población masculina— comprendida entre el 8-10 por 100, según los estudios de Virag[177], y un 34 por 100 según los estudios de Slag y sus colaboradores.

Se estaría dando un incremento de casos de impotencia a lo largo de los años. Parece que este incremento se debe a un aumento del interés social y médico por esta patología, pero probablemente se ha de deber también a un real aumento de patologías orgánicas, que son la causa de este síntoma.

Con respecto a la etiopatogenesia de la impotencia eréctil, hay que tener presente que en la práctica clínica es difícil identificar con exactitud la etiología (cf. el cuadro 1 a muestra de ejemplo), dado que esta disfunción puede ser causada por múltiples factores tanto orgánicos como funcionales, que se entrelazan y a veces se amplifican hasta provocar que el paciente se precipite en un círculo vicioso con una pérdida de seguridad y de equilibrio en la vida sexual y en las relaciones familiares y sociales[178]. Sin embargo, es cierto que muchas de las formas consideradas en el pasado que son de naturaleza psicógena, ya se han considerado de modo diverso a partir de los estudios de Kaplan[179].

La incidencia —aún siendo difícil evaluarla— de cada una de las causas en la etiología de las impotencias eréctiles viene reflejada en el cuadro 2.

De todos modos, el componente psíquico —primario o secundario— siempre acompaña a la disfunción y tiene gran importancia para la serenidad de los individuos y para las situaciones matrimoniales. Se ha de recordar que la *impotentia coeundi* anterior al matrimonio y de carácter permanente es motivo de nulidad del propio matrimonio[180]. Aparte de la situación de nulidad, y también cuando ocurra después del matrimonio, el trastorno trae consigo problemas de tipo psicológico y ético sobre la relación de pareja, por lo que la investigación de una terapia está justificada en el sentido y en los límites del principio terapéutico.

La evaluación clínica dirigida a definir el origen y la gravedad de la disfunción prevé la anamnesis, la evaluación psicose-

[177] A. SESSA - G. CORGATELLI, *Disfunzione erettile,* o.c.; R. VIRAG - H. SUSSMAN - H. VIRAG, «Evaluation and treatment of impotence: a statistical survey», a.c.,149.

[178] M. D. WALDINGER, «Premature ejaculation: state of art», a.c., 591-599; H. D. WEIIS, «The physiology of human penile erection», a.c., 793-799; G. S. BENSON, «Male Sexual Function», a.c.

[179] H. S. KAPLAN, *Nuove terapie sessuali,* o.c.

[180] M. L. DI PIETRO - M. S. CORREALE, «Valutazione delle terapie medico-chirurgiche e protesiche dell'impotenza coeundi nell'uomo ai fini della validità del matrimonio canonico», a.c.

xológica y el examen objetivo, al que seguirán las investigaciones instrumentales y de laboratorio, elegidas según la orientación del diagnosticador: para el análisis de este aspecto reenviamos a otros tests[181].

– vascular (hipoaflujo arterial; insuficiente descarga venosa) – neurológica (afecciones medulares/radiculares) – endocrina (hipoandrogenismo, hiperprolatinemia, hipo/hiper-tiroidismo, hipo/hipersurrenalismo, diabetes) – psicógena (neurosis, psicosis, trastornos de pareja) – iatrogénica (por medicamentos; cirugia; radioterapia) – funcional (por causas locales)

(modificado por Fabbrini – Santiemma et al. 1985)

CUADRO 1. *Etiopatogenesia de las impotencias eréctiles*

Etiopatogenesia	%
Inflamatoria	20
Endocrina	20
Neurológica	10
Vascular	20
Psicológica	20
Desconocida	20

(por Menchini – Fabris y colaboradores, 1990)

CUADRO 2. *Frecuencia de la distribución de los factores patogenéticos (solos o asociados) de la impotencia en 2.900 pacientes*

La elección de la terapia que hay que utilizar está naturalmente condicionada por el diagnóstico: las terapias médico-quirúrgicas —actuando sobre factores etiológicos— están pueden resolver varios casos de impotencia eréctil, aunque sean situaciones en las que ni la cirugia vascular ni la administración de una terapia hormonal sustitutiva surtan efecto y por tanto se ofrece

[181] D. H. LAU y otros, «Gene therapy and erectile dysfunction», a.c., 8-15; G. F. MENCHINI FABRIS - P. M. GIORGI - M. DI COSCIO - D. CANALE, «Epidemiology of male sexual impotence», a.c., 3-6; J. BUVAT, «The first visit of the impotent patient», a.c., 19-24; M. L. DI PIETRO - M. S. CORREALE, «Valutazione delle terapie medico-chirurgiche e protesiche dell'impotenza coeundi nell'uomo ai fini della validità del matrimonio canonico», a.c.

como opción al paciente el uso de prótesis químicas o mecánicas en las que nos detendremos brevemente.

Evidentemente, se trata de una elección dictada por la imposibilidad de otras intervenciones, también porque debe estar claro que las prótesis peneanas no restablecen —a diferencia de las inyecciones intracavernosas o las intervenciones quirúrgicas sobre venas y arterias— una erección fisiológica, sino que crean una situación artificial para que se pueda dar esta. Como consecuencia, aunque la implantación de prótesis pueda aparecer como un éxito desde un punto de vista técnico, no siempre está esto asociado con una plena satisfacción por parte del paciente y su mujer.

Las prótesis mecánicas utilizadas hoy en día en la terapia de la impotencia eréctil se insertan en los cuerpos cavernosos del pene y pueden distinguirse —según el mecanismo de acción— en dos categorías: prótesis *hidráulicas* y prótesis *no hidraulicas*[182].

Las prótesis *no hidráulicas* están formadas por dos cilindros de silicona con una substancia interna de hilos de plata o acero o de esferas de polisulfón plástico articuladas entre sí. La maleabilidad de las prótesis no hidráulicas a la acción manual del paciente y su disimulabilidad en estado de reposo están condicionadas por la estructura interna.

La estructura de las *prótesis hidráulicas* está, en cambio, caracterizada por la presencia de un sistema de cámaras hinchables, depósitos, válvulas y bombas por las que circula una solución isotónica: según se llenen o vacíen las cámaras hinchables, el pene se mantiene más o menos en erección. La activación de la prótesis se hace mediante la compresión de la bomba que permite el paso de la solución salina isotónica desde el depósito a las cámaras o cilindros hinchables.

Junto a estas prótesis, existe el *VCD (Vacuum Constriction Device),* una prótesis o protección externa constituida por: un cilindro rígido de silicona con el adecuado adaptador, un pequeño tubo de conexión, un sistema de bombeo para producir depresión en el cilindro, un set de anillos elastocompresivos de diferentes gradientes[183].

[182] Cf. la clasificación, dotada de una amplia bibliografía, reproducida en M. L. di Pietro - M. S. Correale, «Valutazione delle terapie medico-chirurgiche e protesiche dell'impotenza coeundi nell'uomo ai fini della validità del matrimonio canonico», a.c.

[183] T. S. Köhler y otros, «A pilot study on the erarly use of the vacuum erectin device after radical retripubic prostatectomy», a.c.; A. L. Levine, «External devive for treatment of erectile dysfunction», a.c., 157-160; R. Witherington, «Vacuum constriction device for management of erectile impotence», a.c., 320; W. Nadig - J. C. Ware - F. R. Blumoff, «Non invasive device to produce and maintain an erection like state», a.c., 126ss.

El funcionamiento del VCD se basa en la *ley de Pascal* sobre las presiones: en una cámara hermética (el cilindro rígido de silicona en el que se introduce el pene flácido) se crea una presión negativa de 100-150mmHg (máx. 200 mmHg); gracias a la presencia de un gradiente presor negativo, obtenido con un sistema de bombeo aspirante manual y dotado de válvulas reguladoras, en un lapso de tiempo de 2-3 minutos se consigue el reclamo de sangre arterial y venosa con la consiguiente hinchazón del compartimento cavernoso vascular. Despues de haber obtenido una rigidez peneana válida (equivalente al 80/90 por 100 de una erección normal), se desliza en la raíz del pene un sutil anillo elástico compresivo con el fin de reducir el flujo venoso. Se extrae el cilindro y el paciente puede gozar de la erección conseguida que permanece válida por un periodo máximo de 30 minutos.

Según la patología de base, es también posible que en algunos pacientes se den erecciones espontáneas tras el uso del VCD durante un cierto tiempo, pero este no está confirmado por todos los autores[184].

Similares a las prótesis son los electroestimuladores, pequeños aparatos aplicables *in situ* para favorecer con una determinada frecuencia la función eréctil: el caso frecuente de aplicación se da en los individuos que —afectados de una paraplegia debida a lesiones en la médula espinal— presentan trastornos en la erección[185].

La *aceptabilidad ética* de una intervención médica o quirúrgica sobre la impotencia eréctil debe ser valorada en relación al principio terapéutico: por lo tanto, se tendrán en cuenta las condiciones del paciente, el beneficio real que se podrá conseguir y la importancia del consentimiento del paciente, al que se deberán explicar los riesgos eventuales que pueda presentar la terapia.

En el caso de que se opte por una intervención para instalar una prótesis, hace falta también valorar, junto con la indicación médica, la futura posibilidad de una capacidad permanente de la relación humana en el lenguaje de comunión esponsal, que de por sí no está ni puede estar reducido a un simple acto mecánico. La prótesis no debe ser, de hecho, considerada únicamente como un remedio para *sustituir* totalmente el acto esponsal de comunión, sino más bien —salvando siempre la sensibilidad psicológica de la esposa— una *ayuda* para llevarlo a su capacidad expresiva y funcional normal.

[184] M. GALIANO y otros, «Evaluation of visual stimulation combined with intracavernous injections for the treatment of severe erectile dysfunction», a.c., 225-228; R. WITHERINGTON, «External aids for treatment of impotence», a.c., 6.

[185] G. S. BRINDLEY, «The fertility of men with spinal injuries», a.c., 337-348.

Evidentemente, la elección del tipo de prótesis debe proporcionarse con las condiciones y las expectativas del paciente: este deber de averiguación e información se confía al médico. Sin embargo, es asimismo importante que quien se encuentre implicado en la valoración de un caso de impotencia masculina, aunque no sea médico, sepa que para que una prótesis tenga éxito no depende solo de su eficacia técnica, sino sobre todo del nivel de información recibido por el paciente y su mujer antes de la implantación y también depende de su participación activa en la decisión.

2. *Terapias farmacológicas*. Reenviamos al capítulo II en lo que respecta al uso de psicofármacos. En este párrafo nos detenemos en analizar el empleo de terapias farmacológicas en las impotencias eréctiles, es decir, las llamadas «prótesis químicas».

La lógica de la administración de medicamentos vasoactivos en las impotencias eréctiles se ve dictada por la posibilidad de corregir las alteraciones que una patología, pasada o actual, haya provocado en la hemodinámica de las vasos peneanos con el fin de restablecer una erección normal.

El medicamento más utilizado es la papaverina, sola o asociada con el mesilato de fentolamina, aunque existen en el mercado otros medicamentos con el mismo efecto[186]. La papaverina se inyecta directamente en los cuerpos cavernosos y su efecto se da entre 5 y 30 minutos después.

La administración de papaverina, inyectada por el médico o el paciente, no está ausente de riesgos y complicaciones, entre las cuales: hipotensión ortostática, incremento de las enzimas hepáticas, cefalea, complicaciones locales (priapismo, hematomas, cavernositis, parestesias, fibrosis, desviaciones del pene, inyecciones endouretrales, erecciones sostenidas); también es frecuente la aparición de una zona de induración fibrosa donde se inyecta el medicamento vasoactivo. Por estas razones, junto con las motivaciones psicológicas, a menudo esta terapia es abandonada.

[186] A. Kun y otros, «C-type natriuretic peptide hyperpolarizes and relaxes penile resistance arteries», a.c., 1114-1125; O. Kayigil y otros, «Effects of transanal pelvic plexus stimulation on penile erection: clinical implications», a.c., 1195-1201; A. A. Sidi, «Vasoactive intracavernous pharmacotherapy»: a.c., 95-101; Íd. - K. K. Chen, «Clinical experience with vasoactive intracavernous pharmaco-therapy for treatment of impotence», a.c., 156. Entre los medicamentos utilizados hoy en día, además del Viagra (sildenafil) del que hablaremos, existe tambien la fentolamina, la apomorfina y la PGE1 (alprostadil); T. F. Lue - K. L. Lee, «Pharmacotherapy for Erectile Dysfunction», a.c., 291-298; H. Padma - H. Nathan - F. Giuliano, «Oral Drug Therapy for Erectile Dysfunction», a.c., 321-334.

Se han dado pasos recientes en el conocimiento de los mecanismos de erección peneana y así se ha podido ver que durante la estimulación sexual, las células nerviosas y endoteliales desprenden óxido nítrico, que, por medio de otros mediadores químicos, permite la relajación de las células musculares lisas y por tanto, el aflujo de sangre y la consiguiente erección. A continuación, algunas enzimas locales (como la fosfodiesterasa) determinan una inhibición de esos mediadores químicos y anulan así la vasodilatación y la erección.

Partiendo del análisis de este mecanismo fisiológico de la erección se ha puesto a punto un medicamento oral (*viagra*), que tiene la característica de inhibir selectivamente la enzima que anula en los cuerpos cavernosos el efecto vasodilatador provocado por la estimulación sexual, permitiendo así que la erección se mantenga[187].

La característica de este medicamento es que, a diferencia de los que actúan determinando una erección mecánica, se trata de una facilitador de la respuesta eréctil, que presupone por lo tanto la estimulación sexual, respetando la intimidad emocional y afectiva de la pareja.

El uso de prótesis farmacológicas está justificado en el caso de que se dé una justa valoración de la relación riesgos/beneficios y, sobre todo, que haya una indicación médica. De hecho, hay que evitar que la administración de medicamentos vasoactivos por via endocavernosa se haga solo por causas hedonistas, con el fin de mejorar —sin ninguna indicación médica— una erección complicada o para dar prestaciones que no son posibles en condiciones normales.

Desde el punto de vista de la moral católica estas intervenciones están justificadas si se está ante una pareja casada y cuyo matrimonio es válido.

3. *Las terapias psicológicas, psicoterapéuticas y psicoanalíticas*. Las causas y los orígenes de las disfunciones son a menudo de naturaleza psicológica: estas son debidas a conflictos profundos que se instalan muy pronto en el individuo y que únicamente se pueden eliminar, y no siempre completamente, con un análisis profundo y una aceptación serena de la limitación. A veces la dificultad psicológica es de tipo relacional y se manifiesta solo dentro

[187] J. Rubio Briones y otros, «Treatment of post prostatectomy erectile dysfunction with sildenafil in a non-selected group of patients», a.c., 567-574; M. Boolell - S. Gepi-Attee y otros, «Sildenafil, a novel effective oral therapy for male erectile dysfunction», a.c., 256-261; F. Derry - B. P. Gardner y otros, «Sildenafil (Viagra)», a.c., 702; E. Malizia, «Il Viagra», a.c., 369-376.

de una determinada pareja: igualmente, frente a esta dificultad, la sexualidad manifiesta su naturaleza de diálogo. O bien —y esto es el supuesto teórico del psicoanálisis— la inadaptación sexual es un síntoma de una dificultad emocional y afectiva, que ha trastornado el crecimiento de la personalidad en su integridad: si, entonces, el fin último es el de resolver la dificultad sexual, el camino es la larga reorganización de toda la personalidad o, según otras corrientes, hay que intervenir en la esfera emocional más superficial y corregir la conducta contando con un apoyo moral[188].

Es evidente que la psicoterapia de tipo didáctico es la indicada en el caso de trastornos relacionales que son síntoma de una conflicto relacional.

Antes de iniciar una psicoterapia es además necesario identificar con exactitud el perfil psico-emotivo del paciente, de otro modo se podría comprometer la intervención psicoterapéutica, aunque hace falta decir que a menudo es difícil identificar parámetros objetivos para la valoración de su eficacia.

Por este motivo aportamos los resultados —sobre la utilidad de la psicoterapia— de dos trabajos que recogen los datos de pacientes tratados por impotencia eréctil de base psicógena.

El primer trabajo de De Amicis y colaboradores[189] aporta los datos recogidos mediante cuestionarios suministrados a 38 parejas tratadas, antes y después (a 3 meses y a 3 años) de la psicoterapia: después de 15 semanas de tratamiento, algunas parejas ya habían encontrado resultados satisfactorios, que no variaban a los 3 años; las parejas narraban un restablecimiento normal de la erección. Un segundo trabajo de Lobitz y colaboradores[190] sobre 12 pacientes con impotencia eréctil refiere que en alrededor de los dos tercios de los pacientes tratados se ha dado un restablecimiento normal de la potencia.

Sin embargo, es necesario recordar que no siempre, incluso en presencia de una indicación precisa, existe una seguridad de éxito en el tratamiento: no todas las parejas encuentran desgraciadamente la solución al propio problema, especialmente cuando las causas son muy profundas y multifactoriales.

4. *Las terapias comportamentales.* Los presupuestos teóricos de las terapias comportamentales, que se basan en los traba-

[188] S. Schumacher - Ch. W. Lloyd - R. Macklin, «Sex therapy and sex research», a.c., 1552-1553.

[189] L. A. De Amicis - D. C. Goldberg - J. Lo Piccolo y otros, «Clinical Follow-up of couples treated for sexual dysfunction», a.c., 467-489.

190 W. C. Lobitz - E. L. Baker, «Group treatment of single males with erectile dysfunction», a.c., 127-138.

jos de Masters y Johnson y han sido profundizadas en las obras de Kaplan, Hartman, Fithian y otros[191], se pueden resumir del siguiente modo:

a) Según estos autores, en la raíz de muchos trastornos de disfunción sexual no se daría únicamente un trastorno psicológico, aun siendo profundo, sino que entrarían también en juego condicionamientos inmediatos, específicos para cada uno de los trastornos. En otras palabras, junto con un estado de ansiedad, común en varias disfunciones, existirían también condicionamientos inmediatos que pueden atañer una de las diversas fases del acto sexual: el deseo, la excitación y el orgasmo. Por lo tanto, un tratamiento de psicoanálisis o de psicoterapia, aun siendo necesario, no bastaría para volver a la normalidad; serían también necesarios tratamientos que modifiquen los síntomas inmediatos de la disfunción, que seria caracteristicos de cada trastorno; en conclusión, mientras que la psicoterapia tiene un método o una estrategia fundamentalmente única, el tratamiento terapéutico comportamental tendría que ser específico según el tipo de disfunción[192].

b) El tratamiento terapéutico se realiza sirviéndose de *ejercicios* que asignan «tareas sexuales estructuradas» al paciente en particular o a la pareja por una ley implícita de correlación entre estímulo y respuesta. Con este fin se elaboran elencos de ejercicios —estimulantes y correctores— considerados válidos para superar las dificultades del control inadecuado de la eyaculación (eyaculación precoz, dolorosa, etc.), la inhibición del orgasmo en el hombre y la mujer, los trastornos de la excitación en la mujer o de la erección en el hombre (es decir, la impotencia por causas neuro-emocionales), los trastornos de la fase del deseo, el vaginismo, etc[193].

c) Otro supuesto, no explicitado pero real, está constituido por una concepción filosófica positivista, según la cual el sexo en general y aun más la conducta sexual están considerados fuera de la moralidad.

Se busca la «eficiencia sexual» y no se plantea ningún problema moral, casi como si se tratara de tratamientos químicos

[191] Junto con los trabajos de Masters y Johnson y Kaplan, cf. W. E. HARTMAN - M. FITHIAN, *The treatment of the sexual disfunction,* o.c.

[192] H. S. KAPLAN, *I disturbi del desiderio,* o.c., 71-83.

[193] Ibíd., 74-82.

sobre vegetales o de reacciones bioquímicas en animales. Esta es la conducta típica de la llamada «revolución» de la cultural sexológica actual, definida también como *de-moralization of sex*[194].

3. Los problemas éticos de las terapias comportamentales

En los análisis del problema ético se debe distinguir —como ya hemos precisado en otros casos— entre la filosofía subyacente en estos métodos y las prescripciones sugeridas y practicadas.

Si se tuviera que emitir un juicio sobre la filosofía que ha generado este tipo de terapias, sería necesario reconocer y afirmar que —según esta escuela terapéutica— solo existe una preocupación respecto a los valores de búsqueda de la eficiencia: el fin, la eficiencia, justifican —en una óptica positivista y materialista— cualquier método.

Al pasar a examinar en lo concreto los ejercicios de rehabilitación sexual que sugiere esta corriente, resulta entonces necesario hacer varias distinciones. De hecho, pueden ser ejercicios terapéuticos de por sí válidos y lícitos, aunque en principio se hayan sugerido en una visión reduccionista y globalmente errónea, porque *también* se pueden reconducir a una visión integral de la persona y a una concepción moralmente válida y personalista de la sexualidad y del acto sexual, que únicamente está justificado dentro del matrimonio y que hacen al mismo tiempo satisfactorio el principio terapéutico; mientras que para otros métodos sigue siendo difícil justificarlos moralmente.

Con esta premisa y analizando las diversas prescripciones y atribuciones previstas para cada trastorno en la bibliografía especializada, con la cautela de quien propone sólamente algunas reflexiones personales sobre el plano moral, sugiero las siguientes líneas de juicio ético.

1. Se pueden dar ejercicios o prescripciones de tipo estimulante, previstos de modo que sean recíprocos entre dos esposos y preludien el acto conyugal con el que constituyen un «unicum»: estos son en definitiva una preparación con el fin —no solo en las intenciones sino también en la continuidad del proceso unitivo— del acto de unión esponsal. En este caso nos parece que las prescripciones podrían constituir un procedimiento lícito, si esos actos,

[194] P. London, «Sexual behavior», a.c., 1560-1569.

además de ser terapéuticos, están unidos objetiva e intencionalmente con un acto moralmente correcto e incluso necesario.

2. Estas mismas terapias se sugieren de hecho y se practican entre parejas no casadas, pero que están preocupadas por curarse de la presencia de trastornos disfuncionales constatados o temidos. En este caso, todas las técnicas indicadas se han de considerar ilícitas, aunque estén guiadas por intenciones terapéuticas, sobre todo para un juicio de la moral católica, pero también para el jucio de quienquiera que considere lícito el acto sexual únicamente dentro del matrimonio.
3. Más grave aún, y a nuestro parecer de consecuencias penales, es clasificar como «terapia» aquellas acciones y actos que hagan que el propio terapeuta realice gestos ejemplarizadores de tipo sexual con el/la paciente, o incluso que prevean el uso de la pareja de sustitución, humana o mecánica. Parece que —según algunas corrientes y centros— estas prácticas se aplican aún hoy en día[195].
4. Por último, se dan ciertas tareas y ejercicios asignados con el fin de poder obtener —a largo plazo— un encuentro sexual pleno y eficaz, pero que se ejecutan varias veces y durante varios días fuera del acto sexual. Además, el acto sexual, para que esté mejor preparado, es interrumpido y postergado (técnica del *stop-start)* por un periodo largo de tiempo. Resumiendo, con una larga fase preparatoria se da una finalización muy remota de los ejercicios que llevan al acto conyugal.

   En este caso, cada ejercicio se conectan con el acto sexual pleno solo de un modo intencional y lejano: y, suponiendo que se trate de esposos —de otro modo es evidente la ilicitud— algunos sostienen que estos gestos son lícitos porque son ejercicios de rehabilitación necesarios y se orientan de modo intencional al recto uso de la sexualidad.

   Sin embargo, nos parece problemática la licitud de una estrategia que, además de basarse simplemente en un supuesto biologista y positivista, en cada acto sigue estando privada de esa comunión global interpersonal que es siempre el valor intrínseco de los gestos corporales de la sexualidad, de la sexualidad conyugal. Por este motivo, nuestro juicio ético sobre estas «terapias» sigue siendo complejo y más bien negativo: en cambio, habría que va-

195 W. E. Hartman - M. Fithian, *The treatment of the sexual disfunction,* o.c.

lorar si estas estrategias no se pueden sustituir por terapias psicológicas y más interiores.

4. Terapias de la impotencia eréctil y validez del matrimonio

Es sabido que según la doctrina canónica, la impotencia dirime el matrimonio si es anterior, perpetua, absoluta o relativa y cierta[196].

Detengámonos en el atributo «perpetua», que indica una situación patológica que dure hasta la muerte del paciente y que solo pueda remediarse *con medios extraordinarios o ilícitos que pongan en peligro su vida*[197], a partir del momento en que se admita reflexionar sobre las terapias descritas en el párrafo anterior. ¿Son efectivamente medios ordinarios, lícitos y seguros?

Para responder a esta pregunta es necesario un doble análisis: ético («no recurrir a tratamientos inmorales») y científico («no recurrir a terapias extraordinarias»), pero teniendo presente que el concepto de *perpetuidad* no es el mismo para la medicina que para la jurisprudencia.

Por ejemplo, una patología psicógena, responsable de la impotencia eréctil, puede curarse también desde un punto de vista médico, mientras que su «curabilidad» jurídica no debe valorarse en abstracto, sino que ha de considerarse en el hecho jurídico particular relacionado con la persona interesada, en el lugar y el tiempo en el que se han manifestado los hechos.

Habiendo analizado los aspectos éticos en el párrafo anterior, aquí hablaremos solo del concepto de ordinariedad de las terapias.

En la práctica médica, se define *ordinario* el conjunto de intervenciones ya sean diagnósticas o terapéuticas que por su carácter intrínseco no excedan el término de riesgo, dispendio y acceso, exponiendo al paciente al peligro de una enfermedad más grave o, incluso, de muerte o a dificultades financieras.

Es diferente el concepto de *ordinariedad* de los tratamientos en la doctrina canónica, por la cual el término *ordinario* no tiene un valor general, sino que lo que decide son fundamentalmente

[196] En el canon 1084 del *Codex Iuris Canonici* de 1983 se lee: *Impotentia coeundi antecedens et perpetua, sive ex parte viri sive ex parte mulieris, sive absoluta sive relativa, matrimonium se ipsa eius natura dirimit.* (La impotencia antecedente y perpetua para realizar el acto conyugal, tanto por parte del hombre como de la mujer, ya absoluta ya relativa, hace nulo el matrimonio por su misma naturaleza).

[197] Cf. *SRR Decisiones*, vol. 46, sent. 25 ottobre 1954, c. Wynen; vol. 53, 481, sent. 31 ottobre 1961, c. Pinna.

las modalidades de espacio y tiempo que se presentan en cada caso: caerían así los criterios de éxito y de eficacia, fundamentales en la práctica clínica.

En este punto surge el problema de la posibilidad del tratamiento, en el doble sentido de posibilidad material (accesibilidad ordinaria) y de posibilidad moral (licitud moral). En efecto, es doctrina común que la noción de perpetuidad es una noción relativa, que debe por tanto verificarse en relación a los lugares, las personas y los remedios existentes en la región en la que se encuentran los cónyuges *(Coram Persiani 15/11/1909 SRR 1, 140; Coram Fidecicchi 25/5/1955 SRR 47);* por lo que *hay* que considerar perpetua aquella impotencia que no pueda curarse con medios ordinarios y lícitos que no pongan en peligro la vida del individuo *(Coram Sebastianelli 17/2/1917 SRR 9; Coram, Quat troccolo 4/1/1941 SRR 33).* La evolución de la ciencia puede llevar a cambios en la aplicación del concepto de perpetuidad en los diversos casos de impotencia *(Coram Fidecicchi 25/5/1955 SRR 47)*[198].

A la luz de todo lo dicho, esquematicemos brevemente los parámetros para evaluar la *ordinariedad* de los tratamientos según la doctrina canónica.

a) *El grado de dificultad y los riesgos de la terapia elegida:* la elección de la terapia y el grado de dificultad que entraña se basan en la evaluación clínica e instrumental de la patología que sufre el paciente, pero es importante que esa elección esté en armonía con la moral. Cada terapia tendrá que ser, por lo tanto, dirigida a la parte enferma o causante de la enfermedad y con el fin de proteger todo el organismo. Además, dado que cada terapia lleva consigo efectos colaterales, será necesario evaluar tanto la dificultad de la intervención como el riesgo de morbilidad posterior o de mortalidad a las que se expone el paciente. La valoración riesgos/beneficios se hace de modo particular en el caso de la impotencia *coeundi* de la patología de la erección, en cuanto que se debe tener presente que el tratamiento está en el fondo destinado al restablecimiento de una función que de por sí no expone a la vida del paciente a ningún peligro, mientras que puede existir el riesgo real de que la terapia elegida le provoque un daño más grave o lo ponga incluso en peligro de muerte.

[198] G. VERSALDI, *L'oggettività delle prove in campo psichico,* o.c., 169.

b) *Los gastos necesarios*: la *ordinariedad* de los tratamientos está también estrechamente relacionada con el gasto solicitado para poderlos efectuar. De hecho no todos los pacientes están dispuestos o pueden cubrir los costes, por ejemplo, de una prótesis peneana mecánica o farmacológica. Distinto es en efecto, en el caso de que el Estado intervenga, mediante los canales de la asistencia sanitaria, para asegurar gratuitamente estas prestaciones: pero sepamos que, aunque ocurre esto de manera parcial o total en Italia, en otras naciones —en Estados Unidos— es el ciudadano particular quien debe pagar los costes sanitarios, ayudado sin embargo por un eficiente sistema de seguridad privada. Hay países de África o América Latina, donde no existe ningún tipo de asistencia sanitaria pública y la privada es privilegio de unos pocos acomodados.

c) *La posibilidad material de utilización de la terapia:* en el concepto *de posibilidad material* está incluida la posibilidad de acceder a los especialistas adecuados para intervenir en una determinada patología. Por ejemplo, si un paciente con impotencia eréctil de origen psicógeno, debe someterse a sesiones de psicoanálisis, pero en el lugar donde vive no existe un ambulatorio adaptado al objetivo perseguido y el coste de los desplazamientos y de las sesiones son demasiado elevados, entonces este tratamiento adquiere los rasgos de extraordinariedad[199]. Sin embargo, a la hora de evaluar la *posibilidad material* no se debe omitir ningún posible remedio que actualmente ofrezca la ciencia médica[200].

d) *No alteración posterior del acto conyugal:* el concepto de ordinariedad de los tratamientos comprende la posibilidad moral de la terapia elegida, que se debe valorar a la luz de los principios de la ética católica[201], como ya hemos mencionado. Sin embargo, es necesario precisar que entre los criterios de licitud hay que considerar también el hecho de que estas intervenciones no son causa de una alteración posterior del acto conyugal y que se configuran como una ayuda y no una sustitución al mismo.

199 «Locumi autem quod attinet, juridice insanabilis dicenda est impotentia quae mederi nequit ubi patiens degit, sed sanari posset in alio loco, in adiunctis tamen quae medium extraordinarium reddunt » (in *SRR Decisiones,* vol. 78, sent. 25 gennaio 1985, coram Pinto).

200 Cf. Pío XII, «Discorso per l'inaugurazione dell'anno giuridico della Sacra Rota (3-10-1941)», o.c., 209-215.

201 K. Targonski, *Etica cristiana della sessualità,* o.c.

Por ejemplo, una intervención protésica por impotencia eréctil debe valorarse siempre a la luz de dos condiciones: 1. que haga posible la penetración en la vagina y que esta sea suficiente; 2. que se dé la eyaculación. De hecho, existen algún tipo de prótesis mecánicas (como las prótesis hinchables) o externas (el VCD) que, a causa de su mecanismo de acción, alteran parcial o totalmente la eyaculación: en este caso, aunque se restablezca la potencia normal en términos de erección o penetración, la cópula conyugal no sería de todos modos *perfecta* por la ausencia del *seminis effusio*.

Como hemos visto, el panorama de las conductas sexuales anormales de diversa medida muestra que los posibles sujetos de trastornos y perversiones pertenecen a los más diversos niveles socioculturales y están en las áreas más variadas del planeta.

Desgraciadamente, la medicina «reparadora» es demasiado reciente para ser responsable, en su defecto, de las carencias que se le quieren atribuir ya que hace solo un par de generaciones que el individuo trastornado se deja tratar también como sujeto «curable» en las formas tradicionales, por ejemplo con el uso de psicofármacos o según los cánones de la psicología psicoanalítica o también con medios más innovadores como el «role-play».

Evidentemente, existen carencias en el ordenamiento legislativo en los diversos países, con diferencias marcadas de uno a otro, y esto porque la toma de conciencia de los «problemas sexuales» ha llegado de manera discontinua y asistemática. Solo con intervenciones legislativas que contemplen y respeten ante todo la ética se podrá esperar que las correcciones de tipo educativo y formativo se generalicen también de modo que se pueda llegar a las nuevas generaciones que actualmente son las que están en más riesgo.

BIBLIOGRAFÍA

AA. VV., *Antropologia cristiana ed omosessualità* (Libreria Editrice Vaticana, Ciudad del Vaticano 2000).

— *La sessualità umana. Nuovi orientamenti del pensiero cattolico americano* (Editrice La Scuola, Brescia 1978).

— *Omosessualità: scienza e coscienza* (Cittadella Editrice, Asís 1983).

ABRAHAM, G. - CARUSO, S., *Sessuologia clínica* (Masson, Milán 1992).

ABRAMOWITZ, S. I., «Psychosocial outcomes of sex reassignement surgery»: *J. Consult. Clin. Psychol.* 54 (1986) 183-189.

AGACINSKY, S., *La politica dei sessi* (Ponte alle Grazie, Milán 1998).

AGOSTI, A. - DI NICOLA, P. (eds.), *Leggere il maltrattamento del bambino: le radici della violenza* (Franco Angeli, Milán 1999).
ALLEN, L. S. - GORSKY, R. A., «Sexual orientation and the size of the anterior commissure in the human brain»: *Proc. Natl. Acad. Sci.* 89 (1992) 7199-7202.
ALTMAN, N. y otros, *Psicoterapia relazionale con i bambini* (Astrolabio, Roma 2005).
AMERICAN PSYCHIATRIC ASSOCIATION, *DSM-IV* (American Psychiatric Association, Washington [DC] 1994).
ANATRELLA, T., *Le regne de Narcisse* (Presse de la Reinassance, París 2005).
ANCONA, L., «La psicoterapia di gruppo dell'omosessualità», en AA.VV., *Comportamenti sessuali devianti* (Minerva Medica, Turín 1974).
ANDERSON, J., «Endoscopic laryngral web formation for pitch elevation»: *J. Otolaryngol.* 36 (2007) 6-12.
AUGÉ, M., *Il dio oggetto* (Meteci, Roma 2002).
BAGLEY, C. - KING, K., *Child sexual abbuse: the search of healing* (Tavistock, Nueva York 1990).
BAILEY, J. M. - PILLARD, R. C., «A genetic study of male sexual orientation»: *Archives of General Psychiatry* 12 (1991) 1089-1096.
BAILEY, J. M. - PILLARD, R. C. - NEALE, M. C. - AGYEI, Y., «Heritable factors influence sexual orientation in women»: *Archives of General Psychiatry* 3 (1993) 217-223.
BAIRED, V., *Le diversità sessuali* (Carocci, Roma 2003).
BAKKER, J. - BAUM, M. J., «Role of estradiol in female-typical brain and behavioural sexual differentiation»: *Front Neuroendocrinol.* 29/1 (2008) 1-16.
BALCH, D. L., *Homosexuality, Science, and the plain sense of scripture* (Paperback-Eerdmans, Grand Rapids, Michigan 2000).
BALDARO VERDE, J. - GRAZIOTTIN, A., *L'enigma sull'identità. Il transessualismo* (Gruppo Abele, Cuneo 1991).
BALDUCCI, R. - GHIRRI, P. - BROWN, T. R. y otros, «A clinician looks at androgen resistance»: *Steroids* 61 (1996) 205-211.
BANNON, M. J. - CARTER, Y., *Protecting children from abuse and neglect in primari care* (Oxford University Press, Oxford 2003).
BARBAGLI, M. - COLOMBO, A. - SAVONA, E. U., *Sociologia della devianza* (Il Mulino, Bolonia 2003).
BARBAGLI, M. - COLOMBO, A., *Gli omosessuali e la società italiana* (Il Mulino, Bolonia 2002).
— *Omosessuali moderni. Gay e lesbiche in Italia* (Il Mulino, Bolonia 2001).
BARBARINO, A. - DE MARINIS, L., «Basi biologiche sul concetto di 'imprinting' ipotalamoipofisario»: *Medicina e Morale* 2 (1984) 166-171.
— «Estrogen induction of luteinizing hormone release in castrated adult human males»: *Journal of Clinical Endocrinology and Metabolism* 51 (1980) 280-286.
BARBARINO, A. - DE MARINIS, A. - MANCINI, A., «Estradiol modulation of basal and gonadotropin - releasing hormon - induced gonado-

tropin release in intact and castrated man»: *Neuroendocrinology* 36 (1983) 105-111.

BATCHELOR, E. JR. (ed.), *Homosexuality and Ethics* (The Pilgrim Press, Nueva York 1980).

BELGRANO, E. - FABRIS, B. - TROMBETTA, C. (eds.), *Il transessualismo. Identificazione di un percorso diagnostico e terapeutico* (Ed. Kurtis, Milán 1999)

BELLONE, F. - BRUNI, V., *Ginecologia dell'infanzia e dell'adolescenza* (SEU, Roma 1990) 1-26.

BENJAMIN, H., *Il fenomeno transessuale* (Astrolabio, Roma 1968).

BENSON, G. S., «Male sexual function: erection, emission, and ejaculation», en E. KNOBIL - J. NEILL (eds.), *The physiology of reproduction* (Raven Press, Nueva York 1988).

BENVENUTO, S., *Perversioni: sessualità, etica, psicoanalisi* (Bollati Boringhieri, Turín 2005).

BERGLUND, H. y otros, «*Brain response to putative pheromones in lesbian women*»: *Proc. Natl. Acd. Sci. USA* 103/21 (2006) 8269-8274.

BERGLUND, H. - LINDSTRÖM, P. y otros, «Male-to-female transsexuals show sex-atypical hypothalamus activation when smelling odorous steroids»: *Cereb. Cortex* 18/8 (2007) 1900-1908.

BERSINI, F., *Matrimonio e anomalie sessuali e psicosessuali* (Edizioni Paoline, Cinisello Balsamo 1980).

BETTIE, J., *Woman without class: girls, race, e indentity* (Univ. California Press, reed. Berkeley 2003).

BLANCHARD, R. - KLASSEN, P. - DICKEY, R. y otros, «Sensitivity and specificity of the phallometric test for pedophilia in nonadmitting sex offenders»: *Psycological Assessment* 13 (2001) 118-126.

BOCKLANDT, S. - VILAIN, E., «Sex differences in brain and behaviuor hormones versus genes»: *Adv. Genet.* 59 (2007) 245-266.

BOGART, A. F., «From the cover: biological versus nonbiological older brothers and men's sexual orientation»: *Proc. Natl. Acad. Sci. USA* 103 (2007) 10771-10774.

BOLOGNA, T., «Disfunzioni sessuali e terapie sessuologiche», en AA.VV., *Sessualità da ripensare* (Vita e Pensiero, Milán 1990) 105-117.

BOMPIANI, A., «Le norme in materia di rettificazione dell'attribuzione di sesso ed il problema del transessualismo»: *Medicina e Morale* 3 (1982) 238-281.

BOOLELL, M. - GEPI-ATTEE, S. y otros, «Sildenafil, a novel effective oral therapy for male erectile dysfunction»: *Br. J. Urol.* 78 (1996) 256-261.

BOTTONE, M. y otros (eds.), *L'enigma del transessualismo: riflessioni cliniche e teoriche* (Franco Angeli, Milán 2004).

BRINDLEY, G. S., «The fertility of men with spinal injuries»: *Paraplegia* 11 (1984) 337-348.

BRUGUES, J. L., «Elementi di una pastorale per le persone omosessuali», en AA.VV., *Antropologia cristiana ed omosessualità,* o.c., 111-120.

BUTLER, J., *La disfatta del genere* (Metelmi, Roma 2006).

— *Scambi di genere* (Sansoni, Milán 2004).

BUVAT, J., «The first visit of the impotent patient», en D. POZZA - G. M. COLPI (eds.), *Diagnosing Impotence* (Masson, Milán 1990) 19-24.

CAFARO, D. (ed.), *2ù Rapporto ASDPER* (ASPER, Roma 1992).
CAFFARRA, C., «Il transessualismo: aspetti etici»: *Medicina e Morale* 4 (1985) 717-723.
— «Verità ed ethos dell'amore coniugale»: *Rivista del Clero Italiano* 64 (1983) 693-706.
CAFFO, E. - CAMERINI, G. B. - FLORIT, G., *Criteri di valutazione nell'abuso all'infanzia* (McGrawHill, Milán 2004).
CALLIERI, B. - FRIGHI, L., *La problematica attuale della condotta pedofila* (EUR, Roma 2001).
CALVANESE, E. - COLUCCIA, A., *Pedofilia: un approccio multprospettico* (Franco Angeli, Milán 2007).
CAMERON, P., *The gay nineties* (Adroit Press, Franklin [TN] 1993).
CANCRINI, T., *Un tempo per il dolore* (Bollati Boringhieri, Turín 2004).
CANOSA, R. - COLONNELLO, I., *Storia della prostituzione in Italia (dal Quattrocento alla fine del Settecento)* (Sapere 2000, Roma 1989).
CANTOR, J. M. y otros, «Cerebral white matter deficiencies in pedophilic men»: *Journal of Psychiatry Research* 42 (2008) 167-183.
CAPPELLETTI, V., «Il concetto di devianza e la sua applicazione in sessuologia», en AA.VV., *Comportamenti sessuali devianti, Atti del I Congresso Internazionale di sessuologia (S.Remo 5-8 aprile 1972)* (Minerva Medica, Turín 1974).
CAPUTO, A. - ALTOBELLI, L. - PALUMBO, M., *Alterazioni, deviazioni, perversioni sessuali* (Cacucci, Bari 1985).
CARUSO, A., «Il cambiamento di sesso: orientamenti giurisprudenziali e dottrinali»: *Il Diritto di Famiglia e delle Persone* 7 (1978) 688-712.
CASTAGNET, F., *Sexe de l'âme* (Centurion, París 1981).
CASTANEDA, M., *Comprendere l'omosessualità* (Armando, Roma 2006).
CASTELLAZZI, V. L., *L'abuso sessuale all'infanzia* (LAS, Roma 2007)
CAULDWELL, D. O., «Psicopatia transexualis»: *Sexuology* 16 (1949) 274.
CENTER FOR DISEASE CONTROL AND PREVENTION (CDC), «Trends in HIV/AIDS diagnosis among men who have sex with men - 33 states, 2001-2006»: *MMWR: Morb. Mortal Wkly Rep.* 57/25 (2008) 681-1686.
CESARI, G. - DI PIETRO, M. L., *L'educazione della sessualità* (Editrice La Scuola, Brescia 1996).
CICCONE, L., *Etica sessuale. Persona, matrimonio, vita verginale* (Ares, Milán 2004).
CIPRESSA, S., *Il fenomeno transessuale fra medicina e morale* (Inst. Italiano di Bioetica, Acireale [CT] 2001).
COCHRAN, S. D. - MAYS, V. M., «Lifetime prevalence of suicide symptoms and affective disorders among men reporting same sex sexual partners: results from NHANES III»: *Am. J. Public Health* 90 (2000) 573-578.
COLEN-KETTENIS, P., *Disturbi dell'identità di genere. Eziologia, prevalenza e mamagement clinico* (Crisalide Azione Trans Onlus, Génova 2005).
COLOMBO, A., *Gay e AIDS in Italia: stili di vita sessuale. Strategia di protezione e rappresentazione del rischio* (Il Mulino, Bolonia 2000).
COLUCCIA, A. - CALVANESE, F., *Pedofilia* (Franco Angeli, Milán 2003).
CORTELLESSA, L. - FUSARO, N., *Pedofilia e criminalità* (Koinè, Roma 2003).

CONCETTI, G., *Diritti degli omosessuali* (Piemme, Casale Monferrato (AL) 1997).

CONCILIO VATICANO II, «Constitución pastoral "Gaudium et Spes"», en *Concilio Ecuménico Vaticano II. Constituciones, Decretos, Declaraciones* (BAC, Madrid [3]2004 [edición bilingüe]; [7]2012 [edición en castellano]).

CONSEJO PONTIFICIO PARA LA FAMILIA, «Famiglia, matrimonio e "unioni di fatto"»: *Medicina e Morale* 1 (2001) 146-180.

CORMAN, V. y otros, «Le traitement hormonal des patients transsexuals et ses consequences métaboliques»: *Annales Endocrinologiques* 68 (2007) 258-264.

CORTESE, E., «L'omosessualità nell'Antico Testamento», en AA.VV., *Antropologia cristiana ed omosessualità,* o.c., 25-32.

COZZOLI, M., «Cambiamento di sesso», en S. LEONE – S. PRIVITERA (eds.), *Dizionario di Bioetica* (Istituto Siciliano di Bioetica, Bolonia-Acireale [CT] 1994) 113-117.

— «Il problema etico del transessualismo»: *Medicina e Morale* 2 (1986) 806-813.

CRESON, D. L., «Homosexuality. Clinical and behavioral aspects», en W. T. REICH (ed.), *Encyclopedia of Bioethics,* o.c., II, 667-677.

CROWN, S., «Male homosexuality: perversion, deviant or variant», en CIBA FOUNDATION SYMPOSIUM 62, *Sex Hormones and behavior* (Excerpta Medica, Amsterdam 1979) 145-164.

CURRAN, C., *Catholic Moral Theology* (Dialogue, Notre Dame 1972) 184-219.

CYSARZ, D. y otros, «Changes in body image satisfaction, sense of coherence and life satisfaction during the therapy of woman with transexualism. A preliminary report»: *Psychiatr. Pol.* 42/1 (2008) 115-123.

D'AGOSTINO, F., «Matrimonio tra omosessuali», en AA.VV., *La sessualità umana,* o.c., 82-90.

D'ONOFRIO, F. - DE FANIS, V. - CRAVERO, R. G., «Ma esiste il terzo sesso?»: *Medicina e Morale* 4 (1999) 709-719.

DAHER, L. M., *Abuso sui minori* (Bonanno Editore, Caltanissetta 2005).

DAVIS, W. y otros, «Imprinted genes and neuroendocrine function»: *Front. Neuroendocrinol.* 3 (2008) 413-427.

DE AMICIS, L. A. - GOLDBERG, D. C. - LO PICCOLO, J. y otros, «Clinical follow-up of couples treated for sexual dysfunction»: *Arch. Sex. Behav.* 14 (1985) 467-489.

DE MARINIS, L. - BARBARINO, A. - SERRA, A., «Biologia della differenziazione sessuale»: *Medicina e Morale* 2 (1984) 155-165.

DE MASI, F., *La perversione sadomasochista: l'oggetto e le teorie* (Bollati Boringhieri, Turín 1999).

DE VRIES, G. J. - BOYLE, P. A., «Double duty for sex differences in the brain»: *Behavioral Brain Research* 92 (1998) 205-213.

DEMPSEY, D., «Donor, father or parent? Conceiving paternity in the Australian Family Court»: *Int. J. Law Policy* 18/1 (2004) 76-102.

DERRY, F. - GARDNER, B. P. y otros, «Sildenafil (Viagra): a double blind, placebo controlled, single doe, two way crossover study in men

with erectile dysfunction caused by traumatic spinal cord injury»: *J. Urol.* 157/4 (1997) 702.
DETTORE, D., *Il disturbo dell'identità di genere. Diagnosi, eziologia, trattamento* (McGrawHill, Milán 2005).
— *Il disturbo ossessivo-compulsivo. Caratteristiche cliniche e tecniche di intervento* (McGrawHill, Milán 2003).
— *Psicologia e psicopatologia del comportamento sessuale* (McGraw Hill, Milán 2001).
DI CEGLIE, D. (ed.), *Straniero nel mio corpo. Sviluppo atipico nell'identità di genere e salute* (Franco Angeli, Milán 2003).
DI NOTO, F., *Dalla parte dei bambini* (Sperling & Kupfer, Milán 2002).
— *La pedofilia, i 100 volti di un olocausto silenzioso* (Saggistica Paoline, Milán 2002).
DI PIETRO, M. L. (ed.), *Educare all'identità sessuata* (Editrice La Scuola, Brescia 2000).
— «Aspetti clinici, bioetici e medico-legali della gestione delle ambiguità genitali»: *Medicina e Morale* 1 (2000) 51-83.
— «Educare alla differenza sessuale in familia»: *La Famiglia* 164 (1994) 37-50.
DI PIETRO, M. L. - CORREALE, M. S., «Valutazione delle terapie medicochirurgiche e protesiche dell'impotenza coeundi nell'uomo ai fini della validità del matrimonio canonico»: *Apollinaris* 66 (1993) 273-314.
DI PIETRO, M. L. - PENNACCHINI M., «I disorientamenti sessuali: il ruolo dell'educatore», en M. L. DI PIETRO - E. SGRECCIA *Interrogativi per la Bioetica* (Editrice La Scuola, Brescia 1998) 97-110.
DIMOND, S. J., «Evolution and lateralization of the brain: concluding remarks»: *Ann. N.Y. Acad. Sci.* 299 (1977) 477-501.
DIAMOND, M. - SIGMUNDOSNM, H. K., «Managment of intersexuality. guidelines for dealing with persons with ambiguous genitalia»: *Arch. Pediatr. Adolesc. Med.* 151 (1997) 1046-1050.
DOMINIAN, J., *The Church and the sexual revolution* (Dimension Book, Donville 1971).
DOMURAT DREGER, A., *Intersex in the age of ethics* (University Publ. Group, Hagerstown [MD] 1999).
DRESCHER, J., «Il "«caso" omosessualità»: *KOS* 174 (2000) 60-65.
DUBASI, P. M. - FOSSEUS, C. G., «A case of necrophilia in Medunsa»: *Am. J. Forensic. Med. Pathol.* 2 (1995) 162-163.
DURKE, C., «L'identità sessuale dell'uomo e della donna»: *Studi Cattolici* 400 (1994) 356-364.
EAVES, L. J. - LAST, K. A. - YOUNG, P. A. - MARTEN, N. Y., «Model fitting approaches to the analysis of human behavior»: *Heredity* 41 (1978) 249-320.
ECK, M., *L'omosessualità* (Borla, Turín 1967).
ERBA, M., «I pregiudizi guastano la mente»: *Tempo Medico* 714 (4 ottobre 2001).
FABBRINI, A. - SANTIEMMA, V. (eds.), *Andrologia* (Masson, Milán 1985).
FABRIS, B. - TROMBETTA, C. - CANDIDO, R., «La differenziazione sessuale», en E. BELGRANO - B. FABRIS - C. TROMBETTA (eds.), *Il transessualismo,* o.c., 21-28.

FAGGIONI, M., *Ermafroditismo e pseudoermafroditismo: una analisi teologico-morale* (Il Baudino, Fiesole 1994).

— «Il transessualismo. Questioni antropologiche, etiche e canonistiche»: *Antonianun* 2 (2000) 277-310.

FAIRHURST, D., *Il nostro piccolo segreto: quando il mostro è papà: la mia infanzia violata* (Sperling & Kupfer, Milán 2008)

FAUSTO-STERLING, A., «The five sexes. Revisited»: *The Sciences [N.Y.]* 40/4 (2000) 18-23.

FERRARIS A. O., «La costruzione dell'identità»: *Psicologia Contemporanea* 157 (2000) 18-25.

FERRARIS, A. O. - GRAZIOSI, B., *Pedofilia, per saperne di più* (Laterza, Bari 2004).

— *Il volto e la maschera* (Casa Editrice Valore Scuola, Roma 1999).

FERRETTI, A. y otros, «Dynamics of male sexual arousal: Distinct components of brain activation revealed by fMRI»: *Neuroimage* 26 (2005) 1086-1096.

FIORI A., «Sentenza della Corte di Cassazione sulla legittimità costituzionale della legge 14 aprile 1982 n.° 164 (rettificazione di attribuzione di sesso)»: *Medicina e Morale* 3 (1983) 287-298.

FRAIESE, G., «Aspetti neuroendocrini delle disfunzioni sessuali maschili»: *Federazione Medica* 40 (1987) 431-440.

FRASSI, M., *Predatori di bambini* (Ferrari Editrice, Clusone [BG] 2005).

FRIEDMAN, R. C. - DOWNEY, J. I., «Sexual differentiation of behaviour: the foundation of a developmental model of psychosexuality»: *J. Am. Psychoanal. Assoc.* 56 (2008) 147-175.

FUCEK, I., «L'ideologizzazione dell'omosessualità nel contesto dell'odierna discussione teológica»: *Medicina e Morale* 3 (1996) 483-513.

GALIANO, M. y otros, «Evaluation of visual stimulation combined with intracavernous injections for the treatment of severe erectile dysfunction»: *Prog.Urol.* 17/2 (2007) 225-228.

GALLI, N. (ed.), *L'educazione sessuale nell'età evolutiva* (Vita e Pensiero, Milán 1994).

GANDIN, A., *L'amore omosessuale maschile e femminile. Male, cause e rimedi* (Bocca, Milán 1952).

GEORGE, F. W. - WILSON, J. D., «Sex determination and differentiation», en E. KNOBIL - J. D. NEIL (eds.), *The Phisiology of Reproduction* (Raven Press, Nueva York 1994).

GHEZZANI, N., *Volersi male: masochismo, panico, depressione, il senso di colpa e le radici della sofferenza psichica* (Franco Angeli, Milán 2002).

GILLESPIE, W. H, *La vita, il sesso, la morte* (Borla, Roma 2004).

GILMAN, S. E. y otros, «Risk of psychiatric disorders among individuals reporting same sex sexual partners in the National Comorbidity Survey»: *Am. J. Public Health* 90 (2001) 933-939.

GIUFFRÈ L. y otros, «La differenziazione sessuale e le sue anomalie»: *Gin. Inf. Adol.* 2 (1988) 122ss.

GIUS, E., *Una messa a punto dell'omosessualità* (Marietti, Turín 1972).

GLAUDE, B. A. - GREEN, R. - HELLMAN, R. E., «Neuroendocrine response to estrogen and sexual orientation»: *Science* 255 (1984) 1496-1499.

GODDAR, J. C. y otros, «Development of feminizing genitoplasty for gender disphoria»: *J. Sex. Med.* 4 (2007) 981-989.
GODINO, A. - LA CARBONARA, A., *Identità multiple. Psicologie del transessualismo* (Franco Angeli, Milán 1998).
GOGLIA, G., *Embriologia umana* (Piccin, Padua 1983).
GONZAGA, J. G., «L'ipnoterapia nel trattamento dell'omosessualità maschile e femminile», en AA.VV., *Comportamenti sessuali devianti* (Minerva Medica, Turín 1974) 161ss.
GOOREN, L., «The biology of human psychosexual differentiation»: *Horm. Behav.* 50/4 (2006) 589-601.
GORBIA, A., *Bambini da salvare* (Ed. Red, Novara 2002).
GORE, A. C., «Developmental programming and endocrine disruptor effects on reproductive neuroendocrine systems»: *Front. Neuroendocrinol.* 3 (2008) 358-374.
GRAMICK, J. - FUREY, P. (eds.), *The Vatican and the homosexuality* (Cross Road, Nueva York 1988).
GRAZIOTTIN, A., «Disturbi del desiderio sessuale nella donna: il ruolo del ginecólogo»: *Giorn. It. Ost. Gin.* 28/6 (2006) 283-294.
— «Sessuologia medica maschile e femminile», en G. DI RIENZO (ed.), *Manuale di Ginecologica per specializzandi* (Verduci, Roma 2005) 1462-1492.
GRÖNEVIST, A. y otros, «Karolinska Institute recommends controversial castration»: *Lakartidningen* 105/16 (2008) 1208-1209.
HALL, C. S. - LINDZEY, G., *Teoria della personalità* (Bollati Boringhieri, Mappano [TO] 1989).
HALL, P.A., «Sexual orientation and fluctuating asymmetry in men and women»: *Arch. Sex. Behav.* 37/1 (2008) 158-165.
HARTMAN, W. E. - FITHIAN, M., *The treatment of the sexual disfunction* (Center for Marital and Sexual Studies, Long Beach 1972).
HARVEY, J. H., «The controversy concerning the psychology and morality of homosexuality»: *Am. Eccles. Rev.* 167 (1973) 602-625.
HAVELOC, E., *Psicologia del sesso. Inversione sessuale* (Newton Compton, Roma 1970).
HENNINGSSON, S. y otros, «Sex steroid related genes and male-to-female transexualism»: *Psychoneuroendocrinology* 30/7 (2005) 657-664.
HERITIER, F., *Maschile e femminile: il pensiero della differenza* (Laterza, Roma 2000).
HOWITT, D., *Pedofilia e reati sessuali contro i bambini* (Centro scientifico Editore, Turín 2000).
HYDE, J. S. - DURIK, A. M., «Gender differences in erotic plasticity-evolutionary or sociocultural forces? Comment on Baumeister (2000)»: *Psychol Bull.* 126/3 (2000) 374-379.
IADECOLA, G., *Consenso del paziente e trattamento medico-chirurgico* (Liviana, Padua 1989).
— *Potestà di curare e consenso del paziente* (Liviana, Padua 1998).
IORIO, M. - ROCCHIETTI, G. - SERAFINI, P., *Sessualità e Legge* (Edizioni Minerva Medica, Turín 2000).
JAMES, W. H., «Biological and psychological determinants of male and female human sexual orientation»: *J. Biosci. Sci.* 37/5 (2005) 555-567.

JOCELYNE, R., *Non fatemi del male* (Ed. Elle Di Ci, Turín 2001).

JUAN PABLO II, *Discurso a los miembros del Tribunal de la Rota Romana con ocasión de la apertura del año judicial* (21-1-1999) en http://www.vatican.va/holy_father/john_paul_ii/speeches/1999/documents/hf_jp-ii_spe_19990121_rota-romana_sp.html.

— Exhortación apostólica *Familiaris Consortio* (22-11-1981) (BAC, Madrid 1982).

— *Audiencia general* (12-9-1979), en http://www.vatican.va/holy_father/john_paul_ii/audiences/1979/documents/hf_jp-ii_aud_19790912_sp.html.

— *Audiencia general* (20-2-1980)», en http://www.vatican.va/holy_father/john_paul_ii/audiences/1980/documents/hf_jp-ii_aud_19800220_sp.html

— *Audiencia general* (25-6-1980)», http://www.vatican.va/holy_father/john_paul_ii/audiences/1980/documents/hf_jp-ii_aud_19800625_sp.html

JUNG, P. B. - CORAY, J. A., *Sexual diversità and Catholicism: towards the development of morale theology* (Liturgical Press, Collegevill 2001).

KANORD, G. A. - KOSNIK, A. R., «Homosexuality. Ethical Aspects», en W. T. REICH (ed.), *Encyclopedia of Bioethics,* II, 1995, 667-677.

KAPLAN H. S., *I disturbi del desiderio sessuale* (Mondadori, Milán 1982).

— *Manuale illustrato di terapia sessuale* (Feltrinelli, Milán 2002).

— *Nuove terapie sessuali* (Mondadori, Milán 1986).

— *The evaluation of sexual disorders* (Bumer & Mozel, Nueva York 1983).

KASAVIC, I. - LINDSTRÖM, P., «PET and MRI show differences in cerebral asymmetry and functional connectivity between homo and heterosexual subjects»: *Proc. Natl. Acad. Sci. USA* (16-6-2008).

KAYIGIL, O. y otros, «Effects of transanal pelvic plexus stimulation on penile erection: clinical implications»: *Int. Urol. Nephrol.* 39/4 (2007) 1195-1201.

KEANE, P., *Sexual morality. A Catholic perspective* (Gill and MacMillan, Dublín-Londres-Nueva York 1980).

KEVERNE, E. B., «Genomic imprinting and the evolution of sex differences in mammalian reproductive strategies»: *Adv. Genet.* 59 (2007) 217-243.

KINSEY, A. C. - POMEROY, W. B. - MARTIN, C. L., *Sexual behavior in the human female* (W. S. Saunders, Philadelphia 1953); trad. it.: *Il comportamento sessuale della donna* (Bompiani, Milán 1960).

KÖHLER, T. S. y otros, «A pilot study on the erarly use of the vacuum erectin device after radical retripubic prostatectomy»: *BJU Int.* 100/4 (2007) 858-862.

KOZAKOWSKI ,V. S., «Toward a christian ethical response to transexual persons»: *Theology and Sexuality* 6 (1997) 10-31.

KRAFFT-EBING, R., *Psychopatia sexualis* (Manfredi, Milán 1953).

KRUIJVER, F. P. M. - FERNÁNDEZ-GUASTI, A. - FODOR, M. y otros, «Sex differences in androgen receptors of the human mamillary body are related to endocrine status rather than to sexual orientation or transexuality»: *Clinical Endocrinal Metabolism* 86/2 (2001) 818-827.

KUN, A. y otros, «C-type natriuretic peptide hyperpolarizes and relaxes penile resistance arteries»: *J. Sex. Med.* 5/5 (2008) 1114-1125.

LACROIX, X., *In principio la differenza. Omosessualità. Matrimonio, adozione* (Vita e Pensiero, Milán 2007).

— *La confusione des genres. Réponses à certaines demandes homosexuelles sur le mariage er l'adoption* (Bayard, París 2005).

— *Passeurs de vie. Essai sur la paternité* (Bayard, París 2004).

LINGIARDI, V., *Citizen gay* (Il Saggiatore, Milán 2007).

LALUMIERE, M. L. - RICE, M. E., «The validity of phallometric assessment with rapists: Comments on Looman & Marshall (2005)»: *Journal o Research and Treatment* (19-1-2007).

LARIZZA, P. (ed.), *Manuale di medicina interna* (Piccin, Padua 1979).

LAU, D. H. y otros, «Gene therapy and erectile dysfunction: the current status»: *Asian J. Androl.* 9/1 (2007) 8-15.

LAW, B. F. - GILL, J. J., *Human Sexuality and Personhood* (The Pope John Center, St. Louis [MO] 1981).

LAWRENCE, A. A., «Factors associated with satisfaction or regret following male-to-female sex reassignement surgery»: *Arch. Sex Behav.* 4 (2003) 299-315.

LE VAY, S., «A difference in hipotalamic structure between heterosexual and homosexual men»: *Science* 253 (1991) 1034-1037.

LEARY, D. O., *Maschi o femmine? La guerra del genere* (Rubbettino, Soveria Mannelli [CS] 2006).

LETOURNEAU, E. J., «A comparison of objective measures of sexual arousal and interst: Visual reaction time and penile plethysmography»: *Sexual Abuse. A Journal of Research and Treatment* 14 (2002) 207-223.

LEVINE, A. L., «External devive for treatment of erectile dysfunction»: *Endocrine* 23/2-3 (2004) 157-160.

LEVY, S. - VALENSI E. A., *L'enigma della omosessualità* (Cittadella, Asís 1976).

LI A. A. y otros, «Building a scientific framework for studying hormonal effects on behaviour and on the development of the sexually dimorphic nervous system»: *Neurotoxicology* 29/3 (2008) 503-518.

LOBITZ, W. C. - BAKER, E. L., «Group treatment of single males with erectile dysfunction»: *Arch. Sex. Behav.* 8 (1979) 127-138.

LONDON, P., «Sexual Behavior», en W. T. REICH (ed.), *Encyclopedia of Bioethics*, IV (Simon & Schuster-MacMillan, Nueva York 1995) 1560-1568.

LORÉ, C. - MARTINI, P., *Aspetti e problemi medico-legali del transessualismo* (Giuffrè, Milán 1986).

LOWEN, A., *Il narcisismo* (Univ. Econ. Feltrinelli, Milán 1992).

LUE, T. F. - LEE, K. L., «Pharmacotherapy for erectile dysfunction»: *Chin. Med. J.* 113/4 (2000) 291-298.

MACCALLUM, F. - GOLOMBOK S., «Children raised in fatherless families from infancy: a follow-up of children of lesbian and single heterosexual mothers at early adolescence»: *J. Child, Psycol. Psychiatry* 45/8 (2004) 1407-1419.

MADONNA, M. L. - RADICIONI ,A., «Il substrato biologico dell'identità di genere»: *Rivista di Sessuologia* 21 (1997) 103-109.

MALIZIA, E., «Il Viagra: terapia orale della disfunzione erettile maschile. I»: *Clin. Ter.* 149/5 (1998) 369-376.

MANCIA, M., «The absent father: his role in sexual deviations and in the transference»: *Int. J. Psychoanal.* 74/2 (1993) 941-945.

MANCINI, A. - DE MARINIS, L., «La pubertà: la fioritura dell'uomo e della donna», en N. GALLI (ed.), *L'educazione sessuale nell'età evolutiva,* o.c., 92-108.

MARAZZITI, D., *La natura dell'amore* (Rizzoli, Milán 2002).

MARCHESI, G., «L'omosessualità: problema pastorale per la Chiesa. A proposito del documento vaticano»: *La Civiltà Cattolica* 4 (1986) 560-569.

MARCHETTI, M., «Aspetti psichiatrici e psicologici del transessualismo»: *Medicina e Morale* 2 (1984) 176ss.

MARSHALL, W. L. - FERNÁNDEZ, Y. M., «Phallometric testing with sexual offenders: limits to its value»: *Clinical Psychology Review* 20 (2000) 807-822.

MASSONE, A., *Omosessualità: cause e terapie* (Salcom, Brezzo di Bedero 1978).

MASTERS, W. H. - JOHNSON, W. E., *Human sexual inadequacy* (Little Brown, Boston 1970).

— *Human sexual. Response* (Little Brown, Boston 1966).

— *Human sexuality* (Little Brown, Boston 1982).

— *L'atto sessuale nell'uomo e nella donna* (Feltrinelli, Milán 1967).

MATOT, J. P., «Situation du masochism»: *Ann. Med. Psychol.* 5 (1989) 551-559.

MATSUMOTO, M. A., «Fisiopatologia della sterilità maschile», en W. R. KEYE - R. J. CHANG - R. W. REBAR - M. R. SOLULES (eds.), *Infertilità. Valutazione e trattamento* (Verduci, Roma 1996) 593-596.

MATTIOLI, A., *Le realtà sessuali nella bibbia* (Piemme, Casale Monferrato [AL] 1987).

MCCARRICK, P .M., «Gender Issues in Health Care»: *Kennedy Institute of Ethics Journal* 1 (1995) 61-82.

MCKENZIE S., «Queering gender: anima/animus and the paradigm of emergence»: *J. Anal. Psychol.* 51/3 (2006) 401-421.

MCNEILL, J. J., «Homosexuality, lesbinism and the future: the creative role of the gay community in building a more human society», en R. NUGENT (ed.), *A Challenge to love: gay and lesbian catholics in the Church* (Cross Road, Nueva York 1983) 52-64.

— *The Church and the homosexual* (Beacon Press, 1993); trad. it.: *La Chiesa e l'omosessualità* (Mondadori, Milán 1979 [de la edición de Kansas City 1976]).

MENCHINI FABRIS, G. F. - GIORGI, P. M. - DI COSCIO, M. - CANALE, D., «Epidemiology of male sexual impotence», en D. POZZA - G. M. COLPI (eds.), *Diagnosing impotence* (Masson, Milán 1990) 3-6.

MENZIONE, E., *Diritti omosessuali* (Enola, Roma 2000).

MEYER, W. - PFÄFFLIN F., *Transgenderim and intersexuality in childhood and adolescence: making choice* (Sage, 2003).

MEYER, W. y otros (eds.) *Standards of care for gender identity disorders* (Charry Benjamin International Gendere Dysphoria Association, [6]2001).

MIGEON, J. C. - WISNIEWSKI, A. B., «Sexual differentiation: from genes to gender»: *Horm. Metab. Res.*, 1998, 50, 245-251.

MONEY, J. - EHRHARDT, A. A., *Uomo donna, ragazzo ragazza* (Feltrinelli, Milán 1976).

MONNI, P., *L'arcipelago della vergogna* (EUR, Roma 2001); trad. esp.: *El archipiélago de la vergüenza* (BAC, Madrid 2004).

MONTECCHI, F., *Abuso sui bambini: l'intervento a scuola* (Franco Angeli, Milán 2002).

MOSS, K. - STEPHENS, M., *Crime reduction and the law* (Routledge, Londres 2006).

MOURAS, H. y otros, «Brain processing of visual sexual stimuli in healthy men: a functional magnetic resonance imaging study»: *Neuroimage* 20 (2003) 855-869.

MUELLER, A. y otros, «Long-term administration of testosterone undecanoate every 3 months for testosterone supplementation in female-to-male transsexuals»: *J. Clin. Endocrinol. Metab.* 92 (2007) 3470-3475.

NADIG, P. W. - WARE, J. C. - BLUMOFF, F. R., «Non invasive device to produce and maintain an erection like state»: *Urology* 27 (1986) 126ss.

NAIM, U., «L'omosessualità maschile»: *Annali Ravasini* (15-12-197) 10.

NELSON, J. B., *Embodiment. An Approach to sexuality and christian theology* (Paperback, Londres 1979).

NICOLOSI, J., *Oltre l'omosessualità - Ascolto terapeutico e trasformazione* (S. Paolo, Milán 2007).

— *Omosessualità maschile: un nuovo approccio* (Sugarco, Milán 2002).

NICOLOSI, J. - NICOLOSI L. A., *Omosessualità, una guida per i genitori* (Sugarco, Milán 2002).

NICOLOSI, J., *Reparative therapy of male homosexuality* (Jason Aronson Northvale [NJ] 1991).

OBISPOS DE ESTADOS UNIDOS, «Always our children: a pastoral message to parents of homosexual children and suggestions for pastoral ministers»: *Origins* 27/17 (1997) 285-291.

O'LEARY, D., *Gender: the deconstruction of women, analysis of the gender perspective in preparation for the Fourth World Conference on Women* (Pekín 1995, en *offset).*

OISSON, S. E. y otros, «Regret after sex reassignement surgery in a male-to-female transsexual: a long term follow-up»: *Arch. Sex Behav.* 4 (2006) 501-506.

OLIVARI, G., «Il fenomeno dei riflessi condizionati nel trattamento della omosessualità», en AA.VV., *Comportamenti sessuali devianti* (Minerva Medica, Turín, 1974) 151ss.

ORFANELLI, G. - ORFANELLI, V., *Un doppio inganno: l'abuso intrafamiliare* (Franco Angeli, Milán 2007).

PABLO VI, Encíclica *Humanae Vitae* (25-7-1968), en http://www.vatican.va/holy_father/paul_vi/encyclicals/documents/hf_p-vi_enc_25071968_humanae-vitae_sp.html.

PACIOLLA, A. - ORMANI, I., *Abuso sessuale. Una guida per psicologi, giuristi ed educatori* (Carocci, Roma 1999).

PADMA, H. - NATHAN H. - GIULIANO F., «Oral drug therapy for erectile dysfunction»: *Urol. Clin. North Amer.* 28/2 (2001) 321-334.

PALMARES CARVALHO, I., «Transsexualism evaluation of two post-operative transsexuals»: *Acta. Med. Port.* 21/1 (2008) 103-106.

PAUL, T. y otros, «Brain response to visual sexual stimuli in heterosexual and homosexual men»: *Human Brain Mapping* 29/6 (2008) 726-735.

PELLEGRINO, P., *L'impedimento di impotenza nel matrimonio canonico* (Giappichelli, Turín 2004).

PENNA, R., «L'omosessualità nel Nuovo Testamento», en AA.VV., *Antropologia cristiana ed omosessualità,* o.c., 33-39.

PERRELLA, M., *Per una clinica delle perversioni* (Franco Angeli, Milán 2000).

PERICO, G., «Il fenomeno della transessualità: rilievi clinici, giuridici e morali»: *Documenti* (1982) 54-62.

— «Il Parlamento europeo e i diritti degli omosessuali»: *Aggiornamenti Sociali* 9/10 (1994) 593-604.

— «L'omosessualità», en ÍD., *Problemi di etica sanitaria,* o.c., 270-271.

— «La cura pastorale delle persone omosessuali in un recente documento della S. Sede. Nota introduttiva»: *Aggiornamenti Sociali* 1 (1987) 79-87.

— «La transessualità», en ÍD., *Problemi di etica sanitaria,* o.c., 373-389.

— *Problemi di etica sanitaria* (Ancora, Milán 1992).

PERSICO, A. M., *Omosessualità tra «scelta» e sofferenza. Conoscere per capire, capire per andare oltre* (Alpes, Roma 2007).

PIANA, G., «Orientamenti di etica sessuale», en T. GOFFI - G. PIANA (eds.), *Corso di Morale,* II, *Diakonia (Etica della Persona)* (Queriniana, Brescia 1983).

PICOZZI, M., *Non chiamatelo amore* (Guerini, Milán 2003).

PIERANTOZZI, P., «Le pedofilie. È possibile prevenire? E curare?»: *Camillianum* 22 (2008) 83-108.

PINOTTI, F., *Olocausto bianco* (Rizzoli, Milán 2008).

PÍO XII, «Discorso per l'inaugurazione dell'anno giuridico della Sacra Rota (3-10-1941)», en *Discorsi e radiomessaggi di Sua Santità Pio XII*, III (Tipografia Poliglotta Vaticana, Ciudad del Vaticano 1960) 209-215.

PLOMIN, R., *Natura ed esperienza* (Raffaello Cortina, Milán 1998).

PRESTAGEM, G. y otros, «Homosexual men in Australia: population, distribution HIV prevalence»: *Sex Health* 5/2 (2008) 97-102.

PUTNAM, S. K., «Effects of testosterone metabolites on copulation and medial preoptic dopamine release in castrated male rats»: *Horm. Behav.* 5 (2003) 419-426.

RAHMAN, Q., «The neurodevelopment of human sexual reorientation»: *Neurosci. Biobehav. Rev.* 2977 (2005) 1057-1066.

RAIVIO, T. y otros, «Reversal of idiopatic hypogonadotropic hypogonadism»: *N. Eng. J. Med.* 357 (2007) 863-873.

REINER, W. G., «Assignemet of Sex in Neonates with Ambiguous Genitalia»: *Current Opinion in Pediatrics* 11 (1999) 363-365.

RHOADS S. E., *Uguali mai. Quello che tutti sanno sulle differenze tra i sessi ma non osano dire* (Lindau, Turín 2006).

RIFELLI, G., *Psicologia e psicopatologia della sessualità* (Il Mulino, Bolonia 1998).

RUBIO BRIONES, J. y otros, «Treatment of post prostatectomy erectile dysfunction with sildenafil in a non-selected group of patients»: *Actas Urol Esp.* 28/8 (2004) 567-574.

RUGGERI, V. - RAVENNA, A. R. (eds.), *Transessualismo e identità di genere. Indagine clinica e sperimentale* (Ed. Universitaria, Roma 1999).

RUGGIERI, V. y otros, *Transessualismo e identità di genere, indagine clinica* (Univ. Romane, Roma 1999).

RUIZ, G., «L'omosessualità nella Bibbia», en AA.VV., *Omosessualità: scienza e coscienza,* o.c., 131-135.

SAGRADA CONGREGACIÓN PARA LA DOCTRINA DE LA FE, *Algunas consideraciones acerca de la respuesta a propuestas legislativas sobre la no discriminación de las personas homosexuales* (23-7-1992), en http://www.vatican.va/roman_curia/congregations/cfaith/documents/rc_con_cfaith_doc_19920724_homosexual-persons_sp.html.

Consideraciones acerca de los proyectos de reconocimiento legal de las uniones entre personas homosexuales (3-6-2003), en http://www.vatican.va/roman_curia/congregations/cfaith/documents/rc_con_cfaith_doc_20030731_homosexual-unions_sp.html.

— *Carta a S.E. Mons. John R. Quinn, Presidente de la Conferencia Episcopal Norteamericana, con «observaciones» sobre el libro «La sexualidad humana», estudio encargado por la «Catholic Theological Society of America», editado por el rev. Anthony Kosnik* (13-7-1979), en http://www.vatican.va/roman_curia/congregations/cfaith/documents/rc_con_cfaith_doc_19790713_mons-quinn_sp.html.

— *Decreto sobre la impotencia que hace nulo el matrimonio* (13-5-1977), en http://www.vatican.va/roman_curia/congregations/cfaith/documents/rc_con_cfaith_doc_19770513_impotentia_sp.html.

— *Declaración acerca de ciertas cuestiones de ética sexual* (29-12-1975), en http://www.vatican.va/roman_curia/congregations/cfaith/documents/rc_con_cfaith_doc_19751229_persona-humana_sp.html.

— *Carta a los obispos de la Iglesia católica sobre la atención pastoral a las personas homosexuales,* en http://www.vatican.va/roman_curia/congregations/cfaith/documents/rc_con_cfaith_doc_19861001_homosexual-persons_sp.html.

SAGRADA CONGREGACIÓN PARA LA EDUCACIÓN CATÓLICA, *Orientaciones educativas sobre el amor humano* (1-11-1983), en http://www.vatican.va/roman_curia/congregations/ccatheduc/documents/rc_con_ccatheduc_doc_19831101_sexual-education_sp.html.

SADEGHI, M. - FAKHARI ,A., «Transexualism in Female Monozygotic Twins: a Case Report»: *Aust. NZJ Psychiatry* 5 (2000) 862-864.

SAFRON, A. y otros, «Neural correlates of sexual arousal in homosexual and heterosexual men»: *Behaviour Neuroscience* 121 (2007) 237-248.

SAILA, D., «Gender identity disorder: an overview»: *Gender and Psychoan.* 6 (2006) 111-119.

SANTIEMMA, V., «Patologia della pubertà», en A. FABBRINI - V. SANTIEMMA (eds.), *Andrologia,* o.c., 141-145.

SANTORI, G., *Compendio di sessuologia* (Minerva Medica, Turín 1966).

SAUL, J. - AUDAGE, N. G., *Preventing child abuse within youth serving organizations: getting started on policies and procedures* (U.S. Dept. of Health and Human Services, Atlanta 2007).

SAVIC, I., «Brain response to putative pheromones in homosexual men»: *Proc. Natl. Acd. Sci. USA* 102/20 (2005) 7356-7361.

SCAPIN, L. - FABRIS, B., «Ipotesi eziopatogenetiche sul transessualismo», en E. BELGRANO - B. FABRIS - C. TROMBETTA (eds.), *Il transessualismo,* o.c., 41-49.

SCHIFFER, B. y otros, «Brain response to visual sexual stimuli in homosexual pedophiles»: *Journal of Psychiatric Neuroscience* 33 (2008) 23-33.

— «Structural brain abnormalities in frontostrial system and cerebellum in pedophilia»: *Journal of Psychiatric Research* 41 (2007) 753-762.

SCHLESINGER, P., «Può ammettersi un "diritto" delle coppie omosessua li ad accedere al matrimonio», en AA.VV., *Antropologia cristiana ed omosessualità,* o.c., 91-96.

SCHUMACHER, S. - LLOYD, C. W.- MACKLIN, R., «Sex Therapy and Sex Research», en W. T. REICH (ed.), *Encyclopedia of Bioethics,* IV, o.c., 1551-1555.

SCHWARTZ, M. F. - MORACZEWSKI, A. S. - MONTELEONE, J. A. (eds.), *Sex and gender. A theological and scientific inquiry* (The Pope John Center, St. Louis [MO] 1983).

SELVAGGI, G. y otros, «Genital sensitivity after sex reassignement surgery in transsexual patients»: *Annals of Plastic Surgery* 58 (2007) 427-433.

SELVINI PALAZZOLI, M., *Giochi psicotici nella famiglia* (Raffaello Cortina, Milán 1988).

SERRA, A., «Sessualità tra natura e cultura», en N. GALLI (ed.), *L'educazione sessuale nell'età evolutiva,* o.c., 23-66.

SESSA, A. - CORGATELLI, G., *Disfunzione erettile* (Pacini, Pisa 2001).

SGRECCIA, E., «Rivoluzione sessuale e valori della sessualità», en ÍD. (ed.), *Salute e persona: presupposti bioetici dell'educazione sanitaria* (Centro di Iniziativa Culturale, Bolonia 1991) 71-90.

SHELP, E. E. (ed.), *Sexuality and medicine,* I: *Conceptual roots*. II: *Ethical viewpoints in transition* (D. Reidel, Dordrecht 1987).

SIDI, A. A., «Vasoactive intracavernous pharmacotherapy»: *Urol. Clin. North. Am.* 15/1 (1988) 95-101.

SIDI, A. A. - CHEN, K. K., «Clinical experience with vasoactive intracavernous pharmacotherapy for treatment of impotence»: *World J. Urol.* 5 (1987) 156-159.

SIMERTY, R. B., «Hypotalamic substrates of metabolic imprinting»: *Physiol. Behav.* 2 (2008) 79-89.

SIMONELLI, C. y otros, *Le perversioni sessuali: aspetti clinici e giuridici del comportamento sessuale deviante* (Franco Angeli, Milán, 2004).

SLAG, M. F. y otros, «Impotence in medical clinic outpatients»: *JAMA* 249 (1983) 1736ss.

SOCARIDES, C. y otros, «Don't forsake homosexuales who want help»: *The Wall Street Journal*, 9 gennaio 1997.

SPAGNOLO, A. G. - DI PIETRO, M. L. - MANCINI, A. - SGRECCIA, E., «Ethical issues involved in the diagnostic and therapeutic technique of impotence, Atti del First International Meeting on Andrology, Roma 10 giugno 1989», en D. POZZA - G. M. COLPI (eds.), *Diagnosing Impotence* (Masson, Milán 1990) 29-31.

SPINSANTI, S., «Problemi antropologico-morali dell'identità sessuale»: *Medicina e Morale* 3 (1982) 225-237.

SPRINGER, R. H., «Transexual surgery: some reflections on the moral issues involved», en E. E. SHELP (ed.), *Sexuality and Medicine,* II, o.c., 233-248.

STEELE, V., *Sesso e potere* (Meltemi, Roma 2005).

STIMOLI, R., *Abuso sull'infanzia* (Bonanno Editore, Caltanissetta 2005).

SUPPE, F., «The diagnostic and statistical manual of the american psychiatric association: classfying sexual disorders», en E. E. SHELP (ed.), *Sexuality and Medicine,* II, o.c., 111-135.

SWAAB, D. F., «Sexual differentiation of the brain and behaviour»: *Best Pract. Res. Clin. Endocrinol. Metab.* 59 (2007) 245-266.

SWAAB, D. F. y otros, «Sexual differentiation of the human hypothalamus»: *Adv. Exp. Med. Biol.* 511 (2002) 75-100.

SWAAB, D. F. - GOOREN, L. J. G.- HOFMAN, M. A., «Gender and sexual orientation in relation to hypothalamic structures»: *Horm. Res.* 38 (1992) 51-61.

SWAAB, D. F. - HOFFMAN, F. A., «An enlarged suprachiasmatic nucleus in homosexual men» *Brain Research* 537 (1990) 1-2, 141-148.

TARGONSKI, K., *Etica cristiana della sessualità: nel contesto della sensibilità morale del nostro tempo* (Miscellanea Francescana, Roma 2003).

TARTAGLIONE, S. (ed.), *Violenta mente: la violenza nella clinica psichiatrica* (Ed. del Cerro, Tirrenia [PI] 1999).

TEISA, S., *Le strade dell'amore: omosessualità e vita cristiana* (Armando, Roma 2002).

TIETJE, L. - HARRISON, J., «Homosexuality. Ethical issues», en W. T. REICH (ed.), *Encyclopedia of Bioethics,* o.c., II, 1147-1156.

TROMBA, C., «Il terrore nella mente»: *Tempo Nedico* 712 (20-9-2001).

TURTON, J., *Child abuse, gender and society* (Routledge, Nueva York 2007).

VALCARENGHI, M., *Ho paura di me: il comportamento sessuale violento* (Bruno Mondadori, Milán 2007).

VALERIO P. y otros. (eds.), *Il transessualismo. Saggi psicoanalitici* (Franco Angeli, Milán 2001).

VAN DEN AARDWEG, G. J. M., *Homosexuality and hope* (Servont Publications, Ann Arbor[MI] 1985).

— «Matrimonio omosessuale & affidamento a omosessuali»: *Studi Cattolici* 50 (1998) 500.
— «Omosessualità verso la liberazione»: *Studi Cattolici* 394 (1993) 812.
— *On the origins and treatment of omosexuality* (Praeger Publishers, Nueva York 1986).
— *The Battle for Normality. A Guide for (self-) Therapy for homosexuality* (Paperback, San Francisco 1997).
— *Una strada per il domani. Guida all'auto terapia dell'omosessualità* (Città Nuova, Roma 2004) 62-63; http://www.alleanzacattolica.org.
VERSALDI, G., *L'oggettività delle prove in campo psichico. Una ricerca interdisciplinare sulle sentenze della S. Romana Rota dal 1967 al 1976 in tema di impotenza coeundi per cause psichiche* (Dissertazione Dottorale, Facoltà di Diritto Canonico Università Gregoriana, Roma 1981) 169.
VILLEGGIANTE, S., «Ninfomania e cause di nullità matrimoniale»: *Il Diritto Ecclesiastico* 1 (1960) 171.
VIRAG, R. - SUSSMAN, H. - VIRAG, H., «Evaluation and treatment of impotence: a statistical survey», en G. D'OTTAVIO - D. POZZA (eds.), *Progressi di andrologia chirurgica* (Acta Medica, Roma 1987).
VITALE, A., *Ripensare la terminologia del disturbo d'identità di genere nel manuale diagnostico e statistico dei disturbi mentali* (Crisalide Azione Trans onlus, Genova 2005).
WALDINGER, M. D., «Premature ejaculation: state of art»: *Urol. Clin. North. Amer.* 34/4 (2007) 591-599.
WALTER, M. y otros, «Pedophilia is linked to reduced activation in hypothalamus and lateral prefrontal cortex during visual erotic stimulation»: *Biol. Psychiatry* 62 (2007) 698-701.
WEIIS, H. D., «The physiology of human penile erection»: *Ann. Intern. Med.* 76 (1972) 793-799.
WELZER-LANG, D., *Maschi e altri maschi: gli uomini e la sessualità* (Einaudi, Turín 2006).
WITHERINGTON, R., «External aids for treatment of impotence»: *J. Urol. Nurs.* 10 (1987) 6.
— «Vacuum constriction device for management of erectile impotence»: *J. Urol.* 11 (1989) 320.
WOLFF, M. S., «Endocrine disruptors: challenges for environmental research in the 21st century»: *Annals of Acad of NY Acad. Science*, 1076 (2006) 228-238.
XUE, H. - TAI, F. D., «The behavioural neuroendocrine mechanism of development of homosexuality»: *Sheng Li Ke Xue Jin Zhan* 38/4 (2007) 313-317.
ZUANAZZI, G. F., «Disturbi dell'orientamento sessuale nell'adolescenza», en N. GALLI (ed.), *L'educazione sessuale nell'età evolutiva,* o.c., 210-211.
— *L'età ambigua* (La Scuola, Brescia 1995).
ZULOAGA D. G. y otros, «The role of androgen receptors in the masculinization of brain and behaviour: what we've learned from the testicular feminization mutation»: *Horm. Behav.* 53/5 (2008) 613-626.

RESUMEN

Los trastornos sexuales representan una categoría compleja de trastornos de la persona para los que es difícil precisar la etiopatogenesia: si esos trastornos tienen una base orgánica o funcional o si también influyen aspectos psicológicos o psicosociales. También es complejo el problema ético y se plantea a varios niveles.

Para hacer una cómoda clasificación distingamos *trastornos sexuales orgánicos* y *trastornos sexuales psíquicos*. Los primeros pueden ser: *congénitos*, *adquiridos*, *de base endocrina*. Los segundos incluyen: *desviaciones sexuales* (situaciones en las que el individuo elige un «objeto» de amor que se desvía de la norma), *perversiones sexuales* (las fijaciones psicogenitales se concentran en «objetos» que —aunque no sean «desviados»— son parciales o construidos artificialmente y son disfunciones sexuales) *disfunciones sexuales* (presencia de un impedimento —parcial o total— a la manifestación normal de la tendencia o de la actividad sexual). Las desviaciones sexuales pueden tocar la identidad de género (transexualidad), la orientación y/o la conducta (travestismo, bisexualidad y homosexualidad). Entre las perversiones sexuales se pueden contar: autoerotismo masturbatorio, incestuosidad, narcisismo, bestialidad, exhibicionismo, pedofilia, erotomanía, efebofilia, fetichismo, patofilia, sadismo, gerontofilia, masoquismo y necrofilia. Las disfunciones sexuales incluyen trastornos del deseo, de la excitación, del orgasmo y trastonos asociados al dolor.

Alteraciones de la diferenciación sexual. La intersexualidad. Describe la situación en la que los cromosomas sexuales, los genitales y/o los caracteres sexuales secundarios no se pueden definir como exclusivamente masculinos o femeninos, como consecuencia de un desarrollo embrionario alterado. Los principales cuadros clínicos son: *disgenesias gonádicas*, *pseudo-hermafroditismos* y *hermafroditismo auténtico*. Las disgenesias gonádicas se caracterizan por la exposición de las gónadas en grado variable ante los genitales internos y externos de acuerdo con el sexo gonádico (por ejemplo, el síndrome de Turner para el sexo femenino, el síndrome de Klinefelter para el masculino). Los pseudo-hermafroditismos se caracterizan por la presencia de gónadas de acuerdo con el sexo genético, mientras los genitales internos y externos están más o menos en contraste con el sexo gonádico. El hermafroditismo auténtico se distingue del pseudo-hermaforditismo por la coexistencia de tejido ovárico y testicular con una presencia homolateral de gónadas diferentes (por un lado el ovario y por otro el testículo) o la coexistencia de dos tejidos en las mismas gónadas.

Ante individuos que presentan una ambigüedad en el plano físico por la presencia simultánea de elementos anatómicos de ambos sexos (hermafroditismo, pseudo-hermafroditismo), se plantea el problema de cómo armonizar los diversos componentes. En este caso, la intervención quirúrgica no ha planteado nunca problemas morales, aunque la decisión que hay que tomar desde un punto de vista clínico no sea fácil. En el caso de que la ambigüedad sea perceptible también en los genitales externos y no existe la certeza a la hora de asignar el sexo, la intervención tendría que orientarse, a nuestro parecer, según las siguientes exigencias éticas: 1. la practicabilidad médico-quirurgica, 2. la obtención de la mayor armonía y concordancia entre caracteres externos e internos de la sexualidad, 3. la posibilidad de realizar el acto conyugal con el otro sexo, 4. la investigación, donde sea posible, para conseguir también la fertilidad como consecuencia tanto del acto conyugal como de la armonización entre elementos físicos externos y elementos biológicos internos del sexo corregido o reintegrado.

El problema de la validez y licitud del matrimonio en el caso de personas con ambigüedad genital exige a menudo una consulta pluridisciplinar, para definir la verdadera situación tanto desde un punto de vista físico como desde un punto de vista psíquico: esto parece exigido no solo cuando se trate de declarar la validez del matrimonio puesto en cuestión, sin también cuando se trate de presencia o no de la capacidad de los futuros cónyuges de contraerlo. En los casos de ambigüedad física del sexo, no siempre se presupone el hecho de que la intervención quirúrgica se haya realizado y se haya considerado lícita para una mejor armonización de los rasgos sexuales, ni es de por sí suficiente para considerar válido el matrimonio consiguiente.

Transexualidad. Se configura como un conflicto entre el sexo físico, normal en sus componentes, y la tendencia psicológica que se siente en el sentido contrario. Diferente se presenta en las otras dos formas de trastorno sexual que también tienen raíz psicológica: la homosexualidad (en la que los aspectos físicos del sexo no se sienten de manera ambigua ni conflictiva; se usan en vistas a la satisfacción erótica íntima en un individuo del mismo sexo) y el travestismo (síndrome por el cual no se da el deseo profundo de cambiar de sexo, sino que sencillamente se ha instaurado una necesidad psíquica de ponerse ropa del otro sexo como condición necesaria para alcanzar la excitación sexual).

Se discute aún más sobre el origen «orgánico» o «sociopsicológico» de la transexualidad. El eventual componente orgánico se debería atribuir a carencias endocrinas y a mecanismos neurohormonales. De todos modos, la mayoría de los autores sostiene el origen socio-psicogénico de la transexualidad: serían los estímulos extrínsecos provenientes del ambiente social y familiar en el que vive el paciente los que determinen, por su precocidad y total persistencia, la orientación sexual del transexual. De modo particular, la génesis de la anomalía se debería a un proceso de identificación del niño con la madre y la hermana (hiperprotectoras y posesivas), en ausencia de una figura paterna consistente y en un proceso que lleva al punto de inducir el impulso de convertirse en mujer. La inmensa mayoría de los expertos sostiene que la anomalía no se puede revertir. Parece acertada la idea de que la ejecución de una intervención médico-quirúrgica no supera la conflictividad precedente, ni recompone la armonía con el nuevo sexo, sino que incluso parece agravar el sentido de frustración. Por lo tanto, la demanda de rectificación de sexo por parte de un transexual es la situación que plantea las dificultades éticas más graves. En este caso, de hecho, no se puede aplicar el principio terapéutico relacionado con el principio de la totalidad de la salud y la persona y no se llega así a la conclusión de que la intervención sea lícita. También el matrimonio, eventualmente solicitado y celebrado tras una intervención médico-quirúrgica, se ha de declarar nulo porque ha sido contraído tras una transformación arbitraria del sexo, ficticia y devastadora desde un punto de vista físico; además, porque ha de considerarse que el trastorno psico-físico perturba gravemente la libertad de elección y de consentimiento.

Homosexualidad. Anomalía consistente en la *desviación de la atracción afectivo-sexual* por la que el individuo siente atractivas y a veces practica relaciones sexuales con personas del mismo sexo. Sobre el origen del fenómeno, no todo está claro; se han formulado esencialmente tres hipótesis: *a)* que sea una modalidad clínicamente indiferente; *b)* que se deba atribuir a una desviación de la línea de los finalismos biológicos; *c)* que se trate de una discordancia psicosexual de la persona, cuyo origen debe buscarse en la red de las relaciones afectivas y sociales. De todos modos, ya se ha demostrado que el sexo, como estado morfofuncional del individuo, ya es de por sí un elemento que condiciona el emerger de la sexualidad, aunque reciba sin embargo también informaciones de otras fuentes, informaciones que tendrán que integrarse con las que provienen del sustrato biológico. Por lo tanto, es probable que el origen de la homosexualidad sea complejo y multifactorial.

Es importante tener presente que con el término de *homosexualidad* se indican una serie de situaciones de desorientación sexual, que se presentan fenomenológicamente en diversa graduación. En efecto, se distinguen los *homosexuales esenciales* de los *homosexuales ocasionales* o *veleitarios:* los primeros están más inclinados a la compulsividad del instinto, los segundos buscarían el encuentro sexual por motivos más superficiales, como la búsqueda de sensaciones insólitas y extravagantes o por instinto de la aventura. El problema es más grave —en orden a la dificultad de la terapia— en el caso de los homosexuales *esenciales*. Entre los homosexuales *esenciales* se hace luego la distinción entre homosexuales *totales* y *exclusivos,* en los que la tendencia está estructurada y no se da la tendencia heterosexual, y aquellos individuos en los que puede darse de modo más o menos pronunciado la atracción heterosexual *(bisexuales).*

Muchos no aceptan que se indique la homosexualidad como una anomalía o anormalidad, ni comparten la idea de que se considere como una conducta que hay que tratar y, menos aún que se la califique como ilícita. Los expertos parecen coincidir en el hecho de que también en el caso de la homosexualidad la mejor terapia está representada por la prevención, constituida en este caso por dos factores que deben estar presentes al mismo tiempo: la *armonía en la familia educadora* con la participación de ambos padres y la *socialización precoz* del niño o de la niña en un grupo coeducador. En cambio, una vez que se estabilice la tendencia homosexual, la colaboración activa y responsable del individuo con el terapeuta es condición preliminar para que tenga éxito la terapia. El regreso a la normalidad está siempre condicionado por el grado de estructuración de la tendencia. La terapia, que evidentemente es de naturaleza psicológica, es a menudo larga y a veces la curación se considera imperfecta e inestable. Desde un punto de vista ético y pedagógico se desaconseja el camino forzado al matrimonio, como si este hecho pudiese tener luego un efecto terapéutico. También desde el punto de vista canónico esta coerción haría que el matrimonio fuera nulo; por otra parte, se duda mucho sobre la validez del matrimonio en el caso del homosexual estructurado.

Desde el punto de vista de la valoración ética, es también necesario poner el acento y la atención en la distinción entre valor objetivo y transcendente y la propia diginidad de cada persona humana, por una parte, y el nivel de responsabilidad o madurez subjetiva, por la otra. Ningún educador podrá valorar hasta qué punto el individuo es culpable en un sentido subjetivo o si bien se ve condicionado por la situación interna y los hábitos adquiridos. El respeto de la persona por sus valores, la prohibición de la marginación social, la exigencia de una humana comprensión por las situaciones del individuo, no traen consigo la mera justificación o relativización de los juicios éticos. Este punto está ampliamente subrayado en los documentos del Magisterio de la Iglesia católica.

Perversiones sexuales. La perversión es una actitud desviada que se realiza en la ideación y persecución de conductas más o menos deliberadas y torcidas respecto al sentido común, en las que está presente un actuar «sufriente» a nivel psiquiátrico. Este término se utiliza para aquellas conductas que se oponen a la ortodoxia y la normalidad. Normalmente se utiliza el término perversión como sinónimo de desviación. A causa de la diferencia en las distintas culturas del concepto de «normalidad», este término puede referirse a situaciones y conductas diferentes según la cultura de la que se provenga. Técnicamente, las perversiones comprenden diversas formas patológicas. En lo que respecta a su etiopatogenesia, las «perversiones» se deberían a un doble mecanismo: la interrupción del desarrollo en una fase precedente y la sustitución del objeto natural por uno real, más o menos simbolizado. En cuanto a la valoración de las responsabilidades personales desde el punto de vista ético, debe recordarse la norma general según la cual la responsabilidad subjetiva e individual del paciente en cuestión, sobre todo en presencia de pulsiones irrefrenables y escisiones o enajenaciones psicóticas de la personalidad, es a veces muy dudosa, incluso ante hechos graves. Sin embargo, esto no quita que, desde un punto de vista real se valore de manera adecuada y correspondiente con la verdad tanto el sufrimiento subjetivo que el desorden objetivo del paciente en cuestión. Se debe advertir con firmeza el deber de defender el bien común de la sociedad ante los delitos de orden sexual. En cuanto a la actitud a adoptar en el matrimonio, cuando se den y se constaten las perversiones citadas más arriba, la presunción del derecho es la invalidez. Por lo lo tanto, no es lícito aconsejar el matrimonio como salida terapéutica; en el caso de que se pone de manifiesto el hecho patológico tras el matrimonio, hay que tener en cuenta que —en la fase del proceso de nulidad— estos trastornos sean de tal envergadura que afecten dos elementos esenciales para un matrimonio: el estado de libertad interior del individuo y la capacidad de asumir las cargas debidas.

Entre las diversas tipologías de perversión sexual, la *pedofilia* merece una atención particular con motivo de su creciente difusión en diversos contextos sociales. La pedofilia es una atracción sexual de tipo compulsivo (llamada orientación sexual) por parte de un individuo adulto, hombre o mujer, tanto heterosexual como homosexual, de modo exclusivo o predominante, hacia un sujeto prepúber, de una edad generalmente inferior a 13 años. Si la víctima es un adolescente, se habla de efebofilia. La problemática real de este trastorno es su etiopatogenesia que se atribuye como mucho a un perfil psíquico difícil de entender, a veces validado por causas genético-hormonales. Dinamismos que por sí solos, o en correlación, atraerían el proceso pedófilo. Para este cuadro, las terapias que hoy en día resultan más eficaces, pero que por desgracia no nos permiten garantizar una curación plena, son seguramente las que implican la psique junto con las curas también dirigidas a la fisiología humana. A nivel terapéutico, es necesario intentar reconstruir un Yo equilibrado con intervenciones a nivel psicoanalítico y psicodinámico gracias también a la activación de posibles «role play», «atribuciones de papeles sociales» donde experimentar las propias actitudes y capacidades relacionales, para ayudar al pedófilo a capacitarse con las potencialidades de la persona integrada en un determinado contexto social en el que es necesario el reconocimiento de la propia e inalienable dignidad personal y la de los demás. Junto con esto se ha introducido el soporte de las terapias farmacológicas inhibidoras de excitabilidad, como el uso del acetato de medroxiprogesterona

(MPA) en los Estados Unidos y del acetato de ciproterona (CPA) en Europa, terapias que sin embargo imponen consideraciones de carácter técnico y ético, previas al consentimiento. Desde el punto de vista ético, reafirmamos que el pedófilo sigue siendo una persona con su dignidad, a la que hay que defender y se subraya el papel ético que reviste la sociedad hacia cada ser humano. El acto pedófilo, reconocido jurídicamente, tendría que prever una sanción que presuponga un *iter* de rehabilitación psico-clínica como ya se da en Canadá. Por lo tanto, es éticamente correcta una reinserción social gradual tras la terapia, de indicutible necesidad, en situaciones y lugares en los que no sean posibles contactos independientes con prepúberos, pero en los que se dé la oportunidad de revalorizarse física, afectiva y moralmente en un ambiente social, gracias a un apoyo médico psiquiátrico.

Disfunciones sexuales. Situaciones que se caracterizan por impedir el desarrollo normal de la tendencia y de la actividad sexuales. Aquí se considera la actividad sexual en relación no tanto a la capacidad procreativa, sino más bien a la capacidad de realizar el acto sexual: por lo tanto, no se debe confundir la esterilidad con la disfunción. El estudio de las disfunciones sexuales y de su tratamiento terapéutico interesa a la ética tanto en orden al desarrollo armónico y a la realización de la persona como por las modalidades terapéuticas que se suelen proponer. El *hipererotismo* o *hiperestesia* sexual consiste en la exaltación morbosa tanto del deseo como de la práctica sexuales. Los factores que distinguen esta anomalía son esencialmente tres: la exaltación del instinto, la incapacidad de dominarse, la insaciabilidad del deseo incluso tras la satisfacción. Observando la bibliografía del tema, no se ve claramente cuál es la causa precisa del fenómeno o a qué grupo de causas se tiene que relacionar: la hipótesis hormonal como única causa de la disfunción no está hoy en día muy en boga. Parece que no se ha de excluir una condición neuropsíquica que predisponga y que traería consigo una erotización anormal de la corteza cerebral.

Las formas clínicas de hipererotismo son la *satiriasis* en el hombre (caracterizada por una intensidad y una compulsividad excesivas del instinto sexual en el hombre; en los casos más graves puede llevar a actos de violencia y a delitos sexuales) y la *ninfomanía* en la mujer (caracterizada por una compulsividad patológica que permanece incluso después de la satisfacción del impulso: se trata de mujeres que a menudo terminan en el mundo de la prostitución). Entre las manifestaciones patológicas en sentido contrario se han de nombrar la *anafrodisia* o *frigidez,* que consiste en la falta más o menos completa del deso sexual. Entre los trastornos de la excitación hay que mencionar —también porque hablaremos de ellos con respecto a las terapias de las disfunciones— la *impotencia eréctil,* que consiste en la incapacidad de alcanzar y mantener una erección suficientemente rígida del pene que permita la penetración en la vagina y/o la incapacidad de mantener la erección durante el acto sexual hasta la eyaculación. La *eyaculación precoz* es la forma más común de patología de la eyaculación y puede definirse como la condición por la que un hombre es incapaz de controlar de modo voluntario el reflejo eyaculatorio: como consecuencia, nada más excitarse sexualmente alcanza inmediatamente el orgasmo; la situación opuesta se define *eyaculación retardada*. Los enfoques terapéuticos en el campo andrológico, sexológico y psicoterapéutico reflejan por una parte la conciencia de una etiología multifactorial de las diversas disfunciones y,por otra, concepciones diversas de la sexualidad: por este motivo, en la valoración de las terapias se ha de tener presente tanto la adecuación técnica como el respeto de la dignidad de la persona humana. Los enfoques terapéuticos utilizados hoy en día son esencialmente tres: el farmacológico, el quirúrgico y el psicoterapéutico; por supuesto, según los casos, las tres intervenciones pueden estar asociadas entre ellas. Para poder emitir un juicio sobre ellos, es necesario describir al menos —aunque sea brevemente— cada uno de los enfoques a las disfunciones principales: esta parte descriptiva tiene que estar precedida, sin embargo, por una alusión de los valores éticos de referencia. En una visión global de la persona y de la sexualidad, la disfunción no debe considerarse una alteración de una función aislada sino la alteración de una función del hombre, de todo el hombre. Antes de nada merece una debida atención el respeto a la *dignidad de la persona enferma:* esto exige conferir una particular importancia al problema de la *intimidad,* al *consentimiento informado,* al respeto a sus *convicciones ético-morales y religiosas,* por las que el paciente debe tener la libertad de rechazar intervenciones que vayan contra las propias convicciones éticas. Además, cada intervención de tipo diagnóstico y terapéutico debe por lo tanto respetar todos estos aspectos y ser entonces una intervención global, colocada en el interior del *counselling* sexológico más general que dé una correcta valoración de la *porporcionalidad entre riesgos de tipo diagnóstico y terapéutico* y *la posibilidad real de beneficios* respecto al carácter invasivo —no solo físico— de algunas técnicas de diagnóstico y que esté relacionado con las expectativas terapéuticas y la satisfacción de la pareja.

Por cuanto respecta a la validez del matrimonio, según la doctrina canónica la impotencia dirime el matrimonio si es anterior, perpetua, absoluta o relativa y cierta.

Como conclusión, se ha de recordar que, en cuanto a la valoración moral de los actos de cada persona, con respecto a la transexualidad, la homosexualidad y la pedofilia, se tendrá que recurrir a la distinción que se hace tradicionalmente cuando se trata de juicios morales en individuos afectados por trastornos psíquicos o que están en una situación especial: la distinción permite valorar por una parte el acto desde el punto de vista *objetivo* (objeto moral de por sí) que tiene una verdad (conformidad o no conformidad con la norma moral) y por otra parte, la *situación subjetiva del individuo,* cuya responsabilidad puede ser más o menos total y en cualquier caso solo la puede conocer Dios que ve lo íntimo de cada uno. De todos modos, nunca se podrá definir como normal lo que no lo es, y pedagógicamente se tendrá que hacer un esfuerzo por superar la fragilidad y mejorar su conducta haciendo orientar sobre todo los esfuerzos del individuo hacia el bien y la meta del empeño en dirección del prójimo, haciendo que adquiera una progresiva sensibilidad social y confianza en Dios, que conforta y sostiene en las dificultades morales y en el esfuerzo por mejorar.

Capítulo IV
BIOÉTICA Y DROGODEPENDENCIA

A. LA DROGA

1. Complejidad del problema

El problema de la drogodependencia, de la droga, o como sugiere la OMS, del «consumo de substancias que generan drogodependencia» es de los más complejos que existen, desde cualquiera de los ángulos bajo los que se quiera estudiar: para los médicos y los psicólogos, para los políticos y sociólogos se trata de una de las cuestiones más graves a las que se enfrenta actualmente el mundo occidental[1].

El impacto destructor sobre la vida y la salud no debe ser valorado únicamente con las cifras de los que mueren por sobre-

[1] Es prácticamente imposible recordar la abundantísima bibliografía sobre el tema. En el volumen de L. Ciccone, *Salute e malattia,* II, o.c., 323-436, se dice que ya en ese año las voces y disposiciones eran alrededor de 250 en Italia. Junto con esta obra bien documentada citemos: L. Fazzi - A. Scaglia (eds.), *Tossicodipendenza e politiche sociali in Italia,* o.c.; L. Montanari (ed.), *Documentare il disagio,* o.c.; G. Pietrostefani, *Il sistema droga,* o.c.; B. Silvestrini, *Malati di droga,* o.c.; S. Bignamini - G. Brunetta, «Fenomeno droga e cooperazione internazionale», a.c., 29-44; G. Brunetta, «Il fenomeno droga nel 1981», a.c., 219-229; Íd., *Giovani e droga,* o.c.; Íd., «Morti per droga dal 1973 al 1988», a.c., 237-243; Ministero dell'Interno, *Diffusione della tossicodipendenza: quantità e qualità degli interventi pubblici e privati in Italia* (Direzione Generale dei Servizi Civili, Roma 1987), síntesis del Informe Consultivo de la investigación confiada al CENSIS; esta síntesis también está recogida en *Il Regno Documentazione* 29/9 (1984) 304-322; E. Borgognoni Castiglioni, «Le tossicomanie secondo l'OMS», a.c.: esta puntualización sobre los conceptos y las definiciones es muy importante; ONU, *Acta final de la conferencia de las Naciones Unidas para la aprobación de una convención contrea el trágico ilícito de estupefacientes y sustancias psicotrópicas,* o.c.

Para profundizar después en las experiencias en el sector de la prevención, tratamiento y rehabilitación de la drogodependencia y de los problemas correlacionados, se puede consultar el *Bollettino delle Farmacodipendenze e l'Alcoolismo,* publicado a partir del año 1978 por el Ministero de Sanidad italiano, en colaboración con el UNICRI.

Para una panorámica actualizada del problema a nivel europeo, cf. EMCDDA, *El problema de la dogradicción en Europa 2009,* o.c.; el informe se redacta cada año y se puede consultar en varios idiomas en http://www.emcdda.europa.eu/publications.

dosis, sino que se debe vincular con todas las muertes debidas también a causas concomitantes y con el cúmulo de violencia y criminalidad relacionadas con el uso de la droga.

En efecto, es conocida la perniciosa relación preexistente entre producción, tráfico de drogas y hampa, y la influencia sobre las normas ocultas y la peligrosidad (mafia, camorra, etc.) y, por otro lado, la estrecha relación del uso de drogas inyectables con el SIDA, que ha tenido y sigue teniendo un gran número de víctimas entre los drogodependientes, aunque en menor medida gracias a los progresos de la terapia médica[2].

Quien quisiera juzgar por lo tanto el fenómeno en su totalidad, tendría que alargar el enfoque al universo geopolítico y a la complejidad de los vínculos y los efectos inmediatos y posteriores.

Debe registrarse otro dato, el del cosmos de los consumidores: en los años setenta parecía que la droga fuera una especie de señal o de arma de la insurrección y la insatisfacción del mundo juvenil hacia la sociedad; ahora los sociólogos y los especialistas hablan de un mundo de consumidores en lucha, no ya contra la

[2] En 1994, el 39,7 por 100 de los casos de SIDA en Europa pertenecía a la categoría de los homosexuales o bisexuales; el 37,7 por 100, a la de los drogodependientes. En cambio, en Italia y España más de la mitad de los casos pertenecían a esta última categoría: en España, era del 64 por 100. Cf. A. Delgado, *SIDA: Todo lo que la sociedad necesita saber* (Grupo Zeta, Madrid 1994) 34-37. Los datos más recientes en el campo europeo —y la tendencia es similar en América— manifiestan en cambio una drástica reducción de la transmisión del VIH por vía parenteral, por jeringas infectadas: solo un 6 por 100 de los contagios. La excepción se da en los países de Europa Oriental y las repúblicas de la antigua Unión Soviética —que son, además, las únicas regiones europeas en las que siguen aumentando las nuevas infecciones de VIH—: de las nuevas infecciones de VIH, alrededor del 57 por 100 se puede atribuir al consumo de estupefacientes por vía parenteral; en Rusia cerca de 1,8 millones de personas se drogan por vía parenteral, y de estos, en torno al 37 por 100 es seropositivo (cf. UNAIDS - OMS, *Situación de la epidemia de Sida 2009,* o.c.; M. J. van de Laar - G Likatavicius - A. R. Stengaard - M. C. Donoghoe, «HIV/AIDS surveillance in Europe: update 2007», a.c.; K. L. Dehne - J. P. Grund - L. Kodakevich y otros, «The HIV/AIDS Epidemic Among Drug Injectors in Eastern Europe», a.c., 729-776. Para Italia remitimos a los datos del Istituto Superiore di Sanità. Las últimas encuestas confirman el cambio, puesto ya de manifiesto en los años pasados, en las modalidades de transmisión del VIH con una proporción de drogodependientes que ha disminuido del 69,0 por 100 en 1985 al 8,6 por 100 en 2007, mientras que los casos que se pueden atribuir a una transmisión sexual (heterosexual y homosexual) del VIH en el mismo periodo han aumentado del 13,3 por 100 al 73,7 por 100 (Istituto Superiore di Sanità, «Aggiornamento delle nuove diagnosi di infezione da HIV al 31 dicembre 2007 e dei casi di AIDS in Italia al 31 dicembre 2008», a.c.). (Para España puede verse, estre otros, http://www.msssi.gob.es/ciudadanos/enfLesiones/enfTransmisibles/sida/ [Nota del editor]).

sociedad, sino contra la «substancia», la misma droga, porque estarían buscando una «compatibilidad» entre consumo de droga, de la que querrían liberarse en una cierta medida, e inserción en el mundo del trabajo y de la vida social. Nos encontraríamos ante personas que, incluso siendo contradictorias y en medio de las complicaciones de la delincuencia, pedirían un poco de comprensión, una dosis tolerable y una ayuda válida para salir del infierno. Mientras tanto, la opinión política se divide entre el radicalismo liberal —que no correspondería ni siquiera con los deseos de los exconsumidores—, los defensores de la lucha contra las centrales de producción (¡dejad en paz a los jóvenes y atacad a los productores y a los traficantes!) y quienes quieren una declaración previa a cualquier terapia y por ello la ilegalidad del consumo de droga.

Antes de que esta idea de la ilegalidad se «politizara» hay que decir *per incidens* que la ley aprobada en Italia en 1990 y modificada en 1993 y 1999[3] estaba apoyada en el mundo católico, mientras que la ley de 1975 andaba por las calles del permisivismo[4].

Siempre en relación con el carácter complejo y problemático del tema que nos disponemos a tratar, en varias partes se ha observado que el fenómeno del consumo de droga no puede descargarse completamente en la medicina y en sus especializaciones de farmacología y psiquiatría, porque se trata de un fenómeno que implica diferentes disciplinas de estudio y campos de investigación: evidentemente, la farmacología, las especialidades clínicas, de modo particular la psiquiatría, pero también las ciencias sociológicas, políticas y económicas.

Según algunos, el querer cargar la responsabilidad únicamente sobre la figura del médico, del psicólogo, del terapeuta o del farmacólogo plantearía el problema, de que se tratara más que nada de un mecanismo de proyección de la sociedad para alejar la tensión[5].

En este capítulo, que tendrá que sintetizar lógicamente los datos y los problemas generales para concentrar la atención sobre el problema bioético, querríamos ofrecer ante todo una síntesis de los datos explicativos de tipo científico-médico y sociológico; después querríamos desarrollar una reflexión sobre la etiología y las posibilidades terapéuticas; y, por último, nos gus-

[3] Este tema se volverá a tratar de manera profunda en un apartado específico de este capítulo.

[4] E. SGRECCIA, «La questione morale sull'uso della droga: contenuti e metodi», a.c., 31-47; G. DE ROSA, «Gli aspetti etici della droga», a.c., 5-30.

[5] V. ANDREOLI, *Il medico e la droga,* o.c., 1-4.

taría reflexionar sobre el problema ético con respecto al paciente y al contexto familiar y social.

2. Nociones generales y definición

Sobre este tema existe una gran variedad de denominaciones e impropiedades del lenguaje, de los que tampoco están exentos textos de una cierta oficialidad.

Comencemos con una breve definición de los términos, principalmente para uso de aquellos que no tienen competencias farmacológicas o clínicas.

Las denominaciones «estupefacientes» o «narcóticos» no resultan siempre apropiadas porque solo algunas substancias,que están bajo el nombre de drogas, causan torpor; la misma palabra droga sería demasiado genérica si no se define técnicamente.

Para la Organización Mundial de la Salud, estos medicamentos peligrosos para la integridad psicofísica de los individuos se deben caracterizar hoy en día no tanto con el término de «estupefacientes» sino con el de «medicamentos que generan drogodependencia». Por drogodependencia a su vez debe entenderse «un estado de intoxicación, aguda o crónica, que es nocivo para el individuo y la sociedad y está generado por el consumo habitual de droga»[6]. Esta definición tampoco parece exhaustiva porque no resulta idónea para vincular estas sustancias psicotrópicas con sus efectos principales y casi esenciales, es decir, la adicción y la dependencia; por lo que otros prefieren definir las drogas como «substancias psicotrópicas que por los efectos placenteros que producen, atraen al individuo a una consumición repetitiva, al principio querida y luego impuesta», que le hacen depender de la droga[7]. Sin embargo, parece que en la definición de la OMS, el término de drogodependencia quiere incluir y recordar además del nivel de toxicidad, la dependencia y la adicción[8].

Por lo tanto, en la exposición, bajo el uso del término «droga» entendemos los medicamentos que generan drogodependencia, luego intoxicación y adicción y/o dependencia y que, por

[6] E. BORGOGNONI CASTIGLIONI, «Le tossicomanie secondo l'OMS», a.c., 3. Es muy precisa la clasificación ofrecida por L. CICCONE, *Salute e malattia,* II, o.c., 325-330.

[7] Ibíd., 326.

[8] Ibíd., 327; M. MAIER GLATT, *I fenomeni di dipendenza. Guida alla conoscenza e al trattamento* (Milán 1979); L. GIACOMELLI, «Tossicodipendenza e problemi aperti»: *Vita e Pensiero* 4 (1988) 255.

los efectos que producen en la psique y la conducta, resultan nocivos para el individuo y la sociedad.

Por ello es importante definir los conceptos de adicción y dependencia antes de pasar a las clasificaciones.

La *adicción* es el estado causado por el consumo repetido de un medicamento o substancia e implica:

— tendencia a continuar consumiendo a causa de una sensación de bienestar;
— un limitado grado de dependencia psíquica, pero no física, por lo que hay una ausencia de crisis de abstinencia;
— el hecho de que la estimulación no lleve a aumentar la dosis;

Por *dependencia,* en cambio, se entiende:

— un estado de intoxicación causado por el uso repetido de la substancia;
— el deseo compulsivo de consumir continuamente la dosis y procurársela con cualquier medio;
— la tendencia de aumentar la dosis para obtener el mismo efecto;
— la dependencia no solo psíquica sino también física, con las consiguientes crisis de abstinencia (calambres, náuseas, diarrea, convulsiones y coma en determinados casos);
— efectos nocivos no solo en la persona del consumidor sino también en la sociedad a causa de la cadena de delitos y consecuencias que dan origen a la dependencia así como la falta de control de la conducta de los individuos.

Al concepto de dependencia se debe asociar el de *tolerancia,* que se define como «mecanismo de adaptación del organismo a una determinada substancia introducida sistemáticamente de tal modo que la dosis debe aumentarse necesariamente para obtener el efecto inicial»[9].

Otra distinción recurrente es la relativa a la frecuencia del consumo de drogas: se habla, de hecho, de consumo *una tantum,* para indicar el carácter esporádico del consumo, o incluso se llama «recreativo» al consumo de algunas drogas, como las llamadas «blandas» (hachís y marihuana) pero no solo (se piensa en la cocaína, el crack o las drogas sintéticas), porque son típicas

[9] G. BRUNETTA, *Giovani e droga,* o.c., 9.

de ambientes de diversión o de socialización como discotecas, *pubs,* conciertos de música moderna; mientras que el «consumo problemático» o continuo sería el de los consumidores que recurren a la droga de modo frecuente y compulsivo. Estas distinciones son importantes en cuanto a las políticas legislativas y la valoración de la opinión pública, a menudo llevada a banalizar y a veces también animar al uso de drogas blandas, pero no en su valoración ética ya que, si bien con diversa gravedad, el consumo de drogas para un uso superfluo es un acto intrínsecamente malo, porque produce una fuga ilusoria de los problemas y de la realidad incluso en el uso ocasional y por lo tanto no permite un ejercicio libre y responsable de la existencia y las capacidades personales, aunque todavía no se haya instaurado un daño psicofísico a la salud.

3. **Clasificaciones de las drogas**

Las clasificaciones de las drogas se hacen ya sea respecto a su origen y modo de producción o a los efectos que producen en el individuo consumidor. Estas clasificaciones son necesarias para entender mejor la terminología, pero también para orientar el juicio ético basándose en su mayor o menor incidencia en la salud.

a) *Clasificaciones según el origen*

1. Son muchas las drogas de origen vegetal, es decir conseguidas a partir de plantas, entre las cuales: *papaver somniferum, cannabis indica, erytroxylon coca, anhalonium lewinii.*

Del *papaver somniferum* se extrae el opio, conocido también en los albores de la historia y famoso por la funesta guerra de Inglaterra contra China[10]. A su vez, del opio actualmente se pue-

[10] El opio se conoce desde el V milenio a.C. por los sumerios, pero históricamente tuvo su epopeya sangrienta cuando Holanda e Inglaterra, las grandes compañías de navegación de las Indias, decidieron en los siglos XVIII y XIX hacerlo cultivar en la India para importarlo a China para conseguir unas ganancias que compensaran las importaciones de especias, seda y cerámicas de China. En este país se conocía el opio desde el siglo VII d.C., pero las autoridades lo estaban prohibiendo con medidas cada vez más represivas, especialmente después del edicto del emperador Chien Ching en 1796.

El plan «diabólico» fue elaborado por la *East India Company* que en los primeros decenios del siglo XIX conseguía obtener enormes beneficios de la importación clandestina a China de opio por vías directas e indirectas y a través de la

den extraer o trabajar en el laboratorio muchas variedades de substancias, entre las cuales las más conocidas son la morfina, la papaverina y la heroína, que se clasifican precisamente como «opiáceos». También se sabe que existen indicaciones terapéuticas de algunas de estas substancias como es el caso de la morfina. Fue un médico del ejército de Napoleón quien descubrió en 1806 la composición química de la morfina. El cultivo del opio tiene sus orígenes en el Oriente Medio y Lejano Oriente.

Del *cannabis indica* se extrae el *hachís,* utilizando el látex resinoso de la flor, y la *marihuana,* utilizando las flores y las hojas conjuntamente; del concentrado del látex se consigue el *aceite de resina* que es el derivado más fuerte de los tres. El *cannabis* crece en los países tropicales pero actualmente puede cultivarse en los países de temperaturas templadas como Italia.

De la altiplanicie de los Andes procede la planta *erytroxylon coca,* cultivada en Bolivia, Perú, Java, Taiwán, Ceylon. Masticada por los indios, en el mundo occidental se usa para producir *cocaína* a partir de 1860, tras el descubrimiento de Albert Niemann. Un tipo particular de cocaína es el *crack* que contiene residuos de queroseno y otras impurezas de la coca. Se vende mucho *crack* tanto porque cuesta poco como porque se puede fumar, pero provoca a menudo encefalopatías por la presencia del benceno.

2. Entre las *drogas sintéticas,* que tienen diversas aplicaciones clínicas, deben recordarse los *barbitúricos,* derivados del ácido barbitúrico (síntesis de urea y ácido malónico), aislado por Bayer en 1863 y utilizado ahora para mucha variedad de sedantes; los barbitúricos pueden usarse como drogas si se asocian con el acohol.

Las *anfetaminas* también son drogas sintéticas pero con un efecto contrario al de los barbitúricos: la psicoestimulación. Tienen muchas aplicaciones terapéuticas: si se consumen en altas dosis tienen un efecto drogante.

Entre estas se encuentra también el *ecstasy,* un producto quimico de síntesis de varias composiciones: puede contener exclusivamente metilendioximetanfetamina (MDMA) o también

corrupción de funcionarios. Entre 1830 y 1836, el problema de la difusión del opio se debatió en la corte imperial: por una parte, la hipótesis, defendida aún hoy en día, de liberalizar completamente el opio para golpear a los traficantes y, por la otra, la de intensificar las penas. Prevaleció esta última hipótesis y la acción de represión se confió al general Lin Tse-Hsu que consiguió secuestrar en Cantón inmensas cantidades (1.170 toneladas) de opio dañando gravemente a la compañía inglesa. Fue entonces, en junio de 1840, cuando la flota inglesa desembarcó tropas en Chusan y estas ocuparon la ciudad de Chin-Hae obligando al emperador a relegar a Lin Tse-Hsu y revisar la legislación. Cf. C. M. CIPOLLA, «Quando gli inglesi spacciavano in Cina»: *Corriere della Sera* (30-1-1989); D. DE CARO, *Tossicomanie nella società moderna,* o.c.

aparecer junto con anfetaminas, analgésicos, alucinógenos o incluso se puede cortar con cafeína, detergentes y almidón. Esta substancia, que puede provocar daños gravísimos de tipo neuronal y sistémico e incluso puede provocar la muerte, ha tenido en los últimos años una difusión masiva en los ambientes juveniles, vinculada sobre todo con el surgimiento de un género musical particular llamado *techno* y con la participación en las llamadas *rave party,* reuniones de jóvenes que duran incluso varios días, día y noche, y que producen una especie de ebriedad colectiva.

También es producto de síntesis la *metadona,* descubierta en Alemania durante la última guerra. Actualmente se usa como sustituto de la heroína en la desintoxicación.

Por último, en los últimos años, se está difundiendo una nueva tipología de substancias de abuso denominadas con el término *smart drugs,* cuyo nombre significa literalmente «drogas inteligentes». Comprenden toda una serie de compuestos de origen natural (vegetal) y también sintético, que contienen vitaminas, principios activos de extractos vegetales, de los que los más difundidos son la efedrina, la cafeína, la taurina, pero también hay substancias con características alucinógenas. Las *smart drugs* prometen aumentar la capacidad cerebral, la capacidad de aprendizaje y de memoria además de mejorar los rendimientos físicos de quien las consume y de aportar efectos psicodélicos de «visiones sensoriales y alucinógenos» particulares, percepciones, sensaciones, emociones y procesos mentales en general. Actualmente existe una gran confusión vinculada a la terminología de los *smart drugs:* se habla contextualmente de drogas vegetales, drogas étnicas, drogas etnobotánicas, drogas naturales, biodrogas, etc. Para algunos, el término *smart drugs* indica toda una serie de bebidas energéticas o pastillas estimulantes (que intentan simular el efecto del ecstasy) que aseguran efectos excitantes incluso permaneciendo en la legalidad (cafeína, ginseng, etc): se proponen y se consumen sobre todo en ambientes juveniles (discotecas, *rave party,* etc.). En realidad, parece que la expresión tiene su origen en el hecho de que las *smart drugs* son «drogas inteligentes» porque no están perseguidas por la ley, en cuanto que no están presentes como tal o como principios activos contenidos en ellas en las Tablas legislativas de las leyes correspondientes que prohíben el uso de substancias estupefacientes y psicotrópicas[11].

[11] Las *smart shops* venden no solo productos de origen natural y sintético (cápsulas que contienen aminoácidos, neurotransmisores del tipo GABA, etc.) con denominación CE, sino también productos destinados al cultivo de plantas

b) *Clasificaciones según los efectos*

Indiquemos aquí algunas anotaciones sencillas de lo que se necesita para la comprensión del fenómeno y de los problemas éticos relacionados; es menester remitir a tratados específicos para un conocimiento más profundo.

La distinción más en boga, y sobre la que muchos quieren fundar una valoración ética y jurídica diferente, es la distinción entre *drogas blandas y drogas duras,* a la que se confiere evidentemente un fundamento cientifico[12]. Las drogas blandas son las derivadas del *cannabis indica* (hachís, marihuana) y también la LSD, que tendrían menor efecto nocivo sobre el organismo y un condicionamiento menor y más lento[13]. Las drogas duras son

(sobre todo setas y cannabis) y productos accesorios destinados a optimizar el efecto derivado del consumo de substancias fumables (papel de fumar, filtros, pipas, bong, vaporizadores). Los asiduos de las *smart shops* pertenecen a varias categorías sociales: estudiantes, que buscan en estas tiendas estimulantes cerebrales de bajo perfil toxicológico para preparar los exámenes; adultos de 40 a 60 años, sobre todo varones, que buscan algunas *smart drugs* de propiedades similares a la viagra, y jóvenes que utilizan las *smart drugs* por sus presuntos efectos psicodélicos, o simplemente por curiosidad. Las *smart drugs* proponen el «colocón» con productos «naturales», herborísticos, considerados por lo tanto «inofensivos» con respecto a las drogas utilizadas más comúnmente para «levantarse». La naturaleza nos pone frente a una serie casi inagotable de nuevas moléculas, de las cuales a menudo los expertos en la materia no saben mucho o nada, dejando a quien comercia con ellas un buen margen de tiempo antes de que se realicen investigaciones médicas que puedan hacer declararlas ilegales. A menudo, las diversas «hierbas» se venden como «perfumadores ambientales» o como «semillas de colección», pero los «psiconautas» (como les gusta definirse a los consumidores de estos productos) saben bien que estas hierbas se fuman o se mastican. Reciente es la historia de la *Salvia Divinorum,* una planta que se vende regular y legalmente en las *smart shops* (como perfumador ambiental), cuyo incremento en el uso entre los asiduos de estas tiendas ha despertado la preocupación de las autoridades competentes, las cuales, tras unas investigaciones profundas sobre los efectos psicoactivos y alucinógenos de la planta, han decidido prohibir e incluir su principio activo, la *Salvinorina A*, en la Tabla I del elenco de las substancias estupefacientes y psicotrópicas del DPR 309/90. Cf. ISTITUTO SUPERIORE DI SANITÀ - OSSERVATORIO FUMO, ALCOHOL E DROGA, *Smart drugs*, o.c.

[12] Ibíd.; E. GORI, *La farmacologia delle psicodroghe,* o.c.; ÍD., «La droga fa male?», a.c., 685-702; AA.VV., *La famiglia contro la droga,* o.c.

[13] Aunque no se puede negar que estas substancias psicoactivas poseen diferencias considerables en el plano de los mecanismos de acciones nocivas sobre el organismo, a la luz de los datos de la bibliografia biomédica sobre los efectos dañinos de las llamadas «drogas blandas» consideramos esta distinción en desuso porque se ajusta poco a la realidad médico-científica y se tendría que utilizar con mucho cuidado y sentido de responsabilidad. De modo particular, en lo relativo a los efectos dañinos de la substancia más consumida, el cannabis (riesgo de accidentes de tráfico, dependencia psíquica, síndromes cardiovasculares, daños en las funciones respiratorias, patologías psiquiátricas...), se dan muchas evidencias que demuestran su toxicidad multisistémica y su peligrosidad:

las que, al contrario, instalan rápida y casi automáticamente el mecanismo de dependencia y tienen un efecto más rápido y más nocivo sobre el organismo; en esta categoría se incluyen los opiáceos, como la morfina y la heroína, además de la cocaína y los barbitúricos.

La diferencia evidente entre drogas blandas y drogas duras se encuentra sobre todo en el hecho de que las drogas duras pueden provocar la muerte súbita por sobredosis y llevan al individuo de modo progresivo a una grave degradación física y psíquica, como si fuera un lento suicidio: un suicidio que se hace primero psicológicamente y luego físicamente. Se considerarán más adelante las posibilidades de recuperación.

Una clasificación más analítica que se basa en los síntomas más evidentes es la aportada por L. Ciccone y retomada por L. Lewin[14], por la cual las drogas se clasifican en 5 clases, con su denominación latina:

— *Euphorica:* opio, coca y sus derivados: morfina, heroína, cocaína, etc.;
— *Phantastica:* derivadas del cannabis como el hachís y la marihuana, y también la mescalina; son alucinógenas y psicodélicas;
— *Inebriantia:* se incluyen aquí substancias diversas de la droga que la que se habla aquí, objeto del domercio bajo este nombre; se trata del alcohol, cloroformo, éter, etc.; hablaremos más adelante del alcoholismo;
— *Hypnotica:* comprende principalmente los barbitúricos;
— *Excitantia:* las anfetaminas.

Otros ofrecen clasificaciones diversas basándose en lo que se ha considerado su efecto principal[15]: drogas represivas del sistema nervioso central, estimulantes, psicodélicas, alucinógenas, etc. Pero respecto a nuestra presentación, no parece suficiente

A. Ghuran - J. Nolan, «Recreational drug misure», a.c., 627-633; A. Aryana - M. A. Williams, «Marijuana as a triggerof cardiovascular events: speculation or scientific certainty?», a.c., 141-144; W. Hall - L. Degenhardt, «Adverse health effects of non-medical cannabis use», a.c., 1383-1391; A. S. Reece, «Chronic toxicology of cannabis», a.c., 517-524; J. Macleod - R. Oakes - A. Copello y otros, «Psychological and social sequelae of cannabis and other illicit drug use by young people», a.c., 1579-1588; Y. P. Le Bec - M. Fatséas - C. Denis y otros, «Cannabis et psychose», a.c., 377-385; J. Miettunen - S. Törmänen - G. K. Murray y otros, «Association of cannabis use with prodromal symptoms of psychosis in adolescence», a.c., 470-471.

[14] L. Lewin, *Phantastica,* o.c.; L. Ciccone, *Salute e malattia,* II, o.c., 338.

[15] V. Andreoli, *L'eroina di Stato,* o.c.; L. Ciccone, *Salute e malattia,* II, o.c., 339.

lo ya descrito y sintetizado, más si cabe porque la experiencia enseña que el problema de la droga pide cada vez más una pluralidad de competencias específicas y colaboraciones convergentes para afrontarla, y entre estas no podrá faltar evidentemente la farmacología.

4. **Características de la epidemiología de la droga**

Para hacer un cuadro de la situación, hace falta recordar antes de nada las líneas del tráfico de drogas desde las grandes fuentes de producción al mercado de distribución y consumo. Junto con todos los informes existen también algunos índices de la amplitud de este fenómeno, en un intento de cuantificarlo: sin embargo, las muertes a causa de la droga, las substancias requisadas, las personas arrestadas y los drogodependientes en tratamiento son indicadores que muestran únicamente una parte del fenómeno.

La reunión de los entonces siete países más industrializados[16] del 19 al 21 de junio de 1988 en Toronto consideró el problema del enorme tráfico de drogas y sirvió para identificar las zonas de grandes producciones y las vías de exportación.

El primer «triángulo de oro» era asiático e incluía a países productores como Birmania, Tailandia y Laos, y desde ellos encontraba el polo de exportación de Hong-Kong hacia Europa y América del Norte.

El segundo «triángulo» trazado en esa reunión también era asiático, y se encontraba en Oriente Medio (Afganistán y Pakistán); desde allí se llevaba de nuevo la droga a Hong-Kong por mar.

Por último, el «triángulo» de Sudamérica: Colombia, Perú y Bolivia desde donde, pasando por México y el Caribe, la mercancía llegaba a África del Norte[17]. Estados que estaban y siguen estando entre los países más golpeados, junto con los países de Europa Occidental y actualmente también algunos países de Europa Oriental.

Durante aquella reunión se pensó incluso en el uso del ejército con México, mientras que otros propusieron su liberalización. Otros también sugirieron un amplio programa educativo en el

[16] G. DE ROSA, «Il problema della droga oggi», a.c., 285-294.

[17] Una interesante descripción de las características del mercado de la droga y de sus repercusiones en el ámbito económico se ve en B. MOREL - F. RYCHEN, *Il mercato delle droghe,* o.c.

mundo, parecido al que ha causado cierto efecto con el alcohol y el tabaco. De hecho, desde entonces muchas cosas se han hecho de manera conjunta e individual a nivel internacional, con medios de represión o a través de políticas de prevención, pero los resultados, aunque sean positivos, todavía no son satisfactorios, ya que la droga constituye aun una importante causa de muerte entre los jóvenes y es al mismo tiempo la fuente de ingresos fundamental de varios países en vías de desarrollo.

Actualmente, según los últimos informes internacionales, la geografía de la producción de droga ha cambiado en parte gracias a las intervenciones de control o represión y también de prevención que han activado y coordinado organismos que trabajan en el área de las Naciones Unidas y de la Unión Europea y gobiernos de determinadas naciones que se cuentan entre las mayores exportadoras de droga. En Afganistán, que tiene el 93 por 100 de la producción mundial, el cultivo de opio se ha reducido en un 19 por 100, mientras que en Myanmar (la antigua Birmania), otro gran estado productor de opio en el Sudeste Asiático, se ha dado un incremento de la producción de un 1 por 100. Según los datos de los informes, la producción mundial de cocaína también sería la más baja de los últimos cinco años: solo en Colombia, la producción de cocaína se ha reducido en un 28 por 100 respecto al 2007, mientras que el cultivo de coca ha disminuido un 18 por 100, pero ha crecido en Perú y Bolivia. En los últimos años, también África Occidental se ha convertido en un nudo estratégico para el tráfico de cocaína entre América Latina y Europa. La comunidad internacional (la UNODC, Oficina de Naciones Unidas contra la Droga y el Delito) y el Consejo de Seguridad y la Comunidad Económica de Estados de África Occidental (ECOWAS) observan con extremada preocupación este fenómeno, y desean controles coordinados y sistemáticos a lo largo de las costas africanas y del Sahel, donde estarían las nuevas rutas de la droga. En cuanto al cannabis, sigue siendo la droga más cultivada y utilizada en todo el mundo, aunque las estimaciones son menos precisas respecto del resto (en algunas partes de mundo se trata de una planta selvática). Igualmente grave es el cuadro de la producción y consumo de drogas sintéticas. Lo que era una producción «de apartamento» se ha transformado en un verdadero y auténtico tráfico en cuya base hay laboratorios de dimensiones industriales. La producción de metanfetaminas sigue concentrándose en Norteamérica, Estados Unidos y México, y en el sudeste asiático: China, Filipinas y Myanmar. Europa mantiene su liderazgo en la producción de ecstasy, localizada entre Holanda y Bélgica por un lado y Polonia y los Países Bálticos por el otro[18].

Con respecto a esta topografía de la producción de droga aparece también el problema de su difusión en los países en vías de desarrollo[19]. Ciertos países en vías de desarrollo que son productores de droga se están convirtiendo también en consumidores.

En México las entradas derivadas de la exportación de droga se equipararían al 75 por 100 de todas las exportaciones y equivaldrían a las entradas totales de las exportaciones petrolíferas; en Colombia, las entradas son las mismas que la exportación de café, producto principal de la exportación de este país. En Perú equivalen al total del resto de exportaciones. En Venezuela representarían el 30 por 100 y en Bolivia el 53 por 100.

Para tener una estimación de las ganancias económicas relacionadas con la droga bastan estas cifras: en los países europeos, el precio al por menor de la cocaína oscila entre 49 y 120 euros el gramo, mientras que las anfetaminas se venden a precios comprendidos entre los 9 y los 37 euros por gramo, y una pastillas de *ecstasy* costaría entre 3 y 16 euros. El precio al por menor del *cannabis* variaría entre los 4 y los 13 euros por gramo para la resina de *cannabis* y entre 1 y 10 euros por gramo para las hojas de *cannabis*[20]; el coste más bajo de estas últimas ha facilitado indudablemente su consumo entre la población joven y adolescente, además de la adulta; de hecho, el *cannabis* es hoy en día la droga más difundida en todo el mundo.

Mientras tanto, como ya hemos indicado, la demanda de consumo se difunde y extiende en los países en vías de desarrollo. Por ejemplo, en Pakistán no había heroinómanos antes de 1979, mientras que a mediados de los años ochenta la cifra oscilaba entre los 600.000 y el millón en una población de 100 millones de habitantes.

Con respecto a Italia, están disponibles[21] desde hace tiempo los datos relativos a las muertes a causa de la droga, los traficantes denunciados y las requisaciones de substancias.

[18] INCB - ONU, *Report of the International Narcotics Control Board 2008,* o.c.; UNODC, *World Drug Report 2009* (Nueva York 2009).

[19] S. Bignamini - G. Brunetta, «Fenomeno droga e cooperazione internazionale», a.c., 29-35.

[20] Estos datos, del EMCDDA, se refieren al año 2007: http://www.emcdda.europa.eu/publications/country-overviews/it/data-sheet.

[21] Cf., por ejemplo, G. Brunetta, «Morti per droga dal 1973 al 1988», a.c.; G. de Rosa, «Il problema della droga oggi», a.c., 285-292; CENSIS, *Il peso dell'illecito in Italia,* o.c.

Los datos de 2008 de Italia registran una disminución del consumo de cocaína y heroína en los jóvenes menores de 20 años, y un incremento en el de cannabis. Respecto a los datos relativos a la población mayor de 20 años, el informe anual del Parlamento indicaba en 2008 un aumento general del consumo de las tres substancias. Hay que recalcar además una tendencia cada vez mayor de policonsumo, es decir, un uso concomitante o consecutivo de diversas substancias lícitas e ilícitas (a menudo alcohol), que aumenta los riesgos y complica las terapias para el drogodependiente. De modo más general, se ha estimado que en Italia son alrededor de 385.000 los individuos de entre 15 y 64 años que necesitarían tratamiento frente a los 174.000 que están efectivamente en tratamiento en los SerT (Servizi Pubblici per le Tossicodipendenze del Sistema Sanitario Nazionale).

En cuanto a la venta de substancias estupefacientes, un dato que llama la atención en el informe anual es el creciente número de menores encarcelados por este delito: de 2007 a 2008, el número de menores arrestados por tráfico de drogas aumentó en un 38 por 100 y de ellos el 50 por 100 era extranjero. Es necesario subrayar también el aumento en los últimos años de la venta de substancias estupefacientes por Internet: en efecto, cada vez hay más páginas web donde es posible adquirir fácilmente substancias ilícitas o medicinales sin receta médica[22].

En lo que respecta a la mortalidad a causa de las drogas, analizando los datos italianos sobre las muertes, de 1985 (242 muertes) a 2008 (502), se puede concluir que los periodos más críticos se dieron entre 1987 y 2001, pero en este *range* temporal, sobre todo en los años noventa, Italia pagó un impuesto altísimo a la droga (1.195 víctimas en 1995, 1.383 en 1991, 1.217 en 1992, si citamos solo los años con el mayor número de víctimas). Desde 2002 se ha dado una considerable disminución y una estabilización del dato[23] (gráfico 1).

Pero se sabe que lo que aparece es solo una parte del iceberg: las mismas muertes revelan un porcentaje de la influencia del consumo de droga como causa directa o indirecta de muerte. De hecho, la drogodependencia representa actualmente uno de los problemas más graves de salud en la población joven italiana, al igual que la de otros países occidentales y este exceso de mortalidad resultaba evidente también antes del inicio y la difusión de la infección del VIH y del SIDA.

[22] DIPARTIMENTO PER LE POLITICHE ANTIDROGA - PRESIDENZA DEL CONSIGLIO DEI MINISTRI, *Relazione annuale sulle tossicodipendenze in Italia nel 2008,* o.c.

[23] UNODC, *Informe mundial sobre drogas 2009,* o.c.

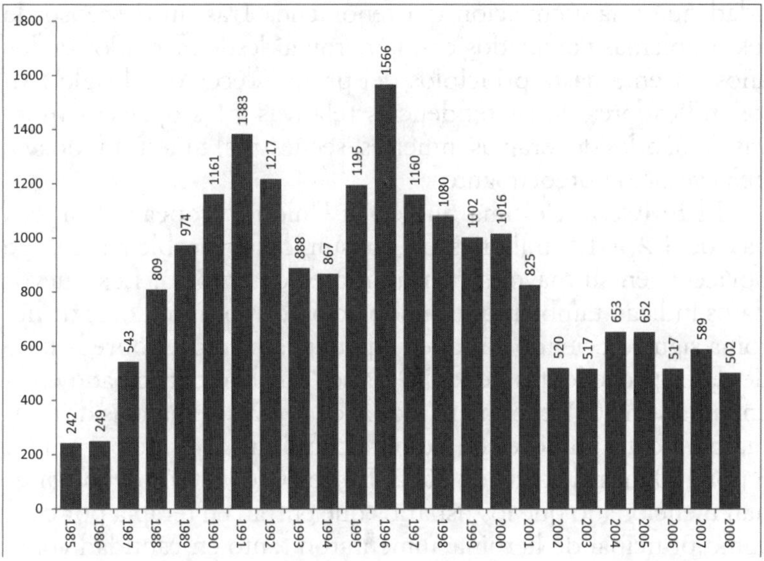

GRÁFICO 1. *Número de muertes causados por consumo de drogas en Italia de 1985 a 2008* (Fuente: EMCDDA, *Statistical Bulletin e Polizia di Stato, Relazione Annuale 2008 della Direzione Centrale per i Servizi antidroga).*

En Europa es difícil confrontar estimaciones, dado el diverso ámbito de uso de la definición «muertes a causa de la droga», unas veces reducida a los casos de sobredosis, otras alargada a los suicidios o accidentes relacionados con el consumo de estupefacientes.

No se dan señales de mejora en lo que respecta al consumo europeo de cocaína y heroína, substancias que están en el centro del fenómeno de la droga en Europa, como lo indica el Observatorio Europeo de las Drogas y las Toxicomanías (reseñamos por sus siglas en inglés, EMCDDA)[24].

En el periodo comprendido entre 1990 y 2006 se dieron cada año en Europa entre 6.400 y 8.500 muertes a causa de estupefacientes, la mayoría de las veces asociadas al consumo de opiáceos (más del 85 por 100). Después de una disminución general de las muertes por estupefacientes entre 2000 y 2003, datos más recientes indican una tendencia a crecer.

Los datos publicados en el último informe europeo confirman lo que había aparecido anteriormente con respecto al consumo de heroína y opiáceos: más bien una situación de estabi-

[24] EMCDDA, *El problema de la dogradicción en Europa 2009,* o.c.

lidad que una atenuación del fenómeno. Tras un descenso de los problemas vinculados con la heroína desde mediados de los años noventa hasta principios del primer decenio del siglo XXI, los indicadores de las tendencias relativas a los opiáceos (nuevas demandas de terapias, muertes, secuestros) muestran todavía una evolución preocupante.

El EMCDDA estima que en la Unión Europea y Noruega hay de 1,2 a 1,5 millones de consumidores problemáticos de opiáceos, en su mayoría consumidores de heroína. Los nuevos datos indican también que la población de consumidores de heroína sigue creciendo aunque en pequeña medida. Sobre la base de datos procedentes de los 19 países que han participado en la encuesta, en 2007 el número global de nuevas demandas de terapia para consumidores de heroína como droga principal era un 6 por 100 más alto que en 2002. Entre 2006 y 2007, ocho países han mencionado que los usuarios que entran en terapia por consumo principal de heroína aumentaron tanto en cantidad como en porcentaje de todos los pacientes.

Unos 13 millones de europeos adultos (15-64 años) han probado la cocaína en algún momento de sus vidas. De estos, 7,5 millones son jóvenes (15-34 años), de los cuales 3 millones la han consumido en el último año. El consumo de cocaína en la Unión Europea sigue concentrándose en los países occidentales, y sigue siendo bajo en otras partes de Europa. En los países de mayor prevalencia (Dinamarca, España, Irlanda, Italia y Reino Unido), las encuestas indican que en 2009 el uso entre jóvenes se ha confirmado entre un 3,1 por 100 y un 5,5 por 100. En la mayoría de los países que participan en la encuesta, los datos ponen de manifiesto una tendencia a la estabilización o al incremento del uso en el grupo de edad de 15-34 años.

Entre los pacientes que entran por primera vez en terapia de desintoxicación, un 22 por 100 ha indicado la heroína como principal substancia problemática. En 2007 se han señalado alrededor de 500 muertes asociadas al uso de la cocaína.

En lo que respecta al cannabis, unos 74 millones de europeos (15-64 años) han probado esta substancia a lo largo de su vida y unos 22,5 millones de europeos la han consumido durante este último año. Por lo tanto, el cannabis es la droga ilegal más comúnmente consumida. Sin embargo, tras un considerable aumento de su consumo registrado en los años noventa y en el primer decenio de nuestro siglo, datos europeos más recientesconfirman un descenso de popularidad de esta substancia, en particular entre los jóvenes, confirmando el análisis contenido en el informe de 2007. La tendencia es particularmente evidente entre los jóvenes estudiantes (15-16 años), como han indicado los estudios ESPAD (Proyecto de estudio europeo en las escuelas sobre el consumo de alcohol y otras drogas)[25]. La mayoría de los países de Europa Occidental, junto con Croacia y Eslovenia, han mencionado una disminución o una estabilización del consumo de cannabis al menos una vez en la vida, tras una elevada prevalencia o una tendencia al incremento respecto al estudio ESPAD 2003. En la mayoría de los países de Europa Central y Oriental, la tendencia al aumento respecto a 2003 parece que se reduce (solo Eslovaquia y Lituania mencionan un aumento superior al 3 por 100). En un tercer grupo de países, en su mayoría de Europa septentrional y meridional, se distingue una prevalencia globalmente estable y baja del consumo de cannabis al menos una vez en la vida desde la segunda mitad de los años noventa a 2007. Los datos extraídos de encuestas realizadas en las escuelas de los Estados Unidos y Australia también muestran una tendencia a la baja.

Los datos disponibles indican entre 2002 y 2007 una tendencia a la estabilización o la disminución del consumo de cannabis entre los jóvenes (15-34 años). Pero el número de consumidores regulares e intensivos de cannabis en Europa es menos animante. Es posible que el 2,5 por 100 de todos los jóvenes europeos consuma cannabis con una frecuencia diaria, porcentaje que representa una amplia población en peligro potencial de necesitar asistencia. Entre las respuestas para esta población existen también intervenciones terapéuticas a través de Internet, sobre las cuales el EMCDDA ha encaminado un primer análisis a nivel europeo en 2009.

Ante una gama cada vez más amplia de substancias disponibles y de modalidades cada vez más complejas de consumir estupefacientes, otro aspecto considerablemente problemático es el policonsumo.

El informe europeo subraya que el policonsumo está actualmente muy difundido en Europa y el uso combinado de diversas substancias causa o complica la mayor parte de los problemas que hay que afrontar. Entre los jóvenes adultos (15-34 años), el policonsumo es síntoma de modalidades más radicales de consumo de substancias y puede estar asociado a mayores riesgos. En efecto, el policonsumo está difundido de manera particular entre los consumidores problemáticos de estupefacientes y puede agravar sus ya difíciles condiciones de salud, determinando

[25] The European School Project on alcohol and other drugs (ESPAD). Los estudios se han realizado en 1995, 1999, 2003 y 2007. Pueden verse en http://www.espad.org/en/Reports--Documents/.

un aumento de los riesgos y puede llegar a graves consecuencias (por ejemplo, sobredosis letales). Un análisis de datos procedentes de 14 países ha mostrado que más de la mitad (57 por 100) de los pacientes admitidos en terapias de desintoxicación ha señalado al menos una substancia problemática además de la substancia principal por la que se pedía asistencia. Los partes médicos tras sobredosis letales (causadas en la mayoría de los casos por la heroína), manifiestan a menudo la presencia de más substancias, lo que lleva a pensar que una sustancial contribución a estas muertes podría ser debida al policonsumo.

La cantidad de substancia requisada es un indicador discutible, porque no se puede reportar exactamente a la cantidad que entra en cada país y porque además el control sobre la substancia que entra es muy problemático. Entre 2002 y 2007, el número de requisaciones de heroína señaladas en la Unión Europea y Noruega aumentó cada año una media del 4 por 100. En 2007 se registraron 56.000 requisaciones (respecto a 51.000 en 2006), con el número más elevado en el Reino Unido. La cantidad global de heroína requisada en la Unión Europea y Noruega, tras una disminución sucesiva en 2002 (en 1999 se requisaron más de siete toneladas de heroína en la Unión Europea), fue de 8,1 toneladas en 2006 y 8,6 en 2007. Turquía, un importante país de tránsito de heroína de camino a la Unión Europea, mostró una cantidad récord de 13,2 toneladas requisadas en 2007, frente a 2,7 toneladas en 2002.

La heroína requisada en la UE proviene principalmente de la «media luna de oro» (Sudoeste Asiático: Afganistán y Pakistán), seguida por el «triángulo de oro» (Sudeste Asiático: Myanmar/Birmania, Laos, Tailandia), a través de Turquía, la ruta de los Balcanes y los Países Bajos. También se ha señalado un aumento del tráfico a través de los países de Nordeste de Europa, especialmente a través de Rusia.

En 2007, el número de requisaciones de cocaína en Europa alcanzó las 92.000 (frente a las 84 de 2006), aunque la cantidad total recuperada se haya reducido a 77 toneladas (frente a las 121 toneladas de 2006).

También el dato sobre los traficantes denunciados debe relativizarse para que resulte significativo y poner al gran traficante por un lado y al camello por otro. Desgraciadamente, los arrestos de *boss* y grandes traficantes son mucho menos frecuentes respecto a los de los camellos, que son también a menudo drogodependientes, a quienes se deben de tener más en cuenta para la necesidad de curarse y recuperarse que para estrategias de contraposición al gran tráfico.

Por último, el estudio de la difusión de la droga entre los adolescentes es de gran interés para conocer las causas y las condiciones de los consumidores. Para profundizar en el tema, remitimos a ciertas publicaciones específicas[26].

5. Etiología y posibilidades terapéuticas: las elecciones difíciles

El nudo más difícil de deshacer es el de comprender por qué se recurre a la droga y cuáles son los factores que incrementan su consumo. Si no se aclara este punto, cualquier esfuerzo por incidir seriamente en la prevención no será más que aproximativo.

La otra pregunta que es también crucial es la de saber hasta qué punto y en qué condiciones es posible una terapia para quien, desgraciadamente, ya se ha entregado al consumo de droga.

Bajo este perfil es interesante lo que aparece en un estudio dirigido por un grupo de investigadores por encargo de la región del Lazio, aunque solo se pueda aplicar a un limitado campo geográfico[27]. Además, se pueden encontrar concordancias con los resultados en otras investigaciones más amplias llevadas a cabo en Italia y el extranjero[28].

Es sabido que en los años sesenta y setenta, el consumo de droga fue signo distintivo de un movimiento ideológico contestatario; era el síntoma de una actitud de protesta de tipo autodes-

[26] Para Estados Unidos y algunos países anglosajones, cf. por ejemplo: B. GLASSNER - J. LOUGHLIN, *Drugs in adolescent worlds,* o.c.; P. P. MUISENER, *Understanding and treating adolescent substance abuse,* o.c.; G. J. BOTVIN - S. SCHINKE - M. A. ORLANDI (eds.), *Drug Abuse Prevention with Multiethnic Youth,* o.c.; I. SUTHERLAND - J. P. SHEPHERD, «Social dimensions of adolescent substance use», a.c., 445-458; A. PELISSOLO - D. GOURION - C. NOTIDES y otros, «Familial Factors Influencing the Consumption of Anxiolytics and Hypnotics by Children and Adolescents», a.c., 11-17; R. GIANCOLA - A. M. PARKER, «A six-year prospective study of pathways toward drug use in adolescent boys with and without a family history of a substance use disorder», a.c., 166-178. Para Italia, cf. la aportación de CH. VELLA - M. CLERICI - V. DE ROSA (eds.), *Droga, libro bianco sulla prevenzione,* o.c.; M. GIULIANI, «La tossicodipendenza: approccio culturale e modelli d'intervento», a.c., 67-80; M. RAVENNA, *Adolescenti e droga. Percorsi e processi socio-psicologici del consumo,* o.c.; A. SANTAMBROGIO, *I minorenni e la droga,* o.c.; S. CIRILLO - R. BERRINI - G. CAMBIASO - R. MAZZA, *La famiglia del tossicodipendente,* o.c.

[27] CONSIGLIO REGIONALE DEL LAZIO-PROVINCIA DI ROMA - COMUNE DI ROMA, *Arcipelago droga,* o.c., 828. El estudio al que nos referimos es el de M. MALAGOLI TOGLIATTI - S. MAZZONI, «Perché i giovani si drogano», en 540-550.

[28] Nos referimos a los dos estudios citados en la nota anterior; la investigación publicada por el CISF (Centro Internazionale Studi Famiglia) fue llevada a cabo por la Doxa.

tructor. Lo confirma alguien que fue un líder «indiscultible» de esta ideología: «Hablar con un drogadicto es como hablar con un terrorista; lo convences solo si interpretas la intensidad de su odio y das una esperanza de expansión colectiva a la riqueza de su deseo»[29].

Se siguen dos pistas a la hora de investigar este tema de gran importancia ética. La primera consiste en reconstruir la «hipótesis» etiológica por medio de las estrategias terapéuticas que se ejecutan en el mundo. Bajo este enfoque se pueden clasificar actualmente cuatro estrategias diferentes[30] y sus correspondientes hipótesis de etiología:

a) las medidas centradas en una exigencia de tipo pedagógico y de rehabilitación están basadas en la idea de que el drogodependiente es una persona inmadura y superficial, incapaz de cuidarse a sí mismo o de superar las dificultades;
b) las medidas inspiradas en la solidaridad social presuponen que la droga tiene su origen en grupos de jóvenes marginales o parados;
c) las teorías psicoanalíticas consideran la drogodependencia como un mecanismo de defensa frente al grupo familiar o social: el joven «se evade» para «compensar» su exigencia de equilibrio personal;
d) una teoría de tipo médico-sanitario inspira la estrategia de muchos de los que se inclinan por el tratamiento farmacológico convencidos de que el drogadicto es un enfermo con carencias psico-biológicas que se pueden relacionar y compensar con el medicamento. Por lo tanto, será necesario colmar esta carencia con medicamentos idóneos y en cualquier caso, se deberá hacer sobre todo con tratamientos de tipo médico-sanitario.

Las políticas actuales tienden de todos modos a superar el concepto de la «sanitarización» de la droga y la drogodependencia, a pesar de que es innegable la necesidad de una desintoxicación farmacológica para los enfermos que hayan alcanzado un determinado nivel de dependencia así como la necesidad de que los hospitales y las instalaciones sanitarias sean un punto de referencia de modo general.

[29] T. Negri, en *Re Nudo* 37 (1975) 9, citado por M. Malagoli Togliatti - S. Mazzoni, «Perché i giovani si drogano», en Consiglio Regionale del Lazio-Provincia di Roma - Comune di Roma, *Arcipelago droga,* o.c., 542.
[30] Ibíd., 540.

Otras investigaciones, como la de la Doxa y la de la región del Lazio, con la colaboración de la Agencia de Investigación «Logos Ricerche» y de expertos de la Universidad de La Sapienza dc Roma, han elegido el método de la petición directa tomada como hipótesis *(pretesting)* y han clasificado las respuestas con una gradación del consentimiento (mucho-muchísimo).

Como hipótesis con respecto a las motivaciones se han tomado las siguientes: las discrepancias familiares, la ausencia de principios y valores, el rechazo de los valores y principios de la sociedad, la inducción-imitación de las malas compañías, los trastornos de personalidad[31], la soledad y el hastío, la imitación de modelos culturales, el deseo de situaciones nuevas[32], el deseo de estar a la moda, de quedar bien, la marginación y el paro, la coerción por parte de personas violentas y sin escrúpulos, la excesiva disponibilidad de dinero.

Como se puede notar, algunas motivaciones son afines y otras podrían añadirse y coexistir en el mismo individuo; en cualquier caso, las motivaciones se han reagrupado en dos: las debidas a la superficialidad y las debidas al malestar.

Se puede constatar en el cuadro siguiente la entidad y variedad de las respuestas, según el nivel de «independencia».

En lo que respecta a los motivos que *según el parecer de los padres* llevan a los jóvenes a drogarse, se tienen unos datos que confirman en parte la encuesta de la región del Lazio sobre el estudio realizado interrogando a los propios jóvenes.

Según los padres, para un 55 por 100 de los entrevistados los motivos de tipo social y ambiental inducen a los hijos al consumo de droga; para un 35 por 100, los motivos son de carácter individual y psicológico; un 10 por 100 no toma posición. En detalle, los motivos serían los siguientes: crisis de la familia (39%), educación más permisiva (36%), pobreza y paro (35%), pérdida de valores y de ideales (33%), criminalidad organizada (20%),

[31] No han dado resultados estos estudios particulares para relacionar la drogodependencia con los trastornos de personalidad y ver si existe una estructura específica que exija acudir a la droga; cualquier estructura profunda puede llevar a refugiarse en la droga en determinadas condiciones de tipo afectivo y relacional. Véase a este propósito el estudio de I. CARTA - M. CLERICI y otros, *Studio longitudinale di tossicodipendenti da eroina per la valutazione dell'idoneità all'ammissione a trattamenti terapeutici,* o.c.

[32] En 1982, una investigación realizada en el Policlínico de Roma atribuía a esta motivación el 50,6 por 100 de las respuestas sobre los motivos por los que los individuos se daban al consumo de droga. Cf. G. V. CAPRARA - E. DE GRADA - L. MANETTI, *Aspetti psicosociali della condizione tossicodipendente,* o.c. Citado también por M. MALAGOLI TOGLIATTI - S. MAZZONI, «Perché i giovani si drogano», a.c., 543.

el mal ejemplo (15%), falta de leyes apropiadas (13%). Evidentemente, las respuestas no se han dado en un sentido exclusivo, sino que el mismo individuo ha dado varias respuestas.

Distinguiendo entre padres más instruidos y menos instruidos, estos últimos dan más importancia a los factores económicos (39%) y al exceso de libertad dada a los hijos (38%); los más instruidos dan una mayor importancia a los factores morales, como la falta de valores (61%) y la crisis de la familia (45%).

Como se ve, los propios padres atribuyen el fenómeno a varias causas.

Se podrían seguir comparando investigaciones que se van multiplicando, pero nos parece que algunos elementos ya están consolidados:

1. el consumo de droga y las motivaciones individuales no se pueden encaminar a un único orden de causas; cada individuo ha tenido «su» motivación y su historia personal;
2. por otro lado, un cierto número de factores, que influencian la sociedad en su conjunto y en sus individuos, se pueden identificar y verificar en todas las investigaciones. Entre estas causas no hay ninguna que sea por necesidad y que no se pueda superar por sí misma. Por lo tanto, el problema de la droga no está entre los que hay de recensar de modo fatalista. Por otro lado, el remedio trae consigo que los individuos afectados o no, de varias partes y de todos los niveles, asuman sus responsabilidades, comenzando por los ciudadanos de modo individual. No es impropio definir que el problema es «eminentemente ético» porque, como ya hemos visto, muchas motivaciones se pueden encontrar en una ausencia de valores y en factores ético-familiares, y también porque, para superar cada una de estas motivaciones, es necesaria una pluralidad de responsabilidades individuales, tanto políticas como sociales;
3. el contexto de las motivaciones que llevan al consumo debe encuadrarse en el contexto de la oferta y la presión del mercado que tiende a anticipar el consumo cada vez más en la franja de edad más débil, la de los adolescentes y los chicos en edad escolar. El beneficio ilegal que crece como una «mafia» en la sociedad de delincuentes ha de considerarse como una causa o la principal solicitación al consumo.

	Motivos	Nivel de incidencia		
		Mucho %	Muchísimo %	Total %
SUPERFICIALIDAD RESPONSABILIDAD	Deseo de estar a la moda	20,4	9,4	29,8
	Deseo de quedar bien	19,4	5,7	25,1
	Imitación de modelos culturales	21,3	8,0	29,3
	Coerción por parte de personas violentas y sin escrúpulos	19,1	6,4	25,5
	Deseo de experimentar situaciones nuevas	35,8	18,9	54,7
	Excesiva disponibilidad de dinero	29,7	12,8	42,5
MALESTAR	Malas compañías	34,6	28,5	63,1
	Ausencia de principios y valores	42,4	29,6	72
	Desidias e incomprensiones en la familia	38,4	27,3	65,7
	Rechazo de los valores morales y de los principios de la sociedad	40,7	25,4	66,1
	Trastornos de la personalidad	40,5	28,0	68,5
	Marginación y paro	35	27,1	62,1
	Soledad y hastío existencial	35,1	17,1	52,2

TABLA 5. *Motivaciones aducidas para el consumo de drogas.* (Fuente: M. MALAGOLI TOGLIATTI - S. MAZZONI, «Perché i giovani si drogano», a.c.),

6. **La cuestión central: el problema ético**

La dimensión ética, como ya hemos afirmado, abarca todo el problema de la droga: la producción, la difusión, el consumo, la prevención, el esfuerzo por llegar a la terapia y la rehabilitación. Esto no quita nada al grosor del resto de dimensiones: la económico-social, la psicológica, la médico-farmacológica, la política y la legislativa. Todas estas dimensiones, lejos de excluirse, se atraen y se conectan entre sí como las caras de un poliedro. Cuando se dice que el beneficio económico alimenta la droga, esto no excluye que este beneficio «ilegal» tenga connotaciones de inmoralidad y para reprimirlo o frenarlo se exige un esfuerzo responsable y ético a muchos niveles: individual, educativo e institucional.

Por tanto, es indudable que el problema ético ha de considerarse central, relacionado a su vez con las demás dimensiones y con todas las fases de un camino de superación.

A su vez, el meollo de este problema ético está en que el *consumo de la substancia es gravemente ilícito* a causa de sus consecuencias en la persona y en la sociedad, consecuencias que son contrarias a la integridad física y a la vida misma de las personas implicadas.

Así pues, se debe evaluar la gravedad moral del consumo de droga por las consecuencias en la salud y la vida de los individuos implicados y por sus consecuencias sociales. Por este motivo, el consumo ocasional, *una tantum* de una droga blanda, por ejemplo, no puede clasificarse como grave. Sin embargo, este consumo es también peligroso por el incentivo que lleva a proseguir y permanecer en esa experiencia. Hay que considerar igualmente que quien consume una droga incluso por curiosidad y de modo ocasional, por blanda que sea, contribuye al beneficio ilegal de quien comercia con estas substancias. Sin embargo, se quiere subrayar que la ilicitud no está en un rechazo calvinista de cualquier cosa que pueda dar placer al organismo (porque entonces también sería ilícito tomar un helado), ni en el simple hecho particular, como si fuese de por sí un mal similar a la blasfemia o a la violación, sino que depende de las serias y graves consecuencias que se determinan en la personalidad y en la sociedad.

Es evidente que el carácter de ilicitud, por los daños que derivan de la droga a la vida y a la salud, se agrava por el hecho de que no exista ninguna razón que justifique el consumo: cuando se toma un medicamento, por ejemplo la penicilina, también se pueden determinar unos efectos colaterales negativos en el organismo, pero estos efectos se compensan y se justifican por el hecho de que la administración de ese medicamento es necesaria para conseguir un beneficio para la salud. En cambio, el uso de la droga no puede tener ninguna justificación ética al ser un acto totalmente superfluo que sin duda solo presagia graves riesgos para la salud y ningún provecho.

Es necesario partir de estos hechos para establecer las estrategias de prevención de terapia y de legislación política. Además, para alcanzar el efecto de superación del problema, es decir, dejar de consumir droga, hará falta utilizar medios lícitos y adecuados. Por ejemplo, no se podrá perseguir un presunto resultado global al precio de perder vidas humanas de individuos frágiles o que están más expuestos, o de modo violento, ni limitarse a blandas medidas irrelevantes que no sean proporcionales al daño que se comete (quizá castigando al camello pero dejando en libertad al gran traficante o incluso al país productor): por lo tanto, se tienen que buscar medios lícitos y proporcionados[33].

Para los niveles y el grado de responsabilidad subjetiva, será necesario profundizar más en el análisis.

Antes de nada, está la responsabilidad del propio individuo que consume droga habitualmente. Tal responsabilidad es de por sí grave y, según mi opinión, no ayuda quien exalta y consiente al drogadicto, como si todos fueran responsables excepto él mismo.

Evidentemente esta responsabilidad ha de considerarse desde un punto de vista subjetivo en la pluralidad de circunstancias. Debe considerarse sobre todo la actitud en relación con la capacidad de autodominio: una cosa es el nivel de autodominio de quien empieza a drogarse siendo niño, adolescente o adulto y otra cosa es el nivel de autodominio de quien ya está intoxicado y a merced de una crisis de abstinencia. También las acciones realizadas en estos dos estados a menudo se acompañan de una conciencia ampliamente nublada, por lo que la capacidad subjetiva de entender y de querer se ve disminuida.

Precisamente por esta razón nunca se recomendará suficientemente la labor de información-formación en la familia, las escuelas y las comunidades educativas, junto con los medios de comunicación social, para que se considere la entera responsabilidad que se tiene en orden al mantenimiento de la misma vida sana e inmune a esta situación de dependencia.

La responsabilidad más grave es indudablemente la de quienes permiten o favorecen la producción y el tráfico de drogas con el fin de sacar ganancias. Para este tipo de trama que se ha realizado entre países productores o tolerantes y grandes traficantes, es necesaria una colaboración internacional dirigida sobre todo a crear economías de sustitución en los países cuya fuente principal de ingresos es esta producción. Para entender la influencia de la producción y del tráfico de drogas en la economía de algunos países, puede servirnos el ejemplo de Perú, donde la superficie de cultivo de coca ha pasado de 1.500 hectáreas en 1972 a 20.000 en 1979, mientras disminuían al mismo tiempo la producción de cacao y café de modo paralelo.

Si se invocan los pactos internacionales para tantos otros problemas, como el abastecimiento de fuentes de energía, la lucha

[33] L. CICCONE, *Salute e malattia,* II, o.c., 426-483; G. DE ROSA, «Gli aspetti etici della droga», a.c.; O. GRECO, «Aspetti etici del problema delle tossicodipendenze», a.c., 350-362; L. CICCONE, «La tossicodipendenza: aspetti etici», a.c., 83-95.

contra el hambre, la difusión de enfermedades endémicas —el SIDA está conectado en buena medida con la droga—, es evidente que para eliminar esta plaga es necesaria una negociación internacional como contexto político dentro del que una política de prevención y lucha pueda tomar cuerpo[34]. Lo que no parece justificado es el uso de las fuerzas armadas en formas de guerra destructiva en la puedan estar implicadas vidas inocentes y, en cualquier caso, vidas humanas.

El caso de Bolivia, que ha sido el primer país productor de cocaína del mundo, y que ha considerado esa producción monopolio estatal durante mucho tiempo, a pesar de las misiones militares de la DEA (Drug Enforcement Administration), lleva a pensar que el problema de la droga aún no ha recibido la contribución de una acción internacional concertada, pacífica y eficaz.

El nexo entre producción de muerte y poder político, a pesar de la acción internacional de oposición, sigue dándose desgraciadamente en muchos países hoy en día.

En Turquía, la producción se prohibió durante un tiempo y luego fue controlada. Un representante del gobierno turco declaró:

> Hemos aceptado el principio de que la cuestión de las drogas es una cuestión moral, pero nos dicen que la compra legal es solo una cuestión comercial. Además, no se nos ha concedido ninguna ayuda, ni bilateral ni multilateral, para favorecer los cultivos de sustitución[35].

Otra esfera de responsabilidad enorme es la de aquellas naciones o grupos clandestinos que viven del tráfico de drogas y producen riqueza con su tráfico internacional. Algunos países, como Panamá, han sido acusados de organizar y favorecer el comercio internacional de estupefacientes. En muchos Estados, existen grupos de delincuencia organizada dedicados al tráfico de drogas. Aquí el nivel de gravedad en la siembra de muerte no es menor que en otras formas de delincuencia. Juan Pablo II dijo sobre este tema: «es la organización de la muerte en el ámbito continental»[36].

[34] S. BIGNAMINI - G. BRUNETTA, «Fenomeno droga e cooperazione internazionale», a.c.

[35] Referido por S. BIGNAMINI - G. BRUNETTA, ibíd., 141. La declaración se hizo al Consejo Europeo de Estrasburgo (22-12-1987) y se presentó en la Audiencia Parlamentaria sobre el tráfico y abuso de drogas en París (11-12 de enero de 1988).

[36] JUAN PABLO II, *Discorso ai giovani della comunità terapeutica per tossicodipendenti «S. Crispino»,* o.c. Respecto a las intervenciones del Magisterio de la

Por eso, también los poderes políticos tienen su parte de responsabilidad, expuestos a involucrarse en el tráfico de drogas e infiltrarse a menudo en las organizaciones de traficantes. Veremos más adelante los métodos considerados más idóneos para este compromiso pero no parece temerario decir que, como para el terrorismo, la movilización política se debe considerar con urgencia, de modo que todos vean la necesidad de inscribir este problema entre los principales de la política nacional.

Sin embargo, no es necesario minusvalorar el mundo de los valores y el método más idóneo para transmitirlos en la familia, en la escuela, en los medios de comunicación social y en todas las formas de comunidades educativas para que la prevención y la rehabilitación sean posibles.

Mención particular merecen las responsabilidades deontológica y ética de médicos y enfermeros. La ley civil carga sobre las estructuras sanitarias la gestión de las fases agudas y de la desintoxicación y, de hecho, muchos drogodependientes pueblan los hospitales por otras patologías, como la hepatitis viral y el SIDA, causadas por las infecciones transmitidas a través de la jeringa. En Italia, la ley de 1975, en vigor hasta 1990, imponía la hospitalización anónima y en divisiones comunes. Ya se sabe cómo dificultó esta situación la administración de divisiones donde estaban hospitalizados los drogodependientes y cómo era difícil evitar que traficantes se pusieran en contacto con los drogodependientes ingresados.

La obligación de administrar una terapia eficaz recae en la deontología y los deberes éticos del médico, siguiendo la verdad y el conocimiento, en la medida de lo posible, y no puede evidentemente adecuarse a la simple satisfacción del drogodependiente

Iglesia católica sobre esta materia delicada podemos recordar: PABLO VI, *Discorso ai partecipanti al Congresso Internazionale di Tossicologia,* o.c.; ÍD., *Discorso ai promotori della «Giornata del Medico»,* o.c.; ÍD., *Discorso ai delegati della «Fondazione C. Erba»,* o.c.; ÍD., *Discorso al Comitato del Congresso degli USA per i problemi dell'abuso e del controllo dei narcotici,* o.c.; JUAN PABLO II, *Homilía en la misa para lo jóvenes del «Centro Italiano di Solidarietà»,* o.c.; ÍD., *Discorso ai giovani del «Centro Terapeutico S. Carlo» di Castelgandolfo»,* o.c.; ÍD., *Discorso al Comitato d'inchiesta sull'abuso e il controllo dei narcotici del Parlamento Federale degli Stati Uniti,* o.c.; ÍD., *Discorso ai partecipanti all'VIII Convegno Internazionale delle Comunità Terapeutiche,* o.c.; ÍD., *Discurso a miembros de la «Comunidad Encuentro»,* o.c.; CONSEJO PONTIFICIO PARA LA FAMILIA, *Dalla disperazione alla speranza,* o.c.; ÍD., «Riflessione pastorale: l'opinione pubblica su "La questione della liberalizzazione della droga"», a.c. Se pueden recordar igualmente dos alusiones al problema en cuestión en CONGREGACIÓN PARA LA EDUCACIÓN CATÓLICA, Orientaciones educativas sobre el amor humano, o.c., y CONGREGACIÓN PARA LA DOCTRINA DE LA FE, Instrucción *«Libertatis conscientia» sobre libertad cristiana y liberación,* o.c.

ingresado. En este sentido, se abre el debate sobre el uso de las drogas sustitutivas, como por ejemplo la morfina y la metadona.

La justificación ética a la hora de administrar estas drogas sustitutivas debe ser valorada en relación con los efectos dañinos que produce. Sobre este punto, el juicio de los expertos es negativo de manera cada vez más unánime y, aunque el uso de metadona en casos agudos todavía se admite, esto solo es lícito a condición de que se pueda aplicar después un programa de desintoxicación completa en el individuo. El uso experimental de la morfina fue aprobado en Italia con los decretos ministeriales de 1980 para la administración de drogas sustitutivas, pero esos decretos se revisaron de manera crítica y al final fueron revocados por el ministro Degan en 1985 con la explicación de que «no se han presentado resultados que indiquen las ventajas del uso de la morfina como alternativa a otros tratamientos farmacológicos»[37].

En cuanto a la metadona, coinciden las opiniones negativas entre los expertos científicos y los autores del pensamiento moral.

La metadona se ha utilizado desde los años sesenta, especialmente en los Estados Unidos, y el juicio sobre su eficacia es cada vez más crítico. Un comité de expertos del Consejo de Europa se ha expresado en estos términos: «La tasa de mortalidad de los enfermos tratados con metadona es muy superior a la tasa de mortalidad general verificada en los mismos grupos de edad e igualmente superior al de los heroinómanos»[38].

Por ello es necesario recordar que el médico no puede limitarse, por deontología y por deber ético, a administrar drogas sustitutivas, especialmente cuando no hay un apoyo y un control terapéuticos.

7. Las estrategias para la prevención y la lucha contra la drogodependencia

Las teorías que se discuten actualmente son fundamentalmente cuatro: la liberalización, la coerción, las terapias de choque y la reducción de daños. Las tres primeras teorías se han propuesto en una encuesta realizada en la región del Lazio, que

[37] *Gazzetta Ufficiale* 257 (31-11-1985). Cf. L. Ciccone, *Salute e malattia,* II, o.c., 405.

[38] Recogido por L. Ciccone, *Salute e malattia,* II, o.c., 403. Cf. también R. Rossi, *Terapia della droga: illusione o realtà?,* o.c.; R. Zerbetto, «L'impiego del metadone nel trattamento della morfinodipendenza», a.c., 63; E. Gori, «Il metadone. Trattamento e risultati», a.c., 699-716.

ya hemos mencionado[39]. La cuarta, la de reducción de daños, ha surgido posteriormente y es aún objeto de discusión.

Los defensores de la teoría de la *liberalización*[40] afirman que la principal razón de la difusión de la droga es el beneficio económico, y que este factor es también responsable de la transformación del consumidor en camello; a estos motivos se añade a veces una ideología permisiva y radical que hace que en muchas partes del mundo (Estados Unidos, Reino Unido, etc.) exista una línea de tendencia política que va en esta dirección.

Se oponen a esta teoría muchos tanto en el terreno de las previsiones como en el de la opinión pública y sobre todo en el plano ético.

El tráfico y la disponibilidad de las drogas no son la única causa de la intoxicación y de la drogodependencia; existe una sinergia entre oferta y demanda: sin consumidores no habría comercio ni ganancias. Las experiencias de liberalización más o menos total han resultado decepcionantes tanto en América como en Europa. En los países donde se ha aplicado la liberalización, también en forma de legalización, el Estado en cuestión se ha visto en la absurda situación de quien dirige el mercado y el consumo y luego debe sustentar los gastos de sus efectos y de la desintoxicación; es decir, debe hacer el papel de quien difunde el mal y luego debe procurar el remedio. Véase el caso de Bolivia, citado ya anteriormente.

En el cuestionario distribuido en la región del Lazio, la tesis de la liberalización es rechazada por los entrevistados en este porcentaje: un 65 por 100 pedía la prohibición absoluta de cualquier tipo de droga, un 23 por 100 habría admitido la liberalización de las drogas blandas y un 12 por 100 era favorable a la libertad de venta[41]. Pero esta teoría no es aceptable sobre todo en un plano ético. Porque no pretende abolir el consumo sino impedir únicamente la explotación comercial del drogadicto; la droga se seguiría propagando y seguiría provocando daños más baratos, especialmente entre los jóvenes y adolescentes, al seguir estando presentes las múltiples causas que suscitan su necesidad. La comparación que se hace con la liberalización de la venta de alcohol en América que derrotó al contrabando a principios del siglo XX, no tiene ningún peso, porque el grado de dependencia y

[39] CONSIGLIO REGIONALE DEL LAZIO-PROVINCIA DI ROMA - COMUNE DI ROMA, *Arcipelago droga,* o.c., 554-555.

[40] Frecuentemente, los partidarios de esta teoría prefieren hablar de «legalización», pero los contenidos de ambas expresiones no cambian mucho en sustancia. Cf. por ejemplo la entrevista a Luigi Manconi en *Il Sabato* (7-11-1992) 22.

[41] CONSIGLIO REGIONALE DEL LAZIO-PROVINCIA DI ROMA - COMUNE DI ROMA, *Arcipelago droga,* o.c., 555.

de efectos destructores en el plano del control de la personalidad son bien diferentes. De todos modos, no se puede combatir el mal favoreciendo su difusión.

Volvemos por ello al punto crucial que hemos expresado al inicio de estas consideraciones éticas: la ilicitud de la droga por su gravísima peligrosidad individual y social. Si esto es verdad, todo acto de legalización y liberalización aprobado quiere decir aprobar y potenciar lo ilícito.

Esta conclusión es igualmente válida para las llamadas drogas blandas. Para comprenderlo basta con hacer algunas observaciones[42] ya consolidadas: el primer hecho que hay que anotar es que la denominación de droga «blanda» no significa que no tenga efectos perceptibles ni que no comporte trastornos en el individuo; si leemos, por ejemplo, la descripción de los efectos que sufre el individuo que consume LSD, aparecen: trastornos en el campo visual y acústico con sensaciones de aturdimiento en la percepción del tiempo, del peso y de torpor; en los que consumen marihuana se describen efecto euforizadores como: sentido de ligereza del cuerpo, excitación creativa e imaginativa mezclada con una confusión verbal; nada más consumirla, se constata ansia, miedo, agitación. Por lo tanto, que se den efectos más ligeros no significa que no se dé ningún efecto y droga blanda no es sinónimo de droga buena o inofensiva. Por otra parte, el paso a la droga más dura se realiza en gran parte a partir de las blandas.

Otro dato que es necesario registrar es el efecto simbólico y psicológico[43] del que se alimenta la droga, de modo que el continuar y repetir la consumición no depende ya exclusivamente del fenómeno de «dependencia» entendida en un sentido clínico, sino del condicionamiento psicológico. A menudo la droga se añade a problemas psicológicos ya existentes de los que el individuo intenta alejarse o que procura disipar. Pero incluso siendo cada toxicómano una personalidad de por sí y constituyendo en sí un caso particular, la inmadurez es a menudo la que induce a huir de las dificultades refugiándose en la droga y a evadirse de la propia imagen de sí mismo o del mundo de los afectos insatisfechos. De esta carga psicológica puede nacer la búsqueda progresiva de la droga más eficaz.

Por último, hay que recordar que el paso a las drogas duras, si bien no es buscado directamente por el individuo, viene de hecho

[42] L. Ciccone, *Salute e malattia,* II, o.c., 340-343.

[43] E. Bergormi, «I requisiti per diventare tossicodipendenti», en AA.VV., *La droga: la realtà ed oltre,* o.c., 130-182; C. Olievenstein, *Il destino del tossicomane,* o.c.

inducido por el mercado, ya que los traficantes, para la realización de un condicionamiento más seguro y de un beneficio más amplio, imponen la droga dura tras un periodo de consumo de la blanda.

Además, hay que tener presente el fenómeno de la mezcla de drogas blandas con duras y de droga con otras substancias.

Por lo tanto, una línea de liberalización de las drogas blandas y de represión de las drogas duras no tendría un efecto estable ni seguro, ni estaría exenta de consecuencias en el plano sanitario.

Si se quiere conocer el pensamiento del mundo católico sobre este tema, podemos citar dos pasajes de Juan Pablo II. En el VIII Convenio de Comunidades Terapéuticas, el Papa afirmó:

> La droga es un mal y al mal no se le hacen concesiones. Las legalizaciones incluso parciales, además de ser cuando menos discutibles con respecto al carácter de la ley, no aportaron los efectos que se habían prefijado. La experiencia ya común nos ofrece la confirmación.

Y hablando con los propios jóvenes de las «Comunidades Encuentro» provenientes de diferentes lugares, el Papa insiste de nuevo:

> Ante semejante drama, que ataca a la persona humana y a su existencia física, y que constituye un fenómeno preocupante en la sociedad contemporánea, la Iglesia ha afirmado repetidas veces que drogarse no es nunca una solución. Pretendo remachar con fuerza esta convicción ante opiniones que querrían la liberalización de las substancias estupefacientes o, al menos, una legalidad parcial, sosteniendo que el libre acceso a estas substancias contribuye a limitar o reducir los daños a las personas o a la sociedad[44].

La otra hipótesis y experiencia desde hace un tiempo es la de la *coerción*. Esta teoría, con un examen más profundo, resulta aplicable a cargo del drogodependiente en tres modalidades diferentes: la primera es impedir momentáneamente, *ad actum,* en caso de necesidad y de modo limitado a la duración de esta necesidad, que el drogodependiente se apodere de la droga (contención); la segunda modalidad es imponer la terapia como tratamiento obligatorio; la tercera, extrema, añadir castigo e incluso cárcel a quien se le sorprenda consumiendo droga. De hecho, en algunos países las penas son todavía de una gran severidad (Irán

[44] JUAN PABLO II, *Discorso all'VIII Convegno internazionale delle comunità terapeutiche,* o.c.; ÍD., *Discurso a miembros de la «Comunidad Encuentro»,* o.c.

y otros países árabes). Los dos principios con los que se mide esta teoría son, por una parte, la protección del derecho de la libertad personal entendida como «derecho a la autonomía», y por la otra, el deber del Estado de proteger la vida y la persona de todo ciudadano. Según se asigne la prioridad a uno o a otro de estos dos principios se tendrá una solución diferente. Es evidente que al ser la vida un bien fundamental y social, previo incluso al ejercicio de la libertad, consideramos que el Estado tiene el deber de proteger la vida cuando esta se encuentra en peligro también cuando el individuo no esté conforme, así como el de impedir con todos los medios que se dé una amenaza para la vida de cualquier ciudadano por parte de quien sea, también en el caso de que el propio ciudadano fuera poco responsable de sus propios actos.

Esta orientación general se debe trasladar también a otros niveles de responsabilidad.

Respecto al problema de los países productores, la política de colaboración internacional —llevada a cabo desde 1961, con la promulgación de la primera Convención ONU, ratificada en 1964— debe ser incrementada y mejorada, por un deber de ética internacional, para que, además de luchar contra el tráfico de drogas, prevea remplazar los cultivos de droga con otros tipos de cultivo que sirvan para sostener la economía de los países implicados. La hipótesis amenazadora de impedir con la guerra estos cultivos para destruirlos, incluso con el uso de fuerzas armadas fuera de los límites del propio país, resulta una medida que se basa en la violencia y en la guerra y por tanto se corre el riesgo de arrastrar a personas inocentes, acarrear otros males y ser ineficaz a largo plazo. El problema de la droga es uno de los bancos de prueba de la cooperación internacional[45].

[45] S. Bignamini - G. Brunetta, «Fenomeno droga e cooperazione internazionale», a.c., 36-38. El actual sistema de control global de la droga se basa en tres convenciones internacionales: la *Convención* Única sobre Estupefacientes de 1961, la *Convención sobre Sustancias Psicotrópicas* de 1971 y la *Convención de las Naciones Unidas contra el Tráfico Ilícito* de *Estupefacientes* y *Sustancias Psicotrópicas* de 1988. También hay varios organismos que han nacido en el seno de la ONU: el INCB, con sede en Viena, perteneciente al Consejo Económico y Social de las Naciones Unidas, que controla la aplicación de las convenciones citadas, en particular lo relativo a la evaluación de los requisitos médicos y científicos de legitimidad para las substancias controladas; la CND, el organismo central de la ONU para la definición de políticas, cuyo mandato prevé la producción de análisis de la situación global y la elaboración de propuestas para combatir los problemas relacionados con las drogas y reforzar los sistemas de control; la UNODC, que coordina las actividades internacionales de represión y control del tráfico de drogas. Existen además el Fondo de las Naciones Unidas para combatir el abuso de drogas (FNULAD) y la Agencia para el Desarrollo Internacional (AID) destinados a la cooperación para la sustitución de cultivos

Aunque los resultados son ya evidentes en algunos países, el camino que hay que recorrer es aún largo. La coerción en este caso se realizaría solo por medio de negociaciones y acuerdos internacionales que tendrían que «inducir» a los países productores a un cambio en sus decisiones económicas.

En segunda instancia, la acción de contención y coerción se realiza en el campo de la comercialización y del tráfico de drogas: también en este caso son necesarias tanto la cooperación internacional por medio de una legislación adecuada, como la acción de la policía de carácter coercitivo en lo que respecta a los traficantes. La ley penal tiene una función pedagógica y de necesaria defensa de la vida y los bienes de la persona: ante estos sembradores de muerte con un fin ganancial, a menudo equipados de una verdadera y auténtica estructura delictiva de tipo mafioso y terrorista, son necesarias medidas eficaces tanto de carácter económico-financiero (por ejemplo, la confiscación de bienes), como de tipo penal, y también hay que desenmascarar formas ocultas de uso y reinversión de los beneficios. Es verdad que este segundo nivel de coerción no puede conseguir resultados si no se ha dado antes un acuerdo internacional entre los países consumidores y los países denominados exportadores. Se tendrá que impedir y castigar al pequeño traficante de manera proporcional.

La cuestión es más delicada en lo que respecta al consumidor: ¿ha de ser castigado? Necesariamente debe ser reprimido, pero ¿solo en el momento de crisis aguda?, ¿se le debe obligar a realizar una cura de desintoxicación?, o bien, ¿se le debe tratar simplemente con persuasión e inducirle a curarse confiando la recuperación en su propia decisión y en la oferta de servicios adecuados?

Este es el problema ético más delicado por sus implicaciones éticas, jurídicas y por sus repercusiones sociales.

Desde un punto de vista ético, creo que la intervención momentánea de contención está justificada, como en el caso de los

en los Estados productores, que, sin embargo, aún encuentran obstáculos. Para confirmar la importancia de la cooperación internacional en el tema de la lucha contra la droga, se han de recordar dos iniciativas que han producido resultados positivos; la primera, la cumbre del 15-2-1990 entre los presidentes de Estados Unidos, Colombia, Perú y Bolivia, que se concluyó con una declaración común de compromiso hacia la promoción de políticas económicas dirigidas a realizar culturas alternativas a la de la droga; la segunda, el plan, aprobado por la Asamblea General de las Naciones Unidas el 23-2-1990 para la lucha internacional contra la droga que está dirigido a extinguir el consumo, reducir el flujo de estupefacientes en los países consumidores y combatir el blanqueo de los narcodólares. En cuanto a la promoción y el desarrollo de los cultivos alternativos en los países productores de droga, cf. D, MANSFIELD, «Alternative development: the Modern Thrust of Supply-side Policy», a.c., 19-44.

enfermos mentales, cada vez que el individuo se encuentre en un peligro inmediato de hacerse un grave daño a sí mismo o a terceras personas.

Igualmente, más allá del momento de crisis aguda y de peligro inmediato, existe la motivación del carácter obligatorio de las curas desde un punto de vista ético porque todo individuo tiene la obligación de cuidar su salud y el deber de prevenir daños y costes a la familia y a la sociedad. Que esta obligación moral, realmente existente, pueda traducirse en algunas medidas de obligación civil también está justificado, como lo están las medidas que se adoptan cuando existe una epidemia en la población. Es difícil imaginar en cambio una forma de coerción física si no es en los casos que acabamos de mencionar, en los cuales el individuo se convierte en un peligro para sí mismo y para los demás, como en el caso del enfermo mental al que se somete a un tratamiento obligatorio. En este caso, es necesario que el Estado fije los límites y los procedimientos.

Además, la historia enseña que las medidas coercitivas son eficaces y aplicables a la mayoría de los drogodependientes cuando el mal aún no se ha difundido demasiado y los casos son limitados. A nuestro parecer, sigue siendo prioritaria e imprescindible la exigencia ética y educativa de curar y rehabilitar al drogodependiente, aunque consideramos justificado el caso de la obligación coercitiva en los casos de extremo peligro. Por otra parte, para el resto de los casos nos parece que el Estado tendría que expresar alguna forma de obligación que apoye la obra educacional de recuperación, pero sin verdaderos castigos.

Por eso, el consumidor de drogas, incluso a través de estas formas de compromiso terapéutico, tendría que ser disuadido de consumir y no es justo que civilmente resulte un simple beneficiario desinteresado y pasivo de estas terapias. Es evidente que si el uso de la droga es ilícito, es igualmente justo que resulte ilegal no solo el hecho de ser traficante sino también el de ser consumidor. Todo lo mencionado sobre la dificultad de invocar la ley penal deja de serlo en el caso en el que el drogodependiente incurra en delitos comunes.

El citado Documento de la ONU surgido de la Conferencia de Viena se ocupa de este caso particular en su último apartado.

En este documento se pone efectivamente de manifiesto que la mayoría de los detenidos hoy en día son drogodependientes-delincuentes. El documento pide que en estos casos se prosigan las terapias y los tratamientos; que se ponga en marcha un estudio meticuloso para mostrar la incidencia de la toxicomanía en la delincuencia según los diversos parámetros de edad, sexo y tipo de delito, con el fin de estudiar las eventuales modificaciones en el plano legislativo y, por último, sugiere que cuando se llegue a una agravación de las penas, se examine esta relación por expertos de varias disciplinas para ver cuáles puedan ser las repercusiones a largo plazo sobre la lucha contra la droga y sobre la recuperación de los propios detenidos.

La encuesta de la región del Lazio da los siguientes resultados sobre el carácter obligatorio de las terapias: un 65 por 100 se declara a favor de las intervenciones terapéuticas obligatorias y un 21 por 100 sostiene que esa obligación se ha de hacer valer en todos los casos[46].

Sin embargo, es evidente que las esperanzas de mayor peso se deben poner en la tercera hipótesis, la de las *acciones de choque* que se pueden agrupar en torno a estos factores:

a) *prevención social:* tarea de información en las escuelas y lugares de trabajo, claridad legislativa, funcionamiento y sinergias entre las estructuras sanitarias;
b) *represión eficaz a la distribución y al comercio de drogas:* eficiencia de las fuerzas del orden, claridad de la voluntad política y colaboración entre políticos, magistrados y fuerzas del orden;
c) *solidaridad civil:* colaboración de padres y amigos de los drogodependientes y colaboración ciudadana.

Como se puede ver, la hipótesis de la represión, en una cierta medida, se está pidiendo también en el terreno de las acciones de choque. Dada la naturaleza delictiva y violenta del tráfico de drogas y dado el peligro del drogodependiente de autodañarse y de dañar a terceras personas, no hay que maravillarse de ver que la sociedad tenga también la obligación de ejercer una represión en el campo de la prevención.

8. La llamada «reducción de daños»

En los últimos años se está imponiendo otra estrategia contra los efectos de la drogodependencia que se denomina «reducción de daños»[47]. Se trata de una estrategia llevada a cabo inicialmen-

[46] CONSIGLIO REGIONALE DEL LAZIO-PROVINCIA DI ROMA - COMUNE DI ROMA, *Arcipelago droga,* o.c., 556-559.

[47] Cf. V. DE FILIPPIS - G. MIRANDA, «Aspetti etici emergenti nella tossicodipendenza: la "riduzione del danno"»: *Medicina e Morale* 3 (1995) 489-500.

te en la región de Liverpool, a mediados de los años ochenta y luego en otros países.

La finalidad de este nuevo enfoque del problema de la drogodependencia está ya expresada en la misma locución «reducción de daños»: se pretende en efecto reducir los daños provocados por el consumo de drogas tanto en el individuo consumidor como en la sociedad. Los daños en cuestión son las muertes por sobredosis; la difusión de las infecciones del VIH y de otras enfermedades transmitidas por medio del uso promiscuo de las jeringas; los robos, la prostitución y la marginación, vinculados todos ellos a la necesidad de procurarse la substancia; el peso social y económico de la marginación y de la encarcelación de los drogodependientes, etc.

La estrategia persigue este fin por medio del «control» del consumo de drogas por parte del Estado. Se organiza la distribución de la substancia y de las jeringas; se ofrecen substancias alternativas como la metadona; se ofrecen a los drogodependientes los necesarios servicios médicos y de asistencia socioeconómica (alojamiento y comidas, etc.). Al conseguir «racionalizar» el consumo de droga de los drogodependientes, se espera atraer a la mayoría que permanece oculta, sin acercarse a los centros de comunidad de desintoxicación y contener por medio de esta medida los daños más graves para ellos y para la sociedad.

Desde el punto de vista ético, es necesario ante todo juzgar positivamente la intención de fondo y la finalidad de la «reducción de daños». Se trata de un esfuerzo para ayudar a evitar el «mal mayor» en el caso de esos drogodependientes que no pueden o no quieren intentar vencer su dependencia de la droga.

Por una parte, hay algunos que entienden la «reducción de daños» como un modo de respetar la autonomía absoluta del individuo, el cual tendría la libertad de drogarse y, además, el derecho a protección por parte del Estado ante los daños que su conducta podría ocasionarle a él y a los demás. No es necesario repetir aquí lo dicho anteriormente sobre la moralidad del consumo de drogas.

Pero aunque no nos basemos en esta visión del problema, la «reducción de daños» presenta otros inconvenientes que no podemos ignorar superficialmente. Por ejemplo, es evidente que esta estrategia puede llevar a una fuerte disminución de la recuperación total de la dependencia de la droga por parte del individuo que se ve bien servido por el Estado con respecto a la propia substancia y con todo lo referente a su necesidades elementares. Y el Estado y la sociedad en general pueden igualmente tender fácilmente a disminuir el compromiso con la prevención, la educación y la recuperación. Y no se trata únicamente de una «tentación», sino del camino recorrido de hecho donde se ha estado aplicando la «reducción de daños».

De este modo, el drogodependiente solo está considerado como un peso del que la sociedad ha de hacerse el menor cargo posible en términos económicos, sanitarios y de «orden social». Y entonces se contacta con el mayor número posible de estos «pesos sociales» y se les encierra en una especie de «gueto farmacológico». Esto no se corresponde con la dignidad de la persona humana, a la que el drogodependiente también pertenece. Se procura reducir los daños, evitar el «mal mayor»; pero no hemos de olvidar la gravedad de lo que en este caso sería el «mal menor». Quizá el individuo no se prostituirá ni robará, ni contraerá el virus del VIH, ni morirá de sobredosis... Todo esto, si se realizara, podría ser un beneficio importante. Pero esta persona seguirá en un estado de dependencia crónica y permanente de una substancia que lo somete, como en una forma de esclavitud.

Por otra parte, el mensaje que da a las jóvenes generaciones este planteamiento del Estado y de la sociedad es por lo menos ambiguo. Un Estado que distribuye no solo jeringas, sino incluso droga es un Estado que dice con hechos a los jóvenes que en realidad drogarse no es tan grave.

Además, el fracaso de la experimentación sobre la prescripción médica controlada de heroína en Suiza —precedida de otros tantos fracasos en los años 1965-1967 en Suecia e incluso antes en Inglaterra, entre 1959 y 1964— es la prueba última de esto: la prescripción médica de heroína en Suiza originó efectivamente una drástica reducción de la demanda de programas orientados a la abstinencia y a la recuperación total y, por lo tanto una neta disminución de la motivación para liberarse de la drogodependencia, mientras el mercado seguía en expansión junto con las infracciones relacionadas con la droga. En cambio, otras experiencias de políticas restrictivas y preventivas, sobre todo las de Suecia, pero también las de Estados Unidos, Noruega, Finlandia y Japón han conseguido un éxito mayor[48].

Como conclusión, hace falta intentar conseguir los beneficios propuestos por los partidarios de la «reducción de daños», pero

[48] R. AULI - M. ATACOMBE - M. CASAS y otros, *Report of the External panel on the Evaluation of the Swiss Scientific Studies of Medically Prescribed Narcotics to Drug Addicts,* o.c.; G. FANTACCI - M.G. KOCH, «Lotta alla droga», a.c., 909-936.

sin perder de vista que el verdadero bien del individuo se encuentra en su rescate integral de la esclavitud farmacológica; y que el verdadero bien de la sociedad se basa en el verdadero bien de sus individuos. Por lo tanto, quizá se podría plantear un tipo de estrategia con algunas connotaciones de la «reducción de daños», siempre que consista en un esfuerzo de contención temporal del «daño mayor» del drogodependiente, que en realidad aspira a su recuperación total, así como a la erradicación más global y duradera posible del fenómeno de la droga en la sociedad[49]. Y esta tensión no se debería mencionar solo en las «buenas intenciones», sino que se tendría que contemplar de manera explícita y sistemática en las disposiciones de aplicación.

En relación con el papel de la prevención contra los riesgos de la drogodependencia, es necesario dejar claro que esta es inseparable de una verdadera y propia educación que suponga una concepción global de la persona y de la existencia y que forme la inteligencia, el corazón y la conciencia moral de los jóvenes. Medidas preventivas que no se basen en una educación global tienen por lo general efectos limitados en las personas y su conducta, mientras que al mismo tiempo suponen un importante coste económico y una gran inversión en medios. Si la persona no ha descubierto ni el sentido del respeto a sí misma y a los demás, de la libertad, la responsabilidad, ni el valor moral de la vida privada y pública, una prevención basada exclusivamente en elementos de naturaleza sanitaria será completamente insuficiente para tratar los problemas relacionados con la droga, como el resto de los problemas de la sociedad. La educación por tanto tendría que enfocarse a enseñar a conocerse y a tener el dominio de sí mismo, a madurar en el sentido de una profundidad y unidad del ser y su existencia, y a saber dar las respuestas correctas a las diversas situaciones que puedan aparecer[50].

[49] Es interesante constatar lo que afirman las *Linee guida per il trattamento della dipendenza da oppiacei con farmaci sostitutivi,* publicadas por el Ministerio de Sanidad italiano con la circular del 30-9-1993: «Il trattamento di disassuefazione [...] ha finalità di prevenzione e di recupero socio-riabilitativo; l'obiettivo ultimo, infatti, rimane quello di portare il paziente al distacco da ogni tipo di dipendenza, inclusa quella da farmaco sostitutivo [...]» (*Gazzetta Ufficiale* 241 [14-10-1994]).

[50] Consejo Pontificio para la Pastoral de la Salud, *Iglesia, dorga y toxicomanía,* o.c. Este manual, además de ofrecer una amplia panorámica sobre el problema de las drogas, propone razones y reflexiones sobre los valores fundamentales y las metodologías pedagógicas necesarias para alcanzar los objetivos de la educación integral de los jóvenes y de la prevención y recuperación de la drogodependencia. También aporta reflexiones sobre el papel conjunto de las diversas agencias educativas y sanitarias.

9. Estrategias de terapia y de recuperación

Son variadas las estrategias y las iniciativas de recuperación; limitémonos a subrayar las exigencias éticas y las necesidades en orden a una mejor y siempre difícil obra de terapia y de rehabilitación. Una primera exigencia para la terapia y la rehabilitación es que se realice una intervención multimodal y pluridisciplinar, graduada según la determinada fase terapéutica. La segunda es que se potencien las estructuras comunitarias de rehabilitación del tipo «comunidades terapéuticas».

Respecto a las estrategias de recuperación es interesante ver el cuarto apartado del *Documento Final de la Conferencia Internacional de la ONU sobre el abuso y tráfico de drogas,* que ya hemos citado. Se da sobre todo la necesidad de que esta intervención se haga junto a la tarea de prevención en todas sus diversas etapas.

La razón por la que hace falta una terapia graduada según el nivel de drogodependencia se basa en el hecho de que la tipología y la gravedad de los drogadictos es muy amplia y el tratamiento debe ser lo más personalizado posible: diferente es el caso de quien acaba de empezar con las drogas duras, como también del quien no conseguiría liberarse nunca sin una cura de desintoxicación, ni siquiera teniendo los mejores propósitos. Por eso, existen casos que se pueden seguir de manera ambulatoria, otros que necesitan hospitalización, y otros que, una vez desintoxicados, motivados y decididos a recuperarse totalmente, pueden pasar a las comunidades terapéuticas. Esta exigencia de multimodalidad apela a otra, siempre en coherencia con la corriente personalista, que es que este tipo de terapia y recuperación exige un equipo pluridisciplinar que pueda comportar más competencias: farmacólogo, psiquiatra, educador, asistente social y a veces también médico legal, junto con otras competencias ocasionales. Igualmente, la vinculación cada vez más frecuente de la drogodependencia con el SIDA trae consigo una nueva forma de colaboración socio-sanitaria.

Parece necesario subrayar la importancia de las *comunidades terapéuticas,* que tienen la tarea y la cualidad de impedir que el individuo en vías de recuperación vuelva a caer, víctima del mismo contexto social que se constituye en torno a los drogadictos y se estructura como una red de condicionamientos y complicidad muy parecida a las bandas y a las sociedades delictivas, compuesta de pequeños traficantes-consumidores, estructuras subterráneas que muy a menudo reabsorben al drogodependiente en el momento en el que intenta liberarse.

Existen también otras ventajas en estas comunidades: la presencia de un contexto comunitario motivado, la posibilidad de consultas pluridisciplinares, la posibilidad de reconstruir una estructura interior y una esperanza de vida en todos aquellos que han enfilado el ciclo de la dependencia autodestructora, la posibilidad de retomar gradualmente el contacto con la familia, la posibilidad de trabajar y dirigirse hacia una autonomía profesional. Aunque las motivaciones que pueden conducir al joven a la consumición de estupefacientes pueden ser variadas, es cierto que, y lo testimonian las experiencias de tantas comunidades, el camino hacia la plena y global recuperación de estas personas debe pasar por medio de la acogida y del apoyo, pero sobre todo por la propuesta de una nueva existencia que tenga en cuenta los sufrimientos y las caídas y se fundamente en los verdaderos valores espirituales y humanos. En este sentido, Juan Pablo II, dirigiéndose a los jóvenes de las «Comunidades Encuentro» lo expresó de este modo:

> *La droga no se combate con la droga.* Quien se ha visto desgraciadamente enredado en los tentáculos de las substancias estupefacientes atestigua que esa experiencia es una fuga de sí mismo y de la realidad. *La droga es a menudo la consecuencia del vacío interior:* es rechazo, renuncia y pérdida de orientación, que a menudo conduce a la desesperación. Por eso *la droga no se vence con la droga,* sino que es necesaria *una vasta acción de prevención,* que sustituya a la cultura de la muerte con la cultura de la vida. Es necesario ofrecer a los jóvenes y a las familias razones concretas que comprometan y apoyarles de manera eficaz en sus dificultades diarias. Queridos amigos, la verdadera alternativa a tantas substancias que desconciertan a la persona humana la habéis encontrado dentro de una comunidad que, más que proponer soluciones técnicas, *ofrece un itinerario de renacimiento humano y espiritual*[51].

Las comunidades terapéuticas son diversas en su tipología y numerosas y a menudo están llevadas por personal religioso pero también por educadores laicos. El desarrollo de las comunidades terapéuticas comenzó en Estados Unidos en 1976; en el mundo hay actualmente un millar y cada año celebran un congreso internacional.

En estos congresos internacionales y en el ámbito de las responsabilidades estatales se ha debatido sobre la identidad de las

[51] JUAN PABLO II, *Discurso del Santo Padre dirigido a los participantes a la peregrinación jubilar de la «Comunidad Encuentro»,* o.c.

comunidades terapéuticas y estos son los datos que tienen en común:

a) una comunidad residencial de libre iniciativa compuesta por individuos en fase de rehabilitación y otros colaboradores, cuyo fin es la superación de la dependencia y donde por lo tanto no hay drogas, que está estructurada según unas normas;
b) un sistema de valores compartidos y una metodología de comunicación animada por un equipo de expertos;
c) un itinerario de aprendizaje social donde la comunidad sirve de apoyo y de lugar de intercambio

Los tiempos del programa de rehabilitación están fijados por la fisonomía de cada comunidad. En las comunidades terapéuticas del CeIS, las fases del programa son tres: acogida, comunidad terapéutica propiamente dicha, reinserción.

Algunas comunidades tienen una relación muy estrecha con las estructuras sanitarias; otras se autogestionan en un sentido democrático, y otras en cambio están constituidas de manera jerárquica; en algunas, el trabajo es únicamente terapia, en otras también es sustento y preparación profesional[52].

El fuerte compromiso ético de estas iniciativas no impide la existencia de tensiones y, en un cierto grado, de una evolución interna de las mismas en relación con la experiencia que se va adquiriendo. A medida que estas iniciativas se han multiplicado, también se ha hecho más intensa la colaboración con los órganos institucionales junto con una mayor vigilancia por parte del Estado que, por otro lado, está necesariamente llamado a distribuir subvenciones.

Se debe reconocer que es considerable la presencia de las Iglesias locales en el terreno de la recuperación y la rehabilitación de los drogodependientes, en particular de la Iglesia católica, con una gran disponibilidad para colaborar con las iniciativas públicas y las fuerzas sociales. En estas iniciativas se da una importancia particular a la relación de apoyo y colaboración con la familia y además se da una particular apertura, respetando la libertad de conciencia, a los valores propios de la Redención cristiana, que se pueden armonizar con el esfuerzo de humanizar au-

[52] En esta parte es igualmente adecuada y documentada la obra de L. CICCONE, *Salute e malattia,* II, o.c., 407-418. Para más amplia información cf. ibíd., 373-393; S. BIGNAMINI - G. BRUNETTA, «Fenomeno droga e cooperazione internazionale», a.c., 37-44.

ténticamente el trato a las drogodependencias en todas las fases de rehabilitación y recuperación.

10. La situación legislativa internacional y los desarrollos normativos italianos: consideraciones éticas

Demos una rápida ojeada a la situación internacional y a la específicamente europea.

En 1948 fue constituida en la sociedad internacional y precisamente dentro de la ONU una *Comisión de Estupefacientes* con el fin de elaborar el *Protocolo de Estupefacientes* para un control internacional del tráfico de las drogas registradas.

En 1961 se estableció la *Convención Única de Nueva York,* siempre en la ONU, que somete a control internacional más de un centenar de estupefacientes indicados en 4 tablas anexas que pueden ser modificadas o integradas por la Comisión de Estupefacientes ONU bajo las recomendaciones de la OMS. Este control pretende regular la producción y el comercio de estupefacientes con fines ilegales y se basa en la aprobación por parte del Órgano Internacional de Control de las relaciones a las que cada Estado contrayente está obligado a someterse y que contienen las estimaciones relativas a las propias necesidades anuales de estupefacientes y las estadísticas anuales de las substancias producidas, importadas o exportadas. El *Convenio sobre Sustancias Psicotrópicas,* publicado en Viena en 1971, se funda también en el principio que prohíbe el uso de substancias psicotrópicas fuera de las necesidades médicas, científicas y reglamenta, al igual que la Convención de 1961, el mercado legal de estupefacientes sometiendo a un control análogo, aunque menos riguroso, otro centenar de substancias que no se contemplaban en la Convención precedente, como por ejemplo los alucinógenos, las anfetaminas y los barbitúricos. Ninguna de las dos convenciones prevé medidas directas en el tema de la represión del tráfico ilegal de estupefacientes, sino que se limitan a pedir a los Estados contrayentes que cooperen en la materia e introduzcan su propia ordenanza de producción, tráfico y comercio delictivos de narcóticos y psicotrópicos.

La exigencia de mejorar el funcionamiento del Órgano Internacional de Control y de precisar al mismo tiempo la disciplina en los temas de la prevención de las drogodependencias y de la recuperación social de los drogadictos condujo más tarde a la adopción del *Protocolo de Enmienda* de la *Convencion Única* de 1961, redactado en Ginebra en 1972.

Por último, en cuanto a la convención de 1988, de la que forman parte actualmente 138 Estados y la Unión Europea, constituye el instrumento central de la cooperación central de las convenciones anteriores, inspiradas en la filosofía del control de la oferta, es decir, de la producción, enfrentándose también al problema de la demanda, es decir, del consumo, y proponiendo por lo tanto una disciplina global del fenómeno de la droga en sus diferentes aspectos del control de la producción, del consumo, de la represión del tráfico ilegal y de la recuperación de los drogodependientes[53].

Estas disposiciones internacionales, ratificadas por centenares de Estados así como por la Unión Europea, pretenden por tanto identificar y clasificar los tipos de drogas y reprimir su producción, tráfico y comercio. Anteriormente hemos mencionado la constitución del *Fondo* de la *Agencia* para complementar la acción represiva con medidas económicas dirigidas también a la reconversión de los cultivos.

El marco legislativo actual de Europa se ha diversificado un poco. Las leyes sobre la droga en la Unión Europea buscan constantemente el punto de equilibrio entre sanción y cura. Las ya citadas convenciones sobre droga de la ONU son la base del derecho internacional sobre los estupefacientes. Por ejemplo, el artículo 3.2 de la Convención de 1988 invita por primera vez a los Estados signatarios a considerar la posesión de droga para consumo propio como un delito penal pero se subordina a los principios y conceptos de los sistemas jurídicos nacionales, dejando a los distintos países la libertad de decidir sobre las políticas a adoptar específicamente. En consecuencia, los Estados no han considerado de manera individual el deber de adoptar una normativa uniforme con respecto a los detentores de droga para consumo personal. Además, la filosofía de base del artículo 3 de la Convención de 1988 se preocupa por la mejora del sistema judicial penal con respecto al tráfico de drogas internacional[54].

Así, en la elaboración de las respectivas leyes nacionales, los Estados miembros de la UE han interpretado y aplicado

[53] ONU, *Convención Única de Estupefacientes de 1961,* en http://www.unodc.org/pdf/convention_1961_es.pdf; ID., *Convenio sobre Sustancias Psicotrópicas de 1971,* en https://www.unodc.org/pdf/convention_1971_es.pdf; *Convención de las Naciones Unidas contra el Tráfico Ilícito de Estupefacientes y Sustancias Psicotrópicas de 1988,* en https://www.unodc.org/pdf/convention_1988_es.pdf.

[54] ÍD., *Commentary on the United Nations Convention Against Illicit Traffic in Narcotic Drugs and Psychotropic Substances 1988,* o.c., 48-99.

esa libertad basándose en la especificidad, cultura y prioridad propias de cada país, manteniendo por tanto una posición que no es uniformemente represiva. De ello deriva la variedad de intervenciones, a escala europea, con respecto al uso personal ilegal de estupefacientes y de sus actos de preparación, es decir, la posesión y la adquisición (gráfico 1). En algunos países, la ley prohíbe estos comportamientos y prevé penas de detención, en otros estos comportamientos están prohibidos pero las sanciones son generalmente leves. Otros aún no consideran delictivos ni el consumo de droga ni la posesión con fines de uso personal. La evolución de los últimos cinco años en el seno de los sistemas judiciales penales de los Estados miembros, manifiesta una elaboración de leyes y pautas semejantes ante los drogodependientes, marcadamente propensas a la adopción de sanciones menos severas por el consumo personal de estupefacientes. Algunos países han tomado medidas para legitimar praxis que ya son comunes.

En España, Italia y Portugal, la posesión de cualquier estupefaciente para su consumo personal no está sometida a sanciones penales. La sanción tiende más bien a ser de tipo administrativo. Por ejemplo, el requerimiento, la multa o, en Italia, la suspensión del permiso de conducir. Se exige el tratamiento en caso de dependencia. Desde 2001, la ley de Luxemburgo prevé únicamente una multa para el consumo, el transporte, la posesión y la compra de cannabis para uso personal. En Bélgica, Dinamarca, Alemania y Austria las leyes y las pautas prevén la no punibilidad de aquellos individuos a los que se ha sorprendido en posesión ilegal de estupefacientes, en particular de cannabis, y se les «invita» a abstenerse de consumir droga en el futuro; la invitación está a menudo provista de un requerimiento y de un periodo de prueba. En los Países Bajos la posesión de droga para consumo personal de pequeñas cantidades de cannabis está prohibida por ley pero se tolera en determinadas circunstancias. En Irlanda la posesión de cannabis es pasible de una multa la primera o segunda vez, mientras que la pena de cárcel puede conminarse a partir del tercer delito. En el Reino Unido la proposición del ministro del Interior, expuesta en 2001, de reclasificar el cannabis más bien como una droga de «clase C» que de «clase B» podría hacer que el delito de posesión de cannabis no sea pasible de cárcel. En Francia una directiva de 1999 recomienda expresamente que los delitos relacionados con el consumo de droga sean sancionados únicamente con un requerimiento. En Grecia, Noruega, Finlandia y Suecia se defiende una aplicación «a la letra» de la ley que prohíbe el consumo de droga.

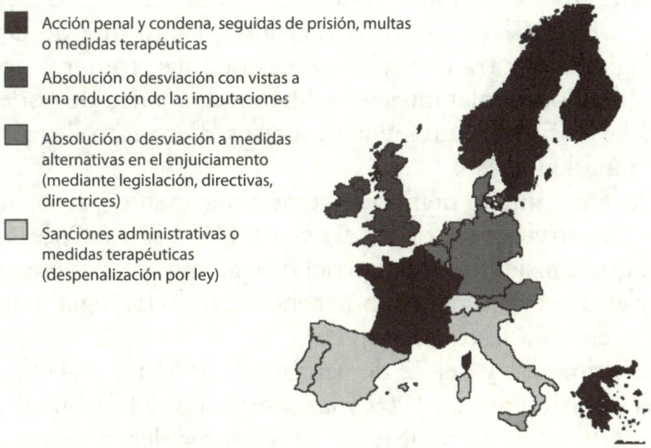

(Fuente: EMCDDA, *Los consumidores de drogras y la ley en la UE,* o.c. Nota de la fuente: Con la expresión «posesión ilícita de droga para consumo personal», empleada en el gráfico, se entiende la posesión de una pequeña cantidad de droga, no asociada con delitos más graves — delitos contra el patrimonio, venta, etc.—)

GRÁFICO 2. *Resultados más habituales en los procesamientos por «posesión de drogas para uso personal»*

Por otra parte, si se confrontan las leyes con las praxis en vigor, las posiciones de los Estados miembros de la UE divergen menos de lo previsto. En muchos de ellos, las autoridades judiciales y administrativas tienden cada vez más a la absolución de los detenidos o a condenas más leves, como multas, suspensión del permiso de conducir, etc. Sin embargo, por los datos disponibles se deduce que las intervenciones de las fuerzas del orden respecto a los drogodependientes están aumentando, quizá debido a una mayor difusión de estupefacientes, y que el tipo de intervenciones varía entre los países y también dentro de cada uno. Debe decirse igualmente que algunos casos de consumo personal ilícito de droga siguen siendo objeto de procedimientos judiciales y que las penas de cárcel, en particular en los casos de reincidencia, siguen conminándose. Estas incongruencias en la aplicación de la ley pueden generar confusión en la opinión pública y minar la credibilidad del sistema jurídico en relación al consumo personal de droga[55].

[55] EMCDDA, *Los consumidores de drogas y la ley en la UE,* o.c.

Italia tuvo que tomar conciencia de la seriedad del problema a nivel legislativo porque fue muy pronto una de las rutas privilegiadas del tránsito y comercio por sus fronteras abiertas, sus legislaciones tolerantes y su dificultad objetiva de poder controlar las costas, puertos y aeropuertos. Pero esto llegó con un considerable retraso.

Durante mucho tiempo se actuó únicamente por la vía de la represión, sirviéndose de los artículos 446, 447 y 729 del Código Penal que consiente el castigo del drogadicto, de manera análoga al que está previsto para el borracho, cuando da lugar a un comportamiento molesto en público.

La primera ley del 22 de octubre de 1954 n.º 1041[56], los decretos ministeriales de 1969 y las sentencias del Tribunal de Casación (7 y 10 de diciembre de 1957) se movieron siempre en la óptica de la represión, extendiendo las penas con estas últimas sentencias también a los poseedores y promoviendo la cura en centros médicos de «cura y lucha» para los que ya estaban intoxicados. Faltaba cualquier perspectiva de prevención y cualquier distinción considerable entre traficante y consumidor, entre drogas blandas y duras. La ley que estuvo en vigor hasta el mes de junio de 1990 es la ley n.º 685 del 22 de diciembre de 1975[57]. Comprendía 108 artículos divididos en 12 títulos.

Los aspectos positivos de esta ley eran haber considerado, de modo más amplio en el tercer apartado, el aspecto de prevención y rehabilitación; haber previsto una integración entre organismos regionales públicos y organismos de iniciativa privada (art. 94) —aunque la aplicación en cuestión ha avanzado de modo incierto en este punto—; y haber incluido el voluntariado. La prevención considerada como información y educación se confiaba a la escuela con el acuerdo entre docentes y familiares. Algunos artículos introducían la distinción entre drogas blandas y duras al menos de forma implícita, a través del renvío a los cuadros pertinentes y también a través de una graduación de las penas previstas.

El aspecto terapéutico, confiado a las regiones también en previsión a la reforma sanitaria que vendría en 1978, se apoyaba en el binomio de centros médicos y asistencia social (CMAS) y en los departamentos hospitalarios (en el anonimato y no en departamentos especiales). Este aspecto de sanitarización se veía de manera demasiado exclusiva y, en lo que respecta a los CMAS,

[56] «Disciplina della produzione, del commercio e dell'impiego degli stupefacenti»: *Gazzetta Ufficiale* 260 (12-11-1954).

[57] «Disciplina degli stupefacenti e sostanze psicotrope. Prevenzione, cura e riabilitazione dei relativi stati di tossicodipendenza»: *Gazzetta Ufficiale* 342 (30-12-1975).

que más tarde se convirtieron en CITST (Coordinamento degli Interventi di Tutela della Salute dei Tossicodipendenti), en la práctica se traducía en la distribución de las «sub-drogas». Este fue el primer aspecto negativo. Pero al principio el artículo más discutido era el art. 80 donde se hacía la distinción entre consumidor y traficante, como era lógico, pero luego se consideraba consumidor autorizado no solo al que poseía una cantidad necesaria de estupefacientes para uso terapéutico, sino también a quien poseía una «pequeña cantidad de droga» «para uso no terapéutico». Esta reserva de la ley debilitó e hizo casi inexistente el límite entre consumidor y pequeño traficante haciendo que el drogodependiente se creara la necesidad de traficar «pequeñas cantidades» para procurarse dinero suficiente para su propia dosis.

La aplicación de la ley de 1975 se agravó por los denominados decretos Aniasi del 7 de agosto y del 10 de octubre de 1980, por los cuales se autorizaban con mayor laxitud la metadona y también el uso experimental de la morfina (suspendido luego por el ministro Degan)[58].

Las leyes regionales presentaban una gran variedad y solo algunas preveían mejores espacios para la prevención, una mejor concepción de la terapia y estímulos más precisos para la iniciativa de la rehabilitación[59].

Se presentaron 15 proposiciones de ley en las dos cámaras del Parlamento para la revisión de esta ley. En su conjunto, de esta normativa se esperaban revisiones en puntos significativos:

a) sobre la cuestión de la «pequeña cantidad», hecho que representa una liberalización latente y un incentivo a pasar del papel de consumidor al de pequeño traficante;
b) sobre la necesidad de un mayor compromiso del propio individuo enfermo, al cual se deben ofrecer servicios pero al que también se tendrá que pedir que asuma responsabilidades en orden a la terapia;
c) sobre la necesidad también de una mayor sinergia entre lo público y lo privado, incentivando las iniciativas de recuperación del tipo de comunidades terapéuticas;

[58] *Regolamentazione dell'impiego dei farmaci ad azione analgesico-narcotica nel trattamento dei tossicodipendenti* (Ministero della Sanità 219 [11-8-1980] 219); *Impiego di preparati a base di morfina per il trattamento dei tossicodipendenti* (Ministero della Sanità 281 [13-10-1980]).

[59] Para la consideración de los efectos producidos por la aplicación de la ley y de los decretos Aniasi, cf. CENSIS, *XVII Rapporto 1983 sulla situazione sociale del Paese,* o.c.; G. BRUNETTA, «Giovani e famiglie di fronte alla droga», a.c., 69-84; S. BURGALASSI, «Famiglia e droga», a.c., 107-118.

d) sobre la necesidad de una recalificación de los CMAS, o CITST, demasiado centrados aún en la cura farmacológica con metadona;
e) sobre la necesidad de una mejor integración y una mayor relación entre los tres momentos, prevención, terapia y rehabilitación-reinserción;
f) por último, sobre la necesidad evidente de una estrategia más eficaz y que esté ratificada internacionalmente en todo lo relacionado con la producción, el tráfico y el comercio de drogas.

El Senado de la República italiana aprobó en la sesión del 6 de diciembre de 1989 un diseño de ley que pretendía actualizar e integrar la ley de 1975[60]. Las normas en vigor sobre la materia se recogieron en un pertinente *Testo Unico in materia di disciplina degli stupefacenti e delle sostanze psicotrope, prevenzione, cura e riabilitazione dei relativi stati di tossicodipendenza.* El *Testo Unico* acogió en buena medida las necesidades de una prevención más eficaz y en un principio también de una represión más acusada no solo del tráfico, sino también del consumo de drogas, instancia que fue ampliamente modificada por medio del referéndum abrogatorio en 1993.

El artículo 13 del *Testo Unico,* que en un principio prohibía también el uso personal de substancias estupefacientes y psicotrópicas, se derogó posteriormente con el referéndum del 18-19 de abril de 1993 (ahora reemplazado por el art. 73). El artículo 72 coma 2 del *Testo Unico* acepta únicamente el uso terapéutico de medicamentos a base de substancias psicotrópicas y estupefacientes debidamente recetadas con respecto a condiciones patológicas particulares.

Por lo tanto, se procedió a una despenalización del uso personal de estupefacientes, mientras permanecieron las sanciones administrativas y penales para los «traficantes de droga». Por otra parte, para los drogodependientes que hubieran cometido delito, estas modificaciones introdujeron la posibilidad de una alternativa a la detención carcelaria, hasta llegar a la extinción de la pena para aquellos que emprendían y llevaban a cabo el camino de la recuperación y la rehabilitación en las comunidades.

La normativa se modificó de nuevo por el Decreto ley del 30 de diciembre de 2005, n.º 272, convertido en ley, con modificaciones en la Ley del 21 de febrero de 2006, n.º 49, que agra-

[60] Atti Parlamentari, X Legislatura, Camera dei Deputati, Disegno di Legge n.º 4414.

vaba las sanciones a la producción, tráfico, posesión ilegal y uso de substancias estupefacientes y anulaba toda distinción entre las llamadas *drogas «blandas»,* como por ejemplo el *cannabis,* y las «duras», como la *heroína* o la *cocaína.*

Con la eliminación de la distinción entre drogas «blandas-duras», el legislador quiso afirmar el concepto de peligro que abarcan todas las drogas: todas las substancias que actúan sobre el sistema nervioso central, exponen a los individuos que las consumen a riesgos considerables, incluso con una consumición modesta y ocasional (se piensa en los «estragos» del fin de semana causados por accidentes de tráfico, inducidos por el consumo de cannabis, alcohol u otras substancias). Por otro lado —sobre las polémicas que siguieron—, es necesario registrar por desgracia que, a pesar de que los numerosos estudios realizados en los últimos años han mostrado claramente los efectos sobre la mente y los daños inducidos por el consumo de cannabis, todavía muchos personajes conocidos por la opinión pública —no solo del mundo del espectáculo— siguen defendiendo una postura de permisividad ante el «porro», con el riesgo de justificar e inducir a su consumo, sobre todo entre los más jovenes[61].

Se ha dado un encendido debate público sobre las sanciones reservadas al sencillo consumidor, especialmente respecto al uso del cannabis.

Bajo otro aspecto, el *Testo Unico,* incluso después de las integraciones aportadas por la Ley 49/2006, no ha solucionado el problema de la importancia penal de la modesta producción para un uso exclusivamente personal.

Se trata de comportamientos que pueden realizar tanto el traficante como el consumidor. El juez, por tanto, debe establecer, caso por caso, si los comportamientos llevados a examen constituyen una manifestación de un mero uso personal de la substancia (castigado con una simple sanción administrativa), o si bien están determinados para su posterior venta (en este caso el comportamiento está castigado con una *sanción penal).*

Una novedad muy importante que se introdujo en el *Testo Unico* con la Ley 49/2006 está contenida en el coma 5-bis del art. 73: de manera limitada a los delitos cometidos por una persona drogodependiente o consumidora de substancias estupefacientes o

[61] Para un análisis específico de los aspectos epidemiológicos, sociopolíticos y psicopedagógicos del consumo de cannabis, señalemos C. RISÉ, *Cannabis,* o.c. La peligrosidad de esta substancia, aceptada hoy en día por muchos estudios, demuestra cómo determinadas afirmaciones sobre lo presuntamente inofensivo que es, así como su petición de «legalizarla», son pura desinformación y resultan infundadas e ideológicas.

psicotrópicas, el juez, con la sentencia de condena o aplicación de la pena y a petición del imputado, habiendo escuchado al ministerio público, cuando no deba concederse el beneficio de la suspensión condicional de la pena, puede aplicar la pena de trabajos de utilidad pública en lugar de las penas de encarcelamiento y pecuniarias mencionadas en el artículo 54 del decreto legislativo del 28 de agosto de 2000, n.º 274, según las modalidades previstas en él. Con la sentencia, el juez encarga a la Oficina Local de ejecución externa de la pena de verificar el desarrollo efectivo del trabajo de utilidad pública, que tiene una duración correspondiente a la de la sanción de encarcelamiento prevista. Un posterior elemento de novedad introducido en el *Testo Unico* por la Ley 49/2006 es el reconocimiento definitivo de la eficacia del papel desarrollado por las estructuras privadas para la recuperación de los drogodependientes. Así, el trabajo de utilidad pública puede realizarse en las estructuras privadas autorizadas según el artículo 116 del *Testo Unico,* previo consentimiento de las mismas. En caso de violación de las obligaciones relacionadas con la ejecución del trabajo de utilidad pública, el juez establece la revocación de la pena con el consiguiente restablecimiento de la pena a la que sustituía.

Muy importante es la parte destinada a las intervenciones en el campo de la información y la educación. Es decididamente positivo el plano preventivo tanto para las intervenciones en la escuela como para las inspecciones sanitarias. Se prevén medidas particulares para la cura, desintoxicación y rehabilitación de militares drogodependientes.

También están previstas las competencias de las regiones y los entes locales en lo que respecta a la vigilancia y al aspecto de asistencia y rehabilitación.

Son importantes los artículos que prevén pactos con entes, asociaciones y grupos de voluntariado, delineados y perfeccionados progresivamente por diversas intervenciones legislativas específicas, entre las cuales la Ley 49/2006, que ya hemos citado muchas veces[62].

Se trata de una ley que es realmente la más orgánica en la materia y supera algunas carencias de la precendente.

La acentuación en la represión es evidente en el tema de la venta y la producción, mientras que, como ya se ha dicho, se han anulado las sanciones penales —aunque se conservan las administrativas— en caso de consumo personal de substancias.

[62] Toda la normativa sobre el problema de las drogodependencias se puede consultar en: http://www.interno.it/mininterno/export/sites/default/it/sezioni/servizi/legislazione/droga/.

El legislador se ha puesto por tanto en una condición por lo menos poco clara: ratifica la ilegalidad del consumo de droga manifestando su peligrosidad, pero establece al mismo tiempo, en cualquier caso de manera genérica e imprecisa, un límite embarazoso para drogarse sin incurrir en problemas penales. Ha prevalecido, por tanto, siguiendo la indicación del referéndum de 1993, una orientación legislativa de despenalización pero que tiende a una petición firme de recuperación y rehabilitación. De este modo, si por una parte se evita la inútil criminalización de estas personas, por la otra se induce a la aceptación casi forzada de la rehabilitación. De hecho, algunas comunidades terapéuticas, han mostrado sus dudas sobre la plena eficacia de estas medidas. Pero, como ya hemos expuesto, si desde el punto de vista moral se ha de evitar al máximo la criminalización del consumidor, ya que se trata de una persona fuertemente necesitada de ayuda y apoyo más que de penas de detención, por otra parte hay que defender que se le exija objetivamente a recuperarse y sobre todo se ha de impedir la posibilidad de que el individuo se cause daños irreparables a sí mismo y a los demás.

Es necesario recalcar, a modo de conclusión, que esta plaga, como otras de las que hablaremos, no puede extirparse sin un compromiso de todos los ciudadanos, de cada uno de ellos, y de las instituciones civiles y religiosas, de las familias, la escuela y los medios de comunicación, para forjar una educación en los valores y en particular en los valores de la vida, la salud y la persona. No se puede pretender vencer estas plagas si se sigue alimentando el ambiente en el que crece, es decir, una cultura hedonista, individualista y carente de solidaridad, de valores transcendentes. Si ni en la familia ni en la escuela se respira el sentido de la santidad e inviolabilidad y de la transcendencia de la vida, la vida se convierte en *ludus* y desesperación.

Al mismo tiempo, no se puede seguir reconstruyendo las causas de cualquier malestar social implicando a la familia, su interrogación afectiva, su presencia en la educación y dirigiendo la política en una dirección totalmente diferente, a favor de una disgregación y disolución cada vez más grave de los compromisos conyugales y familiares.

Por lo tanto, para la lucha contra la droga no se puede utilizar la llamada «filosofía del pensamiento débil» para el gobierno de lo cotidiano —algo además importante— sin relacionarla con el «pensamiento fuerte» y con las motivaciones de gran envergadura que atañen los valores de la vida, la responsabilidad y la solidaridad en una perspectiva de lo «que hay de divino en el hombre», según la afirmación de Scheler.

B. EL ALCOHOLISMO

1. Prefacio: una emergencia ética y sanitaria

Desde hace un tiempo el alcohol ha sido definido «la droga que más mata» y se considera que las muertes debidas al abuso de alcohol son varios centenares de veces más numerosas que las debidas a la heroína[63].

La responsabilidad ética en este campo, como en el del uso de las drogas propiamente dichas, no debe considerarse únicamente en relación con los daños a la vida y la salud de las personas, ni con las repercusiones de orden social, sino también con respecto a la economía sanitaria. Las sociedades económicamente desarrolladas tienen que gastar cada vez más para reparar los daños del consumo hedonista, quitando recursos a las verdaderas necesidades de investigación científica y de curación de las enfermedades.

> El alcoholismo representa uno de los principales problemas clínicos y de salud pública del mundo y de modo especial en los Estados con un desarrollo socioeconómico más elevado, donde la importancia y la gravedad de los problemas que se plantean, tanto a nivel del individuo como de la colectividad, imponen la búsqueda de medios más idóneos para combatir el fenómeno[64].

La gravedad del problema, que es ya una de las «emergencias» de la salud pública y de la bioética, se pone de manifiesto con respecto a los factores ya mencionados, en los daños a la salud y las muertes provocadas directamente por el alcoholismo, pero también por el hecho de que el consumo de alcohol está conectado con el peligro en las carreteras y con muchas consecuencias indirectas que tienen lugar en las familias y por la can-

[63] G. Bonfiglio - E. Caffarelli - B. Baricelli, «Alcolismo», a.c., 5; L. Ciccone, *Salute e malattia,* II, o.c., 437-490. Es un tratado amplio y analítico de los diversos aspectos del alcoholismo, visto sobre todo desde una óptica ética y pastoral. Lo citaremos a menudo en este tema, como ya hemos hecho en el de la droga. Citemos también como textos orientativos: J. H. Mendelson - N. K. Mello (eds.), *La dipendenza alcolica,* o.c.; R. Malka - Fouquet - G. Vancofrance, *Alcologia,* o.c.; G. Perico, «Il problema dell'alcolismo», a.c., 5-21; E. Tempesta - E. Zeppetelli, «Aspetti bioetici dell'alcolismo», a.c., 55-75; AA.VV., *Alcolismo, ospedale, territorio,* o.c.; G. Ruscombe-King - S. Hurst, *Alcohol Problems,* o.c.; G. Bagnall, *Educating young drinkers,* o.c.; A. Fagioli - S. Napoleoni (eds.), *Dentro l'alcool.* o.c.

[64] E. Tempesta - E. Zeppetelli, «Aspetti bioetici dell'alcolismo», a.c., 55

tidad de fuerza mental y capacidad intelectual que se sustrae a la sociedad y la responsabilidad civil.

La «parentela ética» que existe entre alcoholismo y consumo de drogas no debe hacernos olvidar las diferencias y las connotaciones particulares del alcoholismo. Ante todo es necesario partir de una definición sobre la tipología de las personas alcohólicas y los efectos del alcohol en la salud mental y física de las personas.

Un segundo aspecto que será examinado es el de la difusión del fenómeno. Por último, trataremos algunas consideraciones éticas sobre la prevención, el tratamiento y la recuperación.

2. **Definiciones y tipologías**

Podemos partir de la definición de alcohólico dada por la OMS:

> Son alcohólicos aquellos bebedores desmedidos cuya dependencia al alcohol ha alcanzado tal grado que pone de manifiesto trastornos mentales o bien incide en su salud física y psíquica, en sus relaciones interpersonales y en su normal actividad social y económica; o bien aquellos en los que son patentes las señales de una evolución hacia ese estado[65].

Ya que el término de alcoholismo se ha cargado de valores peyorativos, actualmente se propone de modo más técnico la denominación «Síndrome de Dependencia Alcohólica» (SAD) que representa a su vez un caso específico de la categoría más amplia de las patologías y problemas «relacionados con el alcohol».

En el uso del alcohol se pueden dar estas tres situaciones:

a) uso adecuado y bien tolerado;
b) uso inadecuado del alcohol sin alcanzar aún el conjunto de los síntomas (síndrome) que caracterizan al alcohólico;
c) uso inadecuado con la aparición de síntomas de dependencia-abstinencia.

El DSM III-R de la Asociación de Psiquiatras Americanos ofreció otra definición de los individuos afectados de SAD: «En esta categoría están comprendidos aquellos pacientes que consumen una cantidad de alcohol lo suficientemente elevada para

[65] OMS - Expert Committee on Mental Health, «Alcohol Subcommittee. Second Report», a.c., citado por L. Ciccone, *Salute e malattia,* II, o.c., 446.

dañar su salud física y comprometer su eficiencia en el plano individual o social, o aquellos individuos para los cuales el alcohol se ha convertido en prerrequisito indispensable para el cumplimiento de las actividades cotidianas». Se trata de una definición análoga a la de la OMS[66]. El siguiente DSM-IV, de la misma Asociación, enumerando los elementos de diagnóstico de los trastornos vinculados a diversas substancias, asocia todos los elementos al alcohol: dependencia, abuso, intoxicación, síndrome de abstinencia, demencia, trastornos mnésicos, trastornos psicóticos, trastornos emocionales, ansiedad, disfunciones sexuales, trastornos del sueño[67].

Veamos mejor qué fenómenos y factores caracterizan este síndrome y cómo y por qué se distingue de la toxicomanía de drogas.

La substancia responsable es el alcohol etílico, que se obtiene por la fermentación de azúcares contenidos en algunas frutas, sobre todo en la uva (vino), la manzana (sidra) y la cebada (cerveza).

En estas bebidas el alcohol está presente en un porcentaje que varía: por ejemplo, en el vino es de un 10 al 14 por 100 según la concentración de azúcar. Si se destilan estas bebidas, la concentración aumenta hasta un 60 por 100 o un 90 por 100 en los diversos tipos de licor. Algunos licores se obtienen después con la mezcla de bebidas destiladas y fermentadas.

Como ya se ha mencionado, existe la posibilidad teórica y práctica de un uso moderado del alcohol que no crea formas de dependencia, ni el SAD, ni problemas de salud, e incluso puede tener efectos benéficos sobre la digestión. Esto es un hecho importante que distingue el uso del alcohol del de la droga: en el uso del alcohol, la posibilidad de control dentro de los límites es mucho más grande; solo ante algunos factores adicionales se instauran los fenómenos de dependencia, tolerancia, abstinencia: el uso fuera de toda medida («inadecuado») y prolongado crea el conjunto del síndrome y con una diversidad estadísticamente significativa de tolerancia de individuo a individuo.

Para precisar mejor este concepto de «inadecuación» que crea un riesgo y daña el organismo además de tener consecuencias sobre la conducta, es necesario tener presente otro factor o parámetro que está constituido por la *tasa de alcohol en la sangre*

[66] OMS, *Manual of the International Statistical Classification of Decease* (Ginebra 1972), referido por E. Tempesta - E. Zeppetelli, «Aspetti bioetici dell'alcolismo», a.c., 56-57.

[67] American Psychiatric Association, *Diagnostic and Statistical Manual of Mental Disorders* (Washington, 1994) 177. Cf. 194-204 para el análisis de los diversos trastornos relacionados con el alcohol.

(TAS). La tasa de alcohol se mide en gramos de alcohol por litro de sangre; una tasa de alcohol de 1g/litro indica por tanto que en cada litro de sangre del individuo hay 1 gramo de alcohol puro; la misma tasa de alcohol se puede expresar en la forma 1/1000 (uno por mil) o bien 0,1 por 100.

En instancias normales, por producción endógena, esta tasa de *alcoholemia o etanolemia* en un individuo sano es de 20-30 mg/litro. Los efectos de la ingesta de alcohol se notan en el individuo, con una diferencia de persona a persona, cuando se supera una determinada cantidad de alcohol ingerido.

Los primeros efectos negativos, importantes sobre todo para quien va a conducir un vehículo, comienzan a descubrirse ya con valores de 0,2 g/litro, por ejemplo, en la capacidad de subdividir la atención entre dos o más fuentes de información y en la interacción con el cansancio; con una tasa de 0,5 g/litro empiezan a verse comprometidos el campo visual lateral, los tiempos de reacción, la resistencia al ofuscamiento y la coordinación psicomotora. Con una tasa de 0,8 g/litro los síntomas precedentes se agravan y se ve comprometida también la capacidad de valorar las distancias, la atención decae de modo considerable y disminuye la sensibilidad a la luz roja. Con una tasa de 1,2 g/litro los síntomas anteriores se agravan y aparece la euforia, la visión lateral se ve fuertemente comprometida, como también la percepción de las distancias y de la velocidad de movimiento de los objetos. Con tasas entre 1,5 y 2 g/litro todos los síntomas precedentes se dan en una medida exagerada, con una total minusvaloración de los peligros, una descoordinación de movimientos (por ejemplo, se acelera en vez de frenar), reacciones fuertemente ralentizadas. Todo esto se refleja en riesgos de accidente grave. Ya con valores de alcoholemia entre 0,5 y 0,9 g/litro, el riesgo de un grave accidente es 11 veces superior respecto a cuando se está sobrio[68].

Para hacer comprensible este riesgo, bastan una botella de vino de mesa (3/4 de litro) con una graduación de 10-13 grados o dos latas de cervezas de alta graduación (7 por 100), bebidas en ayunas, para llevar la alcoholemia a 0,5-0,8 y 0,7 g/l respectivamente, en media hora.

La elevación del nivel de alcoholemia produce por tanto una acción depresiva de los centros de control del sistema nervioso central con la consiguiente modificación del comportamiento; esta turbación, que se constata fácilmente en los estados de embriaguez, dura hasta que la tasa de alcoholemia se reduce por

[68] Sacamos estas informaciones de la página de Internet del Automobile Club d'Italia (ACI), http://www.aci.it/index.php?id=314.

su eliminación por el organismo: la duración de estos efectos alcanzada el acmé en el transcurso de media hora-1 hora y disminuye gradualmente en las 6-7 horas siguientes pero también puede durar más, por influencia de algunos factores subjetivos como edad y sexo, peso corporal, costumbre de beber alcohol o funcionalidad hepática.

Ya que la obra de «drenaje» se debe al metabolismo y tiene el hígado como órgano principal de «filtración», cuando este órgano se ve expuesto por patologías prexistentes o precisamente por un exceso de alcoholemia, cada vez será más difícil su metabolismo y una cantidad cada vez más pequeña de alcohol será suficiente para determinar la situación de aumento del TAS.

Como ya hemos comentado, existen factores que pueden llevar al individuo de una situación de uso moderado y controlado a una de inadecuación y de síndrome de dependencia[69].

La bibliografía resume estos factores en tres grupos: *factores psicológicos*, *factores socioculturales*, *factores biológicos*.

Consecuencia de esto es que cada individuo aquejado de SAD llega a la patología por caminos diferentes y por una combinación de factores que no son idénticos en todos los individuos.

Este hecho es muy importante para las consecuencias y estrategias de tipo terapéutico.

Según las teorías psicoanalíticas, los factores que predispondrían la personalidad al alcoholismo («personalidad alcohólica») tendrían que ponerse en relación con una situación de ansia y necesidades insatisfechas y reprimidas, o a factores debidos a carencias de tipo afectivo en la relación entre padre e hijo. La predisposición se tendría que atribuir a la necesidad insatisfecha de afecto paterno, ante un padre brutal o que no es afectuoso; esta necesidad insatisfecha provocaría una «fijación» del instinto al estado oral con su consiguiente incapacidad de control[70].

La escuela que se fundamenta en la psicología de la personalidad y la identificación de caracteres, ha localizado en algunos rasgos la llamada «personalidad prealcohólica»: escasa capacidad para soportar las frustraciones, sentimientos de inferioridad alternados con conductas de superioridad, aprensión y sentimiento de dependencia. Pero estos factores se harían explícitos ante una situación de estrés ambiental[71].

[69] AA.VV., *Vino, bevanda e alimento dell'uomo moderno.* Atti del 2.º Simposio Internazionale sul vino (Pavia, 5-7 giugno 1984) (Pinerolo 1985); L. CICCONE, *Salute e malattia,* II, o.c., 440-441.

[70] S. ZIMBERG, *La cura clinica dell'alcolismo,* o.c.; E. TEMPESTA - E. ZEPPETELLI, «Aspetti bioetici dell'alcolismo», a.c., 57-58.

[71] S. ZIMBERG, *La cura clinica dell'alcolismo,* o.c., 11.

Existe igualmente una explicación de tipo behaviorista: un estímulo de tipo ansioso se combate con la ingesta de alcohol, que constituye la respuesta, pero a su vez la respuesta refuerza la cadena, hasta instaurar una verdadera y auténtica dependencia, también física[72].

Se puede considerar además una sociología y geografía cultural del alcoholismo: hay países donde el alcohol está culturalmente prohibido y la tasa de individuos aquejados de SAD es muy baja, como en los países musulmanes de observancia estricta; hay otros países donde el comportamiento cultural es ambivalente y oscila entre partidarios de la prohibición y permisivos y la tasa de individuos con SAD es muy alto (Estados Unidos, Irlanda); en otros países el uso del alcohol está controlado y la incidencia varía según ese control; y hay otros países en los que el uso está liberalizado y la presencia de individuos con SAD está aceptada. Muchos de los países occidentales se encuentran en esta situación[73].

La incidencia de factores biológicos de predisposición está documentada por investigaciones, aunque no sean concluyentes, sobre gemelos, familias e hijos adoptados; estas investigaciones confirman la presencia de una «vulnerabilidad genética» que predispone y está ligada a la carencia de una enzima activa específica en el metabolismo hepático. Evidentemente, una «predisposición» no equivale a una manifestación real del SAD pero puede convertirse en un importante factor de riesgo en un contexto cultural favorable y ante la presencia de factores psicológicos, por lo que saberlo podría llevar a estar más atento para promover factores de protección y hacer que la prevención sea más eficaz.

3. **Efectos y manifestaciones del síndrome**

Los efectos de la ingesta de alcohol en el organismo se han estudiado científicamente, por lo que podemos resumirlos de manera sintética. El etanol, tras haber sido absorbido por el intestino, llega a través de la sangre a la estructura del sistema nervioso central y su acción afecta principalmente a la estructura polisináptica del sistema reticular activador y a determinados sitios corticales. El efecto producido es la ausencia de energía cortical activadora

[72] Ibíd., 13; E. TEMPESTA - E. ZEPPETELLI, «Aspetti bioetici dell'alcolismo», a.c., 58.

[73] Ibíd., 59.

y, por consiguiente, del pleno control de la actividad de las estructuras subyacentes. Las funciones que primero se debilitan y disgregan son las que se refieren al adiestramiento y la experiencia adquirida por el autocontrol y el equilibrio estático. Su efecto consiste por lo tanto en la depresión de los centros de autocontrol. El resultado es el sabido comportamiento de la persona ebria: pérdida del control estático y deambulatorio e incluso a un cierto nivel de la coherencia y conexión entre la ideación y la palabra. La peligrosidad social se puede manifestar cuando el individuo se encuentra conduciendo un vehículo, o en una situación de conflictividad social o familiar. Los especialistas distinguen:

a) una fase de «toxicidad aguda», que se distingue a su vez en varios estados: excitación, ebriedad y embriaguez, según el diverso grado de creciente concentración de etanol en la sangre y al que corresponde un comportamiento diversificado (excitación-desinhibición, se ve comprometida la postura erecta y de deambulación, así como el estado de conciencia);

b) un estado de toxicidad crónica, de la que hablaremos más adelante cuando tratemos los daños a nivel físico y psíquico[74].

Los efectos a larga distancia y por uso prolongado de altas dosis son análogos a los de la droga: dependencia, abstinencia, tolerancia y compulsividad.

La dependencia física[75] consiste en una alteración de las condiciones fisiológicas, producida por la ingesta repetida y prolongada de alcohol y esta alteración es tal que exige seguir consumiendo, padece la llegada de signos y síntomas de intolerancia que configuran el llamado «síndrome de abstinencia». Por lo tanto, la dependencia física y el síndrome de abstinencia están relacionados: el síndrome de abstinencia pone de manifiesto la dependencia física. Para que se dé el síndrome de abstinencia se supone evidentemente una brusca interrupción en el consumo de la substancia. Esta dependencia física se instala con mayor o menor importancia y mayor o menor rapidez dependiendo de los siguientes factores: el grado de alteración del sistema nervioso, la importancia de la conexión entre alcohol y tejidos y la lentitud del metabolismo. Resulta más que evidente que estos factores

[74] L. CICCONE, *Salute e malattia,* II, o.c., 441-442; G. SENINI - E. F. SIGURTÀ, *Aspetti biopatologici dell'alcolismo,* o.c.

[75] E. TEMPESTA - E. ZEPPETELLI, «Aspetti bioetici dell'alcolismo», a.c., 61-64.

están relacionados a su vez con la importancia del consumo de alcohol y su grado de concentración, pero, como ya hemos visto, se da el componente de variabilidad individual.

La tolerancia es un fenómeno típico, como ya se ha descrito en el caso de la droga, que no está necesariamente conectado con la dependencia física y se define como la reducción del efecto de un medicamento en el tiempo, o también como la necesidad de aumentar la dosis para obtener el mismo efecto. La tolerancia puede ser farmacocinética, es decir, que aumente en el organismo la capacidad de desactivar las substancias o bien que reduzca la biodisponibilidad; también puede ser farmacodinámica, es decir, que produzca una disminución de la sensibilidad.

En el caso del alcohol, hay que tener en cuenta el progresivo daño hepático, provocado por el alcohol, que causa un metabolismo cada vez más lento, por lo que la tolerancia puede tener un mecanismo inverso al de la droga; por tanto, incluso aunque el organismo pida un incremento de la dosis, basta con una menor cantidad de substancia para alcanzar los efectos de la embriaguez[76].

También hay que registrar el efecto de *compulsividad* a la hora de beber, que lleva al alcohólico a recurrir a una serie de estratagemas, si se siente controlado, para conseguir su objetivo. Esta compulsividad se relaciona con los sistemas serotoninérgico y dopaminérgico de neurotransmisión.

Al resultado final de este síndrome de dependencia al alcohol, que trae consigo las implicaciones ya mostradas, hace falta añadir los daños a la salud de los afectados y a la sociedad. Ya que los efectos indirectos en los que el alcohol es causa concomitante no son fáciles de demarcar con estadísticas, los daños causados por el alcohol son probablemente subestimados respecto a lo que son en realidad.

4. **Los daños a la vida, la salud y la sociedad**

Un estado de intoxicación crónica como consecuencia de la presencia de una cantidad excesiva de etanol en la sangre y que se instala tras un periodo más o menos largo, de algunos años, de un consumo desmesurado de alcohol, trae consigo un conjunto de daños al organismo y a la psique del individuo, modificando su comportamiento de modo considerable.

Los órganos más perjudicados son el hígado, con un alto porcentaje de convertirse en una hepatopatía alcohólica y una

[76] L. CICCONE, *Salute e malattia,* II, o.c., 437.

cirrosis hepática (con un aumento exponencial del riesgo de hepatocarcinoma) y el páncreas (pancreatitis aguda y crónica), pero también se establecen graves patologías en el estómago y el aparato intestinal y cardiovascular[77].

ELlalcoholismo es una de las causas más frecuentes de trastornos neuropsiquiátricos: el síndrome de abstinencia, el *delirium tremens,* la demencia alcohólica, el síndrome o psicosis de Korsakoff. Existen igualmente consecuencias en el aparato neuroendocrino y en las glándulas sexuales.

Desde hace tiempo se conocen también los daños provocados en el feto por el consumo de alcohol durante el embarazo, por parte de la madre con consecuencias de abortos espontáneos, malformaciones, retraso en el crecimiento pre- y postnatal y varias anomalías somáticas. Actualmente esta gama de diversos trastornos en el feto se denomina Síndrome Alcohólico Fetal (SAF)[78]. Aunque la gravedad de este síndrome aparece relacionada con la importancia de la cantidad ingerida, los datos de diversas investigaciones llevadas a cabo principalmente según el modelo murino, concuerdan al afirmar que incluso una pequeña cantidad de alcohol ingerida por la madre puede causar graves daños en el desarrollo del embrión[79], por lo que se recomienda fuertemente a las mujeres embarazadas, o que piensan que lo están, que se abstengan completamente de ingerir alcohol. Diversos estudios atestiguan la eficacia de estrategias preventivas (campañas de información, *counselling* sobre todo para las mujeres con mayor riesgo de ingesta) encaminadas a promover embarazos *alcohol-free*[80].

[77] En este apartado resumimos lo que está documentado de forma extensa por L. CICCONE, *Salute e malattia,* II, o.c., 446-455; cf., además, J. H. MENDELSON - N. K. MELLO (eds.), *La dipendenza alcolica,* o.c.; G. BERLINGUER - A. SEPPILLI, *Alcol,* o.c.; G. GASBARRINI - G. ADDOLORATO - E. CASTELLI - L. GENTILINI - F. G. FOSCHI - G. F. STEFANINI, *Danni organici da abuso di alcol,* o.c.; G. GASBARRINI - G. F. STEFANINI - G. ADDOLORATO - M. VIAGGI, *L'abuso di bevande alcoliche e le principali tossicodipendenze,* o.c.

[78] I. T. WRIGHT, «Alcohol consumption, pregnancy and law birthweight», a.c., 633; E. TEMPESTA - L. CONTE y otros, «The addicted pregnant women and her baby», a.c., 20; H. L. SPOHR - J. WILLMS - H. C. STEINHAUSEN, «Prenatal alcohol exposure and long term developmental consequences», a.c., 907-910; AMERICAN ACADEMY OF PEDIATRICS, COMMITTEE ON SUBSTANCE ABUSE AND COMMITTEE ON CHILDREN WITH DISABILITIES, «Fetal Alcohol Syndrome and Alcohol-related neurodevelopmental Disorders», o.c., 358-361; (NO AUTHORS LISTED), «Prenatal exposure to alcohol», a.c., 32-41; C. J. KRULEWITCH, «Alcohol consumption during pregnancy», a.c., 101-134; B. A. BAILEY - R. J. SOKOL, «Pregnancy and Alcohol Use», a.c., 436-444.

[79] Y. FUKUI - H. SAKATA-HAGA, «Intrauterine environment-genome interaction and children's development», a.c., SP273-SP278.

[80] R. L. FLOYD - M. K. WEBER - C. DENNY - M. J. O'CONNOR, «Prevention of fetal alcohol spectrum disorder», a.c., 193-199.

La multiplicidad de efectos perjudiciales del alcohol dificulta también la valoración de la mortalidad real[81] y de la mortalidad relacionada con el problemático asunto del alcohol, asociándose esta causa con otras condiciones patológicas (por ejemplo, arterioesclerosis, cardiopatías, depresión, etc.) y factores de riesgo concomitantes (entre los cuales, los más importantes son: consumo de otras substancias psicoactivas y la conducción de vehículos).

La relación existente entre consumo de alcohol en la población y riesgo de morbilidad y mortalidad es objeto de constantes y continuas valoraciones a nivel nacional e internacional a través de importantes estudios epidemiológicos. El alcohol puede ser responsable de importantes efectos negativos en la salud y la seguridad tanto de quien consume como de quien rodea al bebedor, en su contexto familiar y social y en general en la colectividad. Al ser una substancia psicotrópica, psicoactiva y cancerígena, puede causar comportamientos violentos, maltratos, pérdidas de oportunidades sociales y/o laborales, incapacidad de construir vínculos afectivos y relaciones estables, invalidez, accidentes laborales y accidentes en la carretera.

Los datos ayudan a comprender la gravedad del problema. El alcoholismo representa una de las diez causas principales de mortalidad en el mundo, según la Organización Mundial de la Salud: en un reciente informe es el principal factor de riesgo para 2,3 millones (el 3,8 por 100 del total) de las muertes registradas cada año en el mundo[82]. En la Región Europea de la OMS, la proporción de muertes atribuibles al alcohol es del 6,5 por 100 (11 por 100 en los hombres, 1,8 por 100 en las mujeres), mientras, las proporciones totales de causa de enfermedad (muertes + invalidez) expresadas en *Disability Adjusted Life Years* (DALYs), que se atribuyen al acohol son de un 11,6 por 100 (17,3 por 100 en los hombres, 4,4 por 100 en las mujeres)[83].

En la Unión Europea, el alcohol es cada año responsable de la muerte de 195.000 personas y es la tercera causa de mortalidad prematura; además, el alcohol es la principal causa de 60 enfermedades y condiciones patológicas (accidentes de tráfico, homicidios, suicidios, cirrosis hepática, patologías neuropsiquiátricas, depresión, cáncer). Una evaluación llevada a cabo en 2007 para Italia con metodologías adoptadas por la Organización Mundial

[81] J. Rehm - D. Baliunas - G.L. Borges y otros, «The relation between dimensions of alcohol consumption and burden of disease: an overview», a.c.

[82] OMS, *Global health risks,* o,c.

[83] J. Rehm - C. Mathers - S. Popova y otros, «Global burden of disease and injury and economic cost attributable to alcohol use and alcoholuse disorders», a.c., 2223-2233.

de la Salud señala en 24.061 el número de muertes por causas relacionadas con el alcohol entre individuos de edad superior a los 20 años (17.125 hombres y 6.846 mujeres). Según esta evaluación, la mortalidad debida a causas relacionadas con el alcohol en Italia representa un 6,23 por 100 del total de muertes en los hombres y un 2,45 por 100 del total de muertes en las mujeres dentro de la población mayor de 20 años[84].

Entre los indicadores de daños indirectos producidos por el alcohol, hay que señalar la mortalidad por accidente de tráfico, que en Italia está relacionada con el alcohol en un 30-50 por 100 del total de la mortalidad por esta causa. En 2007, el ISTAT (Instituto Italiano de Estadística) registró 230.870 accidentes de carretera que provocaron 5.131 muertos y 332.850 heridos. En Italia, la tasa de mortalidad por accidente de tráfico es de 87 muertos por cada millón de habitantes, en línea con la media europea (86). Sin embargo, sigue estando por encima de los niveles de los países con el mejor rendimiento como Holanda, Reino Unido y Suecia (45-50 muertes por cada millón de habitantes) o Francia (73). Los datos del informe ACI-ISTAT que dicen que los conductores muertos por accidente de carretera más golpeados son los jóvenes de 25-29 años (con 432 muertes) mientras que en los conductores heridos son los de 30-34 años (29.882 heridos)[85].

Estos simples y breves apuntes dan un cuadro suficiente de una plaga social que representa, como la droga, una emergencia.

En estos últimos decenios se ha registrado un notable incremento del consumo del alcohol en casi todo el mundo: en Europa, sobre todo en los países del Este, en América del Norte y América del Sur, Australia, Asia, e incluso en algunas áreas de África[86].

En Italia, un 9,4 por 100 de la población consume cada día alcohol en cantidades no moderadas y un 15,9 por 100 no respeta las indicaciones de consumo propuestas por los órganos de protección de la salud, lo que corresponde a más de nueve millones de personas consideradas de riesgo.

En los hospitales se da también un aumento del porcentaje de diagnósticos de cirrosis hepática alcohólica con respecto a otros diagnósticos (+6,5 puntos porcentuales del 2000 al 2006).

[84] S. Ghirini - L. Galluzzo - C. Gandin y otros (OMS - Collaborating Centre For Research and Health Promotion on Alcohol Istituto Superiore di Sanità), «Lo stato di salute degli italiani in relazione al consumo di alcol», a.c., 1-10.

[85] ACI-ISTAT, *Incidenti stradali - Anno 2007,* o.c.

[86] OMS - Department of Mental Health and Substance Abuse, *Global Status Report on Alcohol 2004,* o.c.

Se registra igualmente un continuo incremento de mujeres consumidoras. Y entre las personas mayores de 65 años, un 48,1 por 100 de los hombres y un 13,1 por 100 de las mujeres consume alcohol, de manera particular vino, sin atenerse a las pautas propuestas por los órganos de protección de la salud.

Sobre todo, la edad media del consumo entre los más jóvenes es cada vez más baja: poco más de 12 años, con un porcentaje de entre los más altos de Europa. Con respecto a Europa, Italia presenta un menor porcentaje de consumidores de bebidas alcohólicas y una menor difusión del *binge drinking* (expresión importada del inglés que indica un modo de beber típico de la cultura anglosajona y lejana de la tradición mediterránea: beber repetidamente alcohol fuera de las comidas con el fin de perder el control de sí mismo, sobre todo en un contexto socializador); sin embargo, entre aquellos que consumen alcohol, un 26 por 100 lo hace cotidianamente (el doble de la media europea), un 14 por 100 lo hace de 4 a 5 veces por semana (valor más alto en Europa) y un 34 por 100 practica el *binge drinking* (el *botellón* español) al menos una vez por semana (contra el 28 por 100 de la media europea).

El *botellón* está sobre todo difundido en la población masculina de 18-24 años (22,1%) y de 25-44 años (16,9%)[87].

En 2008, el 17,6 por 100 de los jóvenes de 11-15 años consumió bebidas alcohólicas, en una edad que está por debajo de la legal para la administración y para la que el consumo aconsejado es cero. Entre los jóvenes de 18-24 años de ambos sexos, el 70,7 por 100 consumió bebidas alcohólicas, con un porcentaje superior a la media nacional.

La tipología de consumo de riesgo que más se da entre los jóvenes es la de beber fuera de las comidas, que corresponde en 2008 al 31,7 por 100 de los chicos y al 21,3 por 100 de las chicas de edades comprendidas entre los 11 y los 24 años. En la misma franja de edad, un 13,2 por 100 de los chicos y un 4,4 por 100 de las chicas han practicado el *botellón* durante el año.

Los efectos del alcohol empeoran luego con la costumbre de consumir también otras substancias psicoactivas como por ejem-

[87] MINISTERO DELLA SALUTE, «Relazione del Ministro della Salute al Parlamento sugli interventi realizzati ai sensi della Legge 30-3-2001 n.º 125», a.c. El problema de los efectos del consumo de alcohol en los jóvenes y de la mortalidad que deriva de ello es común a muchos países occidentales; cf. R. W. HINGSON - W. ZHA, «Age of drinking onset, alcohol use disorders, frequent heavy drinking, and unintentionally injuring oneself and others after drinking», a.c., 1477-1484; R. W. HINGSON - T. HEEREN - A. JAMANKA - J. HOWLAND, «Age of drinking onset and unintentional injury involvement after drinking», a.c., 1527-1533; W. SETTERTOBULTE - B. B. JENSEN - K. HURRELMANN, *Drinking Among young europeans,* o.c.

plo el éxtasis, difundida especialmente en los lugares de congregación de jóvenes: esto permite al individuo no sentir el cansancio durante unas determinadas horas, luego —al terminarse el efecto eufórico de la droga— surge el cansancio, el torpor y la somnolencia causados por el alcohol. El «golpe de sueño» es entonces prácticamente inevitable, con consecuencias a menudo devastadoras si el individuo está conduciendo un vehículo. Entre los jóvenes conductores se encuentra el más alto número de heridos y fallecidos en accidentes de carretera (29.672 heridos de 30-34 años y 432 muertos de 25-29 años en 2007) y la ebriedad de alcohol en el mismo año supuso un 2,09 por 100 del total de todas las causas de accidentes de tráfico registrados.

Otro problema poco estudiado pero probablemente bien difundido es el de la relación entre consumo de alcohol y accidentes laborales. La ley marco italiana n.º 125 de 2001 prevé ante el abuso de alcohol en este campo, la prohibición de venta de alcohol, por ejemplo a través de los distribuidores automáticos, cerca de los lugares de trabajo donde se realizan actividades laborales de riesgo.

Respecto a la tipología de consumos, la bebida alcohólica más extendida es el vino, seguida de la cerveza: los estudios ponen de manifiesto que en Europa se ha registrado un incremento considerable en el consumo de vino desde los decenios posteriores a la Segunda Guerra Mundial hasta los años setenta; luego, algunos países conocieron primero un periodo de gradual disminución y después una progresión fluctuante; en cuanto al consumo de cerveza, los valores del consumo de Italia, Francia y España —si bien está en constante aumento en los últimos años— son mucho más bajos respecto a los de las naciones del norte y del centro de Europa. En Europa, de todos modos, alrededor de un 90 por 100 de los hombres y un 80 por 100 de las mujeres consume alcohol. En los países en vías de desarrollo, en cambio, con excepción de los países islámicos fuertemente influenciados por el proteccionismo religioso, se observa un constante incremento tanto en la producción como en el consumo de alcohol, de tal manera que en muchas naciones el problema del alcoholismo tiene ya las dimensiones de una verdadera emergencia social como es el caso, por ejemplo, en algunas naciones africanas[88].

Este incremento en el consumo tiene por fuerza consecuencias en términos de daños personales y sociales.

[88] J. Rehm - N. Rehn - R. Room y otros, «The global distribution of average volume of alcohol consumption and patterns of drinking», a.c., 147-156; N. Rehn - R. Room - G. Edwards, *Alcohol in the European Region. Consumption, harm and policies,* o.c.; OMS - Department of Mental Health and Substance Abuse, *Global status report on alcohol 2004,* o.c.

5. Reflexiones éticas y estrategias de prevención y recuperación

Existen algunos motivos por los que la alarma parece menor para el alcoholismo con respecto a lo que sucede en cambio con la droga: una primera razón está constituida por el hecho objetivo por el que, en el caso del alcohol, junto con el consumo patológico, existe un amplio uso normal y controlado que no suscita preocupaciones, con lo que está más difundido el juicio de que el alcohol no es peligroso, menos en las excepciones y por un exceso querido.

En segundo lugar, es necesario sin embargo subrayar que, en el caso del alcohol, gran parte de los países europeos y americanos de clima templado, son países productores, por lo que están implicados en una serie de intereses económicos ligados con el cultivo. Este segundo hecho podría explicar por qué son más frecuentes las ferias y exposiciones del producto que los congresos científicos sobre las consecuencias del abuso de alcohol.

A pesar de esto, desde hace un tiempo se está difundiendo en varios países la conciencia de los profundos efectos del abuso de alcohol en la salud y el bienestar social.

En los años noventa, todas las naciones europeas se ocuparon de desarrollar servicios de tratamiento especializados, promover la prevención a través de los medios de comunicación y realizar políticas sobre los precios para reducir la demanda. Algunos Estados de modo particular publicaron leyes específicas con respecto a la venta y publicidad de productos alcohólicos.

En diciembre de 1995, gracias a la Organización Mundial de la Salud, los ministros de Sanidad y los funcionarios de la mayor parte de los Estados miembros de la Unión Europea se reunieron en París en la conferencia «Salud, Sociedad y Alcohol», para debatir sobre los problemas sociales y sanitarios causados por el abuso de bebidas alcohólicas y crear unas normas para atajar el problema, dando a luz a la Carta Europea sobre el Alcohol. En el transcurso de la conferencia, que reunió a todos los Estados europeos bajo el lema «Alcohol, cuanto menos mejor», se fijó el objetivo (que no se alcanzó) de una reducción del 25 por 100 del consumo de alcohol entre 1980 y el año 2000. En aquella ocasión se propuso un Plan de Acción Europeo sobre el alcohol, articulado en un conjunto de pautas a seguir con el fin de prevenir las consecuencias sociales relacionadas con el problema del alcoholismo y los riesgos sobre la salud. En efecto, la salud, no solo no se asocia ya con un sistema de premios y castigos dispensados por la divinidad, sino que se interpreta ya como una ausencia de enfermedad; según una definición compartida más recientemente, la salud sería producida por un armónico equilibrio físico, psíquico y social del individuo, bien insertado en la familia y la comunidad y como necesidad fundamental y derecho-deber esencial de la persona.

La Carta Europea sobre el Alcohol distingue diez estrategias aplicables más allá de las diferencias jurídicas, socioculturales y económicas existentes entre los distintos países. Estas prevén, en primer lugar, una elaboración y una constante actualización de programas *ad hoc* en la Región Europea y la difusión de información y prevención respecto a los daños causados por el alcohol; la promoción de la salud y la prevención de accidentes, violencias y acontecimientos negativos que se puedan atribuir al consumo de alcohol en lugares públicos y privados. Otras estrategias atañen el campo legislativo, como la publicación de leyes pertinentes para contrarrestar el abuso de alcohol, la ejecución de medidas de control en el campo de la publicidad y del *marketing*, promoción de un mayor sentido de responsabilidad ético-jurídica entre las personas que trabajan en el sector, y tienden a incrementar las capacidades de la sociedad para ocuparse de los problemas relacionados con el abuso del alcohol, por medio de una adecuada formación de profesionales en el campo sanitario, social, educativo y judicial, así como a través del apoyo de las Organizaciones No Gubernamentales y de los grupos de autoayuda y apoyo mutuo y la difusión de servicios eficaces de tratamiento y rehabilitación para las personas alcohólicas o los individuos en peligro de abusar del acohol junto con el apoyo a las familias[89].

En términos éticos, es necesario partir del hecho de que el abuso —el consumo desmedido— de bebidas alcohólicas, por el que el individuo se expone a contraer la dependencia y dañar la integridad física y mental también momentánea de la propia persona, constituye un hecho y un comportamiento *ilícito* desde el punto de vista objetivo.

La responsabilidad del individuo en particular, por un único acontecimiento o *in causa,* puede ser más o menos lúcida y captada, más o menos controlable y, por ello, más o menos culpable, pero en un sentido objetivo, la ilicitud del abuso está fuera de discusión. Para el abuso de alcohol, es necesario también recordar que los daños no están motivados por razones de necesidad ni tampoco están compensados por beneficios.

Por tanto, también en el caso de las bebidas alcohólicas, el motivo de la ilicitud, es decir, el fundamento ético de la inmo-

[89] OMS - Comisión Europea, *Carta europea sobre el alcohol (1995),* o.c.

ralidad, está en el daño que se produce a la vida, la salud y la sociedad. Es por este motivo que se ha de considerar lícito el uso controlado y moderado que no representa ningún daño. Por lo tanto, no se trata de demonizar la substancia alcohólica por una pseudoconcepción religiosa, ni de demonizar el placer de la gula por sí mismo, sino de ofrecer una norma fundada racionalmente y conectada con la ética personalista.

Es necesario afirmar también, siempre en el terreno de la problemática ética, que cuanto mayores sean los daños del abuso del acohol y cuanto más fuertes sean los condicionamientos socioculturales o psicosociales o económicos sobre los individuos consumidores, más fuerte y claro tendrá que ser el compromiso de la autoridad, la ley y las instituciones educativas para hacer frente a semejante daño.

Es impensable que se pueda actuar, por parte del Estado, en la dirección de la prohibición absoluta, cuando existe la larga posibilidad de un uso lícito y controlado; las medidas tendrían que estar sobre todo encaminadas hacia la prevención del abuso, la reducción del consumo de alcohol de alta gradación y, sobre todo, se habría de hacer en el terreno de la educación sanitaria y ética de la población.

Esto tendría que hacerse sin ceder a los sectores productores ni a los intereses de grupo.

Un espacio donde se ha de prever éticamente una prohibición, con represión y pena es en el de los fraudes en la producción, no solo por el engaño que se proporciona al consumidor y al fisco, sino sobre todo por el mayor grado de toxicidad de las bebidas adulteradas con metanol o con substancias químicas colorantes. En este sector es igualmente creciente la inmoralidad y el comportamiento es siempre más dañino en lo relacionado con la salud de los ciudadanos.

Respecto a la prevención del abuso del alcohol en particular, se podrá configurar en el plano general mediante campañas de educación sanitaria adecuadas en las escuelas y con los medios de comunicación social; y en el terreno de la prevención individual, a través de una adecuada asistencia médica de base, especialmente en las familias donde exista una situación de riesgo. Cuanto mejor y más minuciosa sea la prevención, menores serán las consecuencias en el terreno de la enfermedad y de sus consecuencias sociales.

A veces se considera inútil hablar de alcohol a los niños y a los jóvenes de las escuelas porque se les considera una categoría que no se interesa por este problema. Casi nunca se ven anuncios publicitarios contra el abuso del alcohol, mientras que existen imágenes diarias en la televisión que invitan a beber cerveza y vino. Se tiene la clara sensación de que la publicidad, en la que se invierten ingentes cantidades de dinero (en 2003, por ejemplo, habrían llegado en Italia a 141.353.000 euros), está al servicio del beneficio y del comercio, no al servicio del público. Los jóvenes, que son más vulnerables, consituyen un segmento de mercado de primera importancia para los productores, por estar estos a la búsqueda de novedades, empujados por el deseo de seguir una moda o abrazar conductas alternativas. En este sentido, la televisión cobra seguramente un papel determinante, en cuanto vehículo de dosis enormes de mensajes alentadores en los que beber viene asociado con situaciones de placer y felicidad. El modelo más utilizado por los anuncios es el de la publicidad «proyectiva» o identificadora que propone modelos de hombre y de mujer hacia los cuales tender y a los que desear parecerse. Y la realidad de este interés comercial por el consumo juvenil lo atestiguan las nuevas bebidas alcohólicas anunciadas: los *designer drink* o *ready to drink* o *alcopops,* bebidas alcohólicas a base de fruta, con unos seis grados de alcohol y cuyo sabor dulce unido al anhídrido carbónico esconde el gusto alcohólico[90].

El discurso de la recuperación de los alcohólicos está cargado de actualidad, sufrimiento y dificultad y hasta ahora se confía en gran parte al voluntariado y a los grupos espontáneos sólidamente inspirados y dirigidos por organizaciones religiosas.

6. La ley-marco italiana sobre el alcohol y los problemas relacionados con el alcohol

Hasta 2001, la legislación italiana no preveía una normativa específica para los problemas relacionados con el consumo de alcohol. Incluso hasta la reforma de la sanidad pública —con la institución del Servizio Sanitario Nazionale en 1978— la ley prescribía ¡el ingreso en el manicomio para los alcohólicos crónicos! Al final, en 2001, después de un camino difícil, se promulgó la llamada Ley-marco[91], en la que hay numerosos aspectos positivos —algunos ya puestos en marcha, otros aún por realizar—, pero donde no faltan algunas contradicciones o carencias.

Los puntos más significativos de esta ley que no tiende a la proscripción, nos parecen los siguientes:

[90] F. Costamagna - F. Beccaria, «Pubblicità regresso. L'impatto della pubblicità di bevande alcoliche sui giovani», a.c., 90-106.

[91] Ley del 30-3-2001 n.º 125, «Legge-quadro in materia di alcol e di problemi alcol-correlati»: *Gazzetta Ufficiale* 90 (18-4-2001).

a) Favorece el acceso a un «tratamiento sanitario y asistencial adecuado» al paciente dependiente del alcohol y a su familia, reconociendo al alcoholismo la dimensión de enfermedad para el individuo y la familia. Se pone de manifiesto por primera vez que los niños y los adolescentes están entre los más marcados por el abuso de alcohol de los padres, sufriendo secuelas físicas, psicológicas y emocionales muy importantes para el desarrollo psico-físico y social que en algunos casos son difíciles de resolver.

b) Promueve la investigación científica en el campo alcohológico e incentiva la formación continua del personal implicado en el sector.

c) Promueve las organizaciones privadas comprometidas en lo social y valora las asociaciones de autoayuda y de ayuda recíproca.

d) Ha instituido la *Consulta nazionale sull'alcol e sui problema alcohol-correlati* (órgano consultivo nacional sobre el alcohol y los problemas relacionados con el alcohol), presidida por el ministro de Solidaridad Social. La *Consulta,* en la que también están representados los productores y comerciantes de alcohol, además de examinar los datos relativos a la actualización de la ley, formula propuestas y opiniones a los ministros competentes y a las entidades locales, y colabora con organizaciones internacionales, de modo particular con la Organización Mundial de la Salud.

e) Propone modificaciones de los cursos de medicina y psicología y de los programas de estudio universitarios de índole social incluyendo la enseñanza de la alcohología.

f) Prohíbe la venta de alcohol a jóvenes menores de 16 años (¡pero existen muchas dudas sobre la real aplicación de esta prescripción por parte de los propios comercios!)

g) Dispone restricciones a la publicidad de bebidas alcohólicas, para proteger sobre todo al público más joven y adolescente. Sin embargo, por las fuertes presiones de los productores de bebidas alcohólicas, los límites propuestos en un principio han pasado por varias modificaciones; por otra parte, también es verdad que Francia, donde la publicidad de bebidas alcohólicas está totalmente prohibida, tiene el mayor número de individuos dependientes del alcohol.

h) Ha dispuesto una intensificación de los controles sobre los conductores de vehículos en las horas con mayor riesgo de abuso de alcohol; ha introducido la prohibición de la venta de licores fuertes en las autopistas, ha bajado la tasa de alcoholemia de 0,8 a 0,5 g/L (pero los expertos desearían que bajara aún más, sobre todo para los más jóvenes y los que acaban de sacar el carné de conducir).

En definitiva, esta normativa —aunque ha llenado un peligroso vacío legislativo y contiene muchos aspectos positivos—, necesitaría ser mejorada y sobre todo tendría que ser rigurosamente aplicada en lo que respecta a las prohibiciones encaminadas a proteger a los individuos con mayor riesgo, así como en lo que respecta a las propuestas educativas y preventivas. Además, no está presente ninguna interpretación sobre los orígenes del fenómeno, mucho más amplio de lo que se ha descrito. La familia, junto con el alcohólico, solo está además representada como usuaria, y se ha visto en las experiencias de las asociaciones que, cuando se consigue implicar a la familia y apoyarla, llega a ser un significativo instrumento terapéutico.

7. Modelos de intervención terapéutica y de rehabilitación

Una vez demostrada la mulplicidad de factores de la etiología y la personalización del itinerario que conduce al SAD, por el que cada individuo alcanza la dependencia y la intoxicación crónica, la propuesta de algunos estudios[92] es de utilizar una estrategia que sea: multimodal, pluridisciplinar, global, personalizada y que comprometa el mundo de la cultura y de las motivaciones del individuo. Se trata de una estrategia que supone que se evite la parcelización del tratamiento médico o psiquiátrico de tipo sencillo, y que haya unos servicios adecuados de coordinación en los hospitales, de tal manera que se pueda pilotar una estrategia personalizada y global. Esta estrategia tendría que prever, según las experiencias dignas de crédito[93], principalmente los siguientes objetivos:

a) eliminar la dependencia y por ello romper el vínculo entre el individuo y el alcohol;
b) provocar una reestructuración de la motivación y del comportamiento de la personalidad;
c) realizar un cambio de contexto social.

[92] E. TEMPESTA - G. L. CONTE, «Alcolismo: la risposta istituzionale», a.c.; E. TEMPESTA - E. JANIRI, «Aspetti medici delle farmacodipendenze», a.c., 5.
[93] E. TEMPESTA - E. ZEPPETELLI, «Aspetti bioetici dell'alcolismo», a.c., 64-67.

Según la experiencia de algunos centros[94], cuando se trata de una intoxicación crónica y de un síndrome persistente, el grado de la intervención prevé tres fases:

a) una fase médica en un centro especializado con un periodo de recuperación y de tratamiento farmacológico;
b) sin embargo, durante este periodo resultan necesarios —siempre según esta experiencia— la identificación de las motivaciones, de la situación psicológica y los lugares y los puntos de referencia para proseguir el tratamiento psicológico o psiquiátrico. Perder al paciente tras la desintoxicación podría querer decir inducirlo a volver a la situación anterior;
c) por último, la referencia para el tratamiento psicológico en el terreno tendrá que favorecer un cambio adecuado de la situación social, que en general tendrá que incluir a la familia y/o al ambiente laboral.

La concepción de la medicina y la enfermedad que subyace en esta estrategia es una concepción antropológica y personalista[95], donde la atención se centra no solo en la enfermedad, sino sobre todo en el enfermo considerado en su integralidad (concepción holística). En esta globalidad tendrá que encontrar su lugar y sincronización un tratamiento que considere el aspecto orgánico y farmacológico, el aspecto antropológico y social y también el aspecto espiritual (responsabilización) en el cual el elemento religioso, donde exista la disponibilidad del individuo en cuestión, puede tener una función decisiva.

Dan fe de ello las numerosas intervenciones de las autoridades eclesiásticas y de los organismos interconfesionales[96] para favorecer un compromiso de solidaridad a favor de la rehabilitación, junto con el surgimiento dentro de la comunidad cristiana de iniciativas de voluntariado[97] de carácter asociativo, cuyo tra-

[94] Ibíd., 68.

[95] S. SPINSANTI, «La riflessione antropologica in medicina»: *Medicina e Morale* 1 (1980) 10-15.

[96] PÍO XII, «Discorso ai Membri della "Guardia Siochana Branch of the Sacred Heart", a.c., 437-440.

[97] Hemos de recordar sobre todo la Asociación de Alcohólicos Anónimos surgida en 1935 en los Estados Unidos por iniciativa de dos alcohólicos y extendida también en Italia en 1972; además debe recordarse la Asociación Francesa «La Croix d'Or», surgida en Francia a principios de siglo. Cf. para mas información sobre estas asociaciones: Alcolisti Anonimi (Bulzoni, Roma 1980), o bien en internet: www.alcolisti-anonimi.it.[para España http://www.alcoholicos-anonimos.org]; *La Croix d'Or* (ed. propia, París 1974). Para una síntesis de

bajo de apoyo se ha manifestado a menudo de una importancia decisiva para la recuperación.

De hecho, la recuperación es posible, tanto más cuanto más temprana y motivada sea: en algunos de estos grupos, la recuperación se ha conseguido en un alto porcentaje de casos.

C. EL TABAQUISMO

1. **Noticias y datos**

Entre las dependencias de substancias que provocan daños al organismo hay que incluir también la del abuso del tabaco. La razón que lleva a dedicarle una breve mención en un tratado de bioética se encuentra en el hecho de que la investigación científica ha demostrado ya que se dan una serie de daños a la salud y de modo particular una conexión con algunas causas de mortalidad. Igualmente ha de considerarse el hecho de que un mal disimulado incentivo a este abuso pueda provenir del Estado, ya que suele tener el monopolio de la producción de tabaco; además, la expansión del comercio ataca de manera especial a los países en vías de desarrollo[98]. Es sabido que el uso del tabaco en Europa llegó tras el descubrimiento de América: Cristóbal Colón, al desembarcar en el nuevo continente, observó cómo los indígenas fumaban unos rollos de hojas llamadas «tabaco», dando el nombre a la substancia contenida.

Las investigaciones históricas muestran que el consumo de tabaco debía de ser antiquísimo en las poblaciones de la cultura precolombina de América meridional[99].

En cambio, no está suficientemente documentada la noticia de que la población del Antiguo Egipto haya conocido este producto.

la historia y las características de estos grupos que hemos citado, cf. G. PERICO, «Il problema dell'alcolismo», a.c., 154; L. CICCONE, *Salute e malattia,* II, o.c., 485-488. Por último, vid. también H. HUDOIN - R. DE STEFANI (eds.), *I club degli alcolisti in trattamento,* o.c.; B. HOWE, *Alcohol education,* o.c.

[98] Para el tema del tabaquismo nos referimos sobre todo a L. CICCONE, *Salute e malattia,* II, o.c., 491-514. A su vez, el conocido moralista se aprovecha de algunos datos de tipo médico, científico y epidemiólogo: ISTAT, *Compendio statistico italiano*, ed. de 1981, o.c.; AA.VV., *Fumo e salute* (Istituto Scientifico per lo studio e la cura dei tumori di Genova), estudio publicado en el dossier especial de *Il Medico d'Italia* (21-6-1982). También hemos consultado: L. J. «Smoking», a.c., 1596-1597; M. LAVIN, «Smoking», a.c., 2422-2428.

[99] F. J. CHICOU, *Il tabacco,* o.c.; F. CORTESI, «Tabacco», a.c., 139. Referido por L. CICCONE, *Salute e malattia,* II, o.c., 491.

Se recuerda cómo en el siglo XVI, tras el descubrimiento de América, el tabaco se cultivó en Europa como hierba medicinal: uno de sus primeros promotores fue Jean Nicot de Villemain, embajador de Francia en Portugal, que envió en 1550 las semillas a Catalina de Médicis y a Francisco II. El consiguiente nombre de *Herba nicotiana* se debe al botánico J. Delechamp, de donde surge la palabra *nicotina* (Nicot).

La costumbre de su uso superfluo comenzó en el periodo de Luis XIII: muy difundida entre los nobles era la moda del rapé, contenido en elegantes petacas.

En este mismo periodo se empieza a ser consciente del riesgo para la salud del tabaco, en base a sus efectos y a los síntomas en los bronquios tras su inmediata percepción y, por otra parte, los Estados comienzan a impulsar su cultivo para sacar ganancias.

Actualmente, los Estados occidentales realizan fuertes ingresos ya sea por medio del monopolio o por medio de tasas sobre la producción y el comercio de tabaco.

En los países de la Unión Europea, cada año mueren prematuramente a causa del humo 650.000 personas (una cifra superior a la población de Malta o Luxemburgo). Según datos recientes de la Comisión Europea, a pesar de que esté bajando el número de fumadores europeos, se calcula que fuman tres de cada diez ciudadanos europeos mayores de 15 años: un 26 por 100 fuma diariamente, un 5 por 100 lo hace de manera ocasional, un 22 por 100 ha dejado de fumar y solo alrededor de la mitad declara no haber fumado nunca. Los países con mayor tasa de fumadores son: Grecia (42%), Bulgaria (39%), Letonia (37%) y Rumanía, Hungría, Lituania, Chequia y Eslovaquia (36%). Son algunos de los datos presentados en la encuesta llevada a cabo en 2008 por cuenta de la Comisión Europea en 28 países (27 países de la Unión Europea y Noruega) y que incluyó a más de 26.000 personas. Se sacan de la encuesta tres mensajes-clave: la mayor parte de los ciudadanos europeos aprueba la prohibición de fumar en lugares públicos (oficinas, bares, restaurantes), un 19 por 100 de los entrevistados está expuesto al tabaquismo pasivo en el lugar de trabajo y un 55 por 100 de los encuestados está convencido de que añadir imágenes en color en los paquetes de cigarrillos junto con advertencias escritas disuadiría más que solo las palabras[100].

El tabaco provoca más muertes que el alcohol, el SIDA, las drogas, los accidentes de tráfico, los homicidios y los suicidios

[100] COMISIÓN EUROPEA - THE GALLUP ORGANISATION, *Survey on Tobacco - Analytical report,* o.c.

en su conjunto. La epidemia del tabaco es uno de los mayores desafíos de la historia de la salud pública. La Organización Mundial de la Salud define el consumo de tabaco como «la mayor amenaza para la salud en la región europea». Según los datos del último informe de la Organización Mundial de la Salud sobre la epidemia global del consumo de tabaco, hay 650 millones de fumadores en el mundo y las muertes a causa del tabaco son de 5,4 millones al año. Se estima que serán 8 millones en 2030. En el siglo XX, 100 millones de personas murieron a causa del consumo de tabaco; en el siglo XXI, se calcula que serán mil millones. En 2030, más del 80 por 100 de las muertes causadas por el tabaco se darán en países en vías de desarrollo. Con la adopción de nuevas normas en Colombia, Djibouti, Guatemala, Islas Mauricio, Panamá, Turquía y Zambia, el número de países que han introducido la prohibición de fumar en lugares públicos pasó de diez en 2007 a diecisiete en 2008[101]: ¡es evidente que el número es todavía increíblemente bajo!

2. Los daños en la salud

Se ha sido progresivamente consciente de los daños en la salud por las investigaciones sobre el cáncer desde los años cincuenta en adelante. Evidentemente, estos daños varían según la cantidad de tabaco que se fume diariamente, de la manera más o menos profunda de inspirar el humo, de los ingredientes aditivos del tabaco y de las substancias utilizadas también en su cultivo y, por último, del número de años en los que persiste el hábito de fumar. Son atribuidas algunas atenuaciones en los daños en el cigarro y la pipa con respecto al cigarrillo, y en la presencia de filtros y dobles filtros: todo está relacionado con una menor inspiración de nicotina y de substancias tóxicas.

En el caso del cigarrillo se añade también el papel y las substancias aromáticas. Es necesario tener en cuenta el hecho de que el humo perjudica no solo al que fuma, sino también al que respira el humo de los fumadores, especialmente en locales cerrados, por lo que ha resultado muy oportuno que, gracias a la prohibición impuesta por la ley, se proteja la salud de las personas no fumadoras al menos en los locales públicos. Pero sería un acto de responsabilidad, al menos con respecto a los demás, que los fumadores ¡eviten imponer el llamado «tabaquismo pasivo» a personas con las que también comparten su vida privada (familiares,

[101] OMS, *Informe sobre la epidemia mundial de tabaquismo,* o.c.

amigos, sobre todo mujeres embarazadas y niños)! Otro elemento preocupante es la tendencia progresiva de estos últimos años a anticipar cada vez más el inicio de este hábito (actualmente en torno a los 12 años de edad).

Son muchos los daños que se achacan al tabaco con una base suficientemente científica. Ante todo está la relación directa entre fumar y el tumor pulmonar; prescindiendo de los efectos constatados de forma más empírica en los bronquios por el deterioro que se produce en el epitelio ciliar con el consiguiente aumento de depósitos de catarro que a la larga disminuyen progresivamente la función de los bronquios hasta llegar a una insuficiencia respiratoria, la mayor imputación hecha al cigarrillo y de modo general al hecho de fumar es haber incrementado el tumor pulmonar. A partir de las investigaciones llevadas a cabo en 1951 por R. Doll y Brandford Hill sobre 59.600 médicos que trabajaban en Inglaterra hasta las investigaciones más recientes realizadas en Estados Unidos y Canadá y también en Italia[102], las conclusiones son más bien alarmantes y éticamente vinculantes. Confrontando la tasa de incidencia del tumor pulmonar entre fumadores y no fumadores, se concluye que el aumento del riesgo de cáncer pulmonar es hasta 15-30 veces mayor en los fumadores con respecto a los no fumadores. Junto con el tumor pulmonar, el tabaco es además un factor importante de riesgo en la aparición de neoplasias en otros órganos (laringe, páncreas, riñón, vejiga, mama, esófago, estómago, colon)[103].

Es igualmente importante su influencia en el aparato cardiovascular. La nicotina y el monóxido de carbono influyen negativamente en el aparato cardiocirculatorio y fumar se relaciona así con el infarto de miocardio y con la arterioesclerosis. Se daría una sinergia negativa en quien bebe y fuma simultáneamente y en las mujeres fumadoras que tomen anticeptivos[104].

Existe además una mayor frecuencia de enfermedades bronco-pulmonares y de las muertes que causan. Los numerosos informes confirman una frecuencia más alta de enfermedades bronco-pulmonares en los fumadores: afecciones bronco-pulmonares obstructivas crónicas, bronquitis asmática y, dentro de esta patología, el porcentaje de muertes aumentaría 15 veces con respecto al de no fumadores. Por último, se dan otros riesgos y

[102] Nos referimos siempre a lo reseñado por L. CICCONE, *Salute e malattia,* II, o.c., 406-407, que se basa a su vez en diversos informes de la OMS en 1979 publicados en el volumen de AA.VV., *Fumo e salute,* o.c. Esta referencia aparece también en el *Notiziario dell'Associazione per la ricerca sul cancro* 10/76 (1982).

[103] Ibíd.

[104] AA.VV., *Fumo e salute,* o.c.

daños que se manifiestan en un creciente número de estudios; por ejemplo, una reducción de las defensas inmunitarias. Para las embarazadas que fuman se han documentado una serie de consecuencias: aumento de abortos espontáneos (20 por 100 atribuidos al tabaco), partos prematuros, retrasos en el crecimiento del feto. Algunos de estos daños (mortalidad perinatal, mayor presencia de malformaciones) se señalan también en el caso del padre fumador (tabaquismo pasivo).

Se debe combinar la difusión de campañas de educación que contrarresten estos hábitos con el desarrollo de una mayor sensibilidad y un mayor sentido de responsabilidad con respecto a la protección de la salud tanto por parte de los Ministerios de Sanidad como por grupos culturales y asociaciones privadas[105].

De todos modos, permanece el hecho contradictorio del cultivo y la producción bajo monopolio estatal, ejemplo típico de una relación incoherente entre valores proclamados y valores de la real actuación en el tejido social.

3. El problema ético

Junto con L. Ciccone y otros moralistas, distinguimos moralidad objetiva y moralidad subjetiva en cada acto moral, pero en este caso quizá esta distinción se impone con una mayor evidencia.

Desde el punto de vista objetivo, el tabaquismo, considerado en el conjunto de sus consecuencias y suponiendo un uso no ocasional sino habitual y en dosis importantes, constituye una *gravedad real* por los serios perjuicios que ocasiona en la propia salud y en la de terceras personas, y por las implicaciones generales que la producción y el tráfico tienen en el conjunto de los países consumidores. La valoración ética de los riesgos ha de considerarse también en relación con el hecho de la ausencia de todo beneficio.

Esta gravedad atañe ante todo al Estado que debe tomar una postura de atención prioritaria del problema de proteger la salud comprometiéndose a:

a) eliminar la ambigüedad de quien por una parte tiene el monopolio de la producción y percibe las ganancias de la venta y por la otra tiene que cargar con los costes sa-

[105] En Italia se se ocupan de la lucha contra el tabaquismo la Liga Italiana per la Lotta contro i Tumori y el Comitato Nazionale per la Lotta contro il Fumo.

nitarios de los daños causados a los propios ciudadanos, encarnando al mismo tiempo la figura del mal y del remedio; este hecho exigiría una política de reconversión de la producción;

b) incentivar la tarea de prevención mediante la información y educación sanitarias en las escuelas a través de los medios de información;

c) favorecer los estudios e investigaciones no solo sobre los daños sino también sobre las causas que favorecen el inicio del consumo en los jóvenes[106].

Otro problema con claras repercusiones éticas es la publicidad del tabaco destinada a los menores de edad. El consumo de cigarrillos, como demuestran cada vez más las investigaciones, empieza en la primera adolescencia y se estabiliza en la segunda década de vida[107]. En muchos países se constata además que la progresiva disminución del número de fumadores está llevando a un cambio en las estrategias de márketing de las multinacionales productoras de tabaco que apuntan la mayoría de sus campañas de publicidad a los menores, ya que conocen bien su menor capacidad de discernimiento y de libre elección[108]. El problema es especialmente grave en Estados Unidos. La industria del tabaco pierde en ese país unos 5.000 compradores cada día (entre los cuales 3.500 son porque deciden dejar de fumar y 1.200 por muerte)[109]. Los productores saben bien que los jóvenes son el sector más prometedor de *replacement smokers*. En efecto, el 90 por 100 de los fumadores empiezan antes de los 21 años,

[106] La precocidad de la edad de inicio del hábito de fumar constituye un problema socio-sanitario muy importante. Además, junto con el descenso continuo de la edad del primer contacto con el tabaco, se tiene que relacionar también otro elemento negativo que es el aumento de jóvenes y niños que se convierten en fumadores habituales. Los resultados de una encuesta de 2009 muestran que la edad media de inicio es de 15 años, pero un 17-18 por 100 ha empezado antes de cumplir los 15 años; además, el porcentaje de fumadores entre 15-17 años es de un 12 por 100, entre 18-20 años es de un 34 por 100 y entre 21-24 años es de un 38 por 100. Este informe contiene más datos interesantes sobre el tabaquismo en Italia. Cf. OSSFAD - ISTITUTO SUPERIORE DI SANITÀ - DOXA 2009 (IN COLLABORAZIONE CON ISTITUTO MARIO NEGRI E LEGA ITALIANA PER LA LOTTA CONTRO I TUMORI), *Indagine «Il fumo in Italia»*, o.c.

[107] S. C. CARVAJAL - D. E. WIATRK - R. I. EVANS - C. R. KNEE - S. G. NASH, «Psychosocial determinants of the onset and escalation of smoking», a.c., 255-265.

[108] Para profundizar en el problema del consumo de tabaco entre los adolescentes, cf. el capítulo específico y la bibliografía sobre el tema de M. L. DI PIETRO, *Adolescenza e comportamenti a rischio,* o.c.

[109] US CENTERS FOR DISEASE CONTROL, *Morbidity and mortality weekly report* (febrero 1991).

y el 64 por 100 antes de los 14[110]. Para promover sus cigarrillos entre los nuevos clientes, las compañías americanas gastan cada día 11 millones de dólares[111], más de lo que gasta el «US Federal Office on Smoking and Health» en un año[112].

En teoría, la publicidad y la venta de cigarrillos a menores está severamente prohibida en Estados Unidos. En la práctica, las grandes multinacionales como Philip Morris y RJR Nabisco, consiguen hacer llegar sus campañas y sus productos a los *teenagers* de modo eficaz y sin ningún tipo de escrúpulos. Y, por desgracia, el márketing del tabaco demuestra toda su eficacia sobre la capacidad de influencia de los jóvenes y los adolescentes[113]. Hace unos años se dio una amplia demostración de su habilidad en la campaña publicitaria de RJR Nabisco[114], basada en un personaje de dibujos animados que hizo mella en niños y adolescentes: los niños de seis años veían a Joe Camel igual de familiar que Mickey Mouse; de hecho, tras el lanzamiento de este personaje publicitario, el consumo de tabaco en los adolescentes aumentó un 10 por 100. Otras compañías buscaron seguir su ejemplo proponiendo campañas publicitarias que utilizaban dibujos animados. Incluso saben promover campañas aparentemente antitabaco que en realidad resultan ser auténticas campañas a favor. Es el caso de la campaña titulada «Tobacco: Helping Youth Say No». En realidad la campaña omitía los datos sobre los daños del tabaco sobre la salud, e invitaba a los chicos a no fumar por-

[110] US DEPARTMENT OF HEALTH AND HUMAN SERVICES (DHHS), *Report of the surgeon general, reducing the health consequences of smoking: 25 years of progress*, o.c.

[111] FEDERAL TRADE COMMISSION REPORT TO CONGRESS FOR 1990, *Pursuant to the Federal Cigarette Labelling and Advertising Act,* o.c.

[112] COALITION ON SMOKING OR HEALTH (AMERICAN HEART ASSOCIATION, AMERICAN LUNG ASSOCIATION, AND AMERICAN CANCER SOCIETY), *Framework for public policy activities of the coalition on smoking or health*, o.c.

[113] Muy interesante es un estudio realizado en Escocia por J. D. SARGENT - M. L. BEACH - M. A. DALTON y otros, «Effect of seeing tobacco use in films on trying smoking among adolescents», a.c., 1-6; L. MACFAYDEN - G. HASTINGS - A. M. MACKINTOSH, «Cross Sectional study of young people's awareness of and involvementvwith tobacco marketing», a.c., 513-517. Cf. también: N. EVANS - A. FARKAS - E. GILPIN y otros, «Influence of tobacco marketing and exposure to smokers on adolescent susceptibility to smoking», a.c., 1538-1545; D. G. ALTMAN - D. W. LEVINE - R. COEYTAUX - J. SLADE - R. JAFFE, «Tobacco promotion and susceptibility to tobacco use among adolescent 12 through 17 years in a nationally representative sample», a.c., 1590-1593; A. CHARLTON - D. WHILE - S. KELLY, «Boys' Smoking and cigarette-brand-sponsored motor racing», a.c., 1474; J. P. PIERCE - W. S. CHOI - E. A. GILPIN y otros, «Tobacco industry promotion of cigarettes and adolescent smoking», a.c., 511-515.

[114] J. R. DI FRANZA - J. W. RICHARDS - P. M. PAULMAN y otros, «RJR Nabisco's cartoon Camel promotes Camel cigarettes to children», a.c., 3149-3153.

que «se trata de un hábito de adultos»[115]. En los últimos años los movimientos antitabaco y las asociaciones de las víctimas del tabaquismo han aumentado de manera considerable su presencia e influencia en la opinión pública y en la clase médica de Estados Unidos[116], pero también de Australia, Canadá y otros países: de este modo, las industrias tabacaleras se tienen que enfrentar también a costosísimas batallas legales por las numerosas peticiones de indemnización (las llamadas *class action)* por las muertes y los daños a la salud determinados por el humo del cigarrillo.

Es necesario también recalcar que en los pocos casos en los que la administración pública se ha implicado realmente en llevar a cabo programas de prevención contra el tabaquismo, los resultados han sido satisfactorios[117].

Respecto al individuo en particular, sobre el problema de la responsabilidad subjetiva es bien difícil pronunciarse con un juicio de gravedad porque muchos están convencidos de buena fe de que también «quien fuma puede vivir cien años», y porque también hay diversos estados de ánimo que influyen en este hecho, así como hábitos más o menos importantes (fumadores ocasionales, activos, empedernidos...).

Lo que es cierto es que todos tendrán que comprometerse a favorecer la prevención y la superación de la situación. Para la recuperación de los fumadores activos y de los compulsivos, estos han de convencerse de que es posible dejar de fumar.

En efecto, existen sistemas de reeducación estudiados en las organizaciones culturales contra el tabaquismo y también existen pruebas de los buenos resultados conseguidos[118].

[115] J. R. DI FRANZA - T. MCAFEE, «The Tobacco Institute: helping youth say 'Yes' to tobacco», a.c., 694-696.

[116] L. H. GLANTZ - G. J. ANNAS, «Tobacco, the food and drug administration», a.c., 1802-1806; M. L. MYERS «Protecting thePublic health by strengthening the food and drug administration's authority over tobacco products», a.c., 1806-1809.

[117] Es el caso, por ejemplo, del Estado de California: C. M. FICHTEMBERG - S. A. GLANTZ, «Association of the California tobacco control program with declines in cigarette consumption and morality from heart disease», o.c., 1772-1777.

[118] No existen comunidades terapéuticas para la desintoxicacion, pero, junto con las campañas de publicidad promovidas por la OMS y por organizaciones especializadas, existen experiencias de terapias de grupo del tipo «Programa de 5 días», elaborado por E. J. Falkenberg y W. Mac Farland. Cf. L. CICCONE, *Salute e malattia,* II, o.c., 511.

BIBLIOGRAFÍA

AA.VV., *L'alcol nella società, scienza, cultura e controllo sociale* (CELID, Turín 1985).

— *Alcolismo, ospedale, territorio* (Istituto Italiano di Medicina Sociale, Roma 1982).

— *Documenti 1983. Comunità per tossicodipendenti* (Provincia di Milano, Milán 1983).

— «Droga e alcolismo contro la vita, Atti della VI Conferenza internazionale promossa dal Pontificio Consiglio della Pastorale per gli Operatori Sanitari (21-23 novembre 1991)»: *Dolentium Hominum* 7/19 (1992).

— *La droga: la realtà ed oltre* (Orizzonte Medico, Roma 1981).

— *La famiglia contro la droga* (CISF, Milán 1985).

— *La riduzione del danno* (Edizioni Gruppo Abele, Turín 1994).

— «Risposte interconfessionali sull'alcolismo»: *Anime e Corpi* 16 (1978) 455-457.

— *Sviluppo deviante e problemi di intervento* (Patron, Bolonia 1982).

ABERDEEN MEDICAL GROUP, «Drunken Drivers: What Should Doctors Do?»: *J. Med. Ethics* 12 (1986) 151-155.

ACI - ISTAT, *Incidenti stradali - Anno 2007* (Roma 2008).

ADRIAN, M., «Alcohol-related Casualty Statistics in Canada», en N. GIESBRECHT y otros (eds.), *Drinking and Casualties,* o.c., 228-244.

AGASSO, R., *Droga, come uscirne* (Edizioni Camilliane, Turín 1990).

ALCOLISTI ANONIMI, *Alcolisti Anonimi* (Bulzoni, Roma 1980).

ALTMAN, D. G. - LEVINE, D. W. - COEYTAUX, R. - SLADE, J. - JAFFE, R., «Tobacco promotion and susceptibility to tobacco use among adolescent 12 through 17 years in a nationally representative sample»: *Am. J. Public Health* 86 (1996) 1590-1593.

AMBROSINI, G. - MILETTO, P., *Le sostanze stupefacenti. Le misure di prevenzione* (Utet, Turín 1989) 282.

AMERICAN ACADEMY OF PEDIATRICS, COMMITTEE ON SUBSTANCE ABUSE AND COMMITTEE ON CHILDREN WITH DISABILITIES, «Fetal alcohol syndrome and alcohol-related neurodevelopmental disorders»: *Pediatrics* 106/2-1 (2000) 358-361.

ANCONA, L., «"Etica" della droga»: *Medicina e Morale* 1 (1981) 87-99.

ANDERSON, P. - JONES, H., *Alcohol Problems* (Oxford University Press, Oxford 1988).

ANDREOLI, V., *L'eroina di Stato* (fascículo especial de *Salute e Territorio*) (La Nuova Italia, Florencia 1979).

ANDREOLI, V., *Il medico e la droga* (Masson Italia, Milán 1979).

ANDREOLI, V. - BASILE, A., *Alcol e familia* (Edizioni Gruppo Abele, Turín 1986).

ARYANA, A. - WILLIAMS, M. A., «Marijuana as a triggerof cardiovascular events: speculation or scientific certainty?»: *Int. J. Cardiol.* 118/2 (2007) 141-144.

ASHTON, H. - GOLDING, J. F., «Smoking: Motivation and Models», en T. NEY - A. GALE (eds.), *Smoking and human behaviour,* o.c., 21-56.

Associazione Aliseo, *Il bere sbagliato* (Provincia di Torino, Turín 1990).
Auli, R. - Atacombe, M. - Casas, M. y otros, *Report of the external panel on the evaluation of the swiss scientific studies of medically prescribed narcotics to drug addicts* (World Health Organization, Ginebra 1999).
Bagnall, G., *Educating young drinkers* (Routledge, Londres-Nueva York 1991).
Bailey, B. A. - Sokol, R. J., «Pregnancy and alcohol use: evidence and recommendations for prenatal care»: *Clin. Obstet. Gynecol.* 51/2 (2008) 436-444.
Barra, M. - Lelli, V., *Droghe e drogati* (Ianua, Roma 1990).
Benciolini, P., «Il medico e la droga. Disposizioni normative, aspetti medico-legali, problema deontologici»: *Medicina e Morale* 1 (1981) 68-86.
Berlinguer, G. - Seppilli, A., *Alcol: aspetti nutrizionali, medico-sociali ed economici* (Il Pensiero Scientifico, Roma 1987).
Bignamini, S. - Brunetta, G., «Fenomeno droga e cooperazione internazionale»: *Aggiornamenti Sociali* 1 (1989) 29-44.
Bonfiglio, G. - Caffarelli, E. - Baricelli, B., «Alcolismo. La droga che uccide di più»: *Il Delfino* (1980) 5.
Borg, G., *Viaggio alla droga* (Paoline, Catania 1973).
Borgognoni Castiglioni E., «Le tossicomanie secondo l'OMS»: *Il Medico d'Italia* (inserción especial, febrero de 1989).
Botvin, G. J. - Schinke, S. - Orlandi, M. A. (eds.), *Drug abuse prevention with multiethnic youth* (Sage Publications-Thousand Oaks, Londres-Nueva Delhi 1995).
Brunetta, G., «Il fenomeno droga nel 1981»: *Aggiornamenti Sociali* 3 (1983) 219-229.
— *Giovani e droga* (Centro Studi Sociali, Milán 1978).
— «Giovani e famiglie di fronte alla droga»: *Aggiornamenti Sociali* 1 (1985) 69-84.
— «Morti per droga dal 1973 al 1988»: *Aggiornamenti Sociali* 3 (1989) 237-243.
Bruno, F. - Faselli, F., *Per paura di vivere. La tossicomania come malattia e le terapie possibili* (Città Nuova, Roma 1985).
Burgalassi, S., «Famiglia e droga: considerazioni di un sociólogo»: *Medicina e Morale* 1 (1981) 107-118.
Bush, P. J. - Iannotti, R. J., «Alcohol, cigarette and marijuana use among fourth-grade urban schoolchildren in 1988/89 and 1990/91»: *Am. J. Public Health* 83 (1993) 111-115.
Cagossi, L., *Comunità terapeutiche e non* (Borla, Roma 1988).
Cagossi, M. - Ciocca, A. - Pesola, P. L., «Un'esperienza di comunità terapeutica: la comunità "Fratello sole"»: *Medicina e Morale* 1 (1981) 119-123.
Campedelli, M., *Droga: le parole e i fatti* (Edizioni Gruppo Abele, Turín 1991).
Cancrini, L., *Quei temerari sulle macchine volanti* (NIS, Roma 1982).
— *Tossicomanie* (Editori Riuniti, Roma 1980).

CAPRARA, G. V. - DE GRADA, E. - MANETTI, L., *Aspetti psicosociali della condizione tossicodipendente. Istituzioni e tossicodipendenza* (Il Pensiero Scientifico, Roma 1982).
CARRIERI, F. - ALBANO, O. - CAMPANILE, V. - SALERNO, M. T. - D'INTRONO N., *Alcolismo. Un problema medico-psico-sociale e legale* (CIC Edizioni Internazionali, Roma 1993).
CARTA, I., *Perché tuo figlio si droga. Prevenzione e cura: tutto quello che bisogna sapere* (Edizioni Frassinelli, Milán 1993)
CARTA, I. - CLERICI, M. y otros, *Studio longitudinale di tossicodipendenti da eroina per la valutazione dell'idoneità all'ammissione a trattamenti terapeutici* (CNR, Florencia 1985).
CARVAJAL, S. C. - WIATRK, D. E. - EVANS, R. I. - KNEE, C. R. - NASH, S. G., «Psychosocial determinants of the onset and escalation of smoking: cross-sectional and perspective findings in multiethnic middle school sample»: *Journal of Adolescent Health* 27 (2000) 255-265.
CASINI, R. - COSTA, B. - PALMISANO, C. (eds.), *Droga, quale informazione? Bibliografia 1965-1978* (CeIS, Roma 1979).
CASSWELL, S., «Alcohol-related casualties in Oceania», en N. GIESBRECHT N. y otros (eds.), *Drinking and Casualties,* o.c., 112-129.
CATTARINUSSI, B. - TESSARIN, N. (eds.), *L'alcolismo. Elementi di teoria storia e ricerca sociale* (Franco Angeli, Milán 1986).
CECCANTI, M. - PATUSSI, V., *Consensus conference sull'alcol. I Atti 1994-1995* (Scientific Press, Florencia 1995).
CENSIS, *XVII Rapporto 1983 sulla situazione sociale del Paese* (Franco Angeli, Milán 1983).
— *Il peso dell'illecito in Italia* (Franco Angeli, Milán 1988).
CEPPI, M. - DE LEO, G., «Aspetti psicologici delle tossicomanie nell'adolescenza», en AA.VV., *Sviluppo deviante e problemi di intervento,* o.c., 133-149.
CHARLTON, A. - WHILE, D. - KELLY, S., «Boys' smoking and cigarette-brand-sponsored motor racing»: *Lancet* 350 (1997).
CHICOU, F. J., *Il tabacco* (Garzanti, Milán 1978).
CHURCH, R. E., «Smoking and the human EEG», en T. NEY - A. GALE (eds.), *Smoking and human behaviour,* o.c., 115-140.
CICCONE, L., «La tossicodipendenza: aspetti etici», en E. SGRECCIA (ed.), *AIDS,* o.c.
— *Salute e malattia. Questioni di morale della vita fisica,* II (Ares, Milán 1986).
CIOTTI, L., *Chi ha paura delle mele marce? Giovani, droghe, emarginazione* (Società Editrice Internazionale, Turín 1992).
CIOTTI, L. - VACCARO, G., *Genitori, figli e droga* (Edizioni Gruppo Abele, Turín 1983).
CIRILLO, S. - BERRINI, R. - CAMBIASO, G. - MAZZA, R., *La famiglia del tossicodipendente* (Raffaello Cortina Editore, Milán 1996).
COALITION ON SMOKING OR HEALTH (AMERICAN HEART ASSOCIATION, AMERICAN LUNG ASSOCIATION, AND AMERICAN CANCER SOCIETY), *Framework for public policy activities of the coalition on smoking or health* (The Coalition, Washington 1993).

COAMBS, R. B. - KOZLOWSKI, L. T. - FERRENCE, R. G., «The future of tobacco use and smoking research», en T. NEY - A. GALE (eds.), *Smoking and human behaviour,* o.c., 337-348.

COMISIÓN EUROPEA - THE GALLUP ORGANISATION, *Survey on tobacco. Analytical report* (Flash Eurobarometer 253, Bruselas 2009). Puede verse en http://ec.europa.eu/public_opinion/flash/fl_253_en.pdf.

COMITÉ CONSULTATIF NATIONAL D'ETHIQUE POUR LES SCIENCES DE LA VIE ET DE LA SANTÉ, «Raports sur les toxicomanies»: *Les cahiers du CCNE* 2 (1995) 3-53.

CONSEJO PONTIFICIO PARA LA FAMILIA, *Dalla disperazione alla speranza* (Libreria Editrice Vaticana, Ciudad del Vaticano 1992).

— «Riflessione pastorale L'opinione pubblica su "La questione della liberalizzazione della droga"» (22-1-1997): *L'Osservatore Romano* (22-1-1997).

CONSEJO PONTIFICIO PARA LA PASTORAL DE LA SALUD, *Iglesia, dorga y toxicomanía,* en http://www.vatican.va/roman_curia/pontifical_councils/hlthwork/documents/rc_pc_hlthwork_doc_20011101_chiesa-droga-presentation_sp.html

CONSIGLIO REGIONALE LAZIO-PROVINCIA DI ROMA - COMUNE DI ROMA, *Arcipelago droga: indagine conoscitiva* (Logos-Ricerche, Roma 1988).

CORETTI, A. - DEL MIGLIO, C. (eds.), *Alcolismo. Fenomeno e cura* (Città Nuova, Roma 1985).

CORTESI, F., «Tabacco», en AA.VV., *Enciclopedia Italiana,* XXXIII (Istituto dell'Enciclopedia Italiana, Roma 1937).

COSTAMAGNA, F. - BECCARIA, F., «Pubblicità regresso. L'impatto della pubblicità di bevande alcoliche sui giovani»: *Educazione sanitaria e promozione della salute* 31/2 (2008) 90-106.

COTTINO, A., *L'ingannevole sponda* (NIS, Roma 1991).

DE CARO, D., *Tossicomanie nella società moderna* (Minerva Medica, Turín 1980).

DE ROSA, G., «Gli aspetti etici della droga»: *Medicina e Morale* 1 (1981) 5-30.

— «Il problema della droga oggi (editoriale)»: *La Civiltà Cattolica* 3 (1988) 285-294.

DEHNE, K. L. - GRUND, J. P. - KODAKEVICH, L. y otros, «HIV/AIDS epidemic among drug injectors in eastern europe: patterns trends and determinants»: *Journal of Drug Issues* 29 (1999) 729-776.

DEL MIGLIO, C. - NENCI, A. - OLIVIERI, M.- SCOTTO, D.- TELLA, S., «Alcoolismo e caratteristiche di personalità. Efficacia di un tipo di prevenzione secondaria tra adolescente»: *Difesa Sociale* 6 (1988) 80-96.

DEL MIGLIO, C. - MAZZOTTA, M., «Prevenzione dell'uso inadeguato dell'alcool tra adolescente»: *Difesa Sociale* 1 (1988) 153-157.

DENZIN, N. K., *Treating alcoholism* (Sage Publications, Newbury Park 1987).

DI FRANZA, J. R. - MCAFEE, T., «The Tobacco Institute: Helping Youth say 'yes' to tobacco»: *Journal of Family Practice* 34/6 (1992) 694-696.

DI FRANZA, J. R. - RICHARDS, J. W. - PAULMAN, P. M. y otros, «RJR Nabisco's Cartoon Camel Promotes Camel Cigarettes to Children»: *JAMA* 266/22 (1991) 3149-3153.

Di Pietro, M. L., *Adolescenza e comportamenti a rischio* (La Scuola, Brescia 1995).

Dipartimento per le Politiche antidroga - Presidenza del Consiglio dei Ministri, *Relazione annuale sulle tossicodipendenze in Italia nel 2008* (Roma 2009); puede verse en: http://www.politicheantidroga.it/progetti-e-ricerca/relazioni-al-parlamento/relazione-parlamento-2008-(1)/presentazione.aspx.

Eastman, C., *Drink and drinking problems* (Longman, Londres 1984).

EMCDDA, *Los consumidores de drogas y la ley en la UE,* (Servicio de Publicaciones de la Unión Europea, Luxemburgo 2002). Puede verse en http://www.emcdda.europa.eu/html.cfm/index33475EN.html.

— *El problema de la dogradicción en Europa 2009* (Servicio de Publicaciones de la Unión Europea, Luxemburgo 2009). Puede verse en http://www.emcdda.europa.eu/publications/annual-report/2009.

Episcopado Estadounidense, «Il ministero presso i preti alcolizzati negli Stati Uniti d'America»: *Documentation Catholique Internationale* 60 (1978) 47-49.

Evans, N. - Farkas, A. - Gilpin y otros, «Influence of Tobacco marketing and exposure to smokers on adolescent susceptibility to smoking»: *J. Natl. Cancer Inst.* 87 (1995) 1538-1545.

Fagioli, A. - Napoleoni, S. (eds.), *Dentro l'alcool. 3.º Rapporto sull'alcolismo in Italia. EURISPES - Istituto di Studi Politici Economici e Sociali* (Koinè Edizioni, Roma 1993).

Fantacci, G. - Koch, M. G., «Lotta alla droga: la Svizzera un modello? Prospettive dell'epidemiologia comparata»: *Medicina e Morale* 5 (2000) 909-936.

Fazzi, L. - Scaglia, A. (eds.), *Tossicodipendenza e politiche sociali in Italia* (Franco Angeli, Milán 2001).

Federal Trade Commission Report to Congress for 1990, *Pursuant to the federal cigarette labelling and advertising act*, en http://www.ftc.gov/os/1999/07/1997cigarettereport.pdf.

Femminis, S., «L'alcolismo in Italia. Un allarme sottovalutato»: *Aggiornamenti Sociali* 1 (2001) 48-59.

Fichtemberg, C. M. - Glantz, S. A., «Association of the california tobacco control program with declines in cigarette consumption and morality from heart disease»: *The New England Journal of Medicine* 343/24 (2000) 1772-1777.

Floyd, R. L. -Weber, M. K. - Denny, C. -O'Connor, M. J., «Prevention of fetal alcohol spectrum disorders»: *Dev. Disabil. Res. Rev.* 15/3 (2009) 193-199.

Freeman, E. M. (ed.), *Substance abuse treatment: a family systems perspective* (Sage Publications, Newbury Park [CA] 1993).

Fukui, Y - Sakata-Haga, H., «Intrauterine environment-genome interaction and children's development (1): ethanol: a teratogen in development brain»: *J. Toxicol. Sci.* 34 (2009) suppl. 2, SP273-SP278.

Furlan, P. - Picci, R., *Alcol, alcolici, alcolismo* (Bollati Boringhieri, Turín 1990).

Galli, P., «Droga: problema anche nella scuola?», en S. Burgalassi (ed.), *Salute, cultura e territorio* (Offset Grafica, Pisa 1984) 299-311.

GARAVELLI, M.- CASELLI, G., *Droga: in nome della legge* (Edizioni Gruppo Abele, Turín 1990).

GASBARRINI, G. - ADDOLORATO, G. - CASTELLI, E. y otros, *Danni organici da abuso di alcol. Atti del Seminario di Algologia* (Parma 1992).

GASBARRINI, G. - STEFANINI, G. F. - ADDOLORATO, G. - VIAGGI, M., *L'abuso di bevande alcoliche e le principali tossicodipendenze* (Alfa Wasserman, Bolonia 1994).

GHIRINI, S. - GALLUZZO, L. - GANDIN, C. y otros (OMS - COLLABORATING CENTRE FOR RESEARCH AND HEALTH PROMOTION ON ALCOHOL - ISTITUTO SUPERIORE DI SANITÀ), «Lo stato di salute degli italiani in relazione al consumo di alcol»: *Alcologia* 5 (2009) 1-10.

GHURAN, A. - NOLAN, J., «Recreational drug misure: issues for the cardiologist»: *Heart* 83/6 (2000) 627-633.

GIANCOLA, P. R. - PARKER, A. M., «A six-year prospective study of pathways toward drug use in adolescent boys with and without a family history of a substance use disorder»: *J. Stud. Alcohol.* 62/2 (2001) 166-178.

GIESBRECHT, N. y otros (eds.), *Drinking and casualties. accidents, poisonings and violence in an international perspective* (Tavistock-Routledge, Londres 1989).

GILLON, R., «Heroin, Health and Disease»: *J. Med. Ethics* 11 (1985) 11 171-172.

GIULIANI, M., «La tossicodipendenza: approccio culturale e modelli d'intervento», en E. SGRECCIA (ed.), *AIDS,* o.c.

GLANTZ, L. H. - ANNAS, G. J., «Tobacco, the food and drug Administration, and Congress»: *The New England Journal of Medicine* 343/24 (2000) 1802-1806.

GLASSNER, B. - LOUGHLIN, J., *Drugs in adolescent worlds* (MacMillan Press Ltd., Londres 1987, [2]1989).

GORI, E., «La droga fa male?»: *Aggiornamenti Sociali* 25 (1974) 685-702.

— *La farmacologia delle psicodroghe* (Giuffrè, Milán 1975).

— «Il metadone. Trattamento e risultati»: *Aggiornamenti Sociali* 31 (1980) 699-716.

GRECO, O., «Aspetti etici del problema delle tossicodipendenze»: *Medicina e Morale* 3 (1984) 350-361.

GRUPPO ABELE, *Annuario sociale 2000* (Feltrinelli, Milán 2000).

HALL, W. - DEGENHARDT, L., «Adverse Health Effects of Non-medical Cannabis Use»: *Lancet* 374/9698 (2009) 1383-1391.

HAVE, H. - SPORKEN, P., «Heroin addiction, ethics and philosophy of medicine»: *J. Med. Ethics* 11/4 (1985) 173-177.

HINGSON, R. W. - ZHA, W., «Age of Drinking onset, alcohol use disorders, frequent heavy drinking, and unintentionally injuring oneself and others after drinking»: *Pediatrics* 123/6 (2009) 1477-1484.

HINGSON, R. W. - HEEREN, T. - JAMANKA, A. - HOWLAND J., «Age of drinking onset and unintentional injury involvement after drinking»: *JAMA* 284/12 (2000) 1527-1533.

HOWE, B., *Alcohol education. A handbook for health and welfare professionals* (Tavistock-Routledge, Londres 1989).

HUDOIN, H. - DE STEFANI, R. (eds.), *I club degli alcolisti in trattamento. Applicazione del programma di Vladimir Hudolin in Trentino* (Centro Studi M. H. Erickson, Trento 1987).
HUDOLIN, V., *Manuale di alcologia* (Erickson, Trento 1990).
HUDOLIN, V. - PANCHERI, R. (eds.), *I club degli alcoolisti in trattamento* (Centro Studi M. H. Erickson, Trento 1987).
HUSAK, D. N., *Drugs and Rights* (Cambridge University Press, Cambridge 1992).
INCB - ONU, *Report of the International Narcotics Control Board 2008* (Nueva York 2009).
ISTAT, *Compendio statistico italiano* (Roma 1981).
— *Fumo e non fumatori* (Roma 2001).
ISTITUTO SUPERIORE DI SANITÀ - CENTRO OPERATIVO AIDS, «Aggiornamento delle nuove diagnosi di infezione da HIV al 31 dicembre 2007 e dei casi di AIDS in Italia al 31 dicembre 2008»: *Notiziario dell'Istituto Superiore di Sanità* 22/3 (2009), suppl. 1.
ISTITUTO SUPERIORE DI SANITÀ - OSSERVATORIO FUMO, ALCOL E DROGA, *Smart Drugs,* en http://www.iss.it/binary/drog/cont/smart_drugs_definitivo.pdf.
JARVIK, M. E. - HATSUKAMI, D. K., «Tobacco dependence», en T. NEY - A. GALE (eds.), *Smoking and human behaviour,* o.c., 57-67.
JOHNSTON, L. D. - O'MALLEY, P. M. - BACHMAN, J. G., *Drug use among american High School Seniors, College Students and young adults, 1975-1990,* I: *High School Seniors* (US Government Printing Office, Washington DC 1991).
JUAN PABLO II, «Discorso al comitato d'inchiesta sull'abuso e il controllo dei narcotici del Parlamento Federale degli Stati Uniti» (19-1-1984), en *Insegnamenti di Giovanni Paolo II*, VII/1: 1984 (Libreria Editrice Vaticana, Ciudad del Vaticano 1984) 114-116.
— «Discorso ai giovani del "Centro terapeutico S. Carlo" di Castelgandolfo» (18-9-1983), en *Insegnamenti di Giovanni Paolo II*, vol. VI/2, 1983 (Libreria Editrice Vaticana, Ciudad del Vaticano 1984) 573-575. Puede verse también, en italiano, en http://www.vatican.va/holy_father/john_paul_ii/speeches/1983/september/documents/hf_jp-ii_spe_19830918_centro-terapeutico-s-carlo_it.html
— «Discorso ai giovani della comunità terapeutica per tossico-dipendenti "S. Crispino"», en *Insegnamenti di Giovanni Paolo II,* vol. VII/1: 1984, Librería Editrice Vaticana (Ciudad del Vaticano 1984) 1538-1541.
— *Discurso a miembros de la «Comunidad Encuentro»* (20-10-2000), en http://www.vatican.va/holy_father/john_paul_ii/speeches/2000/oct-dec/documents/hf_jp-ii_spe_20001020_comunita-incontro_sp.html.
— «Discorso ai partecipanti all'VIII Convegno Nazionale delle Comunità terapeutiche (7-9-1984)»: *L'Osservatore Romano* (8-9-1984).
— «Discorso ai partecipanti alla VI conferenza internazionale promossa dal Pontificio Consiglio della Pastorale per gli Operatori Sanitari "Droga e alcolismo contro la vita" (21-23 novembre 1991)»: *Dolentium Hominum* 7/19 (1992) 7-9.

— *Discurso a los obispos de México en visita «ad limina apostolorum»* (2-12-1983), en http://www.vatican.va/holy_father/john_paul_ii/speeches/1983/december/documents/hf_jp-ii_spe_19831202_messico-ad-limina_sp.html.

— «Discorso al 31.° Congresso Internazionale per la prevenzione e il trattamento dell'alcolismo (7-6-1985)»: *L'Osservatore Romano* (8-6-1985).

— *Homilía en la misa para lo jóvenes del «Centro Italiano di Solidarietà» (9-8-1980),* en http://www.vatican.va/holy_father/john_paul_ii/homilies/1980/documents/hf_jp-ii_hom_19800809_comitato-solidarieta_sp.html.

— «Incontro con i giovani del CeIS», en *Insegnamenti di Giovanni Paolo II*, V/3: 1982 (Libreria Editrice Vaticana, Ciudad del Vaticano 1983) 267-269.

KAPLAN, M., *Narcotraffico, gli aspetti sociopolitici* (Edizioni Gruppo Abele, Turín 1992).

KRULEWITCH, C. J., «Alcohol consumption during pregnancy»: *Annu. Rev. Nurs. Res.* 23 (2005) 101-134.

LABOS, *Guida ai servizi per le tossicodipendenze in Italia* (Edizioni T.E.R., Roma 1990).

LAVIN, M., «Smoking», en REICH W. T. (ed.), *Encyclopedia of Bioethics* (V, Simon & Schuster-Macmillan, Nueva York 1995) 2422-2428.

LE BEC, P. Y. - FATSÉAS, M. - DENIS y otros, «Cannabis et psychose: recherche d'un lien de causalité à partir d'une revue critique systématique de la littérature»: *Encephale* 35/4 (2009) 377-385.

LEONE, G., «L'organizzazione dei S.A.T.: analisi dell'intervento pubblico in materia di tossicodipendenze», en S. BURGALASSI (ed.), *Salute, cultura e territorio* (Offset Grafica, Pisa 1984) 317-321.

LEWIN, L., *Phantastica* (Vallardi, Florencia 1974).

LUZI, F. (ed.) *Il trattamento del tossicodipendente autore di reati e le comunità terapeutiche chiuse* (Senato della Repubblica, Roma 1986).

MACFAYDEN, L. - HASTINGS, G. - MACKINTOSH, A. M., «Cross sectional study of young people's awareness of and involvementvwith tobacco marketing»: *British Medical Journal* 322 (2001) 513-517.

MACLEOD, J. - OAKES, R. - COPELLO, A. y otros, «Psychological and social sequelae of cannabis and other illicit drug use by young people: a systematic review of longitudinal general population studies»: *Lancet* 363/9421 (2004) 1579-1588.

MALKA, R. - FOUQUET, P. - VANCOFRANCE, G., *Alcologia* (Masson, Milán 1986).

MANSFIELD, D., «Alternative development: the modern thrust of supply-side policy»: *Bulletin of Narcotics* 51/1-2 (1999) 19-44.

MENDELSON, J. H. - MELLO, N. K. (eds.), *La dipendenza alcolica: diagnosi e trattamento* (Piccin, Padua 1984).

METZGER, L., *From denial to recovery. Counselling problem drinkers, alcoholics and their families* (Jossey-Bass, San Francisco 1988).

MIETTUNEN, J. - TÖRMÄNEN, S.- MURRAY, G. K. y otros, «Association of cannabis use with prodromal symptoms of psychosis in adolescence»: *Br. J. Psychiatry* 192/6 (2008) 470-471.

MINISTERO DELLA SALUTE, «Relazione del Ministro della Salute al Parlamento sugli interventi realizzati ai sensi della Legge 30-3-2001 n. 125»: *Legge quadro in materia di alcol e problemi alcolcorrelati» anni 2007-2008* (Roma 16-12-2009).

MONTANARI, L. (ed.), *Documentare il disagio. Come fare informazione su tossicodipendenza, alcolismo e disagio giovanile* (Franco Angeli, Milán 2000).

MOREL, B. - RYCHEN, F., *Il mercato delle droghe. La produzione, la domanda e l'offerta, i profitti* (Editori Riuniti, Roma 1995).

MUISENER, P. P., *Understanding and Treating Adolescent Substance Abuse* (Sage Publications, Thousand Oaks [CA] 1994).

MYERS, M. L., «Protecting the public health by strengthening the food and drug administration's authority over tobacco products»: *The New England Journal of Medicine* 343/24 (2000) 1806-1809.

NEY, T. - GALE, A. (eds.), *Smoking and human behaviour* (Wiley and Sons, Chichester 1989).

(NO AUTHORS LISTED), «Prenatal exposure to alcohol»: *Alcohol Health Res World* 24/1 (2000) 32-41.

NOVENTA, A. - NAVA, R. - OLIVA, F., *Self-help. Promozione della salute e gruppi di auto-aiuto* (Edizioni Gruppo Abele, Turín 1990).

NOVENTA, A. - ZORDAN, E., *Giovani e alcol* (Edizioni Gruppo Abele, Turín 1986).

OLIEVENSTEIN, C., *Il destino del tossicomane* (Borla, Roma 1984).

— *Non esistono drogati felici* (Elle Di Ci, Turín-Leumann 1987).

OMS, *Global health risks. Mortality and burden of disease attributable to selected major risks* (Ginebra 2009). Puede verse en http://www.who.int/healthinfo/global_burden_disease/GlobalHealthRisks_report_full.pdf

— *Informe sobre la epidemia mundial de tabaquismo,* en http://apps.who.int/iris/bitstream/10665/43897/1/9789243596280_spa.pdf

OMS - COMISIÓN EUROPEA, *Carta europea sobre el alcohol (1995),* en http://www.msssi.gob.es/ciudadanos/proteccionSalud/adultos/alcohol/cartaEuro.htm.

OMS - DEPARTMENT OF MENTAL HEALTH AND SUBSTANCE ABUSE, *Global Status Report on Alcohol 2004* (Ginebra 2004).OMS - EXPERT COMMITTEE ON MENTAL HEALTH, «Alcohol Subcommittee second report»: *Technical Report Series* (1952). Puede verse también en http://whqlibdoc.who.int/trs/WHO_TRS_48.pdf

ONU, *Acta final de la conferencia de las Naciones Unidas para la aprobación de una convención contrea el trágico ilícito de estupefacientes y sustancias psicotrópicas,* en. http://www.gafisud.info/documentos/eng/base/Normas%20Internacionales/convencion%20de%20viena_1988_es.pdf

— *Commentary on the United Nations Convention Against Illicit Traffic in Narcotic Drugs and Psychotropic Substances 1988* (United Nations Publications, Nueva York 1998).

OSSFAD - ISTITUTO SUPERIORE DI SANITÀ - DOXA 2009 (IN COLLABORAZIONE CON ISTITUTO MARIO NEGRI E LEGA ITALIANA PER LA LOTTA CONTRO I TUMORI), *Indagine «Il fumo in Italia»* (Roma 2009).

PABLO VI, «Discorso al Comitato del Congresso degli USA per i problemi dell'abuso e del controllo dei narcotici (20-11-1976)», en *Insegnamenti di Paolo Vl, XIV:* 1976 (Tipografia Poliglotta Vaticana, Città del Vaticano 1977) 962-963. Puede verse, en inglés, en http://www.vatican.va/holy_father/paul_vi/speeches/1976/documents/hf_p-vi_spe_19761120_abuso-narcotici-usa_en.html.

— «Discorso ai delegati della "Fondazione Carlo Erba" (17-12-1972)», en *Insegnamenti di Paolo Vl,* X: *1972* (Tipografia Poliglotta Vaticana, Ciudad del Vaticano 1973) 1281-1288. Puede verse también, en italiano, en http://www.vatican.va/holy_father/paul_vi/speeches/1972/december/documents/hf_p-vi_spe_19721218_carlo-erba_it.html.

— «Discorso ai partecipanti al Congresso Internazionale di Tossicologia (6-9-1970)», en *Insegnamenti di Paolo VI,* 1970 (Tipografia Poliglotta Vaticana, Ciudad del Vaticano 1971) 838-841, vol. VIII.

— «Discorso ai Promotori della "Giornata del Medico" (19-10-1970)», en *Insegnamenti di Paolo VI,* VIII: 1970 (Tipografia Poliglotta Vaticana, Ciudad del Vaticano 1971) 1044-1048. Puede verse también, en italiano, en http://www.vatican.va/holy_father/paul_vi/speeches/1970/documents/hf_p-vi_spe_19701019_iii-giornata-medico_it.html

— «Lettera al Segretario di Stato del 10-6-1968 in occasione del XIV Seminario Internazionale sulla prevenzione dell'alcolismo»: *L'Osservatore Romano* (15-6-1968).

PANIZO ORALLO, S., *Alcoholismo, droga y matrimonio* (Universidad Pontificia de Salamanca, Salamanca 1984).

PELISSOLO, A. - GOURION, D. - NOTIDES, C. y otros, «Familial factors influencing the consumption of anxiolytics and hypnotics by children and adolescents»: *Eur. Psychiatry* 16/1 (2001) 11-17.

PEPINO, L., *Droga e legge, tossicodipendenza prevenzione e repressione* (Franco Angeli, Milán 1991).

PERICO, G., «Il problema dell'alcolismo»: *Aggiornamenti Sociali* 30 (1979) 5-22.

PICCHI, M., *Vincere la droga* (Piemme, Casale Monferrato 1990).

PICCHI, M. - CAFFARELLI, E., *La farfalla e l'uragano. Dialoghi sull'uomo e sulla droga* (C.E.I.S., Roma 1991).

PIERCE, J. P. - CHOI, W. S. - GILPIN, E. A. y otros, «Tobacco industry promotion of cigarettes and adolescent smoking»: *JAMA* 279 (1998) 511-515.

PIETROSTEFANI, G., *Il sistema droga. Per capire le cause e punire di meno* (Jaca Book, Milán 1998).

PÍO XII, «Discorso ai membri della "Guardia Siochana Branch of the Sacred Heart"» (13-9-1956), en *Discorsi e Radiomessaggi di SS. Pio XII*, XVIII: 1956-1957 (Tipografia Poliglotta Vaticana, Città del Vaticano 1969) 439-440.

POZZI, G. - CONTE, G. L., «La gestante farmacodipendente: riflessioni terapeutiche ed etiche»: *Medicina e Morale* 5 (1987) 857-867.

PREZIOSI, P., «Farmaci recettoriali specifici nella strategia terapeutica delle tossicomanie da oppioidi»: *Medicina e Morale* 1 (1981) 48-67.

RAVENNA, M., *Adolescenti e droga. Percorsi e processi socio-psicologici del consumo* (Il Mulino, Bolonia 1993).
— «La dipendenza e l'interruzione del rapporto con la droga», en B. ZANI (ed.), *Le dimensioni della psicologia sociale. Temi di ricerca e aree d'intervento* (La Nuova Italia Scientifica, Roma 1995).
REECE, A. S., «Chronic toxicology of cannabis»: *Clin. Toxicol.* 47 (2009) 517-524.
REGOGLIOSI, L., *La prevenzione possibile. Modelli, orientamenti, esperienze per l'operatore di territorio sulla prevenzione della devianza giovanile e della tossicodipendenza* (Guerini, Milán 1992).
REHM, J. - BALIUNAS, D. - BORGES, G. L. y otros, «The relation between dimensions of alcohol consumption and burden of disease: an overview»: *Addiction* 105/5 (2010) 817-846.
REHM, J. - MATHERS, C. - POPOVA, S. y otros, «Global burden of disease and injury and economic cost attributable to alcohol use and alcohol-use disorders»: *The Lancet* 373/9682 (2009) 2223-2233.
REHM, J. - REHN, N. - ROOM, R. y otros, «The global distribution of average volume of alcohol consumption and patterns of drinking»: *Eur. Addict Res.* 9 (2003) 147-156.
REHN, N. - ROOM, R. - EDWARDS, G., *Alcohol in the European Region. Consumption, harm and policies* (World Health Organization, Regional Office for Europe, Ginebra 2001).
RISÉ, C., *Cannabis. Come perdere la testa e a volte la vita* (San Paolo, Cinisello Balsamo 2007).
ROSENBERG, M. (ed.), *Smoking and reproductive health* (P.S.G., Littleton 1987).
ROSSI, R., *Terapia della droga: illusione o realtà?* (Il Pensiero Scientifico, Roma 1975).
RUSCOMBE-KING, G. - HURST, S., *Alcohol problems. Talking with drinkers* (Jessica Kingsley Publishers, Londres 1993).
RUSSO, G. (ed.), *Bioetica sociale* (Elle Di Ci-Leumann, Turín 1999).
SAGRADA CONGREGACIÓN PARA LA DOCTRINA DE LA FE, Instrucción *«Libertatis conscientia» sobre libertad cristiana y liberación* (22-3-1986), en http://www.vatican.va/roman_curia/congregations/cfaith/documents/rc_con_cfaith_doc_19860322_freedom-liberation_sp.html.
SAGRADA CONGREGACIÓN PARA LA EDUCACIÓN CATÓLICA, *Orientaciones educativas sobre el amor humano* (1-11-1983), en http://www.vatican.va/roman_curia/congregations/ccatheduc/documents/rc_con_ccatheduc_doc_19831101_sexual-education_sp.html
SANTAMBROGIO, A., *I minorenni e la droga* (Edizioni Scientifiche Italiane, Nápoles 1994).
SARGENT, J. D. - BEACH, M. L. - DALTON, M. A. y otros, «Effect of seeing tobacco use in films on trying smoking among adolescents: cross sectional study»: *British Medical Journal* 323 (2001) 1-6.
SEGRE, S., «Verso una spiegazione complessiva della tossicodipendenza»: *Esperienze di giustizia minorile* 3 (1993) 17-33.
SENINI, G. - SIGURTÀ, E.F., *Aspetti biopatologici dell'alcolismo* (Pitagora, Bolonia 1981).

SETTERTOBULTE, W. - JENSEN, B. B. - HURRELMANN, K., *Drinking among young europeans* (World Health Organization-Regional Office for Europe, Ginebra 2001).

SGRECCIA, E., «La questione morale sull'uso della droga: contenuti e método»: *Medicina e Morale* 1 (1981) 31-47.

— (ed.), *AIDS. Problemi bioetici correlati con la clinica, la epidemiologia e le implicazioni socio-culturali della sindrome da immunodeficienza acquisita* (Centro Iniziativa Culturale, Bolonia 1988).

SILVESTRINI, B., *Malati di droga* (Sperling & Kupfer, Milán 1995).

SOURNIA, J., *Alcolismo* (Società Editrice Internazionale, Turín 1991).

SPOHR, H. L. - WILLMS, J. - STEINHAUSEN, H. C., «Prenatal alcohol exposure and long term developmental consequences»: *The Lancet* 341/8850 (1993) 907-910.

SUTHERLAND, I. - SHEPHERD, J. P., «Social dimensions of adolescent substance use»: *Addiction* 96/3 (2001) 445-458.

TARTAROTTI, L., *Droga e prevenzione primaria, prospettive e strategie dell'intervento preventivo scolastico* (Giuffrè, Milán 1986).

TEMPESTA, E. - CONTE, G. L., «Alcolismo: la risposta istituzionale»: en AA.VV., *Alcolismo, ospedale e territorio,* o.c.

TEMPESTA, E. - CONTE, G. L. y otros, «The addicted pregnant women and her baby: a multidisciplinary approach»: *Acta Medica Romana* (1987) 20.

TEMPESTA, E. - JANIRI, E., «Aspetti medici delle farmacodipendenze»: *Acta Medica Romana* (1987) 5.

TEMPESTA, E. - ZEPPETELLI, E., «Aspetti bioetici dell'alcolismo»: *Medicina e Morale* 1 (1989) 55-75.

UNAIDS - OMS, *Situación de la epidemia de Sida* (Ginebra 2009). Puede verse en http://whqlibdoc.who.int/unaids/2009/9789291738342_spa.pdf.

UNODC, *Informe mundial sobre drogas 2009,* en http://www.unodc.org/documents/wdr/WDR_2009/World_Drug_Report_2009_spanish.pdf.

US DEPARTMENT OF HEALTH AND HUMAN SERVICES (DHHS), *Report of the Surgeon general, reducing the health consequences of smoking: 25 years of progress* (1989). Puede verse también en http://profiles.nlm.nih.gov/ps/access/NNBBXS.pdf.

V. P. M. (ed.), *Ways to a drug-free society and physiopatology of illicit drugs,* I. *International Symposium against Drugs in Switzerland* (Verlag Menschenkenntnis, Zúrich 1991).

VAN DE LAAR, M. J. - LIKATAVICIUS, G - STENGAARD, A. R. - DONOGHOE M. C., «HIV/AIDS surveillance in Europe: update 2007»: *Euro Surveill.*, 2008, 13 (50), 1-3. También puede verse en http://www.eurosurveillance.org/ViewArticle.aspx?ArticleId=19066.

VELLA, CH. - CLERICI, M. - DE ROSA, V. (eds.), *Droga, libro bianco sulla prevenzione. Contributi del Centro Internazionale Studi Famiglia* (Associazione Don Giuseppe Zilli, Milán 1985).

WEBER, L. J., «Smoking», en W. T. REICH (ed.), *Encyclopedia of Bioethics,* IV (Free Press, Nueva York 1978) 1596-1597.

WISH, E. D. (ed.), «Drug abuse: linking policy and research»: *The Annals of The American Academy of Political and Social Science* (1992).
WRIGHT, I. T., «Alcohol consumption, pregnancy and low birthweight»: *The Lancet* 1 (1983) 633.
ZERBETTO, R., «L'impiego del metadone nel trattamento della morfinodipendenza»: *Rassegna di Studi Psichiatrici* 6 (1974).
ZIMBERG, S., *La cura clinica dell'alcolismo* (Ferro, Milán 1984).

RESUMEN

La droga

Complejidad del problema. El problema de la drogodependencia, es una de las cuestiones más graves y complejas a las que se enfrenta actualmente el mundo occidental. De hecho, el impacto destructor sobre la vida y la salud no debe ser valorado únicamente con las cifras de los que mueren por sobredosis, sino que se debe vincular con todas las muertes debidas también a causas concomitantes y con el cúmulo de violencia y criminalidad relacionadas con el uso de la droga.

Nociones generales y definición. Bajo el uso del término de *droga* entendemos los medicamentos que generan drogodependencia y que, por los efectos que producen en la psique y la conducta, resultan nocivos para el individuo y la sociedad. La *adicción* es el estado causado por el consumo repetido de un medicamento o substancia; la *dependencia,* en cambio, se caracteriza por el deseo compulsivo de consumir continuamente la dosis y procurársela con cualquier medio y por la tendencia a aumentar la dosis para obtener el mismo efecto a causa de la presencia de crisis de abstinencia; la *tolerancia* constituye un mecanismo de adaptación del organismo a una determinada substancia introducida sistemáticamente de tal modo que para obtener el efecto inicial la dosis debe aumentarse necesariamente; por último podemos distinguir entre consumo *una tantum* y consumo *habitual.*

Clasificación de las drogas. Las clasificaciones de las drogas se hacen ya sea respecto a su origen (vegetal o sintético) o al modo de producción como a los efectos que producen en el individuo consumidor (drogas blandas y duras).

Características de la epidemiología de la droga. Las áreas de mayor producción de droga están en Asia, Oriente Medio y América del Sur. La geografía de la producción de droga ha cambiado en parte gracias a las intervenciones de control o represión y también de prevención que han activado y coordinado organismos que trabajan en el área de las Naciones Unidas y de la Unión Europea y gobiernos de determinadas naciones que se cuentan entre las mayores exportadoras de droga. No se dan señales de mejora en lo que respecta al consumo europeo de cocaína y heroína, substancias que están en el centro del fenómeno de la droga en Europa, como lo indica el Observatorio Europeo de las Drogas y las Toxicomanías. El informe europeo subraya que el policonsumo está actualmente muy difundido en Europa y el uso combinado de diversas substancias causa o complica la mayor parte de los problemas que hay que afrontar. En Italia los últimos datos registran una disminución del consumo de cocaína y heroína en los jóvenes menores de 20 años, y un incremento en el de cannabis y una tendencia cada vez mayor de policonsumo, es decir, un uso concomitante o consecutivo de diversas substancias lícitas e ilícitas.

Etiologia y posibilidades terapéuticas: las elecciones difíciles. Las hipótesis con respecto a las motivaciones parecen ser: las discrepancias familiares, la ausencia de principios y valores, el rechazo de los valores y principios de la sociedad, la inducción-imitación de las malas compañías, los trastornos de personalidad, la soledad y el hastío, la imitación de modelos culturales, el deseo de situaciones nuevas, el deseo de estar a la moda, de quedar bien, la marginación y el paro, la coerción por parte de personas violentas y sin escrúpulos, la excesiva disponibilidad de dinero.

La cuestión central: el problema ético. La dimensión ética abarca todo el problema de la droga: la producción, la difusión, el consumo, la prevención, el esfuerzo para la terapia y la rehabilitación. A su vez, el meollo de este problema ético está en que el *consumo de la substancia es gravemente ilícito* a causa de sus consecuencias en la persona y en la sociedad, consecuencias que son contrarias a la integridad física y a la vida misma de las personas implicadas. El consumo ocasional, *una tantum,* por ejemplo, de una droga blanda, no puede clasificarse como grave; sin embargo, este consumo es también peligroso por el incentivo que determina proseguir y permanecer en esa experiencia. Para los niveles y el grado de responsabilidad subjetiva, antes de nada, está la responsabilidad del propio individuo que consume droga habitualmente, responsabilidad de por sí grave; la responsabilidad *in causa* de quien conscientemente inicia o introduce a otros en el consumo; sin duda la responsabilidad más grave es la de quienes permiten o favorecen la producción y el tráfico de drogas con el fin de obtener beneficios. Otra esfera de responsabilidad enorme es la de aquellas naciones o grupos clandestinos que viven del tráfico de drogas y producen riqueza con el tráfico internacional. Por eso, también los poderes políticos tienen su parte de responsabilidad, ya que están expuestos a involucrarse en el tráfico de drogas y a infiltrarse a menudo en las organizaciones de traficantes. Sobre la deontología y los deberes éticos del médico pesa la obligación de administrar una terapia eficaz, siguiendo la verdad y el conocimiento, en la medida de lo posible, y no puede evidentemente adecuarse a la simple satisfacción del drogodependiente ingresado. A este propósito, se abre el debate sobre el uso de las drogas sustitutivas, como por ejemplo la morfina y la metadona: la justificación ética de administrar estas drogas sustitutivas debe ser valorada en relación con los efectos dañinos que produce. Sobre este punto, el juicio de los expertos es de manera cada vez más unánime negativo y, aunque el uso de metadona en casos agudos todavía se admite para casos excepcionales, esto solo es lícito a condición de que se pueda aplicar después en el individuo un programa de desintoxicación completa. Por ello es necesario recordar que el médico no puede limitarse, por deontología y por deber ético, a administrar drogas sustitutivas, especialmente cuando el contacto con el toxicómano no se sigue de un apoyo y control terapéutico.

Estrategias para la prevención y la lucha contra la drogodependencia. Las teorías que se discuten actualmente son fundamentalmente cuatro: la liberalización, la coerción, las terapias de choque, la reducción de daños. Los defensores de la teoría de la *liberalización* afirman que la principal razón de la difusión de la droga es el beneficio, y que este factor es también responsable de la transformación del consumidor en pequeño traficante; a estos motivos se añade a veces una ideología permisiva y radical que hace que en muchas partes del mundo (Estados Unidos, Reino Unido, etc.) exista una línea de tendencia política que va en esta dirección. Si esto es verdad, todo acto de legalización y liberalización aprobadas quiere decir aprobar y potenciar lo ilícito. Esta conclusión es igualmente válida para las llamadas drogas blandas. La otra hipótesis experimentada desde hace un tiempo es la de la *coerción:* impedir momentáneamente, *ad actum,* en caso de necesidad y de modo limitado a la duración de esta necesidad, que el drogodependiente se apodere de la droga (contención); imponer la terapia como tratamiento obligatorio; añadir castigo e incluso cárcel a quien se le sorprenda consumiendo droga. Desde un punto de vista ético, creo que la intervención momentánea de contención está justificada, como en el caso de los enfermos mentales, cada vez que el individuo se encuentre en un inmediato peligro de hacerse un grave daño a sí mismo o a terceras personas. La historia enseña que las medidas coercitivas son eficaces y aplicables a la mayoría de los drogodependientes cuando el mal aún no se ha difundido mucho y los casos son limitados. Sigue siendo prioritaria e imprescindible la exigencia ética y educativa de curar y rehabilitar al drogodependiente, aunque consideramos justificado el caso de la obligación coercitiva en los casos de extremo peligro. Por otra parte, para el resto de los casos nos parece que el

Estado tendría que expresar alguna forma de obligación que apoye la obra educacional de recuperación, pero sin verdaderos castigos. Sin embargo, es evidente que las esperanzas más consistentes se deban poner en la tercera hipótesis, la de las *acciones de choque* que se pueden agrupar en torno a estos factores: a) *prevención social:* tarea de información en las escuelas y lugares de trabajo, claridad legislativa, funcionamiento y sinergias entre las estructuras sanitarias; b) *represión eficaz a la distribución y al comercio:* eficiencia de las fuerzas del orden, claridad de la voluntad política, colaboración entre políticos, magistrados y fuerzas del orden; c) *solidaridad civil:* colaboración de padres y amigos de los drogodependientes, colaboración ciudadana.

La llamada «reducción de daños». Se trata de una estrategia aplicada inicialmente en la región de Liverpool, a mediados de los años ochenta y luego en otros países. El fin de este nuevo enfoque del problema de la drogodependencia está ya expresada en la misma locución «reducción de daños»: se pretende en efecto reducir los daños provocados por el consumo de drogas tanto en el individuo consumidor como en la sociedad. La estrategia persigue este fin por medio del «control» del consumo de drogas por parte del Estado. Desde el punto de vista ético, es necesario ante todo juzgar positivamente la intención de fondo y la finalidad de la «reducción de daños». Algunas observaciones críticas: esta estrategia puede llevar a una fuerte disminución en la tendencia a la recuperación total de la dependencia de la droga por parte del individuo; el drogodependiente está considerado solo como un peso del que la sociedad ha de hacerse el menor cargo posible en términos económicos, sanitarios y de «orden social». No se puede separar de una verdadera y auténtica educación que suponga una concepción global de la persona.

Estrategias de terapia y recuperación. Una primera exigencia para la terapia y la rehabilitación es que se realice una intervención multimodal y pluridisciplinar, graduado según la diversa fase terapéutica; la segunda es que se potencien las estructuras comunitarias de rehabilitación del tipo «comunidades terapéuticas». La tipología y la gravedad de los drogadictos es muy amplia y el tratamiento debe ser lo más personalizado posible. Parece necesario subrayar la importancia de las *comunidades terapéuticas:* ventajas que presentan estas comunidades son también: la presencia de un contexto comunitario motivado, la posibilidad de consultas pluridisciplinares, la posibilidad de reconstruir una estructura interior y una esperanza de vida en todos aquellos que han enfilado el ciclo de la dependencia autodestructiva, la posibilidad de retomar gradualmente el contacto con la familia, la posibilidad de trabajar y dirigirse hacia una autonomía profesional.

La situación legislativa: consideraciones éticas. El marco legislativo actual de Europa está bastante diversificado. En algunos países, la ley prohíbe estos comportamientos y prevé penas de detención, en otros, estos comportamientos están prohibidos pero las sanciones son generalmente leves. Otros no consideran delito penal el consumo de drogas ni la posesión con el fin del consumo personal. La evolución de los últimos cinco años pone de manifiesto que dentro de los sistemas judiciales de los Estados europeos en la elaboración de leyes y pautas similares hacia los drogodependientes, se da una marcada propensión a la adopción de sanciones menos severas ante el uso personal de estupefacientes. Algunos países han legitimado praxis ya comunes. En España, Italia y Portugal, la posesión de cualquier estupefaciente para uso personal no está sujeta a sanciones penales. La sanción tiende más bien a ser de tipo administrativo, por ejemplo el requerimiento, la multa o, en Italia en particular, la suspensión del permiso de conducir.

El alcoholismo

Prefacio: una emergencia ética y sanitaria. El alcoholismo representa uno de los principales problemas clínicos y de salud pública del mundo y de modo especial en los Estados con un desarrollo socioeconómico más elevado, donde la importancia y la gravedad de los problemas que se plantean tanto a nivel del individuo como de la colectividad imponen la búsqueda de medios más idóneos para combatir el fenómeno.

Definiciones y tipologías. Son alcohólicos aquellos bebedores desmedidos cuya dependencia al alcohol ha alcanzado tal grado que pone de manifiesto trastornos mentales o bien incide en su salud física y psíquica, en sus relaciones interpersonales y en su normal actividad social y económica; o bien aquellos en los que son patentes las señales de una evolución hacia ese estado. La elevación del nivel de alcoholemia produce por tanto una acción depresiva de los centros de control del sistema nervioso central con la consiguiente modificación del comportamiento; esta turbación, que se constata fácilmente en los estados de embriaguez, dura hasta que la tasa de alcoholemia se reduce por la eliminación por el organismo: la duración de estos efectos alcanzada el acmé en el transcurso de media hora a1 hora, disminuye gradualmente en las 6-7 horas siguientes pero también puede durar más, por influencia de algunos factores subjetivos como edad y sexo, peso corporal, costumbre de beber alcohol, funcionalidad hepática.

Efectos y manifestaciones del síndrome. El etanol, tras haber sido absorbido por el intestino, llega a través de la sangre a la estructura del sistema nervioso central y de su acción se realiza en la estructura polisináptica del sistema reticular activador y en determinados sitios corticales. El efecto producido es la ausencia de energía cortical activadora y, por consiguiente, del pleno control de la actividad de las estructuras subyacentes. Las funciones que primero se debilitan y desagregan son las que se refieren al adiestramiento y la experiencia adquirida por el autocontrol y el equilibrio estático. Su efecto consiste por lo tanto en la depresión de los centros de autocontrol. El resultado es el sabido comportamiento de la persona ebria: pierde el control estático y deambulatorio e incluso la coherencia y conexión entre la ideación y la palabra a un cierto nivel. La peligrosidad social se puede manifestar cuando el individuo se encuentra conduciendo un vehículo, o en una situación de conflictividad social o familiar. Los efectos a larga distancia y por uso prolongado de altas dosis son análogos a los de la droga: dependencia, abstinencia, tolerancia y compulsividad.

Los daños a la vida, la salud y la sociedad. Un estado de intoxicación crónica como consecuencia de la presencia de una cantidad excesiva de etanol en la sangre y que se instala tras un periodo más o menos largo, de algunos años, de un consumo desmesurado de alcohol, trae consigo un conjunto de daños al organismo y a la psique del individuo, modificando su comportamiento de modo considerable. Los órganos más perjudicados son el hígado, con un alto porcentaje de convertirse en una hepatopatía alcohólica y una cirrosis hepática (con un aumento exponencial del riesgo de hepatocarcinoma), el páncreas (pancreatitis aguda y crónica), pero se establecen también graves patologías en el estómago y el aparato intestinal y cardiovascular. El alcoholismo es una de las causas más frecuentes de trastornos neuropsiquiátricos: el síndrome de abstinencia, el *delirium tremens*, la demencia alcohólica, el síndrome o psicosis de Korsakoff. Existen igualmente consecuencias en el aparato neuroendocrino y en las glándulas sexuales.

Reflexiones éticas y estrategias de prevención y recuperación. En los años noventa, todas las naciones europeas se ocuparon de desarrollar servicios de tratamiento especializados, promover la prevención a través de los medios de comunicación y realizar políticas sobre los precios para reducir la demanda. Algunos Estados de modo particular publicaron leyes específicas con respecto a la venta y publicidad de productos alcohólicos. La Carta Europea sobre el Alcohol ha distinguido diez estrategias aplicables más allá de las diferencias jurídicas, socioculturales y económicas entre los distintos países. Estas prevén, en primer lugar una elaboración y una constante actualización de programas *ad hoc* en la región europea y la difusión de información y prevención respecto a los daños causados por el alcohol; la promoción de la salud y la prevención de accidentes, violencias y acontecimientos negativos que se puedan atribuir al consumo de alcohol en lugares públicos y privados. Otras estrategias atañen el campo legislativo, con la publicación de leyes pertinentes para contrarrestar el abuso de alcohol, ejecución de medidas de control en el campo de la publicidad y del *marketing*, promoción de un mayor sentido de responsabilidad ético-jurídica entre las personas que trabajan en el sector, y tienden a incrementar las capacidades de la sociedad para ocuparse de las problemáticas relacionadas con el abuso del alcohol, por medio de una adecuada formación de profesionales en el campo sanitario, social, educativo y judicial, así como a través del apoyo de las Organizaciones No Gubernamentales y de los grupos de autoayuda y apoyo mutuo y la difusión de servicios eficaces de tratamiento y rehabilitación para las personas alcohólicas o los individuos con riesgo de abusar del acohol junto con el apoyo a las familias. Es impensable que se pueda actuar, por parte del Estado, en la dirección de la prohibición absoluta, cuando existe la larga posibilidad de un uso lícito y controlado; las medidas tendrían que estar sobre todo encaminadas hacia la prevención del abuso, la reducción del consumo de alcohol de alta gradación y, sobre todo, se habría de hacer en el terreno de la educación sanitaria y ética de la población. Respecto a la prevención del abuso del alcohol en particular, se podrá configurar esta en el plano general mediante campañas adecuadas de educación sanitaria en las escuelas y con los medios de comunicación social; en el terreno de la prevención individual, a través de una adecuada asistencia médica de base, especialmente en las familias donde exista una situación de riesgo. Cuanto mejor y más minuciosa sea la prevención, menor serán las consecuencias en el terreno de la enfermedad proclamada y de sus consecuencias sociales.

Los modelos de intervención terapéutica y de rehabilitación. Esta estrategia tendría que prever, según las experiencias dignas de crédito, principalmente los siguientes objetivos: *a)* eliminar la dependencia y por ello romper el vínculo entre el individuo y el alcohol; *b)* provocar una reestructuración de la motivación y del comportamiento de la personalidad; *c)* realizar un cambio de contexto social.

El tabaquismo

Nociones y datos. La investigación científica ha demostrado ya una serie de daños a la salud y de modo particular una conexión con algunas causas de mortalidad. Igualmente ha de tenerse en cuenta que el hecho de que un mal disimulado incentivo a este abuso pueda provenir del Estado, ya que suele tener el monopolio de la producción de tabaco.

Los daños a la salud. Los daños varían según la cantidad de tabaco que se fume diariamente, de la manera más o menos profunda de inspirar el humo, de los ingredientes aditivos del tabaco y de las substancias utilizadas también en su cultivo y, por último, del número de años en los que persiste el hábito de fumar. El humo perjudica no solo al que fuma, sino también al que respira el humo de los fumadores, especialmente en locales cerrados, por lo que ha resultado muy oportuno que, gracias a la prohibición impuesta por la ley, se proteja la salud de las personas no fumadoras al menos en los locales públicos. Pero sería un acto de responsabilidad, al menos con respecto a los demás, que los fumadores ¡eviten que las personas con las que también comparten su vida privada (familiares, amigos, sobre todo mujeres embarazadas y niños) se conviertan en «fumadores pasivos»! Otro elemento preocupante es la tendencia progresiva de estos últimos años a anticipar cada vez más el inicio de este hábito (actualmente en torno a los 12 años de edad). Desde el punto de vista ético, hay sobre todo una relación directa entre tabaquismo y tumor pulmonar, pero también otras enfermedades bronco-pulmonares, patologías del aparato cardiovascular, reducción de las defensas inmunitarias y, en las mujeres embarazadas, aumento del número de abortos espontáneos, partos prematuros y retrasos en el crecimiento del feto.

El problema ético. Desde el punto de vista objetivo, el tabaquismo, considerado en el conjunto de sus consecuencias y suponiendo un uso no ocasional sino habitual y en dosis importantes, constituye una *gravedad real* por los serios perjuicios que ocasiona en la propia salud y en la de terceras personas, y por las implicaciones generales que la producción y el tráfico tienen en el conjunto de los países consumidores. La valoración ética de los riesgos ha de considerarse también en relación con el hecho de la ausencia de todo beneficio. Otro problema con claras repercusiones éticas es la publicidad del tabaco destinada a los menores de edad. El consumo de cigarrillos, como demuestran cada vez más las investigaciones, empieza en la primera adolescencia y se estabiliza en la segunda década de vida. Respecto al individuo en particular, sobre el problema de la responsabilidad subjetiva es bien difícil pronunciarse con un juicio de gravedad porque muchos están convencidos de buena fe de que también «quien fuma puede vivir cien años», y también porque hay diversos estados de ánimo que influyen en este hecho y hábitos más o menos importantes (fumadores ocasionales, activos, empedernidos…).

Capítulo V

BIOÉTICA E INFECCIÓN DEL VIH

1. Introducción: el SIDA, metáfora cultural y catalizador de conflictos éticos

Es bien sabido que algunas enfermedades ejercen un daño en la salud física y también una especie de alteración profunda en la psique y suscitan un halo de miedo y de imaginación mayor que su realidad nosológica, hasta hacer de ellas un símbolo del mismo mal que amenaza la existencia de la humanidad[1].

Ocurre así que una enfermedad, con solo nombrarla, provoca un notorio terror insconsciente: como en el pasado la peste, ahora el cáncer y también el SIDA, la expresión más impactante de la infección del VIH, suscita miedo y escalofríos en nuestras sociedades avanzadas y ávidas de bienestar.

En este clima se corre inconscientemente el riesgo de ver también la imagen misma de la muerte y de la ruina humana en quien se ve golpeado por ese mal.

Es fácil que en estas condiciones aparezcan interpretaciones simplificadas, fantasiosas o supersticiosas, parcialmente teológicas, para nada éticas sobre la relación, vieja como el mundo, entre culpa y castigo. La humanidad ha inscrito de modo profundo en la conciencia el sentido de fragilidad y culpa, pero el vínculo que buscan y pronuncian los hombres entre culpa y castigo no es siempre racional ni teológicamente exacto[2].

Por otra parte, el SIDA ha funcionado como catalizador de problemas éticos y se puede decir que conocer la infección en todas sus manifestaciones y conexiones morales significa conocer toda la ética biomédica, o al menos gran parte de su objetivo y de sus ambiciones[3].

[1] M. D. Grmek, *Les maladies à l'aube de la civilisation occidentale,* o.c., V-VII; S. Sontag, *Malattia come metafora,* o.c.

[2] A. Autiero, «L'etica di fronte alla malattia», a.c., 9-22; A. M. di Nola, «La caccia all'untore. Con l'AIDS è rifiorito un vizio antico»: *Riza Psicosomatica* (1986) 80; J. Delumeau, *Le péché et la peur,* o.c.

[3] Es lo que observan Timoty F. Murphy y LeRoy Walters al establecer la analogía con la infección luética. Recuerdan que una vez Sir William Osler —insigne clínico de principios de siglo— escribió precisamente que la sífilis era

2. El SIDA. Nociones científicas

Resumamos brevemente los datos sobre la etiología y la patogenesia de esta enfermedad deduciéndolos de los datos más comprensibles aportados por la literatura científica más reciente[4]. El SIDA (Síndrome de Inmunodeficiencia Adquirida; [AIDS *Acquired Immunodeficiency Syndrome*]) es una enfermedad infecciosa provocada por un virus denominado VIH (Virus de la Inmunodeficiencia Humana; HIV, *Human Immunodeficiency Virus*]), indicado en un primer momento como LAV (*Limphadenopathy Associated Virus,* Virus de la Linfadenopatía) o como HTLV-III (*Human T-Lymphotropic Virus type III,* Virus Linfotrópico de Células T Humanas tipo III), identificado como agente patógeno entre finales de 1983 y principios de 1984 en Estados Unidos y Francia, por R. Gallo y L. Montagnier, después de que se hubieran descrito en Estados Unidos los diversos síntomas de la enfermedad, es decir, del cuadro del síndrome.

En la segunda mitad de los años ochenta se aisló otro tipo de virus responsable de un síndrome de inmunodeficiencia que se puede añadir al causado por el virus aislado anteriormente[5]; a partir de entonces se distinguen el VIH tipo 1 y el VIH tipo 2. El VIH-1 es el agente patógeno de la infección en todas las áreas de difusión de la enfermedad, mientras que el VIH-2 es endémico exclusivamente entre las poblaciones de África Occidental, en particular en Guinea Bissau, y se ha aislado en muy pocas ocasiones fuera de esta área geográfica. Los dos virus tienen características genómicas muy similares, ambos se vinculan con el mismo receptor celular, aunque se ha visto que la capacidad patógena del VIH-2 es inferior a la del VIH-1 tanto en la transmisión ver-

la única enfermedad que los estudiantes de medicina interna necesitaban conocer a fondo: «Estudiad la sífilis en todas sus manifestaciones y conexiones y conoceréis cualquier otro cuadro clínico». Lo mismo vale hoy para la infección del VIH, que ha traido consigo la mayor parte de los problemas que son objeto de la Bioética. (cf. «The moral significance of AIDS», a.c., 519-524).

[4] Para esta descripción sintética, hemos hecho referencia al trabajo de A. Mazzoni, «Eziologia e patogenesi», en E. Sgreccia (ed.), *AIDS,* o.c., 1-11. También hemos tenido en cuenta para los aspectos médico-científicos: F. Brun Vezinet y otros, «AIDS», a.c., 128; E. Chiodo y otros, *Sindrome da immunodeficienza acquisita (AIDS) e patologie correlate,* o.c.; U.S. Department of Health and Human Sciences, Centers for Desease Control and Prevention, *1993 Revised Classification System for HIV Infection,* o.c.; F. Dianzani - G. Ippolito - M. Moroni, *Il libro italiano dell'AIDS* (Milán 1994); F. Sorice - L. Ortona, *Malattie infettive,* o.c.

[5] L. Montagnier, «The immunodeficiency retrovirus in man and primates», a.c., 185-190; A. Hughes - T. Corrah, «Human immunodeficiency virus type 2 (HIV2)», a.c., 158-164.

tical madre-hijo como en la horizontal a través de las relaciones sexuales[6].

Estos virus pertenecen a la familia de los *retrovirus*. Nos permitimos una breve referencia de carácter descriptivo para los no especialistas.

Los virus, como ya se sabe, están constituidos por partículas subcelulares, llamadas *viriones,* provistas de una información genética suficiente para la replicación, pero que están privadas de los llamados organelos (mitocondriales y ribosomas) capaces de provocar esta replicación y la consiguiente «traducción» del mensaje, como ocurre normalmente en las células. Las dimensiones de los viriones son submicroscópicas y se miden en nanómetros (1 nanómetro = 1 millonésima de milímetro). Una porción central llamada *core* contiene el mensaje genético que puede estar compuesto de ácido desoxirribonucleico, ADN (desoxirribovirus) o de ácido ribonucleico, ARN (ribovirus).

El virus, por su naturaleza, está obligado a «parasitar» y por lo tanto a infectar a los otros seres vivos, porque solo es capaz de replicarse dentro de otras células vivas: cada ser vivo puede ser infectado por algunos virus y existen afinidades entre determinados virus y algunos tipos de células. El virus VIH tiene los linfocitos T (T *helper)* como células meta, que tienen una particular importancia en el sistema inmunitario.

Como ya se ha dicho, el VIH es un *retrovirus*. Los retrovirus pueden ser oncogénicos y no oncogénicos y el retrovirus VIH es no oncogénico. Es un *ribovirus,* por lo tanto su genoma está constituido por ARN; por la característica bioquímica de los retrovirus se verifica la llamada transcripción inversa debida a las moléculas de *transcripción inversa* incluidas en el núcleo. Como se sabe, el llamado *dogma de la genética* exige que el flujo de la información genética se desarrolle en la dirección ADN>ARN>proteínas: el retrovirus en cambio, mediante la transcripción inversa, sintetiza ADN a partir de su ARN e integra este ADN en el ADN de la célula huésped, donde puede permanecer inactivo o bien codificarse para la síntesis de algunos viriones, activando su replicación hasta destruir las células huéspedes por lisis.

Además de ser un retrovirus, el VIH es también un *lentivirus,* lo que trae consigo un proceso de infección lento con un consiguiente periodo más o menos largo de incubación asintomático. Puede inactivarse fácilmente en el ambiente externo con alcohol, desinfectantes comunes y lejía.

[6] A. D. Grant - K. M. de Cock, «Epidemiology of HIV-1 and HIV-2», a.c., 1475-1478.

Para comprender la acción del retrovirus VIH hace falta mencionar la agresión que desarrolla en el sistema inmunitario del organismo humano. Cada organismo vivo, y por lo tanto el humano también, posee una capacidad de autodefensa frente a microorganismos y virus que puedan agredirlo. Este mismo sistema defensivo reprime igualmente en el organismo posibles mutaciones genéticas responsables de la aparición de tumores. Se trata del sistema de *inmunocompetencia*. La inmunocompetencia es un mecanismo complejo que se aprovecha principalmente de células altamente especializadas que se llaman *linfocitos,* distribuidas en varios distritos y presentes en la práctica totalidad del organismo. Los tipos fundamentales de linfocitos son dos: los linfocitos B y los linfocitos T.

Los linfocitos B reaccionan a cualquier substancia de elevado peso molecular que penetre en el organismo *(antigenes)* y sea reconocida como extraña *(non self),* y esa reacción consiste en la síntesis de particulares *globulinas* que se llaman *anticuerpos* que bloquean el antigen. Este tipo de inmunidad se le llama *inmunidad humoral,* puesto que se beneficia de anticuerpos presentes en la sangre y en los demás humores del organismo.

Los linfocitos T comprenden sobre todo los *linfocitos T-citotóxicos* (CTL) que pueden agredir al antigen con enzimas presentes en la propia membrana o producir bajo el estímulo del antigen las linfocinas que favorecen la acción de los fagocitos presentes en los tejidos (macrófagos). A este tipo de inmunidad mediada por células del tipo de los linfocitos T se la define *inmunidad celular-mediada.*

Otra población de linfocitos T es la de los *linfocitos T helper* que se indican también con las siglas T4 (CD4). Estos linfocitos tienen la función de estimular y sustentar la acción de reconocimiento y de respuesta específica tanto de los linfocitos B como de los linfocitos T citotóxicos.

Precisamente estos *linfocitos T helper* son los constituyen el blanco de elección del retrovirus VIH que lo parasita y destruye por lisis, pero también se han mostrado sensibles a la infección otras células inmunitarias (monocitos-macrófagos, linfocitos CD8, etc.). Así, todo el sistema inmunitario es debilitado y devastado por la agresión del VIH.

Por otro lado, la consecuencia más grave que define el carácter singular del SIDA, se encuentra en el hecho de que tras su típica infección, de la que hemos hablado, el organismo está a merced de las llamadas *infecciones oportunistas.* Se llaman infecciones *oportunistas* aquellas infecciones que se sustentan de microorganismos y virus que normalmente no son patógenos para individuos sanos pero sí lo son cuando encuentran individuos que ofrecen una «oportunidad» particular. La oportunidad que se crea en los individuos afectados por el VIH es precisamente el defecto inmunitario. Son infecciones oportunistas: la neumonía producida por *Pneumocistis Carinii,* la toxoplasmosis cerebral, la esofagitis causada por *Candida,* las infecciones por *Citomegalovirus,* el *Herpes simplex,* la neumonía intersticial linfocítica, etc[7]. Estas infecciones llevan al enfermo de SIDA a la muerte a pesar de los cuidados, precisamente por la falta de respuesta inmunológica y por un conjunto de causas hasta ahora desconocidas.

Son igualmente típicos del SIDA diversos tumores como el sarcoma de Kaposi y los linfomas.

3. Historia natural de la enfermedad

La historia de la infección es muy importante desde el punto de vista médico y asistencial, pero también por sus consecuencias desde un punto de vista ético, y también para una correcta información al público[8].

La infección por VIH, de modo análogo a la producida por el virus de la hepatitis B (VHB) y C (VHC) se transmite:

a) a través de las relaciones sexuales, tanto homosexuales como heterosexuales, favorecidas por la multiplicidad de las parejas infectadas, aunque puede bastar una única relación de riesgo;
b) mediante pequeñas y repetidas cantidades de sangre, como puede ocurrir en los drogodependientes con las jeringas usadas e intercambiadas para inyectarse la droga;
c) a través de transfusiones masivas de sangre infectada o de sus derivados;
d) de la madre al hijo durante la gestación, por vía transplacentaria; durante los trabajos del parto y durante este, a causa del contacto con sangre y secreciones vaginales; tras el nacimiento, por la lactancia materna;

[7] En apéndice a la clasificación de las infecciones por VIH se aporta un larguísimo elenco de infecciones oportunistas presentes en el SIDA: cf. U.S. Department of Health and Human Sciences, Centers for Desease Control and Prevention, *1993 Revised Classification System for HIV Infection,* o.c., Appendix B.

[8] F. M. Gritti, «Clinica ed aspetti terapeutici delle infezioni da HIV», a.c., 13-38; V. T. de Vita jr. y otros, *AIDS,* o.c.; E. G. Rondanelli, *La sindrome da immunodeficienza acquisita* (Piccin Ed., Padua 1987).

e) en la literatura científica se han referido también casos de infección profesional, en médicos o enfermeros, por pinchazos con agujas o jeringas contaminadas, por contaminación de mucosas como la conjuntival o durante intervenciones quirúrgicas;

f) la transmisión es posible a través del transplante de órganos y la inseminación artificial[9].

No se ha registrado ningún caso de transmisión por motivos de convivencia y uso del baño, cocina, toalla, vajilla, peine, vaso y ni siquiera a través del beso[10].

En resumen, la transmisión puede ocurrir por vía horizontal (parenteral y sexual) y vertical (de madre a hijo). La transmisión parenteral o «riesgo parenteral» concierne a los hemofílicos, a los pacientes que reciben una o más tranfusiones de sangre o de sus derivados, a los trabajadores sanitarios y a los drogodependientes.

[9] Ni siquiera la filtración y el lavado de los espermatozoides por el resto del líquido seminal parece suficiente para evitar la infección a través de la inseminación cuando el virus se encuentra en los mismos espermatozoides junto con el líquido espermático. Este hecho habría sido demostrado con una experimentación «espeluznante» desde el punto de vista ético, fecundando células huevo con espermatozoides de individuos infectados —dando por tanto la existencia a embriones humanos con la sola finalidad experimental, suprimiéndoles a continuación— y para observar el paso del virus en los embriones; cf. B. BACCETTI y otros, «Particelle del virus HIV-1 negli spermatozoi di pazienti affetti da AIDS e loro trasferimento nell'oocita», en M. MUSICCO - A. LAZZARIN - M. GASPARINI (eds.), *Trasmissione eterosessuale HIV,* o.c., 19-22. Y aunque posteriormente se hayan dado nacimientos de niños aparentemente seronegativos por medio de otras técnicas de lavado y preparación del semen infectado y la inseminación intrauterina, en cualquier caso se constató una persistencia de ácidos nucleicos (ADN) del virus en fracciones de los espermatozoides «purificados». Se desconoce aún el significado biológico y clínico de estos resíduos virales, por lo que sigue existiendo el riesgo de infección por esa vía y hay que valorar también, a largo plazo, la efectiva seronegatividad en estos niños y sus madres. Cf. C. SIFER - J. L. BENIFLA - A. DEVAUX y otros, «Relations entre le virus de l'immunodéficience humaine et le sperme», a.c., 275-284. Se ha visto igualmente que en individuos tratados eficazmente con terapias antirretrovirales altamente activas, a pesar de que el ARN viral no sea perceptible en el suero ni en el fluido seminal, se han detectado fragmentos de ADN proviral en las células seminales que conservarían por tanto las capacidades de infección (H. ZHANG - G. DORNADULA - M. BEUMONT y otros, «Human immunodeficiency virus type 1 in the semen of men receiving highly active antiretroviral therapy», a.c., 1803-1809).

[10] Sin embargo, la Commisione Nazionale per la Lotta all'AIDS subrayó el 12 de mayo de 1992 que no se puede excluir, aunque con una mínima posibilidad, que en el curso de un beso «apasionado» (el llamado beso profundo) se transmita la infección si hay lesiones sangrantes en la mucosa oral, como se puede verificar en individuos con SIDA, y lesiones roales contemporáneas en la pareja; cf. F. DIANZANI - G. IPPOLITO - M. MORONI, *Il libro italiano dell'AIDS,* o.c., 154.

La transmisión sexual atañe tanto a los homosexuales como a los heterosexuales: el hecho de la aparición más frecuente del SIDA entre los homosexuales al principio, ha hecho minusvalorar el riesgo de transmisión heterosexual, que a menudo se da especialmente a través de la prostitución de individuos enganchados a la droga. La transmisión también es posible dentro de las parejas donde se dé infidelidad y promiscuidad sexual, y evidentemente, también por relaciones ocasionales con individuos infectados. Parece probada una mayor incidencia en el caso del homosexual pasivo y parece que es al menos tres veces más fácil el paso de la infección de un hombre a una mujer que viceversa, por motivos de orden anatómico, biológico y conductual[11].

La transmisión vertical (madre-hijo), gracias a las nuevas estrategias terapéuticas, ha tenido un considerable declive en Europa: de una tasa del 15-25 por 100 hasta 1994 al 2,6-1,6 por 100[12] después de 1998, y esto es debido a la utilización de terapias antirretrovirales —zidovudina, lamivudina, nevirapina[13]— en el periodo prenatal, *intrapartum* y *postpartum*, del parto por cesárea electiva para evitar el contagio a través de el canal vaginal y de la lactancia artificial en vez de utilizar la leche materna, aunque en este caso exista aún un amplio debate. Según los datos producidos por el Progetto Nazionale di Sorveglianza de Italia, promovido por el Istituto Superiore di Sanità, instituido en diciembre de 2001, el riesgo de contagio pasa del 20-25 por 100 sin terapia hasta el 2-3 por 100 con ella. Las diferencias detectadas entre los distintos países europeos son signifactivas solo entre países de Europa Occidental y Oriental, donde la epidemia está aún en proceso de expansión y los sistemas sanitarios no disponen de recursos adecuados. Todavía más claras son las diferencias entre los distintos continentes: en los países en vías de desarrollo, y dentro de éstos los del África Subsahariana que ostentan los tristes récords de muertes y nuevas infecciones tanto entre adultos como niños —una masacre de millones de personas[14]—; se va de

[11] A. Nicolosi - A. D'Arminio Monforte, «È differente l'efficienza della trasmissione sessuale da uomo a donna rispetto a quella da donna a uomo?», en M. Musicco - A. Lazzarin - M. Gasparini (eds.), *Trasmissione eterosessuale HIV*, o.c., 23-30.

[12] European Collaborative Study, «HIV-Infected pregnant women and vertical transmission in Europe since 1986», a.c., 761-770.

[13] L. Mandelbrot - A. Landreau-Mascaro - C. Rekacewicz y otros, «Lamivudine-zidovudine combination for prevention of maternal-infant transmission of HIV-1», a.c., 2083-2093.

[14] UNAIDS - OMS, *AIDS epidemic update* (2001), o.c.. En el sitio internet http://www.unaids.org/es/, junto con otras estadísticas actualizadas, se pueden consultar otros documentos interesantes sobre el SIDA.

una tasa del 25-35 por 100 sin terapia antirretroviral a un 8-20 por 100, según los diversos módulos terapéuticos adoptados para la prevención de la transmisión vertical en algunos *ensayos clínicos* experimentales[15]. Las causas fundamentales de esta neta divergencia en la transmisión vertical en los países industrializados y los países en vías de desarrollo son de tipo cultural y económico: la difusión y mortalidad del SIDA —que actualmente es la primera causa de muertes en África y en algunos países asiáticos— es debida al desconocimiento de las vías de transmisión del virus y a no poder acceder a las costosas terapias farmacológicas, que se han revelado muy eficaces para combatir esta enfermedad en los países occidentales.

Si el parto por cesárea electiva[16] y la disponibilidad de medicamentos antirretrovirales ha llevado a resultados muy positivos en los países occidentales en los que se ha reducido drásticamente la mortalidad infantil por el VIH —también se ha dado a nivel experimental en algunos países africanos[17] y en Tailandia[18]— más controvertida resulta sin embargo la utilidad clínica de la lactancia artificial y la materna. Actualmente es unánime el consenso internacional en el hecho de que la lactancia materna se ha asociado a un aumento significativo del riesgo de transmisión del VIH de madre a hijo respecto a la no lactancia materna: en mujeres sometidas a medicamentos antirretrovirales que siguen dando el pecho tras el primer año, el riesgo absoluto de transmisión del virus es del 10-20 por 100 y en los países del África subsahariana se llega al

[15] ÍD., *Mother-to-child transmission of HIV,* o.c.; K. M. DE COCK - M. G. FOWLER - E. MERCIER y otros, «Prevention of mother-to-child HIV transmission in resource-poor countries», a.c., 1175-1182.

[16] THE INTERNATIONAL PERINATAL HIV GROUP, «The mode of delivery and the risk of vertical transmission of human immunodeficiency virus type 1», a.c., 977-987; THE EUROPEAN MODE OF DELIVERY COLLABORATION, «Elective caesarian section versus vaginal», a.c., 1035-1039.

[17] N. A. WADE - G. S. BIRKHEAD - B. L. WARREN y otros, «Abbreviated regimens of zidovudine prophylaxis and perinatal transmission of the Human Immunodeficiency Virus», a.c., 1409-1414; S. Z. WIKTOR - E. EKPINI - J. M. KARON y otros, «Shot-course oral zidovudine for prevention of mother-to-child transmission of HIV-1 in Abidjan, Cote d'Ivoire», a.c., 781-785; M. LALLEMANT - G. JOURDAIN - S. LE COEUR y otros, «A trial of shortened zidovudine regimens to prevent mother-to-child trasmission of human immunodeficiency virus type 1», a.c., 982-991; L. A. GUAY - P. MUSOKE - T. FLEMING y otros, «Intrapartum and neonatal single-dose nevirapine compared with zidovudine for prevention of motherto-child transmission of HIV-1 in Kampala, Uganda», a.c., 795-802; E. MARSEILLE - J. G. KAHN - F. MIRO y otros, «Cost effectiveness of single-dose nevirapine regimen for mothers and babies to decrease vertical HIV-1 transmission in Sub-saharian Africa», a.c., 803-809.

[18] N. SHAFFER - R. CHUACHOOWONG - A. MOCK y otros, «Short-course zidovudine for perinatal HIV-1 transmission in Bangkok, Thailand», a.c., 773-780.

30-50 por 100[19]. Es evidente que las mujeres seropositivas no dan ya el pecho, en un primer momento en Estados Unidos y luego en los demás países industrializados, como recomienda también la OMS-ONUSIDA[20]; de tal modo que la transmisión del VIH de madre a hijo se ha reducido fuertemente y la producida a través de la leche materna es ya muy infrecuente sobre todo gracias a la llegada de los medicamentos antirretrovirales.

Pero en los países pobres no es lo mismo: sobre todo en lo que respecta al parto por cesárea, a menudo los médicos han de hacer frente a una carencia de instrumental y equipos de médicos, por no hablar de la falta de medicamentos esenciales —como los antibióticos—, lo que hace imposible a veces esta intervención, o el problema cultural de aceptar el parto por cesárea, ya que algunas poblaciones lo ven artificial.

Todavía más complejo es el problema de la lactancia: se ha visto que en estos países la lactancia materna puede disminuir la mortalidad infantil[21] y que la lactancia artificial reduce la mortalidad infantil sobre todo tras los dos primeros años de vida, mientras que es similar la incidencia de la mortalidad entre niños amamantados con leche materna o artificial[22], lo que quiere decir

[19] European Collaborative Study, «Risk Factors for mother-to-child transmission of HIV-1», a.c., 1007-1012; M. de Martino - A. Tovo - A. E. Tozzi y otros, «HIV-1 Transmission through breast-milk», a.c., 991-997; P. Palasanthiran - J. B. Ziegler - G. J. Stewart y otros, «Breast-feeding during primary maternal human immunodeficiency virus infection and risk of transmission from mother to infant», a.c., 441-444; J. Bertolli - M. E. St. Louis - R. J. Simonds y otros, «Estimating the timing of mother-to-child transmission of Human Immunodeficiency Virus in a breast-feeding population in Kinshasa, Zaire», a.c., 722-726; E. R. Ekpini - S. Z. Wiktor - G. A. Satten y otros, «Late Postnatal mother-to-child transmission of HIV-1 in Abidjan, Cote d'Ivoire», a.c., 1054-1059; R. Bobat - D. Moodley - A. Coutsoudis - H. Coovadia, «Breastfeeding by HIV-1-Infected women and outcome in their infants: a cohort study from Durban, South Africa», a.c., 1627-1633; V. Leroy - M. L. Newell - F. Dabis y otros, «International multicentre pooled analysis of late postnatal mother-to-child transmission of HIV-1 infection», a.c., 597-600; G. Miotti - T. E. Taha - N. I. Kumwenda y otros, «HIV transmission through breastfeeding», a.c., 744-749.

[20] OMS, *Technical consultation on behalf of the UNFPA, Unicef, WHO, UNAIDS Inter-Agency task team on mother-to-child transmission of HIV and their policy implications,* o.c.

[21] Los estudios en los que se ponen de manifiesto las ventajas de la lactancia materna y los inconvenientes de la alimentación artificial en los países en vías de desarrollo son abundantes, citemos solo OMS - Collaborative Study Team on the Role of Breastfeeding on the Prevention of Infant Mortality, «Effect of breastfeeding on infant and child mortality due to infectious diseases in less developed countries: a pooled analysis», a.c., 451-455.

[22] D. Mbori-Ngacha - R. Nduati - G. John - M. Reilly y otros, «Morbidity and mortality in breastfed and formula-fed infants of HIV-1-infected women», a.c., 2413-2420.

que los niños que no hayan contraído el SIDA tienen el mismo riesgo de mortalidad por otras infecciones. Hay que considerar igualmente que la diferencia en los datos de lactancia artificial con respecto a los países industrializados puede explicarse por al menos dos motivos: se rechaza no dar el pecho fundamentalmente por ser inaceptable de por sí en muchas culturas, además de que estigmatiza porque permite identificar a las mujeres seropositivas; además, la lactancia artificial exige el uso de agua potable y una educación apropiada para la preparación junto con un gasto económico (aunque algunas grandes multinacionales han distribuido gratuitamente sus productos en diversos países, su fin humanitario podría resultar dañino para estas poblaciones).

Se puede deducir fácilmente, entonces, que la lucha contra el SIDA en los países en vías de desarrollo está todavía en un estado germinal y tendrá que articularse mejor —en el campo de la medicina, de la educación e información sociosanitaria, en el respeto a las culturas locales y la organización de los sistemas sanitarios— y debe ser emprendida totalmente y de manera urgente para que esta tragedia atroz no tome proporciones todavía más desatrosas.

Si faltan las terapias antirretrovirales, la seropositividad en el nacimiento es mucho mayor, en torno al 83 por 100, al pasar los anticuerpos maternos al niño sin que esto siginifique necesariamente el paso del virus ni, por ello, el paso de la infección. Los niños realmente infectados por transmisión de madre a hijo manifiestan los primeros síntomas en los 6-8 primeros meses después de nacer; dentro de los 12 meses el 26 por 100 está infectado del SIDA y el 17 por 100 muere por enfermedades relacionadas con el virus del VIH[23].

Es muy importante saber que tras el contagio el individuo presenta el virus y sus antígenos en círculo (antigenemia), pero para la aparición de los anicuerpos es necesario esperar un cierto periodo de tiempo (el llamado «periodo de ventana» de seroconversión) en el curso del cual el individuo, aún con el resultado negativo de los anticuerpos, está igualmente en grado de infectarse[24]. Durante este periodo, los individuos con riesgo de conta-

[23] EUROPEAN COLLABORATIVE STUDY, «Children born to women with HIV-1 Infection», a.c., 253.

[24] Para la historia natural, la evolución de la infección su clasificacion clínica hemos tenido en cuenta a F. M. GRITTI, «Clinica ed aspetti terapeutici delle infezioni da HIV», a.c., 16-21; F. SORICE - L. ORTONA, *Malattie infettive,* o.c.; L. ORTONA, «AIDS: aspetti clinici», a.c., 122-139; U.S. DEPARTMENT OF HEALTH AND HUMAN SCIENCES, CENTERS FOR DESEASE CONTROL AND PREVENTION, *1993 Revised Classification System for HIV Infection,* o.c.

gio y los que han tenido comportamientos de riesgo, deben por lo tanto abstenerse de donar sangre o tener relaciones sexuales.

En resumen:

a) Hay un primer periodo de infección del contagio a la seroconversión *(tiempo de espera)* sin presencia de anticuerpos, durante el que el individuo es de todos modos capaz de infectar. Este periodo puede ir de 3 a 30 semanas, pero en el 99 por 100 de los casos, se verifica la conversión dentro de los 6 primeros meses.

b) A continuación, el periodo de la seroconversión al desarrollo del SIDA proclamado *(tiempo de incubación),* se caracteriza por la seropositividad sin que aparezca ninguna sintomatología significativa, con lo que el individuo se configura por tanto como portador asintomático. Evidentemente, también los seropositivos asintomáticos pueden infectar,. Aún no está claro hasta qué punto se puede extender este periodo de espera: actualmente se considera que este periodo puede llegar desde un año o menos hasta un límite superior que todavía no se ha definido, pero que de momento es superior a los veinte años. De media, la progresión hacia el SIDA en los jóvenes adultos se presenta 10-11 años después de la seroconversión, si no se cuenta con una eficaz terapia antirretroviral.

c) Por último, se da un tercer periodo: del diagnóstico del SIDA hasta la muerte *(tiempo de supervivencia),* que varía de algunos meses hasta algunos decenios. Los datos científicos demuestran que las nuevas terapias contra el virus —las llamadas multiterapias antirretrovirales— que se utilizan en los países occidentales desde 1996, han aumentado netamente las posibilidades de supervivencia de los enfermos[25]. Hoy en día, en estos países, no se habla ya de «duración de la supervivencia». En efecto, se supone que una persona infectada, si se cura precozmente, puede tener ante ella una esperanza de vida de varios decenios. No se tiene ya la percepción de que un efermo de

[25] R. S. Hogg - B. Yip - K. J. Chan y otros, «Rates of disease progression by baseline CD4 cell count and vial load after initiating triple-drug therapy», a.c., 2568-2577; K. E. Poundstone - R. E. Chaisson - R. D. Moore, «Differences in hiv disease progression by injection drug use and by sex in the era of highly active antiretroviral therapy», a.c., 1115-1123; Concerted Action on SeroConversion to AIDS and Death in Europe (CASCADE), «Changes in the Uptake of Antiretroviral Therapy and Survival in People with Known Duration of HIV Infection in Europe», a.c., 224-231.

> SIDA tenga necesariamente una supervivencia limitada. Al contrario, en África, al no disponer de estos medicamentos, la muerte de un enfermo de SIDA ocurre en una media de 7-8 meses.

En 2001, tras los fuertes movimientos de protesta contra las multinacionales farmacéuticas, las Naciones Unidas también trabajaron para conseguir que los productores en posesión de las patentes hicieran posible que los países pobres obtuvieran los medicamentos a precios muy rebajados y que renunciaran a la patente para poder consentir una producción autóctona. Las industrias farmacéuticas parecen haber acogido la petición y algunos países ya se han beneficiado de esta posibilidad[26].

El diagnóstico del caso se ha sometido a algunas variaciones a lo largo de los años. La clasificación más conocida y más utilizada, aunque no está exenta de críticas, es la adoptada por los Centros Estadounidenses de Control y Prevención de la Enfermedad (CDC) desde el 1 de enero de 1993, que es válida para adultos y adolescentes con una edad igual o mayor de 13 años, y reflejado en el cuadro 3[27].

Como se puede ver, el diagnóstico de la infección del VIH tiene en cuenta categorías de laboratorio (número de linfocitos T-CD4) y categorías clínicas. Las categorías basadas en el recuento de las células T4 varían precisamente por el número de esas células presentes en la sangre (igual o mayor de 500 por microlitro, entre 200 y 499, inferiores a 200). La categoría clínica A se refiere a individuos con una infección del VIH documentada que sean asintomáticos o hayan presentado un primer episodio agudo o que tengan una linfopenia generalizada persistente (PGL). La categoría clínica B se refiere a individuos infectados con el virus del VIH que presentan síntomas de patologías no incluidas entre las de la categoría A y C: por ejemplo, la candidiasis orofaríngea y vulvovaginal, la neuropatía periférica, la enfermedad pélvica. Por último, la categoría clínica C incluye a los individuos con patologías bien definidas, entre las cuales la neumonía de *Pneumocystis Carinii*, el sarcoma de Kaposi y la

[26] UNAIDS - OMS, *UN Efforts Broaden Availability of Antiretrovirals* (Ouagadougou 11 Diciembre 2001); UNAIDS, *Accelerating access to HIV/AIDS care,* o.c.; S. Gottlieb, «Drug company to sell AIDS drugs at less than cost price», a.c., 692; S. Mayor, «GlaxoSmithKline licenses production of generic AIDS drugs in South Africa», a.c., 828.

[27] U.S. Department of Health and Human Sciences, Centers for Desease Control and Prevention, *1993 Revised Classification System for HIV Infection,* o.c.

tuberculosis. La combinación de categorías de laboratorio con categorías clínicas identifica unas subcategorías o estados: así, por ejemplo, en el estado A1 se encuentra el individuo con un número de CD4 igual o mayor a los 500 por microlitro y un cuadro clínico de infección asintomática o aguda o primaria, e incluso una PGL.

	Categorías clínicas[*]		
	(A)	(B)	(C)
Categorías de Linfocitos T-CD4[+]	Infección VIH asintomática aguda (primera) o PGL[§]	Condiciones sintomáticas no (A) no (C)	Indicador de SIDA por condiciones clínicas
(1) ≥500mL	A1	B1	C1
(2) 200-499mL	A2	B2	C2
(3) < 200mL	A3	B3	C3

[*] Las categorías sombreadas indican los casos definidos como SIDA en Estados Unidos desde el 1 de enero de 1993.

[+] indicador del SIDA por recuento de células-T

[§] Linfopenia persistente generalizada.

CUADRO 3. *Sistema de clasificación de las infecciones por VIH*

Todos los estados C de las categorías clínicas (estados C1, C2 y C3) y el estado 3 de las categorías A y B (estados A3 y B3, todas las categorías sombreadas en e cuadro) indican los casos de SIDA detectado, según la clasificación CDC. Por último, la terapia aspira a inhibir la replicación del virus, resolver las infecciones oportunistas y tratar las manifestaciones tumorales. En los útimos años, la eficacia clínica de la terapia se ha mejorado de manera sustancial: desde 1996, gracias los numerosos y potentes medicamentos antirretrovirales, inhibidores de las diversas fases de replicación del VIH, en los países económicamente desarrollados —como ya se ha puesto de manifiesto— se ha dado una fuerte reducción en los nuevos casos y en las muertes por SIDA. Estos medicamentos pertenecen a tres clases principales: los inhibidores de transcriptasa inversa, los análogos nucleósidos (zidovudina, zalcitabina, didanosina, estavudina, lamivudina, abacavir) y no nucleósidos (efavirenz, nevirapina) y los inhibidores de la proteasa (indinavir, saquinavir, nelfinavir, lopinavir) que, empleados en asociación simultánea con criterios de tratamiento individualizados en cada paciente, llegan a inducir una supresión prolongada y casi completa de la actividad viral en el plasma y la recuperación de las defensas inmunitarias[28]. Otra categoría de medicamentos está representada por los inhibidores de fusión que impiden al VIH unirse a la célula meta bloqueando la entrada en dicha célula. Los inhibidores de la integrasa comprenden la clase de medicamentos que pueden bloquear la enzima integrasa del virus VIH que integra el ADN del virus transcrito al ADN humano.

Un elemento fundamental para evitar la progresión de la enfermedad, para garantizar la *compliance* de la terapia y reducir al mínimo los efectos colaterales, es la administración de las diversas clases de medicamentos en el tiempo correcto. Por lo tanto, es necesario atenerse a todas las pautas nacionales e internacionales, como las publicadas por el Ministerio de Sanidad italiano (Comisión Nacional para la lucha contra el SIDA) en marzo de 2008 el *Aggiornamento delle conoscenze sulla terapia dell'infezione da HIV,* que se dirigen principalmente a individuos adultos y adolescentes.

4. Algunos datos epidemiológicos

Los datos sobre la epidemiología cambian lógicamente de un mes para otro y por eso es interesante ver sobre todo los datos que se refieren a las categorías afectadas, así como la difusión, el tipo de contagio, la incidencia de nuevos casos y la mortalidad.

En la realidad italiana, hasta hace unos años, la mayor incidencia del fenómeno SIDA se daba en los drogodependientes[29]. Como se puede ver en la tabla 6, contrariamente a lo sucedido entre 1982 y 1993, donde se registraba un continuo incremento de casos entre drogodependientes (la categoría más afectada) con respecto a los homosexuales, a partir de 1994, pero sobre todo en el último trienio, aunque sigue siendo la categoría de los drogodependientes es la más golpeada, se ha visto una disminución de casos frente a un aumento entre los homosexuales y, sobre todo, de los casos por vía heterosexual.

[28] I. V. D. Weller - I. G. Williams, «Antiretroviral Drugs», a.c., 1410-1412; J. Tozser, «HIV Inhibitors: problems and reality», a.c., 145-159; «UK Collaborative Group on Monitoring the Transmission of HIV-1 Drug Resistance, «Analysis of prevalence of HIV-1 drug resistance in primary inections in the United Kingdom», a.c., 1087-1088.

[29] Istituto Superiore di Sanità - Centro Operativo AIDS, «Aggiornamento dei casi di AIDS notificati in Italia al 30 giugno 2001», a.c., 1-4.

TIPO DE EXPOSICIÓN	<1994	1994	1995	1996	1997	1998	1999	2000	2001*	TOTAL	HOMBRES	MUJERES
Homosexuales	3.397 15,7 %	870 15,9 %	817 14,6 %	750 15,0 %	497 14,9 %	416 17,4 %	342 16,4 %	361 19,6 %	90 18,1 %	7.540 15,8 %	7.540 15,8 %	0 0,0 %
Drogodependientes	14.394 66,7 %	3.418 62,5 %	3.386 60,7 %	2.954 59,2 %	1.789 53,6 %	1.118 46,8 %	923 44,1 %	690 37,4 %	207 41,6 %	28.879 60,4 %	23.009 61,4 %	5.870 56,8 %
Drogodependientes homosexuales	516 2,4 %	115 2,1 %	101 1,8 %	68 1,4 %	49 1,5 %	25 1,0 %	8 0,4 %	14 0,8 %	4 0,8 %	900 1,9 %	900 2,4 %	0 0,0 %
Hemofílicos	226 1,0 %	30 0,5 %	28 0,5 %	24 0,5 %	9 0,3 %	4 0,2 %	4 0,2 %	4 0,2 %	3 0,6 %	332 0,7 %	323 0,9 %	9 0,1 %
Por transfusión	245 1,1 %	37 0,7 %	47 0,8 %	36 0,7 %	15 0,4 %	8 0,3 %	15 0,7 %	8 0,4 %	1 0,2 %	412 0,9 %	234 0,6 %	178 1,7
Contactos heterosexuales	2.550 11,8 %	906 16,6 %	1.083 19,4 %	1.035 20,7 %	691 20,7 %	608 25,4 %	680 32,5 %	665 36,1 %	164 33,0 %	8.382 17,5 %	4.518 12,1 %	3.864 37,4 %
Otro / no determinado	259 1,2 %	91 1,7 %	116 2,1 %	126 2,5 %	288 8,6 %	212 8,9 %	119 5,7 %	102 5,5 %	28 5,6 %	1.341 2,8 %	932 2,5 %	409 4,0 %
Total	21.587	5.467	5.578	4.993	3.338	2.391	2.091	1.844	497	47.786	37.456	10.330

* Primer semestre de 2001.

TABLA 6. *Distribución de los casos de SIDA en adultos por categoría de exposición y por año de diagnóstico (Datos COA-ISS a 30 de junio de 2001)*

La misma tendencia se ha visto también en otros países de Europa Occidental, entre los cuales Gran Bretaña donde, como en Estados Unidos, el número de casos entre los homosexuales es muy alto y preminente con respecto a los drogodependientes. En cambio, las tendencias en África Subsahariana y en el Sudeste Asiático son distintas: en estas zonas, la trasnmisión es casi exclusivamente heterosexual o de madre a hijo. Y en Europa Oriental y en Asia Central, la categoría más afectada es la de los drogodependientes[30].

Años	Casos diagnosticados	Casos corregidos por retraso de notificación	Muertes por año de muerte	Muertes por año de diagnóstico*	Tasa de letalidad†
1982	1	1	0	0	0,0
1983	8	8	2	7	87,5
1984	37	37	16	37	100,0
1985	198	198	89	186	93,9
1986	458	458	268	435	95,0
1987	1030	1030	563	967	93,9
1988	1775	1775	857	1652	93,1
1989	2482	2482	1397	2302	92,7
1990	3134	3134	1931	2883	92,0
1991	3827	3827	2605	3497	91,4
1992	4261	4261	3266	3805	89,3
1993	4814	4814	3640	3968	82,4
1994	5524	5524	4307	4258	77,1
1995	5661	5661	4519	3560	62,9
1996	5045	5046	4106	2168	43,0
1997	3368	3374	2060	952	28,3
1998	2413	2427	964	536	22,2
1999	2102	2135	648	367	17,5
2000	1851	1947	474	232	12,5
2001‡	499	872	149	49	9,8
Total	48.488	49.012	31.861	31.861	64,7

* El número de muertes indica los pacientes, diagnosticados en un año específico, muertos a 30 de junio de 2001.

† La tasa de letalidad está calculada como la relación entre las muertes por año de diagnóstico y los casos diagnosticados el mismo año.

‡ 1er semestre de 2001.

TABLA 7. *Distribución anual de casos de SIDA en Italia*

[30] Para un análisis más profundo, cf. UNAIDS - OMS, *AIDS Epidemic update 2001,* o.c.; M. W. ADLER, «Development of the epidemic», a.c., 1226-1229; L. MORRISON, «The global epidemiology of HIV/AIDS»: *Br. Med. Bull.* 58 (2001) 7-18; P. PIOT - M. BARTOS - D. GHYS y otros, «The global impact of HIV/AIDS», a.c., 968-973.

En la misma tabla 6 y en la 7 se ven con claridad los datos registrados de 1982 a 1995 en relación con el incremento anual y la disminución de 1996 en adelante tanto de los casos diagnosticados como del número de muertes.

Actualmente, en los datos publicados por el Ministerio de Sanidad italiano en colaboración con el ISS en noviembre de 2007, podemos ver que la situación ha variado considerablemente. En nuestro país, desde el comienzo de la epidemia hasta hoy, se han registrado 58.400 casos de SIDA, de los cuales 35.300 han fallecido. Desde 1995, año del pico de la epidemia, hasta hoy se ha pasado de 5.600 casos de enfermedad declarada a los aproximadamente 1.200 de la actualidad. El resultado se ha conseguido sobre todo gracias al efecto de la terapia antirretroviral combinada. Ha aumentado así el número de personas que viven con un diagnóstico de SIDA: hasta hoy se estima que son más de 23.000. La misma situación se presenta en los seropositivos, entre los que están incluidos también individuos afectados por el SIDA, que se estima que sean más de 120.000. El aumento de la supervivencia de personas seropositivas trae consigo un aumento del número de infectados en Italia. Los datos también ponen de manifiesto un cambio en las características de las personas infectadas o con SIDA: disminuyen los drogodependientes mientras que aumentan las personas que han contraído la infección por vía sexual (tanto homosexual como heterosexual). Aumenta también la edad de las personas afectadas que, para los casos de SIDA, supera ya los 40 años de media. Respecto a la mortalidad, se comienza a registrar a partir de 1997 una progresiva disminución en las muertes hasta llegar a una estimación de alrededor 200 muertes para 2007. Esta significativa disminución de la mortalidad es consecuencia de la introducción progresiva de las nuevas terapias antirretrovirales que han contribuido a transformar el SIDA en una enfermedad de evolución crónica.

La conclusión de este sintético examen epidemiológico en Italia, por los datos que conocemos, se puede resumir así: la evolución de los casos de SIDA ha mostrado un constante incremento en la cantidad de nuevos casos hasta 1995, seguido de una progresiva reducción desde 1996 hasta nuestros días. La distribución de los casos en las diferentes categorías de transmisión se ha modificado en el tiempo, mostrando una implicación cada vez mayor en la epidemia de parte de la población homosexual y, sobre todo, heterosexual no drogodependiente. Este hecho encuentra su confirmación principalmente en un aumento de casos de SIDA en mujeres. Por lo tanto, en los últimos años ha aumentado la transmisión por vía sexual (tanto homosexual como, sobre todo, heterosexual). El dato positivo es la notable disminución de los casos pediátricos.

5. Problemas éticos

Antes de entrar en los problemas éticos, es necesario poner algunas premisas que atañen a la óptica con la que, a nuestro parecer, se afrontan estos problemas.

No entra en la materia de este breve tratado el afrontar el problema teológico de la relación entre pecado y mal físico. Es verdad que, desde un punto de vista cristiano, el mal del mundo es fruto de la culpa, pero la conexión entre culpa original, culpa personal y enfermedad es mucho más compleja y en cualquier caso pasa a través de la libertad y la responsabilidad personales. Todos somos además conscientes de que esta enfermedad no siempre se contrae por culpa propia porque se transmite también en el ámbito de acciones lícitas (por ejemplo, de hemoderivados o una relación sexual entre cónyuges) o incluso en los fetos, totalmente inocentes, nacidos de una madre seropositiva. Sin embargo, es verdad que el canal de transmisión es la sangre y los contactos de tipo sexual; por lo tanto, las vías de transmisión más importantes están representadas por el intercambio de jeringas entre drogodependientes y por las relaciones tanto homosexuales como heterosexuales, especialmente cuando existe una pluralidad de parejas: este hecho admite por eso que se diga que estas vías de transmisión son fruto de elecciones que pueden ser atribuidas a la responsabilidad.

Por otra parte, esto no permite criminalizar ni estigmatizar a la persona enferma o al seropositivo; porque, aún cuando el individuo haya contraído la enfermedad por su propia responsabilidad, es de todos modos digno de asistencia y respeto como lo es cualquier enfermo; es un derecho. Desde el punto de vista de la fraternidad cristiana y por parte de la comunidad cristiana, se tendrá que ayudar doblemente al enfermo: porque está enfermo y porque necesita un apoyo moral y espiritual. Esta es la actitud sugerida por el mismo Juan Pablo II con palabras y gestos[31] y esto es lo que Madre Teresa de Calcuta y hoy en día ya muchas comunidades cristianas han adoptado coherentemente del Evangelio. Además, Cristo se presenta en los Evangelios como médico de cuerpos y almas[32].

[31] Cf. JUAN PABLO II, «Discurso de a los participantes a la IV Conferencia Internacional sobre *Vivir: ¿para qué? El SIDA*», o.c.

[32] M. HONECKER, «Christus medicus»: *Kerigma und Dogma* 4 (1985) 307-323; S. SPINSANTI, *Il senso cristiano della malattia,* o.c.; B. HÄRING, *Proclamare la salvezza e guarire i malati* (Ospedale Regionale «Miulli», Acquaviva delle Fonti 1984); E. SGRECCIA, «L'esercizio cristiano della medicina»: *Medicina e Morale* 2 (1979) 161-190; E. P. FLYNN, *AIDS. A catholic call for compassion,* o.c.

Ningún asistente sanitario ni ningún pastor ha de dejarse influir por el espíritu del miedo y de la reacción emocional ni ha de hacerse un intérprete fácil y abusivo de las venganzas divinas: sería como dejarse implicar en el halo de la metáfora y convertirse en víctima del mecanismo emocional del rechazo inconsciente.

La premisa necesaria para enfrentarse al problema ético es hacerlo con racionalidad y caridad. Así se puede encauzar el justo camino de la prevención y la educación de las conciencias[33].

Me parece necesaria otra observación preliminar para afrontar los complejos aspectos de las reacciones culturales que se han verificado en torno al SIDA, especialmente estos últimos años.

Las discusiones que se han centrado sobre todo alrededor del problema de la estrategia de la prevención han adoptado un aspecto ideologico que debe ser denunciado[34].

La prevención, como ya hemos mencionado, pone en entredicho las conductas y sobre todo una concepción radical del subjetivismo ético, que es una cultura que atraviesa de lleno las sociedades avanzadas y se propone cada vez más como cultura dominante. La llamada a una revisión global de la conducta en el tema de la sexualidad y la droga ha desencadenado una reacción «defensiva» por parte de quien teme que se ponga sobre todo en tela de juicio el modelo de conducta inspirado en la libertad sexual y, que defiende en general la autonomía absoluta del individuo en el campo moral. Han percibido y temido el hecho de que todos los movimientos inspirados en el subjetivismo ético, la liberación sexual, etc., puedan ser desmentidos por la realidad del SIDA. Incluso se ha afirmado que el peligro del SIDA se ha exagerado y se ha montado a propósito, al considerar el exiguo número de personas afectadas y de muertes con respecto a la totalidad del género humano y a las víctimas de accidentes de carretera, cáncer y enfermedades cardiocirculatorias. El montaje sería obra de grupos culturales minoritarios que querrían la restauración de la moral represiva. En esta lógica se acusa a la moral católica y se pide el «sexo seguro», para que el sexo sea «libre».

En la discusión sobre el uso del preservativo, se quiere instaurar una fractura entre dos modelos éticos y culturales que se contraponen ideológicamente: el modelo cultural liberal-radical y el modelo cultural que definen como moral-represivo.

[33] Todas las dimensiones del problema del SIDA han sido tratadas en los más de 60 informes desarrollados en la citada IV Conferencia Internacional sobre *Vivir: ¿para qué?. El SIDA*.

[34] E. Sgreccia, «A proposito delle campagne di prevenzione dell'AIDS», a.c., 637-639; G. Concetti, *AIDS. Problemi di coscienza,* o.c., 27.

En esta dialéctica prefabricada, no es fácil hacer que se entienda la propuesta de un modelo personalista, de humanismo pleno y responsable, que no se identifica con estas ideologizaciones ficticias del problema.

Por esta razón creo que, cualquiera que sea la importancia numérica del fenómeno del SIDA, el problema ético que ha surgido de él se ha convertido en un problema de extremada delicadeza y gravedad[35]. Es necesario que la línea ética permanezca fuera de toda ideología, que sea clara y coherente en sus contenidos y, sobre todo, unitaria y homogénea en su propuesta ante el mundo del sufrimiento y de la cultura.

Desde el punto de vista de la metodología propia de la reflexión ética, y desde el punto de vista de la identificación de los objetivos de la acción preventiva, es importante tener claro el cuadro de valores que se quieren perseguir, para aclarar también el modo con el que componer su armonía.

[35] Citemos a modo de ejemplo, de la numerosísima literatura especializada: D. TETTAMANZI, «L'AIDS tra solitudine e solidarietà», a.c., 409-436; ÍD., «AIDS e problemi bioetici», a.c., 147-173; ÍD., «AIDS e aborto», a.c., 127, 64-67; L. CICCONE, «Aspetti etico-morali del fenomeno dell'AIDS», a.c., 145-158; G. CONCETTI, *AIDS. Problemi di coscienza,* o.c.; F. GIUNCHEDI, «Prevenzione dell'AIDS», a.c., 75-85; E. SGRECCIA, «Problemi etici nel trattamento dell'AIDS», a.c., 9-28; E. FP. LYNN, *AIDS. A catholic call for compassion,* o.c.; G. PERICO, «Il problema dell'AIDS», a.c., 163-180; S. LEONE, «L'approccio etico ai problem dell'AIDS», en ÍD. (ed.), *AIDS,* o.c., 9-33; C. CAFFARRA, «AIDS: aspetti etici generali», a.c., 70-74. Se ha de señalar igualmente toda la colección de volúmenes, editada por P. Cattorini, sobre los problemas éticos, jurídicos y médico-legales relacionados con el SIDA, fruto del trabajo sobre el tema del Centro Internazionale di Studi e Ricerche, que tiene su sede en el Istituto Scientifico Ospedale San Raffaele de Milán. Por último, damos a continuación un elenco de declaraciones de los Episcopados y autoridades eclesiásticas: CONFERENCIA EPISCOPAL DE IRLANDA, «Declaración del Consejo Permanente de la Conferencia Episcopal de Irlanda sobre el SIDA», a.c.; CONFERENCIA EPISCOPAL SUIZA, «Dichiarazione in tema di AIDS», a.c., 640-641; CONSEJO PERMANENTE DEL EPISCOPADO FRANCÉS, «Comunicado sobre el SIDA», a.c., 641-642; CONFERENCIA ESPICOPAL BELGA, «Comunicado sobre el SIDA (27-3-1987)», a.c.; CARD. J. L. BERNARDIN (arzobispo de Chicago), *Lettera pastorale in tema di AIDS,* o.c., 623-634; CARDENAL B. HUME (arzobispo de Westminster), «AIDS: l'ora di una rinascita morale», a.c., 634-638; J. HENGEN (arzobispo de Luxemburgo), «L'AIDS e la nostra responsabilità morale», a.c., 642-646; CONFERENCIA EPISCOPAL ESPAÑOLA, «El SIDA: Algunas reflexiones cristianas», a.c.; COMMISSION SOCIALE DE L'ÉPISCOPAT FRANÇAIS, «Le SIDA: de la peur à la solidarité», a.c., 775-776; COMISIÓN ADMINISTRATIVA DE LOS OBISPOS DE ESTADOS UNIDOS, «I tanti volti dell'AIDS: una risposta evangelica (24-12-1987), a.c., 170-177; Declaración del cardenal J. J. O'CONNOR (arzobispo de Nueva York) sobre el documento de la Comisión Administrativa de los Obispos Católicos de Estados Unidos (24-12-1987), recogida en *Avvenire* (7-1-1988); DELEGACIÓN DE LA SANTA SEDE EN LA 40 ASAMBLEA DE LA OMS, «Le sens de la lutte contre le SIDA», a.c., 704-706; EDITORIAL, «Prevención del SIDA. Aspectos de ética cristiana»: *L'Osservatore Romano* (10-3-1988).

En efecto, no se trata de perseguir de cualquier manera un pragmático «equilibrio de los valores» que se cuestiona, para buscar a toda costa el compromiso, por ejemplo, entre defensa de la salud y mantenimiento de la libertad sexual, o entre las tendencias de los individuos y las normas objetivas. Cada ajuste empírico y de compromiso se paga a un precio muy caro en el terreno de la verdadera ayuda duradera que se proponga a los enfermos y a la sociedad.

La armonía que hay que perseguir no es, por lo tanto, un simple compromiso sino que ha de comportar también la búsqueda, no siempre fácil en el plano práctico, de una *jerarquía de los valores* en cuestión, porque el hombre solamente es unitario y crece en su perfeccion, se mantiene en su rectitud personal y ética cuando busca continuamente esta unidad convergente que está hecha de *armonía-jerarquía* de valores.

El valor central y principal que se ve comprometido en el problema del SIDA, como en todos los problemas de asistencia sanitaria, es *la persona humana:* es en la persona humana y para su beneficio donde convergen el trabajo del médico y del científico, del pastor de almas y de la acción de la sociedad y la cultura.

La persona humana, en virtud de la visión que se deriva de una antropología filosófica integral, no es únicamente el punto central del ecosistema —gravemente perturbado por la aparición del fenómeno del SIDA como en otros tiempos ocurrió con otras epidemias graves— sino que también es el punto de referencia y la misma fuente de la sociedad, así como el bien o el valor objetivo y transcendente con respecto al propio cosmos[36].

Por este motivo, todo el discurso ético se ha de referir a este valor, conciliando cualquier falsa contradicción desde su luz y en vistas a su verdadero bien.

Pero cuando se quiere realmente ayudar al individuo, es necesario hacerle descubrir todo el horizonte de su grandeza, su destino, la plenitud de su vida, a la que está realmente llamado; en otras palabras, toda la *verdad objetiva* que concierne a su persona. Escondernos a nosotros mismos o a los demás la meta a la que estamos llamados y los verdaderos y auténticos caminos de crecimiento y de autoliberación, supondría una traición y un acto de desconfianza hacia el prójimo y hacia Dios. Jesús ofrece

[36] B. HÄRING, *Libertad y fidelidad en Cristo,* 3 vols. (Herder, Barcelona 1973); J. MARITAIN, *Nueve lecciones sobre las nociones primeras de la filosofía moral,* o.c.; AA.VV., *Persona, verità e morale, Atti del Convegno Internazionale di Teologia Morale, Roma 7-12 aprile 1986* (Città Nuova, Roma 1987); A. LÉONARD, *El fundamento de la moral* (BAC, Madrid 2013); R. GARCÍA DE HARO, *La vida cristiana. Curso de teología moral fundamental* (Eunsa, Pamplona 1992).

un paradigma de esta pedagogía con la adúltera: «Yo tampoco te condeno, ve y no peques más» (Jn 8,1-11)[37].

Quizá es bueno recordar, haciendo alusión a una analogía que utilizamos a menudo, que si se quiere ayudar a uno a subir una montaña, habrá que compartir los momentos de cansancio y apoyarlo en las dificultades, incluso será necesario vincularlo a la propia vida en un momento de riesgo, pero no se le puede engañar diciéndole que la montaña no existe o que el camino es fácil o incluso que la montaña es más baja de lo que realmente es. La montaña no puede menguar para ayudar a quien le cuesta subirla.

La moral no puede separarse de la verdad y no se puede prescindir de la ascética en el camino hacia la perfección y la plenitud de vida. La moral evangélica, al presentar a la persona de Cristo como modelo, refuerza esta concepción plena y personalista de la moral[38].

Otra contradicción que debe resolverse: la que se plantea entre bien social y bien personal[39]. Quien mira únicamente el bien social corre el riesgo de reprimir a la persona y sus derechos, sometiéndola a reducciones contrarias a su dignidad y a sus derechos, separando y marginando por ejemplo al seropositivo o presionando a la mujer seropositiva para que aborte. Quien mira únicamente la defensa del individuo particular podría adoptar y reivindicar exclusivamente la autodisciplina y pedir la abstención de toda normativa sobre la protección del bien común. La primacía de la persona exige que los individuos asuman personalmene sus responsabilidades sociales y por eso el sentido de socialidad debe reforzarse en y desde la persona.

Actualmente existe en la literatura especializada una tendencia a repensar de modo crítico el significado de la autonomía y privacidad del paciente en el ámbito de la asistencia sanitaria, recuperando en cambio el sentido de responsabilidad. En los primeros años de la infección del VIH, a menudo el debate ético —sobre todo en la literatura de lengua inglesa— acentuó mucho el significado de la autonomía individual del individuo infectado y la obligación de guardar estrictamente en secreto su condición

[37] A. Molinaro, «Persona e agire morale», en T. Goffi - G. Piana (eds.), *Corso di morale,* I (Queriniana, Brescia 1983) 359-374; S. Vanni Rovighi, *L'antropologia-filosofica di S. Tommaso d'Aquino* (Vita e Pensiero, Milán 1965); A. Bausola, *Natura e progetto dell'uomo* (Vita e Pensiero, Milán 1977); C. Caffarra, *Viventi in Cristo* (Jaca Book, Milán 1981); A. Rigobello, *Il personalismo* (Città Nuova, Roma 1975); A. Bausola, «Riflessione filosófica sulla fondazione della morale», en AA.VV., *Persona, verità e morale*, o.c., 37-49.

[38] Cf. Jn 14,6.

[39] L. Lorenzetti, «Etica sociale cristiana», a.c., 9-82.

por parte de los asistentes sanitarios. La atención a la protección del individuo infectado fue prioritaria sobre la debida a la sociedad, como bien común y como bien de cada individuo sano con riesgo de infectarse, y esto también —según la opinión de muchos— como consecuencia de una discutible instrumentalización ideológica de la enfermedad y de los enfermos, considerados desde el principio como diferentes a los demás, y para los que se quiso hacer leyes especiales.

Hoy en día, el miedo recíproco entre médicos y pacientes parece haber trasladado el debate con la difusión de la enfermedad y con la realidad de que las personas infectadas viven —y pueden infectar— durante más tiempo, y que pueden usar los servicios sanitarios no necesariamente por causas relacionadas con la infección, y que puede haber individuos infectados entre los mismos asistentes sanitarios. Es decir, se ha llevado a poner a un lado la autonomía y el derecho a la privacidad absoluta del individuo para dar espacio a la necesidad de un mayor compromiso de la comunidad y las instituciones en el conocimiento del *status* de infección con el fin de proteger los intereses comunes en un contexto de responsabilidad[40].

Otra contradicción que debe solucionarse es la que se presenta entre la meta de la salud y la meta de la moralidad. También aquí estamos en presencia de dos dimensiones del ser humano que no coinciden, pero que tampoco se oponen. Dos dimensiones que han de conciliarse armónicamente. La moral no debe ser tratada ni como simple instrumento de bienestar físico ni como represión y castigo para el transgresor: la conducta moral es de por sí un bien y es superior a la propia salud. Hay que respetar y amar la virtud por sí misma y por el bien global y pleno que aporta a la persona en su orden interior, en sus relaciones con el prójimo, en el respeto a los bienes, empezando por el propio cuerpo, y, en definitiva, acoger con convicción el plan de vida del Creador. La moral no es por lo tanto ni un instrumento de represión ni un sistema de profilaxis social según una determinada visión utilitarista y represiva de la propia moral.

Por otro lado, es verdad que la responsabilidad moral y la virtud tienen también un reflejo en la salud y por ese motivo, también existe una dimension ética de la salud[41].

[40] J. F. TUOHEY, «Moving from autonomy to responsibility in HIV-related healthcare», a.c., 4, 64-70.

[41] L. CICCONE, *Salute e malattia,* II, o.c., 15-74; E. SGRECCIA, «Salute e salvezza cristiana nel contesto dell'educazione sanitaria»: *Medicina e Morale* 2 (1982) 284-302; ÍD., «Gli impegni della comunità cristiana per l'educazione sanitaria»,

Para estar en la óptica adecuada es necesario tener presente lo que escribía R. Guardini sobre la relación entre valores morales y salud:

> La existencia humana está construida hacia lo alto y hacia lo bajo en diversos grados, por medio de diversos niveles de categorías. Sin embargo, el primer desarrollo de un grado depende del hecho de que el grado progresivamente superior, independiente respecto al resto y que no está a su alcance, vaya a su encuentro por iniciativa propia. De este modo, por ejemplo, la salud física no es evidentemente idéntica a la conducta recta; sin embargo, la última garantía de la salud del cuerpo está en el hecho de que el mundo moral, que está por encima del ámbito orgánico, esté bien ordenado[42].

Por último, se ha de poner en la luz correcta otra contradicción surgida en el ámbito del mundo católico, cuya discusión necesitaría más espacio porque implica la relación entre Iglesia y mundo y la función del laico católico en la sociedad pluralista. El tema se ha debatido en la Conferencia Episcopal de Estados Unidos[43].

La cuestión se podría formular con esta pregunta: ¿tiene la Iglesia el deber de sugerir la propia visión a todos, también a los no creyentes, para perseguir el bien común o, tendría que adoptar una doble postura, una para los fieles y otra diferente para el plano social, para respetar la diversidad de planteamientos en la sociedad pluralista? ¿Deberá el laico católico comportarse como católico privadamente y aceptar visiones no católicas en el ejercicio de su vida social?

Yo pienso que la Iglesia realmente ayuda al mundo manteniéndose fiel, en las propuestas que hace, a los contenidos de la propia visión evangélica del hombre. El respeto de las visiones que no coinciden se cumple en el mismo momento en el que la propuesta moral de la Iglesia —salvífica— es una propuesta de valor moral que es obligatoria para los fieles y sigue siendo también una propuesta racional que se puede proponer a todos. ¿Cuál sería la ayuda original de la Iglesia a la sociedad si no ofreciera su ayuda? El «laico» no creyente sabrá valorar con su

a.c., 557-566; M. ZAVATTA, «Centralità di un valore. Filosofia della salute»: *Studi Cattolici* (1982) 675-679; H. FRUCHTBAUM, «Public Health», a.c.,1392.

[42] R. GUARDINI, *Fede, religione, esperienza* (Morcelliana, Brescia 1984) 163; E. SGRECCIA, «Economia e salute», a.c., 31-46.

[43] Documento de la Comisión Administrativa de los Obispos de Estados Unidos citado en la nota 35 y cf. también el editorial de *L'Osservatore Romano* (10-3-1988) igualmente citado.

ciencia y conciencia si esa propuesta puede servir o no a la humanidad de cada persona y a la sociedad. Tocaremos a continuación algunas precisiones sobre la posición de los católicos con responsabilidades políticas públicas.

6. **Problemas éticos particulares: el conflicto paciente-sociedad**

El bien personal y los derechos de la persona, sea seropositiva, enferma o no, tendrán que conciliarse por lo tanto con el bien común de la sociedad de los sanos. Como ya hemos indicado, el bien común se realiza por medio de la salvaguardia del bien de cada persona. Hay que añadir que para este fin es necesaria la colaboración del propio paciente, que tiene por ello unos deberes hacia la comunidad de los sanos. Este tipo de relación de precaución por parte del paciente entra también en la prevención de la enfermedad, de la que trataremos dentro de poco, de modo particular para aquellas categorías con dificultades de autocontrolarse o que se encuentren en situaciones difíciles para evitar el contagio.

Precisamente, casi toda la serie de los problemas éticos particulares de la infección del VIH se articula en este conflicto entre el bien del paciente y el bien de la sociedad[44]. A continuación nos detendremos en algunos de ellos, reenviando a la bibliografía ya citada para una mayor profundización en el tema.

a) *El deber del personal sanitario de asistir*

El tema en cuestión trae a la luz el tipo de actividad totalmente particular de los asistentes sanitarios a quienes se invita a redescubrir los valores típicos del arte sanitario. En particular, el médico no puede rehusar recibir ni cuidar al seropositivo o la persona de riesgo por la misma infección del VIH o por enfermedades de otro tipo[45]. El problema fue planteado para los dentis-

[44] En una revisión bibliográfica llevada a cabo utilizando la base de datos Medlars, se ha puesto de manifiesto este conflicto y se han relacionado con este todos los problemas éticos; cf. C. MANUEL - P. ENEL - D. REVIRON y otros, «The ethical approach to AIDS», a.c., 14-27.

[45] Cf. la delaración de la COMISIÓN ADMINISTRATIVA DE LOS OBISPOS DE ESTADOS UNIDOS, *I tanti volti dell'AIDS: una risposta evangelica (24-12-1987),* o.c.; ISTITUTO ITALIANO DI MEDICINA SOCIALE, *L'AIDS,* o.c. Cf. también G. CONCETTI, *AIDS. Problemi di coscienza,* o.c.; A. G. SPAGNOLO, «Analisi dei problemi etici e

tas u otros médicos de profesiones liberales, porque es evidente que los que trabajan en la estructura pública no pueden oponerse. Considero, de acuerdo con las indicaciones de la Comisión del Episcopado de Estados Unidos, que el médico de profesión liberal no puede rechazar el tratamiento, porque la obligación de curar a todos los pacientes sin ningún tipo de discriminación entra dentro de la deontología del médico y, en segundo lugar, porque existen precauciones válidas y suficientes para evitar el contagio; estas medidas, como ya se sabe, no son mayores o más exigentes que las que se necesitan para otras infecciones de virus como, por ejemplo, el de la hepatitis B.

Evidentemente, el paciente que sabe que es seropositivo debe advertir al médico y al personal sanitario para que puedan tomar las precauciones necesarias para ellos y para el resto de los enfermos.

La posibilidad no remota de que el médico se oponga a prestar asistencia a un individuo infectado por el VIH debe enmarcarse en el ámbito ético-deontológico al mismo tiempo que en el jurídico. En el primer caso se trata de exigir los fundamentos éticos de la profesión médica por los cuales, al igual y más que por las normas codificadas de la deontología, se deduce la rigurosa obligación para el médico de asistir incluso en casos difíciles. Sobre el plano deontológico, no aparece de modo claro de hecho esta obligación: en algunas versiones de los diversos códigos deontológicos nacionales como incluso en los Principios de Ética Médica Europea publicados por la Conferencia Internacional de las Colegios de Médicos, se defiende el principio por el que el médico podría oponerse a prestar asistencia «salvo en el caso de un paciente en peligro de vida inmediato»[46]. El problema se ha planteado sobre todo en ciertas categorías liberales como es el caso de los odontólogos.

Sin embargo, hay que subrayar lo que afirma A. G. Spagnolo amparándose también en lo que ha escrito E. Pellegrino[47]: los motivos de confianza entre médico y paciente, el hecho de que el médico haya adquirido sus conocimientos peculiares —así como

sociali connessi con l'AIDS», a.c., 39-66; ÍD. - D. ABENI, «AIDS e rifiuto dell'intervento medico», a.c., 399-418; A. ZUGER - S. H. MILES, «Physicians, AIDS and Occupational Risk»: *JAMA,* a.c., 1924-1928.

[46] Art. 35; cf. *Il Medico d'Italia* del 13 de febrero de 1987. Para el debate sobre el deber de asisitir en el código deontológico, cf. A. FARNETI - A. PIGA, «Il dovere di assistere nel codice di deontología medica. Problematica in tema di AIDS», in P. CATTORINI (ed.), *AIDS e Bioetica,* o.c., 124-129.

[47] A. G. SPAGNOLO - D. ABENI, «AIDS e rifiuto dell'intervento medico», a.c., 399-418; E. D. PELLEGRINO, «Altruism, self-interest and medical ethics», a.c., 1939-1940.

el dentista— con la ayuda de la sociedad y la fuerza que le obliga por el juramento refuerzan la obligación moral de no poder sustraerse a tratar a este tipo de enfermos.

Es cierto que esta obligación —que exige la intervención— debe poder conciliarse con la justa y comprensible exigencia de ser dotados de instrumentos y estructuras idóneas para hacer frente a la infección y reducir al mínimo, hasta anularlo, el riesgo de contagio.

En el ámbito jurídico, las numerosas normas que sancionan la omisión por parte del médico no están siempre en grado de fundamentar un deber general de asistencia. Esto subsiste evidentemente en los casos de urgencia (omisión de socorro); pero es más difícil de hallar en los casos no urgentes, sobre todo para los médicos de profesión liberal.

En Italia, el art. 5 de la ley del 5 de junio de 1990 n.º 135, sobre un programa de intervenciones urgentes para la prevención y la lucha contra el SIDA, abre un nuevo espacio en este fenómeno tan particular, al solicitar a los asistentes sanitarios una constante disponibilidad ante las exigencias del enfermo. La primera parte de dicho artículo dice efectivamente:

> Los asistentes sanitarios que, en el ejercicio de su profesión, descubran un caso de SIDA o un caso de infección del VIH, aunque no venga acompañado de un estado enfermizo, están obligados a prestar la necesaria asistencia adoptando todas las medidas indispensables para la protección de la privacidad de la persona asistida.

No hay duda, por tanto, de que también el profesional liberal está obligado a intervenir legalmente y moralmente[48].

Por lo tanto, es necesario que se recuerden con ímpetu los caracteres esenciales de las profesiones sanitarias que tienen implícito un cierto riesgo personal: se puede elegir el ejercer o no una profesión sanitaria, pero una vez elegida, uno no puede abstenerse de lo que la propia profesión exija. Sin embargo, las diversas obligaciones de diligencia y asistencia del médico han de ser interpretadas a la luz de su *ratio* y de las posibilidades de acción efectivas, también en relación con la seguridad del personal médico, al cual se debe pedir el desempeño diligente, profesional

[48] Para profundizar en el tema, cf. el volumen de P. CATTORINI - G. GUALDI (eds.), *AIDS. Diritti e doveri del personale delle istituzioni di assistenza sanitaria,* o.c.; M. ZANCHETTI, «Rischi professionali e dovere di assistere: una prospettiva etico-giuridica», en P. CATTORINI (ed.), *AIDS e Bioetica,* o.c., 130-135.

y no discriminatorio de su propio trabajo, pero evidentemente no se le puede pedir un heroísmo inútil[49].

Mencionemos por último el deber de asistencia en la fase terminal de la enfermedad. La asistencia al enfermo de SIDA en fase terminal se plantea como una concreta perspectiva —aunque actualmente la multiterapia antirretroviral haya alejado esta posibilidad de manera considerable en muchos casos— que compromete a los asistentes sanitarios y a toda la sociedad. Poco se puede hacer para parar la enfermedad en la fase que lleva de modo irreversible al *exitus*, pero se puede y se debe hacer mucho en el plano de la asistencia, de la «paliación» y del acompañamiento de estos enfermos[50]. En esta asistencia, el médico debe tener en cuenta los valores emocionales propios del paciente, la flexibilidad del papel que pueden asumir en la progresión de la enfermedad las posibilidades técnicas y no técnicas de tratamiento, también con el fin exclusivo de asistir, sin un objetivo terapéutico ante la ausencia de instrumentos adecuados. A la eutanasia y al ensañamiento terapéutico se debe oponer la medicina paliativa, en la cual habrá que considerar la terapia del dolor, todos los cuidados normales debidos a cada paciente, la comunicación de la verdad y la asistencia humana y religiosa[51].

b) *Discriminación y protección social*

En el art. 5, carte 5 de la ley italiana 135/1990, se prohíbe la discriminación social del paciente:

> La infección comprobada del virus VIH no puede constituir ningún motivo de discriminación, de modo particular para la matriculación en una escuela, para el desarrollo de actividades deportivas, para el acceso o la conservación del puesto de trabajo.

Por lo tanto, el paciente no deberá sufrir discriminación por inconsistentes razones de miedo: se sabe que las vías de transmisión son limitadas (la sangre y las relaciones sexuales); por eso, la segregación en la escuela está totalmente injustificada y pa-

[49] A. G. SPAGNOLO - V. BORONI, «Rapporto generale sul corso di formazione in bioetica e AIDS», a.c., 220-230.

[50] Sobre este tema, cf. P. CATTORINI (ed.), *AIDS. L'assistenza al malato in fase terminale,* o.c.; A. G. SPAGNOLO, «Obbligazioni etiche di fronte al malato di AIDS in fase terminale», a.c., 487-494.

[51] A. G. SPAGNOLO - V. BORONI, «Rapporto generale sul corso di formazione in bioetica e AIDS», a.c.

rece excesiva la segregación para la vida en común, como en la familia, cuando se sabe que son suficientes las cautelas propias de las normas higiénicas comunes; por lo tanto, la vida social del portador sano y del seropositivo tendrá que garantizarse al máximo y se deberá impedir la «caza al untador» de referencia manzoniana.

El paciente con la enfermedad detectada tendrá que ser tratado en los centros previstos para las enfermedades infecciosas, pero sin que se considere al SIDA como una enfermedad más contagiosa que otras, cuando se sabe que de hecho no lo es más que otras.

Respecto a la discriminación, hay que constatar que desgraciadamente a menudo subsiste de una manera rastrera y que la aceptación social, por ejemplo a la hora de mandar a un hijo a una escuela con niños que sean eventualmente seropositivos, o la disponibilidad para trabajar al lado de un seropositivo ha dado en Italia un porcentaje que no supera el 50 por 100, y eso que está entre los más bajos con respecto a otros países[52].

Esto es síntoma también de una información inadecuada. Es deber del Estado garantizar el ejercicio de la libertad en el ámbito y en la óptica de la protección de la salud de todos[53].

Si bien es verdad que el paciente no tiene que sufrir ningún tipo de discriminación, también es verdad que cada ciudadano es portador de una grave responsabilidad hacia su propia salud y hacia la vida y la salud de los demás. Por lo tanto, se ha de insistir con fuerza en la grave responsabilidad con respecto a las conductas de riesgo, también en aquellos que no están afectados por el virus: la conducta que pone al individuo en peligro de infectarse pone al mismo tiempo en peligro la propia salud y la propia vida y trae consigo una gran responsabilidad y un posible peligro para la sociedad en su conjunto. Todos y cada uno tienen la grave obligación moral de cargar con la responsabilidad de la prevención, de modo más urgente en cuanto que solo se puede parar el mal por medio de este tipo de responsabilidad.

Pero el individuo que ya es seropositivo o duda dsi lo es también tiene sus obligaciones: verificar este estado cuando existiera una duda y comportarse como si fuera seropositivo, hasta que no lo haya comprobado. Quien lo ha verificado, ha de informar

[52] A. G. Spagnolo, «Analisi dei problemi etici e sociali connessi all'AIDS», a.c., 55, con cuadros.

[53] Para profundizar en la legislación internacional sobre el SIDA, cf. S. Frankowski, *Legal responses to AIDS in comparative perspective,* o.c.; P. Torini - D. Morelli - M. Zanchetti (eds.), *AIDS. Comparazione e analisi della legislazione europea sull'AIDS dal punto di vista etico e giuridico,* o.c.

a los individuos que él mismo haya podido poner en peligro o que podría poner en peligro (la pareja, otros drogodependientes, médicos, etc.); además, tendrá que comportarse de manera responsable, respetar la salud de los demás y aportar la información necesaria a las autoridades.

Por otra parte, la carga social de las personas infectadas es grande: las familias que tengan en su seno a personas seropositivas modifican su *modus vivendi* y piden a las autoridades una intervención más incisiva de las estructuras sociales territoriales. En resumen, la protección social para estos particulares enfermos y para las familias que los tienen a su cargo no debe ser entendida como un simple apoyo «integrador» fácilmente explotable, sino como una real e inteligente recuperación del individuo a través de una inserción diferenciada en el sector laboral y escolar, acompañado por continuas campañas de sensibilización del sentido de responsabilidad del individuo, recalcando siempre la falta de fundamento de las diversas formas de discriminaciones en el ambiente laboral y en el resto de situaciones de agregación pública[54].

c) *Infección del SIDA en el ambiente laboral*

Los problemas que surgen en el campo laboral a causa de la infección por el VIH son muy diversos y bien diferentes entre sí, por lo que es necesario que se aclaren, al menos en su formulación, para evitar la confusión que se suele generar entre ellos. Esquematizando lo que ya se ha considerado en la literatura especializada[55], podemos identificar los siguientes problemas que se pueden determinar en relación con peligros precisos:

a) el peligro de infección para un trabajador sano con respecto a la presencia de individuos seropositivos en una comunidad laboral;

b) el peligro de infección para un trabajador sano con respecto a una actividad laboral particular;

c) el peligro que tiene el trabajador ya infectado o enfermo de SIDA de sufrir un empeoramiento de su propia condición patológica pre-clínica o clínica por su ambiente específico de trabajo;

[54] A. G. Spagnolo - V. Boroni, «Rapporto generale sul corso di formazione in bioetica e AIDS», a.c..

[55] Cf. R. Maserati - G. Moscato - A. Pisati (eds.), *Atti del Convegno HIV e ambiente di lavoro,* o.c., 1-92; R. Curti - R. Gilioli - A. Grieco, «Idoneità lavorativa e infezione da HIV», a.c., 343-350.

d) el peligro que se determina para los compañeros de trabajo o por el público, respecto a los cuales se desarrollan algunas prestaciones o, por último, por la propia calidad del trabajo, cuando el trabajador ya infectado o enfermo pierde la aptitud para desarrollar algunas tareas laborales específicas.

Estos problemas han sido tratados de modo sistemático en un trabajo de Spagnolo[56], en el que se hace igualmente una revisión de la literatura ético-deontológica y de la normativa en vigor, al que reenviamos para profundizar en la casuística. Aquí evocamos simplemente sus conclusiones. Antes de nada, en el estado actual de los conocimientos sobre los modos de disfusión de la infección del VIH, no parece haber ningún motivo para defender que se tenga que hacer una prueba de detección del VIH en la fase de contratación, incluso aunque el motivo no sea discriminatorio sino que la intención sea una mejor prevención del contagio para terceros. Reservar solo a los casos conocidos las medidas de precaución significa impedir dramáticamente la posibilidad de una real protección, dado el largo periodo de incubación que puede tener la infección antes de dar signos de tenerla, infundiendo así un falso sentido de seguridad. Por lo tanto, toda petición de una prueba de detección del VIH a la hora de contratar ha de considerarse éticamente inaceptable porque carece de fundamento científico y resulta también peligrosa en vistas a la prevención.

Lo mismo vale para una prueba de detección del VIH que se pidiera periódicamente a quienes ya estuvieran trabajando en un determinado sector.

La prueba serológica sistemática para los anticuerpos anti-VIH no parece por tanto que se pueda enmarcar como tratamiento sanitario, ya que implicaría la necesidad de un *counselling* específico de un coste económico considerable.

Sin embargo, hace falta decir que el seropositivo merece siempre una atención particular[57], aunque no tenga ningún síntoma de enfermedad; además, sería oportuno hacer de tal modo que él mismo, únicamente por su bien, pueda indicar su condición en el momento de la contratación y durante los controles periódicos. Pero todavía hoy en día la mayoría de los seropositi-

[56] A. G. Spagnolo, «Aspetti etico-sociali dell'infezione da HIV in ambito lavorativo», a.c., 51-77.

[57] G. Marcer - B. Saia, «Ambiente e sistema immunitario»: *G. Ital. Med. Lav.* 11 (1989) 27-32; G. Moscato, «Stress e sistema immunitario», en ibíd. 33-35.

vos no encuentra garantías suficientes para poder hacerlo y, con razón o sin ella, tiene miedo de manifestarlo: miedo de los compañeros de trabajo, del dador de trabajo, de la opinión pública, del mismo sindicato[58]. Por esto, muchos seropositivos, incluso sabiendo que realizan actividades laborales que no son, o no lo son ya, coherentes con su estado, callan e impiden que se les destine, como es su derecho, a atribuciones más seguras.

Aún así, no parece que exista ningún motivo para justificar el despido de un trabajador que sea seropositivo: estos individuos han de ser considerados como cualquier otro trabajador aquejado de una enfermedad y deben ser titulares de los mismos derechos y de los mismos deberes. Si el ambiente de trabajo es, como puede ser, peligroso para el propio individuo, es éticamente necesario prever la posibilidad de una recalificación profesional o en cualquier caso, de una serie de garantías que no lo penalicen en el plano económico[59].

El ámbito laboral, además, representa un lugar privilegiado donde poder promover la actividad de formación e información sobre los modos de prevención de la infección y al mismo tiempo los principios de solidaridad y de acogida del individuo infectado y del enfermo del SIDA.

Por último, espera al médico laboral un papel determinante en este programa preventivo y asistencial[60], pero en realidad son aún escasas las referencias explícitas a los problemas de la infección del VIH en el campo laboral. Sin embargo, esta ausencia de normas éticas específicas, parecería corroborar que no es necesaria una deontología específica para el SIDA en cuanto que deben ser válidos los mismos principios de conducta que se aplican ante cualquier enfermedad. Y los tres principios éticos básicos que exige el código son:

[58] M. Moroni, «Conclusioni alla II Sessione del Convegno "HIV e ambiente di lavoro"», en ibíd., 53.

[59] Sobre el tema de la seropositividad de los asistentes sanitarios, cf. G. C. Salerno, «Accesso alla professione sanitaria dei soggetti con infezione da HIV. Analisi di alcuni profili giuridici», en P. Cattorini - G. Gualdi (eds.), *AIDS. Diritti e doveri del personale delle istituzioni di assistenza sanitaria,* o.c., 113-133; T. F. Murphy, «Health Care Workers with HIV and a Patient's Right to Know»: *The Journal of Medicine and Philosophy* 19 (1994) 553-569.

[60] Sin embargo, se registra una cierta dificultad entre los médicos laborales a la hora de acoger lo que exige la normativa: en un estudio indagatorio realizado en el Lazio, apareció en efecto que al menos la mitad del tipo de médicos laborales contactado consideraba necesario una prueba de detección del VIH generalizado y periódico para la aptitud laboral y un porcentaje aún más elevado declaraba que no se atenía a la obligación del secreto profesional. Cf. A. G. Spagnolo - N. Magnavita - A. R. Morgani y otros, «Responsabilità etico-deontologiche del medico del lavoro di fronte all'infezione da HIV», a.c., 665-688.

a) la defensa de la salud y del bienestar social de los trabajadores, tanto de manera individual como en cuanto que son miembros de la colectividad;
b) el respeto a la dignidad humana y la promoción de los más altos principios éticos, entre los que se encuentran los de la integridad profesional, la imparcialidad y la privacidad;
c) la competencia profesional del médico laboral como punto de partida para su plena independencia en la ejecución de sus tareas[61].

d) *El deber de la discreción*

El tema del secreto profesional se convirtió muy pronto en un argumento crítico en el ámbito de la infección por el virus del VIH por una serie de motivos:

a) nunca, antes de la aparición del SIDA, se había discutido tanto el secreto profesional hasta el punto de determinar profundos conflictos entre derecho, deontología y ética;
b) la reflexión ética se encontró muy pronto con la dificultad de interpretación de los principios de la ética, sobre todo en lo que respecta a traducir su aplicación;
c) el problema de callar o revelar hizo surgir una renovada atención a la relación médico-paciente, que es seguramente la principal referencia para aclarar algunas «zonas grises» que pueden aflorar frente a las decisiones éticas[62].

Por esta razón, aún permaneciendo la importancia absoluta y el reconocimiento fundamental del secreto profesional en la actividad médica, surge también la prioridad de la exigencia de prestar, si no una mayor atención, sí igual atención a aquellos individuos que pueden correr un serio peligro de vida si se mantiene un respeto riguroso del secreto.

El interés social por la salud puede de hecho exigir a veces la revelación del secreto (tal es la situación para la infección del VIH por la gravedad de las consecuencias que trae consigo para la salud y la vida de las personas). Los clásicos principios de ética médica, así como recurrir al principio del necesario respeto de-

[61] INTERNATIONAL COMMISSION ON OCCUPATIONAL HEALTH, «International Code of Ethics for Occupational Health Professionals»: *Bull. Med. Eth.* 82 (1992) 7-11.

[62] A. G. SPAGNOLO, «AIDS, segretezza professionale e principi della bioética», a.c., 181-198.

bido a la persona humana, coinciden en indicar los aspectos de la relatividad del secreto profesional y las condiciones en las que una revelación a terceros pueda considerarse legítima.

Desde el punto de vista deontológico, el actual Código italiano de deontología médica[63] incluye en el art. 12 la exigencia de dejar en cualquier caso al médico la valoración sobre la oportunidad de derogar el secreto en cuanto se presentara «la urgencia de salvaguardar la vida o la salud del interesado o de terceros, en el caso de que el propio interesado no esté en grado de prestar su consentimiento por imposibilidad física, incapacidad de actuar o por incapacidad de entender o de querer». De cualquier modo, debe tenerse en cuenta el tratamiento de los datos personales siempre según lo previsto por la normativa italiana sobre el tema de la privacidad, que está contenido en el *Testo Unico* 193/2003 sobre la privacidad.

Desde el punto de vista ético, la conciencia de que el principio de autonomía no pueda tener un papel absoluto en el campo de la relación médico-paciente lleva a abrir algunas brechas en el muro de la discreción. El fundamento de la derogación del secreto se encuentra en el principio de justicia, es decir, en la necesidad de evitar un daño injusto a terceros inocentes o a sí mismo, si el beneficiario del secreto es un agresor injusto. Evidentemente, la prioridad concedida no debe sobrepasar los límites de lo necesario[64]. A una conclusión parecida llegan otros autores cuando afirman la llamada «reciprocidad de obligaciones» *(reciprocity of obligations)* entre la sociedad y la persona VIH-positiva: las obligaciones y los compromisos de la sociedad para con la persona seropositiva y los de la persona seropositiva para con la sociedad[65].

Desde un punto de vista jurídico, las diversas figuras penales que prohíben la revelación del secreto (profesional) parecen consentir la efectiva posibilidad de superar la barrera del silencio a la que está generalmente obligado el médico.

De la aplicación de la circunstancia atenuante del estado de necesidad a la cláusula de la causa justa, a delegar en el Estado y las autoridades nacionales y territoriales competentes y a ana-

[63] Aprobado por el Consiglio Nazionale della FNOMCeO Federación del Colegio de Médicos Quirúrgicos y Odontólogos] el 3 de octubre de 1998.

[64] P. Cattorini, «Diagnosi di AIDS e dovere di segretezza. Riflessioni etiche», en Íd. (ed.), *AIDS e Bioetica,* o.c., 28-45.

[65] C. A. Erin - J. Harris, «AIDS: Ethics, justice and social policy», a.c., 165-173; un desarrollo sobre la aplicación de esta teoría en diversos campos y situaciones entre la persona seropositiva y la sociedad se encuentra en R. Bennet - C. A. Erin (eds.), *HIV and AIDS,* o.c.

lizar el elemento de las calificaciones subjetivas identificables en el médico, se han ofrecido diversas reconstrucciones interpretativas para consentir jurídicamente al médico que haga lo que a menudo la conciencia ética le pide hacer.

Las condiciones éticas para la revelación del secreto son las siguientes:

a) que la necesidad de revelar nazca de la exigencia de proteger un derecho igual o superior al fundamental de la privacidad: en realidad, solo la vida o la integridad de terceros;
b) que el médico haya intentado convencer de todas las maneras posibles al paciente de la necesidad de revelar el secreto;
c) que no haya otro modo de proteger la salud de terceros;
d) que el médico adopte todas las medidas posibles;
e) que el médico se comprometa a aportar asistencia psicológica al informado;
f) que no se revele nada más que lo necesario para el fin mencionado;
g) que el destinatario de la revelación sea el cónyuge o la pareja que desconozca la situación.

Sin embargo, será necesario a la hora de formular estas indicaciones subrayar el carácter excepcional de esta situación, ante la norma que exige proteger siempre el secreto, e invitar al profesional que dude a dirigirse a los expertos que cada colegio de profesionales debería tener para ayudar a resolver las cuestiones ética y jurídicamente complejas[66].

e) *La prueba de detección y el consentimiento para el test del VIH*

La prueba de detección de la seropositividad es un problema ético delicado, ya sea obligatorio o no. La delicadeza surge del contraste que se determina entre el principio de autonomía y de respeto a la libertad individual por una parte y el principio de protección de la salud y de la vida de la población sana por la otra.

En el plano jurídico, el examen trae a la luz el carácter imprescindible de la obtención de un consentimiento válido para

[66] A. G. Spagnolo - V. Boroni, «Rapporto generale sul corso di formazione in bioetica e AIDS», a.c..

la ejecución del test, no solo porque la propia ley lo exija (con mayor fuerza y claridad de lo previsto para cualquier tipo de tratamiento sanitario), sino porque, como ya se ha dicho, solo es posible realizar una tarea de responsabilización de la conducta individual en el interés también del infectado por el VIH si se da un convencimiento informado y fundamentado en la razón.

En el plano de la discusión aparecen sin embargo dificultades a la hora interpretar la ley (al menos de modo extensivo) con respecto al concepto de necesidad clínica, en el sentido de que se duda de si el consentimiento es siempre necesario o si bien existe la posibilidad de abolirlo en casos hipotéticos particulares. Por lo tanto, es oportuno definir esta necesidad clínica en términos correctos para proceder a hacer el test sin abusos ni omisiones. En definitiva, el examen de anticuerpos obligatorio se justifica éticamente, cuando representa el único modo, en aquellas circunstancias particulares en las que no es posible o no es oportuno conseguir el consentimiento para proteger la vida del interesado o de terceros; o bien para un tratamiento médico adecuado de la persona examinada; solo en este caso se podría proceder al test sin un consentimiento explícito.

Las afirmaciones de la Commissione Nazionale AIDS italiana sobre el hecho de que «la verificación serológica de anticuerpos anti VIH no parece poder enmarcarse como tratamiento sanitario» y que, por lo tanto, se tiene que ofrecer pero no imponer, han chocado con muchas iniciativas espontáneas que llevaron esta postura a debate (más de hecho que de derecho)[67]. La cuestión de si hay tiempo para transformar la oferta en imposición pide importantes valores personales y sociales así como delicados derechos civiles. Están en juego y en conflicto con el principio de autonomía personal que demanda el respeto de la privacidad y el principio de la justicia social y de la beneficialidad que exige que se evite la discusión de la infección a terceros inocentes y que se enfrenta a la limitación de recursos (riegos/beneficios de la prueba de detección).

Por último, mencionemos solo el problema que se planteó en un determinado momento sobre el carácter obligatorio o no de los test para futuras esposas[68]. Creo que es necesario sensibilizar y educar a las parejas de prometidos sobre este problema y es

[67] Commissione Nazionale per la Lotta all'AIDS, *Strategie contro l'AIDS. Considerazioni etiche*. Documento IX (Istituto Superiore di Sanità, Roma 1987); Cattorini, «AIDS, fra responsabilità e coercizione. Considerazioni etiche sull'opportunità di introdurre forme di screening obbligatorio per l'infezione da HIV»:*Riv. It. Med. Legale*, 1989, XI, 23-39.

[68] G. Concetti, *AIDS. Problemi di coscienza,* o.c.

bueno inculcar la oportunidad de pedir de manera espontánea y responsable este examen, especialmente cuando uno u otro fuera consciente de estar expuesto a algún riesgo de contraer la seropositividad. Un engaño hacia la pareja por parte de quien, incluso sabiendo que es seropositivo ya antes del matrimonio, no lo hubiera comunicado a conciencia a su pareja, puede poner en peligro la estabilidad del matrimonio y puede comprometer también su propia validez.

En conclusión, se puede decir que el análisis de las ventajas e inconvenientes de la oferta/imposición de una prueba de detección del virus del VIH nos lleva a considerar que eventualmente el test podría imponerse únicamente a las categorías de riesgo (por ejemplo, drogodependientes, personas que se dedican a la prostitución, homosexuales) y a las personas que se muestren incapaces de asumir comportamientos respetuosos de la salud de los demás (los llamados «recalcitrantes»). Tampoco se puede excluir éticamente la realización del test en algunas fases biográficas de la vida de la persona (por ejemplo, el servicio militar, el ingreso hospitalario, el embarazo, etc.), también exclusivamente de manera anónima cuando sea útil para que las autoridades sigan el fenómeno. Pero siempre que el test se realice únicamente con la intención de poder ofrecer, además de una protección a la sociedad y un motivo para frenar la difusión del contagio, una mejor asistencia sanitaria a esas personas a las que se obligara eventualmente a realizarlo, excluyendo todo fin discriminatorio en cualquier ámbito.

Fuera de estas situaciones, parece más rentable pedagógicamente, y también más ético, intentar convencer al individuo en cuestión de que sea consciente de haber tenido un comportamiento de riesgo. En definitiva, se trata de colocar el test en el ámbito de un camino de autorresponsabilización del individuo, según un planteamiento no coercitivo, que ofrezca sin embargo una solución coherente al conflicto de intereses entre comunidad y privacidad. Se ha de subrayar igualmente la necesidad de acompañar cada test con un consentimiento informado, con la máxima discreción y con un *counselling* antes y después, durante la comunicación de los resultados. Por último, no parece que se pueda defender un «derecho a no saber» para individuos que pueden poner en riesgo a otras personas[69].

[69] Para profundizar en el tema, cf. A. G. Spagnolo, «Lo screening per le infezioni da HIV. Riflessioni etiche ed analisi della situazione carceraria», a.c., 25-32; Íd. - V. Boroni, «Rapporto generale sul corso di formazione in bioetica e AIDS», a.c.; P. Cattorini, «Proposte di "screening" per l'infezione da HIV. Riflessioni etiche preliminari ed analisi della situazione carceraria», en Íd. (ed.),

f) *La búsqueda científica y la experimentación con nuevos medicamentos*

Ante una enfermedad, cuyo origen y epidemiología se conoce, pero para la que las terapias han mostrado una eficacia determinante sobre la mejora del pronóstico, aunque de momento no sea definitiva, la primera obligación es la de programar una prevención válida. Por eso, es necesario también apoyar a los científicos en la búsqueda de nuevos medicamentos y vacunas que sean capaces de vencer al virus. El SIDA, a diferencia de otras enfermedades graves para las cuales se realizan ensayos clínicos, es una enfermedad epidémica de naturaleza infecciosa que incita en los investigadores grandes expectativas sobre la posibilidad de encontrar medidas eficaces de control como ya se ha hecho con otra enfermedades infecciosas este siglo. Como consecuencia de ello, existe un gran interés por el desarrollo de nuevos medicamentos propuestos como tratamiento único o en combinación —que a veces los medios de comunicación dan publicidad sin que se hayan validado, causando falsas expectativas— que piden ser valorados clínicamente.

Otra característica del SIDA es su fuerte importancia social que obliga al propio Estado a movilizar la financiación necesaria incluso a coste de reducir otros gastos que no son tan necesarios. Este papel del Estado ha llevado incluso a la exigencia de una experimentación «pública» de los medicamentos, es decir, una experimentación comenzada en organismos públicos de investigación, con protocolos ampliamente debatidos y aprobados por comisiones ministeriales y Comités Éticos nacionales.

Sobre la experimentación para la investigación farmacológica se plantean algunas orientaciones propias de este capítulo de la ética médica, entre las que está la necesidad de una experimentación previa en animales: el mono resulta el animal más adecuado, pero se ha observado que, aunque algunos tipos de monos pueden transmitir el virus, no tienen la misma fragilidad que el hombre en lo que respecta al desarrollo de la enfermedad propiamente dicha; por lo tanto, se plantea la necesidad de una experimentación directa en el hombre desde las primeras fases.

La exigencia de introducir nuevas terapias potenciales para las patologías derivadas de la infección del VIH y la necesidad de

AIDS. Situazione carceraria, o.c., 59-77; R. Bayer - C. Levine - S. M. Wolf, «HIV Antibody Screening», a.c., 1768-1774; G. Perico, «Il problema dell'AIDS», a.c.; P. Cattorini, «Strategie contro l'AIDS», a.c., 263-282; A. G. Spagnolo, «Analisi dei problemi etici e sociali connessi con l'AIDS», a.c., 48-52

experimentar clínicamente estas terapias, levantan conflictos de orden ético, a menudo en estrecha conexión con los problemas científicos, político-sociales y médico-legales.

Remitiéndonos a lo que ya se ha elaborado en el capítulo sobre la experimentación[70] y resumiendo las diversas posturas de la literatura internacional especializada[71], nos parece que tres son los principios que pueden constituir la referencia ética en la experimentación en humanos:

a) el principio terapéutico, que justifica todo compromiso social y científico dirigido a la investigación de una terapia válida para una enfermedad grave y mortal como es el SIDA y que hace que esta experimentación en humanos —en los límites definidos por los principios que vendrán a continuación— sea un valor lícito que hay que alcanzar;
b) el principio de respeto a la dignidad de la persona, ya sea un voluntario sano, enfermo de SIDA o seropositivo, pero también en el sentido del respeto a la protección de su integridad física y del respeto a su autonomía de decisión expresado en el consentimiento;
c) el principio de socialidad y solidaridad, con el compromiso, por una parte, de la comunidad de sanos en la asignación de los fondos necesarios para la investigación y, por otra parte, de aceptar un riesgo proporcionado de los individuos sobre los que se experimenta: sin la colaboración de todos y cada uno no se podría obtener el bien de todos.

Sigue siendo crítico el problema del consentimiento informado; es fuerte la tentación de permanecer enrocado en una especie de «paternalismo» y omitir informaciones esenciales para los individuos sujetos a experimentación, incluso controlando todos los riesgos posibles. Sin embargo, en cualquier protocolo se exige que la ficha informativa muestre toda la transparencia necesaria sobre las informaciones importantes para obtener el consentimiento. Se pide incluso que el propio protocolo sea evaluado por grupos sociales directa o indirectamente interesados

[70] Cf. E. Sgreccia, *Manual de Bioética*, I (BAC, Madrid 2009) 743ss.

[71] R. Crisp, «Autonomy, Welfare and the Treatment of AIDS», a.c., 68-73; B. Freedman - McGill-Boston Research Group, «Nonvalidated therapies and HIV disease», a.c., 14-20; W. C. Koff - D. F. Hoth, «Development and Testing of AIDS Vaccine», a.c., 426-432; J. P. Porter y otros, «Ethical considerations in AIDS vaccine testing», a.c., 1-4; B. Freedman, «AIDS and the ethics of clinical trials», a.c., 1-5.

por la infección del VIH, como expresan algunas pautas internacionales[72].

Junto con estos aspectos delicados de la experimentación del hombre en general, la aplicación de los principios a los que se expone la experimentación clínica en el campo de la infección por VIH no puede dejar de tener en cuenta alguna peculiaridad de esta condición que a menudo conduce a un conflicto entre estos principios, porque es difícil vincularlos entre sí de modo prioritario[73]:

a) la ausencia de un modelo animal ideal que aporte datos indicadores sobre la seguridad y eficacia de los propios medicamentos antes de pasar al hombre;
b) una relación frecuente y desproporcionada de riesgos/beneficios conectada con la alta toxicidad de algunos medicamentos;
c) un particular condicionamiento psicológico del individuo sobre el que se experimenta —generado por el imaginario colectivo, pero también por la real gravedad de esta enfermedad— de modo que no ayuda a un consentimiento libre;
d) el elevado coste social de algunas terapias potenciales que hace que se pueda realizar una «selección» (¿con qué base?) de los pacientes a tratar;
e) la «necesidad» de experimentar en las fases preliminares —por ejemplo, en el caso de las vacunas— en voluntarios sanos con un bajo riesgo de infección.

Los ensayos clínicos, como ya es sabido, representan la mejor posibilidad para ratificar, de manera adecuada, la eficacia de un medicamento; la metodología del ensayo se hace de modo que se puedan eliminar muchas interferencias subjetivas utilizando el método del doble ciego, eligiendo de modo aleatorio a las personas en estudio y recurriendo igualmente a grupos de control a los que se administra una terapia *estándar* o un placebo.

[72] Un grupo interdisciplinar de investigadores, clinicos, expertos en ética y representantes de los pacientes, elaboró algunas recomendaciones sobre la experimentación de nuevos medicamentos para el SIDA. El objetivo fue aclarar los problemas éticos, favorecer la construcción de protocolos científicamente válidos y éticamente justificables, impulsando una consulta colectiva que tenga como efecto una recogida y distribución más rápidas de datos de alta calidad, pedidos con urgencia para mejorar el tratamiento de los pacientes: cf. C. Levine - N. Neveloff Dubler - R. J. Levine, «Building a New Consensus», a.c., 1-17.

[73] A. G. Spagnolo, «Condizioni etiche per la sperimentazione di nuovi farmaci per l'AIDS», a.c., 69-89.

Precisamente la aplicación de estos métodos puede sin embargo hacer que surjan delicados problemas de orden ético, que aparecen de manera evidente, por ejemplo, en la proyección de los ensayos clínicos para las vacunas preventivas y pueden considerarse así como paradigmáticos del tema examinado. También el UNAIDS, el mayor organismo internacional, bajo la protección de las organizaciones mundiales más importantes —como la OMS, el Banco Mundial, UNICEF y otras más—, en la lucha en varios frentes contra el VIH/SIDA, mostró la exigencia de indicar unas directrices éticas específicas para los diversos individuos implicados en la investigación y en el desarrollo de vacunas para el VIH[74]: atención particular merecen sobre todo las personas y poblaciones vulnerables, como se ve en la recomendación de realizar las tres primeras fases de la experimentación en países menos vulnerables (preferentemente en el mismo que promueve la investigación), de que se realice un adecuado *counselling* antes y después del test del VIH, se use el placebo de un modo ética y científicamente correcto, se obtenga un consentimiento informado no solo como un mero documento para hacer firmar, sino como un proceso que hay que monitorizar. En cambio, no se pueden compartir las indicaciones sobre el *estándar* de cura y tratamiento para los participantes de las experimentaciones y la inclusión de mujeres en estas experimentaciones: respecto al *estándar* de cura y tratamiento para los sujetos de la experimentación, al no haberse alcanzado todavía un acuerdo entre los representantes de las diversas partes implicadas, prevalece la conducta «contractualista»: es decir, se afirma que se tendría que asegurar la mejor terapia disponible y el más alto nivel de tratamiento posible localmente en el país donde se realiza la experimentación y que, de modo preliminar antes del comienzo de esta, el patrocinador, el país y la comunidad que hospedan la experimentación deben «dialogar» y ponerse de acuerdo para alcanzar un consenso sobre estos objetivos. Es evidente que esta afirmación representa una forma de protección únicamente aparente para las sociedades y naciones económicamente más frágiles pero es probablemente un incentivo para que los patrocinadores quieran llevar a cabo estas experimentaciones en países con un bajo nivel sanitario y por lo tanto a un bajo coste. Aquí el acuerdo tendría que emprenderse también con las instituciones políticas, sociales

[74] UNAIDS, *Ethical considerations in HIV preventive vaccine research*, o.c.. (Puede verse, con datos más actuales, UNAIDS, *Consideraciones éticas en los ensayos biomédicos de prevención del VIH [Punto de orientación añadido en 2012]*, o.c. [N. del editor]).

y sanitarias que están casi siempre en dificultad o en un precario equilibrio que podría llevarles a no tener ni la necesaria «fuerza contractual» ni la suficiente madurez. En cambio, la conciencia de disponer de diversos *estándares* de cura y tratamiento tendría que ser un incentivo para todos, para los mismos países en vías de desarrollo para buscar mejorarse pero, sobre todo, para constituir un estímulo a la solidaridad de las naciones más ricas y no mantener un *statu quo* ni pretender sacar ventajas. Por último, se deben validar y compartir de manera universal unos *estándares* de ética en la experimentación ante *estándares* sanitarios diferentes[75]: la aceptación de *estándares* de cura y tratamiento *ad hoc* para los países que acogen una experimentación, y que son diversos de los países promotores más ricos, podría llevar a gravísimas discriminaciones —ya verificadas en los últimos años[76]— y a un relativismo ético que podría desembocar en un «colonialismo» de la investigación en países en vías de desarrollo. Pero la investigación clínica ha de trabajar para el bien universal de la salud del hombre, contribuyendo a atenuar la fractura entre sociedades ricas y desarrolladas y sociedades pobres y marginadas de las políticas económicas internacionales[77].

Respecto al acceso de las mujeres a la experimentación, nos parece que incluir a las embarazadas y a las que están en periodo de lactancia *(Guidance Point 17),* considerando exclusivamente el valor de la autonomía de decisión de la mujer, es inaceptable desde el punto de vista ético, además de que constituye un peligroso

[75] Esta afirmación se opone además a todo lo enunciado por la Directiva 15 de las pautas publicadas en Ginebra en 1993 *(Pautas éticas internacionales para la investigación biomédica en seres humanos)* por el Council for International Organizations of Medical Sciences (CIOMS): «los *estándares* éticos aplicados (en los países que hospedan las experimentaciones) no deben ser menos exigentes de lo que serían si la investigación se llevara a cabo en el país que patrocina el estudio». Se puede encontrar una traducción de este documento en http://www.cioms.ch/publications/guidelines/pautas_eticas_internacionales.htm.

[76] Nos referimos sobre todo a varios ensayos clínicos sobre la transmisión materno-fetal del VIH, llevados a cabo hace unos años en países en vías de desarrollo, en los que se confrontaba un medicamento antirretroviral, la zidovuzina, cuya eficacia ya era evidente, con el placebo. Los patrocinadores e investigadores de esos estudios intentaron justificar la decisión de confrontarlo al placebo con la afirmación de que el *estándar* de tratamiento de esos países no habría permitido que aquellas mujeres recibieran una mejor terapia que la del placebo. De ahí surgió un inmenso debate, evidentemente aún sin resolver. Cf. P. Lurie - S. M. Wolfe, «Unethical trials of interventions to reduce perinatal transmission of the human immunodeficiency virus in developing countries», a.c., 847-849; M. Angell, «The Ethics of Clinical Research in the Third World», a.c., 853-856.

[77] R. Minacori - A. G. Spagnolo, «Un'etica ad hoc per la sperimentazione nei Paesi in via di sviluppo?», a.c., 1077-1082.

riesgo científico. El primer objetivo de la investigación científica ha de ser el de no acarrear un daño al sujeto de experimentación, sobre todo si es un voluntario sano, como es el caso en la experimentación de vacunas para la prevención del VIH, y el juicio moral es todavía más grave si se considera que este daño podría ser causado al no nacido, «víctima» no consciente de una decisión de otros, y que no estaría por lo tanto protegido. Un claro ejemplo en el que el valor de la autonomía del individuo no puede considerarse absoluto porque niega el valor fundamental de la persona, es decir la propia vida, la esencia del cuerpo humano. Nos encontraríamos ante una evidente e inaceptable desproporción entre daños y beneficios derivados de la experimentación.

Ahora queremos delinear simplemente algunos problemas éticos que pueden aparecer en un ensayo clínico de este tipo, poniendo de manifiesto que la solución de estos problemas tiene un papel decisivo en el mismo diseño experimental y en la posibilidad concreta de realizar una vacuna segura y eficaz[78].

En la fase I, para evaluar la seguridad y la inmunogenicidad de la vacuna experimental —a falta de un modelo animal ideal— la razón ya prevé que se recluten voluntarios sanos con un bajo riesgo de infección del VIH. El motivo es que una infección natural durante el ensayo invalidaría los datos obtenibles. Obviamente, esto trae consigo una anamnesis meticulosa sobre las parejas sexuales de los voluntarios hasta llegar a realizarles un test serológico, con todos los problemas de privacidad y de consentimiento informado que esto comporta.

El riesgo médico para los voluntarios en esta fase debe ser valorado en relación a su supuesto bajo riesgo de infección y en cualquier caso se añade al riesgo agudo, común a todas las administraciones de vacunas virales. Este riesgo añadido va desde la posibilidad teórica para el voluntario de estar más expuesto a la enfermedad en un eventual contacto posterior con el virus —por la capacidad que los anticuerpos inducidos en la vacuna tienen de facilitar la captación por parte de los monocitos macrófagos— hasta la posibilidad remota, por los contactos de los voluntarios tratados con vacunas vivas obtenidas mediante una recombinación genética, de desarrollar una seroconversión con todo lo que una condición de este tipo comporta en el plano de la vida social de los individuos.

[78] A. G. Spagnolo - M. L. di Pietro - E. Sgreccia, «Sperimentazione di nuovi farmaci nell'infezione da HIV: principi etici di riferimento nei trials clinici», en F. de Lorenzo - M. Piazza (eds.), *AIDS e sindromi correlate, Atti del III Convegno Nazionale* (Bolonia 1990) 1493-1497; A. G. Spagnolo, «Condizioni etiche per la sperimentazione di nuovi farmaci per l'Aids», a.c.

En la fase II, con los datos obtenidos en la etapa precedente, se pasa a la administración de la vacuna a un número más amplio de voluntarios, entre los que también se encuentran personas de riesgo, y se propone una profundización en los datos relativos a la seguridad e inmunogenicidad y a la identificación de una dosificación optimal. En esta fase y en la siguiente, se plantea el problema de quién reclutar para el ensayo —se piensa en la posibilidad de incluir neonatos de madres seropositivas, niños hemofílicos, detenidos, etc.— y de cómo distribuir los riesgos en relación a los posibles beneficios que se puedan obtener.

La fase III es decisiva para la valoración de la eficacia de la vacuna en la población de alto riesgo. Desde el punto de vista ético, no podremos contentarnos con administrar la vacuna a los sujetos de riesgo y esperar su eficacia eventual, dejando que el individuo persista en su conducta. Resulta oportuno y moralmente obligatorio que en esta fase se añada un adecuado *counselling* que ayude a remover, donde sea posible, las causas del riesgo incluso a costa de ver reducida la posibilidad de valorar la eficacia de la vacuna en el caso de que el *counselling* fuera suficiente por sí solo para quitar o limitar las causas de la infección.

Varios autores resuelven el equilibrio entre la obligación ética de hacer un *counselling* apropiado que corrija los comportamientos de riesgo y la necesidad de determinar la eficacia de la vacuna con el uso a larga escala de un control aleatorio con placebo: el uso del placebo y de los otros métodos que reducen las interferencias (la acción de hacer algo de modo aleatorio y el doble ciego) es aceptable en este caso por la ausencia de una terapia preventiva *estándar*. La única condición es que todo el diseño experimental y el método que se va a utilizar se hagan explícitos en la información previa al consentimiento y que éstos sean aceptados por el individuo.

Por último, es importante subrayar que tendría que ser prioritario identificar vacunas adaptadas a las personas que viven en las zonas con más alto grado de endemia, es decir, a los subtipos presentes en los países en vías de desarrollo. Es necesario que las instituciones supranacionales y las industrias farmacéuticas sean conscientes de este problema y dirijan la investigación con el fin de intervenir donde es más necesario y no donde es más rentable para no aumentar aún más la enorme distancia existente entre Norte y Sur. La presión para llevar a cabo estudios experimentales sobre las vacunas es muy fuerte, pero a pesar de la necesidad, haría falta conservar una actitud de prudencia, realizando las experimentaciones a gran escala solo después de haber adquirido suficientes datos de inmunogenicidad. Estas vacunas podrían tener efectos letales si se inducen o se refuerzan las actitudes de comportamientos de riesgo bajo la falsa seguridad de la protección, y también si se determina una mayor susceptibilidad a la infección.

Estos problemas éticos son solo algunos de los que pueden aparecer en la experimentación de nuevos medicamentos contra la infección del VIH, pero bastan para que expresemos nuestra convicción de que su solución no puede darse privilegiando solo la autonomía del individuo que se somete o no a la experimentación, o solo su utilidad social en términos de costes/beneficios: por encima de estos valores, y como punto de contacto, debe considerarse el valor de la persona humana en su totalidad y particularidad, valor que armoniza autonomía, terapia, prevención e intervención social[79].

g) *Estrategia de prevención del SIDA*

Se ha dicho que la prevención es de momento *el único remedio verdadero* a la difusión del mal. Esta prevención se refiere por un lado a medidas de control sobre las modalidades causales del contagio, y en este sentido surgen algunos problemas éticos no relacionados con la responsabilidad profesional. El carácter médico de esta prevención no permite una organización fácil en orden a los riesgos vinculados con las transfusiones de sangre, el uso de las agujas en las crujías, el tratamiento peculiar a los hemofílicos por medio de disposiciones de tipo higiénico y con exámenes más apropiados de la sangre de transfusión (recuérdese, sin embargo, el periodo de incubación con ausencia de anticuerpos que obliga a que se autoexcluyan donantes que sepan que han tenido comportamientos de riesgo).

[79] Sobre el tema de la experimentación de nuevos medicamentos para el SIDA, cf.: INSTITUTE OF MEDICAL ETHICS WORKING PARTY ON THE ETHICAL IMPLICATIONS OF AIDS, «AIDS. Ethics, and clinical trial», a.c., 699-701; AA.VV., «Clinical research and drug regulation», a.c., 80-116; M. S. SIMBERKOFF y otros, «Ethical dilaemmas in continuing a zivdovudine trial after early termination of similar trials»: *Controlled Clinical Trials* 14 (1993) 6-18; R. J. LEVINE, «The impact of HIV infection on society's perception of clinical trials», a.c., 93-98; J. BELOQUI - V. CHOKEVIVAT - C. COLLINS, «HIV vaccine research and human rights», a.c., 39-58; M. ANGELL, «Investigators' responsibilities for human subjects in developing countries», a.c., 967-969; H. T. SHAPIRO - E. M. MESLIN, «Ethical issues in the design and conduct of clinical trials in developing countries», a.c., 139-142; G. KOSKI - S. L. NIGHTINGALE, «Research involving human subjects in developing countries», a.c., 136-138.

Surgen delicados problemas éticos en orden a la prevención y a los comportamientos de riesgo. La realidad del SIDA supera efectivamente la realidad biológica, por lo que cualquier información o programa de prevención de la enfermedad se basa en una determinada percepción social que está inevitablemente asociada a valores positivos y negativos. En definitiva, una campaña informativa y educativa no es nunca neutra a pesar de que el objetivo sea realizar programas al margen de cualquier connotación de valor[80].

Precisamente, las comunidades religiosas también están llamadas a aportar su particular contribución educativa en esta estrategia de la prevención, donde se dan los debates más encendidos[81].

Remontándome a las premisas, resumiré brevemente las líneas éticas que me parecen racional y teológicamente fundadas.

Respecto a los drogodependientes, se sabe que el mayor peligro está en el hecho de que, además de poner en peligro su propia salud con el consumo de drogas, estos individuos no son siempre dueños de sí mismos, ni parece que acepten de hecho utilizar al menos jeringas esterilizadas para cada «chute»; incluso, a causa de un cierto «ritual» se pasan la jeringa usada de uno a otro agravando así la situación de contagio. Tampoco parece que siempre influya en la conciencia del drogodependiente el deber de respetar a los demás. En este contexto, la lucha más eficaz no es ya la del uso de agujas esterilizadas, sino la lucha más global para superar la drogodependencia. Además, en este punto existe la obligación de prescindir de la conexión drogodependencia-SIDA, como ya hemos expuesto en el capítulo sobre la droga.

Como repetiremos en más ocasiones, también aquí surge el hecho de que no es posible obtener resultados válidos y positivos permaneciendo dentro de la lógica perversa de la toxicomanía. El problema se traslada entonces, o mejor dicho vuelve a la implicación social, política, educativa e incluso legal en una lucha más intensa y eficaz contra la difusión de la droga, previniendo sus causas, reprimiendo su tráfico y sus alicientes, ayudando a las familias, las escuelas, las organizaciones, los centros y las comunidades que se dedican a la recuperación de los drogodependientes.

La difusión del SIDA ha vuelto a lanzar la alarma y ha añadido un motivo de peso a una urgencia para la que no se ha hecho todo lo que se debía[82].

[80] A. G. SPAGNOLO - V. BORONI, «Rapporto generale sul corso di formazione in bioetica e AIDS», a.c.

[81] Cf. las declaraciones contrastadas dentro de la Conferencia Episcopal de Estados Unidos, citadas en la nota 35.

[82] D. C. DES JARLAIS - S. R. FRIEDMAN - D. R. HOPKINS, «Risk reduction for the Acquired Immunodeficiency Sindrome»: *Ann. Intern. Med.* 103 (1985)

Sobre la hipótesis de la interrupción del embarazo, resulta bueno recordar que esta no se justifica nunca, ni siquiera cuando se trate de una enfermedad verificada, ni desde el punto de vista teológico, ni desde el punto de vista ético-racional. Una selección de este tipo es mucho más despiadada que la que todos condenan cuando se rechaza en la escuela a un niño infectado por el SIDA. Junto con otras razones que no es necesario recordar y que hacen que sea ilícito cualquier tipo de aborto voluntario, en este caso se corre el riesgo para más de tres cuartos de los casos de matar a un feto que nunca habría contraído la enfermedad y, además, hoy en día se dispone de terapias altamente eficaces para la inhibición de la transmisión materno-fetal aunque, como ya hemos dicho, continúa el problema del acceso a estos medicamentos en muchas poblaciones.

Se sabe que en Italia la ley actual 194/78 permita, por desgracia, la interrupción del embarazo dentro de los primeros 90 días en estos casos, siendo las condiciones «notificadas» por la mujer (contenidas en el art. 4) extremadamente amplias de tal modo que vale con el solo temor de haber contraído la infección[83]. En cambio, dudo de que exista esa posibilidad después del tercer mes, cuando la seropositividad de la madre por sí sola no significa necesariamente una «malformación» comprobada y grave del nonato, que además no puede ser «comprobada» por el médico —como exige la ley 194/78 para poder abortar después de los 90 primeros días— hasta varios meses después del nacimiento. Y no se puede proponer una ley especial para favorecer el aborto cuando exista únicamente el peligro de seropositividad del feto, como ha sido planteado por algunos en asambleas internacionales[84]; de todos modos, esta hipótesis no se ha acogido precisa-

755-759; J. L. Curtis - F. C. Crummey y otros, «HIV Screening and counselling for intravenous drug abuse patients», a.c., 258-262; Citizens Commission on AIDS for Nueva York City and Northern New Jersey, «Aids and Drug Use», a.c., 231-246; AA.VV., «C'è qualcosa di nuovo su droga e AIDS?», a.c., 79-82; S. K. Avants - L. A. Warburton - A. Margolin, «How Injection Drug Users Coped with Testing HIV-Seropositive», a.c., 207-218; J. Martín - G. M. Sabugal - R. Rubio y otros, «Outcomes of health education intervention in a sample of patients infected by HIV, most of them injection drug users», a.c., 467-473; M. Downing - K. Knight - T. H. Reiss - K. Vernon - N. Mulia - M. Ferreboeuf - A. Carroll - C. Vu, «Drug users talk about HIV-testing», a.c., 561-577.

[83] P. Benciolini - A. Aprile, «L'interruzione volontaria della gravidanza in donna sieropositiva. Limiti giuridico-deontologici», en P. Cattorini (ed.), *AIDS e Bioetica,* o.c., 204-210.

[84] La propuesta tuvo lugar pero no encontró acogida en la I reunión del Comité Internacional para la Prevención del SIDA desarrollada en París el 16 de mayo de 1989. La nombro por directo testimonio al haber estado presente en esa reunión.

mente para no autorizar la interrupción del embarazo cuando se haya comprobado la seropositividad de la madre.

La cuestión más discutida es la de la relación entre prevención del SIDA y comportamiento sexual de nuestra sociedad: es aquí donde la Iglesia católica encuentra sus mayores dificultades con respecto a la mentalidad de reivindicación de la libertad sexual.

Para identificar una prevención que sea verdadera y respetuosa de todos los valores humanos, además de eficaz, hará falta repetir lo dicho para los drogodependientes: el remedio no puede buscarse dentro de la lógica que ha provocado el mal, en este caso dentro del permisivismo sexual, ya que el remedio solo puede venir de un dominio y de una responsabilidad en el propio comportamiento sexual. De hecho, es bueno recordar que la ética sexual tiene valor en relación a la persona, y antes de nada, también en relación a la persona sana; la virtud de la castidad habla de los valores corporales y espirituales, expresa también la armonía con Dios y está orientada hacia la familia. La familia es el contexto coherente de una sana expresión de las actividades sexuales que ha de entenderse como la unión corporal y personal de los cónyuges.

Pero la virtud de la castidad en el caso del SIDA tiene además un valor terapéutico preventivo, válido también para otras enfermedades sexualmente transmisibles.

Sobre el tema de la prevención, actualmente se pueden identificar tres posturas metodológicas diferentes. Hay ante todo una postura que se inspira en la visión del bien integral de la persona: no se tiende únicamente a evitar la infección y el contagio, sino que se propone un modelo de vida que aspira a la promoción y la defensa del bien de toda la persona. Es la postura que encontramos de manera más marcada y explícita en los documentos de los Episcopados y de los moralistas católicos[85]. Esta postura pretende sobre todo proponer un ideal de sexualidad ordenada al valor de la familia y de la fidelidad conyugal, un cuadro de valores en el respeto a la vida, a la corporalidad y de una creatividad positiva hecha de compromiso social y de respeto a la sociedad que lleve a superar la cultura de la muerte en el mundo de la droga.

Existe también un modelo «médico-epidemiológico»: sin negar la bondad de la propuesta personalista integral ya expuesta, los defensores de esta postura, llevados a afrontar cotidianamente las situaciones concretas de personas que son víctimas del mal

[85] Para una reflexión teológico-moral sobre el uso del preservativo en la prevención de la infección del VIH, cf. G. J. Woodall, «The use of the condom to prevent the transmission of HIV», a.c., 545-579.

y están privadas de orientaciones éticas, sostienen que donde no se pueda obtener la abstinencia de la droga y de las relaciones sexuales, cuando una de las parejas sexuales esté en peligro, se ha de insistir en el uso de la jeringa limpia y del preservativo. Aunque esto no resuelve el problema de la prevención —dicen— al cien por cien, puede resolverlo en un alto porcentaje. Los porcentajes son lo que cuenta para los epidemiólogos y la epidemiología.

Sin embargo, se puede objetar, precisamente en el plano de los hechos, que por lo general no ha dado resultados positivos sugerir al drogodependiente que utilice la jeringa de usar y tirar o incluso hacer que su distribución sea gratuita, ya que el drogadicto pasa por alto estas sugerencias a causa de la misma psicología de muerte y autodestrucción y ve en el cambio de jeringa un hecho y un gesto patológico de solidaridad psicosocial. Respecto al uso del preservativo en los homosexuales y las personas que practican la prostitución y la promiscuidad sexual, se debe decir que una ilusión o falsa seguridad podría acarrear graves consecuencias en la difusión del contagio: falsamente reconfortado, el individuo puede ser inducido a aumentar sus comportamientos de riesgo, hasta llegar a anular la «esperanza estadística» de protegerse de la infección[86].

Pero aún hay más: cuando incluso el fracaso del preservativo llevara a provocar el contagio «solo» de pocas personas —supongamos un 10 por 100 de las parejas— siempre se haría un gran daño por lo que ya hemos dicho sobre el valor de la persona, de una sola persona. Y el haber disminuido eventualmente la tasa de infección no permite por lo general ver todo el bien del hombre, de todo el hombre en cada hombre si se sigue manteniendo el comportamiento sexual aberrante o desordenado.

Por eso, ante las campañas de propaganda para el uso del profiláctico como medio más práctico y seguro para prevenir el SIDA, muchos médicos, y no solo ellos, se preguntan si este ofrece realmente una protección suficiente y segura de la infección del VIH, visto que en la literatura especializada el preservativo está considerado como un anticonceptivo solo de segunda o tercera clase[87]. En efecto, desde hace tiempo se conoce que el pre-

[86] El *Newsweek* titulaba un artículo de una manera sugerente: «Contar con el preservativo es flirtear con la muerte»; cf. J. SELIGMAN - M. GOSNELL, «A warning to women on AIDS», a.c.

[87] E. F. JONES - J. D. FORREST, «Contraceptive Failure Rates Based on the 1988 NSFG»: *Family Planning Perspectives* 24 (1992) 12-19; K. APRIL - R. KÖSTER - G. FANTACCI - W. SCHREINER, «Qual è il grado effettivo di protezione dall'HIV del profilattico?», a.c., 903-925.

servativo como contraceptivo tiene entre un 7 y un 10 por 100 de fracaso (cf. cuado 4 de los distintos tipos de contraceptivos); mientras que con respecto a la protección efectiva del profiláctico para las enfermedades de transmisión sexual (STD), analizando las publicaciones científicas, se constata que se reduce la tasa de infección de las STD bacterianas entre un 2 y un 10 por 100[88]. Por último, para las STD de naturaleza viral, no hay unanimidad sobre el grado de protección del preservativo.

Pero el embarazo no deseado o las enfermedades sexuales clásicas se prestan mal a una comparación con la infección del VIH: por eso, los métodos de prevención para evitar un contagio del VIH han de ser juzgados —también por parte de quien quisiera perscindir de considerar el aspecto estrictamente moral— teniendo presentes los riesgos que comportan, al ser una enfermedad con un elevadísimo grado de letalidad y una fase infecciosa de muy larga duración.

ningún método	60-85%
preservativo	7-10%
espiral	1-3%
píldora anticonceptiva	0,2-0,8%
diafragma	14-15%
minipíldora	1-6%

CUADRO 4. *Valoración de la eficacia de diversos modos de contracepción (en % de fracaso). Cálculo según el Índice de Pearl: N.º de embarazos x 1.200 dividido por n.º de meses de exposición.*

Es precisamente en el aspecto de valoración de la eficacia del profiláctico donde queremos pararnos brevemente, en cuanto que los estudios sobre la protección efectiva del preservativo para impedir la transmisión del virus VIH presentan numerosas dificultades metodológicas de ejecución y, por lo tanto, también de interpretación de los resultados. A continuación indicamos algunas de estas dificultades[89].

[88] M. J. ROSENBERG - A. J. DAVIDSON - J. H. CHEN y otros, «Barrier contraceptives and sexually transmitted diseases in women», a.c., 669-674; W. CATES - K. M. STONE, «Family planning, sexually transmitted diseases, and contraceptive choice: a literature update», a.c., 75-84. Cf. también la numerosa bibliografía contenida en el estudio de K. APRIL - R. KÖSTER - G. FANTACCI - W. SCHREINER, «Qual è il grado effettivo di protezione dall'HIV del profilattico?», a.c.

[89] K. APRIL - R. KÖSTER - G. FANTACCI - W. SCHREINER, «Qual è il grado effettivo di protezione dall'HIV del profilattico?», a.c.

1. Los experimentos *in vitro* únicamente dan indicaciones sobre la calidad del material y de la producción, junto con la permeabilidad del profiláctico al virus, mientras que no dicen nada sobre las reales condiciones de uso.
2. Los datos sobre la frecuencia del recurso al preservativo y su correcto uso, se recogen a través de consideraciones anamnésicas, con lo que no tienen ninguna objetividad científica.
3. No siempre pueden excluirse potenciales vías de transmisión secundarias.
4. Para diagnosticar la infección se recurre generalmente al test de anticuerpos, pero de todos modos subsiste un margen de inseguridad debido a la evolución silenciosa de la infección en su inicio. También reina la incertidumbre debido al periodo de seroconversión, que puede ser también muy largo aunque el contagio apenas se produzca por modestas cantidades de virus, como podría ser el caso de la transmisión sexual.
5. A menudo se hacen investigaciones sobre grupos de personas con conductas de riesgo —prostitutas o personas con un elevado grado de promiscuidad— sin saber si han tenido relaciones sexuales con seropositivos y con cuántos. Un test VIH-negativo de un individuo en observación puede por lo tanto siginificar simplemente que no se han tenido contactos con seropositivos. Se atribuiría así de manera errónea un efecto protector al profiláctico.
6. Es difícil establecer el grado de carácter contagioso de un seropositivo, ya que varía en la evolución de la enfermedad. Hasta ahora no se ha esclarecido todavía por qué algunas personas se contagian después de una única relación sexual, mientras que otros siguen siendo seronegativos incluso después de relaciones regulares con un seropositivo durante ocho años.

Pero los estudios realizados sobre la evolución del contagio en las parejas heterosexuales monógamas con una pareja seropositiva —estudios en los que se pueden eliminar algunos de los problemas del método arriba indicado— también mantienen considerables dificultades metodológicas. Queremos indicar algunas de estas.

a) El momento preciso del contagio del VIH de las personas de referencia, como de las parejas infectadas, por lo general no viene indicado (porque no se puede indicar). Ninguna investigación menciona el momento exacto del contagio del individuo en observación, ni siquiera del momento en el que ha comenzado a usar el profiláctico. Por lo tanto, no sabemos si ha habido relaciones sexuales sin preservativo con una pareja ya contagiada del VIH ni la frecuencia ni duración de esas relaciones.

b) Solo pocas investigaciones aportan informaciones indirectas sobre el grado de peligro de contagio (fase de la enfermedad, posibilidad de cultivo del virus).

c) Los estudios se han planteado de modo diferente, de manera que se prestan mal a ser confrontados.

d) En las investigaciones se han utilizado métodos de diagnóstico del test de diversa sensibilidad (prueba de anticuerpos al VIH, PCR, prueba del antígeno VIH, cultivo del virus). Por ejemplo, en el estudio de Hewlett (cf. tabla 8), entre las 21 parejas femeninas de hemofílicos seropositivos que resultaron negativas a la prueba de anticuerpos al VIH, se diagnosticó una infección del VIH en once casos (52%) con la prueba PCR. Así, si se consideran solamente los resultados de la prueba de anticuerpos al VIH, el profiláctico tendría un buen grado de protección (0% de seroconversiones). En cambio, si se consideran los resultados de la prueba PCR, el profiláctico solo tiene un efecto protector discreto (22% de seroconversiones).

Una síntesis de estos últimos estudios se encuentra en el cuadro 17, mientras que para mayores detalles sobre los estudios y las referencias bibliográficas de los autores citados remitimos al artículo de Aprile et al. En cualquier caso, es evidente, también por otros estudios, que es prácticamente imposible una protección verdadera y completa del peligro de transmisión sexual del VIH por medio del preservativo y que la misma reducción del peligro varía mucho por la diversidad y multiplicidad de factores y condiciones que caracterizan su uso[90].

[90] Incluso considerando estas dificultades en la valoración y comparación de los estudios sobre la «eficacia» del preservativo en la reducción de la transmisión del VIH, la mayor parte de éstos ponen de manifiesto unas tasas de media de incidencia de la transmisión de la infección que alcanzan el 15-20 por 100. Cf. S. Weller - K. Davis, «Condom effectiveness in reducing heterosexual hiv transmission», a.c.; J. Suadeau, «Le "sexe sur" et le préservatif face au défi du SIDA», a.c., 689-725.

Autor/año	Investigación	Uso del preservativo	Contagio del compañero	%	IP
Fischl et al. 1987	seroconversión VIH-AC de 32 compañeros de seropositivos en 15 meses	abstinencia sí no	0/8 1/10 12/14	0 10 86	9
Fischl 1988	seroconversión VIH-AC de 58 compañeros de seropositivos	abstinencia sí no	0/13 31/23 14/22	0 13 64	5
Smiley et al. 1988	prueba del antígeno VIH o cultivo del virus por 18 hemofílicos seropositivos	sí no	1/9 2/9	11 22	2
Hewlett et al. 1988	resultados PCR en 26 compañeros de hemofílicos seropositivos	sí no	2/9 14/17	22 82	4
Lawrence et al. 1989	seroconversión VIH-AC de 38 compañeros de hemofílicos seropositivos (1984-1987)	siempre raramente no	1/7 1/6 3/25	14 17 12	1
De Vincenzi et al. 1992	seroconversión VIH-AC de 563 parejas discordantes (prospect., retrospect.)	siempre >50% <50%	0/24 6/44 95/495	0 14 19	>10
Saracco 1993	seroconversión VIH-AC de 343 compañeros seropositivos en 24 meses	abstinencia siempre ocasional nunca	0/38 3/171 8/55 8/79	0 2 15 10	5

Nota: VIH-AC = anticuerpos; PCR = *Polymerase chain reaction*; IP = índice de protección (seroconversión con profiláctico/seroconversión sin profiláctico).

TABLA 8. *Investigaciones sobre el desarrollo de la infección del VIH en parejas con compañero seropositivo que recurren o no al profiláctico (modificada por K. Aprli, R. Köster, G. Fantacci y W. Schreiner (1994)*

Estas constataciones objetivas conectadas con la real eficacia de los medios —propuestos bajo el mensaje engañoso de «sexo seguro» o de «droga segura»— junto con las consideraciones ya formuladas sobre el significado de algunos comportamientos en sí mismos, no quieren disminuir el valor de la distinción que se hace en el tema de la moral entre valor objetivo y valoraciones subjetivas del acto moral.

Se puede dar el caso de que existan individuos cuyo comportamiento verdaderamente recto de hecho no se obtiene por un grave problema de las capacidades de autocontrol de una psique gravemente enferma y compulsiva, con lo que a nivel de responsabilidad moral, se tendrá que tener paciencia, tolerar determinados comportamientos no correctos aunque objetivamente no sean buenos y esperar una gradación en la reactivación y conquista del propio dominio. De este modo, se podrá animar a un individuo que, en vez de pincharse todos los días, consigue pincharse una vez al mes o ha empezado a usar una jeringa limpia, señal de que empieza a salir de la psicología destructora. Sin embargo, esto no permite indicar como acto de virtud o beneficio completo el consumo de drogas con una jeringa limpia ni el hecho de tomar droga una vez al mes.

En conclusión, este segundo modelo puede permitir un juicio comprensivo hacia aquellos individuos que en cuanto a la responsabilidad, a pesar de las mejores intenciones y de los mejores apoyos, no consiguen dominarse a sí mismos, pero como metodología de base no permite una verdadera prevención.

El tercer modelo es el «ideológico» de los que defienden no solo la licitud sino también el derecho de la liberalización del sexo (homosexualidad, heterosexualidad, bisexualidad) y de la droga y apuestan por una prevención exclusivamente en la información con el fin de la elección prudente de los preservativos y de las normas higiénicas. Son los defensores del «sexo libre y seguro» y por lo general minimizan también el peligro del SIDA afirmando que se trata de un montaje alarmista utilizado para reprimir las libertades «civiles».

No hay nada que comentar de esta ideología fundada en la concepción «iluminista» del hombre que basa todo en la libertad y presume de poder salvarla con la simple información. Por lo tanto, en el plano de la prevención el discurso recae en primer lugar en aportar una verdadera educación en los valores en la familia, la escuela y la sociedad, junto con las normas de higiene hospitalaria y sanitaria.

Está claro entonces que la línea ética va en la dirección de la abstención de relaciones sexuales cuando son ilícitas porque son ilícitas y porque en determinados casos son portadoras de contagio[91].

Sin duda, la situación es más delicada cuando se trata de una vida conyugal regular donde uno de los cónyuges es seropositivo y la relación conyugal constituye un derecho-deber de los cónyuges. Es sobre todo en esta óptica donde se ha planteado incluso por parte de algunos moralistas católicos el problema de la licitud del uso del preservativo con la intención de evitar el contagio del cónyuge o el nacimiento de un niño que pueda contraer el SIDA, en el caso de que la pareja fuera fértil todavía.

Aunque el preservativo pueda parecer algo secundario ante la magnitud del mal en expansión, el problema de su validez y licitud ocupa una cierta importancia en la praxis médica.

Sobre este punto en particular tengo en cuenta la enseñanza global de diversos Episcopados y los trabajos más recientes de moralistas acreditados.

Doy por supuesta la postura de la moral católica sobre los preservativos con una función contraceptiva, expresada en la encíclica *Humanae Vitae* y en la exhortación apostolica *Familiaris Consortio*.

Algunos moralistas plantean el problema en relación no solo con la peligrosidad del contagio, sino también en referencia al n.º 15 de la *Humanae Vitae*, según el cual se consideran lícitos determinados medicamentos («medios terapéuticos») que también tienen características contraceptivas cuando constituyen «medios terapéuticos necesarios para curar enfermedades del organismo». La pregunta es si en el caso del SIDA el preservativo puede ser considerado como «medio terapéutico». Antes de dar una respuesta, lo más adecuada posible, es necesario anteponer algunas observaciones.

La primera no es de orden ético sino de carácter médico-científico y por lo tanto ha de decidirse en ese mismo terreno. Ya la hemos expuesto: se trata de saber si el uso del preservativo es seguro y eficaz; la respuesta ya se ha dado más arriba.

Además, en nuestra opinión no se puede aplicar al uso del preservativo la característica de «medio terapéutico» que define el n.º 15 de la *Humanae vitae,* sobre todo porque desde un punto de vista médico, el preservativo no constituye una terapia y, en segundo lugar, porque desde un punto de vista ético, la apli-

[91] V. de Grottola - K. Mayer - W. Bennet, «AIDS, has the problem been adequately assayed?», a.c., 300; E. F. Diamond, «AIDS and advocate science», a.c., 50-54; E. Sgreccia, «Gli aspetti bioetici dell'AIDS: principi etici di riferimento», en Íd. (ed.), *AIDS,* o.c., 167-182.

cación del principio terapéutico exige que el medio pueda ser utilizado cuando no haya otra alternativa: en el caso considerado hay otra alternativa que es, además, más segura (aunque más costosa): abstenerse de tener relaciones sexuales.

Hablando de los esposos unidos en matrimonio de manera regular, la abstinencia estimulada, en cuanto que exige grandes virtudes y un amor superior hacia el cónyuge, no contrasta con los fines del matrimonio y a menudo se pide también por otros tipos de enfermedades y de situaciones conyugales,

Tampoco me parece que se pueda invocar el principio de la «acción de doble efecto»[92]; este principio, como ya se sabe, exige que el fin perseguido como principal sea bueno desde un punto de vista real y objetivo y que además se dé una proporción entre efecto moralmente positivo y efecto moralmente negativo. Ahora bien, en nuestro caso el uso del preservativo no es en sí un acto bueno o neutro sino que comporta como efecto intrínseco la contracepción.

La austeridad que se impone a las parejas, que podrían no ser totalmente culpables de permisividad en la fase del contagio, es uno de esos sacrificios que se imponen por amor de un bien superior en su estado de vida —como en otras profesiones y situaciones.

Esto no quita que en el plano subjetivo puedan existir situaciones en las que el recurso al preservativo pueda presentarse como no definible de responsabilidad subjetiva. Pero objetiva-

[92] Por ejemplo, el teólogo moralista católico estadounidense David F. Kelly defiende la licitud del uso del preservativo dentro del matrimonio (en el apéndice de *Critical care ethics,* o.c.) con el argumento de que este no tendría el significado de contraceptivo porque este efecto es solo uno de los posibles, y por otra parte, la intención a la hora de utilizarlo es la de evitar la infección, no la de evitar una concepción (hace una analogía con el uso del preservativo por parte de una persona que sufre de una leve incontinencia de vesícula con el fin de no manchar la ropa). También S. Leone, ginecólogo y estudioso de bioética, en su artículo «L'approccio etico ai problemi dell'AIDS», a.c., 14-19, plantea un posible uso éticamente lícito del profiláctico en las relaciones sexuales entre cónyuges con el fin de evitar el contagio de la enfermedad, remitiéndose explícitamente al principio del doble efecto. En contraposición a este tipo de argumento está la contribución de M. A. Johnson («The principle of double effect and safe sex in marriage: reflections on a suggestion», a.c., 2, 82-89), que considera que si bien se puede decir que las intenciones de una pareja que usa el preservativo buscando su efecto de contracepción son efectivamente distintas de las de la pareja que pretende evitar la infección, esta diferencia se encuentra solo en las intenciones remotas. De hecho, si se examina en la práctica el comportamiento de las dos parejas para alcanzar su diverso objetivo remoto, se puede constatar que el comportamiento es exactamente idéntico, es decir, impedir que el esperma llegue a la vagina. En otras palabras esa idéntica intención próxima es el medio por el que se unen los diferentes objetivos remotos.

mente es necesario decir con claridad a las parejas en las que uno de los dos sea seropositivo, que, si quieren estar plenamente seguros y si quieren respetar todos los valores del matrimonio, no pueden contar con el preservativo, sino que han de abstenerse de relaciones sexuales de riesgo.

Naturalmente, las normas preventivas son eficaces en la medida en que se conozcan y divulguen entre todas las capas sociales. Por lo tanto, no se discute la necesidad de la tarea educativa tanto desde un punto de vista estrictamente higiénico-sanitario como desde un punto de vista de educación sexual. Pero el problema aparece en los modos y las personas que están llamadas a realizar esta tarea.

En coherencia con todo lo dicho, se puede afirmar brevemente que los contenidos de esta educación han de enmarcarse en la visión global de los valores de la persona, de la corporalidad y la sexualidad humana, y no se deben reducir a simplificaciones tecnicistas. Las campañas que se fundan únicamente en la distribución gratuita de jeringas de «usar y tirar» y de preservativos masculinos, pueden resultar no solo engañosas, sino contraproducentes y animar al uso de la droga y al abuso de la sexualidad; en cualquier caso, están vacías de contenidos verdaderamente humanos y de responsabilización global de la conducta. Dan la impresión de quien, para reeducar a los ladrones, se limitara a decir: si no podéis dejar de robar, al menos poneros el chaleco antibalas para que no os alcance el revólver del propietario y de la policía del barrio. El robo se debe frenar y no hacerlo «seguro», porque es una injusticia[93].

Los primeros responsables autorizados a dar esta educación son los padres y, de acuerdo con éstos, la escuela y las autoridades dispuestas para la educación sanitaria. Particularmente delicada es la función de los *mass media* que, actuando directamente en personas de todo tipo de edad y de formación, podrían crear fácilmente tanto una ola de terror como una información unilateral.

En este campo se tendrían que tomar iniciativas en la escuela, en la dilvulgación sanitaria y en los medios de comunicación, tras

[93] La orientación doctrinal y pastoral con respecto a la homosexualidad se ha repetido en la *Carta a los obispos de la Iglesia católica sobre la atención pastoral a las personas homosexuales,* o.c., de la CONGREGACIÓN PARA LA DOCTRINA DE LA FE, y ya se había expresado en la *Declaración* de la misma Congregación del 29-12-1985. Cf. también el comentario a la *Carta a los Obispos* de G. MARCHESI, «L'omosessualità: problema pastorale per la Chiesa», a.c., 560-569 y los documentos de las diversas Conferencias Episcopales referidas en la nota 21 y el editorial de *L'Osservatore Romano* «Prevenzione dell'AIDS: aspetti di etica cristiana» (10-3-1988).

un examen atento de las mismas iniciativas por parte de comités de expertos que representen a las responsabilidades en educación. En esta tarea educadora las comunidades religiosas tienen un papel particular, reconocido por todos.

7. **Formación ética de los trabajadores sanitarios**

Como ya se ha visto, la reflexión ética se plantea con una evidencia cada vez mayor en todos los ámbitos en los que aparecen los efectos y las consecuencias de la infección del VIH y se expone por tanto la necesidad de incluir también los contenidos de bioética como parte integrante de los programas de formación y de formación continua profesional.

La profundización en la dimensión ética de la salud —más allá de la dimensión orgánica, psicológica y socio-ambiental— constituye un compromiso que cada trabajador tendría que considerar para desarrollar lo mejor posible las actividades de prevención y asistencia, estimando también el hecho de que a menudo se relacionan aspectos de orden jurídico y médico-legal con la dimensión ética.

Recordamos aquí algunos puntos imprescindibles para el desarrollo de cursos de formación y formación continua del personal senotario que trabaja en estructuras donde se tiene contacto con personas infectadas.

1. En cada curso de formación, el examen de cada problema ético del SIDA tendría que estar precedido siempre por una reflexión sobre el significado y la metodología de la Bioética y por una referencia a los principios generales de protección, también constitucional, para resolver las cuestiones controvertidas en cada aspecto médico-social.
2. Tendrá que subrayarse el posible peso diferente de las normas ético-deontológicas y jurídicas, haciendo referencia a los caracteres esenciales de las profesiones sanitarias que tienen en sí un cierto peligro personal: se puede elegir o no una profesión sanitaria, pero una vez elegida, uno no puede abstenerse de intervenir según lo que exige la profesión.
3. Se tendrá que dar importancia al papel de la información y de la educación con fines preventivos, poniendo de manifiesto y haciendo que se tome conciencia de que no todas las campañas informativas son moralmente neutras sino que subyace siempre una concepción de la sexuali-

dad y de la libertad personal que condiciona las mismas informaciones. Se tendrá que aclarar también que los mensajes publicitarios y de los medios de comunicación no tienen siempre el efecto querido porque seleccionan, condensan y muestran solo una parte de la realidad.

4. Junto con los aspectos clínicos se tendrán que poner de manifiesto las diversas formas de protección social de los enfermos y se deberá estimular el debate sobre la falta de fundamento de las distintas formas de discriminación en el ambiente laboral y en el resto de las situaciones de agregación pública.
5. Se habrá de hacer referencia al significado de la prueba de detección del VIH y a los objetivos éticamente aceptables que esta se propone. También es importante subrayar la necesidad de acompañar cada prueba con un consentimiento informado con la máxima discreción y con un *counselling* antes y después de la comunicación de los resultados.
6. En el campo de los problemas de la transmisión vertical del SIDA, se ha de hacer referencia al tema de la procreación responsable y donde se diera de todos modos el nacimiento de un niño seropositivo o enfermo, se exige al personal sanitario una reflexión sobre el modo de asistir y de hacer educación sanitaria. No se puede interpretar como prevención la supresión de los concebidos que se sospeche que estén enfermos, por medio del recurso al aborto.
7. Por último, con respecto al enfermo terminal, se tendrá que poner de manifiesto la peculiaridad de la situación del enfermo de SIDA, pero también el carácter común a las fases terminales de cualquier enfermedad. El objetivo será ayudar a los propios trabajadores para aclarar su propia implicación emocional y su propia postura ante la muerte, situación que les permitirá poder acompañar de la manera más válida a sus pacientes en fase terminal.

BIBLIOGRAFÍA

AA.VV., «C'è qualcosa di nuovo su droga e AIDS»: *Boll. Farmacodie. e Alcoolis.* 18/1 (1995) 79-82.

— «Clinical research and drug regulation», en A. R. JONSEN - J. STRYKER (eds.), *The social impact of AIDS in the United States* (National Academy Press, Washington 1993) 80-116.

— «Vivere: perché? L'AIDS»: *Dolentium Hominum* 1 (1990).

ADLER, M. W., «Development of the epidemic»: *BMJ* 322 (2001) 1226-1229.

ANGELL, M., «The ethics of clinical research in the Third World»: *N. Eng. J. Med.* 337/12 1997) 847-849.

— «Investigators' responsibilities for human subjects in developing countries»: *N. Eng. J. Med.* 342/13 (2000) 967-969.

APRIL, K. - KÖSTER, R. - FANTACCI, G. - SCHREINER, W., «Qual è il grado effettivo di protezione dall'HIV del profilattico?»: *Medicina e Morale* 5 (1994) 903-925.

ARRAS, J. D., «Non compliance in AIDS research»: *Hastings Center Report* 5/20 (1990) 24-32.

AUTIERO, A., «L'etica di fronte alla malattia. Il paradigma dell'AIDS»: *Rivista di Teología Morale* 74/2 (1987) 9-22.

AVANTS, S. K. - WARBURTON, L. A. - MARGOLIN, A., «How Injection drug users coped with testing HIV-Sieropositive: Implications for subsequent health-related bahaviors»: *AIDS Educ. Prev.* 13/3 (2001) 207-218.

BASTIEN, S. - SANGO, W. - MNYIKA, K. S. y otros, «Changes in exposure to information, communication and knowledge about AIDS among school children in Northern Tanzania, 1992-2005»: *AIDS Care* 20/3 (2008) 382-387.

BAYER, R. - LEVINE, C. - WOLF, S. M., «HIV-antibody screening. An ethical framework for evaluating proposed programs»: *JAMA* 256 (1986) 1768-1774.

BELOQUI, J. - CHOKEVIVAT, V. - COLLINS, C., «HIV vaccine research and human rights: examples from three countries planning efficacy trials»: *Health and Human Rights* 3/1 (1998) 39-58.

BENEZECH, M. - RAGER, P. y otros, «Implications medico-sociales du depistage du SIDA chez les detenus toxicomanes»: *J. Med. Leg. Droit Med.* 29 (1986) 423-426.

BENNET, R. - ERIN, C. A. (eds.), *HIV and AIDS. Testing, screening, and confidentiality* (Oxford University Press, Oxford 1999).

BERNARDIN, J. L., «Lettera pastorale in tema di AIDS (ottobre 1986)»: *Anime e Corpi* 133 (1987) 623-634.

BERKLEY, S., «HIV vaccine trials in India»: *Nat Biotechnol* 26/5 (2008) 495.

BERHANE, Y. - WALL, S. - FANTAHUN, M. y otros, «A rural Ethiopian population undergoing epidemiological transition over a generation: Butajira from 1987 to 2004»: *Scand. J. Public Health* 36/4 (2008) 436-441.

BERRY, J., «Antiretroviral therapy roundup from CROI. Report on newer drugs in development and some already approved drugs»: *Posit Aware* 19/3 (2008) 20-23.

BERTOLLI, J. - ST. LOUIS, M. E. - SIMONDS, R. J. y otros, «Estimating the Timing of Mother-to-child Transmission of Human Immunodeficiency Virus in a Breast-Feeding Population in Kinshasa, Zaire»: *J. Infect. Dis.* 174 (1996) 722-726.

BHUTTA, Z. A. - AHMED, T. - BLACK, R. E. y otros, «Maternal and child undernutrition study group. What works? Interventions for ma-

ternal and child undernutrition and survival»: *Lancet* 371/9610 (2008) 417-440.
BOBAT, R. - MOODLEY, D. - COUTSOUDIS, A. - COOVADIA, H., «Breastfeeding by HIV-1-infected women and outcome in their infants: a cohort study from Durban, South Africa»: *AIDS* 11 (1997) 1627-1633.
BOILLAT, N. - BALLY, F. - PÉTER, O. y otros, «Occupational exposure and rapid HIV test»: *Arch. Intern. Med.* 168/13 (2008) 1468.
BORONI, V., «Infezione da HIV e segretezza professionale»: *Medicina e Morale* 3 (1991) 417-444.
BRAHARNS, D., «Human Immunodeficiency Virus and the Law»: *The Lancet* (25-7-1987) 277.
BRESCIANI, C., «La famiglia di fronte all'AIDS. Alcune considerazioni morali»: *La Famiglia* 122 (1987) 3-9.
BRUN VEZINET, F. y otros, «AIDS»: *The Lancet* 1 (1987) 128.
BYAR, D., «Design Considerations for AIDS Trials»: *Journal of Acquired Immune Deficiency Syndromes* 3 (1990) Supl. 2, S16-S19.
CAFFARRA, C., «AIDS: aspetti etici generali»: *Dolentium Hominum* 13/1 (1990) 70-74.
CARGNEL, A. - VICINI, M. A. (eds.), *La solidarietà sfida l'AIDS* (Piemme, Casale Monferrato 1993).
CASSANI, M., «Aspetti etici dell'omosessualità»: *Medicina e Morale* 4 (1989) 35-53.
CATES, W. - STONE, K. M., «Family Planning, sexually transmitted diseases, and contraceptive choice: a literature update»: *Family Planning Perspectives* 24 (1992) 75-84.
CATTORINI, P. (ed.), *AIDS. L'assistenza al malato in fase terminale* (Istituto Scientifico Ospedale San Raffaele-Europa Scienze Umane Editrice, Milán 1993).
— (ed.), *AIDS e Bioetica. Materiali e linee-guida per la formazione del personale di assistenza sanitaria* (Istituto Scientifico Ospedale San Raffaele-Europa Scienze Umane Editrice, Milán 1992).
— (ed.), *AIDS. Etica, giustizia e politica sanitaria* (Istituto Scientifico Ospedale San Raffaele-Edizioni Paoline, Cinisello Balsamo 1993).
— «AIDS, rifiuto d'assistere, rischi professionali, e principio di beneficialità in etica medica»: *Riv. Ital. Med. Leg.* 12 (1990) 39-63.
— (ed.), *AIDS e segretezza professionale* (Istituto Scientifico Ospedale San Raffaele-Liviana Editrice, Padua 1989).
— (ed.), *AIDS. Situazione carceraria* (Istituto Scientifico Ospedale San Raffaele-Liviana Editrice, Padua 1990).
— «Strategie contro l'AIDS. Considerazioni etiche»: *Aggiornamenti Sociali* 4 (1987) 263-282.
CATTORINI, P. - DE ROSA, G., «Il problema morale della lotta contro l'AIDS»: *La Civiltà Cattolica* 3253 (1987) 75-81.
CATTORINI, P. - GUALDI, G. (eds.), *AIDS. Diritti e doveri del personale delle istituzioni di assistenza sanitaria* (Istituto Scientifico Ospedale San Raffaele-Europa Scienze Umane Editrice, Milán 1991).
CHALMERS, T. C., «The need for early randomization in the development of new drugs for AIDS»: *Journal of Acquired Immune Deficiency Syndromes* 3 (1990) Supl. 2, S10-S15.

CHILDREN, I. F. - GAARE, R. D. (eds.), *Biolaw update 1986: a legal and ethical reporter on medicine*, I, n.º 1 - U31-47 (University Publication of America).

CHIODO, E. y otros, *Sindrome da immunodeficienza acquisita (AIDS) e patologie correlate* (Grasso, Bolonia 1986).

CHOI, H. - JEONG, S. J. - LEE, H. S. y otros, «Two cases of multidrug-resistant human immunodeficiency virus infection treated with atazanavir and lopinavir/ritonavir combination therapy»: *Journal of Korean Medical Science,* 23/4 (2008) 737-739.

CICCONE, L., «Aids: problemi etici in ambito coniugale»: *Medicina e Morale* 4 (1992) 619-633.

— «Aspetti etico-morali del fenomeno dell'AIDS»: *Anime e Corpi* 124 (1986) 145-158.

— *Salute e malattia. Questioni di morale della vita fisica,* II (Ed. Ares, Milán 1986).

CITIZENS COMMISSION ON AIDS FOR NUEVA YORK CITY AND NORTHERN NEW JERSEY, «Aids and drug use: breaking the link»: *AIDS Education and Prevention* 1/3 (1989) 231-246.

COFFIE, P. A. - EKOUEVI, D. K. - CHAIX, M. L. y otros, «Maternal 12-month response to antiretroviral therapy following prevention of mother-to-child transmission of HIV type 1, Ivory Coast, 2003-2006»: *Clin. Infect. Dis.*46/4 (2008) 611-621.

COMISIÓN ADMINISTRATIVA DE LOS OBISPOS DE ESTADOS UNIDOS, «I tanti volti dell'AIDS: una risposta evangelica (24-12-1987)»: *Il Regno Documenti* 45 (1988) 170-177.

COMISIÓN SOCIAL DEL EPISCOPADO FRANCÉS, «Le SIDA: de la peur à la solidarité (23-6-1987)»: *La Documentation Catholique* 1944 (1987) 775-776.

CONCERTED ACTION ON SEROCONVERSION TO AIDS AND DEATH IN EUROPE (CASCADE), «Changes in the uptake of antiretroviral therapy and survival in people with known duration of HIV infection in Europe: Results from CASCADE»: *HIV Medicine* 1/4 (2000) 224-231.

CONCETTI, G., *AIDS. Problemi di coscienza* (Piemme, Casale Monferrato 1987).

CONFERENCIA ESPICOPAL BELGA, «Comunicado sobre el SIDA (27-3-1987)», en *Los obispos hablan del SIDA* (PPC, Madrid 1987) 43-46.

CONFERENCIA EPISCOPAL ESPAÑOLA (COMISIÓN PERMANENTE), «El SIDA. Alguas reflexiones cristianas (12-6-1987)», en *Documentos de la Conferencia Episcopal Española (1983-2000),* I: *1983-1990* (BAC, Madrid 2003) 846-580.

CONFERENCIA EPISCOPAL DE IRLANDA, «Declaración del Consejo Permanente de la Conferencia Episcopal de Irlanda sobre el SIDA» (16-1-1987), en *Los obispos hablan del SIDA* (PPC, Madrid 1987) 51-56.

CONFERENCIA EPISCOPAL SUIZA, «Dichiarazione in tema di AIDS (4-2-1987)»: *Anime e Corpi* 133 (1987) 640-641.

CONGREGACIÓN PARA LA DOCTRINA DE LA FE, *Carta a los obispos de la Iglesia católica sobre la atención pastoral a las personas homosexua-*

les (1-10-1986), en http://www.vatican.va/roman_curia/congregations/cfaith/documents/rc_con_cfaith_doc_19861001_homosexual-persons_sp.html.

CONSEJO PERMANENTE DE LA CONFERENCIA EPISCOPAL FRANCESA, «A propósito de las campañas de información sobre el SIDA (10-2-1987)», en *Los obispos hablan del SIDA* (PPC, Madrid 1987) 47-50.

CORBIN, J. R., «Disclosure of HIV status to an infected child: confidentiality, duty to warn, and ethical practice»: *J. Clin. Ethics* 19/1 (2008) 53-57.

CRISP, R., «Autonomy, Welfare and the Treatment of AIDS»: *J. Med. Ethics* 15 (1989) 68-73.

CURTI, R. - GILIOLI, R. - GRIECO, A., «Idoneità lavorativa e infezione da HIV»: *Med. Lav.* 79/5 (1988) 343-350.

CURTIS, J. L - CRUMMEY, F. C. y otros, «HIV Screening and counselling for intravenous drug abuse patients»: *JAMA* 261 (1989) 258-262.

DAN, M. - ROCK, M., «HIV antibodies in drug addicted prostitutes»: *JAMA* 257 (1987) 1047.

DE COCK, K. M. - FOWLER, M. G. - MERCIER E. y otros, «Prevention of mother-to-child HIV transmission in resource-poor countries. Translating Research into policy and practice»: *JAMA* 283/9 (2000) 1175-1182.

DE CLERCQ, E, FIELD, H. J. «Antiviral Chemistry & Chemotherapy's current antiviral agents FactFile (2nd edition): retroviruses and hepadnaviruses»: *Antiviral Chemistry and Chemotherapy* 19/2 (2008) 75-105.

DE GROTTOLA, V. - MAYER, K. - BENNET, W., «AIDS, has the Problem been Adequately Assayed?»: *Rev. Infect. Dis.* 8 (1986) 300.

DE MARTINO, M. - TOVO, P. A. - TOZZI, A. E. y otros, «HIV-1 Transmission through breast-milk: appraisal of risk according to duration of feeding»: *AIDS* 6 (1992) 991-997.

DE VITA, V. T. JR. y otros, *AIDS. Etiology, Diagnosis, Treatment and Prevention* (J. B. Lippincot & Co., Nueva York 1988).

DELEGACIÓN DE LA SANTA SEDE EN LA 40 ASAMBLEA OMS, «Le sens de la lutte contre le SIDA (8-5-1987)»: *La Documentation Catholique* 1943 (1987) 704-706.

DELUMEAU, J., *Le péché et la peur. La culpabilisation en Occident: XIII - XVIII siècles* (Fayard, París 1983).

DI PIETRO, M. L. - FORNAROLI, S., «Mass-media e prevenzione dell'infezione da HIV e della tossicodipendenza. Risultati di una indagine tra gli adolescente»: *Medicina e Morale* 4 (1993) 733-765.

DIAMOND, E. F., «AIDS and Advocate Science»: *Linacre Quarterly* 54/4 (1987) 50-54.

DIANZANI, F. - DEMARCO, F., «Aspetti virologici», en AA.VV., *Atti dell'88 Congresso della Società Italiana di Medicina Interna* (Pozzi, Roma 1987) 340-346.

DOWNING, M. - KNIGHT, K. - REISS, T. H. y otros, «Drug users talk about HIV-testing: Motivating and deterring factors»: *AIDS Care* 13/5 (2001) 561-577.

DUPON, M. - LAZARINI, H. J. - DOIGNON, J., «Le syndrôme d'immunodéficience acquise: aspects médicolegaux»: *J. Med. Leg. Droit Med.* 26 (1986) 303-327.

[EDITORIALE] «Prevenzione dell'AIDS. Aspetti di etica cristiana»: *L'Osservatore Romano* (10-3-1988).

EKPINI, E. R. - WIKTOR, S. Z. - SATTEN, G. A. y otros, «Late postnatal mother-to-child transmission of HIV-1 in Abidjan, Cote d'Ivoire» *The Lancet* 349 (1997) 1054-1059.

ERIN, C. A. - HARRIS, J., «AIDS: Ethics, justice and social policy»: *Journal of Applied Philosophy* 10 (1993) 165-173.

EUROPEAN COLLABORATIVE STUDY, «Children born to women with HIV-1 Infection: natural history and risk of transmission»: *The Lancet* 8736 (1991) 253.

— «HIV infected pregnant women and vertical transmission in Europe since 1986»: *AIDS* 15/6 (2001) 761-770.

— «Risk factors for mother-to-child transmission of HIV-1»: *The Lancet* 339 (1992) 1007-1012.

EUROPEAN MODE OF DELIVERY COLLABORATION, THE, «Elective caesarian section versus vaginal. delivery in prevention of vertical transmission of HIV: a randomized clinical trial»: *The Lancet* 353 (1999) 1035-1039.

FELDMAN, D. - JOHNSON, T. (eds.), *The social dimensions of AIDS* (Praeger, Nueva York 1986).

FISCHL, M. y otros, «Evaluation of heterosexual partners, children and household contacts of adults with AIDS»: *JAMA* 257 (1987) 640.

— *Heterosexual transmission of HIV: Relationship of sexual practices to seroconversion*, IV International Conference on AIDS, 12-16 de junio de 1988, Estocolmo.

FLYNN, E. P., *AIDS. A Catholic call for compassion* (Sheed & Ward, Kansas City 1985).

FRANKOWSKI, S., *Legal responses to AIDS in comparative perspective* (Kluwer Law International, La Haya-Boston-Londres 1998).

FREEDMAN, B., «AIDS and the ethics of clinical trials: Learning the right lessons»: *Controlled Clinical Trials* 13 (1992) 1-5.

FREEDMAN, B. - MC GILL-BOSTON RESEARCH GROUP, «Nonvalidated therapies and HIV disease»: *Hastings Center Report* 19/3 (1989) 14-20.

FRUCHTBAUM, H., «Public Health», en W. T. REICH (ed.), *Encyclopedia of Bioethics,* III (Free Press, Nueva York 1978) 1392; en la nueva ed. de la obra cf. «AIDS», vol. I (MacMillan, Nueva York 1995) 108-120.

FUENZALIDA-PUELMA, H. - LINARES PARADA, A. M. - SERRANO LA VERTU, D. (eds.), *Ethics and Law in the study of AIDS* (Pan American Health Organization, Washington [DC] 1992).

GIULIANI, M., «La tossicodipendenza: approccio culturale e modelli di intervento», en E. SGRECCIA (ed.), *AIDS,* o.c., 67-80.

GIUNCHEDI, F., «Prevenzione dell'AIDS. Prospettive morali»: *Rivista di Teologia Morale* 77 (1987) 75-85.

GOSTIN, L. - CURRAN, W. J., «AIDS screening, confidentiality and the duty to warn»: *Am. J. Public Health* 77 (1987) 361-365.

GOTTLIEB, S., «Drug company to sell AIDS drugs at less than cost price»: *BMJ* 322 (2001) 692.
GRANT, A. D. - DE COCK, K. M., «Epidemiology of HIV-1 and HIV-2 Infections in developing countries»: *BMJ* 322 (2001) 1475-1478.
GRITTI, F. M., «Clinica ed aspetti terapeutici delle infezioni da HIV», en E. SGRECCIA (ed.), *AIDS,* o.c., 13-38.
GRADY, C. - WAGMAN, J. - SSEKUBUGU, R. y otros, «Research benefits for hypothetical HIV vaccine trials: The views of Ugandans in the Rakai District»: *IRB* 30/2 (2008) 1-7.
GRMEK, M. D., *AIDS. Storia di un'epidemia attuale* (Laterza, Roma 1989).
— *Les maladies à l'aube de la civilisation occidentale* (Payot, París 1983).
GUAY, L. A. - MUSOKE, P. - FLEMING, T. y otros, «Intrapartum and neonatal single-dose nevirapine compared with zidovudine for prevention of mother-to-child transmission of HIV-1 in Kampala, Uganda: HIVnet 012 randomised trial»: *The Lancet* 354 (1999) 795-802.
HANSSENS, C., «Legal and ethical implications of opt-out HIV testing»: *Clin. Infect. Dis.* 45 (2007) Supl. 4, S232-S239.
HENGEN, J., «L'AIDS e la nostra responsabilità morale»: *Anime e Corpi* 133 (1987) 642-646.
HOGG, R. S. - YIP, B. - CHAN, K. J. y otros, «Rates of disease progression by baseline CD4 cell count and vial load after initiating triple-drug therapy»: *JAMA* 286/20 (2001) 2568-2577.
HOPKINS, D. R., «Prevention of HIV Infection»: *JAMA* 257 (1987) 1046.
HUGHES, A. - CORRAH, T., «Human immunodeficiency virus type 2 (HIV2)»: *Blood Reviews* 4/3 (1990) 158-164.
HUME, B., «AIDS: l'ora di una rinascita morale (7-1-1987)»: *Anime e Corpi* 133 (1987) 634-638.
INSTITUTE OF MEDICAL ETHICS WORKING PARTY ON THE ETHICAL IMPLICATIONS OF AIDS, «AIDS, Ethics, and clinical trials»: *BMJ* 305 (1992) 699-701.
INTERNATIONAL PERINATAL HIV GROUP, THE, «The mode of delivery and the risk of vertical transmission of human immunodeficiency virus type 1. A meta-analysis of 15 prospective cohort studies»: *TN. Eng. J. Med.* 340 (1999) 977-987.
ISTITUTO ITALIANO DI MEDICINA SOCIALE, *L'AIDS. Aspetti medico-legali* (Istituto Italiano di Medicina Sociale, Roma 1987).
ISTITUTO SUPERIORE DI SANITÀ - CENTRO OPERATIVO AIDS, «Aggiornamento dei casi di AIDS notificati in Italia al 30 giugno 2001»: *Notiziario ISS* 14/10 (2001) supl. 1, 1-4.
JASSERON, C. - MANDELBROT, L. - TUBIANA, R. y otros, «Prevention of mother-to-child HIV transmission: similar access for sub-Sahara African immigrants and for French women?»: *AIDS* 22/12 (2008) 1503-1511.
JECKER, N. S., «The responsibility to treat AIDS patients»: *AIDS Patient Care* 4 (1990) 2-4.

JOHNSON, M. A., «The principle of double effect and safe sex in marriage: reflections on a suggestion»: *Linacre Quarterly* 60/2 (1993) 82-89.

JUAN PABLO II, «Discorso ai partecipanti alla IV Conferenza Internazionale su "Vivere: perché? L'AIDS"»: *Dolentium Hominum* 1 (1990) 6-9. Puede verse también, en italiano, en http://www.vatican.va/holy_father/john_paul_ii/speeches/1989/november/documents/hf_jp-ii_spe_19891115_pastorale-operatori-sanitari_it.html

— *Exhortación apostolica «Familiaris Consortio»* (22-11-1981), en http://www.vatican.va/holy_father/john_paul_ii/apost_exhortations/documents/hf_jp-ii_exh_19811122_familiaris-consortio_sp.html.

KALISH, R. - CABLE, R. - STANLEY, C. R., «Voluntary self-exclusion to reduce transmission of AIDS by blood transfusion»: *JAMA* 257 (1987) 1.

KELLY, D. F., *Critical care ethics* (Sheed & Ward, Kansas City 1991).

KEMPEN, J. H., «Medical management of human immunodeficiency virus infection»: *Indian Journal of Ophthalmology* 56/5 (2008) 385-390.

KIRBY, M. D., «AIDS Legislation-turning up the Heat?»: *J. Med. Ethics* 12 (1986) 187-194.

KLITZMAN, R. - MARHEFKA, S. - MELLINS, C. - WIENER, L., «Ethical issues concerning disclosures of HIV diagnoses to perinatally infected children and adolescents»: *J. Clin. Ethics* 19/1 (2008) 31-42.

KOFF, W. C. - HOTH, D. F., «Development and Testing of AIDS Vaccine»: *Science* 241 (1988) 426-432.

KOSKI, G. - NIGHTINGALE, S. L., «Research involving human subjects in developing countries»: *N. Eng. J. Med.* 345/2 (2001) 136-138.

KUBLER-ROSS, E., *AIDS. L'ultima sfida* (Raffaello Cortina, Milán 1989).

LALLEMANT, M. - JOURDAIN, G. - LE COEUR, S. y otros, «A trial of shortened zidovudine regimens to prevent mother-to-child trasmission of human immunodeficiency virus type 1»: *N. Eng. J. Med.* 343 (2000) 982-991.

LEHMAN, D. A. - CHUNG, M. H. - JOHN-STEWART, G. C. y otros, «HIV-1 persists in breast milk cells despite antiretroviral treatment to prevent mother-to-child transmission»: *AIDS* 22/12 (2008) 1475-1485.

LEONE, S., «L'approccio etico ai problemi dell'AIDS»: *Bioetica e Cultura* 3/5 (1994) 14-19.

— (ed.), *AIDS. Problemi sanitari, sociali e morali* (Istituto Siciliano di Bioetica Armando, Roma 1995).

LEROY, V. - NEWELL, M. L. - DABIS, F. y otros, «International multicentre pooled analysis of late postnatal mother-to-child transmission of HIV-1 infection. Ghent International Working Group on Mother-to-Child Transmission of HIV»: *The Lancet* 352 (1998) 597-600.

LEVINE, C. - NEVELOFF DUBLER, N. - LEVINE, R. J., «Building a new consensus: ethical principles and policies for Clinical Research on HIV-AIDS»: *IRB* 13/1-2 (1991) 1-17.

LEVINE, R. J., «The impact of HIV infection on society's perception of clinical trials»: *Kennedy Institute of Ethics Journal* 4/2 (1994) 93-98.

LOHMAN, D. - AMON, J. J., «HIV testing and human rights»: *Lancet* 371/9612 (2008) 557-558.

LORENZETTI, L., «Etica sociale cristiana», en T. GOFFI - G. PIANA (eds.), *Corso di morale,* IV: *Koinonia. Etica della vita sociale* (Queriniana, Brescia 1983) 9-82.

LURIE, P. - WOLFE, S. M., «Unethical trials of interventions to reduce perinatal transmission of the human immunodeficiency virus in developing countries»: *N. Eng. J. Med.*337/12 (1997) 853-856.

MAGNAVITA, N. - CICERONE, M. - CIRESE, V. y otros, «Critical aspects of the management of "hazardous" health care workers. Consensus document»: *Med. Lav.* 97/5 (2006) 715-725.

MANDELBROT, L. - LANDREAU-MASCARO, A. - REKACEWICZ C. y otros, «Lamivudine-zidovudine combination for prevention of maternal-infant transmission of HIV-1»: *JAMA* 285 (2001) 2083-2093.

MANN, J. y otros, «Condom use and HIV infection among prostitutes in Zaire»: *NEJM* 316 (1987) 345.

MANN, J. M. - TARANTOLA, D. J. M. - NETTER, T. W. (eds.), *AIDS in the World. A Global Report* (Harvard University Press, Cambridge 1992).

MANUEL, C. - ENEL, P. - REVIRON, D. y otros, «The ethical approach to AIDS: a bibliographical teview»: *J. Med. Ethics* 16 (1990) 14-27.

MARCHESI, G., «L'omosessualità: problema pastorale per la Chiesa. A proposito del documento vaticano»: *La Civiltà Cattolica* 4 (1986) 560-569.

MARITAIN, J., *Nueve lecciones sobre las nociones primeras de la filosofía moral* (Club de Lectores, Buenos Aires, 1966).

MARSEILLE, E. - KAHN, J. G. - MIRO, F. y otros, «Cost effectiveness of single-dose nevirapine regimen for mothers and babies to decrease vertical HIV-1 transmission in Sub-Saharian Africa»: *The Lancet* 354 (1999) 803-809.

MARTÍN, J. - SABUGAL, G. M. - RUBIO, R. y otros, «Outcomes of health education intervention in a sample of patients infected by HIV, most of them injection drug users: possibilities and limitations»: *AIDS Care* 13/4 (2001) 467-473.

MASERATI, R. - MOSCATO, G. - PISATI, A. (eds.), «Atti del Convegno HIV e ambiente di lavoro (Pavia, 25-11-1989)»: *G. Ital. Med. Lav.* 11 (1989) 1-92.

MASTERS, W. H. y otros, *A rischio. Gli eterosessuali e l'AIDS* (Rizzoli, Milán 1988).

MATTHEWS, G. W. - NESLUND, V. S., «The initial impact of AIDS on public health law in the United States 1986»: *JAMA* 257 (1987) 344-352.

MAYOR, S., «GlaxoSmithKline licenses production of generic aids drugs in South Africa»: *BMJ* 323 (2001) 828.

MAZZONICA, C. M., «L'amore ai tempi dell'AIDS», en S. SPINSANTI (ed.), *Nascere, amare, morire,* o.c., 105-125.

MBORI-NGACHA, D. - NDUATI, R. - JOHN, G. y otros, «Morbility and mortality in breastfed and formula-fed infants of HIV-1 infected women: a randomized clinical trial»: *JAMA* 286 (2001) 2413-2420.

McIntyre, J., «Strategies to prevent mother-to-child transmission of HIV»: *Curr. Opin. Infect. Dis.* 19/1 (2006) 33-38.

Minacori, R. - Spagnolo, A. G., «Un'etica ad hoc per la sperimentazione nei Paesi in via di sviluppo?»: *Medicina e Morale* 5 (1998) 1077-1082.

Minkoff, H. L. - Moreno, J. D., «Drug prophylaxis for human imnodeficiency virus-infected pregnant women: ethical considerations»: *Am. J. Obstet. Gynecol.* 163/4 part 1 (1990) 1111-1114.

Ministero della Salute, *HIV e AIDS, I dati dell'epidemia in Italia alla fine del 2007*, en http://www.salute.gov.it/imgs/C_17_pagineAree_198_listaFile_itemName_4_file.pdf. Para España, en la página del Ministerio de Sanidad, http://www.msssi.gob.es/ciudadanos/enfLesiones/enfTransmisibles/sida/

Miotti, P. G. - Taha, T. E. - Kumwenda, N. I. y otros, «HIV transmission through breastfeeding: a study in Malawi»: *JAMA* 282 (1999) 744-749.

Mitchell, C. D. - Armstrong, F. D. - Goodman, K. W. - Cava, A., «Disclosure of HIV status to an infected child: medical, psychological, ethical, and legal perspectives in an era of "super-vertical" transmission»: *J. Clin. Ethics* 19/1 (2008) 43-52.

Mlay, R. - Lugina, H. - Becker, S., «Couple counselling and testing for HIV at antenatal clinics: views from men, women and counsellors»: *AIDS Care* 20/3 (2008) 356-360.

Mobeireek, A. F. - Al-Kassimi, F. - Al-Zahrani, K. y otros, «Information disclosure and decision-making: the Middle East versus the Far East and the West»: *J. Med. Ethics* 34/4 (2008) 225-229.

Mohr, R. D., «AIDS, gays, and state coercion»: *Bioethics* 1 (1987) 35-50.

Montagnier, L., «The immunodeficiency retrovirus in man and primates»: *Bull. Acad. Natl. Med.* 173 (1989) 185-190.

Morin, S. F. - Morfit, S. - Maiorana, A. y otros, «Building community partnerships: case studies of community advisory boards at research sites in Peru, Zimbabwe, and Thailand»: *Clin. Trials* 5/2 (2008) 147-156.

Morison, L., «The global epidemiology of HIV/AIDS»: *Br. Med. Bull.* 58 (2001) 7-18.

Moszynski, P., «Egyptian doctors who took part in forced HIV testing "violated medical ethics"»: *BMJ* 336/7649 (2008) 855.

Murphy, T. F., «No time for on AIDS backlash»: *Hastings Center Report* 21/2 (1991) 7-11.

Murphy, T. F. - Walters, L. (eds.), «The moral significance of AIDS»: *The Journal of Medicine and Philosophy* 19/6 (1994) 519-524.

Musicco, M. - Lazzarin, A. - Gasparini, M. (eds.), *Trasmissione eterosessuale HIV: conoscere per prevenire* (Edifarm, Milán 1993).

Nyombi, B. M. - Nkya, W. - Barongo, L. y otros, «Evolution of human immunodeficiency virus type 1 serotypes in Northern Tanzania: a retrospective study»: *APMIS* 116/6 (2008) 507-514.

OMS, *Technical consultation on behalf of the UNFPA, Unicef, WHO, UNAIDS Inter-Agency Task team on mother-to-child transmission of HIV and their policy implications. Conclusions and recommendations* (Ginebra, 11/13-10-2000).

OMS - COLLABORATIVE STUDY TEAM ON THE ROLE OF BREASTFEEDING ON THE PREVENTION OF INFANT MORTALITY, «Effect of breastfeeding on infant and child mortality due to infectious diseases in less developed countries: a pooled analysis»: *The Lancet* 355 (2000) 451-455.

ORTONA, L., «Il malato di AIDS e la familia»: *Vita e Pensiero* 4 (1989) 278-280.

ORTONA, L., «AIDS: aspetti clinici»: *Dolentium Hominum* 1 (1990) 122-139.

PABLO VI, *Carta encíclica «Humanae Vitae»* (25-7-1968), en http://www.vatican.va/holy_father/paul_vi/encyclicals/documents/hf_p-vi_enc_25071968_humanae-vitae_sp.html.

PALASANTHIRAN, P. - ZIEGLER, J. B. - STEWART, G. J. y otros, «Breast-feeding during primary maternal human immunodeficiency virus infection and risk of transmission from mother to infant»: *J. Infect. Dis.* 167 (1993) 441-444.

PELLEGRINO, E. D., «Altruism, Self-interest and medical ethics»: *JAMA* 258 (1987) 1939-1940.

— «Infezione da HIV: scelta del trattamento terapeutico ed ética»: *Dolentium Hominum* 13/1 (1990) 115-121.

PERICO, G., «Il problema dell'AIDS»: *Aggiornamenti Sociali* 3 (1986) 163-180.

PIOT, P. - BARTOS, M. - GHYS, P. D. y otros, «The global impact of HIV/AIDS»: *Nature* 410/6831 (2001) 968-973.

PORTER, J. P. y otros, «Ethical considerations in AIDS vaccine testing»: *IRB* 11/3 (1989) 1-4.

POUNDSTONE, K. E. - CHAISSON, R. E. - MOORE, R. D., «Differences in HIV disease progression by injection drug use and by sex in the era of highly active antiretroviral therapy»: *AIDS* 15/15 (2001) 1115-1123.

PRIVITERA, S., «Aspetti bioetici nell'infezione da HIV», en S. LEONE (ed.), *AIDS,* o.c., 35-54.

QIAN, K. - MORRIS-NATSCHKE, S. L. - LEE, K. H., «HIV entry inhibitors and their potential in HIV therapy»: *Med. Res. Rev.* 29/2 (2009) 369-393.

RADCLIFFE, T., «Malati di AIDS e pastorale di accoglienza»: *Vita Pastorale* 11 (1987) 36-40.

RIETMEIKER, C. A. M. - KREBS, J. W. y otros, «Condoms as physical and chemical barriers against human immunodeficiency virus»: *JAMA* 219 (1988) 1851-1853.

ROSENBERG, M. J. - DAVIDSON, A. J. - CHEN, J. H. y otros, «Barrier contraceptives and sexually transmitted diseases in women: a comparison of female-dependent methods and condoms»: *Am. J. Public Health* 82/5 (1992) 669-674.

RUPPI, C. F., «Combattere la disperazione e il disordine sessuale»: *Prospettive nel Mondo* 128 (1987) 31-33.

SALMASO, L., *AIDS. Sindrome da indifferenza acquisita?* (Gregoriana, Padua 1988).

SARACINO, A. - GIANOTTI, N. - MARANGI, M. y otros, «Mutations, salvage study group. Antiretroviral genotypic resistance in plasma RNA and whole blood DNA in HIV-1 infected patients failing HAART»: *J. Med. Virol.* 80/10 (2008) 1695-1706.

SELIGMAN, J. - GOSNELL, M., «A warning to women on AIDS: Counting on condoms is flirting with death»: *Newsweek* (11-8-1987).

SHAW, D., «Dentistry and the ethics of infection»: *J. Med. Ethics* 34/3 (2008) 184-187.

SHISANA, O. - CONNOLLY, C. - REHLE, T. M. y otros, «HIV risk exposure among South African children in public health facilities»: *AIDS Care* 20/7 (2008) 755-763.

SGRECCIA, E., «A proposito delle campagne di prevenzione dell'AIDS» [Editoriale]: *Medicina e Morale* 4 (1999) 637-639.

SGRECCIA E. (ed.), *AIDS. Problemi bioetici correlati con la clinica, la epidemiologia e le implicazioni socio-culturali della sindrome da immunodeficienza acquisita* (Centro Iniziativa Culturale, Bolonia 1988).

— «La Chiesa e l'AIDS. Comportamenti etici per combattere il morbo»: *Prospettive nel Mondo* 127 (1987) 49-63.

— «Economia e salute: considerazioni etiche»: *Medicina e Morale* 1 (1986) 31-46.

— «Gli impegni della comunità cristiana per l'educazione sanitaria»: *Anime e Corpi* 110 (1983) 557-566.

— «Problemi etici nel trattamento dell'AIDS»: *Medicina e Morale* 1-2 (1987) 9-28.

SHAFFER, N. - CHUACHOOWONG, R. - MOCK, P. A. y otros, «Short-course zidovudine for perinatal HIV-1 transmission in Bangkok, Thailand: a randomised controlled trial»: *The Lancet* 353 (1999) 773-780.

SHAPIRO, H. T. - MESLIN, E. M., «Ethical issues in the design and conduct of clinical trials in developing countries»: *N. Eng. J. Med.* 345/2 (2001) 139-142.

SHORR, A. F., «AIDS and the FDA: an ethical case for limiting patient access to new medical therapies»: *IRB* 14/4 (1992) 1-5.

SIEBER, J. E. - SORENSEN, J. L., «Conducting social and behavioral AIDS research in drug treatment clinics»: *IRB* 14/5 (1992), 1-5.

SIFER, C. - BENIFLA, J. L. - DEVAUX, A. y otros, «Relations entre le virus de l'immunodéficience humaine et le sperme: implications de l'aide médicale à la procréation»: *Gynécologie Obstètrique et Fertilité* 28/4 (2000) 275-284.

SMITH, T., «AIDS: a Doctor's Duty»: *BMJ* 294 (1987) 6.

SONTAG, S., *Malattia come metafora* (Einaudi, Turín 1979).

SORICE, F. - ORTONA, L., *Malattie infettive* (UTET, Turín 2000).

SPAGNOLO, A. G., «AIDS, segretezza professionale e principi della bioetica»: *Rassegna Parlamentare* 34/3 (1992) 181-198.

— «Analisi dei problemi etici e sociali connessi all'AIDS», en E. SGRECCIA (ed.), *AIDS,* o.c., 39-66.

— «Aspetti etico-sociali dell'infezione da HIV in ambito lavorativo», en E. SGRECCIA - V. MELE (eds.), *Rilevanza dei fattori etici e sociali nella prevenzione delle malattie professionali* (Vita e Pensiero, Milán 1994) 51-77.

— «Condizioni etiche per la sperimentazione di nuovi farmaci per l'AIDS», en P. CATTORINI (ed.), *AIDS e Bioetica*, 1992, 69-89.
— «Obbligazioni etiche di fronte al malato di AIDS in fase terminale», en E. SGRECCIA - A. G. SPAGNOLO - M. L. DI PIETRO (eds.), *L'assistenza al morente. Aspetti socioculturali, medico assistenziali e pastorali* (Vita e Pensiero, Milán 1994) 487-494.
— «Lo screening per le infezioni da HIV. Riflessioni etiche ed analisi della situazione carceraria», en M. C. ROTA - D. GRECO (eds.), *Infezioni da HIV e Sindrome da Immunodeficienza Acquisita. Rapporti ISTISAN,* II: *Problematiche specifiche,* Parte IV. *Istituti penitenziari*) (Istituto Superiore di Sanità, Roma 1993) 25-32.
SPAGNOLO, A. G. - ABENI D., «AIDS e rifiuto dell'intervento medico: aspetti giuridici, deontologici ed etici»: *Anime e Corpi* 138 (1988) 399-418.
SPAGNOLO, A. G. - BORONI, V., «Rapporto generale sul corso di formazione in bioetica e AIDS», en P. CATTORINI (ed.), *AIDS e Bioetica,* o.c., 220-230.
SPAGNOLO, A. G. - MAGNAVITA, N. - MORGANI, A. R. y otros, «Responsabilità etico-deontologiche del medico del lavoro di fronte all'infezione da HIV. Un'indagine conoscitiva»: *Medicina e Morale* 4 (1997) 665-688.
SPINSANTI, S. (ed.), *Nascere, amare, morire* (Ed. Paoline, Cinisello Balsamo 1989).
— *Il senso cristiano della malattia* (Ed. Paoline, Roma 1971).
SRIVASTAVA, A. C. y otros, «Identity cards for patients infected with HIV?»: *BMJ* 294 (1987) 495-496.
SUADEAU, J., «Le "sexe sûr" et le préservatif face au défi du SIDA»: *Medicina e Morale* 4 (1997) 689-725.
TEMESGEN, Z. - SIRAJ, D. S., «Raltegravir: first in class HIV integrase inhibitor»: *Ther Clin. Risk. Manag.* 4/2 (2008) 493-500.
TETTAMANZI, D., «AIDS e aborto: difendere il nascituro anche se ammalato»: *Prospettive nel Mondo* 127 (1987) 64-67.
— «AIDS e problemi bioetici»: *Anime e Corpi* 130 (1987) 147-173.
— «L'AIDS tra solitudine e solidarietà», en ID., *Nuova Bioetica Cristiana* (Piemme, Casale Monferrato 2000) 409-436.
TORINI, P. - MORELLI, D. - ZANCHETTI, M. (eds.), *AIDS. Comparazione e analisi della legislazione europea sull'AIDS dal punto di vista etico e giuridico* (Europa Scienze Umane Editrice, Milán 1996).
TOZSER, J., «HIV inhibitors: problems and reality»: *Ann. NY Acad. Sci.* 946 (2001) 145-159.
TUOHEY, J. F., «Moving from autonomy to responsibility in HIV-related healthcare»: *Camb. Q Healthc. Ethic.* 4 (1995) 64-70.
UK COLLABORATIVE GROUP ON MONITORING THE TRANSMISSION OF HIV-1 DRUG RESISTANCE, «Analysis of prevalence of HIV-1 drug resistance in primary inections in the United Kingdom»: *BMJ* 322 (2001) 1087-1088.
UNAIDS, *Accelerating access to HIV/AIDS care. Treatment and support* (Secretariat for Meeting of United Nations Secretary-General with the Chief Executives of the Seven Leading Research-based Phar-

maceutical Companies, Nueva York, 4-10-2001), en http://pdf.usaid.gov/pdf_docs/pnacp016.pdf

— *Consideraciones éticas en los ensayos biomédicos de prevención del VIH [Punto de orientación añadido en 2012],* en http://www.unaids.org/en/media/unaids/contentassets/documents/unaidspublication/2012/jc1399_ethical_considerations_es.pdf

— *Ethical considerations in HIV preventive vaccine research* (Ginebra 2000).

UNAIDS - OMS, *AIDS. Epidemic update (2001),* en http://www.unaids.org/en/media/unaids/contentassets/dataimport/publications/irc-pub06/epiupdate01_en.pdf

UNAIDS - OMS, *AIDS epidemic update 2007. Regional Summaries* (16-4-2008), en http://data.unaids.org/pub/epislides/2007/2007_epiupdate_en.pdf

— *Un efforts broaden availability of antiretrovirals* (Ouagadougou, 11-12-2001).

— *Mother-to-child transmission of HIV (3).Technical update* (Ginebra 2001).

U.S. Department of Health and Human Sciences, Centers for Desease Control and Prevention, «1993 Revised Classification System for HIV Infection and Expanded Surveillance Case Definition for AIDS Among Adolescents and Adults»: *MMWR*, 41/41 (1992) RR-17, 1-18. Puede verse, también en inglés, en http://www.cdc.gov/mmwr/preview/mmwrhtml/00018871.htm

Verani, P., «AIDS: osservazioni epidemiologiche», en AA.VV., *Atti dell'88 Congresso della Società Italiana di Medicina Interna* (Pozzi, Roma 1988) 332-340.

Volmink, J. - Siegfried, N. L. - van der Merwe, L. - Brocklehurst, P., «Antiretrovirals for reducing the risk of mother-to-child transmission of HIV infection»: *The Cochrane Database of Systematic Reviews* 24/1 (2007) CD003510.

Wade, N. A. - Birkhead, G. S. - Warren, B. L. y otros, «Abbreviated regimens of zidovudine prophylaxis and perinatal transmission of the Human Immunodeficiency Virus»: *N. Eng. J. Med.* 339 (1998) 1409-1414.

Weller, I. V. D. - Williams, I. G., «Antiretroviral Drugs»: *BMJ* 322 (2001) 1410-1412.

Weller, S. - Davis, K., «Condom Effectiveness in Reducing Heterosexual HIV Transmission (Cochrane Review)»: *The Cochrane Database of Systematic Reviews* 3 (2001) 3.

Wiktor, S. Z. - Ekpini, E. - Karon, J. M. y otros, «Shot-course oral zidovudine for prevention of mother-to-child transmission of HIV-1 in Abidjan, Cote d'Ivoire: a randomised trial»: *The Lancet* 353 (1999) 781-785.

Wodak, A. - McLeod, L., «The role of harm reduction in controlling HIV among injecting drug users»: *AIDS* 22 (2008) Suppl 2, S81-S92.

Woodall, G. J. «The use of the condom to prevent the transmission of HIV»: *Medicina e Morale* 3 (1998) 545-579.

ZHANG, H. - DORNADULA, G. - BEUMONT, M. y otros, «Human immunodeficiency virus type 1 in the semen of men receiving highly active antiretroviral therapy»: *N. Eng. J. Med.* 339 (1998) 1803-1809.
ZUGER, A. - MILES, S. H., «Physicians, AIDS, and Occupational Risk. Historical Traditions and Ethical Obbligations»: *JAMA* 268 (1987) 1924-1928.

RESUMEN

Introducción: el SIDA, metáfora cultural y catalizador de conflictos éticos. El SIDA es una de esas enfermedades que ejercen un daño en la salud física y también una especie de alteración profunda en la psique, suscitando un halo de miedo y de imaginación mayor que su realidad nosológica.

El SIDA. Nociones científicas. El SIDA *(Acquired Immunodeficiency Syndrome;* Síndome de Inmunodeficiencia Adquirida) es una enfermedad infecciosa provocada por un virus denominado VIH (*Human Immunodeficiency Virus),* que pertenece a la familia de los retrovirus y que fue identificado como agente patógeno entre finales de 1983 y principios de 1984 en Estados Unidos y Francia, por R. Gallo y L. Montagnier. Se distinguen el VIH tipo 1 y el VIH tipo 2. El VIH-1 es el agente patógeno de la infección en todas las áreas de difusión de la enfermedad, mientras que el VIH-2 es endémico exclusivamente entre las poblaciones de África Occidental. El VIH es también un *lentivirus*, lo que trae consigo un proceso de infección lento con un consiguiente periodo asintomático más o menos largo de incubación. Puede inactivarse fácilmente en el ambiente externo con alcohol, desinfectantes comunes y lejía. El virus actúa causando una agresión que desarrolla en el sistema inmunitario del organismo humano: los *linfocitos T helper* constituyen el blanco de elección del *retrovirus* VIH que los parasita y destruye por lisis, pero también se han mostrado sensibles a la infección otras células inmunitarias (monocitos-macrófagos, linfocitos CD8, etc.). Todo el sistema inmunitario es debilitado y devastado por la agresión del VIH, de tal modo que el organismo está a merced de las llamadas infecciones oportunistas (infecciones que se sustentan de microorganismos y virus que normalmente no son patógenos para individuos sanos pero que lo son cuando encuentran individuos que ofrecen una «oportunidad»).

Historia natural de la enfermedad. La infección por VIH se transmite: *a)* por medio de las relaciones sexuales, tanto homosexuales como heterosexuales, favorecidas por la multiplicidad de las parejas infectadas, aunque puede bastar un única relación de riesgo; *b)* mediante pequeñas y repetidas cantidades de sangre, como puede ocurrir en los drogodependientes con las jeringas usadas e intercambiadas para inyectarse la droga; *c)* a través de transfusiones masivas de sangre infectada o de sus derivados; *d)* de la madre al hijo durante la gestación, por vía transplacentaria; durante los trabajos del parto y durante este, a causa del contacto con sangre y secreciones vaginales; tras el nacimiento, por la lactancia materna; *e)* como infección profesional, en médicos o enfermeros, por pinchazos con agujas o jeringas contaminadas, por contaminación de mucosas como la conjuntival o durante intervenciones quirúrgicas; *f)* la transmisión es posible a través del transplante de órganos y la inseminación artificial. La transmisión vertical (madre-hijo), gracias a las nuevas estrategias terapéuticas, ha tenido un considerable declive en Europa.

Se distinguen tres fases en la evolución de la enfermedad: *a)* un primer periodo de infección del contagio a la seroconversión *(tiempo de espera)* sin presencia de anticuerpos, durante el que el individuo es de todos modos capaz de infectar. Este periodo puede ir de 3 a 30 semanas, pero en el 99 por 100 de los casos, se verifica la conversión dentro de los 6 primeros meses; *b)* a continuación, el periodo de la seroconversión al desarrollo del SIDA verificado *(tiempo de incubación),* caracterizado por la seropositividad sin que aparezca ninguna sintomatología significativa (portador asintomático); este periodo puede llegar desde un año o menos hasta un límite superior que todavía no se ha definido, pero que de momento es superior a los veinte años. De media, la progresión hacia el SIDA en los jóvenes adultos se presenta 10-11 años después de la seroconversión, si no se cuenta con una eficaz terapia antirretroviral; *c)* por último, se da un tercer periodo, del diagnostico del SIDA hasta la muerte *(tiempo de supervivencia),* que varía desde algunos meses hasta algunos decenios. Las nuevas terapias contra el virus —las llamadas multiterapias antirretrovirales— que se utilizan en los países occidentales desde 1996, han aumentado netamente las posibilidades de supervivencia de los enfermos: una persona infectada, si se cura precozmente, puede tener ante ella una esperanza de vida de varios decenios. La terapia aspira a inhibir la replicación del virus, resolver las infecciones oportunistas y tratar las manifestaciones tumorales.

Algunos datos epidemiológicos. En la realidad italiana, hasta hace unos años, la mayor incidencia del fenómeno SIDA se daba en los drogodependientes. En el último trienio, aunque drogodependiente sigue siendo la categoría más tocada, se ha visto una disminución de casos frente a un aumento entre la de los homosexuales y, sobre todo, de los casos por vía heterosexual. El dato positivo es la notable disminución de casos pediátricos.

Los problemas éticos. En primer lugar, es necesario afirmar que no es posible estigmatizar a la persona enferma o al seropositivo; porque, aún cuando el individuo haya contraído la enfermedad por su propia responsabilidad, es de todos modos digno de asistencia y de respeto como cualquier enfermo. Desde un punto de vista de la fraternidad cristiana y por parte de la comunidad cristiana, se tendrá que ayudar doblemente al enfermo: porque está enfermo y porque necesita un apoyo moral y espiritual. Las discusiones que se han centrado sobre todo en torno al problema de la estrategia de la prevención han adoptado un aspecto ideológico que debe ser denunciado. Contrariamente al modelo cultural liberal radical (predominante en la actualidad), la propuesta de un modelo personalista de un humanismo pleno y responsable, exige tener bien claro el cuadro de los valores que se quieren perseguir, para aclarar también la manera de componer su armonía: esta armonía no es un simple compromiso, sino que trae consigo la búsqueda, no siempre fácil en el plano práctico, de una jerarquía de valores. Las antinomias que se suelen presentar son las que se plantean entre bien social y bien personal y la de la persecución de la salud y de la moralidad.

Problemas éticos particulares: *el conflicto paciente-sociedad.* Es necesario, en primer lugar, considerar el *deber de asistencia del personal* sanitario: el médico no puede rehusar recibir y cuidar —por la misma infección del VIH o por enfermedades de otro tipo— al seropositivo o la persona de riesgo, sobre todo porque la obligación de curar a todos los pacientes sin ningún tipo de discriminación entra dentro de la deontología del médico y, en segundo lugar, porque existen precauciones válidas y suficientes para evitar el contagio. Evidentemente, el paciente que sabe que es seropositivo debe advertir al médico y al personal sanitario para que puedan tomar las precauciones necesarias para ellos y para el resto de los enfermos. A continuación, se tendrá que prestar atención a la *discriminación* y a la *protección social* de las personas afectadas. La infección comprobada del virus VIH no puede constituir ningún motivo de discriminación en particular para la matriculación en una escuela, para el desarrollo de actividades deportivas, para el acceso o la conservación del puesto de trabajo. Si es verdad que el paciente no tendrá que sufrir discriminación, también es verdad que cada ciudadano es portador de una grave responsabilidad hacia su propia salud y la vida y la salud de los demás. Por lo tanto, se ha de insistir con fuerza en la grave responsabilidad con respecto a las conductas de riesgo, también de aquellos que no estén afectados por el virus. Por último, en lo que respecta a la *gestión de la infección del VIH en el ámbito laboral,* podemos identificar los siguientes problemas que se pueden determinar en relación con peligros precisos: *a)* el peligro de infección para un trabajador sano con respecto a la presencia de individuos seropositivos en una comunidad laboral; *b)* el peligro de infección para un trabajador sano con respecto a una actividad laboral particular; *c)* el peligro que tiene el trabajador ya infectado o enfermo de SIDA de sufrir un empeoramiento de su propia condición patológica pre-clínica o clínica por su ambiente específico de trabajo; *d)* el peligro que se determina para los compañeros de trabajo o para el público, respecto a los cuales se desarrollan algunas prestaciones o, por último por la propia calidad del trabajo, cuando el trabajador ya infectado o enfermo pierde la aptitud para desarrollar algunas tareas laborales específicas. En el estado actual de los conocimientos sobre los modos de difusión e infección del VIH, no parece haber ningún motivo para defender que se tenga que hacer una prueba de detección del VIH en la fase de contratación. Con respecto al *deber de discreción,* aun permaneciendo la importancia absoluta y el reconocimiento fundamental del secreto profesional en la actividad médica, surge también la prioridad de la exigencia de prestar, si no una mayor atención, sí igual atención a aquellos individuos que correrían un serio peligro de vida a consecuencia de un respeto riguroso del secreto: a veces, el interés social por la salud puede de hecho exigir la revelación del secreto. El fundamento de la derogación del secreto se encuentra en el principio de justicia, es decir, en la necesidad de evitar un daño injusto a terceros inocentes o a sí mismo, si el beneficiario del secreto es un agresor injusto. Evidentemente, la prioridad concedida no debe sobrepasar los límites de lo necesario.

Un problema delicado es el de la prueba de detección del virus VIH y el *consentimiento al test del VIH:* su carácter delicado surge del contraste que se determina entre el principio de autonomía y de respeto a la libertad individual, por una parte, y el principio de protección de la salud y de la vida de la población sana, por la otra. En definitiva, el examen de anticuerpos obligatorio se justifica éticamente cuando representa el único modo, en aquellas circunstancias particulares en las que no es posible o no es oportuno conseguir el consentimiento para proteger la vida del interesado o de terceros; o bien para un tratamiento médico adecuado de la persona examinada; solo en este caso se podría proceder al test sin un consentimiento explícito. En cuanto a *los tests para futuras esposas,* es bueno sensibilizar y educar a las parejas de prometidos sobre este problema y es bueno inculcar la oportunidad de pedir de manera espontánea y responsable este examen, especialmente cuando uno u otro fuera consciente de estar expuesto a algún riesgo de contraer la seropositividad. Un engaño hacia la pareja por parte de quien, incluso sabiendo que es seropositivo ya antes del matrimonio, no lo hubiera comunicado a conciencia a la otra pareja, puede poner en peligro la estabilidad del matrimonio e incluso puede comprometer también su propia validez. Con respecto a la *investigación científica y la experimentación con nuevos medicamentos,* se exige que no se privilegie la reducción de o solo la libertad de investigación científica, o solo la autonomía del individuo que se somete o no a la experimentación, o solo su utilidad social en términos de costes/beneficios: por encima de estos valores, y como punto de contacto, debe considerarse el valor de la persona humana en su totalidad y particularidad, valor que armoniza autonomía, terapia, prevención e intervención social. Sobre *las estrategias de prevención del SIDA,* habrá que tener en cuenta que cualquier información y programa de prevención de la enfermedad se basa en una determinada percepción social que está inevitablemente asociada a valores positivos y negativos. En definitiva, una campaña informativa y educativa no es nunca neutra a pesar de que el objetivo sea realizar programas privados de cualquier connotación de valores. En una postura que se inspira en la visión del bien integral de la persona, no se tiende únicamente a evitar la infección y el contagio, sino que se propone un modelo de vida que aspira a la promoción y defensa del bien de toda la persona. Se enfrentan a esta postura los modelos médico-epidemiológico e ideológico.

Por último, hay que recordar la necesidad de una *formación ética de los trabajadores sanitarios,* que tendrá que tener en cuenta algunos puntos imprescindibles. En particular, se tendrá que dar importancia al papel de la información y de la educación con fines preventivos, poniendo de manifiesto que se ha de ser cosnciente de que no todas las campañas informativas son moralmente neutras, sino que subyace siempre una concepción de la sexualidad y de la libertad personal que condiciona las mismas informaciones; se habrá de hacer referencia al significado de la prueba de detección del VIH y a los objetivos éticamente aceptables que esta se propone, subrayando la necesidad de acompañar cada prueba con un consentimiento informado con la máxima discreción y con un *counselling* antes y después de la comunicación de los resultados; se ha de hacer referencia al tema de la procreación responsable; en cambio, no se puede interpretar como prevención la supresión de los concebidos que se sospeche que estén enfermos, por medio del recurso al aborto; con respecto al enfermo terminal, se tendrá que poner de manifiesto la peculiaridad de la situación del enfermo del SIDA, pero también el carácter común a las fases terminales de cualquier enfermedad.

Capítulo VI
BIOÉTICA Y ACTIVIDADES SOCIALES

Un capítulo reciente de la bioética

Los capítulos precedentes sobre el consumo de drogas, sustancias alcohólicas, tabaco, junto con los tratados sobre los trastornos y anomalías sexuales, con todo el alcance y las consecuencias en el plano de la salud física y psíquica y en el terreno de la vida social, nos han remitido entre otras cosas a la ética del placer.

Este tema, la ética del placer, no es nuevo entre los clásicos del pensamiento filosófico: es más, como es sabido, se ha debatido la cuestión de si el placer no es el mismo fin de la vida. Con esta clave de lectura, se podría recorrer toda la historia del pensamiento: de Demócrito a Epicuro, de Platón a Aristóteles, hasta llegar a Sartre y Marcuse.

Sin embargo, es evidente que hoy en día esta esfera del placer ha recibido una amplificación y facilidades por la disponibilidad de bienestar económico y por esos factores socioculturales que consisten en la exaltación de la libertad individual y en un menor control social. Los riesgos de recaída, en el tema del abuso del placer, han impuesto que se aborde el tema en su aspecto ético. Cada vez se tendrá que emplear más el factor ético de la responsabilidad para evitar una catástrofe de patologías hedonistas.

La línea ética del pensamiento aristotélico-tomista, hecha suya por el pensamiento personalista más reciente, huye de la «demonización» del placer, así como de su absoluta autonomía dentro de los finalismos de la acción humana. Para que sea lícito el placer, la ética personalista exige que se coloque en la armonía-jerarquía de los valores propios de la persona humana, no como simple instrumentalidad, sino como un valor propio, que ha de ser coherente y subordinado a otros valores.

Por tanto, el placer no debe considerarse ilícito de por sí: se hace ilícito cuando se absolutiza o se antepone con respecto a otros valores de carácter superior, como por ejemplo, el respeto a la persona, a la procreación y a la familia. En esta situación de desorden, se ponen también de manifiesto las consecuencias sobre el plano de la salud. En cambio, en lo que respecta a las actividades sociales, el problema bioético es menos debatido. Por ejemplo, el problema ético en el ámbito de las actividades productivas se pone de manifiesto con la implantación de la sociedad industrial, cuando la misma antropología se «convirtió en laborista»[1].

En este tiempo, siempre dentro del desarrollo de la sociedad industrial, crecen una serie de riesgos para la salud y la vida conectados con el uso de medios de locomoción y con el creciente tráfico en las carreteras. La misma organización del tiempo libre deja numerosas víctimas sobre estas mismas carreteras entre quienes huyen de la ciudad en búsqueda de descanso y entretenimiento. En el ámbito de la planificación del tiempo libre, cada vez más demandada en la sociedad industrial, aparece un capítulo lleno de problemas y consecuencias éticas, representado por la organización de los deportes competitivos y profesionales que han adquirido una importancia social y son un fenómeno de masas, pero que tienen también consecuencias económicas. Es sobre estos aspectos de la vida y de la actividad humana que querríamos realizar un análisis de las necesidades éticas más importantes.

La importancia de la ética en estos sectores de la actividad humana —el trabajo, el deporte y el tráfico— está condicionada y exaltada por dos factores:

a) el desarrollo de la tecnología, que aumenta el riesgo del trabajo y del tráfico y del juego deportivo en sí (piénsese en las carreras automovilísticas);
b) el carácter de necesidad que reviste, la mayoría de estas actividades e innovaciones.

Existe el riesgo, pero en cierta medida también es verdad que es inevitable. Si no existen razones en positivo para el consumo de drogas que se puedan comparar a la valoración de los daños que produce —al igual que en el consumo de tabaco y en otros tipos de actividades lúdicas y superfluas— no se puede decir lo mismo del trabajo en la agricultura o en la fábrica, para el cual una dosis de riesgo está conectada con la misma actividad con lo que no se puede eliminar. Lo mismo se debe decir en el caso del tráfico.

Por lo tanto, este hecho trae consigo una línea ética de valoración entre riesgos y beneficios que ha de ser guiada por el eje de la referencia a la persona. De este modo, se pone de manifies-

[1] L. LOMBARDI VALLAURI, «L'impatto della tecnologia sulla vita e sulla autopercezione dell'uomo», a.c. Todas las contribuciones de este volumen que recogen los actos del 57. *Corso di Aggiornamento culturale dell'Università Cattolica* sobre el tema de la relación entre ética y tecnología, son de una considerable importancia ética.

to la cuestión de la relación entre el respeto de la persona y el bien de la sociedad. Se dice que, incluso cuando el tráfico causa muchas muertes, la sociedad no puede detener este tráfico por lo que estas víctimas serían el precio indispensable que el progreso tiene que pagar.

Otra problemática teórica preliminar está constituida por el examen crítico de la fórmula, cada vez más empleada en este tema, de la relación *coste/beneficio:* esta es una fórmula de origen economicista; por eso, resulta apropiada y legítima para evaluar los resultados utilitaristas en un sentido económico.

Sin embargo, la fórmula ética que hay que preferir, como ya veremos, es e la que se expresa con la relación *riesgos/beneficios,* siempre que los riesgos y los beneficios se entiendan en orden a la persona humana, su integridad y su salud. Como ya veremos, esta puntualización tiene particular importancia en la valoración concreta de muchas condiciones laborales, cuando la fórmula costes/beneficios acabe por monetizar la vida humana (si, por ejemplo, la muerte de un profesional se hace equivalente a la cantidad que cubre su seguro de vida). Ya hemos expuesto algunas observaciones sobre este punto en el primer volumen[2].

Hechas estas breves premisas sobre la importancia de estas temáticas, consideraremos de manera particular: las temáticas del trabajo, las relacionadas con el tráfico y con la práctica del deporte, limitándonos a considerar los datos y los problemas para aportar unas líneas de conducta ética que hay que conservar vivas en las conciencias de los individuos y en las obligaciones de la sociedad política.

Una mención particular a la «medicina de las catástrofes» completará este capítulo.

A. BIOÉTICA Y ACTIVIDADES LABORALES

1. Los problemas en discusión

En la jerga propia de la literatura que se usa en este tema en particular, así como en la terminología de lengua inglesa, se habla de *occupational health:* por tanto, no se trata de considerar los problemas éticos en conexión con la distribución de la renta o con el salario justo, ni tampoco se consideran aquí los aspectos

[2] E. SGRECCIA, *Manual de bioetica,* I (BAC, Madrid 2009) 78-79; L. FAILLA, «Radiazioni ionizzanti», a.c., 505-513; R. T. PAGE - A. ROBINS, «Cost benefit analysis», a.c.

antropológico-culturales del trabajo como factor de mutación, problemas que son reflejo de un tiempo de cambio cultural que caracteriza las diversas etapas de la civilización —cultura primitiva, agrícola, industrial y postindustrial— y que tienen extraordinaria importancia.

En este capítulo de bioética, se trata más bien de considerar los problemas éticos relativos a la salud del trabajador y de las poblaciones vinculadas con el tipo y desarrollo del trabajo en cuestión. Por lo tanto, en este discurso se ven implicadas las disciplinas biomédicas en algunas especialidades, como la química, la bioquímica, la biología, la medicina del trabajo y la higiene, pero tampoco se deben excluir en casos particulares otras especialidades como la oncología, la radiología, la pneumología, la medicina nuclear y muchas más, ya que pueden manifestarse enfermedades por el uso, por ejemplo, de sustancias tóxicas en una fábrica o por la respiración de polvo de carbón en una mina, con variados efectos sobre diversos órganos y aparatos del organismo humano, como también se pueden contraer enfermedades en el propio ejercicio de la profesión médica.

Es necesario admitir que es casi imposible pasar completamente revista a los factores de riesgo en el trabajo en el campo, las fábricas, las minas o los servicios. Por lo que nos limitaremos a hacer una presentación con ejemplos para obtener los criterios de juicio ético.

Además, los problemas bioéticos que nacen del ejercicio de las actividades laborales no atañen solo a los factores de riesgo ni, por lo tanto, tampoco solo a la relación riesgo/beneficio. El médico del trabajo se ve interpelado e interrogado por más problemas: el secreto profesional, el derecho de los trabajadores a conocer los riesgos, el consentimiento de estos a asumir ese riesgo; los *tests genéticos,* el deber del médico de señalar a los trabajadores el alto riesgo para sí mismos y para los demás, el conflicto entre el bien de la sociedad que necesita productividad y el bien del individuo[3].

Para registrar los principales problemas éticos emergentes en la práctica de la medicina del trabajo, P. W. Brandt-Rauf envió un cuestionario a un número considerable de médicos del trabajo pertenecientes a la American Medical Association, a un 5 por 100 de los inscritos; el cuestionario constaba de tres partes: la primera investigaba las características de los médicos interrogados, la segunda pretendía recoger los problemas en la relación

[3] El tema ha sido desarrollado en el volumen de E. Sgreccia - V. Mele (eds.), *Rilevanza dei fattori etici e sociali nella prevenzione delle malattie professionali,* o.c.

entre el médico y el trabajador, la tercera ofrecía casos hipotéticos de controversias de naturaleza ética[4].

Del análisis de las respuestas al cuestionario surgieron algunos datos interesantes, que se refieren a la lealtad del médico hacia el trabajador y hacia la sociedad, el secreto profesional, etc. Pero el dato más importante está constituido por el contraste que se da en la identidad y el papel del médico del trabajo: ¿es este el tutor de la salud del paciente y, por lo tanto, debe mantener su identidad deontológica tradicional, o debe el médico del trabajo estar «abierto» al bienestar de todos y, por lo tanto, tomar como criterio de conducta el del «utilitarismo teleológico»? El autor insiste en la exigencia, advertida por los entrevistados, de una formación ética del médico del trabajo y muestra cómo en los Estados Unidos se ha incluido la asignatura semestral de ética en las materias de medicina.

En cambio, otros estudios se dedican al inventario, ya mencionado, de los factores de riesgo provenientes del uso de nuevas tecnologías y sustancias dañinas para la salud en el ambiente laboral: en la agricultura, la industria, los propios servicios. Muchos son ya los estudios dedicados a los riesgos para la salud humana relacionados con la degradación ambiental.

Hay numerosos estudios en este sector[5]. El *Hastings Center* realizó un estudio detallado de las situaciones de riesgo en lo que respecta a la extracción del carbón, la elaboración y el uso del plomo y del amianto, que fue publicado por R. Bayer. Además, la literatura es también bastante amplia sobre este punto[6].

[4] P. W. BRANDT-RAUF, «Ethical conflict in the practice of occupational medicine», a.c., 63-66; el trabajo se encuentra reseñado por G. F. GRANIERI en *Medicina e Morale* 4 (1989) 849-850.

[5] G. B. MARINI BETTOLO, «Ethical and metaethical consideration on environmental and occupational health problems», a.c., 928-932; [el trabajo se encuentra reseñado por G. GIRLANDO en *Medicina e Morale* 4 (1989) 852-853]; ÍD., «Energy and Health», a.c.; ÍD., «New Trends of Chemistry in the Years Eighty», a.c.; P. MARINI BETTOLO MARCONI - N. CASTELLINO, «Il lavoro umano, la tecnologia e la salute», a.c., 128-150; F. CARNEVALE - G. MORIANI, «Storia della salute dei lavoratori», a.c.; P. BERNARDINI y otros, *I pesticidi,* o.c.; F. ANGELINI, «Ethical behaviour for the prevention of injuries in the workplace», a.c., 231-237 [el trabajo se encuentra reseñado por G. GIRLANDO en *Medicina e Morale* 4 (1989) 850-851]; M. CATINO, *Da Chernobyl a Linate,* o.c.; T. DAVENPORT - S. YOUNG, *Il sapere al Lavoro* (Etas, Milán 2000); S. GADD, *Safety culture,* o.c.; ; A. A. MITCHELL - G. SHARMA - T. VON THADEN y otros, *A synthetis of safety culture and safety climate research,* o.c.

[6] R. BAYER (ed.), *The health and safety of workers,* o.c.; P. E. ENTERLINE, «Changing attitudes and opinions regarding asbestos and cancer 1934-1965», a.c., 685-700; «Occupational Safety and Health», en W. T. REICH (ed.), *Encyclopedia of Bioethics* (Nueva York 1995).

Por último, cada vez preocupan más las condiciones del juicio técnico y profesional que puede pasar el médico del trabajo a la hora de ejercer su actividad[7].

Otro tema que se aborda en la literatura especializada está representado por las consecuencias del progreso tecnológico sobre las condiciones laborales con respecto a la situación de salud del trabajador[8].

Antes de pasar a describir los riesgos inherentes a los varios campos de la actividad humana, es necesario referir algunas premisas todavía.

Se tendrán que distinguir ante todo los *factores objetivos,* vinculados con el producto que se trata y el ambiente donde se ejerce el trabajo, y los *factores subjetivos,* que pueden ser representados por una mayor o menor vulnerabilidad que puede presentar cada individuo ante el mismo factor objetivo.

El médico del trabajo tendrá que tener en cuenta ambos factores a la hora de evaluar la enfermedad, el riesgo o la naturaleza profesional de una determinada invalidez.

Sin embargo, a la hora de evaluar estos elementos será necesario tener también presente *el factor histórico-diacrónico o tecnológico* que lleva consigo una verdadera y auténtica historia de las enfermedades profesionales: algunas de estas enfermedades son válidas para ciertas fases o determinados tipos de trabajo, otras están vinculadas con los factores de cambio. Algunos factores de riesgo —como el accidente laboral— están siempre presentes, otros están influidos por la evolución del tipo de trabajo y de las condiciones de vida[9].

Por lo tanto, cuando un médico del trabajo —o cualquiera que tenga cualquier tipo de responsabilidad— pretende realizar

[7] A. Paoletti - P. Marini Bettolo Marconi, «Problemi etici nella pratica della medicina del lavoro», a.c., 327-329; L. Parmeggiani, «Divergenza e complementarità sui contenuti della medicina del lavoro», a.c.; C. Clifford Dacso - Ch. B. Rodning, «A Physician Medical Industrial Ethos», a.c., 675; F. Tolot, «Réflexions sur le rôle du médecin du travail dans la promotion de la santé au travail», a.c., 49-53; el trabajo se encuentra reseñado por G. Girlando en *Medicina e Morale* 6 (1989) 1213-1215.

[8] C. Dell'Aringa, «Lavoro e progresso tecnico», en AA.VV., *Etica e trasformazioni tecnologiche,* o.c., 118-128; F. Angelini, «Technology, development, stewardship and ethical considerations»:, a.c., 858-862; G. Lugoboni, *Sicurezza sul lavoro e prevenzione incendi,* o.c.; A. Boccia - E. Farinazzo, *Il danno biologico,* o.c.; C. Pierini - G. Lugoboni - P. R. Pais, *Antincendio e procedure di emergenza in azienda,* o.c.; P. R. Pais, *Nuova normativa di tutela e salute sui luoghi di lavoro,* o.c..

[9] P. Marini Bettolo Marconi - N. Castellino, «Il lavoro umano, la tecnologia e la salute», a.c., 128-138; F. Carnevale - G. Moriani, «Storia della salute dei lavoratori», a.c.

un estudio adecuado sobre la salud de los trabajadores, tendrá que considerar el factor objetivo, o la serie de factores objetivos, los factores subjetivos y el factor «tecnológico». Por este motivo, podemos proponer la siguiente fórmula, donde S indica la «salud del trabajador», Fo el «factor objetivo de riesgo», Fs el «factor subjetivo» y Ft el «factor tecnológico»:

$$S = \frac{1}{Fo + Fs + Ft}$$

El *factor objetivo* está constituido por el conjunto de los agentes que pueden causar la enfermedad o el daño a la salud y han sido clasificados según el cuadro 5, tomado de Castellino y cols.[10]; además, hace falta considerar también el factor objetivo en el mismo ambiente laboral.

Agentes físico-químicos	*Energías físicas*
	microclima
	ruido
	vibraciones
	iluminación
	radiaciones (ionizantes y no)
	disbarismos
	Polvos y otros agentes corpusculares
	polvos minerales
	polvos orgánicos
	humos
	aerosoles
	Sustancias químicas
	irritantes o sensibilizadoras del cutis y mucosas
	asfixiantes (simples o histotóxicos)
	metales y metaloides
	solventes
	antiparasitarios
	derivados varios de los hidrocarburos

[10] El cuadro se ha sacado de P. MARINI BETTOLO MARCONI - N. CASTELLINO, «Il lavoro umano, la tecnologia e la salute», a.c., 130. Para una exposición más completa de este tema, cf. N. CASTELLINO - M. MAZZELLA - A. PAOLETTI, «Malattie professionali», a.c.; A. S. FAUCI y otros, *Harrison's Principles of Internal Medicina,* o.c.

Agentes biológicos	anquilostoma y otros parásitos brucella y otras bacterias virus de la hepatitis y otros virus
Cansancio físico y posturas *Factores psico-sociales*	turnos de noche ritmos de trabajo relaciones hombre-máquina-ambiente relaciones hombre-hombre

CUADRO 5. *Principales factores ambientales de riesgo que pueden causar enfermedades laborales*

Los *factores subjetivos* son el carácter individual y también de tipo genético-hereditario, por lo que hay una incidencia de la familiaridad y los antecedentes nosográficos del trabajador (cuadros 5 y 6)[11].

El *factor tecnológico* en su repercusión y su variación se puede obtener mejor a partir del análisis de diversos sectores laborales: el primario, de la agricultura, el secundario de la industria y el terciario del comercio y los servicios.

Factores genéticos	microcitema déficit enzimáticos atopía, etc.
Factores psíquicos	epilepsia psiconeurosis estrés labilidad emotiva, etc.
Alteraciones temporales del estado físico	alteraciones de la vista o el oído trastornos o enfermedades cardiovasculares alteraciones cutáneas trastornos hepáticos, renales, del metabolismo (glicemia) presencia de enfermedades infecciosas úlcera péptica
Alteraciones vinculadas con particulares condiciones fisiológicas	embarazo lactancia adolescencia vejez

[11] Los elementos de este cuadro se han deducido también de la síntesis del trabajo de P. MARINI BETTOLO MARCONI - N. CASTELLINO, «Il lavoro umano, la tecnologia e la salute», a.c., 128-130.

Alteraciones por hábitos de vida	alcoholismo consumo de drogas vicios que comportan estrés, como los juegos de azar, etc.

CUADRO 6. *Principales factores personales que pueden causar enfermedades laborales*

Cuanto más disminuyan los componentes de riesgo objetivo, subjetivo y tecnológico, menos expuesta al riesgo estará la salud de los trabajadores.

Algunos reivindican justamente a nuestro parecer, la exigencia de definir como sector diferente el que está caracterizado por el trabajo intelectual, tanto por las peculiares condiciones de aplicación mental, como por los posibles reflejos negativos debidos a la falta de otras actividades eventuales (movimiento, aire libre, etc.)

2. **La agricultura y la salud**

Para enmarcar de manera oportuna la situación de la actual condición del trabajo agrícola con respecto a la salud de los trabajadores, es útil recordar las fases de la evolución del cultivo del campo. Desde el Neolítico comienza la superación de la fase primitiva de la civilización: el hombre no puede contentarse con recoger lo que de por sí ofrece la naturaleza practicando la caza y la pesca, sino que empieza a cultivar la tierra y a criar animales. Este paso, de una importancia fundamental para el desarrollo de las civilizaciones porque las mayores y más antiguas civilizaciones se han caracterizado por la agricultura y el pastoreo, no se dio de manera simultánea en toda la faz de la tierra, ya que todavía hoy subsisten poblaciones primitivas en algunas zonas remotas de África, América Latina y Australia. La agricultura evolucionó lentamente al principio, pero luego lo fue haciendo cada vez más rápido, conforme iba desarrollándose, hasta el sistema feudal que reducía el número de personas dedicadas directamente al cultivo (esclavos y siermos de la gleba). Otro momento de ruptura y evolución lo protagoniza el empleo de la mecanización, que empezó a mediados del siglo XIX en los Estados Unidos donde se utilizaron progresivamente medios cada vez más potentes; un desarrollo posterior se produjo con la fase de la utilización de la química con los fertilizantes y pesticidas que determinaron un fuerte incremento de la producción.

Por último, en nuestros días se ha iniciado el uso de la manipulación biológica de las plantas con la ingeniería genética y los diversos tipos de biotecnologías.

Los factores de enfermedad y de riesgo relacionados con el trabajo agrícola cambian dependiendo de las diversas fases de la propia agricultura.

No es tarea propia de la bioética describir e inventariar todas las enfermedades ligadas al trabajo agrícola en la evolución de la tecnología agrícola: baste recordar la repercusión de algunos factores de cambio.

Cuando se pasó de una agricultura de simple subsistencia a una de producción-capitalización con la utilización de mano de obra forzosa (por ejemplo, en la trata de esclavos en América) o, en cualquier caso, en condiciones de necesidad y violencia o incluso en presencia de escasez y hambre, el gran esfuerzo de trabajo, no compensado con una adecuada alimentación, y la fácil difusión de enfermedades infecciosas trajeron consigo una fuerte disminución de la esperanza de vida: tifus, amebiasis, fiebre amarilla junto con la pelagra cosecharon víctimas en la población agrícola que veía cómo se empobrecía el terreno cultivado cuando aún no se conocían las ventajas de la rotación de los cultivos y el uso de los fertilizantes. Es también característica la deformación de la postura corporal debida al trabajo, que obligaba a replegar el tronco sobre las piernas para la siega y la recolección hasta la adolescencia. En esta fase, la fertilización de los terrenos con el estiércol trajo consigo la difusión de enfermedades bacteriales infecciosas: tétano, leptospirosis, etc. En las zonas expuestas a la insolación, el cutis, con escasas defensas, puede desarrollar un cáncer.

La cohabitación con animales bajo el mismo techo crea condiciones de higiene particularmente críticas; malaria, salmonela, hepatitis viral son auténticas enfermedades profesionales en estas condiciones.

La introducción de fertilizantes químicos sintéticos, fosfatos, azotatos, sales de potasio, junto con la mecanización, revolucionan la agricultura y traen consigo, además de un incremento estrepitoso del producto, nuevas condiciones de salud; se registran factores positivos, como la reducción de las horas de trabajo y la menor pesadez física del propio trabajo: basta pensar que para producir 45 kg de algodón se necesitaban 42 horas en 1945, mientras que en 1975 bastaban 40 minutos. La mecanización en América está ya en un gran desarrollo desde mediados del siglo XIX con la introducción del arado de hierro, las segadoras, etc.

La cara negativa de la mecanización está representada por el creciente aumento de los accidentes laborales. El accidente es un factor que debe ser considerado aparte: es un factor que no es ni exclusivamente objetivo ni exclusivamente subjetivo y depende de varios coeficientes de orden tecnológico. Este aumento provocó una creciente dedicación de la asistencia social y la medicina de las compañías de seguros.

La introducción de la química ha creado nuevas condiciones y la llegada de pesticidas, herbicidas y fungicidas ha traido consigo, por un lado, un incremento muy notable en la defensa y una mejora cuantitativa de los productoas agrícolas, pero, por el otro lado, ha encendido las alarmas en lo que respecta a la salubridad de los alimentos y del agua potable.

Las nociones científicas no están siempre claras sobre el carácter cancerígeno de algunos productos, ni se conoce siempre bien el nivel de tolerancia del organismo humano ante sustancias químicas presentes en los alimentos y el agua (por ejemplo, la dioxina[12]). Actualmente, existen en Italia algunos centenares de principios activos de pesticidas registrados por el Ministerio de Sanidad, que ha reglamentado recientemente su uso definiendo las dosis consentidas y los residuos máximos permitidos en cada producto agrícola[13], pero en el mercado hay millares de compuestos derivados de formulaciones de estos principios. De hecho, desde hace ya algunos años, los órganos de control competentes ejecutan cada vez más medidas de control para la protección de la salud del hombre[14] y la salubridad del medio ambiente.

Incluso la cría racionalizada de ganado, si bien protege mejor la salud del trabajador de los establos con la mecanización del

[12] A. C. Pesatori - P. A. Bertazzi - D. Consonni y otros, «Inquinamento da diossina e rischio per la salute», a.c., 55-64; F. Pocchiari - A. Di Domenico - V. Silano y otros, «Environmental Impact of the Accidental Release of Tetrechlordibenzo-p-dissina (TDCDD) at Seveso (Italy)», a.c., 5-35; P. A. Bertazzi - C. Zocchetti - C. Pesatori y otros, «Ten-year mortality study of the population involved in the seveso incident in 1976», a.c., 1187-1200; Íd., «Mortality of a young population after accidentale exposure to 2,3,7,8-Tethracholodibenzo-pdioxin», o.c., 118-123.

[13] Ministero della Sanità, *Testo Unico sui limiti massimi di residui di sostanze attive contenute nei prodotti fitosanitari*, o.c. Decreto Ministerial 24 de octubre de 2006, modificación del decreto del 17-12-1998 sobre la «disciplina dell'importazione parallela dei prodotti fitosanitari». Reglamento (CE) 396/2005 sobre «l'armonizzazione dei limiti massimi di residui nei Paesi dell'Unione europea. Adeguamenti dei prodotti fitosanitari ed ulteriori indicazioni operative».

[14] Ministero della Sanità - Dipartimento degli alimenti e nutrizione della sanità pubblica veterinaria, *Controllo ufficiale sui residui di prodotti fitosanitari negli ortofrutticoli. Risultati in Italia per l'anno 1998,* o.c.

transporte de heno y estiércol, preserva menos las capas acuíferas y la salubridad de los productos agrícolas por la introducción no depurada de los desperdicios. Al mismo tiempo, los nuevos sistemas de la cría y alimentación de animales, que casi han suplantado totalmente la tradicional pero menos rentable ganadería de pasto, si bien por una parte han incrementado la producción y el beneficio, por la otra han provocado el surgimiento de nuevos peligros para la salubridad de los alimentos de derivación animal y, por consiguiente, para la salud de los consumidores[15], como demuestrala difusión del llamado «mal de la vaca loca» o BSE *(Bovine Spongiform Encephalopathy)*[16]. La investigación científica se impone tanto para definir los productos nocivos con estudios de laboratorio y de epidemiología (estos últimos son más difíciles por la movilidad de la población y el amplio y no uniforme uso de los productos), como para definir y poner a punto productos que asocien alta protección para el producto e ínfima potencialidad de peligro para la salud. Una posición «ludista» y globalmente negativa con respecto a la química no es posible ni sería racional: no se han de olvidar las grandes ventajas para la propia vida y la salud humana que ha aportado el uso de la química para la elaboración de tejidos y otros productos, además de para combatir farmacológicamente las enfermedades. Son el tipo de producto y los efectos a corta y larga distancia lo que han de ser examinados, siguiendo el criterio de la tendencia al peligro cero y a la optimización del riesgo, como veremos mejor más adelante.

La sustitución simultánea de todos los productos químicos calificados de nocivos quizá no sería posible, pero esto no quita que el problema ético planteado por la contaminación producida por la química en la agricultura deba ser examinado y se tengan que sacar conclusiones con una voluntad sincera y eficaz.

La introducción de las biotecnologías, aunque podría resolver de raíz muchos problemas creados por la química, provoca dudas entre los propios científicos y en la opinión pública sobre el efecto en el medio ambiente y la salud de los consumidores de nuevos principios biológicos activos sobre cuyos efectos no es posible tener un cuadro exhaustivo de evaluación con anterioridad. De este modo el uso de las biotecnologías para proteger las verduras de la escarcha o para crear nuevas tipologías de bacte-

[15] M. H. Hinton, «Infections and intoxications associated with animal feed and forage which may present a hazard to human health», a.c., 124-138.

[16] M. E. Bruce, «"New variant" Creutzfeldt-Jakob disease and bovine spongiform encephalopathy», a.c., 258-259; K. Birmingham, «Europe Increases precautions against BSE transmission», a.c.

rias, virus o vacunas consideradas útiles para la conservación de los productos, debe ser estudiado bien lo que respecta a las posibles repercusiones sobre el medio ambiente y el hombre, antes de su introducción[17]. Se han creado para ello comités nacionales y organismos internacionales con el fin de favorecer la nueva fase de desarrollo de la agricultura biológica y la superación del uso de la química de riesgo.

Mientras para un elemento químico, los análisis de laboratorio pueden aportar datos e indicios antes de su utilización, en parte también en lo que respecta al peligro de mutagenicidad, hay que tener en cuenta que hoy, para la biología (manipulación de bacterias, virus, vacunas) los efectos solo pueden ponerse de manifiesto después de su desarrollo a distancia de generaciones, por lo que tendrá que ser mayor la cautela «inductiva».

Se hará una referencia particular a las biotecnologías y los problemas éticos adyacentes en el capítulo «Bioética y medio ambiente».

3. El sector industrial ante la salud

La variación de los sistemas de producción industrial a lo largo de los siglos en el paso de los procesos artesanales a las modernas fábricas automatizadas está llena de un sorprendente interés cultural, pero sobre todo es interesante para entender la repercusión sobre las condicionesde salud que caracterizan cada fase con respecto a:

a) los elementos objetivos presentes en los ambientes laborales;
b) la progresiva introducción de la maquinaria;
c) los materiales utilizados en la industria.

La industria vivió una fase de civilización y cultura que duró tres siglos, así como la agricultura lo hizo durante tres milenios de historia; hoy en día, en el comienzo de la fase post-industrial se pueden valorar mejor las luces y sombras también en referencia a la salud del trabajador y las poblaciones.

Cuando el artesano, a finales de la Edad Media, cambia su taller familiar por una fábrica con asalariados y empleados para

[17] Para profundizar en el tema cf. E. SGRECCIA - V. MELE, «Bioetica e biotecnologie animali e vegetali», a.c., 83-100; E. SGRECCIA - V. MELE (eds.), *Ingegneria genetica e biotecnologie nel futuro dell'uomo,* o.c.

aumentar la producción de productos manufacturados o tinte de tejidos, provoca un conjunto de condiciones higiénicas negativas, debidas a los agentes relacionados con la elaboración (tintes, curtidos) y al carácter inadecuado de los lugares de trabajo, donde a menudo falta aire y luz, y vinculados también con los horarios de trabajo, la edad y las condiciones de los trabajadores en ausencia de cualquier ley que proteja a los mismos trabajadores.

Pero es sobre todo la introducción de la maquinaria, a final del siglo XVIII, lo que conduce a un agravamiento de las condiciones de salud, y no solo para los trabajadores, sino también para el medio ambiente circundante: el uso del carbón fósil, la mecanización de la tejeduría y la hilatura en la Inglaterra y en la Francia pre-revolucionaria, la invención de la máquina de vapor de Watt, la introducción de la química industrial, representan solo los pasos principales de lo que se llamará la «revolución industrial». Las enfermedades que se asocian son conocidas: silicosis, asbestosis, saturnismo, hidrargirismo, solfocarbonismo, benzolismo.

Se añaden los daños a la salud causados por el exceso de cansancio, las condiciones de humedad (artrosis) y ruido (sordera). El ciclo laboral que considera al hombre subordinado a la máquina —y que subordina al hombre y la máquina a la productividad— empuja cada vez más a unas condiciones inhumanas de producción. Estas condiciones provocan las primeras reacciones tanto entre los trabajadores como entre las autoridades religiosas. En 1833 comienza en Inglaterra la primera concienciación con la promulgación del *Factory Art* y el surgimiento de las *Unions*.

A inicios del siglo XVIII, Bernardino Ramazzini ya había clasificado los daños relativos a la salud de 54 profesiones en Italia.

En 1891 se publica la primera encíclica social, la *Rerum Novarum* de León XIII, que denuncia también las condiciones inhumanas de los trabajadores; en 1904, en Inglaterra, tenemos la primera reglamentación de los escapes de gas por las fábricas, síntoma de la gravedad de los efectos sobre la salud de la población, con el *Clean-Air-Act*[18]. La legislación que controla la protección del trabajo, y por lo tanto, configura la disciplina de la Higiene industrial, está ya muy avanzada en todos los estados occidentales y los documentos sobre el tema son abundantes también en el campo internacional[19].

[18] P. MARINI BETTOLO MARCONI - N. CASTELLINO, «Il lavoro umano, la tecnologia e la salute», a.c., 139-144; B. RAMAZZINI, *De morbis artificum diatriba;* trad. it. *Le malattie dei lavoratori,* o.c.

[19] P. L. VIOLA, «Etica professionale e medicina d'azienda», a.c., 267-269. Se indicarán en las siguientes páginas los documentos internacionales más recientes de carácter legislativo y también se expondrán a grandes líneas.

Aspectos particulares de esta legislación atañen a la protección radioactiva también dentro del uso terapéutico de las sustancias radioactivas[20]. Hoy en día, la presencia de la figura del médico del trabajo y las inspecciones por parte de las oficinas de higiene sobre los lugares de trabajo, los residuos y las condiciones de salubridad, determinan y caracterizan un avanzado grado de sensibilidad ética y jurídica que, sin embargo, no han permitido todavía aportar un marco tranquilizador en lo que respecta a la salubridad de los lugares de trabajo y el grave problema de la contaminación.

Algunos afirman que, en esta página de la historia del trabajo humano y de la civilización, se ha llegado a un viraje crítico tal que se debe exigir un cambio rápido e intensivo ya que para valorar apropiadamente este momento, sería necesario añadir lo que ha sido producido por la industria bélica con el uso de las armas convencionales, químicas y nucleares.

Si bien es verdad que las causas de la contaminación también son naturales, como la erupción de un volcán que desencadena gases tóxicos[21], es indudable que, especialmente con la industria química y la construcción de las bombas atómicas y nucleares, la humanidad ha dirigido su progreso al límite de la supervivencia. Baste reflexionar, como ya hemos referido en el primer volumen de este *Manual,* sobre lo que ha escrito la Academia Pontificia de las Ciencias acerca del peligro atómico que se deriva del abastecimiento de las cabezas nucleares, cuyo potencial destructor equivaldría a 30 quintales de tritol por cada habitante de la tierra[22].

El «efecto invernadero» debido a la contaminación, el agujero de ozono en el casquete polar y la menor protección de la vida humana de los rayos solares determinan (aunque sean necesarias comprobaciones y aclaraciones posteriores) unas condiciones de vida y salud que demandan una reflexión ética, que no debe limitarse solo a la bioética, sino que se ha de extender a todo el problema del desarrollo[23].

[20] Decreto legislativo del 26-5-2000, n.º 187: «Attuazione della direttiva 97/43/Euratom in materia di protezione sanitaria delle persone contro i pericoli delle radiazioni ionizzanti connesse ad esposizioni mediche»: *Gazzetta Ufficiale* 157 (7-7-2000), siuplemento ordinario, serie general.

[21] L. Failla, «Rischio professionale», a.c., 243-245.

[22] Academia Pontificia de las Ciencias, *Declaration on Prevention of Nuclear War,* o.c.

[23] R. E. Benedick, *Ozone diplomacy,* o.c.; J. Bolin y otros (eds.), «The Greenhouse Effect. Climate Change And Ecosystems»: *Scope* 29 (1986); W. U. Chandler (ed.), *Carbon emission control strategies,* o.c.; Comunidad europea, *Directiva 88/609/CEE del Consejo de 24 de noviembre de 1988, sobre limitación de emisiones a la atmósfera de determinados agentes contaminantes procedentes de*

Más adelante veremos cómo la industrialización, que no ha utilizado las máquinas únicamente para transformar el producto, sino que también las ha construido para el tráfico terrestre, naval y aéreo, ha provocado un peligro añadido, vinculado con la vida de las fábricas y la sociedad: el peligro relacionado con la circulación de los vehículos tanto respecto a los accidentes como a la contaminación.

La fase post-industrial propia de nuestra época, al alba del tercer milenio, no solo exige necesariamente el desarme nuclear, puesto ya en marcha en algunos países, sino también una gradual y radical modificación del mundo laboral industrial con la investigación en energías limpias, la necesidad de vaciar los residuos industriales y la tarea de descontaminación de los ríos, las fuentes, los mares y el aire[24]. A corto plazo, no es fácil modificar el sistema de vida y de producción. Es incluso imposible sin una apropiada *educación ética* que implique a productores, trabajadores, población y legisladores para la salvación de la «casa común».

La introducción de la automatización y robotización podrá resolver, por ejemplo, los problemas relacionados con la protección del trabajador de los peligros vinculados a ciertos lugares y a ciertas maniobras sobre material de alto carácter peligroso. Sin embargo, se sabe que la automatización y la robotización traen consigo consecuencias en el plano ocupacional.

4. **El sector terciario**

Es casi imposible delinear un análisis de los beneficios aportados a la salud y a la vida de los hombres o, al contrario, las posibles consecuencias negativas en el ámbito del sector terciario, provocadas por el desarrollo en los dos sectores precedentes. Sería necesario delinear un mapa de cada una de las actividades: comercio, turismo, empleo, educación, transportes, deporte. Lo haremos, a modo de ejemplo paradigmático, en dos sectores particulares en este capítulo: el tráfico y el deporte.

grandes instalaciones de combustión, a.c.; ENVIRONMENTAL PROTECTION AGENCY, «Policy options for stabilizing global climate», a.c., 771-781.

[24] A. TOFFLER, *La terza ondata,* o.c. Sobre la energía limpia, cf.: *Conversion on Nuclear warheads for peaceful purpose. Atti del I International Symposium of a Project on Ethical Bases «Nuclear Disarmament - Energy for an Industrial Strategy - Development of the World» (Roma 15-17 giugno 1992)* (Roma 1992); AA.VV., *Energy Technology Perspectives,* o.c.; AA.VV., *Photovoltaic Power System Programme 2007,* o.c.; AA.VV., *Rapporto energia e ambiente 2006,* o.c.

En lo que respecta al trabajo intelectual, querríamos recordar el beneficio aportado a la salud por el desarrollo de la medicina como investigación y como ciencia, y al mismo tiempo que el médico también expone su propia salud a numerosos riesgos relacionados paradójicamente con el arte de curar y prevenir las enfermedades.

Pensemos en el radiólogo, que puede verse afectado por la exposición prolongada a los rayos X, en el cirujano que puede contraer hepatitis con mayor facilidad que otros profesionales. En el mismo ámbito del trabajo intelectual, el estilo de vida sedentaria y de trabajo mental trae consigo riesgos para la salud; riesgos que, sin embargo, pueden ser prevenidos al menos en parte.

Hoy en día, se han comprobado ya los efectos negativos sobre la vista o sobre todo el organismo que tiene el uso del ordenador, un instrumento que no solo está presente en el sector del trabajo, sino también en la escuela, la universidad y el hogar, y ya se han preparado medidas preventivas en el plano legislativo de las enfermedades derivadas del trabajo en videotermi nales[25].

Es evidente que cuanto más crece la automatización y la informatización, más disminuye el cansancio físico, pero aumenta el esfuerzo psíquico y mental: evidentemente, esto debería traer consigo una reducción de los horarios de trabajo, sobre todo una reducción de la asiduidad en la utilización de estos instrumentos.

Pero para la humanización del trabajo terciario, se ha de partir siempre de lo concreto, ya se trate de una escuela, de un banco o de una agencia de transportes. Por eso, los estudios han de realizarse en contextos concretos.

5. Riesgo y accidente laboral

El tema de los accidentes en el trabajo presenta unas problemáticas y unas exigencias éticas particulares. Las problemáticas se plantean sobre todo en el hecho de que la mecanización del trabajo y el aumento del uso de la tecnología traen a menudo un real incremento en la frecuencia de los accidentes y un aumento del poder destructor en caso de accidente; este ocurre cada vez más a menudo y, cuando sucede, puede provocar peores consecuencias en el plano físico.

[25] Ministero del Lavoro e della Previdenza Sociale e Ministero della Sanità, «Linee-guida d'uso dei videoterminali», a.c.

Es compleja la suma de factores que pueden ocasionar un accidente: algunos pueden ser naturales e imprevisibles (un terremoto), otros, naturales pero previsibles —como el viento o la lluvia—, otros pueden ser debidos al instrumento técnico y al elemento tecnológico y sus diversos componentes (rapidez en la intervención, gravedad del daño, etc.) y otros también pueden ser debidos al factor hombre.

Riesgo provocado por
- Causas naturales
- Actividades humanas
  - Profesionales
  - Otras
- Causas mixtas: causas naturales y actividades humanas

El estudio destaca que el comportamiento ante las causas naturales solo puede ser de defensa, incluso cuando se prevé o puede ser previsible el riesgo. Veremos mejor este aspecto en el apartado de la medicina de las catástrofes. En cambio, en la situación de los momentos peligrosos provenientes de actividades humanas, la actitud podrá y deberá ser de defensa y de prevención al mismo tiempo.

Es también muy interesante lo que escribe Failla sobre el «riesgo intrínseco» y el «riesgo extrínseco» que conciernen las actividades profesionales y los ambientes de vida: la producción de sustancias tóxicas o de energía nuclear implica un riesgo intrínseco, porque el riesgo se da en la misma producción, mientras que la producción de automóviles puede implicar un riesgo extrínseco que coincidiría con el accidente.

Por lo general, las diferencias son considerables: el riesgo extrínseco no es previsible y la estadística del accidente tampoco es siempre significativa; si se hubiera previsto —por ejemplo, construyendo a propósito productos inadecuados como gomas sin banda de rodaje para coches de carreras— no sería ya plenamente extrínseco. En cambio, el riesgo intrínseco depende del propio producto: hay quien defiende que ese riesgo ha de anularse y quien prevé, para los beneficios económicos y políticos o de otro tipo, un umbral de «riesgo aceptable». Desde el punto de vista ético, el concepto de umbral de riesgo aceptable puede considerarse solo si el riesgo es proporcional a los beneficios que aporta al mismo hombre como, por ejemplo, la terapia con rayos X.

De ello se deriva otra exigencia ética: el deber de una formación e instrucción del trabajador en el uso de la máquina para prevenir accidentes. Además, la vigilancia del Estado debe ser muy cuidadosa tanto en la fabricación de la máquina como en el elemento tecnológico en general y también en los permisos de construcción concedidos a las fábricas y las instalaciones, en todo lo que se refiere a las condiciones de seguridad.

Otro problema que atañe al accidente laboral está constituido por la exactitud y corrección de la denuncia y la investigación del daño por parte del médico que hace la primera constatación y por parte del inspector que debe considerar la envergadura del daño: es un problema ético que es de por sí obvio.

Una temática nueva aparece en este ámbito: se refiere al diverso criterio del «daño físico» y del «daño a la persona». En la jurisprudencia se ha dado en los últimos decenios un cambio de valoración que ha de considerarse como un perfeccionamiento desde el punto de vista ético. Con vistas a la indemnización, el daño físico, no se calcula solo con respecto a las capacidades laborales que han sufrido una merma y por tanto, por medio de una especie de monetización del *lucro cesante* y del *daño emergente*, sino que se valora más bien por medio de la consideración del daño a toda la persona en su autonomía, en su imagen social y en la capacidad de expresión de sí misma. Por tanto,

> [...] el daño a la salud debe considerarse tanto en su aspecto estático (disminución del bien primario de la integridad psicofísica considerada en sí misma y por sí misma), como en su aspecto dinámico: manifestaciones o expresiones cotidianas del bien de la salud que atañen tanto a la actividad laboral como al resto de las actividades extralaborales que ponen al individuo en condiciones de producir no solo utilidad sino también de recibirla[26].

Se habla del llamado *daño biológico,* en relación con la persona, con su modo de ser, con su vida de relación, por el que también un afeamiento del rostro, que quizá no impida trabajar, pero que, en cambio, puede causar un daño personal considerable[27]. También se trata aquí de un criterio personalista que supera una concepción utilitarista.

[26] Tribunal de Pisa (16-1-1985), *Arch. Giur. Circ. Sin.* (1985) 317.

[27] A. FIORI, «La valutazione medico-legale del danno alla persona da responsabilità civile dopo la sentenza n.184 del 30-6-1986 della Corte Costituzionale: in mezzo al guado», a.c.; H. RECINE, «Rilievi medico-legali sul danno alla salute e sul danno biologico di natura patrimoniale», a.c., 58-70; C. GERIN, «La valutazione medicolegale del danno alla persona in responsabilità civile dalle Giornate Triestine del 1952 all'incontro pisano del 1986», a.c., 287-297.

6. La enfermedad profesional

La definición de enfermedad profesional es otra problemática importante, que a decir verdad concierne más la medicina legal. En esta materia, varias Sentencias del Tribunal Constitucional italiano[28] y normativas internacionales superan el concepto jurídico de la enfermedad profesional codificada, por la que esta solo se conocía cuando se daba la adecuación de la sintomatología con lo previsto por una lista de enfermedades socialmente reconocidas.

Tras la sentencia n.º 179 del 18-2-1988 y la n.º 206 del 11-2-1988 del Tribunal Constitucional italiano, para que la enfermedad sea definida y reconocida como profesional, se considera suficiente y necesario que se dé un nexo de causa-efecto entre la actividad laboral y la propia enfermedad.

Este hecho reconoce la importancia de los factores subjetivos en la etiología de la enfermedad, por la que un trabajador puede enfermar por motivos profesionales respecto a otro que, en cambio, en las mismas condiciones no contrajo esa misma enfermedad por una diversidad de condiciones psico-físicas subjetivas. De nuevo, el criterio personalista perfecciona un criterio demasiado extrínseco y jurídico[29].

No es tarea de la bioética, sino de la ética social, afirmar que el Estado, socialmente sensible, ya sea en el caso de accidente o de enfermedad profesional tendrá que indemnizar y reconocer la eventual invalidez y los daños causados por un trabajo que no aporta únicamente beneficio personal-familiar, sino que es también un servicio al conjunto de la sociedad.

Se han sancionado recientemente dos normativas INAIL: el Decreto de Ley n.º 38 del 23-2-2000 y el Decreto Ministerial del 12-7-2000, en los que se introduce la protección para el «daño biológico» en caso de accidente o enfermedad profesionales. Por daño biológico se entiende «cualquier variación de las condiciones psico-físicas que repercutan negativamente en la esfera individual»; esto comprende tanto el daño en la capacidad laboral en general, es decir, la aptitud para desempeñar tareas físicas o in-

[28] M. Barni, «Verso una nuova dimensione medico-legale della malattia professionale», a.c., 967-979; A. Fiori, «La diagnosi clínica e la diagnosi medico-legale di malattia professionale», a.c., 207-303; A. Boccia - E. Farinazzo, *Il danno biologico,* o.c.; A. Buzzi Fabio - M. Vanini, *Guida alla valutazione psichiatrica e medico-legale del danno biologico di natura psichica,* o.c.; A. Federici, *Il danno biologico nel sistema previdenziale,* o.c.; C. Pernicola, *La guida alla valutazione del danno biologico di natura psichica,* o.c.

[29] M. Barni, «Verso una nuova dimensione medico-legale della malattia professionale», a.c., 967-979; L. Macchiarelli - T. Feola, «La valutazione del danno alla persona in responsabilità civile», en Íd., *Medicina legale,* o.c., 579-581.

telectuales, como el daño en la vida relacional, es decir, en todas las expresiones posibles con respecto a la personalidad, incluso en el ámbito extralaboral.

7. Algunas conclusiones ético-jurídicas y deontológicas

La exposición hecha a vuelo de pájaro de las temáticas y los problemas derivados de la medicina del trabajo se ha llevado a cabo desde una perspectiva ética: solo se ha hecho alusión a elementos técnicos cuando eran necesarios para comprender el problema ético.

Sin embargo, resulta útil puntualizar y resumir algunas exigencias éticas de fondo que tienen un peso particular en esta materia, sobre todo con respecto a la legislación y las indicaciones de tipo positivo que van surgiendo y están imponiéndose especialmente en el plano de los derechos humanos entre las autoridades religiosas.

Aunque las directrices legislativas y políticas no siempre coinciden integralmente con las éticas, resulta útil sin embargo recordar las líneas principales de las normativas promulgadas sobre este tema inspirados en los derechos humanos y las normas deontológicas que los organismos de los médicos del trabajo se han fijado, porque estas dos corrientes de legislación son el reflejo más significativo de los problemas éticos existentes y de los valores sentidos y advertidos por las autoridades públicas y los cuerpos profesionales. La bioética tendrá que debatir siempre las premisas remotas y señalar también las posibles lagunas de estas directrices con el fin de promover su mejora.

Existen diversas instrucciones publicadas por organismos internacionales sobre el tema que hemos intentado analizar.

La primera que hay que tener en cuenta es la instrucción del Consejo Directivo de las Comunidades Europeas[30] del 27 de noviembre de 1980 que hace referencia al art. 100 del *Tratado Constitutivo de la Comunidad Económica Europea* y a la Resolución del Consejo de la CEE del 29 de junio de 1978 sobre un programa de acción de las Comunidades Europeas en materia de seguridad y salud en el lugar de trabajo y una armonización de las disposiciones y medidas de seguridad para la protección de los trabajadores ante agentes físicos, químicos y biológicos.

Los criterios recordados por la instrucción en su preámbulo resultan interesantes desde el punto de vista ético. Se afirma

[30] *Diario Oficial de la CEE* n.º L 327/80 (3-12-1980).

que «la protección debe ser asegurada dentro de lo posible por medidas dirigidas a evitar la exposición, o bien a mantenerla al *nivel más bajo de lo racionalmente factible»*. También se insiste en que las disposiciones legales se armonicen en la *«fijación de los valores límites»*.

Por lo tanto, la instrucción aporta una primera lista de agentes dañinos. Se pide además a los Estados miembros la *obligación de proteger e informar a* los trabajadores.

En la parte dispositiva, que aquí no podemos reproducir integralmente, se precisa que por valor límite se entiende «el límite de exposición o el valor límite de un indicador biológico en el ambiente interesado según el agente» (art. 2 letra c) y se aporta también una lista de 14 medidas que hay que adoptar para mantener «el valor límite», como la utilización limitada del agente dañino, la limitación del número de trabajadores expuestos, las medidas de prevención, las medidas de protección durante la producción, la información adecuada de los trabajadores, los controles de la salud de los trabajadores, la presencia de indicadores y señales de advertencia, las medidas de emergencia y, «si fuera necesario, prohibición total o parcial del agente dañino, en caso de que el recurso al resto de medios disponibles no permita garantizar una protección suficiente» (art. 4).

El art. 5 configura los deberes del médico del trabajo para los controles periódicos, imponiéndole la obligación de informar a los trabajadores, que tienen derecho a acceder a su historial médico incluso a través de sus propios representantes. El art. 6 prescribe que el trabajador apartado de un tipo de trabajo por motivos de seguridad, sea destinado a otras tareas.

En esta lista se clasifican los agentes para los que es necesario fijar el valor límite (acrilonitrilo, amianto, arsénico y derivados, benceno), aquéllos que exigen controles periódicos (amianto, plomo y derivados) y los que en cualquier caso exigen informar adecuadamente sobre sus riesgos a los trabajadores (amianto, arsénico y derivados, cadmio y derivados, mercurio y derivados, plomo y derivados).

A partir de esta instrucción se han elaborado numerosas instrucciones particulares que han llevado a cabo una prevención más esmerada con respecto a un factor peligroso en particular. Por ejemplo, la instrucción n.° 642/88[31] que estableció con precisión los sistemas para la medición de la presencia de factores nocivos y para la valoración de la exposición a ellos. En esta instrucción se precisan asimismo los procedimientos con los que el

[31] *Diario Oficial de la CEE* n.° L. 356/74 (24-12-1988).

Consejo puede modificar la lista de factores nocivos contenida en la primera instrucción, con el fin de que esté siempre actualizada.

La Convención de la Organización Internacional del Trabajo (OIT) en otro documento prescribe y amplía los deberes de los servicios sanitarios en el lugar de trabajo para aconsejar a los empresarios «en la identificación de los riesgos [...] y la elaboración de programas de mejora de los riesgos laborales» (n.º 161). Una precedente *Recomendación* de la OIT n.º 112 del 24 de junio de 1959 insistía ya en la institución de un servicio de medicina del trabajo

> [...] destinado a asegurar la protección de los trabajadores contra cualquier peligro para la salud causado por el trabajo y las condiciones en las que es desempeñado el trabajo, controlar la adaptación física y mental de los trabajadores y particularmente asegurar así que se les destine a tareas para las cuales estos sean idóneos y contribuir a realizar y mantener el mayor nivel posible de bienestar físico y mental de los trabajadores[32].

Asimismo, es necesario recordar la instrucción n.º 389/89 de la Comunidad Económica Euopea del 14 de junio de 1989 «relativa al acercamiento de las legislaciones de los Estados Miembros sobre las máquinas» que determina unas orientaciones sobre la construcción y el uso de las máquinas para defender la salud de los trabajadores y también los animales domésticos y los bienes. Estas máquinas han de recibir un certificado de seguridad señalado en un anexo pertinente con una mención explícita a todos los dispositivos de seguridad. Solo en este caso podrán llevar la marca de seguridad CEE[33].

Una actualización importante de las disposiciones comunitarias aparece también en la disposición del Consejo de la Comunidad Económica Europea n.º 391/89 del 12 de junio de 1989 que «incluye principios generales relativos a la prevención de riesgos profesionales y a la protección de la seguridad y la salud, a la eliminación de los factores de riesgo y de accidente, a la información, consulta, participación equilibrada conforme a las legislaciones y/o praxis nacionales, a la formación de los trabajadores y sus representantes, junto con unas disposiciones generales para la aplicación de los principios generales» (art. 1, n.º 2). Es interesante el enunciado del art. 5: «El dador de trabajo

[32] Sobre este tema, cf. A. G. Spagnolo, «La tutela della salute dei lavoratori», a.c., 653-674; F. Tolot, «Réflexions sur le rôle du médecin du travail dans la promotion de la santé au travail», a.c., 49-53.

[33] *Gazzetta Ufficiale della Repubblica Italiana* (21-8-1989) 135-158.

está obligado a garantizar la seguridad y la salud de los trabajadores en todos los aspectos vinculados con el trabajo». También es interesante la invitación a «adaptar el trabajo al hombre» (art. 6d), acompañada por toda una serie de preceptos para evitar los riesgos previsibles y por indicaciones para realizar un conjunto de servicios de emergencia y de primeros auxilios[34].

Algunas leyes nacionales como la francesa prescriben también el examen de aptitud para los varios tipos de trabajo y la determinación del peligro de contagio. Este último punto, como ya ha sido recordado en el capítulo anterior, ha suscitado problemas para el SIDA ya que no se da un peligro de contagio verdadero si el individuo mantiene una relación normal en el lugar de trabajo[35].

La ley 833/1978 que instituyó el Servizio Sanitario Nazionale acoge en el art. 2, n.º 8 letra b, la finalidad de la participación de los ciudadanos trabajadores y de sus organizaciones en la fase de programación, con el fin de «prevenir y eliminar condiciones perjudiciales para la salud y garantizar los instrumentos y servicios necesarios en las fábricas y los demás lugares de trabajo».

Por las últimas encuestas estadísticas del INAIL[36], la tendencia es fluctuante en los años 1996-1999: en 1999 se denunciaron o fueron señalados en el INAIL 1.001.120 casos de accidentes laborales, de los cuales 90.682 tuvieron lugar en el sector agrícola y el resto en la industria y los servicios. Respecto a 1995, este número sufrió una contracción del 3,3 por 100 (-28,9 por 100 en agricultura y -2,1 por 100 en la industria y los servicios). De estas denuncias, unos 1.309 accidentes fueron casos mortales en 1999 con una reducción respecto a los años anteriores. Siempre en base a las actualizaciones del INAIL, a lo largo de 2007, en Italia se verificaron 1.207 accidentes mortales en el trabajo. Y en los primeros nueve meses de 2008, la caída fue de un 5,2 por 100. Respecto a 2006 —cuando se registró un aumento de 1.341 casos— la inflexión es decididamente significativa y toca a un 10 por 100 (134 víctimas menos). Más allá de este «golpe» —particularmente importante precisamente porque vino después de un año excepcional en el frente de las muertes blancas y fue considerado por los propios expertos del INAIL como un «acontecimiento accidental»— se confirma por tanto la evolución hacia una progresiva inflexión del número de accidentes laborales mortales registrado desde los años sesenta (baste pensar que solo de 2001 a 2005 se pasó de 1.546 a 1.280 episodios).

[34] Ibíd.

[35] F. Tolot, «Réflexions sur le rôle du médecin du travail dans la promotion de la santé au travail», a.c., 50.

[36] INAIL, *Primo rapporto annuale 1999,* o.c.

Accidentes							
Tipología de sucesos	2001	2002	2003	2004	2005	2006	2007	Variación % 2007-2011
con ocasión del trabajo	965.093	920.299	898.121	881.849	850.589	835.661	815.132	-15,5
in itinere	58.286	72.356	79.073	84.880	89.432	92.497	97.278	66,9
Total	1.023.379	992.655	977.194	966.729	940.021	928.021	912.410	-10.8
Accidentes mortales								
Tipología de sucesos	2001	2002	2003	2004	2005	2006	2007	Variación % 2007-2011
con ocasión del trabajo	1.250	1.082	1.087	1.023	1.000	1.067	907	-27,4
in itinere	296	396	358	305	280	274	300	1,4
Total	1.546	1.478	1.445	1.328	1.280	1.341	1.207	-21,9

N.B. El dato correspondiente a 2007 es definitivo.

FUENTE: *Banca Dati Statistica INAIL* actualizada a 31 de octubre de 2008. Direzione Generale Consulenza Statistica Attuariale

TABLA 9. *Evolución de los accidentes laborales 2001-2007*

El balance de 2007 recoge la caída más importante por lo que respecta a los accidentes mortales en la agricultura (105 casos, -15,3 por 100), una más contenida en la industria y los servicios (1.088 casos, -9,7 por 100) y un ligero incremento entre los funcionarios del estado (14 casos, dos fallecidos más, que corresponde a un +16,7 por 100). Como muestra la *Consulenza attuariale dell'INAIL,* esta evolución positiva se presenta incluso más significativa si se considera que el índice de accidentes mortales ocurridos en el ejercicio efectivo de la actividad laboral corresponde a 907 episodios respecto a los 1.067 de 2006: de hecho, un 15 por 100 de casos menos. En cambio, se registra un crecimiento del 9,5 por 100 —de 274 a 300 casos— para los accidentes *in itinere,* que son los que no están estrictamente relacionados con la actividad específica realizada por el trabajador, sino que son atribuibles más bien al riesgo de la circulación vial.

También son positivos, de momento, los resultados de los datos parciales de 2008. En el periodo que va del 1 de enero al 30 de septiembre de 2008, en efecto, se denunciaron 661.560 accidentes en total (respecto a los 689.223 del mismo periodo de tiempo de 2007), es decir, una disminución de un 4 por 100. En cambio, se dieron 880 casos mortales, mientras que en los primeros nueve meses del año anterior fueron 928: en este caso, la disminución es de un 5,2 por 100. Por lo tanto, según el INAIL, se puede suponer —si la evolución de los últimos tres meses de 2008 se mantiene en la línea de los meses anteriores— una proyección anual de fallecimientos en el ámbito laboral en torno a los 1.150 casos. Estos datos confirman la evolución de los últimos cinco años, que han registrado un descenso de los accidentes mortales de más de un 20 por 100.

Otro dato importante que hay que tener en cuenta en la lectura de los datos del INAIL y sobre todo con respecto al preocupante dato sobre los casos de mortalidad, tanto en la industria como en los servicios, es que esto está en cierta medida relacionado con un incremento de denuncias en casos sucedidos *in itinere*. En particular, los datos más recientes muestran cómo de cien accidentes mortales denunciados al INAIL, una cantidad cercana a seis son debidos a accidentes *in itinere*. Además, se ha de subrayar que, en los últimos años, empresas de grandes dimensiones como las *Ferrovie dello Stato* y *Le Poste Italiane* han entrado en el ámbito de la cobertura del seguro del INAIL.

Se pueden, en fin, recordar algunos documentos del Magisterio de la Iglesia católica que, especialmente en el último siglo, a partir de León XIII hasta el actual Pontífice, Juan Pablo II, ha desarrollado toda una doctrina de ética social centrada en el trabajo y también en la dignidad de la persona del trabajador[37].

En cuanto a la protección del trabajador, es necesario recordar dos discursos de Pío XII de modo particular [38]. En estos se ratifica la obligación moral de un serio esfuerzo por eliminar accidentes y enfermedades profesionales como elemento esencial de una mejora más amplia de la condición moral y material de los trabajadores y se recuerdan también los derechos fundamentales a la vida y a la integridad física, defendidos por la moral católica desde siempre.

El Pontífice también toma en consideración la gravedad y la repercusión psicológica de determinadas condiciones de trabajo y elogia los esfuerzos teóricos y prácticos por eliminar los riesgos y crear unas mejores condiciones de salud. Es importante lo que el propio Pontífice afirma sobre las condiciones preventivas remotas y la necesidad de hacer que el trabajador se interese psicológicamente por su trabajo. El Santo Padre reconoce que es inevitable en la vida un nivel de riesgo y afrontar conscientemente un riesgo elegido libremente para un bien superior es un estímulo de civilización, pero debe ser eliminado el riesgo añadido, injustificado y evitable,.

Todo lo afirmado hasta aquí sobre la obligación de proteger al trabajador del riesgo laboral, la enfermedad profesional y el accidente laboral así como sobre la mejora de las condiciones de salud del trabajador, se basa en el deber de proteger la vida, la integridad física y la salud de toda persona. Estamos en la esfera de los derechos-deberes de tipo fundamental.

Este deber ético, defendido también por las constituciones y recalcado claramente por documentos de origen laico y religioso, tiene un carácter obligatorio para todos: en el caso del ámbito laboral, vale para la autoridad político-legislativa, para el empresario y para el propio trabajador, que está llamado a esforzarse al máximo por todos los que trabajan en el mismo lugar y por la población en su conjunto.

[37] Los documentos más significativos en este campo son: las encíclicas *Rerum Novarum* de León XIII de 1891, la *Quadragesimo Anno* de Pío IX de 1931, la *Populorum Progressio* de Pablo VI de 1966; la *Laborem Exercens* de 1981 y *Sollicitudo Rei Socialis* de 1987 de Juan Pablo II. La doctrina del Concilio Vaticano II está contenida en el documento *Gaudium et Spes* de 1964, en el cap. III, nn. 63-72. Estos documentos han sido recogidos por J. Iribarren - J. L. Gutiérrez, en *Once grandes mensajes* (BAC, Madrid [4]2002). Cf. igualmente L. Ciccone, *Non uccidere,* o.c., 398-407.

[38] Pío XII, *Discorso ai partecipanti al I Congresso Mondiale per la prevenzione degli infortuni sul lavoro*, o.c., 17-20; Íd., *Discorso ai componenti la Commissione Consultiva Internazionale di Imprenditori dell'Industria Chimica,* o.c., 715-717.

No hace falta repetir aquí que se trata del riesgo añadido con respecto al imprevisible u ordinario.

Nos podemos preguntar si es licito o incluso obligatorio afrontar también un trabajo a alto riesgo, cuando sea necesario para la comunidad: por ejemplo, el que se tira al mar para salvar a uno que se está ahogando, poniendo a su vez en peligro su propia vida, o el bombero durante la extinción de un incendio, o el médico en tiempo de epidemia, y casos parecidos que son altamente peligrosos.

Pensamos que *es lícito* enfrentarse al peligro en estos casos si se determinan algunas condiciones:

a) que haya alguna esperanza de constribuir al bien común, con carácter urgente y de necesidad;
b) que el peligro se asuma libre y conscientemente;
c) que no haya otra solución para conseguir este bien;
d) que se dé una proporción entre la envergadura del peligro y el bien que se persigue y se quiere proteger.

Además de la licitud, se puede pensar en un deber realmente obligatorio solo cuando el peligro forme parte integrante de una profesión elegida libremente y siempre que exista una esperanza fundada de aportar una contribución al bien común y no sea posible hacerlo de otra manera: es así para la profesión médica en situaciones de peligro de contagio.

8. La figura del médico competente (médico de trabajo)

Pero el problema más delicado que debate la literatura ética sobre la medicina de trabajo es el del lugar del médico de trabajo ante el individuo y la sociedad y en definitiva sobre su papel deontológico y su identidad profesional[39].

Quien recorra la literatura ética notará que el término «dilema» aparece con asiduidad. Se pregunta principalmente de qué parte debe estar el médico de trabajo: ¿al lado del trabajador,

[39] P. L. VIOLA, «Etica professionale e medicina d'azienda», a.c., 267-269; F. TOLOT, «Réflexions sur le rôle du médecin du travail dans la promotion de la santé au travail», a.c., 49-53; J. M. L., «The ethics of paternalism in public health (Editorial)»: *Canadian J. Publ. Health* 78 (January-February 1978) 3-5; R. B. JOHNSON, «Ethical dilemmas in public health», a.c., 104-105; R. L. HARRIS, «Information, risk and professional ethics», a.c., 67-71; L. RESENSTOCK - A. AGOPIAN, «Ethical dilemmas in providing health care to workers», a.c., 575-580.

incluso a costa de tener que cerrar una fábrica perjudicial, o de parte de la sociedad para la que esta fábrica resulta eventualmente una ventaja económica y laboral?

En muchos casos se diseña una respuesta, especialmente en el campo de la llamada moral laica, que no se basa en valores absolutos sino en conceptos de pragmatismo social; se afirma que es necesario realizar el llamado «equilibrio de los valores» que están en juego: el médico de trabajo no sería un médico como otro cualquiera, porque también está llamado a hacerse cargo del bien social[40]. Además, la figura social del médico se reivindica justamente y se magnifica por muchas partes.

Esta posición, que está construida en el sentido común y apela al equilibrio y al juicio, a nuestro parecer, puede esconder indertidumbres éticas y compromisos.

Es necesario recordar que no se pueden poner sobre las dos fuentes simbólicas de la balanza el bien de la persona y el bien común social (que no hay que confundir además con la ventaja económica de un tipo de empresa o de una empresa en particular).

El bien común no se «compensa» con el bien individual de las personas, sino que es el resultado del bien individual de las personas, que constituyen el bien común en proporción a las necesidades de cada uno[41]. Por otra parte, en cada persona está presente la humanidad y el valor integral de esta: cada persona es un universo, representa a toda la sociedad; la sociedad nace de las personas y subsiste en las personas y por medio de las relaciones interpersonales.

Por lo tanto, la primera línea de conducta del médico de trabajo es la de ocuparse de la salud de los individuos, y por medio de ellos, mirar el entorno y el progreso de la sociedad.

Ninguna pérdida en términos de vidas humanas es computable ni comparable con los beneficios económicos; además, a largo plazo, una condición de daño hacia los individuos se convierte en premisa para el malestar social: los accidentes, la invalidez, las enfermedades profesionales etc., son un mal para el individuo, pero también para la sociedad.

Otro asunto es el del carácter inmediatamente realizable o no de las condiciones óptimas en una empresa o en el conjunto de la industria: está claro que las condiciones óptimas también se adquieren gradualmente, pero no porque, por principio, se tengan que fijar compromisos a medio camino.

[40] J. MARITAIN, *I diritti dell'uomo e la legge naturale* (Vita e Pensiero, Milán 1977); ID., *L'uomo e lo Stato* (Studium, Roma 1982).

[41] ÍD., *I diritti dell'uomo e la legge naturale,* o.c., 8-11.

La fijación de un mínimo de protección, el llamado *valor límite,* es también una necesidad ética, además de ser una norma de carácter internacional, y exige que se entienda como límite mínimo y no como *optimum* que siempre hay que perseguir.

No es contrario al deber de mejora que un médico de trabajo empiece a ocuparse de las cosas más macroscópicamente dañinas, sin poder obtener todo de inmediato.

En base a este principio, por el que ante todo se procura proteger la vida y la salud de las personas de manera individual y, por medio de este camino, se persigue el bien común, se determina igualmente la obligación por parte del médico de trabajo de informar a los trabajadores y a los dadores de trabajo sobre las posibles y necesarias mejoras en el ambiente de trabajo, así como de contribuir a la formación sanitaria de la comunidad laboral.

R. Harris, de la University of Carolina, una autoridad reconocida en este campo, propone cuatro puntos fundamentales para un posible «Código ético de práctica profesional»:

1. Mantener el nivel más alto de integridad y competencia profesional.
2. Difundir los conocimientos científicos en beneficio de los trabajadores, la sociedad y la profesión.
3. Organizar y gestionar los servicios de tal manera que se pueda mantener una esmerada documentación y computación de los datos y las conclusiones.
4. Tener en cuenta que la primera responsabilidad del médico higienista es proteger la salud de los trabajadores[42].

H. T. Engelhardt jr., del Baylor College of Medicine de Boston y M. A. Rie, del Harvard Medical School, propusieron un código para los médicos de trabajo del ámbito industrial, inspirados en la ética pragmática y de tipo más bien utilitarista, dirigido también a considerar la comercialización de los productos industriales[43]. Otros aportan criterios y modelos de desarrollo industrial no solo para el uso del médico higienista o de trabajo, sino también en vistas al desarrollo de la sociedad industrial[44].

La International Commission on Occupational Health (ICOH) aprobó en 1992 un código ético profesional para todos

[42] R. L. Harris, «Information, Risk and Professional Ethics», a.c., 67.

[43] H. T. Engelhardt, jr - M. A. Rie, «Morality for the medical-industrial complex», a.c., 1086-1089.

[44] S. W. Samuels, «Ethical and metaethical criteria for emerging technologies», a.c., 920-927.

los trabajadores de la medicina del trabajo[45], destinado a quienes desarrollan profesionalmente tareas inherentes a la seguridad y salud de los trabajadores. Este documento se basa en tres principios: la necesidad de ejercer la medicina del trabajo según los mejores niveles de profesionalidad posibles, teniendo en cuenta apropiadamente los principios éticos; la obligación para los especialistas de la medicina del trabajo de proteger la vida y la salud de los trabajadores, garantizando el respeto de la dignidad humana, gracias a su integridad profesional, su imparcialidad y al mantenimiento del secreto de oficio; por último, la posibilidad, para estas categorías, de ejercer las propias tareas en condiciones que garanticen la máxima independencia profesional. Análogos principios inspiran una publicación de la Organización Internacional del Trabajo de los *Principios directivos técnicos y éticos relativos a la vigilancia de la salud de los trabajadores,* en la que se da también una importancia particular al tema de la privacidad de los trabajadores y al deber de secreto profesional de los trabajadores sanitarios[46].

No se puede negar la utilidad de los códigos de deontología y de las directrices para el médico de trabajo, pero no serían eficaces si el médico no pudiera conseguir una auténtica y real formación ética tanto durante los estudios académicos, como en el sentido de una formación permanente y constante: y, evidentemente, esta formación no puede ser sencillamente la posesión mental de un conjunto de nociones, sino que deberá determinar un estilo de vida y de comportamiento.

B. BIOÉTICA Y PROBLEMAS DE TRÁFICO

1. **La amplitud del problema: congestión y contaminación**

Fue sintomático el conflicto entre Austria e Italia por la prohibición impuesta al paso de los TIR italianos por las autopistas austriacas que tuvo lugar hace algunos años. Como protesta, los camioneros bloqueaban el transporte de mercancías rehusando transferir los TIR por ferrocarril como imponían las autoridades austriacas.

[45] ICOH, *Código internacional de ética para los profesionales de la salud ocupacional,* o.c. Un comentario sobre los principales puntos del código ha sido realizado por A. G. Spagnolo en *Medicina e Morale* 6 (1992) 1259-1260.

[46] OIT, *Principios directivos técnicos y éticos relativos a la vigilancia de la salud de los trabajadores,* o.c.

Este episodio puso de manifiesto que algo está cambiando en la relación entre la población y los medios de locomoción: ya no se trataba del problema del riesgo y de la cantidad de los accidentes mortales o traumáticos, y por lo tanto, de la suficiencia-insuficiencia de las autopistas para camiones, problema que, por lo demás, sigue presente[47]. La relación hombre/medios de locomoción está a punto de alcanzar un punto crítico, a causa de los mismos problemas de compatibilidad entre las condiciones de vida y de trabajo de la población[48].

En la ciudad, la crisis de la congestión del tráfico a causa del número excesivo de automóviles ya ha explotado con respecto a los espacios para una viabilidad adecuada y segura y con respecto a la normal actividad de los servicios (escuelas, oficinas) y las industrias, colocadas a menudo en torno a las grandes concentraciones urbanas.

Es innegable que la industria automovilística ha llevado a cabo un paso hacia adelante en el progreso, tanto en el sentido técnico como en el sentido humano: el coche ha acortado la distancia entre los habitantes de un mismo país y en el mundo en general; con esta facilitación de contactos la ósmosis entre cultura urbana y cultura agrícola también se ha favorecido; en sintonía con todo el desarrollo industrial, ha acelerado la transformación desde la cultura del campo hacia la de la ciudad; la misma posibilidad de prolongación de la instrucción popular ha sido facilitada y acelerada por el medio de autotransporte rápido.

El automóvil ha tenido en países como Italia, Alemania, Estados Unidos, Japón y Francia, su epopeya, que aún continúa: no tanto como medio de trabajo, sino como elemento e índice del cambio de estatus social, en la búsqueda de un bienestar valorado en lo que se posee. La industria automovilística es aún la industria próspera en muchos países. Al mismo tiempo, el transporte de mercancías en el mismo país, con la progresiva apertura de las fronteras entre varios países, ha hecho que se descuidase el ferrocarril, demasiado lento respecto a los medios de transporte pesado por carretera.

Los *long vehicles* que vemos alineados uno tras otro en las autopistas han representado la vía de transporte de preferencia. La modernización de las líneas de tren no ha conseguido contrastar el paso a la incontenible invasión de «los bisontes de la carretera».

[47] Sobre la situación de los transportes en Italia, cf.: G. B. DI MICELI, «La situazione dei trasporti in Italia», a.c., 741-754; ÍD., «Per una politica italiana dei trasporti», a.c., 811-821.

[48] A. TOFFLER, *La terza ondata,* o.c.

Está fuera de dudas que todo esto ha representado bienestar económico y también es para tener en cuenta que el presupuesto nacional haya recibido fuertes y quizá insustituibles incrementos activos de esta invasión, pero esto no exime del deber de registrar el límite que se va imponiendo poco a poco. En periodos de crisis económico-financiera, como el que vivimos, el sector de la industria automovilística, que absorbe un elevado porcentaje de fuerzas financieras y de mano de obra, ha sido una de los que más han sufrido y ha sido también un componente de ella. Esto traerá consigo consecuencias de una nueva adaptación y una nueva relación entre necesidades y consumo, entre disponibilidad económica y coste del coche y su consumo.

Ante todo, debemos hacer algunas consideraciones en término de espacios de vida: las ciudades no consiguen contener ni regular el tráfico ni tampoco disponer de suficientes aparcamientos, con lo que se da una paradoja, por la que el automóvil construido y adquirido para ahorrar tiempo, provoca a menudo en las grandes ciudades retrasos espantosos en los horarios de trabajo y de servicios e incluso parones en el tráfico.

Otro problema que el elevado número de vehículos plantea de manera intensa es —como ya se ha mencionado— la posibilidad de perjudicar la salud humana a causa de la contaminación del medio ambiente, también en relación con el tipo de carburante usado que contiene sustancias tóxicas en los gases de escape[49]. Sin embargo, es extraño que las primeras alarmas hayan venido de los efectos corrosivos en los monumentos públicos. Hoy en día, gran parte de las administraciones de nuestras ciudades se ve en la situación de deber afrontar el problema de la contaminación y de los límites de las emisiones de gases de escape de los vehículos a motor por la salud sobre todo de los niños y los ancianos: entonces, en muchos casos se toman medidas para interrumpir la circulación de los vehículos privados de manera total (los llamados «domingos ecológicos») o parcial (permitiendo la circulación exclusivamente a los vehículos que utilizan carburantes menos contaminantes como el GLP, metano o gasolina sin plomo) en las áreas urbanas con mayor densidad de tráfico.

Si los daños por contaminación se pueden remediar en una cierta medida, en parte por medio de la sustitución ya puesta en marcha de los tipos de carburante (gasolina sin plomo) promovi-

[49] F. CENTOFANTI, «In materia di circolazione stradale e inquinamento atmosférico», a.c., 1747-1750; S. D'ANGELO, «L'inquinamento da traffico veicolare», a.c., 501-507.

da por la CEE[50] o incluso por la sustitución de estos carburantes con formas de energía limpia[51] (utilizando, por ejemplo, motores eléctricos), aunque todavía están lejos de poder ser utilizados a larga escala, el problema de la congestión ha de seguir resolviéndose de otro modo. Las principales industrias automovilísticas, estimuladas por la continua alza del precio del petróleo, han emprendido también una política de promoción de la investigación y del desarrollo de soluciones energéticas alternativas a bajo coste y no contaminantes, presentando también modelos que se puedan utilizar ya aunque sean menos eficientes en las prestaciones y aún sean demasiado costosos.

Hay que registrar, siempre en orden a la relación salud-autotransporte, la repercusión sobre la salud de las condiciones de «inmovilismo»: la vida sedentaria en el coche, en la oficina y en casa ha influido bruscamente en las condiciones y costumbres de muchas poblaciones pasadas de la agricultura a la vida urbana e industrial. El aumento de las enfermedades cardiocirculatorias y debidas al estrés[52] está ya documentado y estas enfermedades son, en buena medida, producto del inmovilismo del organismo humano. Las ciudades se defienden con la creación de gimnasios y centros deportivos y la gente se compensa abandonando periódicamente la ciudad, en los fines de semana y durante los periodos de vacaciones, creando todavía más tráfico.

Durante la famosa Conferencia De Stresa sobre tráfico que tuvo lugar en 1989, el entonces Ministro de Transportes confirmó que en Italia se tiene la primacía mundial en número de vehículos en las autopistas: cerca de 28 millones de coches en circulación, con una media de 80 automóviles por kilómetro de red viaria contra los 30 kilómetros en Austria, Estados Unidos, Suiza. Los años noventa se caracterizaron por un constante aumento de la movilidad, tanto de mercancías como de pasajeros. Esto ha traído consigo una continua expansión de la demanda de transporte y una creciente complejidad del sistema de transpor-

[50] La Directiva del Consejo de la CEE para la utilización de la «gasolina verde» es la n.º 210/85 del 20-3-1985 (*Boletín oficial de la Comunidad Europea* [3-4-1985], n.º L 96/25). En Italia, el Ministro de Industria y Comercio y el Ministro de Medio Ambiente, el Sector Agip Petroli y la Unione Petrolifera publicaron una Convención para el uso de la gasolina sin plomo.

[51] Como prueba de esta fuerte tendencia, la CEE publicó el 2-10-1998 la Directiva 98/77/CE que adapta al progreso técnico la directiva 70/220/CEE del Consejo para el acercamiento de los Estados miembros sobre las medidas a adoptar contra la polución atmosférica de emisiones de los vehículos a motor.

[52] R. BAYER (ed.), *The health and safety of workers,* o.c., 52-60. Sobre la relación entre tecnología y naturaleza cf. L. LOMBARDI VALLAURI, «L'impatto della tecnologia sulla vita e sulla autopercezione dell'uomo», a.c., 53-62.

te. En todo el mundo se calculan unos 500 millones de vehículos a motor en circulación.

Durante la misma Conferencia, el Ministro expuso una hipótesis para resolver la dificultad de la aglomeración, por medio de la estrategia de la «intermodalidad» que consistiría en un mejor uso y simultáneo de los diversos modos y vías de transporte: transporte ferroviario y transporte marítimo tendrían que ponerse en equilibrio con el transporte por carretera, sobre todo en relación con el transporte de mercancías en los camiones[53]. Sin duda, esta estrategia puede, al menos parcialmente, diluír el problema de la aglomeración y en una cierta medida también el de la contaminación. Pero para las grandes ciudades sigue siendo necesaria una reorganización del tráfico y una mejor estrategia de distribución entre ciudad y territorio de las industrias y los servicios. También en el inicio del nuevo milenio, los problemas siguen siendo graves a pesar de los esfuerzos hechos en la investigación de medios y carburantes menos contaminantes.

Por parte de algunos futurólogos[54], se baraja la hipótesis de la redistribución de las mismas industrias desde los grandes complejos urbanos a pequeñas ciudades colocadas en el territorio y conectadas entre sí gracias a unos medios de telecomunicaciones en constante evolución, e incluso se entrevé la vuelta al trabajo desde casa, en conexión con las centrales industriales.

Es un hecho que coches y hombres, industria y territorio, buscan un nuevo equilibrio, y quizá la telecomunicación pueda solucionar en parte el problema creado por la anterior «oleada» industrial.

Al problema de la intoxicación y de la contaminación con los gases de escape (anhídrido sulfuroso y anhídrido carbónico) se añade además todo el problema de las fuentes de energía. Las sociedades industriales tendrán que buscar nuevas fuentes de energía, no solo porque las tradicionales pueden agotarse, sino también porque se necesitan energías limpias, ya que las tradicionales —además de poderse agotar y de ser costosas por su transporte— también son contaminantes. El uso de la «gasolina verde» y del catalizador son de hecho soluciones momentáneas que, en cualquier caso, no son satisfactorias, mientras que la energía hídrica, solar o nuclear (fusión nuclear) aparece todavía como lejana hipótesis y a veces como ya superada. Hoy en día se habla mucho de energías alternativas no contaminantes y a bajo coste como los biocombus-

[53] Sobre la intermodalidad, cf. igualmente, G. B. DI MICELI, «La situazione dei trasporti in Italia», a.c., 750-751.

[54] A. TOFFLER, *La terza ondata,* o.c.

tibles y el hidrógeno. Para profundizar en el tema de las energías alternativas no contaminantes reenviamos al capítulo «Bioética y medio ambiente». Cuando se habla de contaminación también es necesario considerar, como ya hemos dicho, la contaminación de ruido que, sobre todo en las ciudades, trae consigo un perjuicio a la salud de los ciudadanos que es difícilmente calculable[55]; ya hemos hablado del ruido en la fábrica como elemento que hay que controlar, pero la vida urbana también se asemeja hoy en día a una gran obra ruidosa. La convivencia entre hombres y automóviles exige repensar las decisiones que son de orden ético y no solo técnico: debe superarse la identificación entre bienestar y vehículo personal; la estrategia del beneficio de una sociedad no puede estar únicamente fundada en un tipo de industria, que además ya ha mostrado señales de crisis; las dinámicas de la concentración industrial, consideradas más económicas, no corresponden de manera apropiada a la dimensión humana.

La dimensión de la persona y la relación individuo-sociedad se han visto fuertemente comprometidas por la urbanización y la industrialización.

El estado de alarma está también determinado por otros factores concomitantes: mientras se da un crecimiento en la puesta en circulación de automóviles, la construcción de carreteras y aparcamientos no tiene la misma tasa de crecimiento. Por ejemplo, en Londres se ha dado un incremento de un 70 por 100 de automóviles, mientras que la la viabilidad solo ha aumentado un 30 por 100 en los últimos años. Al aumento de este esfuerzo contribuye también la alarma que ha suscitado la aparición en las grandes ciudades de temporales nubes tóxicas de contaminación, con los correspondientes trastornos para la población.

Ya hemos mencionado la alarma suscitada por la aparición del llamado «efecto invernadero» y del «agujero de ozono», que se pueden poner en relación con la contaminación industrial por gases de escape y productos parecidos.

En el ámbito de un Congreso sobre el tema *Atmósfera, clima y hombre* que tuvo lugar en Turín en 1989, se puso de manifiesto la verificación, en el último siglo, de un aumento de la temperatura global de 0,4°C y al mismo tiempo se había observado una mayor concentración de anhídrido carbónico y otros gases, que son capaces de mantener el calor solar y, por tanto, de provocar el calentamiento de la tierra.

[55] Sobre este tema, cf. G. M. Pirone - E. Saldutti - L. Bubbico - C. Nusiner, «Ricerca sugli effetti dell'inquinamento acustico da traffico veicolare», a.c., 55ss.

Se ha previsto igualmente un aumento gradual de la temperatura para los próximos decenios, incluso de 1-4°C para el primer decenio del próximo siglo. Concomitante y consiguiente al aumento de la temperatura, se prevé un deshielo más acelerado de los casquetes polares con un aumento del nivel medio de los mares de un mínimo de 30 cm a un máximo de 2 m y las consiguientes repercusiones sobre las crecidas de los ríos y la erosión de las costas.

La preocupación por las condiciones de la biosfera llevó a la comunidad internacional a concertar estrategias comunes para afrontar el problema de las emisiones contaminantes. Estos esfuerzos se pusieron de manifiesto en la Conferencia de Rio de Janeiro de 1995, de Kyoto de 1997, de Buenos Aires de 1998, tras las catástrofes naturales que golpearon ese año varios países de Centroamérica, y la de La Haya de 2000. Estos objetivos fueron reconsiderados y actualizados en la última Conferencia Ministerial sobre el Medio Ambiente y la Energía en los transportes a nivel mundial que tuvo lugar en Tokio el 16 de enero de 2009. Unos objetivos, compromisos y problemas derivados de estas conferencias internacionales que trataremos extensamente en el capítulo «Bioética y medio ambiente».

Es verdad que, en este campo, el acuerdo entre los científicos no es total y las previsiones deben tener en cuenta las variables atmosféricas como las corrientes de aire que pueden provocar las nubes tóxicas. Es evidente que el perverso «efecto invernadero» no es debido únicamente a los automóviles, sino también, e incluso más, a las industrias y a causas naturales (volcanes). Sin embargo, lo hemos mencionado aquí por la conexión con el problema general y evidentemente fuerte de la contaminación atmosférica.

Incluso el remedio de la gasolina «ecológica» se ha puesto en entredicho —por algunos científicos— a causa de otros efectos nocivos de tipo cancerígeno. En cualquier caso, parece que la combinación con el catalizador está dando un resultado de menor carácter nocivo.

Las citadas disposiciones de la CEE y las del Ministerio italiano de Industria y Medio Ambiente, no son de todos modos ni de instantánea ni de fácil aplicación: la combinación de gasolina sin plomo (con el 5 por 100 de benceno) con el catalizador, que se reconoce necesaria, no solo implica a las empresas petrolíferas, sino también a las automovilísticas que hace que los privados que posean vehículos no adecuados se vean obligados a hacer frente a un nuevo e ingente gasto. Los contrastes de intereses múltiples tienen su sitio en este campo.

La concordia entre los científicos no es total ni siquiera en el tema de la contaminación atmosférica debida a los clorofluorocarburos, es decir el llamado «agujero de ozono» más allá de la Antártida que se puede ver en la estación agosto-octubre.

El ozono es importante para la vida porque sirve para proteger de los rayos ultravioletas más dañinos: pero, mientras para algunos autores, los datos tendrían un efecto catastrófico al ralentí, corregible solo a largo plazo, para otros, se trataría de oscilaciones periódicas de una importancia controlable.

En cualquier caso, está documentado que la alarma ecológica respecto a la contaminación tiene fundamento y presenta una urgencia que impone ya una solución meditada, exigible éticamente, para la salud del hombre.

Esto no debe hacernos olvidar ni perder de vista el beneficio de civilización y progreso económico que también procede del uso de la motorización del tráfico, empezando por la *Vespino* del trabajador hasta llegar al avión supersónico: Pío XII recordaba que «por medio de las carreteras circula una gran parte de la vida de un país [...]. No solo el abastecimiento material, sino también el del espíritu, se sirven de las grandes carreteras para llegar hasta los hombres». Sin embargo, en el mismo discurso reconocía ya que «hoy en día, los problemas han tomado una extensión y una complejidad totalmente nueva. Esta revolución es debida principalmente a la aparición del automóvil»[56].

De todos modos, el problema no está en imaginar una sociedad exclusivamente de peatones o ciclista, sino que se trata de encontrar una nueva relación cuantitativa y cualitativa (por ejemplo, nuevas fuentes energéticas) entre el hombre y el automóvil, entre carreteras viables y número de coches en circulación, entre ciudad y territorio, teniendo como punto de referencia la salud de las poblaciones.

2. **Tráfico y accidentes en la carretera**

Sobre el problema peculiar de los accidentes debidos al tráfico, la literatura ética es más abundante y las normas de conducta, al menos en el plano teórico, son incluso compartidas en su mayoría por el gran público[57]. Se han organizado numerosos convenios, cada año se realizan investigaciones y estadísticas sobre el

[56] Pío XII, *Discorso al II Congresso della «Fédération Routière Internationale»,* o.c., 273-276. Del mismo Pontífice es necesario recordar el *Discorso al Congresso Internazionale circa le strade in cemento,* o.c., 515-517.

[57] L. Ciccone, *Non uccidere,* o.c., 373-396; G. B. Guzzetti, «Circolazione stradale», a.c., 279-283; G. Perico, «I diritti della strada», a.c., 473-513; Íd., *Problemi che scottano* (Áncora, Milán 1976) 55-68; H. Renard, *L'automobilista*

número y las causas de los accidentes[58]; la legislación se ha ocupado explícitamente y de manera repetida de los problemas y las medidas de reglamentación del tráfico[59], las propias autoridades religiosas y el Magisterio de la Iglesia Católica han tomado posición en varias ocasiones sobre las obligaciones que conciernen en particular a los automovilistas, pero también las autoridades civiles y las personas reponsables de la educación cívica[60].

Los datos estadísticos sobre los accidentes de carretera, si se comparan cada año y se ponen en relación tanto con el incremento del tráfico como con las medidas de reglamentación, ponen de manifiesto dos factores:

1. La carretera es actualmente también un lugar de masacres: el número de muertos y de heridos es enorme, como si se tratase de una guerra continua.
2. Estas masacres nos son una fatalidad inevitable, tanto es así que la evolución estadística de los accidentes no está directamente relacionada con el incremento del número de vehículos en movimiento, sino sobre todo con las medidas de reglamentación y el incremento de la red viaria.

e la morale cristiana, o.c. Cada una de estas obras continen igualmente una amplia bibliografía. Hay que citar también AA.VV. *Infortunistica stradale,* o.c.

[58] Desde los años setenta, se ha incrementado el interés con respecto a los problemas del tráfico. Cf. por ejemplo: *III Simposio Internazionale sulla educazione stradale,* que tuvo lugar en San Marino en 1970: el *Simposio Internacional organizado por ACI,* la Facultad de Medicina y Cirugía de la Universidad Católica del S. Cuore y la OMS sobre *Influenza dell'alcol, della droga e dei farmaci sulla idoneità alla guida dei veicoli; misure per la prevenzione degli incidenti stradali,* en 1980 (para la síntesis de los trabajos, cf. E. Ferri, «Simposio internazionale di Medicina del traffico alla Cattolica», a.c.); y el S*imposio sulla sicurezza delle infrastrutture* que tuvo lugar en Palermo del 2 al 4 febrero de 2009.

[59] A la luz de los progresos científicos y técnicos conseguidos en los últimos años en materia automovilística, la Unión Europea ha considerado recientemente oportuno revisar los requisitos mínimos para los exámenes de conducir, con el fin de armonizarlos con la conducción en la Comunidad Europea y adaptar los exámenes a las exigencias del tráfico cotidiano. El Parlamento Europeo, mediante la Directiva 2000/56/CE, ya en vigor desde el 4-10-2000 a la que se tuvieron que adaptar los Estados miembros antes del del 30-9-2003, aspira a la aplicación de requisitos más rigurosos, ya sea en lo que respecta al examen teórico como al práctico.

[60] Junto con las dos intervenciones de Pío XII, también queremos recordar a Juan XXIII, *Discorso agli automobilisti romani,* o.c., 180-181; Íd., *Discorso ai partecipanti al Concorso di Educazione Stradale,* o.c., 330-331; Íd., *Discorso in occasione della benedizione a quaranta cinemobili attrezzate dal Ministero Italiano dei Lavori Pubblici nella annuale campagna di educazione stradale,* o.c., 381-386; Íd., *Discorso al I Congresso Internazionale della medicina degli infortuni e del traffico,* o.c., 225-229; Pablo VI, *Discorso ai partecipanti al Dialogo internazionale sulla moralizzazione dell'utenza stradale,* o.c., 498-500.

El ISTAT y el *Automobile Club d'Italia* ofrecen cada año y de manera detallada una estadística de los accidentes de carretera[61], de modo que se pueden seguir la evolución numérica y los incrementos mensuales o las frecuencias en cada día de la semana. Para tener una apreciación cualificada, es necesario comparar estos datos con el incremento y la puesta en marcha de nuevas carreteras en el mismo periodo: por eso somos conscientes del hecho de que las cifras anuales no dicen todo. Sin embargo, resulta útil ver cómo la evolución de las cifras no presenta un incremento constante: si, por una parte, se ha visto una evolución fluctuante entre los años 1980-1991 (tabla 10), en los años noventa se ha registrado un constante aumento del número de accidentes y de heridos, mientras la mortalidad ha disminuido claramente (cf. tabla 11).

Año	Accidentes de carretera	Heridos	Fallecidos
1980	163.770	222.873	11.081
1981	165.721	225.242	10.124
1982	159.858	217.426	9.636
1983	161.114	219.744	9.606
1984	159.051	217.511	9.202
1985	157.786	216.102	9.151
1986	155.427	213.159	9.423
1987	158.208	217.511	9.041
1988	166.033	228.186	8.952
1989	160.828	216.329	8.552
1990	161.782	221.024	9.313
1991	150.789	212.360	9.840 [*]
1992	167.815	233.988	[**]

[*] ISTAT, *Bollettino mensile di statistica* (junio de 1993).

[**] Los datos sobre las personas fallecidas en 1992, derivados de las estadísticas de los motivos de la muerte, no estaban todavía disponibles).

TABLA 10. *Accidentes de carretera, número de heridos y fallecidos* (Fuentes: ISTAT, *Statistiche degli incidenti stradali; Statistiche sanitarie,* varios años).

[61] Por *accidente de carretera* «se entiende el hecho de que se verifica en las carreteras o plazas abiertas a la circulación, en la que resultan implicados vehículos o animales y del cual se derivan lesiones a personas y/o daños materiales de una cierta importancia o que de todos hayan necesitado de la intervención de los agentes de tráfico» (ISTAT-ACI, *Statistica degli incidenti stradali,* o.c. Es evidente que, en esta amplia acepción, las cifras más significativas son las correspondientes a los muertos y heridos.

Año	Accidentes	Fallecidos	Heridos	Índice de mortalidad [a]
1991	170.702	7.498	240.688	4,4
1992	170.814	7.434	241.094	4,4
1993	153.393	6.645	216.100	4,3
1994	170.679	6.578	239.184	3,9
1995	182.761	6.512	259.571	3,6
1996	190.068	6.193	272.115	3,3
1997	190.031	6.226	270.962	3,3
1998	204.615	6.342	293.842	3,1
1999	219.032	6.633	316.698	3

[a] Número de fallecidos por cada 100 accidentes.

Tabla 11. *Accidentes de carretera, número de heridos y fallecidos (años 1991-1999)* (Fuente: ISTAT, *Gli incidenti stradali in Italia nel 1999)*

La tendencia decreciente de la tasa de mortalidad señala que la gravedad de los siniestros ha ido disminuyendo de manera constante: gracias a las mejoras introducidas en la seguridad activa y pasiva de los vehículos *(air-bag,* barras de refuerzo, etc.), a una mayor eficiencia de las estructuras sanitarias y a las nuevas normativas en materia de seguridad (casco y cinturón de seguridad obligatorios).

Hay que tener en cuenta que en los años 1970-1975, el incremento de los coches en circulación estuvo en torno al millón de automóviles por año y que en los años siguientes 1975-1980 fue cercano a los 2 millones, para situarse a continuación alrededor del millón.

Como se ve, el número de víctimas por accidentes de tráfico en Italia es muy elevado y el accidente de carretera es una de las primeras causas de muerte junto con las neoplasias, las enfermedades cardiovasculares y el SIDA.

Si fallecieran más de 9.000 personas por un motín político o una operación militar, ningún gobierno podría continuar en el cargo ni un día más.

El análisis más importante es el de las causas que provocan el accidente y las circunstancias en que tiene lugar este accidente.

Por ejemplo, no se ha confirmado que la mayoría de los accidentes sean causados por la niebla, la lluvia o el hielo, sino que la mayoría ocurren con buen tiempo: en Italia, en 1981, de 271.408 accidentes, 209.141 ocurrieron con buen tiempo[62].

62 Cf. D. Magi - F. Splendori - G. C. Vanini, *I dati della salute,* o.c.

En efecto, precisamente durante la estación de verano se registra el más alto tributo de sangre y muertes en la carretera.

En Itali, los días de la semana con un mayor número de accidentes son los del fin de semana, de viernes a domingo[63]; los meses son junio-julio[64]; las horas del día son las comprendidas entre las 18:00 y las 19:00. Similares proporciones podrían aplicarse en otros países europeos.

El análisis de las causas es más complejo porque —como apunta correctamente Ciccone[65]— casi nunca existe una sola causa, sino un conjunto que determina el accidente: sin embargo, es verdad que se da una causalidad predominante en las situaciones particulares y se considera posible identificar así los factores que dependen de la voluntad humana.

En los estudios estadísticos, la mayor parte de los accidentes viene atribuida al conductor. Las diversas motivaciones que hacen caer en el conductor las causas del accidente son sobre todo el estado psico-físico, una conducción distraída, el exceso de velocidad, el adelantamiento arriesgado y el incumplimiento de la distancia de seguridad.

De 10.000 muertes se les atribuyen a los peatones alrededor de 1.000 por no cumplir las reglas al cruzar la carretera. Tanto el estudio hecho por L. Ciccone como las conclusiones de G. Perico de hace unos años, que se basan ambos en los datos ISTAT, atribuyen aproximadamente el 90 por 100 de los accidentes y de los fallecimientos a la causa «hombre»[66].

La fatalidad de la avería mecánica se da en un mínimo porcentaje de solo un 0,5 por 100 del total de los accidentes. Además, si se piensa que algunas de esta averías podrían incluso evitarse con un mejor mantenimiento del vehículo, como por ejemplo en el caso del deterioro de los neumáticos, entonces el cociente del factor humano aumenta.

En lo que respecta a la influencia del alcohol en el estado psico-físico del conductor, aún no se realizan inspecciones siste-

[63] Por ejemplo, es sabido el aumento de accidentes de carretera en la noche entre el sábado y el domingo, sobre todo cuando los jóvenes salen de las discotecas a las carreteras y auopistas, dejando a veces en ellas todas sus esperanzas de vida, futuro (cf. entre otros: ISTAT, *Gli incidenti stradali in Italia nel 1999,* o.c.; R. Farris - T. B. Malone - H. Liliefors, «A comparison of alcohol involvement in exposed and injured drivers'», a.c.

[64] ISTAT, *Gli incidenti stradali in Italia nel 1999,* o.c.; según estos datos en el mes de julio se registran el mayor número de accidentes y el valor medio más alto de mortalidad, mientras que el más bajo se da en enero.

[65] L. Ciccone, *Non uccidere,* o.c., 377ss; E. Bezzon - F. Longobardo, *Il diritto alla strada,* o.c.

[66] Ibíd., 379; G. Perico, «I diritti della strada», a.c., 473-513 480; M. Bonfiglio, *Educazione e diritto stradale,* o.c.

máticas, por lo que solo se denuncian como atribuibles al alcohol los casos de embriaguez evidente. Como consecuencia, el porcentaje subestima un fenómeno mucho más vasto[67].

Entre los métodos en uso en algunos países para el control de alcoholemia por parte de la guardia de tráfico en el momento del accidente o de la infracción, existen el test de alcoholemia y las pruebas bioquímicas. Los estudios citados anteriormente confirman que la peligrosidad para la conducción empieza con una tasa de alcohol en la sangre (TAS) de 100 mg%. Por lo tanto, antes de la embriaguez proclamada; también se sabe que los bebedores ocasionales tienen una posibilidad más elevada de cometer infracciones y para todas las categorías de bebedores, la probabilidad de tener un accidente aumenta con cualquier tasa de alcoholemia a partir de cero.

La curva de influencia del alcohol sube con una proporción muy fuerte:

— con TAS de 100 mg%, un conductor tiene una probabilidad 7 veces más alta de provocar un accidente que el que no bebe;
— con TAS de 150 mg%, la probabilidad es 25 veces mayor;
— con TAS de 180 mg%, la probabilidad aumenta 60 veces;
— con TAS de 200 mg%, (embriaguez evidente) la probabilidad sube a 1.000[68].

[67] Se registra una fuerte relación entre el consumo de alcohol y los accidentes de tráfico (cf. NATIONAL HIGHWAY TRAFFIC SAFETY ADMINISTRATION, *Trafic safety facts: Alcohol 1997,* o.c.), sobre todo entre los más jóvenes (R. W. HINGSON - T. HEEREN - A. JAMANKA - J. HOWLAND, «Age of drinking onset and unintentional injury involvement after drinking», a.c.; P. ZADOR - S. KRAWCHEK - R. VOAS, «Alcohol-related relative risk of driver fatalities and driver involvement in fatal crashes in relation to driver ageand gender», a.c., 387-395; NATIONAL HIGHWAY TRAFFIC SAFETY ADMINISTRATION, *Trafic safety facts: Alcohol 1997,* o.c.; ÍD., *Alcohol and Highway Safety 1989. A Review of the State of Knowledge,* o.c.; ÍD., *Traffic safety annual assessment —alcohol— impaired driving fatalities in traffic safety facts,* o.c.).

[68] Estos datos han sido extraídos del estudio de la OCDE, *Effetti dell'alcool e dei medicinali sul comportamento di guida e loro importanza come causa di incidenti stradali* (1978). Hemos tomado estos datos de L. CICCONE, *Non uccidere,* o.c., 376-378. Cf. igualmente E. FERRI, «Simposio internazionale di Medicina del traffico alla Cattolica», a.c., 153-156. Cf. DIPARTAMENTO POLITICHE ANTIDROGA, *Bollettino 2009 sulla dipendenza droghe, alcool, e incidenti stradali,* o.c.; ÍD., *Relazione annuale al Parlamento sullo stato delle tossicodipendenze in Italia,* o.c.

Además, como ejemplo de prevención, cf. *Progetto per lo sviluppo di un sistema di sorveglianza dei rischi da incidenti stradali nelle aree urbane. Programma speciale della Regione Emilia Romagna 1999*, D.Lgs 502/92. Y también el Plan sanitario regional 1999-2001 *Rapporto tecnico per la definizione di obiettivi strategici per la salute, Regione Emilia Romagna* (CDS-Az. USL, ciudades de Bolonia y Rávena, Dossiers n 58 ISSN 1591-223x).

La influencia es más grande en jóvenes y personas de la tercera edad. En cuanto a la influencia de los medicamentos, ya hemos hablado de las drogas propiamente dichas como la morfina, la heroína, la metadona, el hachís, pero es necesario tener también en cuenta, como además se exige en el momento de la expedición del certificado para obtener el carné de conducir, la influencia de otros medicamentos de uso terapéutico, como los sedantes, los hipnóticos, los tranquilizantes, los antidepresivos y los analgésicos.

También algunas enfermedades metabólicas, como la diabetes muy grave o inestable, pueden ser causa de la pérdida de percepción, vigilancia y control, como los ya mencionados medicamentos. Si además se unen los medicamentos al alcohol, el efecto se refuerza como, por ejemplo, cuando se consume alcohol junto con antihistamínicos.

3. Valoraciones morales

De los datos examinados, no es difícil percibir la importancia de las responsabilidades a varios niveles en orden a la vida humana, la integridad física de las personas implicadas en accidentes también no mortales, los daños económicos que se provocan a las familias y a la sociedad y en relación a la necesidad proteger el medio ambiente de la contaminación.

Hemos mencionado la responsabilidad moral a varios niveles. Sobre todo existe una responsabilidad de la autoridad legislativa en la elaboración de unas normas apropiadas y oportunas que sean capaces de formar la conducta y crear una conciencia civil y moral en todos los usuarios de la carretera y del automóvil.

Además, existe una obligación de carácter moral a la hora de controlar la concesión del permiso de conducir, de construir y revisar los coches y controlar el tráfico.

El rigor en esta materia no es represión, sino defensa de la vida humana, tan poco considerada en las carreteras, hasta el punto que se han convertido en un permanente campo de batalla, con muertos y heridos que configuran una auténtica y verdadera masacre. Se ha de tener en cuenta que la conducción distraída es la causa principal de los accidentes.

La responsabilidad de la autoridad pública en relación al bien común que hay que proteger en el sector particular de la defensa del medio ambiente y de la viabilidad de las ciudades es una responsabilidad casi total: si la autoridad no se ocupa de ello por medio de estudios serios y medidas de gran envergadura, no se puede realizar ningún cambio por iniciativa privada en relación al uso de carburantes no contaminantes ni en orden a la celeridad del tráfico, tanto en ciudad como en la periferia como en las zonas industriales, y tampoco para evitar la contaminación acústica y la degradación del patrimonio artístico.

Con la colaboración de institutos especializados, hay que buscar una nueva dimensión en la relación hombre-vehículo como ya hemos dicho, y también entre ciudad y territorio y entre las distintas formas de transporte, ya sea de personas o de mercancías.

En los decenios anteriores, los parlamentos y las asambleas de los partidos y sindicatos han estado ocupados discutiendo los problemas de salarios Ahora, en los países de alto desarrollo económico uno de los problemas centrales será el de la salud en relación con el medio ambiente y las condiciones de vida, trabajo y transporte de los ciudadanos.

En lo que respecta a la responsabilidad moral del ciudadano resulta evidente el carácter obligatorio del respeto al Código de la Circulación y a todas las normas que tienen como fin la defensa de la propia vida y de la de los demás, de la integridad física y del patrimonio. No se trata de sacralizar la ley civil que, como bien sabemos, ni siempre ni *in toto* coincide con la ley moral, pero en este caso, donde está en juego el bien fundamental de la vida y de los grandes valores inherentes a ella (integridad física, salud, respeto de los bienes materiales), el carácter obligatorio surge por fuerza intrínseca: es un deber de los ciudadanos de por sí grave observar las normas en la propia conducta.

No es el caso de elucubrar sobre el problema de cuáles de los artículos del código pueden ser transgredidos sin cometer un pecado grave ni si las infracciones son todas «pecado mortal»: ante el bien fundamental de la vida, ante tantas familias destrozadas por el dolor cada día, ante millares de personas que se ven clavadas a una silla de ruedas o a una cama, nunca se insistirá lo bastante en la formación de una conciencia consciente de la gravedad del deber de respetar las normas y el espíritu que las informa. A este propósito, podemos recordar las palabras de Pío XII:

> Las consecuencias a menudo tan dramáticas de las infracciones del Código de la Circulación, le confieren el rango de carácter obligatorio extrínseco mucho más grave de lo que se piensa generalmente. Para evitar accidentes, los automovilistas no pueden contar únicamente con su vigilancia y habilidad, sino que han de mantener además una distancia correcta de seguridad si quieren ser capaces de evitar a los imprudentes y de hacer frente a las dificultades imprevisibles[69].

[69] Pío XII, *Discorsi e Radiomessaggi,* o.c., XVII, 275.

El mismo Pontífice recordaba que el mandamiento de «No matarás» es igualmente válido en el caso de las «demasiadas vidas truncadas o heridas por el uso imprudente de los vehículos modernos»[70]. Y varios sucesores suyos vuelven a la misma idea: Juan XXIII y Pablo VI, que aludieron también a la emergencia del problema, socialmente cada vez más urgente.

Junto con los deberes de los ciudadanos, usuarios del coche y de la carretera, es necesario recordar también el deber de las empresas constructoras de automóviles o vinculadas a ellas, y de sus responsables. No queremos avalar la sospecha de que determinadas medidas para limitar el tráfico se retrasen por una colusión con los intereses de las grandes empresas automovilísticas o de importación de vehículos y de las refinerías de petróleo, pero es evidente que el interés de las industrias deberá armonizarse con el interés superior del bien común. Mientras se promueve la construcción de coches que puedan satisfacer una cierta demanda de velocidad, potencia, lujo, deseos muy difundidos en la sociedad del bienestar y amplificados por la publicidad, al mismo tiempo los responsables del tráfico prescriben el límite de velocidad.

Asimismo, la Unión Europea, tras estudiar las dramáticas estadísticas, ha aprobado una resolución del Parlamento Europeo sancionada por la Comisión para la Política Regional, los Transportes y el Turismo[71], que pretende dar nuevas indicaciones de tipo más restrictivo a las que se tendrán que conformar los Estados Miembros. Según esta resolución, el 95 por 100 de los accidentes debidos a los medios de transporte suceden en carretera, con más de 42.000 muertes y 1,7 millones de heridos en toda la Unión Europea, pero si se considera que estas estimaciones constituyen una minusvaloración debida a una contabilidad inapropiada de los accidentes, se llega hasta los 3,5 millones de heridos anuales. Se trata de graves daños no solo a las víctimas y sus familias, sino a la sociedad en general. Si se considera que los accidentes de carretera son la causa más común de mortalidad en los niños y jóvenes por debajo de los 45 años, la edad media de la población se rebaja con consecuencias sociales importantes. Y con muchas personas que pierden la vida o sufren daños permanentes, la falta de seguridad en las carreteras significa también un problema de salud pública. Se ha valorado además que los costes socio-económicos de los accidentes superan los 160.000 millones de euros al año y que los costes de la prevención son muy infe-

[70] Ibíd., XIX, 774.

[71] Pueden verse informes, propuestas, resoluciones, normativa, etc... en http://www.europarl.europa.eu

riores a los de los accidentes. Por estos motivos, el Parlamento Europeo sostiene que la mejora de la seguridad en las carreteras debe constituir una prioridad en la política de transportes. De modo particular, según los eurodiputados de Estrasburgo, sería necesario proponer una serie de medidas legislativas con el fin de mejorar la seguridad de las partes delanteras de los automóviles a beneficio de los peatones y los ciclistas, instalar limitadores de velocidad a bordo de los vehículos comerciales ligeros, limitar la tasa máxima de alcoholemia permitida en la sangre al 0,5 mg de alcohol, reducir el exceso de velocidad y armonizar los límites de velocidad para las distintas categorías de vehículos y carreteras. Se debería mejorar la asistencia a las víctimas así como la calidad de la formación en lo que respecta a la obtención del permiso de conducir. Sería necesario promover el uso de otros medios de transporte, que además son mucho más compatibles con el medio ambiente, como el tren, los canales internos, el transporte público, y sostener campañas para promover el uso del cinturón de seguridad y del casco. Al mismo tiempo, los fabricantes de automóviles están empezando a proyectar coches con equipamiento de seguridad como versión de base. Pero, sobre todo, se están intentando aplicar estrategias dirigidas a a la prevención y la rehabilitación, por ejemplo, proyectando y construyendo ambientes viales aptos para tolerar posibles errores humanos, construyendo vehículos que no causen daño al hombre en el momento en el que al accidente genera la onda de impacto que golpea violentamente el cuerpo humano y previendo que esté garantizado el acceso a un servicio de calidad en caso de accidente. El Tratado de constitución de la Comunidad Europea ofrece una clara base jurídica para llevar a cabo medidas eficaces en la seguridad vial. Sin embargo, en base al principio de subsidiariedad, la responsabilidad de la seguridad en las carreteras tendría que ser compartida por la Unión Europea, los Estados Miembros, las autoridades regionales y locales, las organizaciones y los organismos interesados.

Además, se podría esperar que fuera elaborada una normativa de seguridad para los automóviles, de forma que se pudiera eliminar, junto con todo lo que pueda representar un peligro, la posibilidad técnica de llegar a velocidades que están prohibidas por ley y que son, por lo tanto, peligrosas, a menos que no se trate de vehículos destinados a las carreras, en cuyo caso son necesarias severas verificaciones de seguridad en dichas carreras, pero también es necesario eliminar el peligro.

El diálogo entre industriales y autoridades de los gobiernos para la protección de la vida y la integridad física, debe llevar a una convergencia en la búsqueda del bien común.

Otra acción que debe realizarse también ante la «masacre» debida al tráfico: una amplia y capilar educación hacia el respeto de las normas de tráfico como parte integrante de la educación civil. En esta óptica, los medios de comunicación social, junto con la educación obligatoria, pueden también desempeñar un papel de gran importancia.

En resumen, se tendrá que reconocer que estas distintas responsabilidades, la del Estado, la de los ciudadanos, las industrias y las fuerzas o agencias educativas, deberán cooperar cada una en la parte que le toca. Además, en el momento actual hemos de insistir en prever que las medidas a corto plazo de adaptación de los límites de velocidad, de educación vial, de uso de la gasolina verde, etc., no tendrán efecto a largo plazo si no se piensa en cambios de un alcance más amplio en la relación entre el número de ciudadanos y el número de coches y entre la ciudad y el territorio, así como entre los distintos medios de transporte.

C. BIOÉTICA Y DEPORTE

1. **Lo antiguo y lo nuevo del deporte**

La palabra inglesa *sport* deriva a su vez del francés antiguo *desport*, que significa distracción, entretenimiento, e indica el conjunto de carreras y ejercicios realizados individualmente o en grupo, como manifestación combativa o como diversión o para desarrollar la fuerza y la agilidad del cuerpo. En definitiva —como afirma P. S. Frederikson— en el deporte, «los individuos crean obstáculos totalmente artificiales y sienten satisfacción en superarlos»[72].

Las mayores celebraciones deportivas se exaltan en los juegos olímpicos, famosos en la Antigüedad griega y recuperados

[72] P. S. FREDERIKSON, «Sport and culture of man», a.c., 634. También se han dado otras interpretaciones de los términos *deporte*, *juego* y *ejercicio físico*. Por ejemplo, según Pehu («Quelques considérations sur l'éducation physique dans l'adolescence», a.c., 107-141), el término *educación física* abarca todo lo que tiene como fin recrear al adolescente y que es capaz de favorecer el desarrollo corporal. Y mientras el ejercicio físico propiamente dicho (por ejemplo, la gimnasia) tiene como fin exclusivo que se desarrolle el cuerpo del adolescente de manera armónica, el deporte está igualmente dirigido a mejorar la fuerza. En cambio, según Higgs (R. J. HIGGS, *Sports: a reference guide,* o.c.), es necesario distinguir entre: el *deporte* (caza y pesca, por ejemplo), los *deportes* (juegos físicos de competición), la *educación física* (no necesariamente de competición, como por ejemplo, ejercicios náuticos y *jogging)* y el *juego,* del que el deporte es una subdivisión. El deporte sería entonces una especie de ágona, lucha, «juego competitivo regulado por normas de espacio y tiempo [...] que exige esfuerzo o agonismo mental y físico por parte de los participantes» (ibíd., 6).

para la actualidad por el francés Pierre de Coubertin que, al hacerlos aprobar en un congreso de organizaciones deportivas convocado en París en 1984, retomó así la tradición de las carreras agonísticas *internacionales:* las Olimpiadas modernas tienen en común con las antiguas el elemento agonístico y la nomenclatura de muchas competiciones atléticas, aunque el contexto social y el contenido cultural hayan variado fuertemente. Y esto, evidentemente, no es debido al hecho de que el deporte haya perdido su importancia y su atracción sobre la sociedad; es más, bajo este aspecto compartimos el parecer del filósofo P. Weiss, que afirma:

> Ya sea porque se participa en el deporte o porque se es simple espectador, el deporte actúa sobre las emociones; conquista rápido la devoción de las personas y a menudo hasta un grado que nada más lo podría conseguir[73].

Y G. Baum y J. Coleman recuerdan también:

> El arte, la ciencia y la filosofía ofrecen a la cultura contribuciones evidentemente mayores que el deporte. La agricultura, la industria y el comercio tienen un papel mucho más grande en nuestra economía que el deporte, si bien este tiene también naturalmente su importancia económica. Pero en los discursos cotidianos del hombre, muy pocas veces entran estos factores ni tampoco reclaman la fidelidad tanto como lo hace el deporte. El deporte polariza el interés y hace surgir la devoción en jóvenes y ancianos, en sabios e incultos, en quien tiene una educación y en quien no la tiene[74].

En la historia del deporte podemos identificar aproximadamente tres dimensiones que en parte se suceden la una a la otra y en parte se entrecruzan: la *dimensión clásica,* mitificada, vivida sobre todo en la antigüedad; la *dimensión pedagógica,* en la que ya no se considera el mito ni la divinidad, sino que se quieren exaltar los valores agonistas y civiles, y la relación supranacional,

[73] P. WEISS, *Sport: a philosophy inquire*, o.c.

[74] G. BAUM - J. COLEMAN, «Sport, società e religione [Editorial]», a.c., 15-22. Cf. igualmente M. MEDICI, «Sport», a.c., 570-572; W. J. MORGAN, *Ethics in sport,* o.c.; AA.VV. *Ethic and sport,* o.c.; G. FRANCHI, *Appunti di etica sociale dello sport,* o.c.; M. SIBILIO, *Lo sport come percorso educativo,* o.c.; C. SCURATI,«Le virtù nascoste dello sport», a.c., 17-24; F. SCHENA, «Sport giovanili, educazione e promozione della salute», a.c., 219-234; G. MARI, «Sport e educazione», a.c., 154-175; G. M. LOMBARDO, «Virtù e dimensione morale del gioco», a.c., 63-73; N. FILIPPI, «L'educazione passa attraverso lo sport», a.c., 97-104; N. FILIPPI, «Rapporti tra sport e attività educative: valenze e criticità», a.c., 89-108; U. GALIMBERTI, *Il corpo,* o.c.; D. LORO, «Vita adulta e lavoro, tra formazione professionale e formazione umanistica», a.c., 117-131.

que es lo que se pretende con la reanudación de las Olimpiadas modernas; por último, la *dimensión popular*, en la que prevalece —incluso a través del medio audiovisual y los *mass media*— la participación de las masas, una participación, para decirlo con Weiss, casi universal y fuertemente emotiva.

Entre las características de esta última dimensión se dan por desgracia la violencia junto con la fuerza de la gesta y del dinero, hasta tal punto que, hoy en día, el deporte aparece notablemente desmitificado a pesar de seguir siendo fuertemente emotivo: se parece más a una guerra, sin armas, pero igualmente con alguna que otra víctima, más que a un juego o a un hecho pedagógico. El mismo Weiss, en el texto ya citado, afirma: «No hay ninguna prueba de que el deporte a escala nacional o internacional ayude a promover incluso una elemental buena voluntad».

Las antiguas Olimpiadas que, según la información de los historiadores antiguos (Hipias de Regio, Tucídides, Timeo), comenzaron en 766 a.C. junto al santuario de Zeus en Olimpia, en la ciudad de Élide, con atletas provenientes de las diversas *poleis* de cultura griega, tenían un significado político y religioso: ponían de manifiesto y reforzaban el vínculo cultural entre las diversas ciudades-estado del Hélade, que para la ocasión (cada cuatro años y válida como cómputo de datación histórica) restablecían las relaciones de paz y cooperación alrededor del santuario, y las competiciones se teñían de inspiración mítica y religiosa.

Para la «teología» antigua sobre las Olimpiadas, baste recordar la obra épica de Homero (los juegos para la muerte de Patroclo) y la lírica de Píndaro (518-438 a.C.), que reconocía siempre en sus odas la victoria del atleta con un antecedente mitológico, por el que la victoria se convierte en la «prueba» de la protección de la divinidad sobre la persona del vencedor y sobre su genos[75].

Las Olimpiadas eran para Pindaro una especie de rito consacratorio, llevado a cabo a favor de atletas que también eran tiranos, como en el caso de Gerón de Siracusa.

Evidentemente, la Edad Media tuvo también sus deportes, pero no se hacían en Olimpia ni evidentemente en los santuarios paganos: eran los torneos de caballeros, las ferias y carreras de caballos, de los que algunos sobreviven hoy en día como testimonios folclóricos, pero que tenían el fin de reunir los barrios y los pueblos de una misma ciudad, municipio o señorío, para un momento de unión-competición, bendecido también por el rito religioso.

Las Olimpiadas modernas, la primera de las cuales se celebró el 6 de abril de 1896 en Atenas, que se convocan cada cuatro años

[75] J. MOLTMANN, «I giochi olimpici tra politica e religione», a.c., 137-147.

y que están reservadas a atletas amateurs —aunque es discutible la verdad de esta definición—, incluso repitiéndose en esta inspiración de unión-competición, expresan una dimensión laica y civil. Están guiadas por una organización cada vez más injertada en la vida política y en los mecanismos económicos. En los estados modernos a menudo el deporte tiene un ministerio ad hoc y regímenes como el nazi o el fascista intentaron implantar en el deporte la ideología del eugenismo y la exaltación de la fuerza.

Pero más allá de estas últimas tentaciones y deformaciones, el deporte sigue siendo un hecho de gran impacto en las masas, de ocupación del tiempo libre por atletas, profesionales y aficionados y para los espectadores.

Las posibles degeneraciones, de las que también hablaremos, no deben hacer olvidar esta inspiración original emotiva y evocativa que da al deporte un componente histórico y actualmente vivo de la vida social.

A partir de 1896, la organización de las Olimpiadas fue confiada a un Comité Internacional, elegido por las Organizaciones Nacionales, que fija el tipo de competiciones —entre las cuales, 19 son fijas y el resto se van añadiendo poco a poco en el tiempo— en las que se enfrentarán los atletas. El emblema de los cinco anillos entrelazados indica los cinco continentes y la bandera blanca con los cinco anillos se adoptó en los Juegos Olímpicos de Amberes en 1920. El lema *Citius, altius, fortius* se refiere evidentemente a las competiciones en las que hay que enfrentarse[76].

Sin embargo, sería un grave error concentrar la atención únicamente en las Olimpiadas: para valorar adecuadamente el deporte con el fin de entender los eventuales valores y los múltiples problemas éticos, es necesario ampliar la mirada y considerar el conjunto de la práctica deportiva tanto dentro como fuera de los campeonatos oficiales, nacionales e internacionales.

2. El deporte pedagógico

Es necesario recordar ante todo que existe el deporte como «educación física», dirigido —como ya se ha dicho— al desarrollo armónico del cuerpo y a la educación en el respeto del otro y en la lealtad. Bajo este perfil, el deporte ha entrado en los programas escolares y en todo el mundo, al menos en el occidental, los edificios escolares siempre incluyen un gimnasio.

[76] Sobre el tema, cf. «Olimpiade», en *Lessico Universale Italiano*, XV (Roma 1975) 261-281.

Bajo este aspecto, la práctica del deporte tiene también una finalidad sanitaria, tanto en un sentido preventivo como en el de la rehabilitación[77]: el ejercicio físico —sobre todo durante el crecimiento— tiende, por ejemplo, a mejorar el desarrollo del organismo y representa una ocasión que responde entre otras cosas a la tendencia propia de esta edad a hacer grupo. Practicar un deporte también quiere decir prevenir las enfermedades cardiovasculares, respiratorias y, a veces previene también vicios posturales (por ejemplo, el comportamiento escoliótico) que, interviniendo apropiadamente, también pueden disminuir; y el ejercicio físico también permite rehabilitar capacidades comprometidas por fracturas o por periodos de inmovilización o por patologías neurológicas.

Por otra parte, la sociedad moderna ha desarrollado, sobre todo en las grandes ciudades, un tipo de vida demasiado sedentaria y demasiado angustiada por el trabajo en cadena, el carácter rutinario del trabajo burocrático y la congestión del tráfico. También es importante para la gente de la tercera edad practicar una actividad deportiva apropiada como medio para prevenir de los efectos del envejecimiento.

Evidentemente, no se ha de confundir el deporte realizado con finalidades sanitarias con el campo de la investigación característico de la medicina del deporte: esta es una rama de la ciencia médica que tiene como fin estudiar los fenómenos y condiciones de interés médico relacionados con la práctica del deporte.

En este caso, se trata de intervenir, no solo tras hechos traumatológicos o patológicos causados por accidentes que pueden ocurrir en la práctica de algunas actividades deportivas (esquí, fútbol, boxeo, deportes subacuáticos)[78], sino también al consi-

[77] La práctica del deporte como actividad beneficiosa para la salud del cuerpo es muy antigua: la escuela médica de Crotona dirigida por Alcmeón (siglos VI-V a.C.), la de Pitágoras de Sarno, del mismo periodo, la de Heródico, maestro de Hipócrates, se basaban en el principio por el cual «gimnasia = salud física y mental». Platón abolió en la *República* todas las artes por corromper, salvo la gimnasia para la salud del cuerpo y la música, arte no mitológico, para la *paideia* del alma. Las escuelas médicas mencionadas distinguían bien la gimnasia del deporte agonista. Sobre este tema, cf. A. SCANO, «Sport-medicina», a.c., 834-836; AA.VV. *Lo sport tra medicina e morale,* o.c.

[78] Por ejemplo, haciendo referencia solamente a la edad de crecimiento, se ha notado un aumento de accidentes en la práctica del deporte en los adolescentes como se ve en las estadísticas. Sobre el tema, cf. M. L. DI PIETRO, *Adolescenza e comportamenti a rischio,* o.c. En un trabajo publicado en 1989 (L. G. MCLAIN - S. REYNOLDS, «Sports Injuries in a High School», a.c., 446-450), se puso de manifiesto que la incidencia de lesiones durante las actividades deportivas era elevada y estaba vinculada al tipo de deporte ejercitado. En una encuesta realizada a 3.000 estudiantes, los accidentes se dieron, por ejemplo, en un 61 por 100 de los jugadores de fútbol, un 43 por 100 de los gimnastas,

derar los fenómenos de carácter fisiológico y bioquímico que son consecuencia del entrenamiento y del ejercicio físico[79], del tipo de alimentación exigido, de la condición de «adaptación» del organismo a la práctica de determinados deportes[80], junto con la comprobación de fraudes eventuales *(doping)*[81].

un 40 por 100 de los deportistas en lucha libre, un 34 por 100 de los jugadores de baloncesto, etc. Estos datos están confirmados por otros estudios, como por el dirigido por J. C. DeLete - W. C. Farney, «Incidence of injury in Texas High School Football», a.c., 575-580. Este último estudio considera que entre 4.399 estudiantes de estudios superiores, jugadores de fútbol americano, se habían dado 2.228 lesiones durante un solo año (1989) y la causa más frecuente era la colisión con otro jugador. El estudio de W. Van Mechelen («Running Injuries», a.c., 320-325) consideraba entre un 20 por 100 y un 70 por 100 la incidencia de lesiones entre los adolescentes que practican atletismo; del mismo modo, un análisis retrospectivo de H. Schmitt y H. J. Gerner («Paralysis from sport and diving accidents»: a.c., 17-22) mostraba que de 1.016 casos de lesiones traumáticas en la médula espinal de tipo tetraplégico y parapléjico registrados en una clínica ortopédica entre 1985 y 1997, el 6,8 por 100 fueron causados por el deporte y el 7,7 por 100 por accidentes en deportes acuáticos: entre los deportes resaltan el esquí alpino, la hípica, la gimnasia, los modernos deportes aéreos, los saltos.

[79] T. Timpka - K Lindqvist, «Evidence based prevention of acute injuries during physical exercise in a WHO safe community», a.c., 20-27; I. Gamelli, *Pedagogia del corpo,* o.c.; A. G. Naccari, *Pedagogia della corporeità,* o.c.

[80] De hecho, la prevención de los accidentes deportivos pasa ante todo por la identificación de los individuos con riesgo de enfermar durante o a causa de una actividad deportiva: se trata, por tanto, de valorar la idoneidad de un determinado deporte; es tarea del médico deportivo. Sobre este tema, cf. A. Franchini, «Attività sportiva nell'età evolutiva e responsabilità professionale del medico», a.c., 973-976.

La visita médica para comprobar la idoneidad deportiva tendría que tener el fin de evaluar el efecto que la práctica del deporte podría tener sobre un problema médico prexistente, identificar situaciones patológicas aún sin diagnosticar que podrían manifestarse durante la actividad atlética, y, por último, prevenir posibles lesiones o disfunciones debidas a la práctica del deporte. La precisión de la visita médica permite prevenir también en algunos casos la muerte inesperada.

Es también tarea importante del médico prevenir las complicaciones provocadas por la participación en actividades deportivas de individuos sin problemas médicos. Por ejemplo, en el caso de los deportes colectivos, la mejor manera de prevenir posibles lesiones es la de elegir compañeros con las mismas características físicas (estatura, peso, estado de desarrollo puberal en el caso de adolescentes).

[81] Cf. la bibliografía siguiente: A. Agosti, «Il corpo nella società della conoscenza», a.c., 41-54; M. Buscaglioni, *Per una formazione vitalizzante,* o.c.; S. Bovini, «Doping e diritto penale prima e dopo la L 376/2000, en Nuove esigenze di tutela nell'ambiente dei reati contro la persona», a.c.; C. Bottari, *Il doping, problema generale e di rilevanza internazionale,* o.c.; AA.VV. «Conduites dopantes»: *Psycohotropes Revue Internationale des Toxicomanies* 3-4 (2002); Ministero della Salute, *Manuale di formazione,* o.c.; Íd., *Atto di intesa in materia di lotta al doping*, o.c.

Por lo tanto, la medicina deportiva, no solo se interesa por los deportistas que participan en las competiciones oficiales, sino también por quienes practican deporte como educación física y como empleo de su tiempo libre. Así, el interés y la gama de problemas que interesan a la medicina deportiva se van ampliando cada vez más.

Por lo tanto, junto con el deporte como educación física, también existe un deporte como educación sanitaria libre y voluntaria: estas formas de deporte conservan siempre una intención y un valor pedagógicos.

3. El agonismo deportivo

El deporte como acto agonista y organizado se ejercita a varios niveles de edad y territorialidad. Cuando el atleta es remunerado y recibe una recompensa económica regular por su actividad, el deporte se define «profesional». Alrededor del deporte profesional se acentúa cada vez más el hecho empresarial y de organización, por lo que se inserta el factor económico y emocional. Hoy en día el deporte es una de las mayores empresas de carácter económico-financiero.

Alrededor de este tipo de deporte «interesado», se desarrolla la participación de las masas, explota la afición y a veces se alimentan momentos de violencia. Era natural, pues, que se advirtiera también en el deporte un dato de interés político-gubernamental y que, como consecuencia, se aportara también una normativa adecuada.

Por lo tanto, es necesario recordar que también existe un «derecho deportivo» que comporta tres tipos de normativas: el primer tipo comprende lo que se deriva de las organizaciones deportivas nacionales e internacionales y se ocupa de la reglamentación de las diversas competiciones; el segundo comprende todo lo que concierne las instituciones y los entes autorizados y regulados por disposiciones para desarrollar su actividad; por último, el tercero comprende la parte de las leyes estatales que regulan las manifestaciones deportivas dentro de cada Estado. El punto clave del derecho del deporte se encuentra en los reglamentos internos de las organizaciones deportivas.

Para la revisión y la lista de medicamentos, sustancias activas biológica o farmacológicamente y las prácticas médicas, cuyo uso está considerado como *doping*, cf. el D. M. del Lavoro e della Salute delle Politiche Sociali (12-3-2009); el D. M. Salute (4-4-2008), aprobado con un D. M. el 12-3-2009 (*Gazzetta Ufficiale* 108 [12-5-2009]), disponible en www.ministerodellasalute.it.

4. Sociología del deporte

La difusión de la práctica deportiva y el incremento del número de «apasionados» del deporte han llevado a los sociólogos a estudiar con mayor atención el fenómeno con el fin de valorar, entre otras cosas, la relación entre deporte y sociedad, sus evoluciones y contradicciones[82], hasta el punto de dar nacimiento a una nueva disciplina: la sociología del deporte.

Entre los aspectos examinados, recordemos: la sociología de las organizaciones deportivas; la relación entre deporte, economía y política; el deporte y los excesos de violencia por parte de los espectadores; la relación entre deporte y sistemas culturales de valores; la visión ideológica del deporte, que ha sido dominante durante mucho tiempo en los países con régimen totalitario (cultura del cuerpo, culto de la supremacía); una visión crítica del deporte considerado como componente de la sociedad tardo-capitalista, como por ejemplo expresa la Escuela de Francfort.

Las consideraciones que surgen de estos estudios subrayan que la relación deporte-sociedad está mediada por la concepción y la cultura del cuerpo: pero, junto a la búsqueda de la salud y la necesidad de recuperar la expresión corporal que se da en el trabajo en la fábrica y en la oficina, a menudo se da el deseo de seguir a cualquier precio la moda de la buena presencia física como la muestran los *mass media*. Baste con pensar en la publicidad y los lugares comunes que reducen toda la vida humana con la búsqueda exasperada de lo que es bueno para el cuerpo y la manera de presentarlo. Se lleva toda la actividad deportiva a los grandes rendimientos, que a menudo incluso impide promover el respeto integral del cuerpo[83], y esto hasta las más graves consecuencias, es decir: hasta provocar que el entrenamiento físico cause molestias y provoque lesiones que puedan tener efectos negativos en unos espacios más o menos largos de tiempo.

Además, el aumento del tiempo libre en las sociedades con un elevado desarrollo industrial permite esta recuperación de libertad de movimiento y de expresión, que se concreta en el deporte como ejercicio personal y espectáculo.

El deporte satisface también la necesidad de expresión individual, libre de los papeles y los estilos de vida y de trabajo

[82] K. HEINEMANN, «Sport e società», a.c., 23-35; J. COLEMAN, «Sport e contraddizioni social», a.c, 36-50; G. A. PILZ, «Interdipendenza sociale di sport e violenza», a.c., 51-65.

[83] Cf. D. MIETH, «Etica dello sport»: *Concilium* 5 (1989) 106ss.

impuestos por la compleja sociedad; es un momento de encuentro; es la ocasión para descargar la tensión acumulada durante el día; es la posibilidad de potenciar capacidades innatas o deficitarias.

Hay quien ha subrayado un progresivo desinterés hacia las competiciones profesionales, que imponen reglas y disciplinas muy rígidas, y una difusión del deporte de masas, que hace que todos puedan ser protagonistas, también las personas mayores y los discapacitados, o que atrae la atención sobre la afición (hinchas organizados, privados, salvajes, violentos), o, por último, quien estudia la ingerencia de los medios de comunicación en los espectadores apasionados por el deporte.

Sin embargo, faltan unas teorías unívocas de interpretación del fenómeno, que puedan ayudar a aclarar la multiplicidad y las modificaciones de los aspectos inherentes a la práctica deportiva[84].

5. Ética del deporte

Cuando hablamos de ética del deporte, no nos referimos solo al comportamiento de los atletas, sino también a todos los aspectos que giran en torno, junto con las implicaciones socio-económicas que se ponen en marcha en el deporte.Por tanto, los problemas éticos se han de afrontar de manera diversa y articulada.

La literatura ética siempre se ha interesado por el deporte realizado con fines pedagógicos y sanitarios, una práctica marcada por los valores positivos, que no se deben perder ni oscurecer por las abundantes depravaciones actuales en el deporte profesional y el deporte-espectáculo de las grandes competiciones nacionales o internacionales. De reflexión ética más reciente son otras consecuencias de la práctica deportiva, que indicamos a continuación de manera sintética antes de afrontar los problemas específicos[85].

Se puede distinguir, como ya se ha mencionado, entre tres niveles de práctica deportiva, que persiguen finalidades distin-

[84] K. Heinemann, «Sport e società», a.c., 23-3534-35.

[85] Cf. sobre el tema: G. Perico, *A difesa della vita* (Centro di Studi Sociali, Milán 1965) 522ss; Íd., «Sport», en *Dizionario Enciclopedico di Teologia Morale* (San Paolo, Roma 1981) 1035-1043; Íd., «Il 'doping' sportivo», a.c., 437-450; Íd., *Problemi che scottano* (Áncora, Milán 1976) 69-81; L. Ciccone, *Non uccidere,* o.c., 409-426; E. Chiavacci, «Il rischio sportivo», a.c., 30-33. Cf. también: V. Peri, «Sport», a.c., 934-939; T. H. Murray, «Sports», en W. T. Reich (ed.), *Encyclopedia of Bioethics*, V (Nueva York 1995). Para las informaciones técnicas de carácter general, cf. AA.VV. *Dizionario dello sport,* o.c.; M. Medici, «Sport», a.c., 570-572, donde aparece la clasificiación de las diversas disciplinas deportivas.

tas. Ante todo, existe el de la *educación física,* que tiene como finalidad principal la higiénico-sanitaria: se pretende educar el desarrollor armonioso del cuerpo, prevenir las carencias físicas, evitar un modelo de vida excesivamente sedentario y poco saludable.

Y aunque la educación física durante algunos periodos fue objeto de ideologías y medio de exaltación del cuerpo y de la fuerza física y se le consideró como «ejercicio premilitar» (véase por ejemplo, los tiempos de Esparta o del nazismo y del fascismo), estos momentos de sombra no deben oscurecer el aspecto positivo del ejercicio físico que, entre otras cosas, desempeña una función lúdica para el niño en la edad del crecimiento y la edad de la madurez[86].

Existe luego el deporte como «actividad de diversión», complementaria al trabajo, desarrollada como empleo del tiempo libre sin competición ni afán de lucro, que tiene una finalidad que, en parte, se puede superponer a la anterior (educación física), pero que también tiene una función compensadora y liberadora con respecto al tipo de vida que se conduce a menudo en la civilización urbana.

Se trata de una actividad que se ha convertido casi en una exigencia como consecuencia del abandono de la vida rural y de la forma de vida en los barrios superpoblados sin espacios libres, así como a consecuencia del aumento de tiempo libre. Se prevé incluso que, con la progresiva introducción del trabajo automatizado, por el ordenador y la informática, se llegarán a reducir aún más los horarios laborales con un incremento del tiempo libre y la necesidad de compensar la frecuente anulación de la participación corporal en el trabajo, cada vez más concentrado en la inteligencia artificial y en la informática. Por lo tanto, hay que exigir retomar y recuperar actividades corporales y creativas para un sano equilibrio psicológico y moral de la persona.

Esta dimensión del deporte tendría que estar también siempre presente en la comunidad política: se trataría de prever intervenciones a favor de la salud física, y también psíquica, de la población urbana, que se pudiera utilizar como manera de prevenir las drogas y las conductas desviadoras.

Por último, el tercer nivel es el «agonista», que levanta una serie de interrogantes éticos.

La cuestión más delicada está representada por la posibilidad y la voluntad de mantener una finalidad educativa también en este nivel, donde predomina lo «agonista», la competición,

[86] P. VIOTTO, *Pedagogia della scuola di base,* o.c.

y se da la tendencia a subordinar el deporte a los intereses económicos, que empuja a menudo a los atletas a llevar ritmos de entrenamiento excesivos, a usar medicamentos y técnicas particularmente peligrosos incluso a costa del equilibrio psico-físico.

Pero la actividad deportiva no debe entenderse de manera reduccionista, como cultura del cuerpo o como beneficio: debe insertarse en una visión «personalista», global, que tenga en cuenta todos los valores de la persona. En cambio, el culto hedonista al cuerpo, o peor, la exaltación exasperada de la fuerza física, puede crear verdaderas deformaciones y síndromes de exaltación en lo deportivo, que a menudo se vinculan con la instrumentalización del atleta por parte de los empresarios para exaltar al público.

La Iglesia católica ha insistido en este peligro, a través de la voz de los Pontífices, algunos de los cuales ha practicado por otra parte actividades deportivas (el alpinismo por parte de Pío XI, esquí por parte de Juan Pablo II).

Pío XII desarrolló un amplio magisterio sobre los valores del deporte, la necesidad de componerlo con una educación armoniosa de todos los valores, incluidos los familiares, sociales y espirituales y sobre las cualidades morales exigidas al deportista (lealtad, valentía, respeto del adversario)[87].

Es lícito recordar como síntesis de su pensamiento este pasaje del discurso del 10 de noviembre de 1951:

> El deporte como cuidado del cuerpo en su conjunto no debe ser un fin en sí mismo, que degenere en el culto a la materia. Está al servicio de todo el hombre: por lo tanto, lejos de estorbar el perfeccionamiento intelectual y moral, debe promoverlo, auxiliarlo y favorecerlo[88].

El Pontífice enumera luego las «cuatro condiciones» necesarias para un sano ejercicio del deporte: respeto a los valores

[87] Los discursos de Pío XII a los deportistas, sobre todo después de la fundación del *Centro Sportivo Italiano* (CSI), han sido numerosos; si recordamos solo los que tratan el tema por extenso, se pueden contar al menos 15 discursos entre mayo de 1945 y octubre de 1957. A estos se añaden los mensajes y discursos de Pablo VI (al menos 5 de 1968 a 1976) y los discursos de Juan Pablo II. Todo este Magisterio está marcado de una valoración predominantemente positiva de la actividad deportiva.

Cf. también el documento de la Comisión Eclesial para la Pastoral y el Tiempo Libre, Turismo y Deporte de la Conferencia Episcopal Italiana, *Sport e vita cristiana,* publicado en el periódico *Avvenire* (20-5-1995), supl. al n.º 114.

[88] Pío XII, *Discorso all'Assemblea internazionale della stampa sportiva,* o.c., 363-366.

espirituales y morales; valoración del deporte en vistas a proseguir y retomar la actividad profesional; el deporte no debería comprometer la intimidad entre los esposos ni extinguir la vida familiar; no debe descuidar los deberes religiosos. Entre las virtudes enumeradas por el Pontífice están: la lealtad, la sinceridad, la tolerancia, la atención de los sentidos y del espíritu, la plenitud moral deportiva, el espíritu de equipo entre todas las sociedades a las que se pertenece, pero también a todo el mundo.

En los discursos de Pablo VI, el deporte también es visto como elemento de unión pacífica entre pueblos que se debería verificar —aunque no ha sido siempre el caso— en ocasión de los Juegos Olímpicos[89].

Por último, Juan Pablo II, además de recordar las condiciones y las virtudes exigidas para una recta práctica deportiva, ofrece la clave de lectura con el fin de apreciar los valores humanos y laicos del deporte en el ámbito de la fe, clave contenida en el llamado «principio cuádruple» (aceptación, asunción, perfeccionamiento y elevación de estos valores), recordando el principio bien conocido según el cual *gratia perficit, non destruit naturam*[90].

6. Valores a perseguir

Partiendo del principio, ya recordado en las palabras de Juan Pablo II, de «asunción-redención» de los valores humanos, hemos de recordar ante todo los valores positivos y, en segundo lugar, precisamente con el fin de preservar esos valores positivos, denunciar los aspectos negativos que invalidan a menudo la práctica del deporte.

Los valores positivos que se observan al analizar las enseñanzas del Magisterio y las reflexiones de los moralistas, se colocan a

[89] PABLO VI, *Messaggio per i giuochi olimpici invernali a Grenoble,* o.c., ÍD., *Messaggio agli atleti di tutte le nazioni per la XIX Olimpiade a Città del Messico,* o.c., 519-521; ÍD., *Messaggio per la XXI Olimpiade a Montreal,* o.c., 589-590.

[90] JUAN PABLO II, «In occasione del Giubileo degli Sportivi», a.c., 386. Se podrían recordar muchos otros discursos de este Pontífice que enriquecen también con referencias bíblicas la «espiritualidad» del deportista y la inspiración que puede aportar el cristiano en esta actividad que reúne a tantas personas, desde los niños hasta los discapacitados, a las personas mayores y que interesa a multitues y a familias enteras. Los discursos de Juan Pablo II sobre el deporte hasta el Gran Jubileo del año 2000 están recogidos en: UFFICIO NAZIONALE DELLA CEI PER LA PASTORALE DEL TEMPO LIBERO, TURISMO E SPORT-SEGRETERIA GENERALE CEI, *Discorsi del Papa sullo Sport* e *Giubileo degli Sportivi,* o.c..

un doble nivel: el del desarrollo de la persona y el del desarrollo de las relaciones humanas:

> Los hombres se enriquecen con el conocimiento recíproco también mediante ejercicios y manifestaciones deportivas, que ayudan a mantener el equilibrio del espíritu también en la comunidad y ofrecen una ayuda para establecer relaciones fraternas entre hombres de toda condición, nación y origen. Por tanto, los cristianos han de colaborar para que las manifestaciones y actividades culturales colectivas, características de nuestra época, se vean impregnadas de espíritu humano y cristiano[91].

Los moralistas han subrayado el hecho de que, en orden al desarrollo humano, el deporte no puede ser clasificado como actividad indispensable: lo que es indispensable es la educación del cuerpo, así como disponer de tiempo libre, pero el deporte ordenado a estos fines es simplemente un medio y ninguna de sus formas particulares debe ser considerada como necesaria[92]; esto se debe tener en cuenta también para valorar la moralidad de los riesgos exigidos a veces en determinadas prácticas deportivas. Sin embargo, hemos de añadir que en la sociedad industrial y con el avance en el uso de las tecnologías y de la informática en el mundo laboral, desde un punto de vista social —o bien teniendo en cuenta las necesidades y características de la sociedad y el conjunto de las prácticas deportivas y no solo de cada tipo de competición (automovilismo, alpinismo, boxeo, etc.)— la organización del tiempo libre sería impensable sin el deporte. Por lo tanto, podemos afirmar que el deporte es un valor, una exigencia social, que puede beneficiar a cualquier persona para su propia formación.

El valor positivo del deporte, pero también la consiguiente responsabilidad a la que están llamados los deportistas, en el contexto social particular actual se ven reconocidos y manifestados por las palabras pronunciadas por Juan Pablo II en el Jubileo de los Deportistas celebrado el 29 de octubre de 2000:

> Gran importancia cobra hoy la práctica del deporte, porque puede favorecer en los jóvenes la afirmación de valores importantes como la lealtad, la perseverancia, la amistad, la comunión y la solidaridad. Precisamente por eso, durante estos últimos años ha ido desarrollándose cada vez más como uno de los fenómenos típicos de la modernidad, casi como un «signo de los tiempos» capaz de interpretar nuevas exigencias y nuevas ex-

[91] CONCILIO VATICANO II, *Constitución pastoral «Gaudium et Spes»,* o.c., n.41.
[92] Cf. también L. CICCONE, *Non uccidere,* o.c., 412-413.

> pectativas de la humanidad. El deporte se ha difundido en todos los rincones del mundo, superando la diversidad de culturas y naciones. A causa de la dimensión planetaria que ha adquirido esta actividad, es grande la responsabilidad de los deportistas en el mundo. Están llamados a convertir el deporte en ocasión de encuentro y de diálogo, superando cualquier barrera de lengua, raza y cultura. En efecto, el deporte puede dar una valiosa aportación al entendimiento pacífico entre los pueblos y contribuir a que se consolide en el mundo la nueva civilización del amor[93].

El valor personalista del deporte, como ya hemos visto al examinar la enseñanza del Magisterio, no es automático, sino que se ve condicionado por la forma armoniosa en que se compone con los valores superiores de la persona. Con esta armonía-jerarquía, el valor personalista es a su vez múltiple: el deporte tiene una función educativa y sanitaria —en el ámbito de la medicina preventiva—, pero también aporta el ejercicio de cualidades morales del carácter, por lo que puede preparar a una vida espiritual más rica.

El deporte permite preservarse de daños físicos y morales como la difusión de la droga, la violencia y los vicios propios de la sociedad del bienestar.

Aparece aquí inmediatamente el valor social del deporte, que ofrece la posibilidad de emplear el tiempo libre de un modo sano, así como de establecer relaciones sociales válidas entre personas de origen social diverso e incluso de diferentes nacionalidades.

Pero mantener estos valores, como ocurre por otro lado con el resto de los valores humanos, exige una responsabilidad personal y colectiva. Y por este motivo, nos vemos obligados a profundizar en el discurso ético considerando lo «ilícito» en el deporte y también la posibilidad o eventualidad de «deportes ilícitos».

7. **Los delitos deportivos**

Los delitos deportivos son frecuentes en cuanto que las manifestaciones están vinculadas con la competición organizada y el compromiso económico.

[93] JUAN PABLO II, *Homilía en la celebración eucarística del Jubileo de los deportistas,* o.c., tema retomado en el Seminario Internacional «Il mondo dello sport oggi: un campo di impegno cristiano», promovido por el Consejo Pontificio para los Laicos, 2004.

Entre los delitos deportivos recordemos: el fraude, la violencia, el peligro atlético y el exceso de «comercialización» de los atletas.

En lo que respecta al fraude, este se insinúa en dos direcciones: el fraude farmacológico, del tipo *doping,* y el fraude económico vinculado con la competición o con el pronóstico: el primero está dirigido a obtener un triunfo más seguro en la competición con el uso de fármacos; con los otros fraudes se puede buscar «comprar el triunfo», corrompiendo a los atletas o bien se puede desarrollar una ganancia ilegal fuera de los márgenes de la competición o con las apuestas clandestinas. Estas últimas formas de fraude toman el deporte como una oportunidad de introducir la lógica de los juegos de azar: el fraude se realiza contra el fisco, pero el daño moral está implícito en el derroche de dinero y el peligro al que se expone quien pierde.

El recurso al dopaje —o sea, a sustancias consumidas con el fin de mejorar el rendimiento físico[94]— se ha sometido a la atención de la Asociación Médica Mundial, en cuanto situación en la que a menudo se ve implicado el médico deportivo[95].

Desde 1960, la opinión pública ha sido sensibilizada en el problema del dopaje y en 1975, tanto Francia como Bélgica ya habían adoptado leyes *antidoping* y la Comisión Médica del Comité Olímpico Internacional (CIO) había definido como tarea propia específica el control del uso de los medicamentos.

No siempre es fácil distinguir entre medicamento de uso común y dopaje[96], sobre todo cuando se trata de realizar el control *antidoping.* En efecto, los medicamentos empleados son abundantes[97]; se trata de estimulantes psicomotores del tipo de las

[94] «Una visión del deporte entendido como competición basada en el talento personal lleva a definir el *doping* como todas aquellas prácticas que utilizan cualquier sustancia química o tratamiento farmacológico, endocrinológico, hematológico, etc., con el fin de mejorar el rendimiento personal. Lo ilícito del *doping* va más allá, por tanto, de la necesidad de listas de medicamentos dopantes, por lo que se debe considerar prohibido el uso de cualquier sustancia»: esta definición, emitida en 1988 por un grupo de especialistas encargados por el CONI para constatar la situación italiana ante el dopaje, aparece en G. PERICO, *Problemi di etica sanitaria* (Ancora, Milán 1992) 493ss.

[95] A. H. BECKETT, «Sport, the problem of drugs», a.c., 410-412.

[96] En 1963, el Consejo de Eurpa dio la siguiente definicion de dopaje «El consumo o uso de sustancias, bajo cualquier forma, ajenas al organismo o de sustancias fisiológicas en cantidades anormales o por vía anómala, por parte de personas sanas con el fin exclusivo de obtener un incremento artificial y desleal en el rendimiento en una competición».

[97] En 1999 entró en vigor una nueva lista de sustancias farmacológicas y de métodos de dopaje prohibidos, una última corrección en el marco de la convención *antidoping* abierta en Estrasburgo el 16-11-1989; cf. MINISTERO DE-

anfetaminas, aminas simpaticomiméticas (efedrina), diversos estimulantes psicomotores del sistema nervioso central (nicetamida, estricnina...), analgésicos narcóticos (morfina), anabolizantes (nandrolona), hormonas del tipo del GH *(growth hormone,* hormonas de crecimiento) o el EPO (Eritropoyetina).

Las técnicas de dopaje, además, se perfeccionan cada vez más y llegan también al uso de hormonas que bloquean el desarrollo pubescente o alteran la fisiología de las gónadas, especialmente en las mujeres, o a las transfusiones de sangre ilícitas y se administran siempre para obtener una prestación física de mayor envergadura.

El carácter ilícito del dopaje está vinculado, junto con el hecho de que se altera el resultado de una competición que tendría que basarse en las cualidades naturales de los individuos que participan, con la peligrosidad de las sustancias consumidas, que pueden ser causa de un daño, a veces irreversible, al individuo o/y generar un estado de dependencia.

El recurso al consumo de sustancias dopantes, sobre todo de anabolizantes, es frecuente incluso entre adolescentes.

Según un estudio realizado por la Universidad de Loyola (Chicago) sobre el uso de anabolizantes por parte de adolescentes, de 2.113 estudiantes de educación superior, 94 (el 4,4%), en su mayoría de sexo masculino, admitieron hacer uso de estas sustancias[98]. Habían obtenido anabolizantes sobre todo de amigos o incluso de entrenadores o médicos de familia.

En otros estudios, se pusieron de manifiesto unos porcentajes más elevados en el uso de anabolizantes: de 853 estudiantes de educación superior, un 11,1 por 100 los utilizaba en las actividades deportivas[99].

El uso de esteroides anabolizantes está asociado a una larga lista de efectos tóxicos que atacan sobre todo al hígado con hepatitis tóxica, rotura de vasos sanguíneos, neoplasias; además, se ve comprometido todo el metabolismo lipoproteico con posibles recaidas a nivel cardiaco, y se dan también efectos sobre el aparato reproductivo masculino con oligospermia, hipotrofia testicular, disminución del nivel de testosterona sérica, como consecuencia de la producción de gonadotropinas, las hormonas producidas por la hipófisis; en las mujeres es frecuente la

GLI AFFARI ESTERI, «Nuovo elenco di riferimento di classi di sostanze farmacologiche vietate e di metodi di doping vietati», a.c.

98 R. TERNEY - L. G. MCLAIN, «The use of anabolic steroids in High School students», a.c., 99-103.

99 M. D. JOHNSON - M. S. JAY - B. SHOUP y otros, «Anabolic Steroid use by male adolescents»: *Pediatrics* 3 (1989) 921-924.

virilización y en ambos sexos existe un grave peligro de que se cierren precozmente los cartílagos epifisiarios con el consiguiente bloqueo en el crecimiento físico[100]. Sin olvidar, por último, los efectos psicológicos de los anabolizantes con la aparición de cambios de humor y comportamientos agresivos[101].

Se ha señalado igualmente el caso de controles de dudosa legalidad sobre los estados de intersexualidad en individuos con fenotipo femenino pero con bagaje cromosómico y gónadas masculinos (es el caso del llamado «testículo feminizante»), controles que pueden traer consigo particulares problemas en lo que respecta al secreto profesional y personal[102].

Por desgracia, los medios de comunicación nos informan de la difusión de sustancias anabolizantes, pero incluso también de GH, provenientes también de fábricas clandestinas, destinadas a jóvenes atletas, muchos de ellos aficionados, deseosos de transformar su físico, a semejanza de los numerosos modelos ensalzados por la moda social o para mejorar el rendimiento deportivo. Una moda que alimenta un mercado ilegal en continuo crecimiento y que actúa sobre todo entre jóvenes y adolescentes que frecuentan gimnasios y centros deportivos, que a menudo desconocen los riesgos a los que se enfrentan: en los últimos años, por ejemplo, el consumo de GH y EPO ha crecido a un ritmo del 25-30 por 100 anual, un crecimiento injustificado con respecto a la demanda para uso clínico[103].

Por desgracia, los modelos propuestos por la sociedad actual invitan y convencen a quien practica el deporte, sin haber madurado el valor y significado del propio cuerpo ni del acto deportivo, a buscar resultados en el menor tiempo posible y a cualquier coste, utilizando incluso medios artificiales. Los resultados de un reciente estudio realizado en Italia muestran sobre todo que el ejercicio físico se percibe como muy importante para el bienestar psico-físico y para el cuidado de la imagen; pero la consecuencia más importante de este estudio es la información parcial y superficial sobre el problema del dopaje. De

[100] Sobre los efectos de los esteroides anabolizantes, cf. COMMITTE ON SPORTS MEDICINE, «Anabolic steroids and the adolescent athlete», a.c., 127-128; W. PEDERSEN - L. WICHSTROM, «Adolescentes, doping and drug use», a.c., 517-542; W. JELKMANN, «Erythropoietin», a.c.

[101] H. A. HAUPT - G. D. ROVERE, «Anabolic steroids: a review of the literature»: *Am. J. Sports Med.* 12 (1984) 469-484; W. PEDERSEN - L. WICHSTROM, «Adolescentes, doping and drug use: a community study», a.c., 517-542; W. JELKMANN, «Erythropoietin», a.c., 832-837.

[102] J. DEWBURST, «Intersex», a.c., 257.

[103] E. CAPODACQUA, «Doping. La Finanza indaga su palestre e camorra»: *La Repubblica* (20-11-2000).

hecho, solo un reducido número de los entrevistados conocen la real composición y los efectos de los llamados «suplementos» que aceptan consumir, y es aún más grave la superficialidad de la información sobre las verdaderas sustancias dopantes. Por lo tanto, surge una percepción no negativa tanto del dopaje como del recurso a preparados farmacológicos que mejoran el rendimiento deportivo[104].

De todos modos, la cuestión del dopaje y del control *antidoping* es una guerra inconclusa, porque se intentan esquivar los nuevos controles con nuevas técnicas[105]. Se espera que las nuevas intervenciones legislativas[106] preparadas recientemente para contrarrestar apropiadamente la difusión del dopaje, produzcan los resultados esperados, pero será evidentemente necesario apoyar las actividades de control y represión con campañas de información sobre todo para los más jóvenes así como con programas de formación para educadores e instructores. Éstas son también las indicaciones contenidas en un documento programático sobre la ética deportiva y el dopaje del European Group on Ethics in Science and New Technologies de la Comisión Europea[107].

Otra categoría de delitos deportivos está vinculada con la exaltación de la fuerza y el uso de la violencia, no tanto por parte de quien practica deporte, ya que en este campo existen normas precisas de comportamiento a las que hay que someterse, sino más bien por parte de los espectadores en los estadios, canchas y pistas deportivas, por la difusión de una exaltación emuladora, incrementada además por los «clubs» de hinchas de cada equipo y por la presencia de una carga de violencia latente en algunos individuos o grupos que encuentran en las manifestaciones deportivas la excusa para «desfogarse».

Los episodios de violencia en los estadios[108] han llamado la atención de psicólogos y políticos sobre las causas de esta violencia e incluso han llevado a ciertas reflexiones sobre las teorías psicoanalíticas que defendían que el deporte tenía una función de catarsis en relación a los instintos de violencia.

[104] C. Gambelunghe - P. Melai - M. Sommavilla y otros, «Lo sport e la salute», a.c., 157-165.

[105] Cf. igualmente: G. Perico, «Il 'doping' sportivo», a.c., 491-504.

[106] Ley del 14-12-2000, n.º 376, Disciplina della tutela sanitaria delle attività sportive e della lotta contro il doping: *Gazzetta Ufficiale* 294 (18-12-2000).

[107] European Group on Ethics in Science and New Technologies to the European Commission, *Ethical aspects arising from doping in sport,* o.c.

[108] Para una crónica de este fenómeno, cf. Editoriale, «La violenza negli stadi», a.c., 319-329. El carácter dramático del problema sigue siendo evidente por la continua repetición de artículos ligados a estos hechos.

Se puede decir —volveremos a tratar este punto más tarde— que las autoridades tendrán que trabajar cada vez más para prevenir esta psicopatología de masas, controlando también el uso de los medios de comunicación social que pueden actuar como factor de exaltación exagerada de los acontecimientos deportivos y de la emotividad; controlando asimismo las asociaciones y los «clubs» para que tengan fines claros y educativos con respecto al sentido cívico y, por último, impidiendo la infiltración de elementos extraños a la competición deportiva (abuso del alcohol, drogas, grupos políticos ideológicos).

Una cierta cultura de culto a la personalidad del atleta también se debe considerar contraria al sentido de la igualdad y del valor de las personas y deseducadora con respecto a la juventud que participa en competiciones deportivas: el profesional del deporte sigue siendo un hombre que tiene unos deberes y unos límites humanos y el culto a la personalidad ofende su humanidad y la de los demás.

Otra forma de delito deportivo se da en las excesivas especulaciones e instrumentalizaciones económicas del atleta: a veces, los atletas son adquiridos y cedidos por los equipos con una metodología comercial de fichaje poco respetuosa de su libertad, a menudo en unas cantidades económicas tan exorbitantes que son un insulto a las clases pobres presentes también en equipos rivales. Aquí también se debe plantear el problema del salario justo para evitar que el atleta se convierta en el «becerro de oro», vendido y adorado simultáneamente.

Por último, existen los delitos debidos al riesgo vinculado con la práctica deportiva. Para ello, es necesario hacer algunas consideraciones que son análogas a las que se plantean en el tema de los riesgos profesionales relacionados con ambientes laborales en general y con el empleo de sustancias particulares (por ejemplo, el riesgo radiológico), consideraciones que me parecen importantes para aclarar algunos problemas éticos que tocaremos a continuación.

El riesgo puede surgir de dos series de factores: los extrínsecos al empleo de determinadas técnicas —en nuestro caso, a la práctica de determinados deportes— o los factores intrínsecos, es decir, que se encuentran dentro de la naturaleza de la actividad del deporte practicado.

Por ejemplo, para el automovilismo, el riesgo es extrínseco en el caso de la lluvia, que puede hacer resbaladiza la carretera, o en el caso de una avería imprevisible del coche, como puede ocurrirle al coche de cualquier automovilista; mientras que es intrínseco el riesgo de golpear la cabeza del boxeador en un combate, porque esos golpes forman parte de las intenciones y la técnica del boxeo.

En general, esta distinción no se hace y se habla de riesgo sin diferenciar. Sin embargo, si el riesgo extrínseco no es imputable, siempre que la causa extrínseca no sea previsible, y que el tipo de actividad sea honrado y se proteja de peligros, en cambio, el riesgo intrínseco, aunque se trate de pocos casos o de uno solo, no es justificable, porque no se puede actuar conscientemente sabiendo que la misma acción puede provocar la muerte aunque sea de una sola persona.

Además, el riesgo extrínseco se puede conocer estadísticamente *a posteriori* y cuando el carácter recurrente de determinadas causas concomitantes y accidentales sea frecuente, se impone la obligación de eliminar estas causas pero sin eliminar la actividad; el riesgo intrínseco, en cambio, se puede conocer *a priori* y cuando la conexión causa/efecto trae consigo un daño real para la vida, el deber que se impone es el de eliminar esa actividad originaria.

Pongamos un ejemplo en otro campo: puede ocurrir que alguien contraiga la hepatitis por haber bebido agua de una cañería que, accidentalmente —por haberse roto una tubería— se ha contaminado: en este caso, hay que eliminar la causa de la contaminación y desinfectar el acueducto, para que siga trayendo agua de una fuente segura. En cambio, siempre se debe evitar la posibilidad de que un niño beba de una botella de detergente porque esto es dañino para su naturaleza.

En conclusión, en cuanto respecta al grado de peligrosidad, los deportes deben distinguirse entre aquellos que comportan un riesgo por causas externas, presentes a veces a la hora de practicarlo, y aquellos que son invalidados por un riesgo intrínseco al tipo de actividad practicada, con un nexo causa/efecto previsto bien en un sentido de daño grave a la salud o bien en un sentido letal. Los deportes de este segundo tipo han de considerarse ilegales, mientras que aquellos que traen consigo riesgos accidentales y extrínsecos han de asegurarse mejor.

Se debe hacer otra reflexión sobre la llamada «relación riesgo/beneficio». Se dice: toda actividad trae consigo un riesgo y al mismo tiempo aporta beneficios; entonces, es necesario establecer una «balanza» de los riesgos y beneficios para evaluar si determinadas actividades son admisibles o no. Como ya hemos podido aclarar, los riesgos y beneficios han de referirse a la misma persona y al mismo tipo de valores: no se pueden imponer riesgos graves a la persona únicamente por motivos económicos. Además, más que limitarse al llamado «riesgo aceptable» es mejor hablar de «optimización del riesgo».

8. Los deportes «ilícitos»

Ahora hay que preguntarse si, a la luz del «factor riesgo» para la vida y la integridad física, pueden existir deportes que acaban siendo ilegales por su estructura técnica y por los riesgos que hemos definido «intrínsecos».

Dejemos de lado un primer debate sobre algunos deportes considerados como una «amenaza» para el equilibrio biológico de la naturaleza y como expresión de una cierta crueldad intrínseca a su práctica: este debate, avanzado por grupos ecologistas, concierne especialmente la caza. Se sabe que la caza se convierte en determinados países en una forma de robo con fines de lucro y no ya una práctica deportiva. Hace falta decir que también en este caso se debe proteger el equilibrio de la naturaleza y se debe perseguir la represión del robo y del comercio clandestino de los productos saqueados.

Sin embargo, no creo que existan razones éticas válidas para prohibir la caza en un sentido absoluto y completo. El uso del animal por parte del hombre sigue siendo lícito por razones justas y válidas, que no son simplemente alimenticias o textiles.

El boxeo es un deporte que suscita cierta perplejidad sobre su licitud. Una sencilla observación estadística sobre el número de muertos en el ring es también un primer elemento que lleva a la perplejidad: por ejemplo, desde el fin de la Segunda Guerra Mundial hasta 1985, 357 boxeadores murieron en el ring[109].

Asmimismo, es necesario tener en cuenta las graves lesiones que pueden constatarse en los supervivientes: la patología más frecuente es la llamada *punch-drunk* o encefalopatía de los boxeadores o enfermedad del boxeador loco, que se asocia con una marcada atrofia cortical, una dilatación ventricular y un empobrecimiento del patrimonio neuronal[110].

Pero el motivo más importante de protesta está en el hecho de que esos daños o riesgos son intrínsecos a la propia técnica del boxeo: el púgil aspira a dejar k.o. al adversario, y a aturdirlo con golpes bien asestados. La propia psicología que precede al combate está pertinentemente cargada de emotividad y exaltación con el fin de que el boxeador exprese su fuerza bruta. Se habla, por parte de los periodistas, con un leguaje «refinado», de uso de la inteligencia, la intuición, pero en realidad estas cualidades

[109] Cf. S. Spinsanti, «La boxe, un problema di etica medica?», a.c., 92-98

[110] C. Sbertoli, «I danni del pugilato», a.c., 47; N. Simonetti, «Della boxe e delle sue malefatte», a.c., 111ss; G. Perico, «Sport», en *Dizionario Enciclopedico di Teologia Morale* (San Paolo, Roma 1981) 1041-1042.

superiores se ponen al servicio de que el boxeador derribe al adversario de la manera más eficaz posible.

Se puede decir lo mismo de otros deportes como el *full contact-karate,* igualmente violentos y quc son causa de graves daños en los contendientes: por ejemplo, se han descrito casos de infarto cerebral a consecuencia de encuentros de karate y, por lo general, cerca de la mitad de los traumas de karate están localizados a la altura de la cabeza y el rostro[111]. Junto con las tomas de posición de conocidos moralistas como G. Perico y L. Ciccone, se ha dado la toma de postura de la XXXV Asamblea de la Asociación Médica Mundial, que tuvo lugar en Venecia del 25 al 28 de octubre de 1983. El acreditado organismo, plenamente capacitado para emitir un juicio, aportó una reserva clara sobre el boxeo desde un punto de vista ético-deontológico y los motivos se fundamentan en los daños que este deporte procura a la salud y a la integridad física de los boxeadores[112]; a la espera de conseguir la prohibición de este deporte, la asamblea formuló una serie de propuestas técnicas para hacerlo menos peligroso.

Nos parece que es conveniente compartir sobre este tema no solo la valoración dada en su momento por la Asociación Médica Mundial, sino también el juicio de L. Ciccone que hace referencia al pasaje de santo Tomás de Aquino donde se habla de la *saevitia* connatural a la satisfacción por el sufrimiento físico de otros, en el que se afirma: «Saevitia continetur sub bestialitate: nam talis delectatio non est humana sed bestialis, proveniens vel ex mala consuetudine vel ex corruptione naturae sicut et aliae bestiales affectiones»[113]. No es difícil encontrar en el boxeo no solo el uso de la fuerza bruta, sino también la exaltación complaciente del derribo del adversario, sentimiento este que se extiende con facilidad a los espectadores.

Por este motivo, es más que justificado el juicio negativo de moralistas y médicos sobre este deporte.

De vez en cuando, aparecen reservas también para otros deportes, definidos como peligrosos, como el motociclismo, el automovilismo, el alpinismo: sin embargo, consideramos que se

[111] Cf. *La Presse Médicale* 45/14 (1985) 2299.

[112] Para el texto de la *Declaración*, cf. F. Introna - M. Tantalo - A. Colafigli, *Il Codice di Deontologia* (I Cedam, Padua 1996) 295. Cf. igualmente el comentario de G. Perico, «La boxe sotto accusa», a.c., 91-103.

[113] («[...] queda incluido dentro de la bestialidad, porque tal deleite no es humano, sino propio de los animales y originado o por una mala costumbre o por la corrupción de la naturaleza, como los demás sentimientos bestiales» N. del editor]) Santo Tomás de Aquino, *Suma Teológica,* II-II, q.159 (BAC, Madrid ²2010).

trata de riesgos extrínsecos y las medidas de seguridad pueden «mejorar» las condiciones de la práctica de estos deportes, permaneciendo firmes en los límites de seguridad en la velocidad y las condiciones de los circuitos.

Así, el esfuerzo común ha de encaminarse hacia un triple objetivo: incrementar la educación física y el deporte entendido como empleo del tiempo libre; considerar cada vez más el aspecto técnico en el conjunto de los valores positivos de la persona; que las autoridades y la sociedad reglamente los deportes agonistas de las grandes competiciones con el fin de eliminar los delitos deportivos y los deportes ilícitos.

9. **Deporte y violencia de masas**

La violencia ora vistosa, ora camorrista y a veces devastadora de los hinchas que acompañan a los equipos y a los deportistas y que pueblan las instalaciones deportivas se ha puesto en relación con algunos estadios de la evolución juvenil y algunas condiciones psicosociales concomitantes y convergentes en la *múltiple dificultad de construir una identidad personal y psicológicamente estable,* premisa indispensable a su vez para entrar en los roles de la familia y de la sociedad[114].

Estas dificultades psicológicas se pueden resumir del siguiente modo:

- — el aplazamiento del ingreso en el mundo laboral prolonga la fase juvenil;
- — la imagen del joven, a causa del desempleo y la prolongada inercia, pierde relevancia;
- — los espacios habitables y de movimiento son siempre angostos en las ciudades;
- — la crisis de valores éticos reduce la capacidad de contener la violencia;
- — la aparición de modelos culturales de tipo machista y de legitimación de la violencia.

Con respecto a las condiciones sociales que pueden favorecer la aparición de la violencia, se hace referencia sobre todo al

[114] G. A. Pilz, «Interdipendenza sociale di sport e violenza», a.c., 51-65. El artículo está provisto de una amplia reseña bibliográfica. Cf. igualmente: V. Marchi (ed.), *Ultrà,* o.c.; A. Roversi (ed.), *Calcio e violenza in Europa,* o.c.; A. dal Lago, *Descrizione di una battaglia. I rituali del calcio* (Il Mulino, Bolonia 1990).

desempleo que, como observa correctamente Pilz, no debe valorarse únicamente por la falta de trabajo, sino que trae consigo la lucha por ocupar los puestos de aprendizaje, la disminución de elección en los tipos de trabajo y la aceptación de trabajos no satisfactorios.

Las condiciones de la sociedad de una alta evolución social acarrearían, además, un control social cada vez más estrecho en la vida pública de la fuerza de espontaneidad y dejarían en los ánimos una necesidad no satisfecha de afectos, emociones y experiencias de tensiones.

El ya citado Pilz aporta una explicación de un hincha: «Se debe tener la boca cerrada toda la semana: en casa no se puede decir ni una palabra, sobre el trabajo no se puede decir nada, por eso nos dejamos llevar el fin de semana. El fútbol es para nosotros una guerra, el equipo puede perder también, combatimos contra todos»[115]. Así, el fin de semana futbolístico sería, según el mismo autor, «la licencia de aventura de los menos privilegiados, de los menos dotados económicamente, ya sea porque se participa personalmente de manera activa o porque se hace como espectador del espectáculo». El «tabú» de la violencia física y el control social ante la violencia política encontraría en el deporte una válvula de escape[116].

Otros autores han atraído la atención sobre algunos estratos sociales en los que se expresaría una especie de contratendencia con respecto al control civil de la violencia: para estos estratos sociales de «nueva pobreza», el uso de la violencia y la fuerza sería expresión de virilidad y masculinidad. Estos segmentos sociales estarían caracterizados por una pobreza más o menos concentrada, con un desempleo frecuente, un escaso grado de cultura, una escasa vigilancia sobre los niños por parte de los padres, una inmadurez afectiva, un umbral poco acentuado en el control de la violencia física y por la formación de bandas de barrio. A este tipo de hinchas se les define *hooligans without weapons* (hinchas sin armas).

El tipo de contraste connatural al juego del fútbol sería un fácil incentivo catalizador de la violencia como juego también entre los hinchas: «Un estadio —escribe Dal Lago— no es únicamente el ambiente físico donde se juega un partido. Para los hinchas organizados es sobre todo el marco de la celebración ritual de la metáfora amigo/enemigo»[117].

[115] G. A. Pilz, «Interdipendenza sociale di sport e violenza», a.c.,56.

[116] Ibíd., 56-57.

[117] A. dal Lago, *Descrizione di una battaglia,* o.c., 37.

Por último, hay quien sostiene que, en este contexto predominantemente juvenil, se desarrollaría una especie de compensación y unos estados de ánimo que reclaman comprensión y valores superiores. La actual crisis de valores —o bien la incapacidad de establecer qué es el valor y qué tiene valor, a qué se debe aspirar, de qué es necesario alejarse— y el olvido de la dimensión religiosa en la vida del individuo y de la colectividad están en la base, según Pilz, del creciente culto al deporte, nuevo «dios» al que sacrificar todo. Baste con pensar que no solo varias actividades de los hinchas muestran modelos de comportamiento religioso (la veneración de algunos jugadores, el ritual de la oración de los hinchas antes o después de un partido importante), sino también la actitud de los jugadores está impregnada de esta religiosidad (¿qué decir de los jugadores que hacen la señal de la cruz antes de empezar a jugar?): es casi una religión de sustitución pero que no es evidentemente capaz de satisfacer el deseo insuprimible de absoluto.

La conducta que hay que tener en estos casos no es por tanto la de la represión sino la de la prevención[118].

Estos autores consideran que, criminalizando a los hinchas, se correría el riesgo de reenviar a estos grupos hacia el crimen organizado, incluso de tipo político[119].

Las diversas tragedias que se han producido en los estadios han puesto sobre el tapete este problema, que es de naturaleza cultural, política y también ética y que marca al deporte moderno, especialmente al fútbol, con una connotación negativa que hay que tomar seriamente en cuenta no solo como un hecho siempre grave en sí mismo, sino también como un síntoma de inadaptaciones sociales profundas y de ausencia de valores.

Por lo tanto, mientras el deporte se ve en la sociedad moderna como una viva necesidad, justificada en su expresión espontánea de recuperación de energías en el uso del tiempo libre, a nivel profesional, el encuentro de la pasión deportiva, amplificada por los medios de comunicación, con organizaciones muy complejas y fuertemente influenciadas por el beneficio económico puede determinar situaciones que incentivan la violencia en estratos sociales menos capaces de autocontrolarse o avivados por factores psicológicos y sociales.

[118] G. A. PILZ - W. WEWER, *Erfolg oder Fair Play. Sport als Spiegel der Gesellschaft* (Copress Verlag, Múnich 1987); P. BECKER - H. SCHIRP, *Bewegungs und sportorientierte Sozialarbeit mit Jugendlichen,* o.c.

[119] A la pérdida del sentido de lo sano que llevaria a una disminución de la capacidad de control de la «agresividad de los instintos» se refiere también E. A. LEOZAPPA, «Etica e patologia della passione sportiva», a.c., 277-283.

La bioética, en su atención hacia los valores de la vida pública y de la calidad de vida en la sociedad, no puede desinteresarse de una manifestación capaz de aportar una fuerza tan ampliamente positiva, pero que también puede estar expuesta al peligro de una violencia explosiva.

D. BIOÉTICA Y MEDICINA DE LAS CATÁSTROFES

1. Concepto e historia de la medicina de las catástrofes

Es importante definir el concepto de «catástrofe» o «desastre» en un sentido antropológico y social: se ha observado precisamente que un hecho, ya sea incluso ruinoso, ocurrido por hipótesis antes de la aparición del hombre en la tierra o que en cualquier caso no traiga consigo una perturbación en las relaciones entre el hombre, la sociedad y el ambiente, no puede definirse como catástrofe en su propio significado, o como se suele decir igualmente, un desastre en el sentido en el que se ocupa esta rama especializada de la medicina[120].

Así, por lo general se entiende por catástrofe o desastre un elemento funesto que acarrea consecuencias en las relaciones entre el hombre y el medio ambiente que son de tal gravedad que la comunidad golpeada necesita esfuerzo y recursos extraordinarios para contenerlas. Por lo tanto, existen dos elementos que entran en la definición: el alcance dañino y grave en la relación hombre-medio ambiente, la necesidad de una respuesta social y comunitaria para superar las consecuencias o limitar los daños.

Más recientemente, la Asociación Médica Mundial (AMM), ha definido como desastre «la verificación imprevista de un acontecimiento funesto, normalmente repentino y violento, que produce un daño material considerable, junto con una importante movilización de personas y/o un gran número de víctimas y/o una disgregación significativa de sociedades, o una combinación de ellas»[121].

[120] C. MANNI y otros, «La medicina dei disastri», a.c., 33-46; G. CADONI, *Inno alla vita tra medicina ed etica,* o.c.; J. P. MASSUÉ, *Etica e medicina delle catastrofi,* o.c.; S. AGOSTINIS - C. MUSSIO - E. CHIODO, *Maxiemergenze e catastrofi,* o.c.; A. BAZZI, *Bioterrorismo,* o.c.; V. BIONDI - D. FERRERO - S. PELIZARI, *Qualità, ambiente, sicurezza ed etica,* o.c.

[121] WMA, *Declaración de la Asociación Médica Mundial sobre la ética médica en casos de catástrofes,* o.c.; ÍD., *WMA's Medical ethics manual. Different language* (World Medical Association, 2007); ÍD., *World Medical Association Statement on Medical ethics in the event of disasters* (World Medical Association, octubre de 2006, Pilanesberg, Sudáfrica); G. BON, «La maestria del gesto», a.c., 8-16;

A pesar de que el concepto de dar socorro a quien ha sido golpeado por una calamidad aparezca desde las primeras conglomeraciones sociales, la *medicina de los desastres* solo se ha convertido recientemente en una verdadera nueva disciplina médico-quirúrgica, codificada de modo claro y orgánico. Las orientaciones que hay que seguir a la hora de poner en marcha los medios de prevención y socorro entran en el interés de esta rama especializada. Y desde el punto de vista médico, las situaciones de desastre se caracterizan por un agudo e imprevisible desequilibrio entre capacidad y recursos de la profesión médica y las necesidades de las víctimas o de la gente cuya salud se ve amenazada durante un determinado periodo de tiempo[122].

Un desastre puede ser un acontecimiento imprevisto como, por ejemplo, un terremoto, o también un hecho lento y gradual como la sequía persistente e insoportable.

En la definición de catástrofe también podrían entrar la guerra y las diversas formas de guerrilla, porque estas situaciones traen consigo graves pérdidas humanas y a menudo una amplia destrucción ecológica; sin embargo, la causa de la guerra es de origen sociopolítico y voluntario. Por este motivo, no pretendemos ocuparnos en esta parte del volumen de estos acontecimientos en un sentido completo y etiológico ni tampoco de la medicina militar en su propio significado. Quizá es una delimitación artificial porque, probablemente, ninguna calamidad ha alcanzado nunca el carácter destructor de vidas humanas de la producida por las guerras. Se sabe que solo la Segunda Guerra Mundial, entre 1939 y 1945, produjo la muerte de unos cincuenta millones de hombres y miles de ciudades fueron destruidas. Por eso, sería legítimo considerar bajo el aspecto bioético toda la temática de la guerra, como también se tendría que considerar el papel del médico militar.

Pero indagar sobre la voluntad que genera la guerra y el impulso hacia la violencia cuyos nefastos orígenes están enraizados en múltiples voluntades políticas y en ideologías justificativas, es un tema tan complejo que exige quizá un tratado aparte que tendría que recorrer toda la milenaria historia ensangrentada de la humanidad. Además, este examen ético, no podría ni siquiera detenerse con la simple afirmación de que la guerra de conquista es ilícita y la guerra de legítima defensa es lícita, porque a menudo resulta bien difícil vislumbrar los límites —de hecho, no ya en

K. Davies - C. Hanningan, «Supporting health care professionals», a.c., 3-11; P. M. Furlan - Regione Piemonte - Protezione Civile, *L'intervento psichiatrico e psicologico negli eventi catastrofici (2003),* o.c.

[122] Ibíd.; F. Botrè - C. Botrè, *Veleni di guerra in tempi di pace,* o.c.; J. Carson, *Bioterrorismo ed armi chimiche,* o.c.

la línea del principio— entre ofensores y ofendidos, atacantes y defensores, más allá de las intenciones calificadas a veces como actos de heroísmo o de necesidad de liberación.

El proceso de Nuremberg sobre los crímenes de guerra o todo lo que se siguió en la definición y proclamación de los derechos humanos y de los códigos deontológicos[123] dan testimonio de lo amplia que fue la implicación de los médicos en los crímenes de guerra y con respecto a los detenidos o los prisioneros o en los actos de tortura.

En cualquier caso, este simple esbozo dice que las guerras, guerrillas y violentas revoluciones que han estado —y están— entre las desgracias más graves que golpean la vida de los hombres y han trastornado la sociedad y la humanidad, solo forman parte de la temática de las catástrofes en relación con los efectos catastróficos y las estrategias de auxilio[124].

Quizá la bioética es una ciencia demasiado reciente para afrontar completa, retrospectiva y preventivamente, la «catástrofe-guerra».

En cualquier caso, la guerra suele ser asimilada en la literatura a una calamidad-catástrofe, cuando ocasiona más de cincuenta mil muertes. Pero es una pura convención.

Los desastres de los que se ocupa principalmente la «medicina de las catástrofes» se pueden reagrupar en las siguientes categorías conocidas:

a) *Catástrofes naturales*

Entre estas, se deben recordar las debidas a la actividad volcánica, que en el 62 por 100 de los casos se da a lo largo de la cadena de los Andes. Algunos datos reflejan que desde 1500 hasta 1914 murieron unas 190.000 personas y que, de media, las erupciones volcánicas provocaron alrededor de 1.000 muertes

[123] R. J. LIFTON, *I medici nazisti,* o.c. Sobre los derechos humanos y los códigos deontológicos correspondientes a la condena de la tortura y al respeto de los prisioneros, cf. la antología de M. TORRELLI, *Le médecin et les droits de l'homme* (Berger-Levrault, París 1983).

[124] Por otra parte, la experiencia adquirida durante las emergencias sanitarias de otra naturaleza es también útil a la hora de afrontar calamidades y emergencias durante las guerras. Se ha descrito, por ejemplo, lo racional del modelo de intervencion que guió al hospital estatal israelí Chaim Sheba Medical Center durante la Guerra del Golfo, al ofrecer servicios a las víctimas de accidentes y a sus familias, como también a la hora de afrontar problemas éticos y morales. Cf. I. BEN SHAHAR, «Disaster Preparation and the Functioning of a Hospital Social Work Department during the Gulf War», a.c., 147-159.

anuales[125]. La historia romana nos ha transmitido las descripciones de la erupción del Vesuvio del año 79 d.C. y la destrucción de Herculano y Pompeya, cuyas ruinas dan todavía testimonio de ese desastre.

Otro acontecimiento que es causa de catástrofe natural es el terremoto que puede enterrar ciudades enteras y provocar miles de muertos y heridos en pocas horas dentro de un territorio poblado. Las investigaciones médicas también han enumerado el tipo de heridos que puede provocar un terremoto[126].

Las infecciones: la «muerte negra», la peste, el cólera, la viruela, la fiebre amarilla, la fiebre «española», documentadas por la historia desde los tiempos de la Epopeya de Gilgamesh y en los libros del Antiguo Testamento hasta las famosas narraciones más o menos literarias de Tucídides, Manzoni, Camus —que se refieren más precisamente a la peste— dan testimonio de todo el sufrimiento por el que ha pasado la humanidad y el beneficio que aportaron las vacunas en el mundo civilizado (de 1913 en adelante), que todavía no se practican en muchos territorios de los países emergentes. Solo la fiebre «española» causó la muerte de 500.000 habitantes en los Estados Unidos durante la Primera Guerra Mundial.

Las inundaciones y los desprendimientos provocados por ríos o maremotos, pero también por la precipitación de masas de terreno en los lagos (por ejemplo, la tragedia de Longarone) o en los ríos.

Las hambrunas, las enfermedades de los animales, las enfermedades de los cultivos, las malas condiciones meteorológicas y los tornados son calamidades naturales, que a menudo no causan solo daños económicos, sino también en la salud y la vida humanas.

b) *Catástrofes vinculadas con actividades humanas*

Entre estos acontecimientos, en su mayoría de tipo instrumental y tecnológico (junto con las mencionadas guerras que se convirtieron en más desastrosas tras la invención de la pólvora, las armas atómicas, químicas y biológicas), hay que considerar

[125] C. MANNI y otros, «La medicina dei disastri», a.c., 33; S. W. GUNN - C. MURCIA - E. PARAKATH, *Dictionnaire de secours d'urgence en cas de catastrophes,* o.c.; G. CADONI, *Inno alla vita tra medicina ed etica,* o.c.; J. P. MASSUÉ, *Etica e medicina delle catastrofi,* o.c.; M. BUSCAGLIONI, *Per una formazione vitalizzante,* o.c.

[126] E. JANNET, *Catastrophes et médecine,* o.c., citado en el trabajo de C. MANNI y otros, «La medicina dei disastri», a.c., 46, nota 5.

todos los desastres que pueden ocurrir en las fábricas en el transporte aéreo o naval, en general, en todo lo que puede derivarse de la obra del hombre, dolosa y culposamente, o también de los desastres totalmente accidentales.

Actualmente, se debate igualmente sobre la existencia de un peligro de catástrofe en el campo del uso pacífico de la energía atómica tras el acontecimiento de Chernobyl de 1986; para muchos científicos, este uso sería un camino que es necesario practicar y está libre de riesgos, si, por supuesto, se construyen centrales técnicamente apropiadas.

No es un tema exclusivamente político, sino de prevención de catástrofes y de valoración de riesgos de una posible catástrofe, donde el parecer de los expertos y los científicos tendría que ser de importancia fundamental. Se construyen además instalaciones cada vez más rentables y más seguras como «las instalaciones de supergeneradores o reactores autofertilizadores»[127], realizados experimentalmente en la CEE.

El listado de las posibles catástrofes naturales o tecnológicas o también mixtas, derivadas de factores tanto naturales como de origen instrumental o tecnológico, no puede ser completo porque las catástrofes, al igual que las enfermedades, presentan siempre novedades. Pero no es necesario realizar una catalogación exhaustiva, al menos en este estudio dirigido a comprender la importancia de los problemas éticos que se plantean con motivo de las catástrofes.

Es importante subrayar que existen algunas características comunes que dan relieve a los diversos problemas[128]:

a) su verificación repentina exige la necesidad de una acción inmediata;
b) se da una reducida disponibilidad de recursos de tipo diagnóstico y terapéutico, de los que, en cambio, se dispone en condiciones normales;
c) el acceso a las víctimas resulta difícil o peligroso por la presencia de materiales o por particulares situaciones medioambientales;
d) existe a menudo un peligro para la salud de las víctimas y de los auxiliadores, aumentado por la presencia de contaminación o de epidemias.

[127] A. M. ANGELINI, *Le Accademie delle scienze di fronte ai problemi del mondo moderno*, o.c.

[128] WMA, *Declaración de la Asociación Médica Mundial sobre la ética médica en casos de catástrofes,* n.2.

2. Estrategias de intervención

Se hace aquí alusión sobre todo a las terapias de urgencia. La medicina de las catástrofes, al igual que de la guerra, especialmente en el campo quirúrgico, ha servido de estímulo por el aumento de experiencia incluso en tiempos de paz. Las situaciones a las que se debe hacer frente en tiempos de calamidades por lo general son: hemorragia masiva, obstrucción respiratoria, infección, deshidratación e inanición, heridas múltiples, aplastamiento, cirugía extractora de cuerpos extraños[129], etc.

Se ha observado correctamente que pequeñas calamidades pueden transformarse en graves desastres por falta de soportes indispensables, tales como los medios de comunicación y de transporte. En cambio, determinados desastres graves pueden limitarse en el número de víctimas si la prevención ha creado medidas de seguridad: el último terremoto que tuvo lugar en San Francisco habría tenido un número muy superior de víctimas, si el estadio atestado no se hubiera construido con todas las medidas de seguridad que permitieron su evacuación sin muertes y si los edificios no se hubieran construido con sistemas antisísmicos.

Por este motivo, se desarrolla cada vez más la instalación de los sistemas de seguridad y prealarma —ya posibles, con ciertos límites, también para los terremotos— mediante los cuales incluso las catástrofes naturales, que no pueden ser objeto de «prevención» en el sentido médico del término, pueden afrontarse con medios más oportunos— por ejemplo, evacuación programada de la población— y, por lo tanto, con una fuerte disminución de los riesgos.

En el citado trabajo de Manni y de otros estudiosos europeos, se han enumerado algunos principios que establecen, en base a las observaciones y los estudios a lo largo de los diez últimos años, algunas orientaciones para la respuesta de la medicina y la sociedad ante las grandes calamidades. Reproducimos estos nueve principios.

> 1. Cuanto mayor sea la preparación ante acontecimientos posibles o previsibles, más eficaces serán las operaciones de socorro.
>
> 2. Esta preparación incluye: *a)* la organización práctica de cada elemento que pueda servir a la hora de dar asistencia, *b)* la

[129] C. MANNI y otros, «La medicina dei disastri», a.c., 37-41. Por ejemplo, resulta significativo que una revista internacional editada en Italia, en su origen de tipo militar, se haya convertido posteriormente en órgano de la Associazione Italiana di Emergenza Sanitaria *(Oplitai - Health Emergency)*.

planificación, construcción y colaboración de habitaciones y hospitales de modo racional.

3. Aunque, por numerosos motivos, nunca sean iguales dos desastres, los problemas que un determinado tipo de desastre acarree son más bien previsibles, al menos cualitativamente, si no lo son también cuantitativamente.

4. Planificar y preparar a escala internacional es esencial para una ayuda internacional efectiva.

5. La movilización de la rama médica debe estar tan bien organizada que sea capaz de responder inmediatamente a las probables necesidades que aparecerán cuando se dé el desastre.

6. Debe darse una apropiada valoración de los riesgos y efectos de la intervención, y un estudio de la situación post-desastre.

7. La fase de post-emergencia ofrece una oportunidad para conseguir mitigar los efectos de un eventual desastre posterior.

8. La fase de la reconstrucción empieza inmediatamente.

9. La gestión global necesita investigación, educación y entrenamiento de personal cualificado y una red de cooperación que pueda ser activada[130].

Para hacer más eficaz esta respuesta y concretar estos principios se ha visto cada vez más necesario recurrir a la cooperación internacional y a la preparación del personal.

Muchas organizaciones para la cooperación internacional están presentes y activas en el mundo.

3. Las organizaciones internacionales

Dentro de las Naciones Unidas interviene la FAO para los desastres influyen sobre la alimentación, la UNEP para los desastres medioambientales, el ACNUR para los refugiados y las migraciones masivas, la UNICEF para la defensa de los niños, la OMS para los problemas en el campo sanitario: todos estos organismos están coordinados por la UNDRO, Oficina del Coordinador de las Naciones Unidas para el Socorro en Casos de Desastre

La Cruz Roja Internacional trabaja a tres niveles: el Comité Internacional de la Cruz Roja (CICR), organismo que tiene su sede en Suiza y trabaja durante los conflictos bélicos y en las cuestiones de derechos humanitarios: la Liga de la Cruz Roja y las Asociaciones de la Media Luna Roja que forman la Federa-

[130] Ibíd., 42; K. Davies - C. Hanningan, «Supporting health care professionals», a.c., 3-11; P. M. Furlan - Regione Piemonte - Protezione Civile, *L'intervento psichiatrico e psicologico negli eventi catastrofici,* o.c.; V. Biondi - D. Ferrero - S. Pelizari, *Qualità, ambiente, sicurezza ed etica,* o.c.

ción Internacional de las Sociedades Nacionales (Italiana, Francesa, etc.). La Cruz Roja Internacional posee una configuración jurídica especial: no es una asociación gubernamental en sentido estricto, pero por otro lado goza de un amplio reconocimiento internacional.

Existen además las numerosas Organizaciones No Gubernamentales de ayuda (ONG), como Caritas, de la Iglesia Católica, Los Médicos Sin Fronteras, la Oxfam, la agencia canadiense CIDA, las organizaciones de ayuda de médicos con sede nacional y regional (NDMS).

Desde hace algún tiempo, se ha constituido tras varios contactos preliminares y los esfuerzos de los Congresos periódicos sobre la Medicina de Desastres —por ejemplo, el celebrado en Roma en 1983— el Centro Europeo de Medicina en Catástrofes (CEMEC), que nació oficialmente bajo el amparo del Consejo de Europa, con sede en San Marino, el 27 de noviembre de 1986, y que desde entonces programa cursos específicos de preparación del personal médico y técnico a los que participan profesionales de varios países europeos. El curso es bienal y se desarrolla en periodos intensivos. En los programas de formación está también prevista una serie de lecciones de bioética[131].

Más recientemente, el Centro de San Marino junto con el Institut Supérieur de la Planification d'Urgence (ISPU), con sede en Florival, Bélgica —centros que forman parte del Réseau des Centres Européens Spécialisés del Acuerdo del Consejo de Europa «EUROPA Risques Majeurs» —en colaboración con el Réseau Européen de Coopération Scientifique sur les Droits de l'Homme et Médecine, está preparando un nuevo programa sobre ética y medicina de las catástrofes en el que se incluye también un manual de casos de estudio examinados bajo el aspecto del derecho internacional, la ética médica y las diversas morales religiosas.

4. **La relación hombre-naturaleza-tecnología**

Antes de considerar los principios éticos exigidos en la medicina de los desastres y de analizar algunos problemas éticos

[131] C. Manni - S. W. Gunn, «Il Centro Europeo per la Medicina delle Catastrofi», a.c., 347-348.

Entre las diversas publicaciones del CEMEC, podemos señalar los volúmenes *Prime misure di soccorso sanitario sul luogo e durante il trasporto* y *Ustioni di massa e organizzazione dei soccorsi,* que recogen las actas del II *Corso Internazionale sulla Medicina delle Catastrofi* que tuvo lugar en S. Marino del 17 al 29 de octubre de 1988.

particulares, es oportuno considerar la relación del hombre con el medio ambiente, en cuanto que esta relación, mediada por una tecnología cada vez más agresiva con el medio ambiente, está en la base de algunos de los desastres más recientes y graves.

La relación hombre-medio ambiente se ha modificado en el curso de los siglos a medida que iba progresando el desarrollo técnico. La historia de la técnica representa de hecho la voluntad por parte del hombre de acrecentar el propio poder sobre la naturaleza. Pero si, por una parte, la aplicación de tecnologías cada vez más modernas ha determinado profundas transformaciones en la vida del hombre, por la otra, también ha incrementado el riesgo de catástrofes.

De la era primitiva casi solo se puede identificar el riesgo natural, es decir, el que depende de los acontecimientos naturales del tipo de las fuerzas cósmicas, epidemias, etc. El hombre, al vivir en las cabañas o cuevas y usar piedras y palos para cazar y pescar, está en una relación inmediata con la naturaleza. Solo dispone de su propia fuerza. Sin embargo, está dotado de inteligencia e imaginación creativa; de este modo, reflexiona sobre las fuerzas naturales y observa constantemente el mundo físico: del éxito de procedimientos obtenidos casualmente pero sometidos sucesivamente a teorizaciones precisas, nace la técnica.

En la era agrícola-pastoral, con la invención de una gama más amplia de utensilios (a partir de la rueda) y de la escritura, con la construcción de la casa y la elaboración de los metales, las condiciones de vida del hombre mejoran y se alcanzan notables grados de civilización de los que son deudores los pueblos modernos. De este modo, la relación con la naturaleza ya no es inmediata, pero se consigue un mayor control del suelo y el agua. Por ejemplo, la barca que es capaz de ofrecer la posibilidad de viajar por mar, los carros tirados por caballos y los instrumentos bélicos y de trabajo de la civilización egipcia, de las civilizaciones asiáticas, las centroamericanas y de los periodos clásico y medieval. Sin embargo, ahora al riesgo natural se añade el llamado riesgo instrumental. La nave romana, que naufraga con su carga de hombres y mercancías es un ejemplo. En la era industrial, la máquina multiplica la fuerza del hombre y transforma cada vez más la naturaleza. En el siglo XVIII, el carbón fósil es utilizado para producir energía térmica y mecánica con las máquinas de vapor. Mientras tanto, se desarrolla también la explotación de la energía hidráulica, viene después el petróleo que se usa primero para la iluminación, y luego como fuente de energía mecánica. También se utilizan el gas natural, como el metano, y por último, la energía eléctrica.

Está claro que el riesgo no es únicamente natural ni instrumental, sino tambien industrial. Si, por una parte, las maquinas han aportado bienestar al hombre, por la otra han contaminado el aire, el suelo y el mar. Los riesgos industriales han crecido desmesuradamente con respecto a los del periodo agrícola.

La era que vivimos hoy es la denominada era post-industrial, definida por algunos como era tecnológica. La máquina dirige la máquina. Se ha realizado la fusión del átomo, se ha hecho realidad el vuelo espacial, y el ordenador se ha convertido en un instrumento indispensable. La misma cultura, por ser moderna, tiene la tendencia a presentarse como cientificismo tecnológico. El axioma *mensuro, ergo possum,* describe muy bien esta tendencia. «El ser es reducido a lo mensurable: el conocimiento no es solo la medida cuantitativa de los fenómenos y la elaboración matemática de las cantidades medidas». Las calidades no traducibles en términos cuantitativos son excluidas del mundo físico y, por tanto, según la lógica cientificista, del mundo del conocimiento[132].

En nuestra época, el riesgo de catástrofe se va multiplicando, ya que a los ya precedentes, que siguen estando presentes, se añade el riesgo tecnológico. El desastre nuclear de Chernobil en abril de 1986 es un ejemplo reciente de las consecuencias incalculables que puede tener un accidente nuclear para toda la humanidad.

Se habla de «tecnología catastrófica». La humanidad no ha tenido nunca antes la capacidad de autodestruirse totalmente, de aniquilarse a sí misma y las cosas maravillosas que ha realizado. Los mares han sido contaminados, se han encontrado incluso sustancias nocivas en la leche materna; las armas químicas, biológicas y nucleares acumuladas por las diversas potencias, constituyen un potencial inimaginable, mientras arden focos de guerra en el mundo y continúa el tráfico internacional de armas. La misma ingeniería genética, si, por un lado, hace entrever la posibilidad de curar diversas enfermedades hereditarias, por el otro, abre el camino a peligrosas manipulaciones para el género humano.

Por lo tanto, la intervención del hombre sobre la naturaleza en la era tecnológica es más incisiva y contiene un riesgo más alto. Por otra parte, con los crecientes conocimientos científicos, la sociedad actual puede dominar mejor los daños ya causados y prevenir los riesgos para la salud y la vida de la humanidad.

[132] L. LOMBARDI VALLAURI, «L'impatto della tecnologia sulla vita e sulla autopercezione dell'uomo», a.c.; E. SGRECCIA, «Bioetica e tecnologia», en *Manuale di Bioetica,* I, o.c., 917ss; E. SGRECCIA - G. FASANELLA, «Bioetica e medicina delle catastrofi», a.c., 881-893; L. MARIANO, *Responsabilità etica ed impegno sociale nei valori di impresa,* o.c.; R. PALTRINIERI - M. L. PARMIGIANI (ed.), *Sostenibilità ed etica?,* o.c.

Esto se podrá hacer destinando estudios y fuerzas económicas sobre todo con un fin preventivo. También las catástrofes naturales, que son independientes de la voluntad y la intervencion del hombre, se podrán controlar y limitar mejor gracias a una mayor disponibilidad de conocimientos y medios.

Para indicar precisamente que, si la «tecnología catastrófica» aumenta el riesgo, se deben aumentar las capacidades de control, se podría utilizar la siguiente fórmula:

$$R / C = K$$

donde R sería Riesgo, C sería capacidad de control del riesgo y K es una constante.

Sin embargo, existe un dato importante: la creciente responsabilidad ética por parte del hombre con respecto a la que se podía dar en la época anterior. Un descuido a la hora de conducir un coche tirado por caballos no tiene los mismos efectos catastróficos que una negligencia a la hora de pilotar un avión supersónico. Por otra parte, la implicación de la responsabilidad se hace universal. Nunca como en nuestra época el bien de un pueblo se ha convertido en el bien del resto de los pueblos. Por eso, cuanto más se eleve el potencial tecnológico, más debe crecer la responsabilidad ética social, para que se mantenga una seguridad apropiada[133].

Este concepto se puede expresar con otra fórmula que permite poner de manifiesto la relación entre Seguridad (S), aumento del Potencial tecnológico (Pt) y Responsabilidad social (Rs):

$$S = Pt / Rs$$

5. Valores éticos de referencia

Es oportuno recordar ahora los principios éticos ya conocidos que regulan la conducta terapéutica, y que ya hemos mencionado en el primer volumen de este Manual, para proporcionarlos a las situaciones de catástrofe.

El bien común como bien de toda persona. Las catástrofes implican de manera característica el concepto de «bien común» de una población o de toda la humanidad. Este principio no debe enten-

[133] Pensamos en el «principio de responsabilidad», del que habla H. JONAS (cf. *Manual de Bioética*, I, o.c., 13) así como en la idea de una bioética «global», introducida por V. R. POTTER (cf. *Global Bioethics,* o.c.); U. SPEZIA (ed.), *L'opzione nucleare in Italia,* o.c.; C. TESTA, *Tornare al nucleare?,* o.c.; V. BETTINI - G. NEBBIA (eds.), *Il nucleare impossibile,* o.c.; G. CRAVENS, *Il nucleare salverà il mondo,* o.c.

derse como la búsqueda del mínimo indispensable en un sentido cuantitativo para dar a todos, como, por ejemplo, lo estrictamente necesario para vivir, porque sería una medida necesaria pero insuficiente, ni tampoco como el bien de la mayoría, descuidando así las minorías, ya que también en este caso sería una medida únicamente estadística y cuantitativa. Se debe entender por bien común la búsqueda del bien de todos a través del bien de cada persona. Este concepto personalista y cualitativo supone que el fin de la ética social se vea en el llamado *humanismo total:* todo el hombre en todos los hombres con la responsabilidad de cada uno.

Por lo tanto, la persona posee un valor ontológico por el que no se puede considerar solo como una parte de la sociedad. La propia sociedad nace del centro de la persona; la persona trasciende y funda la sociedad. Por eso, la noción del bien común engloba y supera al bien particular, sin oponerse a él.

En nuestra opinión, la ética de fondo que ha de inspirar entonces las intervenciones en las catástrofes y, de modo particular, la medicina de las catástrofes ha de tener en su base el concepto personalista del bien común. Por otra parte, el género humano es cada vez más interdependiente y querer que el bien se adapte a un Estado en particular significaría interpretar de modo restrictivo este principio y subordinar la cooperación entre Estados al prestigio y la prosperidad de la propia nación[134].

Se tendría que hablar más bien de «bien común universal» referido a toda la humanidad. Bajo esta base, muchos invocan una «autoridad política mundial», que, evidentemente, no es impuesta por la fuerza sino constituida de común acuerdo, para que «pueda ejercer su acción sobre toda la superficie de la tierra» por el aumento de la totalidad de la familia humana y el «respeto efectivo de los derechos del hombre en todo el mundo»[135].

La vida física como valor fundamental de la persona. Es evidente que la vida física no agota toda la grandeza de la persona, pero constituye el fundamento único en el cual y por medio del cual las personas pueden expresarse y manifestarse. La misma libertad no puede construirse ni expresarse sin ella.

De esto se deriva el precepto moral sobre el carácter inviolable de la vida humana. La vida del reino vegetal y animal tiene también su valor y se exige que se dé un equilibrio en la medida en que la vida de los seres vegetales y animales está ligada a la salud y la supervivencia del hombre. Los diversos movimientos

[134] CONCILIO VATICANO II, *Constitución pastoral «Gaudium et Spes»,* o.c., n.8; PÍO XII, *Ai partecipanti all'Assemblea Mondiale della Sanità,* o.c., 107-112.
[135] JUAN XXIII, *Encíclica «Pacem in terris».,* o.c.

ecologistas son particularmente sensibles a este hecho y nos llaman al deber de mantener y salvaguardar este equilibrio. Sin embargo, no podemos olvidar que el hombre representa un nivel ontológicamente superior y transcendente y, por ello, representa el polo y eje central en el ecosistema y, al mismo tiempo, el único nivel de concienciación y responsabilidad.

En el ámbito de la defensa de la vida humana, podemos hablar del tema de la salud del hombre. Cada persona tiene el derecho a la defensa y la promoción de la salud, que es un valor subordinado pero consecuencia de la vida. Por lo tanto, no es lícito poner en riesgo la vida ni procurar la supresión de la vida de los demás, pero tampoco descuidar la salud de los indefensos, como los discapacitados, los ancianos, los enfermos incurables y el embrión. Se han de realizar esfuerzos mayores para colmar la divergencia existente entre los países industriales occidentales, donde se da incluso un exceso de gasto en la salud, y los países subdesarrollados. La OMS afirmaba en 1948 que la salud de todos los pueblos es condición fundamental para la paz del mundo.

El principio terapéutico. Se le llama también «principio de la totalidad» y afirma que es lícito intervenir en la vida física de la persona solamente en los casos donde sea necesario para el bien global de la propia persona y a condición de que la intervencion se haga en la parte enferma, que no se den otros medios para curar la enfermedad, que las posibilidades de éxito sean proporcionalmente altas y que el paciente dé su consentimiento. Toda la licitud de la terapia médica quirúrgica está sostenida por este principio.

Algunos comprenden en el concepto de «totalidad» no solo el cuerpo, sino también el bienestar psicosocial del individuo. Este bienestar no puede prescindir del componente físico, porque la intervención incide principalmente sobre el cuerpo. Por lo tanto, si se tuviera en cuenta el bienestar del psique a expensas de la integridad física, no se consideraría a todo el hombre.

El principio de libertad y responsabilidad. La libertad es fuente del acto ético, pero debe hacerse cargo de la propia vida y de la de los demás de manera responsable. No es lícito suprimir la vida, ni siquiera la propia, en nombre de la libertad, porque la vida es el fundamento de la libertad. Tampoco es lícito intervenir en la persona de otro ni siquiera en un sentido terapéutico sin el consentimiento del individuo (consentimiento explícito o, cuando esto sea imposible, con el consentimiento representado o incluso presumido en caso de urgencia).

El principio de solidaridad y subsidiariedad. Expresa la responsabilidad que existe entre todos los hombres. La dignidad de la persona y su dimensión comunitaria inevitablemente llevan a afirmar que cada uno es corresponsable del bien del otro. El principio de socialidad debe ser entendido e integrado en el sentido de la subsidiariedad que implica el respeto de las capacidades operativas de cada individuo y de los grupos intermedios, pero también el deber de socorrer más a quien lo necesite más. Este es un punto de importancia capital para los problemas de la cooperación internacional.

Estos son los principios que nos parece que deben guiar el examen de los problemas que se presenten en las distintas fases de un desastre y sobre los que se fundamenta la creciente responsabilidad ética del hombre de la que hablábamos más arriba, y del médico en particular, cuando se trate de la medicina de desastres. El citado manual en preparación, coordinado por el Consejo de Europa, sobre ética y medicina de desastres considera los distintos casos en tres fases:

a) la fase de estado y de preparación a una catástrofe eventual;
b) la fase del desastre en cuestión;
c) la fase que sigue al acontecimiento accidental.

En la primera fase se estudian los problemas que, aunque no estén relacionados inmediatamente con una catástrofe, exigen con fuerza la responsabilidad de los médicos en los distintos papeles (médico de fábrica, médico higienista, médico generalista). Se trata de los problemas de la prevención, de la formación personal y de la de los demás asistentes sanitarios, de la planificación de los auxilios, de la asignación de los recursos, etc.

En la fase del desastre en cuestión surgen problemas como el de la elección de la prioridad de los tratamientos, de la relación con las víctimas, del conflicto de los cargos, del consentimiento a algunos tratamientos, etc.

Por último, en la fase post-accidental, nos podemos encontrar ante problemas como el del respeto del secreto sobre algunos hechos, o incluso de qué informaciones aportar a la prensa, o el de definir las responsabilidades desde el punto de vista médico-legal y de la profundización de las causas con el fin de una acción preventiva de otras catástrofes.

A continuación, consideraremos algunos aspectos particulares: *a)* la identificación en la fase previa a un desastre, de los riesgos y las posibilidades operativas; *b)* los criterios médico-éticos en la elección de la prioridad de los tratamientos *(triage); c)* la relación del médico con las víctimas, con terceros y el deber de respetar los cadáveres.

a) *Identificación de los riesgos y las posibilidades operativas*

La identificación de los riesgos presentes en una determinada región es una premisa indispensable para predisponer un eficaz plan de prevención e intervención. Es posible identificar las zonas del territorio con mayor riesgo sísmico, estudiar las situaciones de desequilibrio hidrogeológico presentes o las posibilidades de que se manifiesten a la hora de un acontecimiento sísmico. Del mismo modo, con el estudio de los cursos del agua, los canales y los diques, se pueden identificar las zonas donde ese territorio sufre mayor riesgo de inundaciones[136]. Un tercer tipo de riesgo es el debido a la contaminación química. Sobre todo, los establecimientos industriales deberán ser objeto de mayores controles. Ahora solo recordaremos que una sustancia dañina puede ser producida durante la transformación de productos inofensivos.

Se invoca una reglamentación y severos controles para los laboratorios donde se manipule material genético, por la posibilidad de que se produzcan bacterias y virus modificados con respecto a los cuales la humanidad podría encontrarse indefensa. El riesgo de contaminación nuclear está vinculado no solo con las instalaciones presentes en ese territorio, sino también con las naves a propulsión nuclear, con los usos médicos e industriales de material nuclear, etc[137].

La documentación sobre el territorio y los altos riesgos, debe dirigir la identificación de todas las posibilidades operativas de las poblaciones, comprendiendo no solo la búsqueda de hombres, sino también de medios especiales, tecnologías particulares, conocimientos técnicos, posibilidades de alojamiento, etc. Por ejemplo, en lo que respecta a la organización sanitaria, será necesario tener siempre actualizada la lista de hospitales y clínicas, de edificios susceptibles de ser destinados a hacer de hospitales, de médicos no reservados a las tareas de auxilio indiferible, de enfermeros, ambulancias, conductores, voluntarios de protección civil, junto con el conocimiento del desplazamiento de los depósitos de material sanitario y de las disponibilidades sanitarias de las Fuerzas Armadas, de la CRI.

Es importante que, incluso donde sean numerosos los Centros y los Departamentos de operaciones, el órgano de coordina-

[136] L. LUGLI - M. MANFREDINI (eds.), *Difesa delle società dalle calamità naturali nel bacino del Mediterraneo,* o.c.

[137] AA.VV., *Protezione civile,* o.c.; AA.VV., *Enti locali e volontariato per un'educazione alla protezione civile,* o.c.

ción de un determinado territorio sea único. Todo esto no solo permitirá reducir al máximo el intervalo de tiempo que transcurre desde que ocurre el acontecimiento catastrófico y la intervención de auxilio, sino que también hará posible mejorar la calidad de esa ayuda.

Merece discurso aparte la posibilidad de una guerra nuclear generalizada que, además de destruir directamente una parte importante de la humanidad, por la onda de presión de las explosiones, la intensidad de luz y calor causados, los feroces huracanes de fuego con las grandes cantidades de humo y gases tóxicos, provocaría durante muchos meses —según la opinión de eminentes investigadores— el oscurecimiento del sol y una considerable reducción de la temperatura en la tierra. En el cerco de este llamado «invierno nuclear», es posible pensar que se dé la extinción definitiva de muchísimas formas de vida vegetal y animal, incluida la especie humana. Los supervivientes presentarían sobre todo, en grados y combinaciones diversos, lesiones traumáticas, quemaduras y enfermedades radioactivas[138].

Una primera consideración es que las zonas más golpeadas serían inaccesibles durante varios días para los eventuales equipos de socorro, por el prohibitivo nivel que habrían alcanzado las radiaciones: por lo tanto, para un gran número de heridos sería imposible recibir cualquier tipo de cuidado. Además, la catástrofe nuclear destruiría en un alto porcentaje no solo a los hombres de los centros y departamentos de operaciones, sino incluso estructuras del tipo de hospitales, depósitos de medicinas, ambulancias, etc. El número de médicos, enfermeros y resto de personal sanitario sería insuficiente para atender todas las necesidades. En la práctica podría darse la hipótesis de que sea imposible organizar siquiera las más elementares formas de ayuda.

La medicina de catástrofes[139] tiene la tarea de ilustrar todas las posibles consecuencias de una explosión nuclear: la alta mortalidad causada por la radiación, la gravedad de las quemaduras y los traumas, las consecuencias inmunológicas, la previsión de incidencia en casos de cáncer, las consecuencias genéticas, las consecuencias psicologicas...[140].

[138] F. BIASIA (ed.), *Le implicazioni mediche e sociali della guerra nucleare,* o.c.; R. CLARKE - S. W. GUNN, *Attacco alla città,* o.c.

[139] S. W. GUNN, «La médecine des catastrophes: une nouvelle discipline médicochirurgicale», a.c., 11-13; C. MANNI y otros, «La medicina dei disastri», a.c.

[140] R. GIST - B. LUBIN (eds.), *Psychosocial aspects of disaster,* o.c.; B. RAPHAEL, «Psychosocial care», a.c., 245-290; G. NIGRO - I. GALLI - C. PODERICO, *I bambini e il nucleare,* o.c.

Esto contribuirá evidentemente a una mayor responsabilizacion de los gobiernos para que se persiga el objetivo de la reducción hasta llegar a la destrucción de todos los arsenales atomicos[141].

Es inútil querer esconderlo: la eventualidad de una guerra nuclear está en las manos de unos cuantos hombres, y la locura y el orgullo de uno solo podría decidir el holocausto de toda la humanidad. Los últimos acuerdos para el desarme entre las grandes potencias permiten esperar que los temores de la guerra atómica pertenezcan a miedos del pasado. Pero ahora queda por aclarar el problema de cómo utilizar las cabezas nucleares para usos pacíficos.

En cualquier caso, el riesgo de desastre nuclear no está solo relacionado con las armas atómicas. Las construcciones de centrales nucleares, consideradas por muchos como indispensables para las necesidades energéticas de la sociedad, plantean también a la conciencia del hombre un juicio sobre la licitud o no del uso de la energía nuclear, con respecto a los riesgos que esta comporta. La opinión de muchos es rica en motivos de preocupación, aunque entre los especialistas se va consolidando la convicción de poder construir centrales seguras.

Según la opinión de muchos expertos, aparte del riesgo de la ubicación de una central sobre un suelo sometido a terremotos o desprendimientos, se ha de considerar sobre todo la posibilidad de que los sistemas de seguridad no funcionen por un error informático o por un error humano, o también por una interrupción de la corriente eléctrica, o por una ruptura del sistema de refrigeracion: en este caso, la central podría explotar con la consiguiente emisión de radioactividad.

Por otra parte, el reactor, incluso habiéndolo blindado, siempre pierde una cierta cantidad de radiaciones. Y el previsto drenaje de los residuos radioactivos, aunque se haga en «sitios» considerados seguros, como antiguos yacimientos de sal gema, o en fosas marinas, o en tubos de vidrio revestidos de acero inoxidable, supone una seria hipoteca sobre el futuro del ser humano, en cuanto que los residuos radiactivos siguen estando activos durante milenios, emitiendo radiaciones, además de que se podría dar la ruptura de los contenedores por varios motivos[142].

141 R. Heyer (ed.), *Nuclear disarmament,* o.c.; V. Tornetta (ed.), *Deterrenza nucleare e morale cristiana,* o.c.

142 V. de Filippis - D. Romagno, *Centrali nucleari e inquinamento ambientale,* o.c.; A. Lattuada, «Il problema della deterrenza nucleare»: *La Rivista del Clero Italiano* 10 (1989) 689-699; A. Kenny - A. Hockaday, «The logic and

Las consecuencias biológicas sobre el hombre son bastante conocidas y se pueden hacer fácilmente hipótesis. Basta con pensar en las neoplasias y las alteraciones genéticas que pueden provocar las radiaciones.

Otros siguen defendiendo que el desastre de Chernobil fue provocado por causas inherentes a un error humano evitable (la superproducción exigida a la central) y a un tipo de central que no correspondía a las normas de seguridad. Los demás riesgos relacionados con los residuos etc., no serían tan importantes como se dice.

En la sociedad contemporánea, la lógica de la producción económica empuja a minusvalorar los riesgos relacionados con este desarrollo. Indudablemente, es necesario tener en cuenta el desarrollo económico, pero en primer lugar es necesario «proteger la salud del hombre».

Juan Pablo II, dirigiéndose en 1980 a los médicos, dijo:

> La verdad es que el desarrollo tecnológico característico de nuestro tiempo, *padece una ambivalencia de fondo:* mientras por una parte consiente al hombre tomar las riendas de su propio destino, por otra lo expone a la tentación de sobrepasar los límites de un razonable dominio de la naturaleza, poniendo en peligro la misma supervivencia e integridad de la persona humana[143].

b) *La prioridad en los tratamientos («triage»)*

La peculiaridad del método y la inmediatez de la intervención médica han amplificado considerablemente los ya numerosos problemas éticos que están relacionados con el ejercicio de la profesión médica en general. Por este motivo, la AMM, como ya se ha mencionado, sintió la necesidad de reflexionar sobre este tema al publicar la citada Declaración sobre *La ética médica en el caso de desastres*, con la intención de ofrecer una normativa ética para los médicos que se encuentran en la tesitura de operar en estas situaciones.

Y uno de los problemas éticos más arduos afrontados por la Declaración es precisamente el relacionado con el *triage*, es decir, la acción médica dirigida a hacer una primera clasificación

ethics of nuclear deterrence», a.c., 92-112; R. W. Kugelmann - J. D. Cassidy, «Beyond Chernobyl: Radiating a new word meaning mistrust», a.c., 16-21.

[143] Juan Pablo II, *Discurso a los participantes de los congresos de la Sociedad Italiana de Medicina Interna y de la Soceidad Italiana de Cirugía General,* o.c.

de las víctimas para definir la prioridad de tratamientos cuando frecuentemente no se da la posibilidad de recursos disponibles inmediatamente para todas las numerosas víctimas. Esta clasificación debe hacerse rápidamente por el médico, basándose en un diagnóstico y un pronóstico, para poder identificar quién *necesita una intervención inmediata y quién puede esperar*. Se trata de una decisión crucial en cuanto que la intervención en los primeros minutos hace posible salvar a un alto porcentaje de supervivientes: algunas pocas horas después o pocos días después, esta posibilidad desciende a valores bajísimos. Por esta razón, el *triage* debería ser confiado a un médico experto autorizado, ayudado por un equipo igualmente competente. La AMM recomienda para ello que las víctimas sean separadas del siguiente modo:

> *a)* víctimas que puedan ser salvadas pero cuyas vidas estén en peligro inminente, reclamando tratamientos inmediatos o de cualquier manera, con prioridad absoluta en un intervalo de pocas horas;
>
> *b)* víctimas cuyas vidas no estén en un peligro inminente y que reclamen una intervención quirúrgica urgente, aunque no inmediata;
>
> *c)* personas heridas que reclamen solo tratamientos menores, que puedan ser curadas en un segundo momento o por personal auxiliar;
>
> *d)* víctimas psicológicamente traumatizadas que tengan necesidad de que se les tranquilice, que puedan no ser tratadas individualmente, pero que puedan necesitar sedación en el caso de que estén trastornadas de manera aguda[144];
>
> *e)* víctimas cuyas condiciones exijan tratamientos que vayan más allá de los recursos terapéuticos disponibles, que se vean afectadas por lesiones extremadamente graves como las de radiaciones o quemaduras de tal extensión y grado que seguramente no podrán ser salvadas en las circunstancias específicas de tiempo y lugar; o bien casos quirúrgicos complejos que reclamen una operación particularmente delicada que podría ser muy larga, obligando con ello al médico a elegir entre estos y otros pacientes [...];
>
> *f)* casos que puedan evolucionar en el tiempo y que de este modo puedan cambiar de categoria, necesitando así, que sean evaluados regularmente por el médico oficialmente encargado del *triage*[145].

[144] Los efectos benéficos de una intervención precoz en el plano mental en víctimas de desastres ha sido reflejado por algunos estudios; cf. O. T. Foss, «Mental First Aid», a.c., 479-482.

[145] WMA, *Declaración de la Asociación Médica Mundial sobre la ética médica en casos de catástrofes,* o.c., n.3.3.

Como se puede imaginar, es particularmente delicado el problema de las víctimas que se encuentran en unas condiciones tales que necesiten intervenciones que van más allá de los recursos disponibles y ante las cuales el médico se siente impotente (categoría «e»). Por otra parte, la asistencia humana personal de un paciente que no puede ser tratado por falta de medios, apartaría la intervención del médico a otras víctimas que sí podrían sacar provecho de los pocos recursos disponibles. La AMM subraya aquí que la decisión del médico de «abandonar» a pacientes más allá de cualquier posibilidad de intervención no debe considerarse como una «omisión del auxilio de una persona en peligro de muerte» en cuanto que el médico también tiene obligaciones con respecto al resto de víctimas, de las cuales pretende salvar al mayor número.

Clara y de notable espesor ético nos parece la indicación contenida en la Declaración (punto 3.4.a) de «abstenerse de mantener en vida a toda costa a pacientes que se encuentran en condiciones fuera de cualquier esperanza»: la justificación de esta conducta, según la AMM, no es solo porque se utilizarían recursos limitados de los que se podrían beneficiar otras víctimas (lo que sería discutible desde el punto de vista ético, en cuanto que se configuraría una auténtica eutanasia), sino porque estos recursos ni siquiera serían útiles para esas víctimas. Por lo tanto, estaríamos en el campo de una intervención desproporcionada, que de por sí no sería ética. Permanece la obligación, continúa la Declaración, de respetar en cualquier caso la dignidad de esos pacientes, separándoles por ejemplo del resto, y garantizándoles sedantes y analgésicos. En esta acción se exige una especial atención hacia las necesidades de los niños.

En síntesis, podemos resumir las líneas éticas que deberían ser seguidas ante el problema ético de la prioridad de los tratamientos. El imperativo ético es salvar a todos sin ninguna distinción, en el mayor breve tiempo posible y con el uso de todos los medios a disposición.

Sin embargo, puede ocurrir que, sobre todo en las primeras horas, solo sea posible prestar los cuidados necesarios a un número reducido de personas. En este caso, la prioridad debe darse a las personas cuyas vidas corren un inmediato peligro, por los principios que hemos recordado más arriba.

No es lícito abandonar a un anciano en peligro de muerte para curar a un niño o a un joven adulto que, aunque también estén heridos, no corren el mismo peligro.

Tomemos ahora el caso en el que todos, o la mayoría de los individuos se encuentren en peligro de muerte. ¿Es entonces lícito intentar salvar primero a los niños o las mujeres y, por último, a los ancianos o a los discapacitados? Recordemos una vez más que la dignidad de la persona humana es idéntica en todas las fases de la vida y en todas las condiciones.

En este caso, las medidas de auxilio tendrían que hacerse indistintamente, respetando al mismo tiempo la voluntad de quien quisiera anteponer la salvación de otros a la propia.

Existen algunas dudas sobre la licitud o no de ofrecer la posibilidad de salvarse, primera o únicamente, a las personas con mayores esperanzas de sobrevivir. Por ejemplo, nos preguntamos si es lícito ofrecer los medios de reanimación a una persona que tendría más posibilidades de sobrevivir con respecto a otra en gravísimas condiciones. De hecho, no se puede quitar el apoyo vital a quien ya goza de él para ofrecerlo a otros, si esto trae consigo un peligro mortal. En el caso donde se debe elegir a quién ofrecer primero el único medio disponible, algunos defienden que se tendría que regular según el principio de la prioridad temporal (el primero que llega), otros defienden la necesidad de operar según el principio «terapéutico» de quien puede sacar mayor provecho y tiene mayores probabilidades de salvarse.

c) *La relación del médico con las víctimas, con terceros y el deber de respetar a los cadáveres*

Otro punto importante de la *Declaración* de la AMM es el de los problemas éticos que surgen en la relación entre médico y víctimas[146]. Al médico se le exige intervenir sin ningún tipo de discriminación y sin esperar que se pida auxilio. El único criterio de selección de los pacientes debe ser su estado de emergencia, excluyendo todo tipo de consideración decisional basada en criterios que no sean médicos.

En la medida de lo posible, al médico se le exige obtener el consentimiento de las víctimas antes de la intervención de emergencia[147], así como actuar adaptando la intervención según las diferencias culturales y religiosas de las poblaciones implicadas.

Por último, la *Declaración* considera algunos puntos también importantes: las relaciones con terceros (autoridades, medios de comunicación), recomendando a los médicos que se garantice la discreción y la privacidad, así como que se actúe con dignidad,

[146] Ibíd., n.4.

[147] Ver, igualmente, G. L. Larkin - J. C. Moskop - A. Sanders - A. M. Derse, «The emergency physician and patient confidentiality», a.c., 1161-1167.

respetando la atmósfera emotiva y política que rodea la situación de desastre (punto 5); los deberes del resto de los trabajadores sanitarios, que no diverjan de las del médico (punto 6); las responsabilidades médico-legales de los médicos, que la AMM pide que se tengan en particular consideración por los Estados y las compañías de seguros a través de las condiciones particulares en las cuales trabajan los médicos (en otras palabras, una especie de atenuación de las eventuales responsabilidades relacionadas con la mala práctica).

Falta en la Declaración de la AMM una referencia explícita al respeto a los cadáveres que, sin embargo, nos parece oportuno recordar en este momento. El respeto al cadáver se manifiesta a través de la conservación y protección de los restos humanos en su integridad o también por medio de las exequias. Para complementar este aspecto activo, se da un aspecto pasivo que consiste en evitar por parte de los vivos el dañar u ofender al cadáver antes y después de la sepultura, o a las cenizas tras la incineración.

Desde el momento de la muerte, el cuerpo humano deja de ser un componente de la persona humana. Se convierte en cadáver, una «res sacra». Se pierde la personalidad ontológica y jurídica y sus atributos. Entonces, el respeto deriva de la dignidad que se reconoce a la persona humana en vida. Ese cadáver, inanimado y rígido, que reviste para todos de un carácter religioso y aún más para los cristianos porque creen en la resurrección, no podrá por tanto ser utilizado con fines económicos o patrimoniales. Es *cosa*, pero *extra commercium,* impropia a convertirse en objeto de negocio jurídico-económico.

En cualquier caso, el uso de cadáveres para eventuales transplantes deberá seguir las normas éticas propias del transplante de órganos o de tejidos en un centro hospitalario: la catástrofe eventual o el anonimato del cadáver no autoriza un comportamiento diferente. De todos modos, para evitar infecciones, es posible el recurso a la cremación[148].

9. Protección jurídica internacional en caso de conflicto armado y de desastre

Si bien hemos querido limitar nuestro argumento a la eventualidad de las catástrofes y hemos tocado solo marginalmente

[148] «La Iglesia permite la cremación, si esa elección no cuestiona la fe en la resurrección de los cuerpos» (cf. *Catecismo de la Iglesia Católica* n.2301; *Código de Derecho Canónico,* 1176, 3).

el tema de la ayuda en tiempo de guerra, nos parece necesario mencionar las normativas internacionales que tratan las dos contingencias, la de las catástrofes y la de los conflictos armados. La medicina militar es tan antigua como las guerras de las que tiene conocimiento la cultura occidental y quizá fue la primera forma de servicio médico organizado: se hace mención de ella en los poemas de Homero y se sabe que los cónsules romanos organizaban el *valetudinarium* en una tienda particular, con personal especializado para el cuidado de los heridos. Durante mucho tiempo, la organización se limitó a la duración de las campañas bélicas: su cometido, junto con el del cuidado de los heridos, era el de contrarrestar las epidemias que surgían fácilmente en la concentración de masas y en la precariedad de las condiciones de vida.

A partir del siglo XVII los servicios de la medicina militar se extendieron también al periodo de paz, pero siempre con el objetivo de cuidar de las tropas que se adiestraban o que en cualquier caso eran movilizadas.

En el siglo XX, con la creciente complejidad de las armas y de las guerras, la medicina militar asumió más tareas como las de la selección del personal militar de tierra, mar y aire. El cometido de la medicina militar siguió siendo el de la medicina en general, la preservación y restablecimiento de la salud, pero se hace también cargo de una característica especial a partir del momento en que el personal médico es encuadrado en la disciplina militar y, aunque conserva sus estatutos deontológicos, tiene también obligaciones, leyes y presiones que derivan de su propia condición militar[149]. El desarrollo del llamado *ius in bello,* es decir, el derecho internacional aplicable durante la guerra, cualquiera que sea la causa del propio conflicto, ha dado a la medicina militar una especie de estatuto cuyas fuentes principales nos parece necesario recordar aquí, también porque esas fuentes o documentos normativos tocan también a menudo el tema de las catástrofes y del auxilio civil.

Además, el conocimiento de este derecho internacional que es definido más apropiadamente como «derecho humanitario», reviste una dimensión tanto deontológica como ética, cuyo conocimiento es necesario no solo en el ámbito de los militares, sino también en el de todos los que se ocupan de la defensa de los derechos del hombre, violados demasiado frecuentemente incluso si prescindimos de las atrocidades del último conflicto mundial entre 1939 y 1945.

[149] E. EVRARD, «L'impératif d'assistance aux personnes dans les conflits armés et les calamités publiques», a.c., 369-413; M. A. MEYER, «Relief workers and violations of humanitarian law: some legal considerations», a.c., 302-306.

Las convenciones internacionales[150] que configuran el «derecho de guerra» o «derecho humanitario», coinciden en muchos puntos con los «Derechos del Hombre» como están definidos en la *Declaración* de la ONU de 1948, en la *Convención Europea de los Derechos del Hombre y de las Libertades Fundamentales* (Pacto de Roma de 1950), pero el «derecho de guerra» está más detallado en muchos puntos igual de importantes, dando sobre todo espacio al problema de matar al enemigo que no se ha rendido y que, hasta que no depone las armas, cuya muerte es considerada legítima por el «derecho de guerra». Por otro lado, estas normas no se ocupan de la cuestión de la guerra defensiva o de ocupación o de los motivos que dieron origen al conflicto. También es verdad que la Convención Europea en el art. 2 y el art. 15 hace un caso aparte del derecho al respeto de la vida en el caso de la «guerra y los conflictos armados que amenazan la vida de la nación», pero el sentido es siempre el de la «defensa legítima» (art. 15) o cuando la muerte sea el resultado del «recurso a la fuerza que se hace absolutamente necesario», es decir, cuando se deba «asegurar la defensa de toda persona contra la violencia ilegal», o bien cuando se deba «realizar una arresto regular o para impedir la evasión de una persona regularmente arrestada», o bien para reprimir, conforme a la ley, «un motín o una insurrección» (art. 2, letra a, b, c).

Hecha esta aclaración y dispensándonos de un examen más detallado de las leyes del «derecho de guerra», nos limitaremos a decir que el contenido común toca los cuatro puntos: la defensa de la vida, la defensa de la integridad física, la prohibición de discriminar con respecto a los derechos fundamentales, la prohibición de todo trato cruel y degradante y de la tortura.

Dejando de lado la primera Convención de 1907 de La Haya, las anteriores convenciones de Ginebra de 1864, las Convenciones que configuran el «derecho de guerra» o «derecho humanitario», actualmente en vigor, son:

1. *Convenio de Ginebra para mejorar la suerte de los heridos y enfermos de las fuerzas armadas en campaña* (12 de agosto de 1949).
2. *Convenio de Ginebra para mejorar la condición de los heridos, enfermos y náufragos de las Fuerzas Armadas en el mar* (12 de agosto de 1949).

[150] D. SCHINDLER, «Le Comité International de la Croix Rouge et les droits de l'homme», a.c., 3-15; M. BOTHE, «Le statut de la profession médicale en temps de conflit armé», a.c., 52-59; J. MORILLON, «Les principes fondamentaux de la Croix Rouge, paix et droits de l'homme», a.c., 171-183.

3. *Convenio de Ginebra relativo al trato debido a los prisioneros de guerra* (12 de agosto de 1949).
4. *Convenio de Ginebra relativo a la protección debida a las personas civiles en tiempo de guerra* (12 de agosto de 1949).
5. *Protocolo I adicional a los Convenios de Ginebra de 1949 relativo a la protección de las víctimas de los conflictos armados internacionales* (10 junio de 1977).
6. *Protocolo II adicional a los Convenios de Ginebra de 1949 relativo a la protección de las víctimas de los conflictos armados sin carácter internacional* (10 de junio de 1977)[151].

Como se puede observar, las primeras dos atañen a la protección de los militares, mientras que la tercera se ocupa del trato de los prisioneros, la cuarta, del trato a los civiles en tiempo de guerra. Los dos Protocolos adicionales conciernen los conflictos internacionales.

En cuanto a la medicina militar que es ejercida en el servicio a las poblaciones civiles, por principio no se distinguen de la medicina civil, pero es verdad que, durante los periodos de ocupación en los territorios ocupados, se podrían comprobar abusos y el Protocolo II quiere proteger la autonomía de la profesión médica.

Las Convenciones de Ginebra, además de proteger a los prisioneros, los heridos, los enfermos y las personas civiles también en campo contrario, prohíben matar a quien se rinda, aunque sea un traidor, a los pilotos que se lanzan en paracaídas, prohíben los ataques indiscriminados a las poblaciones civiles y la destrucción de los bienes y de instalaciones indispensables para la supervivencia de las poblaciones civiles. Además, ordenan la protección del personal médico y del personal destinado a servicios civiles y humanitarios; regulan igualmente el trato a los prisioneros, condenan la esclavitud, los trabajos forzados y la toma de rehenes, la experimentación en prisioneros, la extracción de tejidos y órganos sin el consentimiento libre e informado del individuo a condición de que el tratamiento sea conforme a lo previsto por la parte adversa y en las condiciones de la práctica médica. Se garantiza a los prisioneros el derecho a rechazar los tratamientos quirúrgicos.

[151] Está en vigor también el *Protocolo III adicional a los Convenios de Ginebra de 1949 relativo a la aprobación de un signo distintivo adicional* (8-12-2005), posterior, por tanto a la edición italiana de este *Manual de bioética*. Pueden verse estos textos, en castellano, en http://www.icrc.org/spa/resources/documents/misc/protocolo-i.htm [Nota del editor].

Se contemplan de manera detallada disposiciones para el respeto de las instalaciones y estructuras sanitarias y se prevén estatutos de protección especial para el personal encargado del servicio médico o civil marcado por colores y distinitivos especiales[152].

Está previsto además un control para la observación de estas normas a través del CICR.

El análisis detallado pone de relieve otros derechos particulares para los prisioneros: el derecho a la comida, a la atención médica sin discriminaciones de ningún tipo, al respeto particular a las mujeres en reclusión.

Seria muy extenso analizar el resto de detalles que conciernen la obligación de que los militares lleven distinitivos o la obligación de llevar abiertamente las armas, etc. Era importante subrayar estos derechos mínimos garantizados a los militares y a los prisioneros que sentimos la necesidad de recordar continuamente porque ni siempre ni en todas partes son observados. Además, consideramos que el hecho de la hipótesis de la guerra, ya sea limitada, internacional o civil, es un hecho negativo de de violencia que nunca puede sanearse del todo por estas medidas que son necesarias y, como ya hemos dicho, son mínimas.

[152] El citado artículo de E. EVRARD, «L'impératif d'assistance aux personnes dans les conflits armés et les calamités publiques», contiene una exposición detallada de toda la materia que resume en 8 puntos (402-403): «— En toutes circonstances de temps et de lieux, quels que soient sa race, son âge et son sexe, indépendamment de toute considération religieuse, philosophique, politique ou sociale, tout être humain atteint dans son intégrité physique doit être secouru et respecté.

— Il a droit aux soins qui lui sont nécessaires dans toute la plénitude permise par les circonstances, jusqu'à ce qu'il ait recouvré le maximum possible de son activité physique compatible avec la gravité des lésions qu'il présente.

— S'il résulte une infirmité permanente, il doit continuer à être secouru et respecté.

— Les soins dont il a besoin doivent être donnés par un personnel qualifié. A cet effet, nul ne peut exercer une profession médicale, paramédicale ou d'assistance médicale, s'il ne justifie au préalable qu'il en possède les connaissances nécessaires par un diplôme ou certificat d'Etat.

— L'exercice de la profession médicale s'accomplit, dans chaque Etat, sous le contrôle d'un Ordre professionnel créé dans ce but ou d'un organisme ayant autorité et compétence similaires (conseil de déontologie médicale, etc.).

— Dans l'exercice de sa profession, le médecin ne relève que de sa conscience et de son Ordre.

— Il ne peut étre contraint par une autorité supérieure quelconque à user de ses connaissances professionnelles dans le but de porter atteinte à la santé ou à la vie.

— L'exercice d'une profession paramédicale ou d'assistance médicale s'accomplit dans chaque Etat sous le contrôle d'un Ordre professionnel ou d'un organisme officiel similaire, créé dans le but de faire respecter la déontologie chez les membres de cette profession».

10. **Conclusiones operativas**

Ya hemos mencionado la necesidad de identificar los riesgos y las posibilidades operativas en tema de catástrofes. Aquí añadimos otras reflexiones a modo de conclusión.

Ante todo, es importante que se constituya un grupo de trabajo permanente para cada región: de este modo, es posible no solo establecer de una vez por todas siempre las listas de los riesgos previsibles como causa de catástrofe, sino también tener estas listas siempre actualizadas, identificando nuevos riesgos incluso antes de su manifestación objetiva. Se trata de una trabajo laborioso, porque no es únicamente necesario catalogar los riesgos, sino también estudiar todas las combinaciones posibles, adelantar propuestas válidas para la conducta a seguir, elaborar la organización de las ayudas nacionales e internacionales, y hacerse cargo o favorecer cursos de formación no solo para especialistas, sino también para la población a todos los niveles. Este último aspecto es de prioritaria importancia. Si se piensa en una población instruida sobre una catástrofe dada, evidentemente, se podrían limitar los daños y mejorar los auxilios. La propia medicina de catástrofes, como ya se ha dicho, se ha ido configurando en los últimos años como una nueva disciplina médico-quirúrgica y la AMM recomienda que se incluyan unas prácticas apropiadas en este campo en su formación universitaria y post-universitaria. Igual de importante, como ya se ha comentado, es la formación ética tanto para la prevención como para los valores de solidaridad[153].

Los aspectos particulares que hemos analizado son los más comunes que se pueden presentar, pero somos conscientes de haber planteado únicamente algunas orientaciones.

BIBLIOGRAFÍA

AA.VV., *Dizionario dello sport* (Ed. Paoline, Roma 1975).

— *Energy technology perspectives (2205-2050)* (International Energy Agency, 2008).

— *Enti locali e volontariato per un'educazione alla protezione civile* (Fondazione Emanuela Zancan, Padua 1984).

— *Ethic and sport. Youth and manager. Proceedings of the XVI Congress of Pentathlon International (Antwerpen, 22-23 nov. 2002)* (Franco Angeli, Milán 2009).

[153] P. MOCALISTER-SMITH, «International humanitarian assistance», a.c.; A. R. PARR, «Disaster and disabled persons», a.c., 148-154; D. FOSTER HAROLD, *Disaster planning,* o.c.

— *Etica e trasformazioni tecnologiche* (Vita e Pensiero, Milán 1978).
— *Infortunistica stradale: aspetti clinico-chirugici, giuridico-assicurativi e medico-legali* (Giuffrè, Milán 2007).
— *Photovoltaic Power System Programme 2007* (International Energy Agency, 2007).
— *Protezione civile: enti locali e volontariato* (Fondazione Emanuela Zancan, Padua 1983).
— *Lo sport tra medicina e morale* (Orizzonte Medico, Ciudad del Vaticano 1985).
— *Rapporto energia e ambiente 2006. Ente per le nuove tecnologie l'energia e l'ambiente* (ENEA, 2006).

ACADEMIA PONTIFICIA DE LAS CIENCIAS, *Declaration on Prevention of Nuclear War,* o.c. (23/24-9-1982) (Ciudad del Vaticano 1982). Puede verse, también en italiano, en http://www.casinapioiv.va/content/dam/accademia/pdf/documenta4.pdf.
— *Humanité et énergie: besoins, ressources, espoirs* (Ciudad del Vaticano 1981).
— *Science and modern world* (Ciudad del Vaticano 1984).

ACADEMIA PONTIFICIA PARA LA VIDA, *Biotecnologie animali e vegetali. Nuove frontiere e nove responsabilità* (Libreria Editrice Vaticana, Ciudad del Vaticano 1999) 83-100.

AGOSTI, A., «Il corpo nella società della conoscenza», en N. FILIPPI - G. FUMAGALLI - B. DANGUANINI (eds.), *Sport, formazione umana e società,* o.c., 41-54.

AGOSTINIS, S. - MUSSIO, C. - CHIODO, E., *Maxiemergenze e catastrofi* (Centro Scientifico Editore, Turín 2002).

ANGELINI, A. M. *Le Accademie delle scienze di fronte ai problemi del mondo moderno.* Relación dactilografiada que tuvo lugar en la *Accademia Nazionale dei Lincei* con motivo del Bicentenario durante el Convenio del 20-22 de septiembre de 1982.

ANGELINI, F., «La activitá sportiva come celebrazione della persona umana», en AA.VV., *Lo sport tra medicina e morale,* o.c., 13-25.
— «Ethical behaviour for the prevention of injuries in the workpla— «Technology, Development, Stewardship and Ethical Considerations»: *Ann. NY Acad. Sci.* 9/534 (1988) 858-862.

ANTONELLI, F., «Equilibrio psicofisico nello sport», en AA.VV., *Lo sport tra medicina e morale,* o.c., 114-124.

BAILEY, A., «Screening orgen systems, I: Cardiovascualr system, blood, bloodforming organs, lungs, liver, kidney and bladder, central nervous system», en R. F. S. SCHILLING (ed.), *Occupational health practice,* o.c., 223-241.

BARNI, M., «Verso una nuova dimensione medico-legale della malattia professionale»: *Riv. It. Med. Lav.* 62 (1988) 967-979.

BAUM, G. - COLEMAN, J., «Sport, società e religione [Editorial]»: *Concilium* 5 (1989) 15-22.

BAYER, R. (ed.), *The health and safety of workers. Case Studies in the politcs of professional responsibility* (Oxford University Press, Nueva York-Oxford 1988).

BAZZI, A., *Bioterrorismo* (Laterza, Roma-Bari 2002).

BECKER, P. - SCHIRP, H., *Bewegungs und sportorientierte Sozialarbeit mit Jugendlichen* (Marburg 1986).

BECKETT, A. H., «Sport, the problem of drugs», en A. S. DUNCAN - G. R. DUNSTAN - R. B. WELBOURN (eds.), *Dictionary of Medical Ethics,* o.c., 410-412.

BEN SHAHAR, I., «Disaster Preparation and the Functioning of a Hospital Social Work Department during the Gulf War»: *Social Work in Health Care* 18/3-4 (1993) 147-159.

BENEDICK, R. E., *Ozone diplomacy: New directions in safeguarding the Planet* (Harvard University Press, Cambridge 1991)

BERNARDINI, P. y otros, *I pesticidi: bilancio della attuale situazione italiana. Atti del XLVII Congresso della Società Italiana di Medicina del Lavoro e Igiene Industriale (Assisi 17-20 ottobre 1984)* (Monduzzi, Bolonia 1984);

BERREN, M. R - TIMMONS, S.A., «A classification scheme for disasters», en R. GIST - B. LUBIN (eds.), *Psychosocial aspects of disaster,* o.c., 40-59.

BERTAZZI, P. A. - ZOCCHETTI, C. - PESATORI, C. y otros, «Mortality of a young population after accidentale exposure to 2,3,7,8-Tethracholodibenzo-pdioxin»: *Int. J. Epidemiol.* 21 (1992) 118-123.

— «Ten-year mortality study of the population involved in the seveso incident in 1976»: *Am. J. Epidemiol.* 129 (1989) 1187-1200.

BETTINI, V. - NEBBIA, G. (eds.), *Il nucleare impossibile. Perché non conviene tornare al nucleare* (UTET Libreria, Turín 2009).

BEZZON, E. - LONGOBARDO, F., *Il diritto alla strada. Conoscere la norma sulla circolazione* (Laurus Robuffo, Roma 2006).

BIASIA, F. (ed.), *Le implicazioni mediche e sociali della guerra nucleare* (GB, Padua 1988)

BIONDI, V. - FERRERO, D. - PELIZARI, S., *Qualità, ambiente, sicurezza ed etica. Linee guida per la gestione integrata* (Franco Angeli, Milán 2004).

BIRMINGHAM, K.,«Europe Increases precautions against BSE transmission»: *Nature Medicine* 6 (2000) 1301.

BOCCIA, A. - FARINAZZO, E., *Il danno biologico* (Ed. Fonte, Milán 2004).

BOLIN, R. «Natural disasters», en R. GIST - B. LUBIN (eds.), *Psychosocial aspects of disaster,* o.c., 61-86.

BON, G., «La maestria del gesto: dimensioni e problematiche etiche nella formazione delle professioni di aiuto ed assistenza»: *Nursing Oggi* 4 (2002) 8-16.

BONFIGLIO, M., *Educazione e diritto stradale* (Baruffa 2005).

BOTHE, M., «Le statut de la profession médicale en temps de conflit armé»: *Ann. Droit Int. Med.* 28 (1979) 52-59.

BOTRÈ, F. - BOTRÈ, C., *Veleni di guerra in tempi di pace* (Prometheus, Milán 2003).

BOTTARI, C., *Il doping, problema generale e di rilevanza internazionale* (Maggioli, Rep. S. Marino 2004).

BOVINI, S., «Doping e diritto penale prima e dopo la L 376/2000, en Nuove esigenze di tutela nell'ambiente dei reati contro la persona», en S. CANESTRAI y G. FORNASARI (CLUEB, Bolonia 2001).

BRANDT-RAUF, P. W., «Ethical conflict in the practice of occupational medicine»: *Br. J. Ind. Med.* 46 (1989) 63-66.
BROMET, E. J., «The nature and effects of technological failures», en R. GIST - B. LUBIN (eds.), *Psychosocial aspects of disaster,* o.c., 120-140.
BRUCE, M. E., «"New variant" Creutzfeldt-Jakob disease and bovine spongiform encephalopathy»: *Nature Medicine* 6 (2000) 258-259.
BUSCAGLIONI, M., *Per una formazione vitalizzante* (Franco Angeli, Milán 2005).
BUTCHER, N. J. - DUNN, L. A., «Human responses an treatament needs in airline disasters», en R. GIST - B. LUBIN (eds.), *Psychosocial aspects of disaster,* o.c., 86-120.
BUZZI FABIO, A. - VANINI, M., *Guida alla valutazione psichiatrica e medico-legale del danno biologico di natura psichica* (Giuffrè, Milán 2006).
CADONI, G., *Inno alla vita tra medicina ed etica* (Pro Sanctitate, Roma 2005).
CANEPA, G. (ed.), *Nuovi orizzonti della ricerca in medicina legale* (Guiffrè, Milán 1995).
CARNEVALE, F. - MORIANI, G., «Storia della salute dei lavoratori», en AA.VV., *Medici, medicina del lavoro, prevenzione,* o.c.
CARSON, J., *Bioterrorismo ed armi chimiche* (Piemme, Milán 2002).
CASTELLINO, N. - MAZZELLA, M. - PAOLETTI, A., «Malattie professionali», en U. TEODORI - P. GENTILINI (eds.), *Trattato di medicina interna,* IV (Piccin, Roma 1993).
CATINO, M., *Da Chernobyl a Linate: incidenti tecnologici o errori organizzativi?* (Carocci, Roma 2002).
CENSIS, *28.º Rapporto sulla situazione sociale del Paese 1994* (Franco Angeli, Roma 1994).
CENTOFANTI, F., «In materia di circolazione stradale e inquinamento atmosférico»: *Rivista Amministrativa della Reppublica Italiana* 11 (1989) 1747-1750.
CERQUIGLINI, S., «Sport e sistema neuromuscolare», en AA.VV., *Lo sport tra medicina e morale,* o.c., 124-139.
CERRETELLI, P., «Sport e su performance: aspetti energetici», en AA.VV., *Lo sport tra medicina e morale,* o.c., 49-74.
CHANDLER, W. U. (ed.), *Carbon emission control strategies: Case studies in international cooperation* (World Wildlife Fund and the Conservation Foundation, Baltimore 1990).
CHIAVACCI, E., «Il rischio sportivo», en ÍD., *La morale della vita fisica* (Dehoniane, Bolonia 1979) 30-33.
CICCONE, L., *Non uccidere. Questioni di morale della vita fisica* (Ares, Milán 1984) 398-407.
CLARKE, R. - GUNN, S. W., *Attacco alla città. Rapporto della commissione Glawars* (Guida, Palermo 1987).
CLIFFORD DACSO, C. - RODNING, CH. B., «A Physician Medical Industrial Ethos»: *Am. J. Med.* 76/6 (1985) 675.
COLASANTO, M., «Influsso della tecnologia sulla qualità del lavoro», en AA.VV., *Etica e trasformazioni tecnologiche,* o.c., 108-118.

COLEMAN, J., «Sport e contraddizioni social»: *Concilium* 5 (1989) 36-50.
COMMITTE ON SPORTS MEDICINE, «Anabolic Steroids and the Adolescent Athlete»: *Pediatrics* 83/1 (1989) 127-128.
COMUNIDAD EUROPEA, *Directiva 88/609/CEE del Consejo de 24 de noviembre de 1988, sobre limitación de emisiones a la atmósfera de determinados agentes contaminantes procedentes de grandes instalaciones de combustión,* en http://eur-lex.europa.eu/LexUriServ/LexUriServ.do?uri=OJ:L:1988:336:0001:0013:ES:PDF
CONCILIO VATICANO II, «Constitución pastoral "Gaudium et Spes"», en *Concilio Ecuménico Vaticano II. Constituciones, Decretos, Declaraciones* (BAC, Madrid [3]2004 [edición bilingüe]; [7]2012 [edición en castellano]).
CONSEJO PONTIFICIO PARA LOS LAICOS, *Seminario Internazionale «Il mondo dello sport oggi: un campo di impegno cristiano»* (Ciudad del Vaticano 2004).
CRAVENS, G., *Il nucleare salvarà il mondo. La verità nascosta su un'energia pulita* (Mondadori, Milán 2008).
CREIGTHON, B. - GUNNINGHAM, N. (eds.), *The industrial relations of occupational health and safety* (Croom Helms Australia, Sydney 1985).
D'ANGELO, S. «L'inquinamento da traffico veicolare: un difficile settore di intervento»: *Rivista Giuridica Ambiente* 3 (1989) 501-507.
DAL LAGO, A., *Descrizione di una bataglia. I rituali del calcio* (Il Mulino, Bolonia 1990).
DAL MONTE, A., «L'atleta d'élite oggi: artificioso prodotto di laboratorio o massima espresione della qualità umane?», en AA.VV., *Lo sport tra medicina e morale,* o.c., 74-89.
DAVENTORT, T. - YOUNG, S., *Il sapere al lavoro* (Etas, Milán 2000).
DAVIES, K. - HANNINGAN, C., «Supporting health care professionals: a practical and virtual aproach»: *Nurse Education in Practise* 1 (2006) 3-11.
DE FILIPPIS, V. - ROMAGNO, D., «Centrali nuclearie e inquinamento ambientale: responsabilità del medico nei confronti della presente e delle future generazioni»: *Ospedale Miulli* 2 (1987) 7-16.
DELETE, J. C. - FERNEY, W. C., «Incidence of injury in Texas High School Football»: *Am. J. Sports Med.* 20/5 (1992) 575-580.
DELL'ARINGA, C., «Lavoro e progresso tecnico», en AA.VV., *Etica e trasformazioni tecnologiche,* o.c., 118-128.
DELUISA, F. - FURLAN, M. - MENOTTI, P., «Cura degli alcolisti nell'ospedale di Udine»: *Aggiornamenti Sociali* 5 (1990) 405-414.
DEWBURST, J., «Intersex», en A. S. DUNCAN - G. R. DUNSTAND - R. B. MELBOURN, *Dictionary of Medical Ethics* (Darton-Longmann & Tood, Londres 1981) 257.
DI MENNA, R., «Lo sport tra corporaità e spiritualià», en AA.VV., *Lo sport tra medicina e morale,* o.c., 248-277.
DI MICELI, G. B., «Per una politica italiana dei trasporti»: *Aggiornamenti Sociali* 12 (1994) 811-821.
— «La situazione dei trasporti in Italia»: *Aggiornamenti sociali* 11 (1994) 741-754.

DI PIETRO, M. L., *Adolescenza e comportamenti a rischio* (La Scuola, Brescia 1995).
DIPARTAMENTO POLITICHE ANTIDROGA, *Bollettino 2009 sulla dipendenza droghe, alcool, e incidenti stradali,* en www.politicheantidroga.it
— *Relazione annuale al Parlamento sullo stato delle tossicodipendenze in Italia,* en www.politicheantidroga.it
DUEÑAS, D. S. - PENNY, J. - VEATCH, R. M., «Pharmacist administration of controlled substances after an earthquake»: *Am. J. Hosp. Pharm.* 49/1 (1992) 126-130.
DUNBAR, J., «The quiet massacre»: *Occasional Paper* 7 (1985).
DUNCAN, A. S. - DUNSTAN, G. R. - WELBOURN, R. B. (eds.), *Dictionary of Medical Ethics* (Daton-Longman & Todd, Londres 1981).
EDITORIALE, «La violenza negli stadi»: *La Civiltà Cattolica* 1 (1995) 319-329.
EL-BATAWI, M. A., «Special problems of occupational healt in the developing countries», en R. F. S. SCHILLING (ed.), *Occupational health practice,* o.c., 27-47.
ELLIS, A. (ed.), *Ethics international relations* (Manchester University Press, Manchester 1986).
ENGELHARDT, H. T. - RIE, M. A., «Morality for the medical-industrial complex. A code of ethics for mass marketing of health care»: *N. Engl. J. Med.* (20-10-1988) 1086-1089.
ENTERLINE, P. E., «Changing attitudes and opinions regarding asbestos and cancer 1934-1965»: *Am. J. Ind. Med.* 20 (1991) 685-700.
ENVIRONMENTAL PROTECTION AGENCY, «Policy options for stabilizing global climate»: *Draft Report to Congress. Executive Summary* 10 (1989) 771-781.
EUROPEAN GROUP ON ETHICS IN SCIENCE AND NEW TECHNOLOGIES TO THE EUROPEAN COMMISSION, *Ethical aspects arising from doping in sport. Opinion 14 (11-11-1999),* en http://ec.europa.eu/bepa/european-group-ethics/docs/avis14_en.pdf.
EVRARD, E. «L'impératif d'assistance aux personnes dans les conflits armés et les calamités publiques», en CONSEJO DE EUROPA (ed.), *Le médecin et les droits de l'homm,* (Estasburgo 1985) 369-413.
FAILLA, L., «Radiazioni ionizzanti: rischi/benefici o costi/benefici?»: *Medicina e Morale* 3 (1989) 505-513.
FAILLA, L., «Rischio professionale: rischio accettabile?»: *G. It. Med. Lav.* 5 (1983) 243-245.
FARRIS, R. - MALONE, T. B. - LILIEFORS, H., «A Comparison of alcohol involvement in exposed and injured drivers'», en NATIONAL HIGHWAY TRAFFIC SAFETY ADMINISTRATION, U. S. DEPARTMENT OF TRANSPORTATION (ed.), *Report by the Essex Corporation, Alexandria, Virginia* (1975).
FAUCI, A. S. y otros, *Harrison's Principles of Internal Medicina* (McGraw Hill, Londres 2009).
FEDERICI, A., *Il danno biologico nel sistema previdenziale* (Giuffrè, Milán 2009).
FERRARIO, L., «Lo sport nel magistero di Giovani Paolo II»: *Medicina e Morale* 2 (1985) 389-403.

FERRI, E., «Simposio internazionale di Medicina del traffico alla Cattolica»: *Medicina e Morale* 1 (1981) 153-156.

FILIPPI, N., «L'educazione passa attraverso lo sport»: *Etica per le Professioni* 2 (2002) 97-104.

— «Rapporti tra sport e attività educative: valenze e criticità», en N. FILIPPI - G. FUMAGALLI - B. DANGUANINI (eds.), *Sport, formazione umana e società,* o.c., 89-108.

FILIPPI, N. - FUMAGALLI, G. - DANGUANINI, B. (eds.), *Sport formazione umana e società* (CLEUP, Padua 2004).

FIORI, A., «La diagnosi clínica e la diagnosi medico-legale di malattia professionale», en AA.VV. *Atti del Convegno di studio sull'assicurazione infortuni e malattie professionali* (INAIL, Milán 1985) 207-303.

— «La valutazione medico-legale del danno alla persona da responsabilità civile dopo la sentenza n.184 del 30-6-1986 della Corte Costituzionale: in mezzo al guado»: *Riv. It. Med. Leg.* 2 (1987) 383-409.

FNOMCeO, *Codice du Deontologia Medica* (1988), en http://www.fnomceo.it/.

FOSS, O. T., «Mental First Aid»: *Soc. Sci. Med.* 38/3 (1994) 479-482.

FOSTER HAROLD, D., *Disaster planning: the preservation of life and property* (Springer Verlag, Nueva York 1980).

FRANCHI, G., *Appunti di etica sociale dello sport* (Aracne, Ariccia 2007).

FRANCHINI, A., «Attività sportiva nell'età evolutiva e responsabilità professionale del medico»: *Federazione Medica* 37/10 (1984) 973-976.

FREDERIKSON, P. S., «Sport and culture of man», en W. JOHNSON (ed.), *Science and Medicine of exercise and sports* (John Wiley, Nueva York 1964).

FURLAN, P. M. - REGIONE PIEMONTE - PROTEZIONE CIVILE, *L'intervento psichiatrico e psicologico negli eventi catastrofici (2003),* en http://www.regione.piemonte.it/protciv/pubblicazioni/dwd/linee.pdf.

GADD, S., *Safety culture: a review of the literature* (Crown, UK 2002).

GALIMBERTI, U., *Il corpo* (Feltrinelli, Milán 1983, r2007).

GAMBELUNGHE, C. - MELAI, P. - SOMMAVILLA, M. y otros, «Lo sport e la salute: indagine conoscitiva sulle abitudini e le tendenze giovanili»: *Difesa Sociale* 1-2 (2000) 157-165.

GAMELLI, I., *Pedagogia del corpo* (Meltemi, Roma 2001).

GARAVENTA, M. D., «Mental health and disaster: Preventive aprroaches to intervention», en R. GIST - B. LUBIN (eds.), *Psychosocial aspects of disaster,* o.c., 190-229.

GERIN, C., «La valutazione medicolegale del danno alla persona in responsabilità civile dalle Giornate Triestine del 1952 all'incontro pisano del 1986»: *Riv. It. Med. Leg.* 8 (1986) 287-297.

GIST, R. - LUBIN, B. (eds.), *Psychosocial aspects of disaster* (Wiley, Nueva York 1989).

GUNN, S. W. - MURCIA, C. - PARAKATH, E., *Dictionnaire de secours d'urgence en cas de catastrophes* (Conseil International de la Langue Française, París 1984).

GUNN, S. W. «La médecine des catastrophes: une nouvelle discipline médicochirurgicale»: *Helvetica Chirurgica Acta* 52 (1985) 11-13.
GUZZETTI, G. B., «Circolazione stradale», en ÍD., *Morale individuale* (Ed. del Duomo, Milán 1982) 279-283.
HARRINGTON, J. M. - SCHILLING, R. S. F., «Work and health», en S. R. F. SCHILLING (ed.), *Occupational health practice,* o.c., 47-73.
HARRINGTON, J. M. - WALDRON, H. A., «The effects of word exposures on organ system, I: Liver, kidney and bladder, sikin», en S. R. F. SCHILLING (ed.), *Occupational health practice,* o.c., 89-115.
HARRIS, R. L., «Information, Risk and Professional Ethics»*: American Industrial Hygiene Association* 42/2 (1986) 67-71.
HARTSOUGH, M., «Legal issues and public policy in de Psycology of disasters», en R. GIST - B. LUBIN (eds.), *Psychosocial aspects of disaster,* o.c., 238-308.
HEINEMANN, K., «Sport e società»: *Concilium* 5 (1989) 23-35.
HEYER, R. (ed.), *Nuclear disarmament. Key statements of Popes, Bishops, Councils and Churches* (Pauling Press, Nueva York 1982).
HIGGS, R. J. *Sports: a reference guide* (Greenwood, Londres 1982).
HINGSON, R. W. - HEEREN, T. - JAMANKA, A. - HOWLAND, J., «Age of drinking onset and unintentional injury involvement after drinking»: *JAMA* 12 (2000) 1527-1533.
HINTON, M. H., «Infections and intoxications associated with animal feed and forage which may present a hazard to human health»: *Vet. J.* 159 (2000) 124-138.
HOLMES, M. H., *On war morality* (Princeton University Press, Princeton 1989).
INTERNATIONAL COMMISSION ON OCCUPATIONAL HEALTH, *Código internacional de ética para los profesionales de la salud ocupacional,* en http://www.icohweb.org/core_docs/code_ethics_spanish.pdf.
ISTAT, *Annuario statistico italiano 2000* (Roma, 24-11-2000), en http://www3.istat.it/dati/catalogo/20021106_00/AVVIO.pdf.
— *Gli incidenti stradali in Italia nel 1999* (Roma, 25-9-2000), en http://seriestoriche.istat.it/.
ISTAT-ACI, *Statistica degli incidenti stradali (1981),* XXIX (Roma 1982).
INAIL, *Primo rapporto annuale* (Roma, 13-7-2000).
JANNET, E., *Catastrophes et médecine* (Payot, Lausana 1985).
JELKMANN, W., «Erythropoietin»: *J. Endocrinol. Invest.* 26/9 (2003) 832-837.
JOHNSON, R. B., «Ethical dilemmas in public health (Correspondence)»: *J. Med. Ethics* 12 (1986) 104-105
JUAN XXIII, «Discorso agli automobilisti romani (8-3-1959)», en *Discorsi, messaggi e colloqui di Giovanni XXIII,* I, 180-181.
— «Discorso ai partecipanti al Concorso di Educazione Stradale (17-5-de 1959)», en *Discorsi, messaggi e colloqui di Giovanni XXIII,* I, 330-331.
— «Discorso al I Congresso Internazionale della medicina degli infortuni e del traffico (28-4-1963)», en *Discorsi, messaggi e colloqui di Giovanni XXIII,* V, 225-229.

— «Discorso in occasione della benedizione a quaranta cinemobili attrezzate dal Ministero Italiano dei Lavori Pubblici nella annuale campagna di educazione stradale (8-8-1961)», *Discorsi, messaggi e colloqui di Giovanni XXIII,* III: 1961, 381-386.
— *Encíclica «Pacem in terris»* (1963), en http://www.vatican.va/holy_father/john_xxiii/encyclicals/documents/hf_j-xxiii_enc_11041963_pacem_sp.html.
JUAN PABLO II, *Discurso a los participantes de los congresos de la Sociedad Italiana de Medicina Interna y de la Soceidad Italiana de Cirugía General* (27-10-1980), en http://www.vatican.va/holy_father/john_paul_ii/speeches/1980/october/documents/hf_jp-ii_spe_19801027_congressi-medicina_sp.html
— *Homilía en la eucaristía del Jubileo de los deportistas* (31-10-2002), en http://www.vatican.va/holy_father/john_paul_ii/homilies/2000/documents/hf_jp-ii_hom_20001029_jubilee-sport_sp.html.
— «In occasione del Giubileo degli Sportivi»: *La Traccia* 14 (1984) 386.
KENNY, A. - HOCKADAY, A., «The logic and ethics of nuclear deterrence», en A. ELLIS (ed.), *Ethics international relations,* o.c., 92-112
KONIGOVA, R., «Ethical problems in burn injury in the past decade»: *Acta Chirurgiae Plasticae* 34/3 (1992) 178-181.
KUGELMANN, R. W. - J. D. CASSIDY, «Beyond Chernobyl: Radiating a new word meaning mistrust»: *Linacre Quarterly* 56/3 (1989) 16-21.
LARKIN, G. L. - MOSKOP, J. C. - SANDERS, A. - DERSE, A., «The emergency physician and patient confidentiality: a review»: *Ann. Emerg. Med.* 24/6 (1994) 1161-1167.
LEBEDUM, M. - WILSON, K. E., «Planning and integrating disaster response», en R. GIST - B. LUBIN (eds.), *Psychosocial aspects of disaster,* o.c., 268-281.
LEOZAPPA, E. A., «Etica e patologia della passione sportiva», en AA.VV. *Lo sport tra medicina e morale,* o.c., 277-283.
LIFTON, R. J., *I medici nazisti* (Rizzoli, Milán 1988).
LOMBARDI VALLAURI, L., «L'impatto della tecnologia sulla vita e sulla autopercezione dell'uomo», en AA.VV., *Etica e trasformazioni tecnologiche,* o.c., 410-65.
LOMBARDO, G. M., «Virtù e dimensione morale del gioco», FILIPPI, N. - FUMAGALLI, G. - DANGUANINI, B. (eds.), *Sport formazione umana e società,* o.c., 63-73.
LORENZETTI, L. (ed.), *Trattato di etica teologica. La società e l'uomo,* III (Dehoniane, Bolonia 1981).
LORO, D., «Vita adulta e lavoro, tra formazione professionale e formazione umanistica», en A. AGOSTI (ed.), *La formazione - interpretazioni pedagogiche e indicazioni sportive* (Franco Angeli, Milán 2006) 117-131.
LUGLI, L. - MANFREDINI, M. (eds.), *Difesa delle società dalle calamità naturali nel bacino del Mediterraneo* (Ed. delle Autonomie, Roma 1982).
LUGOBONI, G., *Sicurezza sul lavoro e prevenzione incendi* (Roma 2003).
LUNATI, G., *Etica del lavoro* (Rizzoli, Milán 1988).
MACCHARELLI, L., *Medicina legale* (Minerva Medica, Turín 1995).

MAGGIOLINI, P. C., «Informatica, organizzaziones del lavoro», en A. RUBERTI, *Tecnologia domani,* o.c., 63-98.
MAGI, D. - SPLENDORI, F. - VANINI, G., *I dati della salute* (Annuario Sanità Italia, 1991).
MANNI, C. y otros, «La medicina dei disastri: passato, presente e futuro»: *Dolentium Hominum* 1/3 (1986) 33-46.
MANNI, C. - GUNN, S. W., «Il Centro Europeo per la Medicina delle Catastrofi»: *Federazione Medica* 42/6 (1989) 347-348.
MINISTERO DELLA SALUTE, *Atto di intesa in materia di lotta al doping* (16-10-2007), en http://www.salute.gov.it/imgs/C_17_pubblicazioni_704_allegato.pdf.
— *Manuale di formazione. La tutela della salute nelle attività sportive e la prevenzione del doping* (Roma 2007), en http://www.iss.it/binary/dopi/cont/Manuale_Doping_Completo_web.pdf.
MARCHI, V. (ed.), *Ultrà. Le sottoculture giovanili negli stadi di Europa* (Koinè, Roma 1994).
MARI, G., «Sport e educazione»: *Pedagogia e Vita* 3-4 (2007) 154-175.
MARIANO, L., *Responsabilità etica ed impegno sociale nei valori di impresa* (Liguori, Nápoles 2005).
MARINI BETTOLO, G. B., «Energy and Health», en ACADEMIA PONTIFICIA DE LAS CIENCIAS, *Humanité et énergie,* o.c.
— «Ethical and metaethical consideration on environmental and occupational health problems»: *Ann. NY Acad. Sci.* 534 (1988) 928-932.
MARINI BETTOLO, G. B., «New trends of chemistry in the years eighty», en ACADEMIA PONTIFICIA DE LAS CIENCIAS, *Science and modern world,* o.c.
MARINI BETTOLO MARCONI, P. - CASTELLINO, N., «Il lavoro umano, la tecnologia e la salute», en AA.VV., *Etica e trasformazioni tecnologiche,* o.c., 128-150;
MASSUÉ, J. P., *Etica e medicina delle catastrofi* (Sapere 2000, ed. multimedia).
MC DONALD, J. C., «Migrant workers», en R. S. F. SCHILLING (ed.), *Occupational health practice,* o.c., 73-89.
MCLAIN, L. G. - REYNOLDS, S., «Sports Injuries in a High School»: *Pediatrics* 84/3 (1989) 446-450.
MECHELEN, W. VAN, «Running injuries. A review of the epidemiological literature»: *Sports Medicine* 14/5 (1992) 320-325.
MEDICI, M., «Sport», en *Lessico Universale Italiano,* XXI (Roma 1979) 570-572.
MEYER, M. A., «Relief workers and violations of humanitarian law: some legal considerations»: *Disasters* (8-4-1984) 302-306.
MINISTERO DEGLI AFFARI ESTERI, «Nuovo elenco di riferimento di classi di sostanze farmacologiche vietate e di metodi di doping vietati»: *Gazzetta Ufficiale* 116 (20-5-1999).
MINISTERO DEL LAVORO E DELLA PREVIDENZA SOCIALE E MINISTERO DELLA SANITÀ, «Linee-guida d'uso dei videoterminali (Decreto del 2-10-2000)»: *Gazzetta Ufficiale* 244 (18-10-2000), Serie general.
MINISTERO DELLA SANITÀ, «Testo Unico sui limiti massimi di residui di sostanze attive contenute nei prodotti fitosanitari (decreto mi-

nisterial de 19-5-2000)»: *Gazzetta Ufficiale* 207 (5-9-2000) suppl. ordin.

MINISTERO DELLA SANITÀ - DIPARTIMENTO DEGLI ALIMENTI E NUTRIZIONE DELLA SANITÀ PUBBLICA VETERINARIA, *Controllo ufficiale sui residui di prodotti fitosanitari negli ortofrutticoli. Risultati in Italia per l'anno 1998* (julio 1999).

MITCHELL, A. A. - SHARMA, G. - VON THADEN, T. y otros, *A synthetis of safety culture and safety climate research, Tec. Report ARL-02-3/ FAA-02-2* (Federal Aviation Administration Atlantic City international Airport, NJ, 2002).

MOCALISTER-SMITH, P., «International humanitarian assistance. Disaster relief actions», en ÍD., *International Law and Organisation* (Nijhoff, Dordrecht 1985).

MOLTMANN, J., «I giochi olimpici tra politica e religione»: *Concilium* 5 (1989) 137-147.

MORGAN, W. J., *Ethics in sport* (Human Kinetics, UK 2007).

MORILLON, J. «Les principes fondamentaux de la Croix Rouge, paix et droits de l'homme»: *International Review of the Red Cross* 724 (1980) 171-183.

MOSKOP, J. C. - MITCHEL, J. M. - RAY, V. G., «An ethics curriculum for teaching emergency medicine residents»: *Ann. Emerg. Med.* 15/2 (1990) 187-192.

MURRAY, R. - SCHILLING, R. S. F., Funtions of an occipational healt service, en R. S. F. SCHILLING, (ed.), *Occupational health practice,* o.c., 145-159.

NACCARI, A. G. *Pedagogia della corporeità. Educazione, attività motoria e sport nel tempo* (Morlacchi, Perugia 2003).

NATIONAL HIGHWAY TRAFFIC SAFETY ADMINISTRATION, *Trafic safety facts: Alcohol 1997* (US Dept. of Transportation, Washington 1998). Puede verse también en http://www-nrd.nhtsa.dot.gov/Pubs/ TSF1997.PDF.

— *Alcohol and Highway Safety 1989. A Review of the State of Knowledge* (US Dept. of Transportation, Washington 1990).

— *Traffic safety annual assessment —alcohol— impaired driving fatalities in traffic safety facts. Res. Note* (National Center for Statistics and Analysis, 2008).

NIGRO, G. , - GALLI, I. - PODERICO, C., *I bambini e il nucleare* (Guiffrè, Milán 1989).

OIT, *Principios directivos técnicos y éticos relativos a la vigilancia de la salud de los trabajadores,* en http://www.ilo.org/wcmsp5/groups/ public/---dgreports/---dcomm/---publ/documents/publication/ wcms_publ_9223108284_es.pdf.

PABLO VI, «Discorso ai partecipanti al Dialogo internazionale sulla moralizzazione dell'utenza stradale (2-10-1965)», en *Insegnamenti di Paolo VI,* III: 1965, 498-500.También en italiano, en http://www. vatican.va/holy_father/paul_vi/speeches/1965/index_sp.htm

— «Messaggio per i giuochi olimpici invernali a Grenoble (24-1-1968)», en *Insegnamenti di Paolo VI*, VI (Ciudad del Vaticano 1968) 53-55.

— «Messaggio agli atleti di tutte le nazioni per la XIX Olimpiade a Città del Messico (12-12-1968)», en *Insegnamenti di Paolo VI*, VI (Ciudad del Vaticano 1968) 519-521.
— «Messaggio per la XXI Olimpiade a Montreal (16-7-1976)», *Insegnamenti di Paolo VI*, XIV (Ciudad del Vaticano 1977) 589-590.
PAGE, R. T. - ROBINS, A., «Cost Benefit Analysis», en J. C. McDonald (ed.), *Recent advances in occipational health* (Churchil & Livingston, Edimburgo 1981).
PAIS, P. R., *Nuova normativa di tutela e salute sui luoghi di lavoro* (EPC, Roma 2008).
PALTRINIERI, R. - PARMIGIANI, M. L. (ed.), *Sostenibilità ed etica? Per un'analisi socioeconomica della responsabilità sociale d'impresa* (Carocci, Roma 2005).
PAOLETTI, A. - MARINI BETTOLO MARCONI, P., «Problemi etici nella pratica della medicina del lavoro», en A. MESSINEO - F. GALASSO - G. MARSILI (eds.), *Il medico del lavoro oggi* (Acta Medica, Roma 1986) 327-329.
PARMEGGIANI, L., «Divergenza e complementarità sui contenuti della medicina del lavoro»: *Archivio Scienze Lavoro* 3 (1987).
PARR, A. R., «Disaster and disabled persons: an examination of the safety needs of a neglected minority»: *Disaster* (1987) 148-154.
PEDERSEN, W. - WICHSTROM, L., «Adolescentes, doping and drug use»: *Journal of Drug Issue* 31/2 (2001) 517-542
PEHU, M., «Quelques considérations sur l'éducation physique dans l'adolescence», en GROUPE LYONNAIS D'ETUDES MÉDICALES PHILOSOPHIQUES ET BIOLOGIQUES, *Médecine et Adolescence* (Lyon 1936) 107-141.
PERI, V., «Sport», en S. LEONE - S. PRIVITERA, *Dizionario di Bioetica* (Istituto Siciliano di Bioetica-Acireale, Bolonia 1994) 934-939.
PERICO, G., «La boxe sotto accusa»: *Aggiornamenti Sociali* 35 (1984) 91-103.
— «I diritti della strada», en *A difesa della vita* (Centro di Studi Sociali, Milán 1965) 473-513.
— «Il 'doping' sportivo»: *Aggiornamenti Sociali* 6 (1990) 437-450.
PERNICOLA, C. *La guida alla valutazione del danno biologico di natura psichica. Criteri, tabelle, esempi* (Franco Angeli, Milán 2008).
PESATORI, A. C. - BERTAZZI, P. A. - CONSONNI, D. y otros, «Inquinamento da diossina e rischio per la salute: indagini a lungo termine dopo il disastro Icmesa»: *Epidemiologia e Prevenzione* 53 (1992) 55-64.
PACE, P. G., «Sport e persona umana», en AA.VV., *Lo sport tra medicina e morale,* o.c., 139-172
PIERINI, C - LUGOBONI, G. - PAIS, R. P., *Antincendio e procedure di emergenza in azienda* (EPC, Roma 2007).
PILZ, G. A., «Interdipendenza sociale di sport e violenza»: *Concilium* 5 (1989) 51-65.
PÍO XII, «Discorso ai componenti la Commissione Consultiva Internazionale di Imprenditori dell'lndustria Chimica (10-1-1958)», en *Discorsi e Radiomessaggi di S.S. Pio XII*, XIX (Ciudad del Vaticano 1958) 715-717.

— «Discorso al Congresso Internazionale circa le strade in cemento (19-10-1957)», en *Discorsi e Radiomessaggi di S.S. Pio XII*, XIX (Ciudad del Vaticano 1958) 515-517.

— «Discorso al II Congresso della 'Fédération Routière Internationale' (3-10-1955)», en *Discorsi e Radiomessaggi di S.S. Pio XII*, XVII (Ciudad del Vaticano 1956) 273-276.

— «Discorso all'Assemblea internazionale della stampa sportiva (5 novembre 1951)», en *Discorsi e Radiomessaggi di S.S. Pio XII*, XIII (Ciudad del Vaticano 1961) 363-366.

— «Discorso ai partecipanti al I Congresso Mondiale per la prevenzione degli infortuni sul lavoro (3-4-1955)», en *Discorsi e Radiomessaggi di S.S. Pio XII*, XVII (Ciudad del Vaticano 1956) 17-20;

— «Ai partecipanti all'Assemblea Mondiale della Sanità (27-6-1949)», en F. ANGELINI (ed.), *Discorsi ai medici* (Orizzonte Medico, Roma 1961) 107-112.

PIRONE, G. M. - SALDUTTI, E. - BUBBICO, L. - NUSINER, C., «Ricerca sugli effetti dell'inquinamento acustico da traffico veicolare: effetti su alcuni parametri biologici. Dati preliminari»: *Difesa Sociale* 5 (1992) 55ss.

POCCHIARI, F. - DI DOMENICO, A. - SILANO, V. y otros, «Environmental Impact of the Accidental Release of Tetrechlordibenzo-p-dissina (TDCDD) at Seveso (Italy)», en F. COULSTON - F. POCCHIARI (eds.), *Accidental Exposure to Dioxine* (Academic Press, Londres 1983, 5-35.

POLETTI, U., «Lo sport: dignità umana ed elevazione dello spirito», en AA.VV., *Lo sport tra medicina e morale,* o.c., 10-13.

POSSENTI, V., «Etica e trasformazioni tecnologiche»: *Vita e Pensiero* 6 (1987) 451-459.

POTTER, V. R., *Global Bioethics* (Michigan State University Press, East Lansing 1988).

RAMAZZINI, B., *De morbis artificum diatriba;* trad. it. *Le malattie dei lavoratori* (La Minerva Medica, Turín 1933).

RAPHAEL, B., «Psychosocial care», en ÍD., *When disaster strikes. How individuals and communities cope with catastrophe* (Basic Books, Nueva York 1986) 245-290.

RECINE, H., «Rilievi medico-legali sul danno alla salute e sul danno biologico di natura patrimoniale»: *Riv. It. Med. Leg.* 1 (1986) 58-70.

RENARD, H., *L'automobilista e la morale cristiana* (Cittadella, Asís 1969).

RESENSTOCK, L. - AGOPIAN, A., «Ethical dilemmas in providing health care to workers»: *Ann. Intern. Med.* 107/4 (1987) 575-580.

RIMATORI, V. y otros, *Scienze ambientali* (NIS, Roma 1994).

ROVERSI, A. (ed.), *Calcio e violenza in Europa* (Il Mulino, Bolonia 1990).

RUBERTI, A., *Tecnologia domani* (Laterza, Bari 1987).

SALATKA, M. - ARZEMANIAN, S. - KRAUS, J. F. y otros, «Fatal and severe injury: scooter and moped crashes in California, 1985»: *Am. J. Public Health* 80/9 (1990) 1122-1124.

SAMUELS, S. W., «Ethical and metaethical criteria for emerging technologies»: *Ann. NY Acad. Sci.* 534 (1988) 920-927.

SBERTOLI, C., «I danni del pugilato»: *Rassegna Med. e Cult.* 9 (1962) 47.

SCANO, A., «Sport-medicina», en *Enciclopedia Medica Italiana,* XIV (USES, Florencia 1987) 834-836.
SCHENA, F., «Sport giovanili, educazione e promozione della salute», en N. FILIPPI - G. FUMAGALLI - B. DANGUANINI (eds.), *Sport formazione umana e società,* o.c., 219-234
SCHILLING, R. S. F., (ed.), *Occupational health practice* (Butterworths, Londres 1986).
SCHINDLER, D., «Le Comité International de la Croix Rouge et les droits de l'homme»: *International Review of the Red Cross* 715 (1979) 3-15.
SCHMITT, H. - GERNER, H. J., «Paralysis from Sport and Diving Accidents»: *Clin. J. Sport Med.* 11/1 (2001) 17-22.
SCURATI, C., «Le virtù nascoste dello sport»: *Etica per le Professioni* 2 (2002) 17-24.
SGRECCIA, E., «Etica dello sport», en AA.VV., *Lo sport tra medicina e morale,* o.c., 83-100.
SGRECCIA, E. - FASANELLA, G., «Bioetica e medicina delle catastrofi»: *Medicina e Morale* 5 (1989) 881-893.
SGRECCIA, E. - MELE, V., «Bioetica e biotecnologie animali e vegetali», en ACADEMIA PONTIFICIA PARA LA VIDA, *Biotecnologie animali e vegetali. Nuove frontiere e nove responsabilità,* o.c., 83-100;
— (eds.), *Ingegneria genetica e biotecnologie nel futuro dell'uomo* (Via e Pensiero, Milán 1992).
— (eds.), *Rilevanza dei fattori etici e sociali nella prevenzione delle malattie professionali* (Vita e Pensiero, Milán 1994).
SIBILIO, M., *Lo sport come percorso educativo. Attività sportiva e forma intellettiva* (Guida, Milán 2005).
SIMONETTI, N., «Della boxe e delle sue malefatte»: *Difesa Sociale* (abril-junio 1961) 111ss.
SALOMON, S. D., «Research issues della salute del lavoratori: un dovere etico»: *Anima e Corpi* (1988) 653-674.
SPAGNOLO, A. G., «La tutela della salute dei lavoratori: un dovere ético»: *Anime e Corpi* (1988) 653-674.
SPEZIA, U. (ed.), *L'opzione nucleare in Italia. Atti della giornata di studio AIN 2007, Roma 17 dic. 2007* (Ed. XXI Secolo, Milán 2008)
SPINSANTI, S., «La boxe, un problema di etica medica?»: *Medicina e Morale* 1 (1985) 92-98.
TAYLOR, J. P. - GARDNER, W., «Treatment and first air services», en R. S. F. SCHILLING, (ed.), *Occupational health practice,* o.c., 159-181.
TAYLOR, J. P. - RAIFFLE, P. A. B., «Preliminary, periodic and other routine medical examinations», en R. S. F. SCHILLING, (ed.), *Occupational health practice,* o.c., 181-203.
TERNEY, R. - MCLAIN, L. G., «The use of anabolic steroids in High School students»: *Am. J. Dis. Child.* 144 (1990) 99-103.
TESTA, C., *Tornare al nucleare? L'Italia, l'energia, l'ambiente* (Einaudi, Milán 2008).
TIERNER, K. J., «The social and community contexts of disasters», en R. GIST - B. LUBIN (eds.), *Psychosocial aspects of disaster,* o.c., 11-40.

TIMPKA, T. - LINDQVIST, K., «Evidence based prevention of acute injuries during physical exercise in a WHO safe community»: *Br. J. Sports Med.* 35/1 (2001) 20-27.
TOFFLER, A., *La terza ondata. Il tramonto del'era industriale e la nascita di una nuova civiltà* (Sperling & Kupfer, Milán 1987).
TOLOT, F., «Réflexions sur le rôle du médecin du travail dans la promotion de la santé au travail»: *Arch. Mal. Prof.* 50/1 (1989) 49-53.
TORBIDONI, L. - MORABITO, G., «Attualità in fisiopatologia dello sport», en AA.VV., *Lo sport tra medicina e morale*, o.c., 284-289.
— «La pratica del doping nello sport», en AA.VV., *Lo sport tra medicina e morale*, o.c., 290-293.
TORNETTA, V. (ed.), *Deterrenza nucleare e morale cristiana* (Laterza, Bari 1987).
UFFICIO NAZIONALE DELLA CEI PER LA PASTORALE DEL TEMPO LIBERO, TURISMO E SPORT - SEGRETERIA GENERALE CEI, *Discorsi del Papa sullo Sport* e *Giubileo degli Sportivi.* Quaderno n.° 2 (Mediagraf, Padua 2001).
VECCHIET, L. - MARCHIONNI, A., «Il dolore fisico nell'acttività sportiva, en AA.VV., *Lo sport tra medicina e morale*, o.c., 172-248.
VERROKEN, M., «Ethical aspects and the prevalence of hormone abuse in sport»: *Journal of Endocrinology* 170 (2001) 49-54.
VIOLA, P. L., «Etica professionale e medicina d'azienda»: *G. Ital. Med. Lav.* 5 (1983) 267-269.
VIOTTO, P., *Pedagogia della scuola di base* (Vita e Pensiero, Milán 1984).
WARREN, R. A. y otros, *The new Brunswick study: a survey of the blood alcohol levels of motor vehicle trauma patients* (Traffic Injury Research Fountadion, Ottawa 1982).
WEISS, P., *Sport: a philosophy inquire* (Feffer & Simon, Londres 1969).
WILKINSON, C. B. - VERA, E., «Clinical responses to disaster: assessment, amanagementa and treatement», en R. GIST - B. LUBIN (eds.), *Psychosocial aspects of disaster,* o.c., 229-268.
WILMONT, T. J., «Screening orgen systems, II: Aidometry», en R. F. S. SCHILLING (ed.), *Occupational health practice,* o.c., 241-257.
WMA, *Declaración de la Asociación Médica Mundial sobre la ética médica en casos de catástrofes,* en http://www.unav.es/cdb/ammestocolmo1.html.
— *WMA's Medical ethics manual. Different language* (World Medical Association, 2007).
— *World Medical Association Statement on Medical ethics in the event of disasters* (World Medical Association, octubre de 2006, Pilanesberg, South Africa.
WRIGTH, D. - BAILEY, A., «Screening well people», en R. F. S. SCHILLING (ed.), *Occupational health practice,* o.c., 203-223.
YATES, S. - HOWE, G., «Factors influencing help seeking for mental health problems after diasters», en R. GIST - B. LUBIN (eds.), *Psychosocial aspects of disaster,* o.c., 163-190.
YOUNG, M. A., «Crime, violence and terrosism», en R. GIST - B. LUBIN (eds.), *Psychosocial aspects of disaster,* o.c., 140-161.

Zador, P. - Krawchek, S. - Voas, R., «Alcohol-related relative risk of driver fatalities and driver involvement in fatal crashes in relation to driver ageand gender: an update using 1996 data»: *J. Stud. Alcohol.* 61 (2000) 387-395.

RESUMEN

Un capítulo reciente de la bioética. La disponibilidad de bienestar económico y la exaltación de la libertad individual provocan el riesgo de recaída en el tema del abuso del placer, que imponen que se aborde el tema en su aspecto ético. Es urgente emplear el factor ético de la responsabilidad para evitar una catástrofe de patologías hedonistas. Esto trae consigo una línea ética de valoración entre los riesgos y los beneficios que debe siempre ser guiada por su referencia a la persona. El pensamiento personalista huye tanto de la «demonización» del placer como de su absoluta autonomía dentro de los finalismos de la acción humana. Para que sea lícito el placer, la ética personalista exige que se coloque en la armonía-jerarquía de los valores propios de la persona humana, no como simple instrumentalidad, sino como un valor propio, que ha de ser coherente y subordinado a otros valores.

Bioética y actividades laborales. Se trata de considerar los problemas éticos relativos a la salud del trabajador y de las poblaciones vinculadas con el tipo y desarrollo del trabajo en cuestión. Los problemas bioéticos que nacen del ejercicio de las actividades laborales no atañen solo a los factores de riesgo ni, por lo tanto, tampoco solo a la relación riesgo/beneficio (factor objetivo), sino también a los factores subjetivos y al factor «tecnológico». Sobre todo la introducción de la maquinaria, a final del siglo XVIII, condujo a un agravamiento de las condiciones de salud, y no solo para los trabajadores, sino también para el medio ambiente circundante. A esto se añadieron los daños a la salud causados por el exceso de cansancio, las condiciones de humedad (artrosis) y ruido (sordera). El ciclo laboral que considera al hombre subordinado a la máquina —y que subordina al hombre y la máquina a la productividad— empuja cada vez más a unas condiciones inhumanas de producción. En 1891 se publicó la primera Encíclica social, la *Rerum novarum* de León XIII, que denunciaba también las condiciones inhumanas de los trabajadores. La industrialización, que no ha utilizado las máquinas únicamente para transformar el producto, sino que también las ha construido para el tráfico terrestre, naval y aéreo, también ha provocado un peligro añadido, vinculado con la vida de las fábricas y la sociedad: el peligro relacionado con la circulación de los vehículos tanto respecto a los accidentes como a la contaminación.

El tema de los accidentes en el trabajo alcanza gran importancia sobre todo tras la mecanización del trabajo y el aumento del uso de la tecnología en el ámbito laboral. El riesgo puede ser provocado por: causas naturales, actividades humanas (profesionales y no profesionales), causas mixtas (causas naturales y actividades humanas). Además, se distingue entre «riesgo intrínseco» y «riesgo extrínseco» que conciernen las actividades profesionales y los ambientes de vida: la producción de sustancias tóxicas o de energía nuclear implica un riesgo intrínseco, porque el riesgo se da en la misma producción, mientras que la producción de automóviles puede implicar un riesgo extrínseco que coincidiría con el accidente. Las diferencias son considerables: el riesgo extrínseco no es previsible y la estadística del accidente tampoco es siempre significativa. En cambio, el riesgo intrínseco depende del propio producto: hay quien defiende que ese riesgo ha de anularse y quien prevé, para los beneficios económicos y políticos o de otro tipo, un umbral de «riesgo aceptable». Desde el punto de vista ético, el concepto de umbral de riesgo aceptable puede considerarse solo si el riesgo es proporcional a los beneficios que aporta al mismo hombre.

La obligación de proteger al trabajador del riesgo laboral, la enfermedad profesional y el accidente laboral así como sobre la mejora de las condiciones de salud del trabajador, se basa en el deber de proteger la vida, la integridad física y la salud de toda persona. Estamos en la esfera de los derechos-deberes de tipo fundamental. Este deber ético, defendido también por las constituciones y recalcado claramente por documentos de origen laico y religioso, tiene un carácter obligatorio para todos: en el caso del ámbito laboral, vale para la autoridad político-legislativa, para el empresario y para el propio trabajador, que está llamado a esforzarse al máximo por todos los que trabajan en el mismo lugar y por la población en su conjunto.

Un problema delicado que debate la literatura ética sobre la medicina de trabajo es el del lugar del médico de trabajo ante el individuo y la sociedad y en definitiva sobre su papel deontológico y su identidad profesional. Es necesario recordar que no se pueden poner sobre las dos fuentes simbólicas de la balanza el bien de la persona y el bien común social (que no hay que confundir además con la ventaja económica de un tipo de empresa o de una empresa en particular). El bien común no se «compensa» con el bien individual de las personas, sino que es el resultado del bien individual de las personas, que constituyen el bien común en proporción a las necesidades de cada uno. Por lo tanto, la primera línea de conducta del médico de trabajo es la de ocuparse de la salud de los individuos, y por medio de ellos, mirar el entorno y el progreso de la sociedad.

Bioética y problemas de tráfico. Se ha llegado a un punto crítico en el problema del riesgo y de la cantidad de los accidentes mortales o traumáticos; el tráfico es además causa de problemas de compatibilidad entre las condiciones de vida y de trabajo de la población. La preocupación por las condiciones de la biosfera llevó a la comunidad internacional a concertar estrategias comunes para afrontar el problema de las emisiones contaminantes. Está documentado que la alarma ecológica por la contaminación tiene fundamento y presenta una urgencia que impone ya una solución meditada, exigida éticamente, para la salud del ser humano. Sin embargo, este problema no debe hacer olvidar ni perder de vista el beneficio de civilización y progreso económico que ha llegado con el uso de la motorización del tráfico.

Los datos estadísticos sobre los accidentes de carretera ponen de manifiesto dos factores: 1. La carretera es actualmente también un lugar de masacres: el número de muertos y de heridos es enorme. 2. Estas masacres nos son una fatalidad inevitable, tanto es así que la evolución estadística de los accidentes no está directamente relacionada con el incremento del número de vehículos en movimiento, sino sobre todo con las medidas de reglamentación y el incremento de la red viaria. El análisis de las causas es más complejo porque casi nunca existe una sola causa, sino que un concurso de causas determina el accidente; sin embargo, es verdad que se da una causalidad predominante en las situaciones particulares y se considera posible identificar así los factores que dependen de la voluntad humana. En los estudios estadísticos, la mayor parte de los accidentes viene atribuida al conductor. Las diversas motivaciones que hacen caer en el conductor las causas del accidente son sobre todo el estado psico-físico, una conducción distraída, el exceso de velocidad, el adelantamiento arriesgado y el incumplimiento de la distancia de seguridad. La fatalidad de la avería mecánica se da en un mínimo porcentaje de solo un 0,5 por 100 del total de los accidentes. En lo que respecta a la influencia del alcohol en el estado psico-físico del conductor, el porcentaje subestima un fenómeno mucho más vasto; también influyen medicamentos y drogas como la morfina, la heroína, la metadona, el hachís, así como algunas enfermedades del metabolismo como la diabetes muy grave o inestable, que pueden causar la pérdida de percepción, vigilancia y control.

La importancia de las responsabilidades se da a varios niveles en orden a la vida humana, la integridad física de las personas implicadas en accidentes también no mortales, los daños económicos que se provocan a las familias y a la sociedad. También existe una responsabilidad de la autoridad legislativa en la elaboración de unas normas apropiadas y oportunas que sean capaces de formar la conducta y crear una conciencia civil y moral en todos los usuarios de la carretera y del automóvil. En lo que respecta a la responsabilidad moral del ciudadano resulta evidente el carácter obligatorio del respeto al Código de la Circulación y a todas las normas que tienen como fin la defensa de la propia vida y de la de los demás, de la integridad física y del patrimonio. Junto con los deberes de los ciudadanos, usuarios del coche y de la carretera, es necesario recordar también el deber de las empresas constructoras de automóviles o vinculadas a ellas, y de sus responsables. Otra acción que debe realizarse también ante la «masacre» debida al tráfico: una amplia y capilar educación hacia el respeto de las normas de tráfico como parte integrante de la educación civil. En esta óptica, los medios de comunicación social, junto con la educación obligatoria, pueden también desempeñar un papel de gran importancia.

Bioética y deporte. En la historia del deporte podemos identificar aproximadamente tres dimensiones que en parte se suceden la una a la otra y en parte se entrecruzan: la dimensión clásica, mitificada, vivida sobre todo en la antigüedad; la dimensión pedagógica , en la que ya no se considera el mito ni la divinidad, sino que se quieren exaltar los valores agonistas y civiles, y la relación supranacional, que es lo que se pretende con la reanudación de las Olimpiadas modernas; por último, la dimensión popular, en la que prevalece —incluso a través del medio audiovisual y los mass media— la participación de las masas, una participación, para decirlo con Weiss, casi universal y fuertemente emotiva. Entre las características de esta última dimensión se dan por desgracia la violencia junto con la fuerza de la gesta y del dinero, hasta tal punto que, hoy en día, el deporte aparece notablemente desmitificado a pesar de seguir siendo fuertemente emotivo. Las posibles degeneraciones no deben hacer olvidar esta inspiración original emotiva y evocativa que da al deporte un componente histórico y actualmente vivo de la vida social. la actividad deportiva no debe entenderse de manera reduccionista, como cultura del cuerpo o como beneficio: debe insertarse en una visión «personalista», global, que tenga en cuenta todos los valores de la persona. Sobre todo fue Pío XII quien desarrolló un amplio magisterio sobre los valores del deporte, la necesidad de componerlo con una educación armoniosa de todos los valores, incluidos los familiares, sociales y espirituales y sobre las cualidades morales exigidas al deportista (lealtad, valentía, respeto del adversario). El Pontífice enumera luego las «cuatro condiciones» necesarias para un sano ejercicio del deporte: respeto a los valores espirituales y morales; valoración del deporte en vistas a proseguir y retomar la actividad profesional; el deporte no debería comprometer la intimidad entre los esposos ni extinguir la vida familiar; no debe descuidar los deberes religiosos. Entre las virtudes enumeradas por el Pontífice están: la lealtad, la sinceridad, la tolerancia, la atención de los sentidos y del espíritu, la plenitud moral deportiva, el espíritu de equipo entre todas las sociedades a las que se pertenece, pero también a todo el mundo.

Entre los delitos deportivos recordemos: el fraude, la violencia, el peligro atlético y el exceso de «comercialización» de los atletas.

El fraude se insinúa en dos direcciones: el fraude farmacológico, del tipo doping, y el fraude económico vinculado con la competición o con el pronóstico: el primero está dirigido a obtener un triunfo más seguro en la competición con el uso de fármacos; con los otros fraudes se puede buscar «comprar el triunfo». El carácter ilícito del dopaje está vinculado, junto con el hecho de que se altera el resultado de una competición que tendría que basarse en las cualidades naturales de los individuos que participan, con la peligrosidad de las sustancias consumidas, que pueden ser causa de un daño, a veces irreversible, al individuo o/y generar un estado de dependencia. Una cierta cultura de culto a la personalidad del atleta también se debe considerar contraria al sentido de la igualdad y del valor de las personas y deseducadora con respecto a la juventud que participa en competiciones deportivas: el profesional del deporte sigue siendo un hombre que tiene unos deberes y unos límites humanos y el culto a la personalidad ofende su humanidad y la de los demás. Una cierta cultura de culto a la personalidad del atleta también se debe considerar contraria al sentido de la igualdad y del valor de las personas y deseducadora con respecto a la juventud que participa en competiciones deportivas: el profesional del deporte sigue siendo un hombre que tiene unos deberes y unos límites humanos y el culto a la personalidad ofende su humanidad y la de los demás. Además, a la luz del «factor riesgo» para la vida y la integridad física, pueden existir deportes que acaban siendo ilegales por su estructura técnica y por los riesgos que hemos definido «intrínsecos».

Bioética y medicina de las catástrofes. La Asociación Médica Mundial define como desastre «la verificación imprevista de un acontecimiento funesto, normalmente repentino y violento, que produce un daño material considerable, junto con una importante movilización de personas y/o un gran número de víctimas y/o una disgregación significativa de sociedades, o una combinación de ellas». Desde el punto de vista médico, las situaciones de desastre se caracterizan por un agudo e imprevisible desequilibrio entre capacidad y recursos de la profesión médica y las necesidades de las víctimas o de la gente cuya salud se ve amenazada durante un determinado periodo de tiempo. Categorías de catástrofes: *catástrofes* naturales, debidas a la actividad volcánica, terremotos, infecciones (peste, cólera, viruela, fiebre amarilla, etc.), inundaciones y desprendimientos provocados por ríos o maremotos, así como por la precipitación de masas de terreno en los lagos o en los ríos, hambrunas, enfermedades de los animales, enfermedades de los cultivos, malas condiciones meteorológicas, tornados; *catástrofes vinculadas con actividades humanas*, en su mayoría de tipo instrumental y tecnológico (fábricas, transporte aéreo o naval, uso pacífico de la energía atómica). La identificación de los riesgos presentes en una determinada región es una premisa indispensable para predisponer un eficaz plan de prevención e intervención. Uno de los problemas éticos más arduos afrontados por la Declaración es precisamente el relacionado con el *triage*, es decir, la acción médica dirigida a hacer una primera clasificación de las víctimas para definir la prioridad de tratamientos cuando frecuentemente no se da la posibilidad de recursos disponibles inmediatamente para todas las numerosas víctimas. El imperativo ético es salvar a todos sin ninguna distinción, en el mayor breve tiempo posible y con el uso de todos los medios a disposición. Sin embargo, puede ocurrir que, sobre todo en las primeras horas, solo sea posible prestar los cuidados necesarios a un número reducido de personas. En este caso, la prioridad debe darse a las personas cuyas vidas corren un inmediato peligro de muerte. No es lícito abandonar a un anciano en peligro de muerte para curar a un niño o a un joven adulto que, aunque también estén heridos, no corren el mismo peligro. Al médico se le exige intervenir sin ningún tipo de discriminación y sin esperar que se pida auxilio. El único criterio de selección de los pacientes debe ser su estado de emergencia, excluyendo todo tipo de consideración decisional basada en criterios que no sean médicos. En la medida de lo posible, al médico se le exige obtener el consentimiento de las víctimas antes de la intervención de emergencia, así como actuar adaptando la intervención según las diferencias culturales y religiosas de las poblaciones implicadas; también se recomienda a los médicos que estén garantizadas la discreción y la privacidad, así como que se actúe con dignidad, respetando la atmósfera emotiva y política que rodea la situación de desastre.

Capítulo VII
BIOÉTICA, DISCAPACIDAD Y REHABILITACIÓN

1. **El hombre en pie**

La antropología cultural observa que el principio conductor y estructural del organismo humano es la posición erguida: el cuerpo humano está hecho y estructurado para que pueda estar de pie y moverse andando; esta posición erguida indicaría, desde un punto de vista fenomenológico, la trascendencia del hombre sobre la realidad mundana que le rodea y la actitud de diálogo con el prójimo. La evolución obedecería así a este principio desde que, en la noche de los tiempos y de sus secretos proyectos, ha obrado un complejo proceso de ascenso hacia lo alto[1].

Bajo su atenta mirada, los padres ven repetirse en el comportamiento del niño en sus primeros meses de vida y antes de los dos años el esfuerzo milenario de la «evolución creadora», como la llamaba Bergson, o de la «evolución emergente», como la llama Karl R. Popper[2], en cualquier caso, por un proyecto del Creador, como sería lógico afirmar. El cuerpo erguido conquista así un espacio mundano, una esfera de acción social, y simboliza para sí mismo una trascendencia que va más allá del espacio y supera la sociedad. La discapacidad, motora, sensorial o mental, afecta unas veces a esta posición erguida y otras a la capacidad de interactuar y dialogar con la sociedad, y en ocasiones ambas posibilidades, y es quizá esta compleja aspiración a «estar de pie», a ser «igual que el otro», el motivo por el que la discapacidad golpea en lo más profundo de la persona y en la propia estructura moral del sujeto.

La reacción inconsciente y profunda[3] —a veces también visible en sus efectos— por parte de quienes están sanos ante la discapacidad ha sido explicada por los estudiosos como la reacción inconsciente del individuo y de la colectividad ante el proyecto filogenético fallido que ha imaginado y pensado siem-

[1] R. S. Williams jr., «Ability, dis-ability and rehabilitation», a.c., 93-112.

[2] K. R. Popper - J. Eccles, *L'io e il suo cervello,* o.c., 30-33.

[3] Cf. M. C. Nussbaum - C. Martha, *L'intelligenza delle emozioni* (Il Mulino, Bolonia 2004).

pre en sentido evolutivo, desde el ser primitivo al más evolucionado. La emotividad colectiva percibe inconscientemente una contradicción que amenaza la sensación de seguridad en el progreso biológico. Así se explican las reacciones del mundo antiguo —griego y romano— cuando condenaba a muerte al niño deforme, y tal vez, en algunos pueblos primitivos, también a la madre, culpable de haberlo engendrado, y se explican así también ciertos sucesos más cercanos en el tiempo en los que se programaba la esterilización de los portadores de factores de enfermedades hereditarias; y quizá en este tipo de «demonización» del no progreso («las magníficas suertes progresivas» a las que cantaba Leopardi) se debe encuadrar la mentalidad selectiva y eugenésica contemporánea, que se encuentra entre las más equipadas y despiadadas a la hora de dar caza al discapacitado en fase prenatal y neonatal[4]. Afortunadamente, la persona humana posee en sí misma, gracias a un Yo espiritual y creativo, una dimensión y unas capacidades que logran trascender también el cuerpo, «transgredir» la corporeidad, como lo expresa un filósofo personalista[5], según el cual el sujeto puede estar «en pie» y sentirse «igual», movilizando sus propias energías morales y utilizando las escasas posibilidades físicas para actuar y dialogar en la sociedad; y, cuando también la discapacidad mental impide esta consciente reconquista de la corporeidad, por su valor intrínseco de persona que supera y trasciende el propio funcionamiento cerebral y las capacidades mentales, el discapacitado apela a la comunidad de las personas, provoca, por así decirlo, a la sociedad, contestándola en su torpeza o eventual utilitarismo y obligándola a ponerse en pie y expresar ante él la respuesta de la solidaridad. Porque, cuando una persona cae, son las personas que están cerca las que tendrán que ponerse en pie y deberán considerar al discapacitado como un «igual» al que mirar cara a cara. Emmanuel Mounier, que tenía una hija con una encefalitis gravísima e irreversible, enfermedad que la mantenía inerte y muda en el lecho, escribía lo siguiente:

> Sin duda no he conocido un estado de oración tan intenso como cuando mi mano decía cosas a aquella frente que no respondía nada, como cuando mis ojos buscaban aquella mirada perdida, que hablaba allá lejos, lejos, detrás de mí, en no sé qué acto parecido a una mirada, pero que sentía mejor que una mi-

[4] G. MASI, «Implicazioni etiche dell'intervento riabilitativo nell'handicap neurofisico», a.c., 24.

[5] V. MELCHIORRE, *Il Corpo,* o.c.

> rada... Una hostia viviente en medio de nosotros, muda, como la hostia, esplendorosa, como la hostia...[6].

También esa inmovilidad silenciosa, por tanto, se eleva hacia lo alto ante el padre y el filósofo, y habla, y sugiere la adoración y la oración.

Para afrontar adecuadamente el tema de las implicaciones éticas de la discapacidad y para evitar resbalar en tonos de pietismo o de retórica, es necesario profundizar gradualmente en nuestra reflexión, que debe ser objetiva y esta justificada siempre por razones válidas, en algunos argumentos que son hoy de gran actualidad y por tanto de decisiva importancia. Quisiéramos referirnos también a algunos aspectos particulares que, incluso desde el frente ético, conciernen a la medicina y al voluntariado, y los propios valores —o ausencia de valores— que caracterizan a nuestra sociedad.

Han transcurrido ya más de veinte años desde aquel primer «Año del minusválido»[7] proclamado por la OMS, año en el que se sucedieron convenciones, congresos y publicaciones[8]. A esta distancia estaría bien hacer un balance sobre cómo se han llevado algunas de aquellas iniciativas[9]. De algunos de estos balances surgen conclusiones verdaderamente preocupantes: se va abriendo camino una teoría utilitarista, sutil y funesta, a veces aclamada, y a veces simplemente aceptada, según la cual la verdadera

[6] E. Mounier, Carta del 28-8-1940, citada por G. M. Garrone, «Riflessione teologica sul problema e responsabilità dei cristiani», en M. V. Nodari (ed.), *L'handicappato: uno di noi,* o.c., 11.

[7] Como se explicará a continuación, actualmente se prefiere utilizar el término «discapacitado».

[8] Entre la numerosa bibliografía del Año del Minusválido citamos: M. V. Nodari (ed.), *L'handicappato: uno di noi,* o.c.; E. Sgreccia - L. Altomonte (ed.), *Medicina e handicaps,* o.c. Véase también el Documento de la Secretaría de Estado de la Santa Sede, *A todos los que se dedican al cuidado de las personas minusválidas,* o.c.

[9] La Cáritas Ambrosiana promovió el Congreso con fecha 23-3-86 bajo el título *A cinque anni dall'Anno internazionale dell'handicappato*, y «La Nostra Famiglia» organizó en Bosisio Parini el Congreso *Non ha più sedici anni*. Estos Congresos arrojaron luz sobre un cierto proceso «regresivo» respecto de las intenciones proclamadas y las propias leyes aprobadas. Véanse las consideraciones desarrolladas por M. Mozzanica, «Handicap e quotidiano», a.c., 512-521. Más recientemente, el Pontificio Consejo para la Pastoral de los Trabajadores de la Sanidad dedicó la Séptima Conferencia Internacional al tema *Las personas discapacitadas en la sociedad*, del 19 al 21 de noviembre 1992. Las Actas fueron publicadas en la revista *Dolentium Hominum* 22/1 (1993). Señalamos, asimismo, el I Congreso Europeo que se llevó a cabo en Milán del 25 al 27 de mayo de 1995 bajo el título: *Handicappati intellettivi nell'Europa del 2000: orientamenti culturali ed esperienze a confronto*; el Congreso fue organizado por la Associazione Promozione Sociale (via Artisti 36, 10124, Turín).

«prevención» para el discapacitado está en el diagnóstico prenatal que finaliza en aborto selectivo. Así, mientras por una parte se componen intrincados poemas de palabras y teorías cargadas de apoyo al discapacitado, por otro lado se le elimina con el manto de oscuridad de una ley permisiva.

No va mucho mejor en el plano del apoyo social y legislativo, en parte por la falta de aplicación de las leyes vigentes.

2. Nociones y distinciones

Con la palabra *hándicap* y el término *minusválido* comúnmente se entiende «una minusvalía de carácter no pasajero que impide la autonomía personal y la inserción social»[10].

La *Declaración de los Derechos de los Impedidos* de la Asamblea General de la ONU del 9 de diciembre de 1975 da esta definición parecida:

> El término *impedido* designa a toda persona incapaz de garantizarse por sí misma, total o parcialmente, las necesidades de una vida individual y/o social normal, a causa de una deficiencia, congénita o no, de sus capacidades físicas o mentales[11].

Esta última definición ha sido criticada porque deja entrever un criterio exterior conforme al juicio que la sociedad da al minusválido en base a criterios utilitaristas.

La etimología del término *hándicap* deriva de un uso adoptado en los países anglosajones para las carreras de caballos, en las cuales los jinetes más favorecidos por los pronósticos se veían obligados a correr con el «sombrero en una mano», es decir, llevando las riendas con una sola mano. El nombre alude, por tanto, a la carrera desventajosa para algunos. Esta dificultad para definir a aquel que tiene una desventaja permanente física y mental se refleja también en el campo médico, donde el discapacitado es considerado un usuario *a mitad de camino* de los servicios sanitarios: no se le considera un enfermo a no ser en fase aguda o por razón de otras enfermedades específicas, y cuesta encontrar en las estructuras sanitarias la situación adecuada y la asistencia apropiada, por no hablar del personal específicamente formado, en nuestros hospitales, especialmente para ciertas categorías de minusválidos (véase el caso de los parapléjicos).

[10] «Legge-quadro per l'assistenza, integrazione sociale e i diritti delle persone handicappate del 5/2/1992»: *Gazzetta Ufficiale* 39 (17-2-1992) Suppl. ord.

[11] S. SPINSANTI (ed.), *Documenti di deontologia e etica medica*, o.c., 75-77.

Por otra parte la definición engloba categorías de personas que sufren problemas muy diversos, tanto que es imposible definir una «medicina para discapacitados», porque existen distintas tipologías de discapacidad; es más: cada caso de discapacidad es distinto. El personalismo y la personalización en medicina tienen sobre todo en estos casos un vasto y múltiple campo de aplicación.

Normalmente se distinguen la discapacidad motora, sensorial y neuropsíquica. De esta última discapacidad ya hemos hablado en el capítulo de la psiquiatría. En cuanto a la etiología, se distingue entre minusválidos hereditarios, congénitos, adquiridos. Nos detendremos en las instancias éticas generales que deben inspirar la asistencia sanitaria, la asistencia social y la actitud cultural con la cual la sociedad de los sanos puede y debe acercarse a la persona discapacitada o minusválida.

Abordaremos también en particular algunos temas concernientes a la minusvalía en la familia, el voluntariado en la asistencia al minusválido así como algunos problemas de la reinserción social y de la educación sexual de la persona con discapacidad[12]. Antes de pasar a examinar estos aspectos, es necesario aportar algún elemento cuantitativo sobre el fenómeno. Ya los datos recogidos por la OMS durante el «Año internacional de los impedidos» (1981) muestran que en todo el mundo se habla de cifras que oscilan de los 400 a los 500 millones, equivalentes al 13 por 100 de la población mundial.

3. Aspectos culturales y evolución jurídica

Ante todo es necesario recordar que se ha dado una evolución en los conceptos. Hasta hace poco tiempo, en que vieron la luz las primeras medidas sociales a favor de los discapacitados y de sus familias —por las cuales estas se mostraron interesadas en revelar la presencia del discapacitado— el problema había sido afrontado desde una óptica individual y familiar, y oculto bajo la reserva y la privacidad, cuando no de una actitud discrimina-

[12] Estos aspectos han sido tratados en el libro: E. SGRECCIA (ed.), *Handicap e società,* o.c. Para los aspectos éticos señalamos: L. CICCONE, *Anziani ed handicappati,* o.c.; A. R. JONSEN, «Severely handicapped children», a.c.; L.G. COLSTON, «The handicapped», a.c. Para los aspectos generales o de carácter pedagógico: G. VICO, *Handicappati,* o.c. Para el aspecto de las enseñanzas a la luz del Magisterio católico: *Les personnes handicapées dans l'enseignement des Papes* (Siblé-sur-Sarthe 1987); G. SCARSINI, *La Chiesa e l'handicap,* o.c. Sobre los problemas sociales: A. CAMPADELLI - A. CHIODINI (ed.), *Welfare oggi,* o.c.; ASOCIACIÓN LA NOSTRA FAMIGLIA, «1981: anno dell'handicappato, perché e come impegnarsi», a.c. En cada una de estas obras se puede encontrar a su vez una vasta bibliografía.

toria y marginal. El avance de los derechos humanos en el Derecho internacional y su acogida en las diversas constituciones[13] ha desarrollado conceptos de igualdad y no discriminación: la afirmación del Estado social ha ofrecido la ocasión concreta para desplegar el discurso de la solidaridad y de la inserción del discapacitado, tanto en la escuela como en el trabajo, y a partir de los años sesenta, en Italia tuvieron lugar una serie de acciones de *socialización e integración*.

En las decisiones que han tenido lugar en los diversos países europeos, ha onctribuido indudablemente un documento importante y orgánico del Consejo de Europa de 1984 titulado: *Una política coherente para la rehabilitación de las personas minusválidas. Programa tipo de política de rehabilitación de las personas discapacitadas para las autoridades nacionales*[14]. Aunque centrado en la rehabilitación, el documento presenta una amplia síntesis de los principios, de los anteriores pronunciamientos y de las iniciativas de inserción social y cultural del minusválido.

El 30 de marzo de 2007, Italia firmó el *Convenio sobre los derechos de las personas con discapacidad* aprobado por la Asamblea General de las Naciones Unidas el 13 de diciembre 2006. Es un Convenio que, al término de un largo y complejo proceso de negociación, concretó nuevos caminos para el reconocimiento de los derechos de las personas con discapacidad.

A este movimiento cultural, todavía insuficientemente maduro en los hechos y en las conciencias, ha contribuido de manera especial la Iglesia católica con varios documentos del Magisterio episcopal y pontificio. Los monjes de Solesmes han recogido en un importante volumen[15] la copiosa reflexión de los cinco discursos de Pío XII, los cuatro mensajes de Juan XXIII, los veinticuatro discursos de Pablo VI, los cuarenta y cuatro de Juan Pablo II hasta el 25 de noviembre de 1986, extrayendo principios, líneas de acción, definición del papel de los poderes públicos para la integración de las personas discapacitadas en la sociedad y orientaciones sobre la participación de los discapacitados en el misterio de la salvación y de la vida de la Iglesia, así como de los deberes de la comunidad hacia los discapacitados. Asimismo, se presta atención a los problemas y las líneas de enseñanza sobre los diversos tipos de discapacidad: la discapacidad mental,

[13] La Constitución italiana afirma en su artículo 38: «Los inhábiles y los minusválidos tienen derecho a la educación y a la formación profesional».

[14] El amplio documento puede consultarse en la revista *Medicina e Morale* 4 (1985) 825-877.

[15] AA.VV., *Les personnes handicapees dans l'einsegnement des Papes* (Sablé sur Sarthe, Abbaye Saint-Pierre de Solesmes, 1987).

la ceguera, la sordera[16], los enfermos de lepra y, finalmente, se presentan los movimientos eclesiales de voluntariado más significativos en Francia, como Fe y Luz fundado por Jean Vanier, el Arca, Croissade des aveugles, Fraternité catholique des malades et des Handicappés, Mouvement Apostolique des Aveugles, Office Chrétien des Handicappés. Se podrían añadir otras tantas organizaciones en Italia y centenares por todo el mundo. En Italia recordemos a ANFFAS, los Volontari della Sofferenza, la Associazione Nostra Famiglia, la Comunità di Capodarco, los Guanelliani y los Camilliani y Cáritas, la cual opera, como es sabido, a nivel mundial[17] .

A través del examen de esta evolución de la cultura, el reclamo de movimientos de apoyo, de documentos jurídicos y eclesiales, nos damos cuenta de que del tema asistencial de tipo médico-económico hemos pasado a la exigencia de la integración y socialización en la comunidad hasta llegar al descubrimiento del papel activo positivo y específico propio de los discapacitados en la sociedad y en la Iglesia.

Menos acorde con el intento de una promoción integral de la persona discapacitada nos parece la *Resolución sobre los derechos de los deficientes mentales* del Parlamento Europeo[18] del 16 de septiembre de 1992, al menos en algunas partes del documento.

La Resolución contiene una serie de importantes afirmaciones que reclaman la atención de todos sobre la necesidad de una mayor tutela legislativa de los sujetos discapacitados. Pero no se nos escapan, sin embargo, evidentes contradicciones con estos principios generales en las afirmaciones contenidas en los puntos 6, 7 y 8 de la Resolución, concernientes al tema de la sexualidad.

Por ejemplo, el punto 5 pide que se mejore la educación afectiva y sexual de los discapacitados y que «les sea concedido como a todos los demás seres humanos satisfacer sus deseos sexuales». Se puede acordar en principio, la oportunidad de una educación afectiva y sexual del discapacitado mental, pero nos debemos

[16] R. Bosi - R. Cafasso - M. C. Caselli, «Rischi psicologici in adolescenti sordi e nelle loro famiglie», en M. D'Alessio - P. E. Ricci Bitti - G. Villone Batocchi (ed.), *Gli indicatori psicologici e sociali del rischio* (Gnocchi Editore, Nápoles 1995); R. Bosi - R. Cafasso, «La scelta del segno di genitori sordi e udenti nell'educazione e nella vita del bambino sordo», en M. C. Caselli - S. Corazza (ed.), *Studi, esperienze e ricerche sulla lingua dei Segni in Italia,* LIS. Atti del I Convegno Nazionale sulla Lingua dei Segni 13-17 octubre (Trieste 1997).

[17] Se puede encontrar un informe con las direcciones de cada movimiento de voluntariado en el siguiente volumen: *Annuario del volontariato sociale italiano,* o.c.

[18] Parlamento Europeo, *Resolución A/3-0231/92 sobre los derechos de los deficientes mentales,* l.c.

preguntar en qué sentido la Resolución pide concederles satisfacer sus necesidades sexuales. ¿Es verdaderamente una solución al problema de la sexualidad de estas personas retirar toda prohibición y protección penal?

Preocupaciones mayores suscita la lectura de los contenidos de los puntos 6, 7 y 8, en los cuales se pide, si bien bajo determinadas condiciones, esterilizar al discapacitado mental:

> La esterilización de individuos incapaces de comprender y de querer puede realizarse solo como consecuencia de un profundo examen por parte de al menos dos médicos y después de la elaboración de un informe escrito favorable.

¿Qué se entiende con estas afirmaciones? ¿Qué los médicos deben certificar que el individuo es incapaz de comprender y de querer y que por tanto debe ser esterilizado o bien que deberían identificar ciertas enfermedades mentales o estados de gravedad que, a diferencia de otros, implican la esterilización obligatoria? La Resolución se preocupa de que se consulte a los padres, los representantes legales y que la decisión definitiva se deje solo en manos de la autoridad judicial. En definitiva, estas afirmaciones reconocen la licitud de la esterilización forzada[19] y por esta razón nos encontramos en pleno desacuerdo con ellas.

Una especial relevancia han adquirido los temas de la prevención de la discapacidad hereditaria y congénita en el ámbito de la medicina prenatal y perinatal, problemas que hemos tratado en el volumen anterior y por esta razón no trataremos aquí por extenso, sino solo como aproximaciones.

4. **Las instancias éticas fundamentales**

Antes de entrar en detalle sobre los problemas que podríamos definir de tipo médico y social o ético-pedagógico es necesario plantear algunas instancias de carácter ético general que

[19] Este tema ha sido objeto de estudio de los Comités Nacionales de Bioética en Italia, Francia y Canadá, que han elaborado respectivamente los siguientes documentos: COMITATO NAZIONALE PER LA BIOETICA (Italia), *Il problema bioetico della sterilizzazione non volontaria* (20-9-1998); COMITÉ CONSULTATIF NATIONAL D'ÉTHIQUE (Francia), «La contraception chez les personnes handicappée mentales»: *Avis* 49 (3-4-1996); ÍD., «La stérilisation envisagée comme mode de contraception définitive»: *Avis* 50 (3-4-1996); y también ÍD., «Handicaps congenitaux et prejudice»: *Avis* 68 (29-5-2001); la CANADIAN MEDICAL ASSOCIATION (COMMITTEE ON ETHICS), «Statement on Contraceptive Sterilization of the Mentally Retarded»: *Canadian Medical Association Journal* 136 (1987).

deben iluminar también las decisiones de tipo social y sanitario, y que valen para todos los discapacitados.

Por otra parte, no es posible analizar los problemas particulares de cada tipo de discapacidad, desde los de los invidentes a los de los enfermos mentales: una concepción de tipo personalista exige que cada discapacitado sea tratado por sí mismo, porque no existen personas discapacitadas con las mismas exigencias, y sobre todo se exige que el criterio multimodal sea aplicado a las diversas tipologías de minusvalía. Es en el terreno ético donde se puede hallar el denominador común para todas las personas con discapacidad y para todos los tipos de discapacidad y el primer principio ético es el que ya hemos recordado antes: el derecho a ser tratados como personas. Estas mismas instancias éticas fundamentales se pueden ver reflejadas —al menos en este campo del derecho internacional— en el conjunto de derechos del hombre y en todo cuanto los derechos del hombre afirman, en general y en particular, sobre los temas de minusvalías. Intentaremos, por tanto, reclamar lo que la ética exige en el plano general[20].

1. La primera exigencia en orden antropológico y ético es precisamente la de reconocer al minusválido, sea cual sea su minusvalía, la plena dignidad de persona humana. Esto está claro desde el momento en que la dignidad deriva de cada persona por el simple hecho de ser hombre. Esta actitud radical, propia de la cultura personalista, está explícitamente afirmada en el derecho internacional y por todos los documentos que han elaborado los *derechos del hombre,* y es reclamada explícitamente por los minusválidos de todo tipo, también los mentales[21]. Reclamamos para todos cuanto afirma la *Declaración de los derechos de los impedidos* aprobada por la ONU en 1971 en el artículo 9:

> El impedido tiene esencialmente derecho a que se respete su dignidad humana. El impedido, cualesquiera que sean el origen, la naturaleza o la gravedad de sus trastornos y deficiencias, tiene

[20] Para este capítulo sugerimos además el pequeño volumen de L. Ciccone, *Anziani ed handicappati,* o.c., 106-129; F. Facchini, «Aspetti etici dell'inserimento delle persone handicappate», a.c., 145-155; E. Sgreccia (ed.), *Handicap e società,* o.c., 1-18. Pero también es importante referirse a G. Scarsini, *La Chiesa e l'handicap,* o.c.; G. Vico, *Handicappati,* o.c., 27-45.

[21] En particular nos remitimos a la *Declaración de los derechos de los impedidos* de la Asamblea de la ONU del 9-12-1975 y la *Declaración de los derechos del retrasado mental* aprobada por la misma Asamblea de la ONU en 1971. Véase el texto en S. Spinsanti (ed.), *Documenti di deontologia e etica medica,* o.c., 75-79; Resolución AP(84)3 del Consejo de Europa, *Una política coherente para la rehabilitación de las personas minusválidas,* o.c.

> los mismos derechos fundamentales que sus conciudadanos de la misma edad, lo que supone, en primer lugar, el derecho a disfrutar de una vida decorosa, lo más normal y plena que sea posible.

Y en lo que concierne al discapacitado mental, en la *Declaración sobre los derechos del retrasado mental,* promulgada por la ONU el 20 de diciembre de 1971 y a la que ya nos hemos referido, se afirma: «El retrasado mental debe gozar, hasta el máximo grado de viabilidad, de los mismos derechos que los demás seres humanos»[22]. Para cuantos remiten la dignidad humana al Creador, de quien cada hombre es imagen, y a Cristo, que es hermano de cada hombre y está presente de manera especial en todo el que sufre, esta dignidad asume una dimensión ulterior. Por este motivo, también la Iglesia católica, además de los pronunciamientos que ya hemos recordado, con ocasión del Año del Minusválido (1981) publicó un documento destinado a cuantos se dedican al servicio de las personas discapacitadas[23] en el cual se afirma:

> El primer principio que debe ser afirmado con claridad y con vigor es que la persona minusválida [...] es un sujeto plenamente humano, con los correspondientes derechos innatos, sacros e inviolables.

Es interesante señalar que el mismo documento afirma que

> el ser humano posee una dignidad propia y un valor autónomo propio desde su concepción y en todos los estadios de su desarrollo, sean cuales sean sus condiciones físicas. Este principio que brota de la recta conciencia universal, debe ser asumido como el fundamento inquebrantable de la legislación y de la vida social[24].

El derecho al reconocimiento de la dignidad inherente lo afirma también la Convención de la ONU del 2006 en el artículo 1:

> El propósito de la presente Convención es promover, proteger y asegurar el goce pleno y en condiciones de igualdad de todos los derechos humanos y libertades fundamentales por to-

[22] S. Spinsanti (ed.), *Documenti di deontologia e etica medica*, o.c., 78-79. Texto de la declaración, en castellano, en http://www.lexweb.cl/media/users/10/523229/files/49917/Declaraci_n_de_los_Derechos_del_Retrasado_Mental.pdf].

[23] Secretaría de Estado de la Santa Sede, *A todos los que se dedican al cuidado de las personas minusválidas,* o.c.

[24] Ibíd, I, 1. V. comentario en el texto y notas de L. Ciccone, *Anziani ed handicappati,* o.c.107-108.

das las personas con discapacidad, y promover el respeto de su dignidad inherente. Las personas con discapacidad incluyen a aquellas que tengan deficiencias físicas, mentales, intelectuales o sensoriales a largo plazo que, al interactuar con diversas barreras, puedan impedir su participación plena y efectiva en la sociedad, en igualdad de condiciones con las demás.

2. De este primer principio se derivan lógicamente conclusiones que, por otra parte, se pueden encontrar en los documentos citados de los *derechos del hombre* y en particular en el ya citado documento de la Iglesia católica. Dichas conclusiones se fundan en el principio de socialidad-subsidiariedad: si todos los hombres son iguales en dignidad y derechos, quien, por una circunstancia de minusvalía, no puede gozar por sí solo de la plena expansión de su propia personalidad, deberá ser ayudado por toda la sociedad. Esta ayuda deberá ser concebida según el principio de subsidiariedad por el cual se deberá dar más ayuda a quien tiene menos recursos humanos y físicos. De esta exigencia básica, que hemos subrayado en anteriores ocasiones como propia del personalismo comunitario y de una sociedad a medida de la persona humana, se derivan las tres exigencias que son requeridas por el documento de la Iglesia católica:

— El principio de *integración,* por el cual a toda persona discapacitada se le debe facilitar la participación en la vida de la sociedad en todas las dimensiones y a todos los niveles accesibles a sus posibilidades, familiar, social, político, económico y religioso[25]. Esta participación debe entenderse también en el sentido activo de toma de responsabilidades, en los límites, se entiende, de las posibilidades reales.
— El principio de *normalización:* en la medida de lo posible se deberá llevar al discapacitado a la normalidad a través del compromiso de la ciencia y de la medicina.
— El principio de *personalización,* por el cual cada discapacitado ha de ser considerado en su peculiar individualidad y valorado en la sociedad conforme a sus talentos y posibilidades.

Ciccone recuerda acertadamente también la exigencia de desvelar el valor redentor del sufrimiento, que no puede ser ana-

[25] En la exhortación apostólica *Sacramentum caritatis* (2007) de Benedicto XVI se dice: «Se ha de asegurar la Comunión eucarística, en la medida de los posible, a los discapacitados mentales bautizados y confirmados: estos reciben la Eucaristía en la fe de la familia o de la comunidad que los acompaña» (n.58);

tematizado y tratado «como si no existiera». En este punto, sin embargo, es necesario evitar el dolor victimista que las personas discapacitadas más maduras rechazan, y también el laicismo inconsciente del hecho de que solo en la fe y en la redención de Cristo el dolor asume un valor que no justifica nunca a quien lo provoca, que no dispensa nunca de ayudar al que sufre, pero que abre los espacios al amor de Dios y del prójimo. El documento del Magisterio más significativo y más reciente sobre este aspecto es la Carta apostólica *Salvifici Doloris* del 11-2-1984[26].

De estos principios antropológicos y éticos derivan aplicaciones múltiples en el campo médico, socio-político y familiar.

5. **Instancias éticas en el campo médico**

En el campo de la medicina son dos las instancias que se plantean, en la práctica aún no suficientemente definidas: la prevención y la rehabilitación.

a) *La prevención*

Sobre la prevención hoy es necesario denunciar, como ya habíamos aclarado, el uso impropio y distorsionado que se hace del término y del concepto de prevención cuando es aplicada al campo de las discapacidades hereditarias y se concreta en la eliminación del sujeto afectado por discapacidad o por defectos del patrimonio genético que lo convertirán en discapacitado después de su nacimiento.

La prevención no se debe vincular con el diagnóstico prenatal ni solo con las malformaciones genéticas. En el campo genético, si acaso, se puede utilizar el diagnóstico prematrimonial y preconcepcional, como ya hemos recordado en el primer volumen[27], para prevenir la concepción cuando existe un serio riesgo, a través de las vías moralmente idóneas.

[26] Juan Pablo II, Carta apostólica *Salvifici Doloris,* o.c. Cf. la bibliografía de corrección en L. Ciccone, *Anziani ed handicappati,* o.c., 110; Íd., *Salute e malattia,* o.c., 39-46. Sobre el tema ético, cf. F. Facchini, «Aspetti etici dell'inserimento delle persone handicappate», a.c., 145-154; y Caritas Italiana, *Chiesa ed emarginazione in Italia,* o.c.

[27] E. Sgreccia, *Manual de Bioética,* I, o.c., 411ss; M. L. Di Pietro - A. G. Spagnolo, «Diagnosi prenatale di handicap congenito e approccio comunicativo alla famiglia», a.c., 155-190; A. Calisti, «Handicaps e diagnosi prenatale», a.c., 191-203; C. Di Rocco, «Handicap e diagnosi prenatale: indicazioni e possibilità tera-

Es necesario, además, desarrollar la investigación para que la brecha que existe hoy entre las amplias posibilidades diagnósticas y las escasas posibilidades terapéuticas se pueda cerrar desarrollando toda la medicina prenatal y neonatal, sin renunciar a la esperanza de que también en el campo genético, sobre todo para las enfermedades de carácter metabólico, se puedan encontrar las terapias idóneas[28].

Pero existe después toda una amplia gama de prevención de las discapacidades adquiridas en el ámbito de todos esos grados de infortunios e incidentes a los que nos hemos referido al hablar de los accidentes laborales, en la calle, en el trabajo. Son estas las franjas de incidencia que van en aumento en nuestra sociedad, casi como una burla al progreso tecnológico que, mientras desarrolla enorme posibilidades terapéuticas para tantas enfermedades, crea en otros sectores unos males y debilitaciones permanentes.

Más allá de la necesidad de asegurar un apoyo a la familia que ha acogido o que se apresta a acoger el nacimiento de un hijo discapacitado, existe una vasta obligación social solidaria que la sociedad civil y el voluntariado pueden y deben asumir. El propio Estado deberá encargarse de la asistencia social específica. Los documentos del Magisterio de la Iglesia católica son explícitos y numerosos a este respecto y la fuerte presencia del voluntariado está marcando –como veremos– un testimonio concreto de solidaridad a menudo expresada en nombre de la fe religiosa, y a veces en el signo implícito de la fraternidad operante[29].

b) *La rehabilitación*

En cuanto a la rehabilitación, sería necesario escribir un capítulo aparte no solo para insistir en la urgencia y las modalidades, sino, sobre todo, para subrayar todo lo que todavía queda por hacer. La bioética solo recientemente ha dirigido su atención a la medicina rehabilitadora[30] y las contribuciones más cualificadas,

peutiche nelle malformazioni congenite del sistema nervoso centrale», a.c., 204-212; E. SGRECCIA, «Diagnosi prenatale: aspetti etici», a.c., 358-365.

[28] E. SGRECCIA, *Bioetica e genetica;* L. CICCONE, *Anziani ed handicappati,* o.c., 113-114.

[29] JUAN PABLO II, Exhortación apostólica *Familiaris Consortio,* o.c., n.77; SECRETARÍA DE ESTADO DE LA SANTA SEDE, *A todos los que se dedican al cuidado de las personas minusválidas,* o.c., II, 6; cf. también L. CICCONE, *Anziani ed handicappati,* o.c., 113-114.

[30] En la importancia de la rehabilitación se detiene también el n.º 62 de la *Carta de los Agentes Sanitarios,* promulgada por el Pontificio Consejo de la Pastoral de los Agentes Sanitarios (Ciudad del Vaticano, 1995). Cf. M. CANNAO -

desde una investigación de la bibliografía producida al respecto, demuestran estar fechadas sobre todo en el último decenio, con un aumento en el interés y el compromiso.

Pero antes de comenzar a hablar de la parte ética, hacemos nuestra la siguiente definición y delimitación del concepto de rehabilitación:

> El significado de la rama terapéutica de la rehabilitación está en la evocación de los potenciales residuales de un inválido o incapacitado o discapacitado a través del estudio y la aplicación de varios principios (médico-quirúrgicos, ortopédicos, fisioquinesioterapéuticos, ergoterapéuticos, psicológicos y fisioterapéuticos, de recualificación o cualificación profesional) necesarios para que, sea cual sea el grado y la duración de la minusvalía incapacitante o invalidante, el sujeto pueda utilizar al máximo sus capacidades físicas, psíquicas y sociales.

Las directrices para las actividades de rehabilitación aprobadas por la conferencia permanente Stato-Regioni (7 de mayo de 1998) definen la rehabilitación como «un proceso de solución de los problemas y de educación en el curso del cual se lleva a una persona a alcanzar el mejor nivel de vida posible en el plano físico, funcional, social y emocional, con la menor restricción posible de sus elecciones operativas»[31].

Por último, la *Carta de los Agentes Sanitarios* habla de la rehabilitación como de

> [...] un complejo de medidas médicas, fisioterapéuticas, psicológicas o de entrenamiento funcional, dirigidas a restablecer o mejorar la eficiencia psicofísica de individuos con algún tipo de minusvalía en sus capacidades de integración, de relación y de producción laboral (n.61).

Estamos, por tanto, ante una rama de la asistencia médica y de la ciencia médica cuyo compromiso terapéutico implica un amplio espectro de intervención: exige el diagnóstico y conlleva también el momento preventivo y curativo. De hecho, quien se ocupe de rehabilitar, deberá no solo profundizar en un diagnóstico del daño provocado, de sus causas y consecuencias, sino que también deberá ocuparse tanto del daño primario (lesiones de

G. Moretti, *Handicap, computer e riabilitazione* (Liviana Editore, Turín 2001); C. Castagni, *Handicap e computer* (Franco Angeli, Milán 1998).

[31] *Gazzetta Ufficiale* 124 (30-5-1998); «Provvedimento-Conferenza permanente per i rappresentanti tra lo Stato, le Regioni e le Province Autonome di Trento e di Bolzano» (7-5-1998).

órganos y estructuras y sus consiguientes disfunciones), como del daño secundario (retrasos en el desarrollo del niño, desequilibrios funcionales y globales en el adulto) y del daño terciario (vicios de postura, deformidades, síndromes dolorosos y distróficos consecuencia de la inactividad).

Por eso la rama de la rehabilitación cubre también el arco del análisis y la prevención (prevención del daño secundario y terciario) por lo que, en cierto sentido, toda la ética médica se ve cuestionada. Pero de modo más específico nos parece relevante, desde el punto de vista ético, el hecho de que la rehabilitación involucra a la completa personalidad del sujeto: cuando alguien se lesiona una extremidad es toda la persona la que queda afectada en la reducción de sus capacidades operativas, y es toda la persona la que se ve obligada a reducir la consiguiente minusvalía. La deficiencia instrumental (una articulación lesionada, el corazón infartado, el pulmón con bronquitis) se une a la deficiencia funcional y esto, a su vez, se encuadra en una experiencia que es global, personal, y que se ve influida también por el ambiente social donde la discapacidad es aceptada o rechazada.

Por eso la rehabilitación tiene un horizonte inmediato localizado en la corporalidad, herida y disfuncional; pero tiene también un horizonte más vasto, que es el de la entera personalidad considerada en sí misma y en su integración familiar, social y laboral.

Sintetizando estos conceptos, podemos decir que la amplitud de la medicina rehabilitadora se puede deducir considerando cuatro horizontes concéntricos que nos hablan de su inmensidad:

— el primer horizonte se refiere al órgano dañado y a su disfuncionalidad;
— el segundo concierne a la prevención del daño secundario y terciario;
— el tercero atañe a la globalidad de la persona en su componente físico, psicológico, moral y espiritual;
— el cuarto, por último, implica a la sociedad que está llamada a prevenir, a aportar los medios necesarios, el personal y las estructuras, y a suscitar una clara voluntad de solidaridad.

Está claro que, cuando apelamos a la comunidad, nos referimos a la familiar, civil y también a la eclesial. Por tanto, aunque la rehabilitación pertenece al ámbito de la discapacidad física y por tanto, por una autolimitación no se ocupa directamente de las discapacidades sensoriales (ciegos y sordomudos), ni de las psíquicas y mentales, ni de otras categorías de discapacidad como los drogadictos o alcohólicos, su horizonte asistencial, personal y social es tan amplio como el mundo de la medicina[32]. Y es necesario tener presente todo esto para realizar una adecuada aproximación al problema ético.

El problema ético podría adquirir incluso una mayor dimensión si se tuviera presente el problema desde dos puntos de vista extremos: la prevención de las discapacidades congénitas y el tratamiento de los irrecuperables; a estas dos orillas de la vida se asoman «los remedios» radicales del aborto y la eutanasia. Para algunos tipos de rehabilitación aparecen, asimismo, problemas específicos de orden médico; baste citar un ejemplo: el parapléjico casado que se encuentra con la dificultad de mantener una vida conyugal normal por una impotencia sexual sobrevenida, o también el caso del desafortunado individuo no casado que se encuentra en la duda fundada de si podrá contraer un matrimonio válido. Un recto concepto de rehabilitación contempla la alianza y el diálogo especialista-paciente, así como la movilización de las fuerzas espirituales de ambos. En el fondo de la rehabilitación tenemos la mejor concepción de la medicina entendida como movilización y valoración del paciente, de todos sus recursos personales y los de los profesionales sanitarios que lo rodean.

6. Salud y discapacidad según el modelo biopsicosocial

El paradigma relacional de la salud adopta un modelo interpretativo biopsíquico-social de enfermedad, más que el exclusivamente biomédico, del cual rechaza el reduccionismo. La salud es una condición vital general, que consiste en una relación social adecuada de un sujeto con su ambiente, mientras que la enfermedad es la alteración del equilibrio en estas relaciones. El límite entre lo normal y lo patológico se basará, por tanto, en parámetros objetivos, pero también en cómo el sujeto se comprende a sí mismo en correlación con su propio sistema de relaciones. La medicina no puede entenderse solo como *cure,* sino sobre todo como *care,* es decir, no solo como simple prescripción y terapia, sino como una propia y verdadera relación curativa, en la cual el enfermo es también un «agente-en-relación-con», constituyendo con el médico y los propios familiares una «comunidad discursiva»[33] .

[32] Cf. S. Moniga - R. Vianello, *Handicap mentale. Dalla scuola al mondo del lavoro: esperienze e prospettive* (Utet, Turín 2000).

[33] Cf. M. T. Russo, *Corpo, salute, cura. Linee di antropologia biomedica* (Soveria Mannelli, Rubettino 2004) 180.

El riesgo de este paradigma postmoderno, basado en una noción líquida de salud, es el de volver incierto el deber de la medicina, transformándola en un cuidado de la salud que se propone el objetivo utópico de obtener una normalidad en base a una norma constantemente revisable.

El *modelo biopsicosocial* se puede considerar también «el fundamento epistemológico de la nueva concepción de la discapacidad»[34] que se expresa en el estándar internacional para medir y clasificar salud y discapacidad, la International Classification of Functioning, Disability and Health (ICF - Clasificación Internacional sobre Funcionalidad, Discapacidad y Salud), presentado por vez primera en 1998 por la OMS (los trabajos habían comenzado en 1993), aprobado por la Asamblea Mundial de la Salud en mayo de 1991, en sustitución del ICIDH (International Classification of Impairments, Disabilities and Handicaps) de 1980.

La International Classification of Functioning, Disability and Health ha contribuido a hacer importantes distinciones y aclaraciones terminológicas: «déficit» o «deficiencia» alude a un trastorno, por ejemplo, motriz, de la vista, del oído, del lenguaje, del aprendizaje; «discapacidad» alude a cualquier reducción o ausencia de la capacidad para ejercer una actividad, y es, por tanto, el efecto que una deficiencia supone para el individuo en términos de pérdida funcional, mientras que «hándicap» se define como un aspecto social, es decir, la falta de integración en el tejido social sufrida por una persona a causa de su deficiencia.

En otras palabras, el «hándicap» no es más que el conjunto de los lugares y las actividades sociales de las cuales una persona se encuentra excluida a causa de una deficiencia. En la determinación de la gravedad del hándicap influyen sobre todo dos factores: las dificultades en el entorno físico (por ejemplo, las barreras arquitectónicas, ligadas a los problemas de organización político-social) y las dificultades de actitud que los demás seres humanos tienen en relación con la discapacidad (marginación del diferente)[35]. Se aclara además que la discapacidad es toda limitación o pérdida de la capacidad de realizar actividades en el modo o en la extensión considerada normal para un ser humano. En este sentido la discapacidad hace referencia no solo al cuerpo (estructuras anatómicas y funciones psicológicas y psíquicas), sino también a la actividad individual (acción y comunicación), a la participación en la vida social (implicación e interrelación) y

[34] M. Leonardi - A. Raggi - E. Molinari, «Disabilità e riabilitazione», a.c., 2986.

[35] Cf. S. Ugolini - R. I. Vocaturo, *Bioetica e handicap* (Aracne, Roma 2005).

a factores ambientales (características del mundo físico, social y de los comportamientos, que pueden tener impacto sobre la asistencia a un individuo en un determinado contexto). Por tanto, la discapacidad ya no señala a un grupo minoritario, sino que se convierte en una condición universal,

> [...] un concepto dinámico y evolutivo: cada ser humano, en diferentes momentos de su vida, puede ser discapacitado, siendo la discapacidad una condición que limita la interacción entre la persona y el entorno, volviendo al individuo menos autónomo en el desarrollo de las actividades sociales cotidianas. La discapacidad es la condición de debilidad o condición desfavorable que resulta de una compleja relación entre el estado de salud de un individuo, los factores personales, sociales y ambientales que representan sus circunstancias vitales, a causa de las limitaciones y obstáculos que la persona se encuentra. El concepto de funcionamiento abandona la vieja teoría de la «habilidad residual» para promover una visión positiva: «funcionamiento» indica los aspectos positivos de la interacción entre un individuo (en un cierto estado de salud) y los factores contextuales (personales y ambientales)[36].

La nueva definición de discapacidad no produce solo un cambio terminológico y semántico, sino que debe provocar una modificación de los comportamientos en relación con dicha discapacidad.

La ICF pretende describir lo que una persona enferma o en cualquier condición de salud *puede hacer* y lo que *no puede hacer*. El punto central ya no es la discapacidad, sino la salud y la capacidad. En otras palabras, se puede decir que mientras que antes, con el ICIDH, donde comenzaba la discapacidad terminaba la salud o también que cuando una persona era discapacitada se encontraba automáticamente en una categoría separada (etiquetada como *disabled),* hoy, con la ICF, se ha intentado elaborar un instrumento que dé un vuelco radical a este modo de pensar, midiendo las capacidades sociales. La ICF tiene en cuenta los aspectos sociales de la discapacidad en correlación con el estado de salud y el entorno,

> [...] situándose en un punto de vista «positivo», tiene su foco, más que en la discapacidad, en la funcionalidad y en la salud; es decir, no se considera aquello que la persona *no está en condiciones de hacer,* sino cómo funciona en su entorno vital. Desde esta

[36] F. D'AGOSTINO - L. PALAZZANI, *Bioetica. Nozioni fondamentali* (La Scuola, Brescia 2007) 147.

perspectiva se demuestra el papel específico del *entorno:* diferentes entornos, en igualdad de condiciones de salud, producen niveles diferentes de discapacidad[37].

La ICF codifica la experiencia de la discapacidad, reconociéndola como universal, y en su cambio de enfoque *de la causa al efecto,* pretende situar todas las condiciones de salud en un nivel de igualdad, permitiendo así una comparación basada en un medidor común. Además la ICF pone todas las patologías en el mismo plano, independientemente de su causa: tiene poca importancia la causa por la cual una persona no consigue trabajar, sea esta de origen *físico, psíquico* o *sensorial;* es necesario intervenir en el contexto social constituyendo una red de servicios de calidad que permitan reducir esa discapacidad.

La ICF ha sido también la ocasión para una aclaración conceptual, necesaria para una adecuada reflexión sobre la cultura de la discapacidad, que se sitúa en línea de continuidad con la cultura del *hándicap.*

La *cultura del hándicap*[38], construida desde los años setenta, innovadora en su relación con la cultura de la exclusión y del desinterés de los años precedentes después de más de veinte años de existencia, apareció como una barrera conceptual, un límite que había que atravesar. Es necesario recordar que el término «hándicap» (mano en la gorra) nace del sistema de penalización a los caballos demasiado fuertes para equilibrar la posibilidad de victoria de los concursantes; hace referencia a una desventaja impuesta en la salida, para equilibrar la relación entre el individuo y el contexto, que pone un límite a la posibilidad de correr libremente.

En 1980 la OMS utilizaba hándicap, déficit y discapacidad de una manera tan inapropiada que en 1999 la propia OMS redefinió el hándicap como *desventaja participativa* en las actividades sociales: «Los cambios de decisión de un organismo tan acreditado provienen de varias polarizaciones científicas y culturales que subrayan unas veces el aspecto propiamente orgánico y otras el psicosocial»[39].

[37] M. LEONARDI - A. RAGGI - E. MOLINARI, «Disabilità e riabilitazione», a.c., 2986.

[38] Véase S. SCUOTTO, «Il passaggio dalla Classificazione Internazionale delle Menomazioni, delle Disabilità e degli Handicap (ICIDH) alla Classificazione Internazionale del Funzionamento, della Disabilità e della Salute (ICF) dell'Organizzazione Mondiale della Sanità (OMS)», en www.me- diausers.it/artic%5B1%5D.%20ausilioteca%20da%20ICiDH%20a%20ICF.doc.

[39] F. LAROCCA, «Handicap», a.c., 5129.

Se considera una persona con *hándicap* a quien tiene una minusvalía y/o discapacidad que lo sitúa en una relación de desventaja social respecto de las personas con capacidades generales íntegras, que limita o impide el cumplimiento de un papel normal en función de edad, sexo, factores culturales y sociales. El enfoque médico-científico del estudio de las consecuencias de las modificaciones permanentes en las condiciones de salud, relativas a la citada ICIDH se caracteriza por la justa preocupación de establecer un diagnóstico correcto de la enfermedad (minusvalía) y una valoración funcional y objetiva de la discapacidad, pero que tiende a descuidar, y en algunos casos a excluir, el valor contextual al que está sometida la persona con discapacidad. El enfoque de tipo social, en cambio, resalta los aspectos funcionales de los individuos en el seno de una comunidad.

Normalmente una persona con discapacidad es definida como discapacitada, portadora de hándicap, etc.; con modalidades de denominación que utilizan la parte por el todo; es evidente que lo que salta al primer plano, y quizá exclusivamente, es el defecto, la minusvalía, y no se apela a la totalidad de la persona, que sin embargo es poseedora de otros muchos atributos dignos de consideración. La mirada va demasiado a menudo hacia la silla de ruedas, totalizando a toda la persona, que se convierte así en discapacitada.

Muchas personas que han sido definidas en un primer momento como discapacitadas, luego como inválidas, ahora sostienen con fuerza que el término que se debe utilizar es el de la diversidad:

> He aquí el término que querríamos utilizar cada vez más en lugar de inválido: persona con *diversidad funcional*. Claudio Imprudente, presidente del Centro Documentazione hándicap de Bolonia, dice a menudo que los términos utilizados para señalar a aquel que tiene una deficiencia tienen poco que ver con la confianza (in-válido, dis-capacitado, etc.). «Diversidad funcional» es un término propositivo y positivo, que nos suena bien porque resalta el hecho de ser hábil pero de manera distinta que caracteriza a muchas personas con deficiencia. En el camino de la *cultura del hándicap* creemos que el término diversidad funcional proviene de una idea históricamente «necesaria». Estamos convencidos de que empezar a utilizarlo puede ayudar a ver a las personas con déficit con una perspectiva nueva, menos inmediata en la constatación de la deficiencia, menos médica, más atenta a una historia, a un camino de adquisición de habilidad. Se podrá objetar con razón que todos nosotros somos, de algún modo, diversamente funcionales (basta ver el modo de caminar de cada cual): ciertamente, el que tiene una deficiencia

> lo es todavía más. El término «diversidad funcional» contiene imprecisiones, igual que el término «discapacitado». Pero estas imprecisiones tienen al menos el valor de infundir algo más de optimismo, sin caer, por esto, en el error de olvidarse de la deficiencia y del hándicap[40].

En la ICF la valoración de un estado de salud no se puede efectuar ignorando las complejas relaciones existentes entre cuerpo, mente, entorno, contextos y cultura[41] .

La ICF ya no es una clasificación de las *consecuencias de las enfermedades* (ICIDH) sino que se ha convertido en clasificación de los *componentes de la salud.* Los componentes de la salud identifican los elementos constitutivos de la salud, mientras que las consecuencias se focalizan en el impacto de las enfermedades o de otras condiciones de salud que puedan derivar de ellas. Se habla de las condiciones de salud en relación con las «funciones y estructuras corporales» *(ex* minusvalía), con las «actividades» *(ex* discapacidad), con la «participación» *(ex* hándicap), en relación con los «factores contextuales» (ambientales y personales).

También la *Convención internacional sobre los Derechos de las personas con discapacidad* aprobada por las Naciones Unidas en diciembre de 2006[42] , está en línea con el nuevo enfoque de la discapacidad, de tipo social y ligado al respeto de los derechos humanos de las personas. La Convención, con sus 50 artículos, elabora en detalle los derechos de las personas con discapacidad: derechos civiles y políticos, accesibilidad, participación, derecho a la educación, a la salud, al trabajo y a la protección social. Y sobre todo reconoce que un cambio de actitud en la sociedad es indispensable para permitir a las personas con discapacidad alcanzar la plena igualdad. Según la Convención, la persona con discapacidad no es un enfermo digno solo de terapias y de piedad, sino que, superando el modelo médico de la discapacidad, distingue claramente entre el derecho a la salud y el derecho a la habilitación/rehabilitación, cuestiones contenidas en dos aspectos distintos del documento de la ONU.

[40] R. GHEZZO, «Diversabilità»: *L'integrazione scolastica e sociale* 3/1 (2002) 265-267.

[41] D. LANES - S. BANAL, «L'ICF e la conoscenza del soggetto»: *L'integrazione scolastica e sociale* 5/1 (2002) 422-433.

[42] La Convención no fue firmada por la Santa Sede a causa de un enunciado presente en el artículo 25 en el cual se hace referencia a «la salud sexual y reproductiva» que, desde la Conferencia Internacional sobre población y desarrollo de El Cairo (1994), puede incluir también el aborto. Según la Santa Sede es trágico que la Convención creada para proteger a las personas con discapacidad pueda, ante una situación de imperfección del feto, avalar un aborto.

7. El derecho a vivir en el mundo

El modelo biopsicosocial de salud y discapacidad demuestra la relacionalidad del ser humano y la importancia de la red social para reestablecer continuamente el ritmo de vida (salud), para integrar las propias, específicas y diversas habilidades (discapacidad), reclamando así, para todos, el derecho a vivir en el mundo. Esta manera de pensar implica también que, si un individuo no está en condiciones de desarrollar las actividades más comunes a causa de una discapacidad, la sociedad debe organizar el funcionamiento del ámbito social, educativo y político de tal manera que haga disponibles dichas capacidades para este individuo.

En este sentido coincidimos con Martha Nussbaum que propone un regreso a la concepción aristotélica del ser humano como «animal político»,

> [...] una criatura a la vez necesitada y capaz, cuyas capacidades y cuya dignidad están estrechamente ligadas a su naturaleza animal, y cuyas capacidades requieren todas ellas un gran apoyo por parte del contexto material que lo rodea. Esta acentuación de la materialidad y de la necesidad es conceptualmente útil, porque de ese modo aprendemos a no considerar la necesidad que nos ata a las cosas materiales como un hecho embarazoso y humillante por nuestra parte. Al contrario, la materialidad y la necesidad forman, a su vez, parte de la forma específica de dignidad que es propia de un ser humano[43].

El deber principal de la política debería ser el de proporcionar apoyo a la necesidad humana, de tal manera que los seres humanos puedan escoger participar en el sistema de las interacciones sociales, más allá de sus dificultades específicas o sus particularidades, sin segregaciones, sin que nadie sea apartado, como sucede con la comida estropeada que se encuentra en medio de la que está bien.

Siempre según Nussbaum, en principio, los seres humanos son todos discapacitados: son mortales y con muchas deficiencias. Cuando las discapacidades golpean a la mayoría (o al grupo más potente) la sociedad se adapta para hacerles frente; por tanto, no organizamos el mundo de tal manera que solo quien es capaz de correr una milla en cuatro minutos pueda llegar a tiempo al trabajo, sino que construimos «prótesis» —es decir, automóviles, trenes, autobuses— que nos ayudan a recorrer una milla en menos de cuatro minutos. El problema de muchas per-

[43] M. C. NUSSBAUM, *Nascondere l'umanità,* o.c., 397.

sonas es que nuestra sociedad no sale al paso de su hándicap, porque la discapacidad que sufren es atípica o es percibida como «anormal».

> No existe una diferencia intrínseca «natural» entre una persona que usa una silla de ruedas para moverse a la misma velocidad que una persona que camina o que corre, y una persona que utiliza un automóvil para obtener un resultado que no alcanzaría utilizando solo sus piernas. En ambos casos, el ingenio humano proporciona un instrumento que permite suplir las capacidades reales del cuerpo. La diferencia está en que los coches son muy comunes, mientras que las sillas de ruedas son más atípicas. Nuestra sociedad ha ido al encuentro de los primeros y, al menos hasta hace muy poco, ha descuidado por completo a los segundos. Construimos calles, pero no rampas de acceso para sillas de ruedas (al menos hasta hace poco). Del mismo modo, la ceguera constituye una discapacidad tal que provoca que el ciego tenga muchas menos opciones a la hora de afrontar el mundo respecto a un vidente (el cual dispone también del «normal» uso de los demás sentidos). [...] En general, hasta hace muy poco, el bienestar de las personas con discapacidad ha sido raramente tomado en consideración a la hora de proyectar edificios, en los sistemas de comunicación y en las estructuras públicas de acogida[44].

El riesgo está en que hasta que no exista un mundo aparte para las personas con discapacidad terminemos no por comprometernos en su favor, sino por negar el problema, y por tanto, por no ver la urgencia de la intervención de apoyo. Aunque muchas personas con discapacidad consigan llevar una vida activa, no se pude afirmar que no haya que luchar, por ejemplo, para prevenir la ceguera. Muchas capacidades funcionales no son solo comunes a la mayoría, sino muy útiles, aunque no indispensables, para realizar los proyectos de vida propios. La dificultad a la hora de establecer criterios normativos para la salud y discapacidad nace del hecho de que se rechaza la referencia a la regulación natural, como si esta fuera el origen de las discriminaciones. Por tanto, bienes como ver, oír, mover las extremidades, constituirían bienes sociales, políticos, «independientemente del hecho de que posean un estatus metafísico o "natural"»[45]. De este modo se confunde la tiranía de lo normal con la supuesta tiranía de lo natural: es necesario subrayar el efecto lamentable de la imposición de los criterios de la mayoría, pero ignorar nuestras estructuras ontológicas, naturales, significa perder el criterio de lo que es bueno,

[44] Ibíd., 355-356.
[45] Ibíd., 357.

de lo que permite el florecimiento humano, del orden jerárquico de nuestras capacidades. Establecer intuitiva o políticamente cuáles son las capacidades humanas que hay que tutelar para que la persona humana esté sana y hábil, autónomamente respecto de un fundamento metafísico, significa reclamar un «consenso por intersección»[46] de lo que expresa una vida con dignidad humana. Pero el consenso está destinado a caer bajo el paradigma estético del gusto o de la economía de lo útil y, por tanto, ante algunas discapacidades se hace difícil reconocer lo humano:

> Algunas formas de deficiencia mental son tan agudas que parecería sensato decir, simplemente, que en esa existencia no hay nada de una vida humana. Solo un motivo sentimental puede inducirnos a definir como humana a una persona en estado vegetativo permanente o a un niño anencefálico[47].

Parece difícil reconocer las limitaciones naturales, además de aquellas políticas y consensuadas, porque se perciben como heterónomas, extrínsecas y no connaturales a la condición humana.

8. **Potenciar la humanidad**

Sería importante trabajar en potenciar la humanidad de la cual cada uno es portador, admitir que podemos reconocer las diferencias partiendo de una raíz común porque «aquello que es diferente de otra cosa es siempre diferente por algo, tanto que necesariamente tiene que haber en ellos algo idéntico, por lo cual son diferentes»[48].

La relación salud-discapacidad ayuda a reflexionar sobre la importancia del modelo biopsicosocial, que tiene el mérito de ir más allá de los reduccionismos biofísicos, leyendo el «ritmo de la vida» en clave relacional y social. Es un modelo que, aunque no la cuestiona, no excluye la dimensión espiritual del significado.

La perspectiva relacional social podría ser más proclive a aprovechar lo útil, pero no excluye el bien; de por sí no ignora que las capacidades, las funciones y las habilidades no agotan el ser que a veces puede convertirse en poco hábil, o quizá, en completamente mudo, pero siempre humano, radical y provocadoramente humano. Para potenciar la humanidad es necesario reflexionar sobre el sufrimiento en general y de la minusvalía en

[46] M. C. Nussbaum, *Le nuove frontiere della giustizia,* o.c., 88.
[47] Ibíd., 205.
[48] Aristóteles, *Metafísica*, 1054b, 25.

particular. Se puede constatar una creciente sensibilización en estos aspectos ante el rechazo masivo del sufrimiento como problema inaceptable e inexplicable. Se busca llenar el vacío en el plano del pensamiento reflexivo a través de la referencia a la técnica «que parece ser en la modernidad el sucedáneo universal de la verdad: así se explica en psicología de masas la exaltación, a veces grotesca, de los triunfos de la ciencia, ingenuamente pensada como sistema dirigido únicamente a aliviar el propio sufrimiento (y no como un sistema muchas veces responsable de un ulterior incremento del dolor humano). Y dado que la técnica no piensa, no nos debe parecer extraño que la modernidad, mientras que multiplica las iniciativas de tutela social a favor de los discapacitados, evita cuidadosamente justificarlas: la beneficencia, de hecho, al contrario de la justicia, es en gran medida ocasional, motivada accidentalmente, y no se le requerirá jamás (o puede en cualquier caso rechazarlo) dar razón de sí misma»[49].

Para que el apoyo a las personas con discapacidad pueda tener un fundamento en la justicia, es necesario saber dar las razones porque, de lo contrario, la justicia sería arbitraria. Quizá, precisamente, de la ausencia de reflexión nace esta dolorosa paradoja: la llamada a la tutela de las personas con discapacidad va a la par que la legalización del aborto, sobre todo el eugenésico. Esta paradoja está ligada no solo a la falta de reflexión, sino al rechazo del sufrimiento que Nietzsche supo sintetizar muy bien: «Los débiles y malogrados deben perecer; tal es el axioma capital de *nuestro* amor al hombre. Y hasta se les debe ayudar a perecer»[50].

9. **Los puntos del compromiso ético**

En líneas generales debemos decir que la filosofía, o la ética, de la rehabilitación es opuesta a la pasiva aceptación de la misma: hay una tensión moral que deberá sostener al sujeto que hay que rehabilitar y al personal que actúa en la rehabilitación, para superar barreras físicas y psicológicas, para compensar ese margen que permanece insuperable de toda la personalidad[51]. El hecho de que la corporeidad constituya el co-principio de la persona hace que cada trauma e inhabilitación física se refleje en el yo[52] pero el hecho de que el yo o la espiritualidad no se iden-

[49] F. D'Agostino - L. Palazzani, *Bioetica,* o.c., 151-152.
[50] F. Nietzsche, *El Anticristo*, 2.
[51] R. S. Williams jr., «Ability, dis-ability and rehabilitation», a.c.
[52] V. Melchiorre, *Il Corpo,* o.c.

tifiquen *tout court* con la corporeidad hace posible la conquista vivida y consciente y también la trascendencia. Si no se puede rehabilitar plenamente el cuerpo, se podrá, siempre, en un sujeto consciente, rehabilitar a la persona y abrir los horizontes creativos más allá de los límites corpóreos[53]. Esta consideración, simplemente apuntada, nos lleva a reflexionar sobre las dimensiones de aquello que llamamos «salud». Ha sido comentado por otras voces, como ya hemos recordado, que la definición de la OMS que la califica como «pleno bienestar físico, psíquico y social»[54] dice algo positivo (no se refiere solo a la ausencia de enfermedades), pero dice también algo utópico y también algo de menos: es utópico pensar en el «pleno» bienestar, que no existe como parámetro mensurable; es demasiado poco recordar solo las dimensiones físicas, psicológicas y sociales porque no se valora suficientemente el aspecto personalista y ético. La salud es considerada como equilibrio dinámico constantemente perseguido y readaptado, entre el componente biológico, el psicológico, el ético-espiritual y el social. La salud puede verse comprometida no solo por un trauma físico, sino también por una mala relación social (piénsese en la droga, en el alcoholismo, en las consecuencias de la violencia, del desorden sexual). Del mismo modo, el equilibrio global de la persona puede ser recompuesto, compensado e incrementado a través del compromiso moral y motivado del sujeto y de la sociedad. Pero, por volver a nuestro tema concreto: es cierto que el compromiso del sujeto, su amor a la vida, su estado de confianza en el futuro, su capacidad de potenciar y dar significado a su función residual, tienen un peso decisivo en la eficacia de su recuperación rehabilitadora y no solo de aquel que ha sido atacado, por ejemplo, de hemiplejia.

La primera meta que se deberá proponer el que ejerce la profesión de rehabilitador es, por tanto, la de suscitar la colaboración confiada del sujeto, y esta estará en relación directa con la madurez moral, la fuerza de ánimo, la riqueza espiritual del sujeto por rehabilitar. Pero incluso cuando también el espacio corpóreo y la autogestión se vieran en parte comprometidos, sin posibilidad de recuperación, como por ejemplo, en el caso del parapléjico, una personalidad rica y capaz de no rendirse y de no deprimirse sabrá construir un nuevo espacio vital que tenga solo los límites de la autoconciencia y de los valores que lleva

[53] G. Marcel, *Etre et avoir,* o.c.; Íd., *Journal métaphysique* (Gallimard, París 1927)

[54] C. M. Martini, *Per un nuovo umanesimo della medicina nell'era tecnologica,* o.c., 22.

en sí mismo[55]. Aquí podemos, debemos, registrar una ulterior dimensión que la fe puede activar al ampliar este espacio; la fe, de hecho, puede permitir una relación interpersonal para quien, limitado en sus posibilidades físicas de rehabilitación, se abre a una actividad superior, la de poner la propia deficiencia al servicio de un amor redentor que hace vibrar de energías, nuevas y divinas, el cuerpo entero eclesial y espiritual. Podremos tener entonces personas que escriben libros accionando la máquina de escribir con prótesis artificiales, personas que pintan con el pincel entre los dientes y personas con el tronco inmovilizado que ofrecen a Cristo el amor limpio y redimido de la Cruz, al prójimo la confianza en la vida y a la sociedad del bienestar una respuesta de altísimo valor. Porque la fuerza moral, y más todavía la sobrenatural, van más allá de los recursos físicos y musculares. Lo importante es mantener viva esta fuerza y fresca esta energía interior con una solidaridad que no es solo médica, sino siempre rehabilitadora.

«Cuando soy débil, entonces soy fuerte», exclama San Pablo (2 Cor 12,10), y «todo lo puedo en Aquel que me da la fuerza» (Flp 4,13). «Por esto no nos descorazonamos, pues, aunque nuestro cuerpo exterior se va deshaciendo, el interior se renueva de día en día [...] para que no fijemos la mirada sobre cosas visibles, sino sobre las invisibles» (2 Cor 4,16-17). El pensamiento de san Pablo es este: él inscribe su propia corporeidad, que se va consumiendo bajo la usura inhabilitadora de las fatigas y de la persecución, en otra «corporeidad», la de Cristo resucitado y de la Iglesia, su «cuerpo místico». Pero también en aquellos que no comparten esta «incorporación» se puede suscitar la fuerza moral de manera que trascienda la discapacidad parcial a través de la valoración de toda la riqueza de la vida personal y social: la creatividad, los afectos, la responsabilidad social, no están ligados a una extremidad impedida, a una columna vertebral dañada. Y, para seguir en los límites de la medicina rehabilitadora, los límites de la recuperación se pueden ampliar siempre en proporción a la pedagogía de crecimiento moral que acompaña al ejercicio y a la actividad rehabilitadora.

La sociedad actual no solo no es siempre capaz de aprovechar este manantial de la personalidad para sostener la vitalidad, sino que propone algunas interpretaciones éticas de la rehabilitación marcadas por el relativismo ético más amplio. Ante las legislaciones y las leyes-marco que sostienen el derecho del discapacitado a la rehabilitación, como ante los documentos internacionales sobre

[55] F. LEROY, «Médecine et réhabilitation», a.c., 8-11.

la materia, el relativismo interpretativo es abundante. Valga como ejemplo todo el discurso sobre orientaciones éticas en bioética que se puede encontrar el primer volumen de este manual. Traemos aquí algunos aspectos que se pueden aplicar a la rehabilitación.

Por ejemplo, para aquellos que fundan la ética de la rehabilitación en la autonomía del sujeto, pronto surge el siguiente problema: ¿cómo aplicar el *principio de autonomía* en la rehabilitación de un discapacitado mental? He aquí que, junto a la demanda de la autonomía como principio, pronto se define otro principio basado sobre todo en la utilidad social de la rehabilitación en base a la relación coste/beneficio.

La ética elaborada a la luz del *utilitarismo* muestra pronto su inadecuación, especialmente si es entendida en su versión «sensista», según la cual lo lícito y lo ilícito deberían ser evaluados en base a la capacidad de producir placer o dolor. Según los utilitaristas sensistas (entre los cuales se encuentra Peter Singer) los sujetos deberían ser valorados no en base a su esencia o naturaleza, sino en base a la capacidad de sentir dolor y placer sin alguna diferencia, en la escala de valores, entre animales y hombres. La antropología de P. Singer, en base a estos principios, lleva a no considerar como persona a un discapacitado mental o un enfermo grave de alzheimer. La escuela utilitarista, asimismo, lleva a no admitir la rehabilitación de todos los sujetos cuya relación coste/beneficio no es positiva, y llega, además, a degradar a todos los que tienen graves malformaciones hasta el punto de vivir —dicen— una vida *inicua (wrongful life)*. Y es en este punto donde se inserta, como hemos apuntado, la reflexión sobre la «calidad de vida» que asume una importancia prioritaria y que a menudo es interpretada en sentido selectivo.

La teoría fundada en el *contractualismo* ha sido propuesta por H. T. Engelhardt. Esta teoría reconoce como personas solamente a aquellas que son capaces de construir el llamado *contrato ético* (= es lícito solo lo que es considerado como tal por las partes interesadas) y de formular un consenso compartido. Por tanto, los servicios de rehabilitación no se deben instituir y financiar sobre la base de un derecho de las personas discapacitadas, sino sobre el hecho de que la comunidad moral lo decida, si lo encuentra conveniente. La insuficiencia de estas diversas teorías, tratadas aquí de modo sintético, nos convence de la necesidad de permanecer coherentes con el discurso del personalismo, es decir, evidenciando lo que es común a cada hombre y lo que define la dignidad, y por tanto, su esencia, su naturaleza. Cada individuo humano, el hombre en su totalidad, es valorado por lo que es, y no principalmente por lo que hace o lo que consigue hacer.

Y la medicina rehabilitadora es quizá la más idónea para ayudarnos a hacer una profunda distinción en la persona humana: entre su ontología y su fenomenología. La ontología del hombre, su ser más profundo (su dignidad, y por tanto su valor trascendente) es más grande que el que el sujeto-hombre manifiesta y logra realizar. Tal vez la fenomenología funcional se ve empobrecida e impedida por la discapacidad, pero la profundidad del ser personal, igual en dignidad y en valor respecto a la de cualquier otro hombre sano, posee recursos siempre nuevos y la suerte de un futuro que va más allá de la discapacidad de cualquier naturaleza. Particularmente cierto, en este ámbito, es lo que se dijo: «El hombre es más grande que sí mismo». Es importante, por tanto, destacar que en torno al criterio fundamental del bien del paciente como persona, se construye el encuentro y el consenso entre la conciencia propia del paciente y la propuesta del especialista, entre el bien individual y el bien de la sociedad.

La primera sociedad que toca a la persona que comienza la rehabilitación es, en cualquier caso, la familia, y *l'entourage* de los amigos. A este respecto es necesario decir que la irrupción de una discapacidad y de una invalidez, aunque sea temporal, y más si deja una secuela permanente, se convierte en un momento y en un test de relevancia de la solidez y de la integración, en particular, de la pareja. Lo vivido anteriormente, la riqueza (y la pobreza) de un amor oblativo y desinteresado sale a la luz, sobre todo en el momento en el que la persona que se ha visto afectada puede caer, como frecuentemente ocurre, en una fase inicial de confusión, una mezcla entre rebeldía y desesperación. Ayudar al sujeto a tomar conciencia y consciencia de la realidad, a retomar su devenir y a dirigir sus fuerzas hacia la lucha por la recuperación y la valoración de sí mismo, se convierte un nuevo deber, casi siempre imprevisto, y para el cual no se está preparado.

Los voluntarios y los amigos, que en un primer momento se acercan y ofrecen toda su ayuda, con el paso del tiempo pueden, muchas veces, diluirse y alejarse, dejando que invada al discapacitado la sensación de la soledad.

El voluntariado es importante si garantiza dos cosas: sobre todo, un apoyo constante a la familia, y, en segundo lugar, la creación en torno al sujeto que sufre de minusvalía de un clima de serenidad, de confianza y de compromiso. A veces las actitudes de excesivo paternalismo y de simple participación emocional pueden inducir en el paciente un estado de pasividad y de regresión infantil.

Es necesario añadir una observación al respecto: la familia (como el voluntario) podrá descubrir que estar cerca de un discapacitado puede significar una ocasión de crecimiento. Recordemos lo que escribía E. Mounier a su mujer a propósito de su hija, gravemente discapacitada:

> Si nosotros no hacemos más que sufrir, soportar, aguantar, no resistiremos, y fracasaremos en lo que se nos ha pedido. No pensemos todo el día en este mal como en algo que se nos quita, sino como en algo que se nos da, con el objetivo de no desmerecer de este pequeño Cristo que está en medio de nosotros y de no dejarlo trabajar solo con Cristo [...]. Yo no quiero perderme estos días, porque olvidamos tomarlos como lo que son: días llenos de una gracia desconocida[56] .

Si bien en el caso de Mounier y de su mujer se trataba no de un sujeto por rehabilitar, sino de una minusvalía grave e irreversible, la fortaleza de espíritu que no se doblega a la pasividad es ejemplar para cada familia que es puesta a prueba por estos acontecimientos, pero que puede salir fortalecida.

La ética de la rehabilitación se sitúa también en un nivel más alto y más general: el de las decisiones políticas y sanitarias. Un autor francés, tratando un tema distinto del nuestro, aunque no del todo, habla de «eutanasia social o desmedicalizada»[57] para decir que con las decisiones político-sanitarias y administrativas se puede anticipar la muerte de muchos individuos: basta con destinar fondos a ciertas cosas y retirar de la asistencia a los ancianos enfermos, o privar a los hospitales de medios de reanimación, diálisis, etc., para llegar a anticipar la muerte por razones económico-sociales. Cierto que la rehabilitación, en el plano económico, cuesta y no siempre retribuye, pero la compensación está en otro plano, el de la persona que reconquista la confianza en la vida. Otra consideración de orden ético-social es la de que, en un contexto de eficientismo y de burocratización, a veces interesa más la solución de dar una ayuda o un subsidio a un discapacitado o de institucionalizarlo, que la de emplear los medios y las personas para restituirle el máximo posible de autogestión y de recuperación.

Una ética personalista no pide solo la ayuda económica, sino una ayuda que haga posible que el discapacitado recupere la gestión de sí mismo y su inserción global en la sociedad. El compromiso ético, por tanto, a nivel social, será el de reclamar, en

[56] E. MOUNIER, Carta del 20-3-1940, citada por G. M. GARRONE, «Riflessione teologica sul problema e responsabilità dei cristiani», en M. V. NODARI (ed.), *L'handicappato: uno di noi,* o.c., 11.

[57] P. RENTCHNICK, «Évolution du concept d'euthanasie», a.c., 653-665.

nombre de la dignidad y de la igualdad de las personas, que se empleen los medios y las estructuras necesarias para la recuperación, antes de eliminar el problema, quizá a través de la asignación pura y simple de una pensión, que puede ser necesaria. La programación adecuada de la rehabilitación contiene muchas especificaciones en el plano de las estructuras especializadas, en el mundo del trabajo y en la preparación del personal, que no nos corresponde detallar aquí.

Queremos simplemente citar los requisitos éticos de cada profesional sanitario: la competencia profesional, el conocimiento de los valores confiados a sus atenciones, la coherencia moral y el sentido de colaboración[58]. Queremos mencionar también algunos requisitos que son coherentes con este tipo de profesionalidad rehabilitadora. Se trata de los médicos, fisioterapeutas[59], kinesioterapeutas, asistentes, sociales y otras figuras. Hay que tener presente el hecho de que este personal hoy llega con una preparación de base muy variada, y por tanto, para llegar a una preparación adecuada, deberá recibir una instrucción proporcional y una pedagogía específica. No es este el lugar para ofrecer el perfil profesional de estos trabajadores bajo el aspecto técnico y cultural: lo que me parece lógico es que el personal adecuado para la rehabilitación tenga una actitud de carácter psicopedagógico, porque no se puede rehabilitar una articulación, un órgano o una función sin que se vea implicada toda la personalidad del paciente. Además los traumas de la discapacidad provocan particulares estados psicológicos y existenciales ya conocidos.

Podría plantearse un problema: ¿está bien que el psicólogo sea introducido en el equipo cuidador o bien el psicólogo (y también el pedagogo) deberá centrarse en dar una preparación a los trabajadores? Podría decirse en principio que el psicólogo debería ayudar a los trabajadores; en casos particulares debería intervenir también directamente sobre el paciente. Me parece importante afirmar que el rehabilitador es también un educador, precisamente por el hecho de que debe saber involucrar la personalidad del paciente en su totalidad y ofrecer en sí una persona-

[58] E. SGRECCIA, «Per l'esercizio cristiano della medicina», a.c., 161-190.

[59] El citado D. M. del 14/9/94 n.° 741 que define la figura y el perfil profesional del fisioterapeuta prevé la especialización en terapia ocupacional que «permite al fisioterapeuta trabajar también la traducción funcional de la motricidad residual, con el fin desarrollar compensaciones funcionales para la discapacidad, con especial atención a la formación para lograr la autonomía en la vida cotidiana, de relación (estudio-trabajo-tiempo libre), y también con el propósito de la utilización de diversos tipos de ayudas suministrados a la persona o el medio ambiente».

lidad de referencia, marcada por la confianza y la serenidad. La relación entre rehabilitador y paciente es, de hecho, una relación entre personas, relación que por su naturaleza nunca es neutral, y por tanto implica plenamente la dimensión ética. La tensión moral deberá sostener al sujeto por rehabilitar y al trabajador, para superar barreras filosóficas y psicológicas, para compensar esa ventaja insuperable, para desarrollar un nuevo potencial de la personalidad integral. Además, los componentes espirituales, biológicos, sociológicos y culturales pueden incidir en los comportamientos del discapacitado, y otras muchas cuestiones que interpelan al trabajador profesional.

La individualidad de la persona se reafirma en la interacción del terapeuta con su paciente, y el objetivo específico del terapeuta debe ser el de comprender al paciente, y no el de dirigirlo; cada definición de función o disfunción debe estar fundada en la percepción que tiene de sí el paciente. El paciente no es, por tanto, el destinatario pasivo del tratamiento, sino el sujeto de sus decisiones; tiene la responsabilidad de participar en la planificación y en la implementación de un programa de valoración y de intervención: se trata de una colaboración entre terapeuta y discapacitado que tiene una connotación igualitaria basada en el trabajar juntos, no en el trabajar *para* o trabajar *por* alguien.

Uno de los deberes éticos que pesan sobre el personal rehabilitador es también el de informar de las previsiones del daño eventualmente irreversible. Es el problema análogo al que encuentra el médico ante un enfermo grave, cuando debe dar un mal pronóstico. En este sentido, sin afrontar por extenso este problema, podemos decir que esta revelación exige un contexto de confianza y de diálogo que va más allá de la pura y dura verdad clínica. Dicho esto, creo que moralmente siempre se debe decir la verdad, porque no existe moralidad sin verdad, ni se puede movilizar a una persona con todas sus fuerzas si no es por valores o por fines verdaderos. En cualquier caso, la verdad se ofrece después de haber preparado al sujeto para recibirla, después de que el sujeto haya superado el estado inicial de confusión; además, la verdad clínica debe situarse en el seno de una verdad existencial que sabe dar siempre valor a la existencia y también a sus más duras eventualidades. También el modo y la gradación con la que se da esa información tienen una gran importancia. Es decisiva la apertura hacia una esperanza que sea más grande que los eventuales hándicaps.

Un requisito añadido, por tanto, para quien ejerce esta profesión, es la capacidad de infundir confianza, amor por la vida, y también un esfuerzo por liberarse de modelos sociales que no respetan más que la juventud y la salud[60]. «Chaque jour ceux qui accompagnent l'handicapé doivent saluer le courage de vivre»! (Cada día, el que acompaña al discapacitado ¡ha de celebrar la alegría de vivir!). Con esta condición, el fisioterapeuta, como el filósofo cristiano Mounier, podría también darse cuenta de que, al ofrecer ayuda, él mismo se ve beneficiado por aquel que lucha contra la discapacidad y trata de reconquistar el espacio vital y existencial con la solidaridad que recibe y la fuerza moral que se acrecienta cada día.

De lo anteriormente afirmado se extrae cómo la reflexión bioética confluye en la definición de la relación entre el profesional y el paciente para intentar aportar una reflexión específica desde el punto de vista ético. Se han propuesto, en cuanto a ética de la rehabilitación, cuatro modelos para definir la relación entre usuario y especialista en rehabilitación. Estos modelos, que en cierto modo remiten a teorías éticas que ya hemos visto en el primer volumen, no son mutuamente excluyentes, pero cada uno es compatible con una determinada categoría de sujetos sometidos a rehabilitación y buscan expresar y precisar la metodología de la rehabilitación[61].

— El modelo *contractualista,* centrado —como ya se ha explicado— en el acuerdo y el consenso entre el usuario y el personal especializado, presupone que quien goza del usufructo de la rehabilitación ha de tener íntegras sus facultades mentales, no puede estar mental o psíquicamente impedido y ha de ser motivado en el programa rehabilitador (con miras, aunque no siempre sea posible, a la autonomía).
— El modelo *paternalista* se centra en el principio de beneficencia y en la habilidad del especialista rehabilitador. Está justificado en las situaciones de emergencia o de falta de conciencia del paciente; pero plantea una serie de problemas en las situaciones «normales» perdiendo tal vez de vista el objetivo de la rehabilitación, que es el de hacer al sujeto independiente.
— El modelo *educativo* es, con diferencia, el más utilizable: se funda, no solo en la información técnica, sino también en el descubrimiento de los valores del usuario, valores sobre los cuales se puede uno apoyar para una colaboración confiada.

[60] F. Leroy, «Médecine et réhabilitation», a.c., 10.
[61] E. Sgreccia, «Bioética y rehabilitación», a.c., 7-42.

— El modelo de la *autonomía* es más una meta por alcanzar que un método por aplicar: se trata de intentar obtener la recuperación por parte del sujeto del máximo de su independencia exterior, de la inserción social y de la determinación interior. Es, en definitiva, un modelo educativo más que rehabilitador, que se ha de perseguir y alcanzar.

Todos estos modelos, que se eligen con discernimiento en función de los diversos casos y tipos de intervención, tienen todos una finalidad: la de restituir al paciente el máximo de su autogestión personal y de su responsabilidad. Se podrá considerar como un éxito del rehabilitador el volverse evangélicamente inútil o superfluo lo antes posible. Con el objetivo de suscitar todas las energías del paciente para conseguir la autonomía personal y física, el modelo autonomista subraya la importancia fundamental del logro de la independencia moral y de decisión del paciente. A este respecto nos parece oportuno proponer una «finalidad» de la rehabilitación dirigida a un modelo operativo marcado por un camino educativo, sostenido por un fuerte *ethos* motivacional y dirigido a la realización de una cada vez más amplia autonomía de aquel que está siendo rehabilitado.

La acción rehabilitadora debe, por tanto, suponer, como recuerda la *Carta de los Agentes Sanitarios,* la «restitución del individuo a sí mismo, a través de la reactivación y reapropiación de las funciones físicas debilitadas por la enfermedad» (n. 62).

Queremos también señalar que en el tratamiento rehabilitador se encuentran, o se pueden encontrar, momentos de especial compromiso en los cuales la orientación moral puede ser necesaria. Cito algunos ejemplos sin intención de ser exhaustivo.

Se da también el caso en el que se ha de detener la rehabilitación física, entendida en sentido técnico, porque se trata de un sujeto definido como «irrecuperable»: es un momento duro también para el rehabilitador que, en cierto modo, debe aceptar el fracaso y el límite; más dura es la sensación de frustración que puede experimentar el sujeto que está siendo rehabilitado, el cual corre el riesgo de abandonarse y de empeorar así su situación general. No se pueden dar en este caso recetas particulares: en el trabajo de equipo puede hallarse la mejor solución en cada caso para evitar el agotamiento del sujeto. Recurrimos aquí una vez más al concepto de trascendencia de la persona para decir que se deberá hacer todo lo posible para mantener al sujeto activo y creativo, apoyándose en sus facultades mentales, espirituales y morales.

Hemos de hacer una reflexión todavía en relación a la institucionalización de los discapacitados. Habíamos acordado que el criterio ético de fondo en el que nos debemos inspirar es el de la personalización y por tanto, en la multimodalidad de la intervención. Creemos poder sostener que el discapacitado tiene el derecho a una familia y que, hasta que sea posible, ha de ser acogido y asistido por la familia. Por tanto, la asistencia integrada a domicilio ha de ser la preferente. Cuando, sin embargo, existen unas exigencias terapéuticas, temporales o bien de larga duración, que requieren de una institucionalización, entonces, es necesario que estas instituciones sean las adecuadas para los equipos rehabilitadores, logísticos e higiénico-sanitarios, así como para los criterios pedagógicos. La Comunidad de Capodarco, por ejemplo, principalmente para los discapacitados parapléjicos, presenta un modelo residencial-institucional de tipo comunitario, marcado por la participación en la gestión y en el trabajo productivo. Para que las familias puedan mantener en el propio entorno al discapacitado no institucionalizado o desinstitucionalizado, deberán tener un apoyo adecuado del Estado y a veces también del voluntariado.

10. Cuestiones de bioética clínica en la práctica de la rehabilitación

La medicina rehabilitadora, como es evidente, reúne una multiplicidad de intervenciones de carácter médico, psicológico, psicosocial y vocacional, precisamente porque se ofrece a personas que pueden presentar una gran variedad de impedimentos funcionales. Estas desventajas pueden, de hecho, comportar deficiencias individuales y sociales, y no solo en el plano motor, sensorial o mental, sino también en general, en el ámbito de la autonomía de la persona. A esta variedad de situaciones externas se corresponde una amplia gama de situaciones interiores inclasificables: la experiencia del dolor, la tensión de la esperanza, la rabia, la voluntad de lucha, sin olvidar la situación de quien se encuentra en la deficiencia mental o en la inconsciencia. También las situaciones de apoyo son diversas: ingreso en el hospital, asistencia domiciliaria o clínicas especializadas para la rehabilitación.

En estas condiciones tan diferentes entre sí, por constitución y esencia resulta francamente difícil la enumeración de las situaciones éticamente problemáticas, que van desde la dificultad de gestionar el consentimiento informado hasta las situaciones de rechazo de los cuidados y de la comida, a las dificultades de recuperación de las capacidades procreadoras (como, por ejemplo, en los parapléjicos) y de las relaciones conyugales. En todo tipo de discapacidad, la rehabilitación encuentra problemas bioéticos concretos. Son varias, por tanto, las cuestiones de carácter bioético que se presentan en la rehabilitación para diversos tipos de discapacidad.

El primer problema de naturaleza ética más inmediato que se le presenta al rehabilitador y a la estructura rehabilitadora es el de definir los criterios de admisión, especialmente cuando el número de peticiones supera la disponibilidad de camas, medios y espacios funcionales. Intervienen aquí, por analogía, los criterios del *triage* que se siguen para la admisión en diálisis, transplante o reanimación. Estos criterios deben ciertamente respetar el *principio de igualdad* y por tanto de la igual dignidad de los usuarios, por el cual cada uno de ellos tiene el mismo valor como persona, y por tanto, los criterios asumidos no podrán ser discriminatorios.

La declaración de la ONU de 2006 sobre los derechos de las personas con discapacidad, en su artículo 26 reza:

> 1. Los Estados Partes adoptarán medidas efectivas y pertinentes, incluso mediante el apoyo de personas que se hallen en las mismas circunstancias, para que las personas con discapacidad puedan lograr y mantener la máxima independencia, capacidad física, mental, social y vocacional, y la inclusión y participación plena en todos los aspectos de la vida. A tal fin, los Estados Partes organizarán, intensificarán y ampliarán servicios y programas generales de habilitación y rehabilitación, en particular en los ámbitos de la salud, el empleo, la educación y los servicios sociales, de forma que esos servicios y programas:
>
> *a)* comiencen en la etapa más temprana posible y se basen en una evaluación multidisciplinar de las necesidades y capacidades de la persona;
> *b)* apoyen la participación e inclusión en la comunidad y en todos los aspectos de la sociedad, sean voluntarios y estén a disposición de las personas con discapacidad lo más cerca posible de su propia comunidad, incluso en las zonas rurales.
>
> 2. Los Estados Partes promoverán el desarrollo de formación inicial y continua para los profesionales y el personal que trabajen en los servicios de habilitación y rehabilitación.
> 3. Los Estados Partes promoverán la disponibilidad, el conocimiento y el uso de tecnologías de apoyo y dispositivos destinados a las personas con discapacidad, a efectos de habilitación y rehabilitación.

Excluyendo *a priori* los criterios de facilidad y gratificación, ningún sistema sanitario podrá jamás ser considerado justo cuando haga accesible la rehabilitación solo a quien pueda ser económicamente solvente. El primer criterio, en cambio, que ha de ser tenido en cuenta, se fundará en la necesidad, en la eficacia y en último término en la eficacia de la operación. Ante un número de pacientes que manifiestan la misma necesidad y cuyo tratamiento rehabilitado tuviera que prever estadísticamente una eficacia equitativa, el criterio que debe aplicarse, seguramente, es el de la urgencia; porque el hecho de no intervenir inmediatamente podría perjudicar el éxito de la operación. Adoptar criterios que se refieran a la edad, a la reducción de costes en términos de tiempo de estancia, o de empleo de medios y de especialistas adecuados a la rehabilitación, o a una aparente mayor utilidad, no solo en términos económicos, sino también sociales, resultaría lesivo para la dignidad de la persona humana y contraria al ya citado principio de igualdad entre los hombres. Después de salvaguardar el criterio de la urgencia en pro de la necesidad y de la eficacia, el criterio que ha de seguirse es el de la lista, es decir, el orden de reserva. Ni siquiera la aplicación de los DRG —como hemos visto en el capítulo sobre la ética y la economía sanitaria— para la valoración y gestión del gasto en el ámbito sanitario nacional puede anteponerse a dichos criterios.

En la sucesión cronológica de los problemas clínicos que se presentan al profesional de la rehabilitación (personal médico o no) está el del consentimiento informado en relación con la capacidad del paciente de tomar una decisión autónoma (*competence* para los autores de lengua inglesa). Y también cuando esta falta, el principio de beneficencia pide igualmente intervenir, en la medida de lo posible, después de haber obtenido de algún modo el consentimiento del paciente. De hecho, en caso de duda se pide que sea siempre valorada la capacidad del paciente de consentir con escalas de valoración, por ejemplo, en menores, disminuidos psíquicos o ancianos con capacidades mentales disminuidas. Sobre el consenso ante la rehabilitación, y por tanto, sobre el respeto a la autonomía de los pacientes, existen diversos documentos, por ejemplo, las recordadas directrices para las actividades de rehabilitación aprobadas por la conferencia Stato-Regioni de mayo de 1998, así como el artículo 23 del Código deontológico de la Asociación Italiana Terapisti della Riabilitazione de 1998, según los cuales, antes de iniciar cualquier terapia, el paciente, o aquel que ejerza de representante legal del mismo, «debe ser debidamente informado sobre todos los aspectos concernientes a la terapia aconsejada antes de comenzar con las curas. De este modo, tendrá la oportunidad de aceptar o rechazar la propuesta terapéutica»[62].

[62] El texto completo del *Código Deontológico del Terapeuta de la Rehabilitación (Codice Deontologico del Terapista della Riabilitazione)* fue aprobado y

Raramente se dan en rehabilitación situaciones en las cuales se debe intervenir con un tratamiento sanitario obligatorio, pero en el caso de pacientes psíquica o mentalmente trastornados, sin embargo, se puede y se debe aplicar, por el bien del paciente, la normativa de la ley, si bien siempre intentando obtener el consenso de los beneficiarios. En estos casos, el modelo contractualista resulta inapropiado, mientras que el modelo paternalista parece ser el que mejor responde a la exigencia terapéutica.

Más allá de los casos extremos, en rehabilitación, el consenso y la colaboración del paciente representan, como muchos autores aconsejan, el factor decisivo para el éxito de la terapia. La gran importancia de la motivación hace, por tanto, que se prefiera el modelo educativo, que exalta al máximo la colaboración y la empatía. Es un hecho que el problema del consentimiento informado es muy recurrente en la bibliografía sobre el tema, especialmente en la más reciente, en la cual se hace notar que en la rehabilitación, el consentimiento informado está previsto no solo cuando se deben hacer tratamientos invasivos y arriesgados, sino para cada paso y cada momento de la rehabilitación, como recuerda el *Código Deontológico del Terapeuta de la Rehabilitación* citado anteriormente.

En otras palabras, en la rehabilitación el consenso no es un «evento» como en la práctica médica general, sino un «proceso», es decir, una constante comunicación y colaboración. Una posterior complicación en el ámbito del consentimiento informado está representada por la presencia en el equipo de rehabilitadores de profesionales que se alternan para los diferentes tratamientos. La conclusión es que es necesario activar mejor la comunicación entre paciente y profesionales, construyendo el consenso poco a poco en lugar de adquirirlo como requisito previo para el bienestar general del paciente. La construcción del consenso es un momento no solo técnico-jurídico, sino también moralmente fundamental, porque no es suficiente que el rehabilitador identifique las posibilidades objetivas de recuperación, funcionalidad y autonomía (en base a parámetros científicamente reconocidos), sino que es necesario que los objetivos del rehabilitador se conviertan en los objetivos del paciente. Una etapa fundamental en la consecución del consenso, entendido como proceso, es la información sobre el diagnóstico y el pronóstico que el paciente debe recibir, para poder implicarse en la consecución de los objetivos y en la elección de los métodos.

publicado por el Direttivo Nazionale dell'Associazione Italiana Terapisti della Riabilitazione el 23-10-1998.

Los partidarios del modelo contractualista, en caso de conflicto entre los objetivos del terapeuta y los del paciente impulsan y honran el principio de autonomía, sobre todo por una cuestión práctica: el paciente que no comparte el objetivo asume, a menudo, una actitud de no colaboración y sabotaje, por lo cual es preferible a veces un objetivo parcial pero compartido, antes que una pérdida total de colaboración. Algunos autores señalan también el problema ético que surge cuando diversos componentes del equipo terapéutico no persiguen el mismo objetivo. Está claro que en estos casos la falta de unidad del equipo condiciona el éxito de la terapia y la serenidad del paciente. En relación a este eventual problema se propone no solo una unidad de método e intenciones, sino también una unidad de lenguaje. Esto implica, obviamente, una estrecha colaboración en el seno del equipo de terapeutas y un método de trabajo verdaderamente comunicativo.

Es obvio que el cese de la rehabilitación supone el logro de los objetivos y del nivel de máxima recuperación orgánica, funcional y psico-espiritual. Hoy surge un problema ético de notable relevancia no solo entre el paciente que quiere continuar y el terapeuta que quiere poner fin al tratamiento, o viceversa, sino por motivos, a nuestro parecer, bastante más graves. Se dan una serie de situaciones que no se refieren a la eficiencia o la calidad de la terapia, sino más bien a la falta de fondos y de disposición de la sanidad pública, a la contención coercitiva del gasto sanitario ejercido a través del sistema de financiación de la sanidad y a la imposibilidad de financiarse por parte del sector privado. Esta situación ha sido definida por algún autor como repugnante y es, de hecho, en este escollo en el que naufraga hoy el concepto de justicia y de solidaridad. Otros autores, en cambio, proponen, como ya hemos dicho, calcular las intervenciones sanitarias en aras de la productividad, y por tanto, consideran como no productivo el gasto invertido en la rehabilitación de algunas tipologías de hándicap y el empleo de ciertas tecnologías.

Se puede, por tanto, concluir con dos afirmaciones:

a) estar a favor, hoy, del derecho a la rehabilitación, quiere decir estar a favor del derecho a la vida y de la igual dignidad de todos los hombres;

b) la rehabilitación del cuerpo de una persona compromete al profesional a favor del bien de la persona en su integridad, pero también lo compromete a actuar por una sociedad más justa.

11. Minusválidos e inserción social

La exigencia ética de inserción social en el ámbito de la escuela y del trabajo ha sido reconocida, como ya hemos recordado, por documentos de fuente fidedigna y consistente, tanto a nivel internacional como nacional, tanto de fuente laica como religiosa.

El primer paso de esta inserción es el escolar-educativo. En este punto, en Italia se han sucedido una serie de experiencias y concepciones distintas: el primer paso ha sido el de los *Institutos médico-psicopedagógicos* donde la formación y el personal eran especializados, pero permanecía el aislamiento del universo de los coetáneos y de las experiencias de la vida escolar definida como normal. Este hecho no solo era limitador para las personas con discapacidad, sino también para los considerados normales, a los cuales, de este modo, no se les ayudaba a aceptar al «diferente» con el mismo honor y respeto y como mundo enriquecedor de la sociedad.

A partir de los años setenta, y sobre todo con la ley 517 de 1977 se superó esta fase y se dio vía libre a la inserción en los centros ordinarios. Así, las escuelas, han tenido en la primera fase de esta orden a un profesor de apoyo, pero no parece que el proceso de inserción se haya completado del todo, como hemos dicho antes.

Los puntos críticos y por desarrollar son a nuestro parecer los siguientes:

1. La inserción escolar no puede agotarse en el simple hecho de estar entre los demás y tampoco en el simple hecho de tener un profesor de apoyo[63]. Quedan por revisar los contenidos de la inserción y la preparación del personal de apoyo, para que no se limiten a mantener una convivencia soportable.
2. Es necesario un importante fomento de la cultura de la acogida y de la originalidad-diversidad como riqueza que debe ser activada en la familia, en el colegio y en los grupos intermedios y voluntarios.

[63] Para este problema véase B. RAPESSI, «Aspetti sociali dell'inserimento delle persone portatrici di handicap», a.c., 133-154; E. T. BIAVATI, «La famiglia di fronte all'handicap», a.c., 115-132; C. HANAU, «Inserimento degli handicappati nella famiglia e nella società: aspetti economici e bioetici dell'assistenza sanitaria e sociale», a.c., 101-114; G. VICO, *Handicappati,* o.c.; E. BROEKAERT - V. SOREE - M. FARRICELLI, «New technologies for the promotion of social integration and communication of physically handicapped people»: *Communication & Cognition* 28/1 (1995) 115-139.

3. Es necesario plantearse el problema de qué espera el discapacitado tras la fase escolar y cómo se podría empezar a trabajar. A este respecto se conocen las experiencias de los talleres protegidos y de las iniciativas *ad hoc* de asociaciones, como los centros de formación y de iniciación al trabajo profesional, que preceden a la verdadera y auténtica inserción en fábricas y empresas, para la cual existe una legislación especial sobre la cuota de puestos de trabajo que se deben reservar para los inválidos y discapacitados.
4. El Estado deberá situarse en una posición de subsidiariedad respecto a las familias y a los grupos educativos de carácter privado, pero sobre todo respecto a los más desfavorecidos.
5. Por lo que se refiere a los discapacitados graves y enfermos mentales que puedan necesitar de instituciones especiales y de tratamientos terapéuticos especializados, sería un error querer homologarlos a la fuerza, como si no tuviese sus exigencias especiales. Para lo que concierne de manera particular al discapacitado mental remitimos a cuanto ha sido dicho en el capítulo específico.
6. Es necesario subrayar una especial connotación en la preparación del personal, una preparación que no puede ser solo técnica. Como recuerda el documento de la Santa Sede citado anteriormente: «Estos deben aprender a volverse sensibles a los signos propios de expresión y comunicación de las personas discapacitadas; deben conquistar el arte de utilizar el gesto exacto y decir la palabra oportuna»[64].

Es obvio que esta inserción no debe ser entendida solo en el sentido escolar y laboral. Está el mundo del tiempo libre, el mundo de las libres asociaciones, el rol y el espacio que hay que reservar en el ámbito de la comunidad religiosa. La Iglesia católica ha subrayado en repetidas ocasiones la medida y el deber de los discapacitados en la Iglesia, como lugar de auténtica comunión, en la cual el discapacitado enseña y hace crecer a toda la comunidad, llevándola a profundizar en el sentido de la vida y en el concepto de caridad. Personajes como Raoul Follereau, Jean Vanier o Teresa de Calcuta han marcado una nueva corriente de caridad cristiana que se vuelve enriquecedora de toda la socie-

[64] SECRETARÍA DE ESTADO DE LA SANTA SEDE, *A todos los que se dedican al cuidado de las personas minusválidas,* o.c., II, 7

dad actual, propensa a valorar más la eficiencia de la salud y la fuerza de tener más que la riqueza de ser y la del amor.

La calidad de vida de la que pueden ser portadores los discapacitados no es la de la eficiencia, sino la de los valores, y esto es lo que el mundo necesita redescubrir. Cabe señalar que en este discurso y en esta valoración se evita toda mitificación o canonización hipostática de la discapacidad en cuanto tal: los discapacitados pueden convertirse en portadores de la «profecía de la calidad del ser» solo a lo largo de su maduración personal y no automáticamente por el efecto exterior de la discapacidad de la que son portadores; por eso, es necesario un trabajo de formación que se introduzca dentro de la mente misma del discapacitado, en la cual la aceptación y la valoración de las propias limitaciones tienen un peso y representan una tarea. Este hecho exige una fuerza interior y una consciencia iluminada por los valores. Y es aquí, sobre todo, donde la fe religiosa, y la cristiana en particular, puede ofrecer el sentido iluminador y energético del misterio de la Cruz y de la resurrección.

12. **Minusvalía, vida afectiva y sexualidad**

Si es cierto, como hemos afirmado, que para la terapia, la rehabilitación y en general para los aspectos de apoyo y promoción del minusválido es necesario tener en cuenta a cada individuo, y que por tanto, es difícil aportar líneas de orientación válidas para todos y cada uno, esta observación o premisa vale especialmente cuando se trata de problemas de sexualidad. Una cosa es el problema para un minusválido parapléjico, otra para minusválido que simplemente está ciego y otra muy distinta el de un minusválido mental.

Las observaciones que hacemos aquí van, por tanto, dirigidas sobre todo y prioritariamente al modo con el cual los trabajadores y educadores se pueden y deben situar ante el problema de la sexualidad de los minusválidos, a la vez que mantenemos siempre clara la distinción que se hace en temas de moral entre la valoración objetiva de los comportamientos y la responsabilidad subjetiva de los individuos[65].

Muchos autores han subrayado como un hecho negativo la existencia de una especie de tabú o reacción emotiva de rechazo

[65] Se profundiza en el tema de la sexualidad en el portador de discapacidad en el artículo de M. C. Baldacci, «Bioetica dell'esercizio della sessualità nel portatore di handicap fisico geneticamente trasmissibile», a.c., 503-532; AA.VV. *Dignità e diritti della persona con handicap mentale,* o.c.

al pensamiento de que el minusválido pueda tener exigencias de tipo sexual: se trata de una actitud negativa del contexto social que puede reflejarse en la persona del discapacitado y crear en ella formas de fragilidad e inseguridad que pueden manifestarse también como formas de una acrecentada pulsión compensadora[66].

Una segunda línea educativa es qu,e bajo el perfil de la sexualidad y de la afectividad, el discapacitado debe ser ayudado a alcanzar la madurez a la que tiene derecho y de la cual necesita en los límites de sus capacidades. Por lo cual la meta de la educación afectiva que consiste en perseguir la capacidad del amor oblativo, que es propia de todas las personas, hombres y mujeres, vale también para el minusválido.

Esta capacidad de donación de la que habla explícitamente el citado documento de la Santa Sede, puede ser alcanzada a través de un clima de amistad desinteresada y enriquecedora, así como con el compromiso del propio discapacitado en la medida en que sea capaz.

Un ambiente rico en amistad y estimulante hacia los valores del respeto, de la realización de sí mismo, de la búsqueda de diálogo y de la relación fraterna puede hacer superar dificultades no leves que a menudo se presentan en ambientes donde se imponen las renuncias en el ámbito relacional y social entre personas de ambos sexos[67]. En consecuencia se deberá apoyar la posibilidad y la oportunidad, más que el derecho inexpugnable, de establecer relaciones de amistad y noviazgo para todos los discapacitados que puedan contraer matrimonio válidamente.

En este sentido es necesario, asimismo, considerar a aquellos que tienen las capacidades sexuales, afectivas e intelectivas intactas, y por tanto pueden contraer y llevar el matrimonio lícita y válidamente como todas las demás personas, prestando atención, en todo caso, a la seriedad y consistencia del vínculo entre los dos futuros esposos: no está bien casarse con el discapacitado por simple compasión, porque el afecto de tipo matrimonial debe ir acompañado de una consciencia de igual dignidad, de reciprocidad y de ayuda, y no debe ser confundido con la compasión, que encuentra otras indicaciones.

[66] R. ZAVALLONI, «Il problema dell'amore umano negli handicappati», a.c., 227ss; L. CICCONE, *Anziani ed handicappati,* o.c., 123-129; A. TESSARI - E. ANDREOLA, «Sessualità ed handicappati», a.c.; AA.VV., *La sessualità nell'handicappato sensoriale: il non udente* (Centro Italiano di Sessuologia, Roma 1982); G.G. VALTOLINA, *L'altro fratello,* o.c.

[67] Muy útil para esta educación de la afectividad en sentido de fraternidad es el volumen de J. VANIER, *Li fece uomo e donna,* o.c., volumen que más que dar preceptos recoge experiencias de discapacitados de un alto valor educativo.

Quien, en cambio, se halla en la incapacidad de contraer un posible matrimonio bien por defectos físicos de tipo sexual o bien por incapacidad psicológica o mental debe ser ayudado a vivir la castidad y dar a esta, como todos aquellos que no desean casarse, una dirección constructiva, de compromiso social, y oblativa en la medida en que sea posible.

Dado que la sexualidad tiene significado en orden al matrimonio, no se puede en absoluto legitimar, o peor aún, alentar, el ejercicio casual y «liberador» de la sexualidad. Esta permisividad no entraría en la óptica del bien pleno de la persona y no se trataría de un amor auténtico. Los valores que presiden la sexualidad de la persona sana son los mismos que pueden sublimar y guiar la sexualidad de la persona discapacitada.

Dentro de estas líneas generales es necesario recordar todavía que la casuística es innumerable y que al valorar las responsabilidades personales se deberá tener en cuenta la subjetividad de cada cual: esto es más cierto cuanto mayor es la deficiencia mental y emotiva del sujeto.

Con razón, es necesario concluir con L. Ciccone:

> No existe ni puede existir una moral sexual de los discapacitados diferente a la de los sanos. Es una de las consecuencias lógicas de la afirmación de que los discapacitados son personas humanas como todas las demás. Configurar una moral diferente para los discapacitados quiere decir una vez más hacerlos «diferentes», y especialmente en un aspecto fundamental de la existencia humana como es el de la sexualidad. Esta actitud comporta el rechazo no solo de todo libertarismo, sino también de toda indebida y arbitraria represión[68].

Hemos explicado ya en páginas precedentes, al comentar la resolución del Parlamento Europeo sobre los derechos de los disminuidos psíquicos nuestra abierta disconformidad respecto a la licitud de la esterilización de estas personas. La temida posibilidad de actos de violencia sexual sufridos por discapacitados deberá ser afrontada de manera distinta, por ejemplo, a través del reconocimiento del derecho de acompañamiento.

13. **Minusválidos y voluntariado**

La imagen del agua, quizá, es la más idónea para representar un fenómeno como el del «voluntariado», no solo porque viene

[68] L. Ciccone, *Anziani ed handicappati,* o.c., 127.

del cielo, y también esta actividad tiene lejanamente su surtidor en el Cielo, sino porque la imagen es idónea también para representar los miles de caminos a través de los cuales discurre, y que solo se logran ver parcialmente, como se ve el arroyo, el torrente y el río desde el manantial hasta la desembocadura.

El voluntariado no es solo una actividad organizada en un grupo operativo y asociado, es también la acción de individuos silenciosos y modestos: personas que pasan el tiempo junto al enfermo, leyendo el cuento al niño enfermo mientras su madre trabaja, o que acuden a visitar a la anciana vecina que se ha quedado sola. ¿Quién podría contar todas estas obras y estas semillas de voluntariado y quién podría pensar que todo es menos válido y operante respecto a aquello que se hace bajo un distintivo y tras la discusión en la asamblea de socios?

El voluntariado es también un espíritu y un contenido de «oblatividad» que es infundido gozosamente —y cuando falta se nota— también en el trabajo previsto por el contrato y la relación laboral: médicos, enfermeras, monjas en los hospitales, en las clínicas psiquiátricas, en las casas del Cottolengo, no podrían hacer adecuadamente su trabajo, aún retribuido y ajustado por horario, si dentro de su vida y su obra no palpitase el amor por el hombre que sufre, la bondad y la alegría del servicio, el deseo de responder con humanidad a las necesidades del que sufre.

Creemos que, si el voluntariado organizado tiene un deber prioritario y una eficacia social, no es tanto por los problemas concretos que consigue resolver, como por ese punto de despertar espiritual y moral que sabe suscitar en todos, también en aquellos que no pueden dedicar a los enfermos, y en general a las necesidades del prójimo, más que algunas horas o algunas jornadas «libres», pero están llamados a dedicar su tiempo de trabajo profesional. La cuestión es no ver tanto las «obras» del amor fraterno, sino también las obras hechas con amor fraterno.

Estas son las felices razones por las cuales no se logra definir exactamente qué es el voluntariado, dónde comienza y dónde termina, incluso cuando se trata de voluntariado sanitario[69].

[69] R. Bagnulo, «Il volontariato oggi in Italia», a.c., 151-156. Véase también E. Degiarde Pira, «Il volontariato in Italia e in Europa», a.c., 14-23. En estos artículos comparativos de puede encontrar una bibliografía esencial, entre los cuales recordamos las obras: Caritas Italiana (ed.), *Volontariato d'ispirazione cristian,* o.c. Para el voluntariado internacional véase el opúsculo de los miembros del grupo: FOCSIV (ed.), *Organismi Italiani di Servizio Internazionale Volontario*; A. Oberti, *Il volontariato segno di liberazione,* o.c.; Íd., *Evangelizzazione, liberazione, volontariato,* o.c.. La Fundación «G. Ag-

Se ha dado la siguiente definición de voluntariado:

> El voluntario es un ciudadano que, cumplidas sus obligaciones de estado (familia, profesión, etc.) y aquellos civiles (vida civil, política, sindical, administrativa) se pone a sí mismo a gratuita disposición de la comunidad. Compromete sus capacidades, los medios que posee, su tiempo, en respuesta creativa a todo tipo de necesidades emergentes, prioritariamente, de ciudadanos de su territorio: todo ello a través de un compromiso continuado, de preparación, de servicio e intervención a nivel individual o preferiblemente de grupo, evitando todo paralelismo inútil con la actividad del Estado[70].

Se comprende enseguida que esta definición es un vestido estrecho que se ajusta más al voluntariado organizado; surgen, en cualquier caso, dos notas características: la gratuidad y el aspecto organizativo del trabajo. El criterio de la gratuidad, por otra parte, no impide a muchos grupos recibir subvenciones de la comunidad civil o tener miembros que regularmente reciben un salario por ejercer determinados trabajos. La cuestión de la gratuidad debe ser entendida así: el voluntario no extrae del trabajo de voluntariado la fuente de su propio sustento. Eso no impide, por tanto,

a) que una organización de voluntariado pueda recibir subvenciones del Estado, a través de la institución de la «convención»;
b) que el voluntario —especialmente si está presente en la organización en calidad de experto o especialista— pueda recibir un reembolso económico por su trabajo.

nelli» promovió hace muchos años un congreso internacional con el título: *Volontariato e pubblici poteri,* con artículos de G. Rossi Sciumé, E. Degiarde Pira, N. Lipari, G. Piepoli, L. Tavazza, A. Peccei, V. Cesareo. Se han llevado a cabo investigaciones piloto, siempre con el patrocinio de la Fundación «G. Agnelli», por parte del Istituto di Sociologia dell'Università Cattolica: para el sector italiano, a cargo de G. Rossi Sciumé, *Organizzazione e partecipazione, indagine su nove gruppi,* o.c.; para el sector europeo, E. Degiarde Pira, *Il volontariato nei servizi sociali in Germania Occidentale, Regno Unito, Francia e Belgio,* o.c. En los años anteriores se realizaron otros congresos: uno en Nápoles en 1975 por parte de Cáritas italiana, que publicó también las Actas, otro en forma de seminario en Viareggio en1977; véase *Regno Documenti* 9 (1980) 231-239. El panorama bibliográfico y los congresos revisan todas las formas de voluntariado que, en gran parte, sin embargo, se dirigen al sector socio-sanitario.

[70] La definición, adoptada ya en el citado congreso de Nápoles, fue retomada en el congreso de Viareggio (28 de febrero al 1 de marzo de 1980).

Es interesante resaltar que en el transcurso de estos últimos años las formas de voluntariado muestran un progresivo aumento de las finalidades de intervención: se pasa de formas de simple testimonio de beneficencia y cercanía *(bénévolat),* a formas de verdadera intervención de servicio (*volontariat),* a la figura del voluntario de tipo promocional, por la cual el voluntario se propone un intento de promoción civil de los asistidos *(militance),* por un mayor reconocimiento del papel de los asistidos, por ejemplo, de los discapacitados en el trabajo, en su vida familiar, en el reconocimiento de los derechos y de los beneficios otorgados por el Estado[71].

El voluntariado tiende, por tanto, allá donde es posible, y lo más rápidamente posible, a la promoción de la obra del propio voluntario.

Otra tendencia de cualificación se observa en el hecho de que los grupos han mitigado cada vez más las asperezas del choque y protesta con la sociedad y con las categorías profesionales interesadas (por ejemplo, los médicos y los especialistas) y se han buscado formas de colaboración mediante convenciones con los organismos estatales y mediante un acuerdo de acercamiento al trabajo de los especialistas.

En algunos casos es el especialista el que presta su trabajo voluntario para cualificar y completar la intervención y el servicio del grupo de voluntariado. Por su parte, el Estado tiende siempre a dar más espacio a las formas de voluntariado, garantizando formas de pluralidad participativa en el seno de las instituciones .

Hemos apuntado ya que la historia del voluntariado tiene raíces muy lejanas: hemos señalado también la experiencia de la asistencia al enfermo que la Iglesia ha cultivado desde el origen. Las «Misericordias», asociaciones que todavía hoy garantizan en la Toscana importantes servicios, nacieron en el siglo XVI; existen, asimismo, «asistencias públicas» laicas que son del siglo pasado. Pero nosotros debemos observar desde más cerca las formas de voluntariado socio-asistenciales más recientes, surgidas en el periodo post-bélico; asimismo, debemos examinar en particular aquellas formas que parecen más ricas en posibilidades de futuro y beneficio de las personas con discapacidad. Incluso en este campo tan restringido no podemos ser exhaustivos. Parece, sin embargo, que profundizando en las motivaciones que sostienen y alimentan la exigencia del compromiso voluntario, estas se pueden reducir a las que desarrollamos a continuación.

[71] E. DEGIARDE PIRA, «Il volontariato in Italia e in Europa», a.c., 15-16.

a) *Una exigencia sociológica*

Se aprecia en general un mecanismo de tensión que puede ser definido como «sinergismo entre colectivismo e individualismo».

El Estado tiende a absorber al límite decisiones y elaboraciones de planos operativos para mantener la capacidad de seguir el rápido desarrollo de la situación y de los problemas económicos; esto ocurre especialmente en periodos de rápidas y profundas transformaciones. Los partidos elaboran sus decisiones en círculos restringidos de cerebros directivos, los *leadership* de los sindicatos se convierten en «centrales sindicales», y el progreso de la economía es determinado por encuentros y desencuentros de fuerzas cada vez más concentradas.

Así, la «sangre» se sube a la cabeza de la sociedad, también en las sociedades democráticas.

A este movimiento verticista le corresponde un movimiento opuesto, pero que termina por reforzar el precedente, el llamado «retiro a lo privado»: el ciudadano busca cada vez más, conforme las situaciones se vuelven más críticas y marcadas por la desorientación y la incertidumbre, su propio bienestar personal. Esta búsqueda del bienestar privado ha sido agravada y mitificada por la mentalidad consumista y el trasfondo materialista propios también de las sociedades de régimen democrático. Mientras el Estado, definido a partir de los años sesenta como *Welfare State,* persigue la superación de las propias crisis, el ciudadano corre en pro de la acumulación y conservación del bienestar personal.

La misma mentalidad del ciudadano, en las garras de la dualidad entre lo «público» y lo «privado», se convierte en una mentalidad colectivista cuando se trata de deberes (todo lo debe hacer el Estado) e individualista cuando se trata de derechos (todos los derechos son del individuo).

Esto que ahora expresamos con palabras sencillas ha sido estudiado en congresos, algunos recientes, en la búsqueda de un nuevo modelo de sociedad más participativa, donde el conflicto-sinergismo entre lo público y lo privado sea superado, donde «lo social —que es al mismo tiempo desembocadura de lo privado y lugar de intervención del poder público— sea considerado una prioridad en sus diversas necesidades y en sus problemas»[72].

Este hecho, que hemos presentado brevemente, ha creado sin embargo unos «espacios vacíos», zonas de humanidad indefensa y no apoyada: son las zonas que no son económicamente productivas de aquellos que no consiguen realizar por sí solos su propia

[72] Cf. A. Fossati, «Oltre lo stato sociale», a.c., 821-828.

vida y su inserción en la sociedad, es decir, los ancianos, los minusválidos físicos, mentales y sensoriales. En orden a este mecanismo de marginación es necesario añadir un análisis ofrecido por los psicólogos: lo «diferente», presente en el discapacitado, produce miedo a quien está sano porque el sano descubre inconscientemente una amenaza, percibe la imagen de aquello que puede afectar a cualquiera, también al sano; así, rechazando la infelicidad, se rechaza al infeliz mediante un mecanismo de eliminación.

Este vacío, sin embargo, ha provocado una exigencia de compromiso por parte de cuantos no aceptan de facto el modelo de sociedad, o al menos no aceptan la exclusión. Se explica así el surgimiento de grupos de voluntariado que son al mismo tiempo signo de denuncia y apelación al Estado, y signo de compromiso y solidaridad para los marginados. Se explica también, así, el reconocimiento por parte del Estado de la legitimidad de esta intervención voluntaria, que viene a suplir sus carencias y a ofrecer servicios al menor coste.

b) *Motivación antropológica y redescubrimiento de los valores*

Existe, además, una motivación más estrictamente antropológica, que se podría definir como búsqueda de una «calidad de vida» más alta respecto de aquella producida por la civilización industrial, de sesgo tecnocrático y consumista.

Se advierte el conflicto entre la civilización del hacer y del producir, que es el resultado directo de la mentalidad de la eficiencia y de la tecnocracia, y la civilización del ser y del donar que es exigencia del hombre en cuanto persona: la primera produce marginación y despersonalización; la segunda busca un concepto de vida y de salud entendido como equilibrio de la persona en armonía entre lo físico y lo psíquico, entre persona y sociedad, entre hombre y entorno.

Ante la gestión de la medicina en sentido cada vez más técnico y burocrático, se advierte la soledad del enfermo y la despersonalización de la asistencia médica; ante un entorno de conflicto centralizado en los hospitales y residencias, se siente la necesidad de la asistencia individualizada y más insertada en la familia.

El discapacitado, considerado cada vez más caro y engorroso en los hospitales y residencias, aislado a menudo también en la familia, sujeta a sus propios ritmos de trabajo, percibe la soledad y la marginación social, y a menudo la insuficiente asistencia en sus cuidados.

El voluntariado nace para aportar un suplemento de humanidad, para promover una calidad de vida diferente, redescubriendo el contacto del hombre con el hombre, a la búsqueda de una comunidad y de un compromiso que valore las capacidades creativas de cada cual.

La tercera raíz del voluntariado es más estrictamente de naturaleza ética y cultural: la búsqueda y el redescubrimiento de los valores.

Se constata, bajo este aspecto, que las asociaciones de voluntariado llevan a cabo otro tipo de sinergismo, esta vez de carácter positivo, entre el deseo de realizar los valores humanos de solidaridad, por parte de quien ejerce el voluntariado, y al mismo tiempo, la necesidad de asistencia promocional para quien está siendo asistido. El «regreso» a los valores, bien entendido, no solo en sentido individualista, sino de realización de la persona, como participación y responsabilidad, encuentra en el voluntariado ese espacio que se le cierra en el mundo político y en el tejido de la vida pública.

Observando el número cada vez mayor de asociaciones y grupos de voluntariado entregados a los discapacitados físicos, sensoriales y mentales, me parece útil a fines prácticos ofrecer una descripción de las líneas de tendencia que las asociaciones y grupos revelan al concretar su intervención. Se comprenderá así también la amplitud y variedad de los espacios que la intervención del voluntariado puede cubrir en esta zona social de necesidades humanas, y se podrán considerar algunos parámetros de referencia: la amplitud de la intervención, la relación con la familia a la que pertenece el discapacitado, el vínculo con los especialistas (médicos, psicólogos, pedagogos), el tipo de socialización que se persigue.

c) *La amplitud de la intervención*

Hemos señalado ya los tres tipos de voluntariado según la calidad de la intervención: el *bénévolat,* el *volontariat,* la *militance.* La distinción depende, obviamente, no solo de la elección de los socios, sino del tipo de discapacidad o de las condiciones del discapacitado.

El voluntariado definido como *bénévolat,* ofrece un apoyo de acompañamiento, de comunicación, de presencia moral unida a servicios básicos y no profesionales, en equivalencia y sustitución a todo cuanto podría hacer un familiar.

Corresponden a este modelo los grupos de voluntariado hospitalario que ofrecen algunas horas de presencia y de compañía por parte del voluntario con el minusválido hospitalizado, ya provisto de asistencia terapéutica y técnica.

Se sitúan en esta línea las intervenciones todos aquellos grupos de voluntariado, que en gran parte actúan en residencias especializadas o en los hospitales donde vive el discapacitado, a menudo conectados con la parroquia.

El voluntariado más específicamente operativo *(volontariat)* pone en marcha las estructuras de servicio y presta servicios de tipo promocional o asistencial: entran en este tipo de intervención los «centros de asistencia» para discapacitados, donde estos se reúnen unos días determinados a unas horas concretas, o bien de manera estable, para desarrollar actividades rehabilitadoras, educativas, culturales y laborales.

Se podrían citar numerosas asociaciones que promueven, según los casos, dichos centros para residencias breves y periódicas, o bien «comunidades» donde la residencialidad es permanente, o bien, «cooperativas» en las que se añade una actividad laboral organizada, retribuida y autogestionada. En estos casos los voluntarios se comprometen a pasar el tiempo junto con los asistidos y a desarrollar tareas precisas y servicios establecidos y organizados.

Finalmente, cada vez es más frecuente el caso de las asociaciones de voluntariado que centran su atención en el vasto campo de la promoción civil y cultural de la categoría de asistidos para su inserción en la escuela, en la sociedad, en la familia, para un cambio en la mentalidad difusa de la relación con los discapacitados, así como para la reivindicación de oportunas disposiciones legales que los apoyen. Se da este caso en ese tipo de voluntariado que se define como *militance* y que podemos llamar también promoción civil.

Al frente de la misma se encuentran comunidades organizadas en forma de convivencias estables que reúnen a discapacitados físicos y voluntarios, reunidos también en cooperativas de oficios (en el campo de la electrónica, de la cerámica, etc.). En el seno de estas comunidades hay muchos parapléjicos por accidentes de carretera y accidentes laborales: estos tienen problemas particulares de naturaleza médico-asistencial (frecuentes ingresos por problemas urológicos, recuperación de la función de la sexualidad) y de naturaleza social (necesidad de estar acompañados, eliminación de barreras arquitectónicas para que puedan pasar la silla de ruedas con la que se mueven). En el seno de estas comunidades se ha dado un cambio hacia la sociedad y las estructuras sociales, un cambio que podemos identificar con la denominación de militance y que concierne a la obra de la asociación, compuesta por los voluntarios y los propios minusválidos. En esta línea se mueven también otras asociaciones como las que apoyan a los invidentes, a los sordomudos, etc.

d) *La relación con la familia*

Una relación constante y una colaboración cada vez más estrecha con la familia de origen del discapacitado es una exigencia que se advierte cada vez más claramente desde las diversas asociaciones.

Por parte de las asociaciones y organizaciones de voluntariado que promueven comunidades en cierto modo sustitutivas de la familia, como en el caso anteriormente ilustrado, la relación se percibe como una conexión de información y de encuentro frecuente. Esta conexión se vuelve particularmente importante cuando las motivaciones de la minusvalía tienen en la familia su raíz remota, como en el caso de las comunidades terapéuticas para discapacitados psíquicos: en este caso, la labor de los voluntarios se desarrolla a la vez hacia el discapacitado y hacia su familia. En otros casos, la asociación está compuesta por familiares y voluntarios que, así, buscan sintonizar sus diversas intervenciones de manera que el uno no anule lo que ha construido el otro, sino que se refuercen mutuamente en la labor.

En esta línea, por ejemplo, se mueve la Associazione Bambini Down, que tiene su sede en Roma y que trabaja por la mayor recuperación de los niños mongoloides y, al mismo tiempo, ofrecen apoyo a sus familias[73].

En otros casos, la obra de voluntariado se realiza en el seno de familias con particular necesidad, como la asistencia al minusválido cuando los familiares están forzosamente ausentes o el acompañamiento a la escuela o al lugar de trabajo del minusválido que necesita este servicio.

Algunas de estas asociaciones promueven también encuentros de formación espiritual para los asistidos y sus familiares, como la asociación Fe y Luz, nacida en Francia en 1971 por obra de Jéan Vanier y que se encuentra activa en diversas ciudades italianas[74].

[73] La Asociación cuenta con un periódico llamado «a b D» *(Associazione Bambini Down)* en el cual, además de una actualización bibliográfica, se documentan técnicas de aprendizaje y la vida de los grupos de la asociación. Tiene su sede en Roma (viale delle Milizie, 106). El acta constitutiva es del 2 de enero de 1979; el comienzo de la actividad, sin embargo, se remonta a 1975. Goza de la participación especializada de pediatras, psicólogos y logopedas del Policlínico Universitario «A. Gemelli».

[74] La sede en Roma está en Viale dei Salesiani, 9.

Nos parece, asimismo, muy importante destacar que la relación con la familia se concibe cada vez más como el reconocimiento de sus prioridades según el criterio de subsidiariedad.

e) *La conexión con los especialistas y las estructuras especializadas*

Esta cuestión es de gran relevancia y se va afirmando cada vez más especialmente para ciertas categorías de minusvalía para las cuales la buena voluntad y el buen corazón no bastan. Hemos citado ya algunos ejemplos de asociaciones cuyos especialistas forman parte de la propia asociación, como voluntarios junto a otros voluntarios no especializados, como es el caso de la Associazione Italiana Paraplegici, l'Associazione Bambini Down, comunidades terapéuticas para discapacitados psíquicos.

En relación con este último caso, el de las comunidades terapéuticas, todavía queda mucho camino por andar, para superar intentos de voluntariado de tipo popular y empírico; más experimentadas son las comunidades terapéuticas para toxicómanos que, sin embargo, no parece que se incluyan en la categoría de discapacitados, por toda una legislación que los considera un caso aparte, aunque por ciertos aspectos podrían incluirse en los discapacitados psíquicos.

Para los discapacitados psíquicos que han sido expulsados de los manicomios por efecto de la legislación más reciente, todavía no se han madurado formas válidas de experiencias y apoyo desde el ámbito del voluntariado que obren una conexión eficaz con las familias y las estructuras especializadas (Servicio Psiquiátrico de diagnóstico y cuidados) y que, al mismo tiempo, estén en condiciones de ofrecer una asistencia continuada y válida al discapacitado.

La presencia de los especialistas en el seno de las asociaciones de voluntariado facilita también el contacto y la sensibilización en la relación con las estructuras hospitalarias especializadas.

También en este sector las asociaciones de voluntariado hacia los discapacitados presentan una variada gama de acción: algunas apuntan a la socialización en el seno de la familia, otras ofrecen modelos de socialización comunitaria entre discapacitados y personal voluntario de asistencia; para otros casos la finalidad es la de un tipo de socialización más amplio que atienda a la inserción en la escuela, en el trabajo, en la vida social y política.

Es fácil observar, y así lo hemos recordado, que la socialización del discapacitado requiere contemporánea y simultáneamente una labor de sensibilización cultural en la mentalidad de las familias y de la sociedad.

Quisiéramos, antes de concluir este breve repaso, recordar la necesidad, para las asociaciones de voluntariado, de tomar conciencia al mismo tiempo de su valiosa labor y de sus propios límites.

En este vasto campo de necesidades sociales habrá siempre necesidad de personas que, por impulso de entrega, ofrezcan su ayuda de una manera personalizada, cualificada y extendida hasta un punto que ni la familia por sí sola ni el Estado podrían ofrecer; pero ese mismo voluntariado no podrá llevar a beneficios definitivos a gran escala sin apoyarse por una parte en las familias, y por otra en las estructuras del Estado. El Estado deberá sensibilizarse y ofrecer estructuras especializadas y servicios que respondan cada vez mejor a esas múltiples exigencias.

No son necesarias muchas palabras para ilustrar y captar los valores positivos que acompañan el ejercicio del voluntariado con los discapacitados. Hemos recordado que el voluntario, en estos ámbitos sobre todo e revela al hombre capaz de «dar», en contraposición a una sociedad fundada en el «tener»; es un hombre pobre y testigo de solidaridad y, a menudo, de explícita fe evangélica, constructor de paz y portador de progreso social.

Permanecen, evidentemente, los límites comunes a todos los hombres y a todas las obras del ser humano; persisten los riesgos de instrumentalización por parte de corrientes ideológicas o de poderes públicos; existe la posibilidad de una clausura narcisista de estos grupos a los que —nacidos de la espontaneidad y la improvisación— a menudo les falta la preparación técnica y la continuidad en el compromiso que se requieren en una labor de promoción humana.

El voluntariado, sin embargo, sigue siendo una llamada de atención a los poderes públicos hacia zonas humanas a menudo olvidadas; sigue siendo el índice de la tendencia hacia una mejor participación de todos en el bien común y una demanda de pluralismo social y cultural necesario para la vitalidad de la sociedad; en todo caso ofrece un testimonio a favor de una «civilización del amor».

BIBLIOGRAFÍA

AA.VV., *Dignità e diritti della persona con handicap mentale. Atti del Simposio organizzato dalla Congregazione per la Dottrina della Fede dal 7 al 9 gennaio 2004* (Libreria Editrice Vaticana, Ciudad del Vaticano 2007).

— *La famiglia crocevia della tensione tra «pubblico» e «privato»* (Vita e Pensiero, Milán 1979).
— *L'handicappato è inserito?* (Giunti Barbera, Florencia 1984).
— *La medicina riabilitativa nelle disabilità per la prevenzione dell'handicap* (Velag, Gorle [BG] 1987) 41-50.
— *«Le persone disabili nella società* (Atti della Settima Conferenza Internazionale organizzata dal Pontificio Consiglio per la pastorale degli operatori sanitari il 19-21 novembre 1992)»: *Dolentium Hominum* 22 (1993) 1.
— *La sessualità dell'handicappato* (Il Pensiero Scientifico, Roma 1987).
— *Studi e ricerche per la promozione degli handicappati* (Oasi Maria S.S., Troina 1988)
AGASSO, D., *Cottolengo* (Rizzoli, Milán 1994).
AGAZZI, A., «Sperimentazione e formazione degli operatori», en M. V. NODARI (ed.), *L'handicappato, uno di noi,* o.c., 107-123.
ANDREOLI, V., «Problemi dell'handicappato mentale», en M. V. NODARI (ed.), *L'handicappato, uno di noi,* o.c., 237-247.
ANGIOLINI, M. - FRABBONI, F., *Mi hanno preso a scuola* (Franco Angeli, Milán 1985).
ANSALONI N., «Handicap: aspetti legislativi e organizzativi», en E. SGRECCIA (ed.), *Handicap e società: aspetti bioetici,* o.c., 93-114.
ASSOCIAZIONE LA NOSTRA FAMIGLIA, «1981: anno dell'handicappato, perché e come impegnarsi, Istituto Lombardo per l'Educazione Professionale»: *Quaderni di Ricerca e di Documentazione* (diciembre 1980) 3.
AUGENTI, A., «La questione dell'orientamento e del lavoro», en L. SANTELLI BECCEGATO (ed.), *Dall'integrazione scolastica alla solidarietà sociale,* o.c., 139-147.
BAGNULO, R., «Il volontariato oggi in Italia»: *La Civiltà Cattolica* 3116 (1980) 151-156.
BALDACCI, M. C., «Bioetica dell'esercizio della sessualità nel portatore di handicap fisico geneticamente trasmissibile»: *Medicina e Morale* 3 (1997) 503-532.
BALDI, A., *Il sole dentro* (Ponte alle Grazie, Florencia 1994).
BALDONI, E., «Gerontologia dell'handicappato», en M. V. NODARI (ed.), *L'handicappato, uno di noi,* o.c., 213-237.
BELL, N.K. - LOEWER, B. M., «What is wrong with "wrongful life" cases?»: *J. Med. Phil.* 2 (1985) 127-145.
BENCIOLINI, P. - VIAFORA, C. (ed.), *Etica e psichiatria* (Quaderni di Etica e Medicina-Fondazione Lanza, CIC Edizioni Internazionali, Roma 1999).
BERNAL, E. W., «Immobility and the self: a clinical-existential inquiry»: *J. Med. Phil.* 1 (1984) 75-91.
BERTOLINI, C., «I soggetti della medicina riabilitativa», en AA.VV., *La medicina riabilitativa nelle disabilità per la prevenzione dell'handicap,* o.c., 41-50.
BIAVATI, E. T., «La famiglia di fronte all'handicap», en E. SGRECCIA (ed.), *Handicap e società: aspetti bioetici,* o.c., 115-132.
— *I recuperabili* (Cappelli, Bolonia 1983).

BOCCARDI, S., Diagnosi riabilitativa, prognosi e impostazione del trattamento, en AA.VV., *La medicina riabilitativa nelle disabilità per la prevenzione dell'handicap,* o.c., 87-95.
BOORSE, C. A., «A Rebbuttal on Health», en J. HUMBER - R. ALMEDER (eds.), *What is Disease?, «Biomedical Ethics Review»* (Humana Press, New Jersey 1997) 1-134.
BRAHAMS, D., «Mentally incapable adults: consent to treatment»: *The Lancet* (25-7-1987) 228.
CALDANA, L., «Le strutture per la medicina riabilitativa», en AA.VV., *La medicina riabilitativa nelle disabilità per la prevenzione dell handicap,* o.c., 51-62.
CALISTI, A., «Il chirurgo e gli handicaps congeniti»: *Medicina e Morale* 2 (1981) 292-296.
— «Il feto, paziente chirurgico»: *Medicina e Morale* 1 (1983) 49-58.
— «Handicaps e diagnosi prenatale», en E. SGRECCIA (ed.), *Handicap e società: aspetti bioetici,* o.c., 191-203.
CAMPADELLI, A. - CHIODINI, A. (eds.), *Welfare oggi. Handicap, solidarietà, servizi* (Ed. Compositori, Bolonia 1986).
CAPPAI, G. M., *Percorsi dell'integrazione. Per una didattica delle diversità personali* (Franco Angeli, Milán 2003).
CARNUTI, C., «L'iperattività: nuova definizione, cause, interventi», en AA.VV., *Studi e ricerche per la promozione degli handicappati,* o.c., 53-73.
CANGUILHEM, G., *Il normale e il patologico* (Guaraldi Editore, Rimini 1975); ed. original *Le normal et le pathologique* (Presses Universitaires de France, París 1966).
CARBONIN, P. U. - GRECO, A., «Disabilità secondarie nell'anziano», en AA.VV., *La medicina riabilitativa nelle disabilità per la prevenzione dell'handicap,* o.c., 121-144.
CARENA, S., «La carità recupera la vita: il "Cottolengo"», en AA.VV., *Il valore della vita* (Vita e Pensiero, Milán 1985) 75-79.
CARITAS ITALIANA, *Chiesa ed emarginazione in Italia* (Dehoniane, Bolonia 1979).
— (ed.), *Volontariato di ispirazione cristiana* (Dehoniane, Bolonia 1979).
CANEVARO, A. - LANES, D., *Diversabilità* (Erickson, Trento 2003).
CELANI G., *Identità, estraneità, autonomia: cronache da un viaggio parziale tra l'integrazione scolastica e la disintegrazione sociale* (Il Ponte Vecchio, Cesena 1995).
CELOTTO, N., «Rapporto educativo e approccio relazionale», en L. SANTELLI BECCEGATO (ed.), *Dall'integrazione scolastica alla solidarietà sociale,* o.c., 39-49.
CENDON, P. (ed.), *Un altro diritto per il malato di mente* (ESI, Nápoles 1988).
CENTRO ITALIANO DI SESSUOLOGIA, *La sessualità dell'handicappato sensoriale: il non udente* (CIS, Roma 1982).
CENTRO STUDI MINISTERO DELLA SANITÀ, *Una politica coerente in materia di riabilitazione delle persone handicappate* (Tipografia del Senato, Roma 1986).

— *Relazione ministeriale sullo stato sanitario del Paese per l'anno 1980* (Tipografia del Senato, Roma 1983).

CHABENAUD, J. L., «Résumé des discussions de la Table Ronde de Journées Parisiennes de Pédiatrie 1985»: *Arch. Fr. Pédiatr.* 43 (1986) 583-585.

CHAKRABORTI, D., «Sterilisation and the Mentally Handicapped»: *BMJ* 294 (1987) 794.

CHIODINI, A. - PEDRETTI, M. G., *Handicap e integrazione professionale e sociale* (Compositori, Bolonia 1986).

CHIONNA, A., «Insegnanti e operatori specializzati», en L. SANTELLI BECCEGATO (ed.), *Dall'integrazione scolastica alla solidarietà sociale,* o.c., 87-109.

CICCONE, L., *Anziani e handicappati: due sfide alla società civile e alla comunità ecclesiale* (LDC Leumann, Rivoli 1987).

— *Salute e malattia. Questioni di morale della vita fisica* (Ed. Ares, Milán 1986).

COLSTON, L. G., «The handicapped», en R. J. WICKS - R. D. PARSONS - D. E. COPPS (eds.), *Clinical handbook of pastoral counseling,* o.c.

COMPAGNONI, F., «Identità sessuale», en S. LEONE - S. PRIVITERA (eds.), *Dizionario di bioetica* (EDB-ISB, Bolonia 1994) 465-467.

CONSEJO DE EUROPA), «Una politica coerente per la riabilitazione delle persone handicappate. Risoluzione AP (84)3»: *Medicina e Morale* 4 (1985) 825-877.

CONSEJO PONTIFICIO PONTIFICIO CONSEJO PARA LOS AGENTES SANITARIOS, *Carta degli operatori sanitari* (Ciudad del Vaticano 1994). Puede verse en castellano en http://www.archimadrid.es/dpsanitaria/pontificio/+PDF_files/Carta%20Op%20Sanit/Carta%20CD-Rom/Carta_Es.pdf

CONSULTA NAZIONALE DELLE OPERE CARITATIVE E ASSISTENZIALI, *Chiesa ed emarginazione in Italia. Rapporto 2* (LDC Leumann, Rivoli 1991).

CONTARDI, A., *Libertà possibile. Educazione all'autonomia dei ragazzi con ritardo mentale* (Carocci, Roma 2003).

— *Verso l'autonomia. Percorsi educativi per ragazzi con disabilità intellettiva* (Carocci, Roma 2006).

COSTANTINI, M. P., *Guida ai diritti del malato* (Editori Riuniti, Roma 1998).

D'AGOSTINO, F., *Bioetica nella prospettiva della filosofia del diritto* (Giappichelli, Turín 1996).

D'ERARIO, C. - POLLICINA, C., «La promozione del 'pensiero operatorio concreto' in soggetti con ritardo mentale lieve e medio», en AA.VV., *Studi e ricerche per la promozione degli handicappati,* o.c., 9-39.

DAL FERRO, G., «Insufficienti mentali e comunità cristiana», en M. V. NODARI (ed.), *L'handicappato, uno di noi,* o.c., 301-327.

DALLA TORRE, G., *Le frontiere della vita. Etica, bioetica e diritto* (Ed. Studium, Roma 1997).

DE BARBOT, F., «Le vécu du handicap par l'enfant et ses soignants»: *Arch. Fr. Pédiatr.* 43 (1986) 551-553.

De Natale, M. L., «Il problema particolare degli insegnanti di sostegno», en L. Santelli Beccegato (ed.), *Dall'integrazione scolastica all'integrazione sociale* (La Scuola, Brescia 1984) 109-123.
De Rienzo, E. - Saccoccio, C. - Breda, M. G., *Il lavoro conquistato. Storie di inserimento di handicappati intellettivi in aziende pubbliche e private* (Rosenberg & Sellier, Turín 1991).
Dean, S. - Colantonio, A. - Ratcliff, G., «Clients' perspectives on problems many years after traumatic brain injury»: *Psychol. Rep.* 86/2 (2000) 653-658.
Degiarde Pira, E., «Il volontariato in Italia e in Europa»: *Vita e Pensiero* 9 (1980) 14-23.
— *Il volontariato nei servizi sociali in Germania Occidentale, Regno Unito, Francia e Belgio* (Fondazione «G. Agnelli», Turín 1979).
Dell'Acqua, U., «Inserimento nel mondo del lavoro», en M. V. Nodari (ed.), *L'handicappato, uno di noi,* o.c., 183-203.
Di Pietro, M. L. - Spagnolo, A. G., «Diagnosi prenatale e accoglienza del bambino handicappato nella famiglia», en AA.VV., *Famiglia e salute* (Vita e Pensiero, Milán 1987) 248-250.
— «Diagnosi prenatale di handicap congenito e approccio comunicativo alla famiglia», en E. Sgreccia (ed.), *Handicap e società: aspetti bioetici,* o.c., 155-190.
Di Rocco, C., «Handicap e diagnosi prenatale: indicazioni e possibilità terapeutiche nelle malformazioni congenite del sistema nervoso centrale», en E. Sgreccia (ed.), *Handicap e società: aspetti bioetici,* o.c., 204-212.
Di Sauro, R., «La pratica psicomotoria: tendenze e applicazioni», en AA.VV., *Studi e ricerche per la promozione degli handicappati,* o.c., 39-53.
Dixon, H., *L'educazione sessuale dell'handicappato. Guide per l'educazione speciale* (Edizioni Centro Studio Erickson, Trento, 1993).
Dyer, C., «Sterilisation of mentally handicapped woman»: *BMJ* 28/294 (1987) 825.
Elia, G., «Il ruolo degli enti locali», en L. Santelli Beccegato (ed.), *Dall'integrazione scolastica alla solidarietà sociale,* o.c., 167-178.
Errante, A., «Il bambino con disturbi di linguaggio: aspetti clinici e riflessioni etiche»: *Medicina e Morale* 4 (1986) 787-805.
Facchini, F., «Aspetti etici dell'inserimento delle persone handicappate», en E. Sgreccia (ed.), *Handicap e società: aspetti bioetici,* o.c., 145-155.
Fanelli, A. - Lorenzini, R., *La sessualità difficile* (NIS, Roma 1993).
Ferlauto, L., «L'handicappato: forme di intervento»: *Medicina e Morale* 2 (1981) 250-259.
Ferri, R., «Potenziali evocati e ritardo mentale: tecniche di registrazione, applicazioni cliniche e di ricerca», en AA.VV., *Studi e ricerche per la promozione degli handicappati,* o.c., 73-85.
Ferrucci, F., *Disabilità e politiche sociali* (Franco Angeli, Milán 2005).
Fiocco, P. M. - Mori, L., *La disabilità tra costruzione dell'identità e cittadinanza* (Franco Angeli, Milán 2005).
Fondazione Italiana per il Volontariato, *Annuario del volontariato sociale italiano* (Roma 1994).

FORTUNATO, M., «La famiglia: crocevia della tensione tra "pubblico" e "privato"»: *Medicina e Morale* 3 (1979) 423-426.

FOSSATI, A., «Oltre lo stato sociale: la legge-quadro sul volontariato»: *Aggiornamenti Sociali* 12 (1991) 821-828.

GARDELL, M. A., «Bioethics and the Supreme Court»: *J. Med. Phil.* 3 (1986) 285-290.

GILLON, R., «On sterilising severely mentally handicapped people»: *J. Med. Ethics* 13 (1987) 59-61.

JUAN PABLO II, Carta apostólica *Salvifici Doloris,* en http://www.vatican.va/holy_father/john_paul_ii/apost_letters/documents/hf_jp-ii_apl_11021984_salvifici-doloris_sp.html

— Exhortación apostólica *Familiaris Consortio* (BAC, Madrid 1982). Puede verse, también en castellano, en http://www.vatican.va/holy_father/john_paul_ii/apost_exhortations/documents/hf_jp-ii_exh_19811122_familiaris-consortio_sp.html

HANAU, C., «Inserimento degli handicappati nella famiglia e nella società: aspetti economici e bioetici dell'assistenza sanitaria e sociale», en E. SGRECCIA (ed.), *Handicap e società: aspetti bioetici,* o.c., 101-114.

HIGGS, R., «Making up her mind: consent, pregnancy and mental handicap»: *J. Med. Ethics* 9 (1983) 219-226.

HUAULT, G. - VOYER, M. - DEHAN, M., «Le handicap, ses conséquences et la réanimation du nouveauné et de l'enfant»: *Arch. Fr. Pédiatr.* 43 (1986) 545-549.

IACONTINO, M., «L'handicappato: problemi medici-psicologici-sociali»: *Medicina e Morale* 2 (1981) 244-249.

ISTAT, *Annuario Statistico Italiano, 2004* (Istituto Nazionale di Statistica, Roma 2005)

JONSEN, A.R., «Severely handicapped children», en SHANNON, T. A. (ed.), *Bioethics,* o.c.

KITTAY, E. F., *Love's labor. Essays on woman, equality, and depency* (Routledge, Nueva York 1999).

KOOP, C. E., «The family with a handicapped newborn child», en C. ANDERSON - W. GRIBBIN (eds.), *The wealth of families* (The American Family Institute, Washington [DC] 1982) 45-55.

LANEVE, C., «Alunni portatori di handicap e comunicazione didattica», en L. SANTELLI BECCEGATO (ed.), *Dall'integrazione scolastica alla solidarietà sociale,* o.c., 61-87.

LAROCCA, F., «Handicap», in *Enciclopedia Filosofica* (Fondazione Centro Studi Filosofici di Gallarate, Bompiani, Milán 2006) 5129-5130.

LEONARDI, M. - RAGGI, A. - MOLINARI, E., «Disabilità e riabilitazione», en *Enciclopedia Filosofica* (Fondazione Centro Studi Filosofici di Gallarate, Bompiani, Milán 2006) 2986-2987.

LEROY, F., «Médecine et réhabilitation»: *Médecine de l'homme* 148 (1983) 8-11.

LUNGHI, C., «Integrazione sociale», en *Enciclopedia Filosofica* (Bompiani, Milán 2006).

MANNA, R. - MIGLIORE, A., «Il caso clinico nell'etica medica»: *Medicina e Morale* 3 (1986) 584-589.

MARCEL, G., *Être et avoir* (Fernard Aubier, París 1935).

MARIANI, V., *L'educazione sessuale nelle persone handicappate* (LDC Leuman, Rivoli 1994).
MARITATI, G., *L'arca della carità* (Città Nuova, Roma 1998).
MARTINI, C. M., *Per un nuovo umanesimo della medicina nell'era tecnologica* (Salcom, Brezzo di Bedero 1984).
MASI, A., «Il consenso al trattamento medico-chirurgo nell'handicappato non cooperante»: *Studi Senesi* 3 (1997) 483-501.
MASI, G., «Implicazioni etiche dell'intervento riabilitativo nell'handicap neurofisico», en E. SGRECCIA (ed.), *Handicap e società: aspetti bioetici,* o.c., 24.
MASSARO, G., «La scuola nel contesto degli interventi formativi», en L. SANTELLI BECCEGATO (ed.), *Dall'integrazione scolastica alla solidarietà sociale,* o.c., 49-61.
MASTROIACOVO, P. P., «Il neonato con malformazioni congenite»: *Medicina e Morale* 1 (1982) 65-71.
MAZZA, S. - AZZONI, A. - LAUDISIO, A., «Patologia epilettica e handicap mentale»: *Medicina e Morale* 6 (1987) 967-975.
MAZZA, S. y otros, «Il problema epilessia: la realtà, le idee, le proposte»: *Medicina e Morale* 4 (1986) 763-776.
MEAZZINI, P., *Handicap: passi verso l'autonomia* (Giunti, Florencia 2006).
MEGNA, G. - SCHENA, N., «L'anziano: prevenzione e recupero», en AA.VV., *La medicina riabilitativa nelle disabilità per la prevenzione dell'handicap,* o.c., 145-157.
MELCHIORRE, V., *Corpo e persona* (Marietti, Genova 1995).
— *Il corpo* (La Scuola, Brescia 1984).
MENARINI, C., «Il personale della medicina riabilitativa: formazione e ruolo», en AA.VV., *La medicina riabilitativa nelle disabilità per la prevenzione dell'handicap,* o.c., 63-86.
MORETTI, G., «L'educazione sessuale: una dimensione troppo spesso ignorata», en L. SANTELLI BECCEGATO (ed.), *Dall'integrazione scolastica alla solidarietà sociale,* o.c., 123¬139.
— «L'infanzia. Principi di medicina riabilitativa», en AA.VV., *La medicina riabilitativa nelle disabilità per la prevenzione dell'handicap,* o.c., 95-104.
MOZZANICA, M., «Handicap e quotidiano»: *Rivista del Clero Italiano* 78 (1987) 512-521.
NODARI, M. V. (ed.), *L'handicappato, uno di noi* (Ed. del Rezzara, Vicenza 1981).
NORDENFELT, L., *On the Nature of Health. An Action-Theoretic Approach* (Kluwer/Reidel, Dordrecht 1995).
NUSSBAUM, M. C., *Giustizia sociale e dignità umana. Da individui e persone* (Il Mulino, Bolonia 2002).
— *Nascondere l'umanità. Il disgusto, la vergogna, la legge* (Carocci, Roma 2005).
— *Le nuove frontiere della giustizia* (Il Mulino, Bolonia 2007).
OBERTI, A., *Evangelizzazione, liberazione, volontariato* (MLAL, Roma 1976).
— *Il volontariato segno di liberazione* (MLAL, Roma 1978).

OMS, *Clasificación internacional y funcionamiento de la discapacidad y de la salud,* en http://www.imserso.es/InterPresent2/groups/imserso/documents/binario/435cif.pdf

— Convención sobre los Derechos de las personas con discapacidad, en http://www.un.org/disabilities/documents/convention/convoptprot-s.pdf

PARISI, N., «Il consenso del malato psichico fra diritto internazionale, diritto interno e norme deontologiche»: *Medicina e Morale* 4 (1987) 609-618.

PARLAMENTO EUROPEO, *Resolución A/3-0231/92 sobre los derechos de los deficientes mentales* (16-9-1992), en http://www.discapnet.es/SiteCollectionDocuments/Discapnet/Documentos/Legislacion/0261.htm]

PAVONE, M. - TORTELLO, M., *Handicap e scuola media superiore. Una lettura pedagogica della normativa vigente* (Utet Libreria, Turín 1992).

PELLEGRI, A., «L'infanzia: prevenzione e recupero. Possibilità e limiti», en AA.VV., *La medicina riabilitativa nelle disabilità per la prevenzione dell'handicap,* o.c., 105-120.

PERLAUTO, L., «L'handicappato: forme di intervento», en E. SGRECCIA - L. ALTOMONTE (eds.), *Medicina ed handicaps,* o.c., 74-84.

PONZIO, M. T. (ed.), *Nuove norme sulle barriere architettoniche. La legge 13/1989 e le prescrizioni tecniche per l'attuazione* (Rosenberg & Sellier, Turín 1990).

POPPER, K. R. - ECCLES, J., *L'io e il suo cervello* (Armando, Roma 1982).

RAPESSI, B., «Aspetti sociali dell'inserimento delle persone portatrici di handicap», en E. SGRECCIA (ed.), *Handicap e società: aspetti bioetici,* o.c., 133-154.

RAVIZZA, L.- VIARENGO, E. - PRANDI, P., «Mental retardation and psychiatric pathology. Statistical investigation and follow-up»: *Minerva Psichiatrica* 33/2 (1992) 97-108.

RAZZANO, E., «L'Associazione bambini Down»: *Medicina e Morale* 2 (1981) 297-299.

REGIONE TOSCANA, *Handicappati in Italia. Indagine sui ricoverati in Istituti* (Dipartimento di Statistica, Florencia 1978).

REGUZZONI, M., «L'insegnamento per gli handicappati nei Paesi della Comunità Economica Europea»: *Aggiornamenti Sociali* 30 (1979) 512-525.

RENTCHNICK, P., «Évolution du concept d'euthanasie»: *Médecine et Hygiène* 1553 (1984) 653-665.

RICOEUR, P., *La persona* (Morcelliana, Brescia 1997).

ROMANO, A., *Sterilizzazione umana e legalità costituzionale* (ESI, Nápoles 2000).

RONDINI, R., *Handicap e comunità cristiana* (LDC Leumann, Rivoli 1986).

RONZONI, G., «Problemi di sterilità e recupero della fertilità nel paraplegico»: *Medicina e Morale* 2 (1979) 215-224.

ROPERT, J. C. y otros, «Age des malades et éthique médicale en réanimation pédiatrique»: *Arch. Fr. Pédiatr.* 43 (1968) 559-562.

ROSSI SCIUMÉ, G., *Organizzazione e partecipazione, indagine su nove gruppi* (Fondazione G. Agnelli, Turín 1979).

ROVIGATTI, V., «Handicappato e ambiente fisico e socioculturale», en M. V. NODARI (ed.), *L'handicappato, uno di noi,* o.c., 177-183.

SANTELLI BECCEGATO, L., «L'integrazione scolastica e l'integrazione sociale», en ÍD. (ed.), *Dall'integrazione scolastica alla solidarietà sociale* (La Scuola, Brescia 1984) 723.

SCARPELLINI, C., «Ricerca sull'inserimento degli handicappati nella scuola in Italia»: *Medicina e Morale* 2 (1981) 219-243.

SCARSINI, G., *La Chiesa e l'handicap* (Salcom, Brezzo di Bedero 1987).

SECRETARÍA DE ESTADO DE LA SANTA SEDE, *A todos los que se dedican al cuidado de las personas minusválidas* (4-3-1981), en «http://www.vatican.va/roman_curia/secretariat_state/archivio/documents/rc_seg-st_19810304_doc-handicap_sp.html

SERPICO PERSICO, L., «I problemi dell'accesso alla scuola secondaria superiore», en L. SANTELLI BECCEGATO (ed.), *Dall'integrazione scolastica alla solidarietà sociale,* o.c., 147-167.

SGRECCIA, E., «Aspetti etici della riabilitazione», en AA.VV., *La medicina riabilitativa nelle disabilità per la prevenzione dell'handicap,* o.c., 17-27.

— «Bioética y rehabilitación»: *Persona y Bioética* 6 (1999) 27-42.

— «Il contributo della comunità civile ed ecclesiale e ambiti del volontariato»: *Medicina e Morale* 2 (1981) 260-275.

— «Diagnosi prenatale: aspetti etici», en ÍD. (ed.), *Handicap e società: aspetti bioetici,* o.c., 213-232.

— (ed.), *Handicap e società: aspetti bioetici* (Centro Iniziativa Culturale, Bolonia 1988).

— «Handicap e società. Aspetti bioetici», en Íd. (ed.), *Handicap e società: aspetti bioetici,* o.c., 118.

— *Manual de bioética,* I: *Fundamentos y ética biomédica* (BAC, Madrid 2009).

— «Per l'esercizio cristiano della medicina»: *Medicina e Morale* 2 (1979) 161-190.

SGRECCIA, E. - ALTOMONTE, L. (eds.), *Medicina e handicaps* (Vita e Pensiero, Milán 1981).

SHANNON, T. A. (ed.), *Bioethics* (Paulist Press, Ramsey [NJ] 1981).

SIMMS, M., «Informed dissent: the view of some mothers of severely handicapped young adults»: *J. Med. Ethics* 12 (1986) 72-74.

SPEENVAN DER WEKKE, J. - DEN OUDEN, A. - MEULMEESTER, J. F. - RADDER J. J., «Self-reported physical disabilities in children in the Netherlands»: *Disability and Rehabilitation* 22/7 (2000) 323-329.

SPINSANTI, S. (ed.), *Documenti di deontologia e etica medica* (Ed. Paoline, Milán 1985).

STACEY, M., «Commentary»: *J. Med. Ethics* 11 (1985) 193-195.

TAYLOR, P. W. - HASSON, O. - CLARK, D. L., «Body postures and patterns as amplifiers of physical condition»: *Proc. Biol. Sci.* 267/1446 (7-5-2000) 917-922.

TERRIER, F., «L'accompagnementprécoce des enfants à risque de l'handicap et de leurs familles»: *Arch. Fr. Pédiatr.* 43 (1986) 579-582.

TESSARI, A. - ANDREOLA, E., «Sessualità ed handicappati», en *Atti del Convegno svoltosi a Milano nei giorni 8-9 ottobre 1987* (Feltrinelli, Milán 1987).

TORTELLO, M., «Come e perché ridefinire il problema "handicap"»: *Prospettive Assistenziali* 99 (1992) 7-13.

VALTOLINA, G. G., *L'altro fratello. Relazione fraterna e disabilità* (Franco Angeli, Milán 2004).

VANDERBURG, P. M. - LAUBACH, L. L., «Modeling a two-mile run age and body weight handicap for men and women»: *Biomed. Sci. Instrum.* 36 (2000) 325-330.

VANIER, J., *Li fece uomo e donna: per una vita autentica di amore* (Jaca Book, Milán 1988).

VEGLIA, F. (ed.), *Una carne sola. Insegnare la sessualità agli handicappati* (Franco Angeli, Milán 1991).

VICO, G., «Chi è handicappato?», en L. SANTELLI BECCEGATO (ed.), *Dall'integrazione scolastica alla solidarietà sociale,* o.c., 23-39.

— *Handicappati* (La Scuola, Brescia 1984).

VOYER, M., «Éthique et handicap en réanimation. L'accompagnement lors de la mort d'un enfant»: *Arch. Fr. Pédiatr.* 43 (1986) 575-578.

WICKS, R. J. - PARSONS, R. D. - COPPS, D. E. (eds.), *Clinical handbook of pastoral counseling* (Paulist Press, Mahawah [NJ] 1985).

WILLIAMS, R. S. jr., «Ability, dis-ability and rehabilitation: a phenomenological description»: *J. Med. Phil.* 1 (1984) 93-111

WOODS GRACE, E., *Il bambino handicappato* (Il Pensiero Scientifico, Roma 1994).

ZANABINI, M. - USAI, M. C. (dirs.), *Psicologia dell'handicap e della riabilitazione* (Franco Angeli, Milán 1995).

ZANIBELLI, A., «La tecnologia al servizio della riabilitazione», en AA.VV., *La medicina riabilitativa nelle disabilità per la prevenzione dell'handicap,* o.c., 157-196.

ZANUSSI, C. (dir.), *Terapia medica pratica* (Utet, Turín 1980).

ZAVALLONI, R., «Il problema dell'amore umano negli handicappati»: *Seminarium* 36 (1984) 227ss.

ZUPPA, A. A., «Aspetti etici della terapia intensiva nel neonato di peso molto basso»: *Medicina e Morale* 4 (1986) 732-762.

— «Riduzione degli handicaps gravi a distanza nei neonati a basso peso»: *Medicina e Morale* 2 (1981) 282-287.

RESUMEN

El hombre en pie. La minusvalía —motora, sensorial o mental— afecta a la capacidad de interactuar y dialogar con la sociedad, y de ser «igual», y por esta razón, esta golpea profundamente a la persona y a la estructura moral misma del sujeto. La persona humana posee, como fruto de un Yo espiritual y creativo, una dimensión y unas capacidades que pueden trascender también el cuerpo, movilizando las energías morales y utilizando las posibilidades físicas con las que cuenta; también en el caso de la minusvalía mental, el valor intrínseco de la persona supera y trasciende el propio funcionamiento cerebral y las capacidades mentales. Hoy, sin embargo, se va abriendo camino una teoría utilitarista, a menudo sutil y perversa, según la cual la verdadera «prevención» de la minusvalía se halla en el diagnóstico prenatal que finaliza con el aborto selectivo.

Nociones y distinciones. La palabra *hándicap* denota una minusvalía de carácter no pasajero que impide la autonomía personal y la inserción social. Según la ONU el término se refiere a toda persona incapaz de garantizarse por su propia cuenta, en su totalidad o en parte, las necesidades de una vida individual y/o social normal, a causa de una deficiencia, congénita o no, de sus capacidades físicas o mentales. Esta definición ha sido criticada porque se ve afectada por un criterio externo conforme al juicio que la sociedad hace sobre el minusválido en base a unos criterios utilitaristas. La definición aglutina categorías de personas que sufren dificultades muy diversificadas: cada minusválido es un caso particular que apela al personalismo y a la personalización de la medicina. Las minusvalías se dividen en motoras, sensoriales y neuropsíquicas; y en cuanto a la etiología, se distinguen entre hereditarias, congénitas y adquiridas.

Aspectos culturales y de evolución jurídica. Hasta hace poco tiempo el problema de la minusvalía era observado desde una óptica individual y familiar, caracterizada por la reserva y la privacidad, y por tanto, por cierta actitud marginadora. El desarrollo de los derechos humanos en el derecho internacional ha llevado a la formulación de conceptos de igualdad y de no discriminación, mientras que la afirmación del Estado social ha aportado la ocasión concreta para desarrollar el discurso de la solidaridad y de la integración del minusválido tanto en la escuela como en el mundo del trabajo, así como su socialización e integración más general. La evolución cultural ha determinado también la transición de un acercamiento asistencial de tipo médico-económico a la exigencia de una integración y socialización en la comunidad hasta llegar a un redescubrimiento del papel activo, positivo y específico propio de los minusválidos en la sociedad y en la Iglesia.

Las instancias éticas fundamentales. El primer principio ético que se exige es el del derecho a ser tratados como personas. La primera exigencia de orden antropológico y ético es precisamente la de reconocer al minusválido, sea cual sea su minusvalía, la plena dignidad de persona humana: la dignidad, de hecho, deriva en cada persona del simple hecho de ser hombre. Las consecuencias de este principio se fundan en el principio de sociabilidad-subsidiariedad: si todos los hombres son iguales en dignidad y en derechos, quien, por una circunstancia de minusvalía no puede gozar por sí solo de la plena expansión de su propia personalidad deberá ser ayudado por toda la sociedad. Esta ayuda deberá ser concebida conforme al principio de subsidiariedad, por el cual se debe ofrecer más ayuda a quien tiene menos recursos físicos y humanos (a través de un proceso de integración, normalización y personalización del individuo con minusvalía).

Instancias éticas en el campo médico. La prevención. En el campo de los minusválidos hereditarios, se intentará utilizar más ampliamente el diagnóstico prematrimonial y preconcepcional de tal modo que se prevenga la concepción cuando existe un serio riesgo, a través de las vías moralmente idóneas. Es necesario, además, desarrollar la investigación para que la división que existe hoy entre las amplias posibilidades diagnósticas y las escasas posibilidades terapéuticas se puedan paliar desarrollando toda la medicina prenatal y neonatal sin renunciar a la esperanza de que también en el campo genético se puedan hallar las terapias idóneas. *La rehabilitación.* El significado de esta rama terapéutica se encuentra en la evocación de las potencialidades residuales del discapacitado a través del estudio y la aplicación de varios principios (médico-quirúrgicos, ortopédicos, fisioquinesioterapéuticos, ergoterapéuticos, psicológicos y fisioterapéuticos de recualificación o cualificación profesional) necesarios para que, sea cual sea el grado y la duración de la minusvalía, el sujeto pueda utilizar al máximo sus capacidades físicas, psíquicas y sociales. La *Carta de los Agentes Sanitarios* (n. 61) define la rehabilitación como un complejo de medidas médicas, fisioterapéuticas, psicológicas y de adiestramiento funcional, dirigidas a restaurar o mejorar la eficiencia psicofísica de sujetos en algún modo dañados en algunas de sus capacidades de integración, relación o producción laboral. La rehabilitación tiene un horizonte de intervención inmediato en la corporeidad herida y disfuncional, y un horizonte más amplio: el de la totalidad de la personalidad considerada en su integridad, y en su inserción familiar, social y laboral. En la rehabilitación encontramos de la mejor manera la concepción de la medicina entendida como movilización y valoración del paciente, de todos sus recursos personales así como de los profesionales sanitarios que lo acompañan.

Puntos de compromiso ético. La primera meta que se deberá proponer aquel que ejerce la profesión de rehabilitador es la de motivar la colaboración confiada del sujeto y esta estará directamente relacionada con la madurez, la fuerza de ánimo y la riqueza espiritual del sujeto que se ha de rehabilitar. Los límites de la recuperación, desde esta perspectiva, se pueden ampliar cada vez más en proporción a la pedagogía de crecimiento moral que acompaña al ejercicio y actividad rehabilitadora. La escuela utilitarista, en cambio, lleva a no admitir a rehabilitación a todos los sujetos cuya relación coste/beneficio no sea positiva, y discrimina a todos aquellos que tienen graves malformaciones *(wrongful life)*. En este punto se inserta la reflexión sobre la «calidad de vida» interpretada en sentido selectivo. Según la teoría *contractualista,* los servicios de rehabilitación no se deben instituir y financiar en función de un derecho de las personas discapacitadas, sino en función al hecho de que la comunidad moral lo decida, si lo encuentra conveniente. Es cierto que la rehabilitación en el plano económico es muy costosa y no siempre se reembolsa, pero la compensación se encuentra en otro plano, el de la persona que reconquista confianza en la vida. Una ética personalista no pide solo ayuda económica, sino una ayuda que capacite a la persona para recuperar su autogestión y su propia inserción global en la sociedad. El compromiso ético, por tanto, a nivel social, será el de exigir, en nombre de la dignidad y de la igualdad de las personas, que se empleen los medios y las estructuras necesarias para la recuperación, antes de eliminar el problema, quizá a través de la asignación pura y simple de una pensión, que puede ser también necesaria. El rehabilitador, además, es también un educador, precisamente por el hecho de que debe saber implicar la personalidad íntegra del paciente y ofrecer en sí mismo una personalidad de referencia impregnada de confianza y serenidad. Al mismo tiempo, el paciente no puede ser considerado un destinatario pasivo del tratamiento, sino el sujeto de sus decisiones; él tiene la responsabilidad de participar en la planificación e implementación de un programa de evaluación e intervención: se trata de una colaboración entre terapeuta y discapacitado que tiene una connotación igualitaria basada en el trabajar juntos, no en el trabajar por, o trabajar para alguien.

Problemas de bioética clínica en la práctica rehabilitadora. El primer problema de naturaleza ética que se le presenta al rehabilitador y a la estructura rehabilitadora es el de definir los criterios de admisión, especialmente cuando la demanda supera la disponibilidad en términos de camas, medios y espacios funcionales. Intervienen aquí, por analogía los criterios de *triage*. Estos criterios deben, sin duda, respetar el principio de igualdad y por tanto de igual dignidad de los usuarios, porque cada uno de ellos tiene el mismo valor como persona, y por tanto, los criterios asumidos no podrán ser razones de discriminación. En la sucesión cronológica está el problema del consentimiento informado en relación con la capacidad del paciente de tomar una decisión autónoma. Cuando esta faltase, el principio de beneficencia pide igualmente intervenir, en la medida de lo posible, después de haber obtenido de alguna manera el consentimiento del paciente. La gran importancia de la motivación hace que se prefiera el modelo educativo que exalta al máximo la colaboración y la empatía: en este modelo, la construcción del consenso es un momento no solo técnico-jurídico, sino también de moral fundamental, porque no es suficiente que el rehabilitador identifique las posibilidades objetivas de recuperación, funcionalidad y autonomía, sino que es necesario que los objetivos del rehabilitador se conviertan en los objetivos del paciente.

Minusválidos e inserción social. Los puntos más relevantes son: (1) La inserción escolar no puede agotarse con el simple hecho de tener un profesor de apoyo, sino que se pide revisar los contenidos de esa inserción y la preparación del personal de apoyo, para que no se limiten a mantener una convivencia soportable; (2) es necesaria una gran labor de cultura de la acogida y de la originalidad-diversidad como riqueza que debe ser activada en la familia, en la escuela y en los grupos intermedios y voluntarios; (3) es necesario prever la orientación laboral; (4) el Estado deberá situarse en una posición de subsidiariedad respecto de las familias y los grupos educativos de carácter privado; (5) la debida atención a la peculiaridad de la minusvalía mental; (6) la preparación del personal, que no puede ser solo técnica.

Minusvalía, vida afectiva y sexualidad. En cuanto a la sexualidad y la afectividad del discapacitado, este debe ser ayudado a alcanzar una madurez a la que tiene derecho y que necesita en los límites de sus capacidades. Por lo cual, la meta de la educación afectiva, que consiste en perseguir la capacidad de amor oblativo propia de todas las personas, hombres y mujeres, vale también para el minusválido.

Discapacitados y voluntariado. El voluntariado organizado tiene un deber prioritario y una eficacia social, no tanto por los problemas concretos que logra resolver como por el despertar espiritual y moral que sabe suscitar en todos. El voluntariado es una exigencia sociológica, determinada por la existencia de «espacios vacíos», zonas de humanidad indefensa y no apoyada: son las zonas que no son económicamente productivas, de aquellos que logran llevar adelante por sí mismos su vida y su inserción en la sociedad (los ancianos, los discapacitados físicos, mentales y sensoriales). El voluntariado se sostiene también por una *motivación antropológica* que se podría definir como búsqueda de una «calidad de vida», más alta respecto de aquella producida por la civilización industrial, de sesgo tecnocrático y consumista. Se advierte muy bien en nuestras sociedades el conflicto en la civilización del hacer y la del producir, y la civilización del ser y del donar, exigencia del hombre en cuanto persona: la primera produce marginación y despersonalización, la segunda busca un concepto de vida y de salud entendido como equilibrio de la persona en la armonía entre lo físico y lo psíquico, entre persona y sociedad, entre hombre y medio ambiente. La amplitud de la intervención varía y según el tipo de voluntariado, *bénévolat, volontariat, militance*. En el caso de la minusvalía, el voluntariado deberá caracterizarse por una *relación constante con la familia* de proveniencia del minusválido, y de manera especial si es un minusválido psíquico:

en este caso la labor de los voluntarios se desarrolla al mismo tiempo hacia el minusválido y hacia su familia. Asimismo, y especialmente hacia ciertas categorías de minusvalía para las cuales la buena voluntad y el buen corazón no son suficientes, resulta imprescindible la conexión *con los especialistas y las estructuras especializadas*. La presencia de los especialistas en el seno de las asociaciones de voluntariado facilita también el contacto y la sensibilización con las estructuras hospitalarias especializada.

Capítulo VIII

BIOÉTICA, ANCIANIDAD Y ENVEJECIMIENTO DE LA POBLACIÓN

1. **Actualidad y relevancia del problema**

Es necesario sobre todo distinguir entre vejez como fenómeno individual y envejecimiento de la población. Es un hecho natural que el hombre, como ser vivo, envejece, y que conforme envejece y aumenta su edad, va al encuentro de mayores problemas de salud y autogestión: en esto no hay novedad alguna.

Ni tampoco hay que considerar algo excepcional, aún sin ser un fenómeno natural y universal, el envejecimiento de la población en las sociedades de alto desarrollo industrial, porque las poblaciones no pueden crecer indefinidamente de manera uniforme.

La novedad que, por lo que sabemos, no tiene precedentes análogos, está en la velocidad, la extensión y la amplitud del fenómeno de envejecimiento de la población, con consecuencias en el plano ético que son de novedoso y grave alcance, y que conllevan responsabilidades a nivel individual —incluidos los ancianos—, en el seno de las familias y a nivel socio-político[1].

Se afirmaba ya a finales de los años ochenta que «mientras que el siglo XX ha sido el siglo del crecimiento demográfico, el siglo XXI será el del envejecimiento de la población»[2]. Al examinar el alcance del problema no basta la consideración sincrónica y actual, sino que es necesaria la perspectiva y la previsión, porque el envejecimiento de las poblaciones está en relación directa con los siguientes factores: la disminución de los nacimientos, el aumento de la esperanza de vida[3] y, durante algún periodo y en alguna zona, se puede añadir el factor de la emigración.

[1] El envejecimiento de la población es, de hecho, un fenómeno articulado y complejo que implica contextualmente a individuos, familias y poblaciones y subpoblaciones; cf. A. Golini, *La popolazione del pianeta,* o.c., 74-91.

[2] A. Golini, «Aspetti demografici», a.c., 29-43; Consejo de Europa, *Proceedings of the seminary on demographic problem areas in Europe,* o.c.; M. Livi Bacci - G. C. Blangiardo - A. Golini (eds.), *Demografia,* o.c., 349-352 y 476; A. Golini, *La popolazione del pianeta,* o.c., 71-92.

[3] Los datos disponibles muestran que en 1900 los individuos de edad superior a los 65 años eran cerca de 15 millones (menos del 1 por 100 de la población) mientras que en 1992 esta franja de población llegaba a los 342 millones,

Estos factores se han unido sinérgicamente en un sentido negativo en cuanto al resultado final, una verdadera coyuntura desfavorable en algunos aspectos: se ha comprobado el hecho de que en un siglo, la media de vida en Italia ha pasado de los 36 años de 1887, nivel compartido por los dos sexos, a los actuales 78,6 años de los hombres y el 84,1 de las mujeres[4] —este es un hecho positivo en sí mismo—, y se ha reducido más de un tercio la fecundidad: Italia tiene una de las tasas de fecundidad [n.º de hijos/mujer] más bajas del mundo: 1,41, muy inferior al valor 2, necesario al menos para garantizar una tasa de crecimiento igual a cero. La consecuencia es que, a causa de un hecho ciertamente positivo, como es el del aumento de la media de vida debido a los éxitos de la medicina ante las enfermedades infecciosas y parasitarias, ante la mortalidad infantil y materna gracias a una mejorada nutrición, unido a otro factor de carácter negativo (al menos en sentido matemático), que es el de la caída de la natalidad, el peso proporcional del grupo de los ancianos en la estructura demográfica queda alterado.

En la tabla 12 se muestra la esperanza de vida por sexos y el número de hijos por mujer en los países europeos en 2007. De la tabla se deduce claramente que en los países de la Unión Europea la esperanza de vida es mayor para las mujeres que para los hombres: en este sentido se oye a menudo hablar de «feminización de la vejez». Si en la primera mitad del siglo pasado la tendencia demográfica por edad podía representarse con una «pirámide»con una amplia base (población joven) y un caída progresiva conforme iba avanzando la edad, ahora la representación se va modificando: en las regiones de mayor desarrollo, se va hacia una imagen «cilíndrica» con motivo de un doble factor: la caída de población juvenil conforma un «envejecimiento en la base», mientras que el aumento de la población que entra en la

en 1998 a 580 millones, con una previsión para 2050 de casi 2.000 millones, cifra esta última alcanzada principalmente por los países en vías de desarrollo (1.600 millones). Cf. S. J. Olshansky - B. A. Carnes - C. K. Cassel, «L'invecchiamento della specie umana», a.c., 18-25; S. J. Olshansky, «Life expectancy and life span», a.c., 98-101; ONU, *Hacia una sociedad para todas las edades. Año internacional de las personas ancianas 1999*.

[4] Datos ISTAT ofrecidos en http://demo.istat.it/altridati/indicatori/2008/Tab_5.pdf. Cf. también M. Geddes - G. Berlinguer (eds.), *La salute in Italia. Rapporto 1998,* o.c., en particular la sección sobre los datos estadísticos concernientes a la situación demográfica general en Italia y otros países de la Unión Europea (la proporción de jóvenes y ancianos sobre el total de la población, la tasa de fecundidad general, la tasa de natalidad, la tasa de mortalidad, la tasa de mortalidad general y la esperanza de vida en el nacimiento), pp.295-296, 300-302.

edad anciana y que llega a la vejez configura un envejecimiento de la parte alta, «el envejecimiento en el vértice»[5].

Países	Número medio hijos/mujer	Esperanza de vida en el momento del nacimiento	
		Niños	Niñas
Austria	1,42	77,47	83,10
Bélgica	1,64	77,06	82,60
Dinamarca	1,78	76,17	80,59
Finlandia	1,80	75,96	83,12
Francia	2,00	77,29	84,37
Alemania	1,37	77,41	82,67
Grecia	1,32	77,07	81,83
Irlanda	1,94	77,40	82,07
Italia	1,41	78,50	84,20
Luxemburgo	1,70	76,66	82,21
Holanda	1,73	78,12	82,54
Portugal	1,42	75,93	82,23
Reino Unido	1,74	77,33	81,68
España	1,29	77,76	84,33
Suecia	1,75	79,02	83,09
Unión Europea	1,50	75,84	82,00

TABLA 12. *Número medio de hijos por mujer y esperanza de vida en el momento del nacimiento por sexos en los Países de la Unión Europea*

Para establecer estas proporciones es necesario recordar lo que ya se dijo sobre el valor de los términos cronológicos en la «Asamblea Mundial sobre el envejecimiento» organizada por las Naciones Unidas en 1982 y que tuvo lugar en Viena[6]. Por «población anciana» se entiende las personas con 60 o más años.

[5] Cf. ONU, *Hacia una sociedad para todas las edades,* o.c.; EURISPES, *Rapporto Italia (1999),* o.c.; A. GOLINI, *La popolazione del pianeta,* o.c., 71-92.

[6] El Documento conclusivo de la Asamblea de Viena de la ONU (celebrada del 26 julio al 2 agosto de 1982) ha sido publicado por las Naciones Unidas con el título *Report of the World Assembly on Age* (Nueva York 1982) [en castellano, *Plan de acción Internacional de Viena sobre el envejecimiento,* o.c.]. Son significativos también por su contenido otros documentos como: ONU, *Hacia una sociedad para todas las edades;* el *Documento sull'assistenza socio-sanitaria all'anziano [Documento sobre la asistencia socio-sanitaria al anciano]* de la Facultad de Medicina y Cirugía «A. Gemelli» de la Università Cattolica del S. Cuore, o.c.; las *Linee di guida per la realizzazione del progetto-obiettivo «Tutela della salute degli anziani»,* aprobadas en 1992 por el Parlamento italiano.

A partir de 80 o más años se habla de «viejos»; para algunos se habla de viejos a partir de los 75 años. Las fechas significativas parecen ser, por tanto, los 60 y los 80 años. El gráfico 3 y la tabla 13 muestran[7] respectivamente la evolución de la población joven y de la población anciana en los países de la Unión Europea y la evolución de la población anciana en Italia.

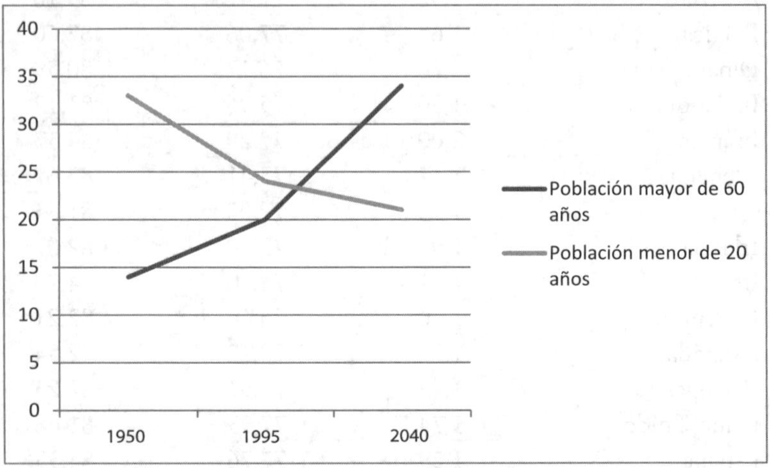

GRÁFICO 3. *Desarrollo en porcentaje de la población anciana y joven de la Unión Europea en clave retrospectiva (de 1950 a nuestros días) y en perspectiva (hasta 2040)*

Siempre en la línea de los conceptos es importante comprender que hablar de ancianos no es lo mismo que hablar de «condición de ancianidad»: en el primer caso se toma en consideración a los sujetos, en el segundo caso, al complejo mecanismo de carácter social y psicológico que no depende solo del conjunto de los sujetos ancianos, sino de la interacción y de la proporción relativa a los otros grupos. He aquí por qué, para trazar un cuadro sobre la condición de ancianidad, no basta con hacer la estadística de cuántos son los ancianos o de cuáles son sus condiciones físicas y económicas; es necesario sondear las interrelaciones entre ancianos y jóvenes, entre ancianos y niños, entre ancianos y valores, entre ancianos condiciones medioambientales[8].

[7] Las tablas cuya fuente son la ONU y la IRP se han extraído de FONDAZIONE LEONARDO, *Primo rapporto sugli anziani,* o.c., 28, 35. Los datos demográficos se reflejan en muchos trabajos de investigación de carácter local o general para el mundo o para Italia.

[8] Algunas investigaciones efectuadas en poblaciones ancianas de determinadas áreas de Italia han constatado la importancia de sondear estos aspectos para

Franja de edad	1981			1988		
	Hombres	Mujeres	Total	Hombres	Mujeres	Total
65-69 aa.	1165	1442	2607	1420	1682	3102
75-79 aa.	936	1258	2194	1177	1545	2722
>80 aa.	558	878	1437	743	1135	1877

Tabla 13. Avance (en miles de unidades) de la población anciana durante el periodo 1981-1998

2. Descenso de la natalidad, mortalidad y aumento de la esperanza de vida

Para llevar a cabo una valoración etiológica del fenómeno debemos detenernos todavía en alguna reflexión sobre las dos principales causas de la situación que vamos a describir, es decir, el descenso de la natalidad y el aumento de la esperanza de vida. Atendiendo a las indicaciones de los expertos, surgen las siguientes observaciones:

a) Está claro que la caída demográfica en los países occidentales y en Italia en particular es un hecho que se ha ido agravando en estos últimos años. Los datos relativos a la fecundidad hablan claro: 1,6 en los países más desarrollados; 1,4 en los países de la Unión Europea[9]. Los estudios estadísticos evidencian una progresiva disminución a partir de 1964 (periodo del *baby boom)* para llegar a nuestros días, donde se registra una tasa de crecimiento demográfico negativa.

> Con una fecundidad tan baja —afirmaba ya Golini a finales de los años ochenta— el proceso de envejecimiento se ha acelerado; puede ponerse en marcha, por tanto, un círculo vicioso que se retroalimenta, entre envejecimiento de la población y caí-

investigar de forma más generalizada la «condición anciana». Para bibliografía relacionada cf. E. SGRECCIA - S. BURGALASSI - G. FASANELLA, *Anzianità e valori,* o.c.; L. ANTICO - R. BERNABEI - F. CARETTA y otros, *Anziano, salute, società,* o.c.; S. BURGALASSI, *Rapporto finale sui risultati dell'indagine sociologica sulla condizione giovanile e degli anziani in Pordenone,* o.c.; D. DI DONA - L. FORTUNATI - N. MURARO - M. TESSAROLO, *Gli anziani nel Veneto,* o.c.; M. C. MARTINENGO - L. SAVOLJA, *Terza età e nuova vita,* o.c.; G. MAGISTRALI - G. M. CAGNOLATI - S. FAVA, *Gli anziani, la città e i servizi,* o.c.; F. MARCELLINI - C. GAGLIARDI - F. LEONARDI - L. SPAZZAFORNO, *Mobilità e qualità della vita degli anziani,* o.c.; R. PALOMBA - M. MISITI - D. SABATINO, «La vecchiaia può attendere», a.c.; C. DE ROSE - D. SACCHINI (ed.), *L'età in gioco,* o.c.

[9] Los datos han sido aportados por la FONDAZIONE LEONARDO, *Primo rapporto sugli anziani,* o.c., 31-32.

da demográfica, debido a la baja natalidad y la alta mortalidad, y que podría llevar para algunas subpoblaciones incluso a su desaparición[10].

En particular, los datos ofrecidos por las Naciones Unidas estiman que será Europa el continente más afectado por el fenómeno del envejecimiento, con un porcentaje que del 20 por 100 de 1998 debería crecer hasta el 35 por 100 en 2050, año en el cual España e Italia serán las naciones más ancianas del orbe, con 3,6 respectivamente y 3,4 mayores de sesenta años por persona por debajo de los 15 años de edad[11].

b) La segunda observación, de tipo inductivo o de perspectiva, es la que concierne a las previsiones. En sociología estadística se navega bastante bien cuando se habla de los fenómenos del pasado, pero se arriesga mucho cuando se aventura en las previsiones. En las previsiones a corto plazo es cierto que los hechos consumados influirán todavía durante un tiempo, y no puede ser de otro modo, mientras que para las perspectivas a largo plazo las hipótesis pueden ser incluso opuestas.

> Por un lado los impulsos culturales, sociales, psicológicos que han llevado al actual nivel de descenso de la natalidad —prosigue Golini— podrían más tarde reforzarse y encontrar en la mayor disponibilidad y difusión de anticonceptivos económicos, fáciles, seguros y de larga duración otro elemento para que puedan manifestarse plenamente: sería de hecho posible eliminar del todo esa pequeña o pequeñísima cuota residual de nacimientos no planificada... en cambio este fuerte descenso que lleva a una intensa disminución de la población podría provocar una especie de alarma social, especialmente cuando en una población comenzasen a verse durante largos periodos 35 defunciones por cada nacimiento[12].

Esta segunda hipótesis parece todavía poco probable, al menos, como hemos señalado, a un corto y medio plazo en el cual se hicieran notar fuertemente las hipotecas del pasado reciente.

Paradójicamente, lo que es una victoria de la medicina, el aumento de la esperanza de vida, teniendo en cuenta que todavía no se puede demostrar que los años arrebatados a las fronteras de la muerte se caractericen por la salud y el poderío físico, y teniendo presente el factor de la natalidad, esta especie de victoria se resuelve en un drama.

[10] A. Golini, «Aspetti demografici», a.c., 30.
[11] ONU, *Hacia una sociedad para todas las edades,* o.c.
[12] A. Golini, «Aspetti demografici», a.c., 30.

La vida media —o sea, el número medio de años de vida que se espera para una persona— que en los años 1880-1881 era en Italia de 35 años (con una supervivencia por generación del 33 por 100 hasta los 60 años y del 6,7 por 100 hasta los 80), en cosa de un siglo ha rozado los 74 años y en 2007 alcanzó los 80 años[13]; según algunos cálculos y sin tener en cuenta las hipótesis de ingeniería genética en el campo médico, sobre todo a raíz de la secuenciación del genoma humano, cuya primera lectura fue completada en el 2000, parece que en un futuro próximo la media de vida podría alcanzar los 80-90 años y que aquellos que superan los 80 años podrían ser el 70-80 por 100, pero con una salud precaria y comprometida. Todo esto parece más probable, al menos, hasta que la biología y la neurología no ayuden a frenar la decadencia y el deterioro de los procesos degenerativos de las células del organismo, y particularmente las del sistema nervioso.

Sobre el avance de la mortalidad, hay que resaltar la diferencia entre hombres y mujeres: como las causas de mortalidad por enfermedad se concentran en las enfermedades cardiovasculares y los tumores —después de que se hayan reducido las causas debidas a factores bacteriales o parasitarios— los hombres presentan una mayor fragilidad, mientras que las mujeres revelan una mejor protección: en Francia, Finlandia y Rusia la media de vida de las mujeres supera a la de los hombres con una diferencia de casi 8 años.

No se pueden igualar las situaciones entre los países, aunque existe una fuerte analogía entre países desarrollados, en los cuales el descenso de la natalidad, el aumento de la media de vida y el consiguiente incremento de la población anciana pueden considerarse datos comunes. Pero este hecho remueve todo el equilibrio de la población mundial. Por ejemplo, los ancianos, en los países desarrollados representaban en 1998 el 20 por 100, mientras que en los países en vías de desarrollo representan el 6,6 por 100. Obviamente, la situación se está modificando también en los países en vías de desarrollo[14].

[13] ISTAT, *Italia in cifre (2000),* o.c.

[14] Actualmente pertenecen a África todas las poblaciones que no vivirán más de 60 años a causa de la desnutrición infantil o de las escasas medidas de acceso a vacunas. Entre los países en los que se vive menos se encuentran Sierra Leona (51 años), Guinea Bissau (56 años), Afganistán, Malawi, Ruanda (57 años), Gambia y Guinea (58 años); entre aquellos en los que se vivirá más, se encuentran Italia, Islandia, Japón y Suiza (82 años), Australia, Canadá, España, Francia, Grecia y Suiza (81 años), China (75 años), Rusia (72 años) e India (71 años). Fuente: EURISPES, *Rapporto Italia (1999).*

3. Los datos más significativos a nivel mundial

Analizando más detalladamente los datos demográficos, sobre la población mundial, podemos observar cómo ha aumentado la media de vida de la población, pero no la duración máxima de la vida de cada persona en particular: alcanzar o superar los 110 años es todavía hoy un hecho extraordinario. Gracias a la disminución de la mortalidad precoz, los últimos cien años de historia demográfica se han caracterizado por una sustancial alineación del promedio de años de vida: en particular, la expectativa de vida mundial ha pasado de los 47 años de 1950-1955 a los 65 años de 2000-2005, con un incremento del promedio de vida en estos cincuenta años del 38 por 100. Este incremento ha sido mucho mayor en los países en vías de desarrollo (donde la expectativa de vida ha pasado de los 41 a los 62 años, es decir, más de un 54 por 100) respecto a los países desarrollados (de 67 a 68 años, con un incremento de más del 16 por 100). En cuanto a la situación europea, el incremento registrado de expectativa de vida es del 18 por 100, pasando de 66 a 78 años.

La llamada «primera transición demográfica» que ha caracterizado a casi todos los países después de la caída de la mortalidad y del descenso de la fertilidad, ha sido rápidamente alcanzada en los últimos decenios, al menos en lo que concierne a muchos países de desarrollo avanzado, por la «segunda transición demográfica», debido a la constante y bajísima tasa de fecundidad, así como por la posterior caída de la mortalidad que, desde un punto de vista demográfico, deja prever lo que será una significativa caída de la población y un preocupante cambio de su estructura por edad, que se concretará en un fortísimo envejecimiento de la población. En las últimas cinco décadas, de hecho, la población de edad superior a los 80 años se ha visto incrementada en un 521 por 100, más que duplicando su porcentaje en la composición total de la población (del 0,5 por 100 al 1,3 por 100). Intensos, aunque menos acentuados, son también los incrementos porcentuales de la población superior a los 60 años (+228%) y a los 65 a los (+263%) con un peso porcentual sobre la población planetaria igual, respectivamente, del 10,4 por 100 y del 7,4 por 100. Más allá del significativo dato de síntesis a nivel planetario, es también necesario resaltar cómo el fenómeno demográfico del envejecimiento de la población, aunque globalizado, procede según conceptos diferentes: en los países desarrollados el proceso de envejecimiento ha comenzado antes, presentando anualmente porcentajes superiores a los de los países en vías de desarrollo, los cuales, sin embargo, presentan una velocidad de envejecimiento mucho más elevada. De este modo, según las estimaciones de la ONU en 2007, el incremento de la esperanza media de vida para los próximos 40 años a nivel mundial podría ser de 10 años (+15%), llegando a los 75 años (valor medio esperado entre los 65 años de la población africana y los 88 de la población japonesa). Según tales previsiones, se irá reduciendo también la distancia entre el país más longevo y el menos longevo, pasando de 33 a 23 años. El incremento esperado más considerable afecta a la población africana, con 16 años de aumento en esperanza de vida (+33%). La disminución del número de nacimientos contribuirá, como ya hemos señalado, a determinar el rápido adelgazamiento de las capas más jóvenes de la población: se estima que la población hasta los 14 años sufrirá una caída del actual 50 por 100 a menos del 10 por 100 de la población total.

Al elaborar las proyecciones de longevidad será necesario tener en cuenta por tanto una serie de variantes debidas bien a discontinuidades positivas, bien a discontinuidades negativas que por una parte podrían romper las barreras de los máximos alcanzados hasta la fecha, mientras que por otra parte podrían ralentizar la carrera hacia el alargamiento de la vida. Señala Golini en este sentido que

> [...] si bien los diagnósticos cada vez más eficaces y fiables, en sinergia con medicinas *ad hoc* evaluadas en una población anciana y vieja, así como una mayor accesibilidad de futuras técnicas terapéuticas, serían elementos positivos para la reducción de algunas causas de mortalidad en edad avanzada, la aparición de nuevas epidemias, el debilitamiento de la condición física debido a fenómenos acumulados en los años de contaminación o la difusión de comportamientos altamente perjudiciales para la salud del cuerpo (por ejemplo, malos hábitos alimenticios, abuso de sustancias estupefacientes, tabaquismo, falta de deporte, etc...), anularían por completo o en parte el potencial de algunas discontinuidades positivas[15].

El incremento previsto de la población mundial (un 40 por 100 en 2050), junto con las transformaciones internas de su composición estructural, pondrá en tela de juicio la sostenibilidad de las poblaciones de la Tierra en términos de recursos alimenticios, ambientales, energéticos, etc.; sostenibilidad todavía más apurada por el crecimiento del consumo no sostenible por parte de los países desarrollados. Además habrá que esperar un incremento

[15] Cf. A. GOLINI, «Demografia della popolazione anziana», a.c., 22.

de la demanda directa e indirecta de bienes y servicios, propia de las clases de edades superiores a los 60 años, que se servirá de unos recursos humanos con cambios cuali-cuantitativos, además de físicos y económicos.

Como afirma Golini, «los desafíos presentados por el envejecimiento demográfico son inmensos, y requieren [...] capacidades importantes y diversificadas»[16].

Especialmente en lo que concierne a la asistencia y cuidado de la persona anciana, enferma o minusválida, será necesario encontrar un sistema distinto al basado en la familia, sobre todo allá donde la coexistencia de tres o cuatro generaciones implica unas expectativas de las generaciones de más edad respecto de las más jóvenes que terminan por machacar a lo que suele ser un hijo único, poniendo a menudo en peligro el equilibrio psíquico-físico. La alterada relación entre generaciones, así como las modificaciones en los cuadros nosológicos, la duración en el periodo de asistencia, pero también la frecuente ruptura y recomposición de las familias, requiere el desarrollo de nuevas formas de solidaridad intra e intergeneracional.

4. El envejecimiento del individuo

Después de haber analizado el envejecimiento de la población, debemos realizar alguna reflexión y aportar algunas nociones y teorías sobre el envejecimiento como fenómeno biológico referido a individuos concretos, intentando obtener también sus correspondientes factores causales[17]. Por envejecimiento comúnmente se entiende «el conjunto de cambios físicos y psíquicos no debidos a enfermedades que intervienen en los individuos tras la madurez: son más o menos comunes a todos los miembros de una especie, reducen la capacidad de adaptación al estrés y de mantenimiento del equilibrio homeostático y desembocan en la muerte del propio individuo»[18].

[16] Cf. ibíd, 28.

[17] Para una mayor profundización en los aspectos biológicos del envejecimiento cf. E. Palummeri - A. Cella - G. Pioli, «Biologia dell'invecchiamento», a.c., 25-38; A. Isidori - F. Franceschi - F. Romanelli, «La costituzione biologica dell'anziano tra salute e malattia», a.c., 25-30; A. S. Lundberg - W. C. Hahn - P. Gupta y otros, «Genes involved in senescence and immortalization», a.c., 705-709; J. Young - J. R. Smith, «Epigenetic aspects of cellular senescence», a.c., 23-32; G. R. Martin - R. Arking, «Theories of aging and life extension», a.c., 89-97; M. Cesa-Bianchi, *Giovani per sempre?*, o.c., 35-89; P. Gambetti, «Biologia e patologia dell'invecchiamento del cervello», a.c., 45-48.

[18] E. Palummeri - A. Cella - G. Pioli, «Biologia dell'invecchiamento», a.c., 25.

Las teorías más plausibles a las que se acude para justificar el envejecimiento son dos:

a) La teoría *estocástica* o de acumulación de errores secundarios en una disminuida capacidad auto-reparadora ante las agresiones ambientales del ADN y de las proteínas;
b) la teoría *genética* o de la senectud programada, que activaría los «gerontóngenos» o «genes suicidas», los cuales inducirían fenómenos celulares degenerativos.

Otras evidencias sugieren que los factores genéticos están implicados en el envejecimiento y que afectarían a un número limitado de genes.

Ambas teorías no parecen excluirse recíprocamente, es más, los biogerontólogos tienden a asumir un origen multifactorial del envejecimiento que comprende los siguientes mecanismos celulares:

a) alteración de la capacidad replicativa de las células;
b) alteraciones del ADN (daños en las estructuras nucleótidas, entrecruzamientos entre las cadenas, reducción de la actividad transcripcional secundaria para el aumento de cuotas no funcionales del ADN);
c) daños en radicales libres, moléculas reactivas a consecuencia de un desplazamiento electrónico en un orbital externo que no han sido adecuadamente neutralizados a nivel metabólico;
d) alteración de las membranas celulares (a nivel de composición química, morfológica y funcional) ligada a los daños en los radicales;
e) glicosilación de proteínas (unión de la glucosa bajo forma de aldehído) con las consiguientes alteraciones del colágeno;
f) apoptosis, muerte celular programada que se inicia en presencia de daños celulares.

En estos últimos tiempos se han considerado más adecuados los factores, cuando menos concomitantes, que tienen un origen psicológico y psicógeno, como, por ejemplo, el factor depresión y, finalmente, factores de carácter ético (como el sentido de la utilidad afectivo-familiar y social).

Esto no le resta importancia al factor biológico, pero el bienestar de una vida está siempre en la encrucijada entre los factores genéticos, ambientales, y en el caso del hombre, factores espirituales e interiores.

En conclusión, vuelve una interpretación holística y personalista, también en relación con este fenómeno tan universal y peculiar hoy en día como es el del envejecimiento.

Este discurso es relevante desde el punto de vista ético para lo que parece perfilarse como una controversia en la estrategia que se ha de adoptar para el alargamiento de la vida y por tanto para toda la geriatría[19].

Suponiendo que la causa del envejecimiento resida fundamentalmente en el control genético, ¿sería lícito imaginar una intervención con las más modernas tecnologías de ingeniería genética para poder perseguir una especie de (digamos) «inmortalidad biológica», o nos debemos limitar a una estrategia «de mejora», apoyando, según el principio terapéutico, la terapia de los factores patológicos, intentando mantener la autosuficiencia en el nivel más alto posible y la llamada «calidad de vida»?

Es obvio que actualmente el dilema puede parecer ocioso, desde el momento en que no existen evidencias acertadas sobre otros seres vivos, pero esto no nos impide ver como extremadamente peligrosa y arbitraria la hipótesis *ingenierística,* mientras que nos parecería ya un éxito en el plano médico, social y espiritual, si se conjugasen las afirmaciones de los factores de autosuficiencia, armonía afectiva e inserción social con la rehabilitación y la superación de la soledad y del sentido de inutilidad, componentes que se resumen en la expresión «calidad de vida», como veremos más adelante.

Últimamente parece que la contribución a la comprensión del problema del envejecimiento proviene de los estudios de psico-neuro-endocrino-inmunología. Esta profundiza en el área de investigación que concierne a las relaciones entre la esfera psíquica y los sistemas endocrino e inmunitario. Hoy los datos disponibles pueden resumirse del siguiente modo:

a) el estrés inducido en animales por experimento pueden modificar la funcionalidad inmunitaria y alterar la susceptibilidad a infecciones y tumores inducidos experimentalmente;

b) los sucesos valorados como estresantes para la especie humana (por ejemplo, un duelo) o situaciones psicopatológicas (por ejemplo, la depresión), modifican la funcio-

[19] P. CATTORINI, «Ai confini della geriatria», a.c., 7-80 con abundante bibliografía; F. M. FERRO - G. RIEFOLO, «Sulle concezioni neurologiche e psicologiche dell'involuzione», a.c., 81-99; L. ANTICO, «Premessa: l'anziano tra "active aging" e disabilità», a.c., 1-6; S. J. OLSHANSKY, «Life expectancy and life span», a.c., 98-101.

nalidad del sistema inmunológico y están estadísticamente ligados a valores particulares de incidencia en tumores o enfermedades infecciosas.

En el anciano, dichas correlaciones asumen una particular importancia, dado que los sistemas inmunológico y endocrino sufren un envejecimiento «fisiológico» que transforma el funcionamiento, y podrían arrojar luz sobre diversos cuadros patológicos todavía oscuros en las condiciones fisiopatológicas[20].

Pero todas las observaciones realizadas hasta ahora nos llevan a la consideración del anciano como persona y a la investigación de las instancias éticas más relevantes y generales que ambos fenómenos comunes, el envejecimiento de las personas y el envejecimiento de la población, nos llevan a considerar.

5. Bioética en la ancianidad: una introducción[21]

Para comprender los problemas éticos que surgen cuando se entra en contacto con el universo de los ancianos es necesario referirse a todo lo dicho en la parte de los fundamentos de bioética sobre los componentes dominantes de nuestra cultura, y en particular sobre la difusión a todos los niveles de una ética «mecanicista» de la vida y general de la afirmación de una ética utilitarista. En particular, destaca la tendencia a diluirse en el hacer y en el tener: pero el ser trasciende al hacer, es más rico que

[20] Para una síntesis de la bibliografía sobre psico-neuro-endocrino-inmunología, véase L. Antico, «Biologia e esperanza», a.c., 7-23.

[21] La bibliografía sobre la dimensión ética en la ancianidad es considerable. Léase: S. Burgalassi, *L'età inutile,* o.c.; Íd., «La condizione anziana. Un approccio globale a livello antropologico e sociologico», a.c., 259-284; Íd., «La condizione anziana: problemi e prospettive», a.c., 356-370; V. Cesareo, «La condizione dell'anziano nella prospettiva di nuove modalità di organizzazione della vita», a.c., 20-23; L. Ciccone, *Anziani ed handicappati,* o.c., 14-18; M. Petrini - F. Caretta - L. Antico - R. Bernabei, *Etica e geriatria,* o.c.; E. Sgreccia (ed.), *Persona e terza età,* o.c.; L. Sandrin - F. Caretta - M. Petrini, *Anziani oggi,* o.c.; L. Alfieri y otros, *L'anziano nel dialogo fra le generazioni,* o.c.; G. Baldassarre, *Da fardello a ricchezza,* o.c.; M. Soldini - U. Accettella - S. Burgalassi (ed.), *La bioetica e l'anziano,* o.c.; C. de Rose - D. Sacchini (eds.), *L'età in gioco,* o.c.; D. Tettamanzi, «Anziano», a.c., 54-57; OMS, *Active ageing: a policy framework,* o.c.; The President's Council on Bioethics, *Taking care,* o.c.; ONU, *Report of the Second World Assembly on Ageing,* o.c.; Íd., *Research Agenda on Ageing for the 21st Century,* o.c.; Íd., *The demographic revolution in pictures,* o.c. Consejo Pontificio de la Pastoral para los Agentes Sanitarios, *Actas de la XXII Conferencia Internacional «La pastoral del cuidado de los ancianos enfermos»,* o.c.

el hacer y el construir, y no se realiza totalmente en las acciones exteriores y programadas.

Se da a menudo por muerta a la metafísica, la ontología se ha nublado y se vuelto evanescente y por eso corremos el riesgo de perder el sentido de trascendencia en el espíritu humano. La «eliminación» de la metafísica y de la trascendencia, la marginación de la contemplación y de la vida interior, caracterizan esta cultura nuestra de fondo mecanicista y utilitarista. El fin, que es la culminación y plenitud del ser humano, ya no es una pregunta: la pregunta de nuestro tiempo es lo inmediato, lo útil, el bienestar económico; el mañana se querría «programado»: está programada nuestra mente, está programada la muerte, asegurada la enfermedad, negado como «sinsentido» el valor del sufrimiento. En esta cultura, la situación del anciano no puede ser más que marginación e inutilidad. Se habla asimismo de *ageism,* un término —originariamente acuñado por Robert Butler en 1969— para definir el proceso de discriminación sistemática hacia los ancianos en cuanto ancianos y que no ha dejado de ser un argumento de discusión también en el ámbito médico-sanitario[22]. El sinsentido de la ancianidad es la desembocadura de todo este proceso: el anciano es improductivo, inútil para quien produce y está fuera de lugar en la sociedad productiva. El anciano, si vive, vivirá en soledad, y si está enfermo, se le alejará; si está moribundo y con una enfermedad crónica y cargada de sufrimiento, se debería aprender a «programar» su muerte. Al mismo tiempo, paradójicamente, el número de ancianos —a causa de los éxitos de la ciencia médica y a los programas de reducción de la natalidad— se incrementa notablemente.

En el contexto cultural de hoy, centrado por completo en el mito del hacer y en la lógica de la productividad, al que se une la exigencia de la competición con el otro como condición de autorrealización, la persona anciana, especialmente si está enferma o con alguna discapacidad, ha perdido ya la partida. El jaque mate viene con el aislamiento por parte del sano, que no quiere sentir su presencia angustiosa. Es, por tanto, una verdadera urgencia cultural la de reapropiarse del valor de la aparente pasividad humana: aparente, porque el ser humano es siempre protagonista de su existencia, siempre activo (¡la vida misma es, por definición, automovimiento!), aunque externamente no observemos el dinamismo. (Atendiendo a estas categorías, una per-

[22] Cf. CARNEGIE INSTITUTE, *Life, work and livelihood in the third age,* o.c. En el ámbito médico: D. C. THOMASMA, «Stewardship of the aged», a.c., 148-159; A. BOWLING, «Ageism in Cardiology», a.c., 1353-1355.

sona inmovilizada por la enfermedad es una persona «pasiva», olvidando que la vida misma es intrínsecamente actividad, y que a través de la vida la persona se convierte en presencia histórica. De este modo, cuando se señala la esfera de la fe cristiana, esta no solo participa de la historia de la humanidad, sino que participa de un modo particularmente eficaz, precisamente porque en esa «pasividad» se oculta, misteriosamente, toda la fuerza de la Redención). La situación socio-demográfica del envejecimiento de la población revela a menudo la escasa atención, cuando no una verdadera y propia agresión a la dignidad de la persona anciana, especialmente si está enferma o es particularmente vulnerable.

Son interesantes las anotaciones que A. Oliverio hace sobre la relación entre la pérdida de la primacía del ser y de la contemplación-marginación de los ancianos en un estudio en el cual revisa la historia del pensamiento filosófico, las artes figurativas y el traje, con el objetivo de subrayar el cambio de imagen del anciano en las diversas etapas de la civilización occidental:

> La personalidad del hombre maduro —escribe Oliverio, retomando el pensamiento de Erikson—, encuentra su expresión equilibrada tanto en la acción como en la contemplación: nos podemos preguntar, por tanto, cómo una sociedad que premia esencialmente la actividad, puede llevar a un crecimiento equilibrado y una realización del individuo. Una concepción de la vida basada en la actividad y en la ideología del trabajo en las civilizaciones industriales impone a los jóvenes una larga fase de aprendizaje y pide al adulto el máximo de sus energías en un arco laboral que tiende a ser cada vez más breve, una situación que está en la base de la marginación del individuo anciano, cuyo papel ha sido profundamente modificado con el tránsito de formas de sociedad en las cuales la vida activa se alternaba con la contemplativa (sociedades agrícolas) a otras basadas esencialmente en los valores del trabajo y la afirmación del individuo como productor y consumidor[23].

El oscurecimiento del ser y de la trascendencia ha dejado sin aliento a la contemplación entendida como la capacidad del espíritu de encontrar al ser, no solo en el anciano, sino también en los jóvenes. Perder el sentido del ser, de su grandeza silente y misteriosa, de su palpitante vitalidad, quiere decir perder el sentido y la belleza de la verdad, que tiene valor por sí misma, que vale para todos; perder el sentido de la objetividad y la trascendencia de la norma ética quiere decir sentirse máquina que produce y

[23] A. Oliverio, *Maturità e vecchiaia,* o.c.

consume, o bien objeto que es consumido. Perder el sentido y la belleza de la verdad quiere decir también perder la conciencia (hecho evidente en nuestra sociedad de hoy) de que la vejez se manifieste «como posibilidad arquetípica presente en todas las cosas, como algo que es dado con la naturaleza humana, así como con la naturaleza de todas las cosas existentes»[24]. También la creatividad de los valores estéticos, el descubrimiento de los valores éticos, la apreciación del don y del amor gratuito (el ser es don) se han nublado y han sido sepultados por el ansia de la productividad: «crear» exige trascender, trascenderse, contemplar. También hacer se convierte en un *making* no en un *acting* si falta la contemplación y se minimiza la trascendencia.

Si buscamos la causa de todo esto la podemos reconocer en la distorsión del «sentido de la vida». De hecho, si la vida se percibe como don —un don cuyo valor trasciende la inmanencia de la economía, de la política y de la historia— la vida será amada y donada; pero si la vida es percibida y vivida en su atomismo terrenal como un «sinsentido», entonces se intentará limitar el dolor, la duración y el número de «beneficiarios» no convencidos del beneficio.

Si se conserva el horizonte trascendente y creacionista la vida se siente como un don también cuando es lucha, y el amor hacia la vida fructifica hacia la solidaridad social; si este horizonte se pierde, el nihilismo y el individualismo toman la calle y la limitación de la natalidad, el aborto selectivo de sujetos «defectuosos», las limitaciones injustificadas del gasto asistencial y, finalmente, la eutanasia, constituyen un ineludible cortejo crepuscular y fúnebre.

Aunque pueda parecer paradójico, el problema del envejecimiento de la población se resuelve, entonces, en buena medida, con el niño, es decir, con un reequilibrio de los nacimientos, meta que debería perseguirse con intervenciones de tipo político (para el hogar, el trabajo y la familia fundada en el matrimonio) pero también de tipo ético-cultural (educación en el respeto por la vida ya nacida y que nacerá) en la conciencia de que un país sin niños no puede tener esperanza en el futuro.

6. **Problemas éticos de la ancianidad**

A la luz de cuanto aquí se ha dicho, vamos a analizar los problemas ligados a la tercera edad, a la búsqueda de una solución

[24] J. Hillman, *La forza del carattere,* o.c., 27.

informada, de una ética que considere a la persona humana en su globalidad, con sus dimensiones metafísica y trascendente[25].

Hemos considerado los siguientes problemas: el envejecimiento de la población; los problemas éticos de asistencia al anciano; las repercusiones en la ancianidad de las diferentes concepciones de la «calidad de vida»; los problemas éticos del tratamiento de los ancianos enfermos graves o en fase terminal de la enfermedad; la cuestión social y el anciano; la promoción del anciano.

a) *El envejecimiento de la población*

Teniendo en cuenta cuanto se ha dicho antes bajo el perfil epidemiológico, desde el punto de vista ético hay que decir que la llamada «sociedad occidental» es una sociedad que provoca el envejecimiento de la población, concepto —como ya se ha dicho— bien distinto del envejecimiento de cada individuo en particular.

De hecho, la realidad por la cual cada ser humano envejece se inscribe en el ámbito del ciclo normal biológico (nacimiento/vida/muerte) al cual todos los seres vivientes —hombre incluido— están sometidos. Ninguna ciencia médica está en condiciones, actualmente, de evitar el fenómeno del envejecimiento y las estrategias de mejora solo pueden retrasar el deterioro y aumentar la duración de la vida, pero no ciertamente anular un fenómeno que es independiente de la voluntad del individuo.

Por el contrario, el envejecimiento de las poblaciones, es decir, el crecimiento porcentual de ancianos en relación con el universo de la población, es un fenómeno que depende en parte y notablemente de opciones ético-culturales y la situación vigente en los países «económicamente avanzados» apela a la responsabilidad de todos y de cada uno. Si por una parte es cierto que en estas sociedades el envejecimiento de la población puede considerarse un hecho no excepcional, dada la imposibilidad del crecimiento demográfico indefinido y uniforme, por otra parte la ya recordada caída en la tasa de natalidad contribuye acentuadamente al ya manifiesto desequilibrio en la relación anciano-joven.

Este fenómeno, consecuencia de las decisiones tomadas en materia de procreación y planificación familiar, es típico de los

[25] D. TETTAMANZI, «Aspetti etici della condizione anziana», a.c., 123-138; E. SGRECCIA, «Anzianità: valori, creatività e qualità della vita», a.c., 101-22; L. CICCONE, *Anziani ed handicappati,* o.c., 27-31; E. SGRECCIA (ed.), *Persona e terza età,* o.c.; ÍD., *Manual de bioética,* I, o.c., 100ss.

países desarrollados, pero no de los países en vías de desarrollo que, en cambio, tienden a expandir su propia presencia y reemplazar las fuerzas productivas y laborales a través de la inmigración al Norte rico del planeta.

Se ha iniciado así una «fase de regreso» de la emigración que Occidente ha realizado en los pasados siglos —y especialmente durante el siglo XX— desde el descubrimiento del continente americano hasta el final de las guerras mundiales. Y esta oleada de regreso ya provoca y provocará tantos problemas de orden ético y cultural, de compatibilidad interracial, no inferiores a aquellos provocados o sufridos por los emigrantes europeos que buscaban trabajo o iban a la conquista de nuevas tierras.

Por una especie de mecanismo de defensa de dudosa moralidad —es más, de total inmoralidad— el mundo «occidental» —y con él potentes organismos económico-financieros— intenta bloquear el crecimiento de países en vías de desarrollo, sembrando la cultura de la planificación familiar con sutiles mecanismos de presión y neocolonialismo «biológico». Pero se sabe que este camino, además de ser inmoral —entre otras cosas por los métodos que usa, carentes de respeto hacia la responsabilidad procreadora de las parejas— es también ineficaz y funciona simplemente como *boomerang:* la limitación afecta sobre todo a los pueblos occidentales que deberían, sin embargo, incrementar la tasa de nacimientos al menos para igualar la tasa de defunciones.

Por todo cuanto se ha dicho se deduce que el problema del envejecimiento de la población apela a responsabilidades de orden ético, social y político: se puede y se debe corregir el antinatalismo sistemático y restrictivo.

Hemos recuperado este dato porque el envejecimiento de la población repercute en la gestión socio-sanitaria de los ancianos. La asistencia a los ancianos, desde el momento en que estos superan a los sectores de fuerza juvenil y laboral, ya no es segura ni está garantizada: las pensiones serán cada vez más bajas, los medicamentos cada vez más caros, los ancianos serán cada vez más y estarán cada vez más solos.

b) *La asistencia al anciano*

Omito detenerme en la discusión, todavía futurista y también de ética dudosa, de las estrategias de inmortalidad basadas en la ingeniería genética para combatir el envejecimiento. Nos movemos en la óptica de las estrategias de «mejora» que consisten en prevenir las enfermedades, cuidar al anciano y rehabilitarlo, uniendo medicina general y geriatría. Quien siga el debate ético sobre la asistencia al anciano no puede obviar la tendencia a considerar el factor «edad» como un «indicador» terapéutico o como criterio discriminatorio para decidir si asistir en mayor o menor medida al paciente anciano con intervenciones particularmente costosas. Ahora bien, si el factor «edad» puede servir de ayuda para evaluar las expectativas y el resultado de una terapia en relación con las condiciones del paciente anciano, o en un cálculo de riesgo-beneficio (por ejemplo: evaluar la oportunidad o no de realizar una intervención quirúrgica teniendo en cuenta la situación cardiocirculatoria del paciente), este no puede ser, sin embargo, utilizado en un cálculo de coste-beneficio[26]. En este último caso se tendería, de hecho, a intervenir solo a favor de quien —una vez reestablecido— fuese productivo y útil para la sociedad.

Es la aparición del utilitarismo ético en el ámbito sanitario el que sugiere como criterio prioritario el del cálculo de los resultados en términos de cantidad y productividad de vida, un utilitarismo que se funda, entre otras cosas, en una visión reduccionista y antipersonalista del concepto de calidad de vida —como se verá más adelante— de tal manera que en vez de favorecer la promoción de aquel que más lo necesita, por enfermedad o por edad, entre los cuales se halla el anciano, se tiende a penalizarlo:

> La propia estructura social —de hecho— que se empeña en prolongar la vida, termina por deprimirla: alarga la vida aumentando el número de ancianos y al mismo tiempo los castiga considerándolos parásitos [...] condenándolos, de esta manera, a una muerte social[27].

Desde una óptica personalista, en cambio, que tenga en cuenta a la persona humana como valor en cuanto tal y por tanto inviolable en su bien material y primario que es la vida, el anciano no es considerado ya un peso, sino una riqueza para toda la sociedad: cada anciano es una persona enriquecida por toda la dignidad

[26] Sobre la ética de asignación de recursos en geriatría cf. *Hastings Center Report* 24/5 (1994) 3-41 ampliamente dedicado al argumento y además: C. K. CASSEL, «Issues of age and chronic care», a.c., 404-409; L. G. PAWLSON - J. J. GLOVER - D. J. MURPHY, «An overview of allocation and rationing: implications for geriatrics», a.c., 628-634; JOINT INTERNATIONAL RESEARCH GROUP OF THE INSTITUTE FOR BIOETHICS, «What do we owe the elderly?», a.c., S1-S12; J. A. KNIGHT, «Ethics of care in caring for the elderly», a.c., 909-917; D. CALLAHAN, «Setting Limits», a.c., 393-398; D. C. THOMASMA, «The ethical challenge of providing healthcare for the elderly», a.c., 148-162; A. BERGMARK - M. G. PARKER - M. THORSLUND, «Priorities in care and services for elderly people», a.c., 312-318.

[27] M. BIZZOTTO, «Naturale e non-naturale nella morte», a.c., 15.

propia de la persona humana y, como tal, debe tender a ser cada vez más persona, evitando la automarginación. Por otra parte, la comunidad debe favorecer la inserción social y el compromiso creativo y cultural del anciano.

A partir de estas referencias vemos cómo deberían percibirse y afrontarse algunos desafíos sanitarios. La sanidad, entendida como organización sanitaria y como compromiso de los recursos disponibles, deberá mantenerse orientada al *criterio de socialidad* y al de *subsidiariedad*[28] según el cual los ancianos deben ser atendidos en función de las propias necesidades sin que sean privados de cuidados por motivos de desvalorización o de sutil respaldo a la eutanasia social[29] sino, al contrario, intentando potenciar y respetar lo que las familias y los propios ancianos están en condiciones de hacer.

De aquí se deduce que el primer compromiso deberá estar dirigido a la *educación sanitaria* y a la prevención de las enfermedades en el entorno laboral y profesional, del abuso de alcohol y fármacos: esta educación sanitaria debe comenzar en la juventud, dado que los jóvenes de hoy serán los ancianos del mañana. Y en este sentido leemos en la Recomendación n.º 3 del *Plan de acción Internacional de Viena sobre el envejecimiento,* de 1982: «Un diagnóstico precoz y un tratamiento adecuado, junto a unas medidas preventivas, son indispensables para reducir la frecuencia de la inhabilitación y de las enfermedades de los ancianos»[30].

Por eso, la estrategia sanitaria para corregir el peso de la ancianidad según una concepción «de mejora» no podrá obviar una política de prevención y de educación sanitaria.

En segundo lugar, deberán atenderse de manera adecuada las *enfermedades del anciano:* la geriatría y la gerontología se han constituido ya como disciplina única, aun permaneciendo autó-

[28] Sobre el criterio de socialidad-subsidiariedad, cf. E. Sgreccia, *Manual de Bioética,* I, o.c., 226-227.

[29] L. Antico, «Premessa: l'anziano tra "active aging" e disabilità», a.c., 1-6; P. U. Carbonin - L. Antico, «Medicina e terza età», a.c., 35-54; E. Sgreccia, «Gli anziani oggi: aspetti etici», a.c., 302-318; M. Petrini - F. Caretta - L. Antico - R. Bernabei, *Etica e geriatria,* o.c. Es importante señalar también los monográficos de las siguientes revistas estadounidenses dedicados a los aspectos éticos de la condición y la asistencia a los ancianos: *Cambridge Quarterly of Healthcare Ethics* 4/2 (1995) y *Hastings Center Report* 24 (1994), 5; E. G. Howe - C. J. Lettieri, «Health care rationing in the aged», a.c., 37-47.

[30] *II Report of the World Assembly on Age* fue publicado en 1982 por las Naciones Unidas y es el documento conclusivo de la Asamblea Mundial que tuvo lugar en Viena entre el 26 de julio y el 2 de agosto del mismo año. El texto traducido al italiano se puede encontrar en *Medicina e Morale* 2 (1985) 424-450. En 2002 fue publicado por Naciones Unidas el *Report* de la Segunda Conferencia Mundial celebrada en Nueva York.

nomas, porque aunque las enfermedades tienen en el anciano componentes típicos, y es igualmente cierto que algunas enfermedades son propias de la edad anciana. En cuestiones de terapia farmacológica, en particular, estudios *ad hoc* de farmacoepidemiología pueden ofrecer una contribución esencial en la optimización de la posología y de la dosificación de las medicinas en las personas ancianas[31]. Desde un punto de vista ético además del clínico se imponen también los problemas del *abuso de fármacos*[32] que requieren estrategias de farmacovigilancia[33]; además, cobra importancia el problema de los ingresos hospitalarios innecesarios debidos sobre todo a las familias que se desentienden y a la presencia cada vez más numerosa en la sociedad de ancianos solos[34].

El comportamiento del personal sanitario hacia el anciano enfermo deberá ser conforme a los mismos criterios que se utilizan en toda la práctica médica: *elección de las terapias más adecuadas* (evaluación de la relación riesgo-beneficio) y proporcionadas al caso que se examina; petición del *consentimiento informado;* humanización de la asistencia. Desde esta perspectiva han de evaluarse también las intervenciones en pacientes en condiciones particulares, como por ejemplo, ancianos con discapacidad mental: y el uso, en tal caso, de medios de contención ante una eventualidad que ha de valorarse con mucha prudencia, dado que se trata de decisiones que dañan gravemente la autonomía y la dignidad de la persona[35].

Finalmente, deberá favorecerse la *intervención rehabilitadora* todavía poco utilizada con los ancianos[36], que si para la patología

[31] Cf. al respecto M. PAHOR y otros., «Il controllo di qualità dell'assistenza dell'anziano», a.c., 123-168; P. U. CARBONIN - M. PAHOR - R. BERNABEI - A. SGADARI, «Is age an independent risk factor of adverse drug reactions in hospitalized medical patients?», a.c., 1093-1099.

[32] Sobre este argumento léase F. CAVAZZUTI - R. NARDI - C. D'ANASTASIO, «Implicazioni etiche nel trattamento farmacologico dell'anziano», a.c., 637-665; G. WRIGHT, «Geropharmacology», a.c., 85-89. Para todo lo que concierne a la cuestión del correcto suministro de fármacos en ancianos ver C. D'ANASTASIO - R. NARDI, «Somministrazione di farmaci agli anziani», a.c., 334-343.

[33] Véase, a modo de ejemplo, el trabajo realizado en su día por GRUPPO ITALIANO DI FARMACOVIGILANZA NELL'ANZIANO (GIFA), *La qualità dell'assistenza nell'anziano in hospédale,* o.c.; R. NARDI - D. PANUCCIO - A. BERNARDINI, «Gifa: Disegni e obiettivi dello studio», a.c., 353-360; M. PAHOR - A. MUGELLI - E. A. CHRISCHILLES y otros, «Classificazione e acquisizione dei dati sui farmaci negli studi epidemiologici», a.c., 366.

[34] P. U. CARBONIN - L. ANTICO, «Medicina e terza età», a.c., ; ONU, *Documento conclusivo della Conferencia de Viena,* Recomendación n. 4.

[35] Véase sobre esta cuestión M. PETRINI - F. CARETTA - L. ANTICO - R. BERNABEI, *Etica e geriatria,* o.c.

[36] Una reciente panorámica sobre las residencias italianas (Residenze Sanitarie Assistenziali o RSA) y sobre los Centros de Rehabilitación para ancianos

cardiológica, respiratoria o neurológica es difusa, no lo es con un gran número de hechos patológicos con resultados que en gran parte serían reversibles si se le permitiera al anciano una vida que en la medida de lo posible se conservara en la autosuficiencia y en la inserción social.

Se puede, por tanto, decir que en el mismo modo de organizar la asistencia sanitaria se lee el reflejo de los valores vividos por la sociedad así como el sentido de la consideración del valor de la vida que una determinada sociedad tiene y ofrece a sus ciudadanos: la ética en el campo de la asistencia sanitaria se convierte en criterio de evaluación de la más amplia ética social, también en los métodos de organización[37].

Al señalar el problema de la asistencia al anciano no podemos olvidar el *papel de la familia,* sobre todo en lo que concierne a la asistencia domiciliaria[38]. Pero la familia hoy se sitúa en términos nuevos y a menudo problemáticos, precisamente en el terreno de los valores y las relaciones humanas: el anciano que vive solo o forma parte de una pareja anciana, después de la aparición de la familia nuclear y sobre todo con la prevalencia, especialmente en las zonas urbanas, del individualismo, sufre un gran aislamiento existencial y un «síndrome» de la vida carente de sentido. El individualismo y el consiguiente debilitamiento de los vínculos de solidaridad hacen que a menudo sea el propio anciano el que se aísle para no ser arrollado por los problemas de las familias jóvenes y la compañía estable de los nietos, con las consiguientes y no pocas dificultades de asistencia en los momentos de necesidad.

Es cierto que el modelo de familia «ampliada» en las relaciones a distancia está tomando relevancia en la sociedad y a

puede encontrarse en F. PESARESI - M. SIMONCELLI, «Quali sfide per le RSA in Italia», a.c., 1-7; PRESIDENZA DEL CONSIGLIO DEI MINISTRI - DIPARTIMENTO PER GLI AFFARI SOCIALI, *Sesta relazione biennale al Parlamento,* o.c., 107-132. Cf. también ONU, *Documento conclusivo de la Asamblea Mundial de Viena,* recomendación n.º 1; P. MENGOLI, «Modelli assistenziali e strutture», en E. SGRECCIA (ed.), *Persona e terza età,* o.c., 133-146; G. SALIZZONI, «Proposte alternative, assistenza domiciliare, case protette, geragogia», a.c., 163-173; C. S. JACELON, «Managing personal integrity», a.c., 549-557; G. SALVIOLI, «Le residenze sanitarie assistenziali (RSA) e la Geriatria», a.c., 140-44.

[37] Sobre la llamada «ética organizativa», cf. los fascículos de las siguientes revistas dedicadas al tema: «Organizational ethics»: *J. Clin. Ethics* 10/3 (1999) 171-246; «Organizational ethics and health care: expanding bioethics to the institutional area»: *Kennedy Institute of Ethics Journal* 9/2 (1999) 189-208; «Issues in organization ethics and healthcare»: *Cambridge Quarterly of Health Care Ethics* 9 (2000) y el volumen de E. M. SPENCER - A. E. MILLS - M. V. RORTY - P. H. WERHANE, *Organization Ethics in Health Care,* o.c.

[38] A. G. SPAGNOLO, «La famiglia e la relazione con l'anziano in situazione di malattia/non autosufficienza», a.c., 25-47.

menudo las familias jóvenes comprenden y retoman la función del anciano como agente educador y factor de continuidad generacional, pero esta sensibilidad es todavía incipiente. Por ahora, el anciano se busca todavía como apoyo económico y la mayoría de las veces como *cuidador de los nietos,* cuando los padres están ocupados, y en relación con la capacidad de autonomía y eficiencia de los abuelos[39].

Cuando se habla de medicina, además, se olvida a menudo la terapia y el apoyo psicológico[40]. La propia psicología del anciano es menos estudiada y ciertamente menos practicada y ofertada en los hospitales, excepto en los pabellones psiquiátricos, donde solo tratan los casos más graves. Los servicios psicológicos de base y de territorio son todavía escasos.

Este es un ejemplo que se agrava cuando se tienen en cuenta la jubilación y el aislamiento, dos traumas que golpean a menudo a las personas mayores en forma de depresión y de debilitamiento. La sexualidad y la afectividad del anciano a menudo constituyen sus esferas más frágiles y son causa y terreno, al mismo tiempo, de sufrimiento y debilidad; solo a través de un apoyo de carácter psicológico y moral estos podrán ser orientados hacia la serenidad, porque si es cierto que para «*explicar* la vejez nos dirigimos a menudo a la biología, a la genética y a la fisiología geriátrica» es igualmente cierto que para «*comprender* la vejez se necesita algo más que la idea del carácter. La biología no es el cuerpo, sino solo un modo de describir el cuerpo. La vejez está atravesada por las historias que se cuentan de ella. La biología cuenta un tipo de historia y la psicología, otro»[41]. En otras palabras, una aproximación global a las exigencias éticas de la vejez debe tener en cuenta la contribución de más disciplinas, con el fin de hacer más evidentes las necesidades del anciano, y no solo las físicas.

No podemos olvidarnos de señalar también la preocupante «desafección» que la medicina contemporánea presenta hacia el

[39] Todo esto encuentra su confirmación en los datos de dos de nuestras investigaciones ya citadas anteriormente: Molise y Calabria. De la primera, se extrae que el 79 por 100 de los entrevistados ancianos del área urbana y el 66,8 por 100 en el área rural tiene contacto con niños de su propia familia y que el 35 por 100 del total se ocupa de criar a esos niños, sobre todo en los primeros años de edad. En la segunda investigación, los ancianos que ayudan a cuidar a los nietos —con diverso nivel de compromiso— son el 40,8 por 100 de la muestra, mientras que los que ayudan económicamente a los hijos son el 10,1 por 100.

[40] A. Riva, «Ricerche psicologiche sugli anziani», a.c., 55-131; G. Cesari, «Aspetti psicologici dell'invecchiamento», a.c., 81-99.

[41] J. Hillman, *La forza del carattere,* o.c., 13.

cuidado y la asistencia a las personas mayores. La atención a la persona anciana es una actividad ciertamente compleja y laboriosa, tanto desde el punto de vista médico como desde el punto de vista existencial y ético.

Desde un punto de vista médico, la edad avanzada se caracteriza por unos recursos físicos y mentales en general reducidos respecto a los de la edad joven-adulta, así como por una mayor vulnerabilidad a las agresiones de las enfermedades y por tiempos de convalecencia más prolongados. Los diagnósticos pueden resultar más dificultosos porque los síntomas suelen presentarse de forma vaga y muy a menudo se presentan situaciones de comorbilidad. Además, la estrecha relación existente entre edad y manifestaciones clínicas hace a menudo difícil distinguir entre la existencia de una alteración patológica y los cambios fisiológicamente ligados a la edad. Todos estos factores, unidos, producen una dificultad a la hora de distinguir cuál podría ser el nivel adecuado de intervención en cada paciente.

La complejidad de los problemas médicos del anciano y, por consiguiente, el elevado grado de profesionalidad requerido en este ámbito, podría llevar a pensar que la medicina del anciano esté recibiendo mucha atención. Cuando en realidad lo que ocurre es que las especialidades geriátricas gozan de muy poco prestigio entre los médicos, al contrario, por ejemplo, de la cardiocirugía, de la trasplantología o de la neurología. Este hecho refleja, si bien indirectamente, el grado de consideración que el enfermo anciano recibe por parte de la medicina, de los servicios sanitarios y, más en general, por parte de la sociedad. Al menos una parte de las dificultades con las que se halla el cuidado del anciano —hay que subrayarlo— se encuentra en los escasos recursos invertidos, y esto contribuye en último término a alejar de esta área a los médicos, enfermeros y a todo el personal sanitario que, comprensiblemente, se ve atraído por sectores de la medicina donde se obtienen más fácilmente gratificaciones profesionales (el ejemplo más típico es quizá el de la reanimación, que permite muy a menudo salvar vidas y asegurar la plena recuperación de las personas jóvenes). A esto podríamos añadir un aspecto cultural propio de la profesión médica, cuya prioridad principal siempre ha sido la de salvar las vidas de las personas, mientras que no se reconocería ningún significado heroico al «simple» cuidado de una persona anciana enferma[42].

[42] Cf. S. Ebrahim, «Demographic shifts and medical training», a.c., 1358-1360; M. Skog - M. Grafstrom - B. Negussie y otros, «Change of outlook on elderly persons with dementia», a.c., 472-479; A. Martorell Proveda, «An

c) *Ancianidad y concepto de «calidad de vida»*

Se habló ya en el primer capítulo de los diversos significados de la expresión «calidad de vida» y subrayamos cómo a menudo esta se interpreta en términos de eficiencia económica, goce consumista, belleza y habitabilidad de la vida física, dejando de lado o ignorando las dimensiones relacionales, espirituales y religiosas de la existencia.

Apuntamos aquí simplemente que una cultura semejante —contraria a menudo al reconocimiento de la sacralidad de la vida y de su absoluta inviolabilidad— tiene como resultado final la eliminación de todas las vidas humanas que parecen insoportables porque se ven privadas de esa pretendida calidad de vida: el hombre ya no sería considerado por su valor intrínseco, sino por lo que está en condiciones de hacer.

Esto tiene, obviamente, repercusiones también en ese mundo tan particular de los ancianos[43]; no es suficiente proponer o ser portadores de un proyecto de calidad de vida que sea genérico, nominalista, empírico, ni simplemente economicista, o ecologista o medicalizado, sino que son necesarios unos parámetros por los cuales se considere un proyecto de calidad de vida global, donde verdaderamente se contemplen y se consideren las necesidades materiales , y por tanto los bienes materiales, porque un mínimo de bienes es indispensable[44], y que estos bienes deben estar bien distribuidos, pero sin limitarse solo a esto. La concepción personalista tampoco debe reprimir por principio los deseos, porque los deseos pueden ser positivos. Pero, como ya se ha dicho, si los deseos no se orientan hacia los valores, estos se introvierten en una espiral autodestructiva y en un coeficiente, siempre creciente, de desilusión, por el cual por cada deseo satisfecho se crean diez no satisfechos o imposibles de satisfacer, que sumergen a la persona en una vorágine.

Un problema concreto al que ya nos hemos referido en el primer capítulo es el de la validez de los *baremos de evaluación* de la calidad de vida propuestos por algunos autores. Para medir

anthropological perspective of Alzheimer disease», a.c., 26-23; T. A. ABMA, «Struggling with the fragility of life», a.c., 337-348; I. CARRASCO DE PAULA, «La responsabilità verso l'anziano malato», a.c., 91-94.

[43] Para aspectos más concretos de la calidad de vida en geriatría, cf. R. FADEN - P. S. GERMAN, «Quality of lifes», a.c., 541-551; C. LAICARDI - A. PIPERNO, *La qualità della vita nella terza età,* o.c. Para un resumen de la bibliografía sobre la evaluación de la calidad de vida véase la bibliografía razonada a cargo de M. PETRINI Y F. CARETTA en *Anziani Oggi* 3 (1994) 55-92.

[44] Cf. JUAN PABLO II, Carta encíclica *Sollicitudo Rei Socialis,* o.c.; CONSEJO PONTIFICIO PARA LA JUSTICIA Y LA PAZ, *Aspetti sociali ed etici dell'economica,* o.c.

la calidad de vida de los ancianos se han predispuesto una serie de instrumentos y escalas que corresponden a los cuatro componentes de la calidad de vida:

a) el estado físico y la capacidad funcional;
b) el estado psicológico y la sensación de bienestar;
c) las interacciones sociales y los factores económicos;
d) los factores éticos o de valores según el sistema de valoración genérica global *(Comprehensive Geriatrie Assessment)*[45].

En conclusión, podemos decir que al evaluar la calidad de vida se deberá atender a la totalidad de la persona, de la cual se deberán tener en cuenta sus necesidades, sus deseos, pero también los valores, y que esta asumirá un significado complementario a la vida misma: la calidad, de hecho, solo tiene sentido si se compara con la vida, de la cual es un atributo, una disposición que toma sentido siempre y cuando esté referida a la sustancia.

Esto no quiere decir que la calidad no tenga valor, pero es necesario precisar que en cuanto atributo, la calidad está siempre relacionada con la sustancia, es decir, a la vida misma de la persona, que es el requisito previo necesario.

d) *Asistencia a los ancianos no autosuficientes y enfermos graves*

Un grave problema sanitario es el de la asistencia de los ancianos dependientes a causa de enfermedades orgánicas y neuropsicológicas gravemente debilitadoras. Todos saben que la asistencia y la hospitalización de estos sujetos son complicadas para las estructuras hospitalarias donde se favorece el tratamiento de las patologías «agudas», mientras que las residencias privadas son o inaccesibles económicamente para los menos pudientes o con falta de plazas o de los equipos asistenciales deseados (tanto materiales como humanos)[46]. Y es en este ámbito donde a

[45] Nos hemos referido ya a algunas de estas tablas en nuestro trabajo: E. SGRECCIA, *Rispetto della vita.* Para una mayor profundización en el argumento, véase la tesis doctoral de R. A. M. MARTINO, *Anziani e qualità della vita, aspetti bioetici* (Facultad de Medicina y Cirugía «A. Gemelli», Università Cattolica S. Cuore, Roma 1993-94).

[46] Para una aproximación al complejo problema ético de la asistencia sociosanitaria del anciano, véase, entre otros, M. PETRINI - F. CARETTA - L. ANTICO - R. BERNABEI, *L'assistenza alla persona anziana,* o.c. Según diversas perspecti-

menudo se descubren o se propagan las tentaciones de eutanasia. Es necesario, pues, crear definitivamente estructuras adecuadas para los ancianos no autosuficientes y enfermos a largo plazo, potenciando al mismo tiempo la asistencia en el seno de la familia, que sigue siendo el elemento clave de cualquier sistema equilibrado de atención y cuidado. Se trata, por tanto, de llevar a cabo una estrategia integrada: familia, hospital geriátrico, estructuras para enfermos a largo plazo y dependientes, según las condiciones individuales de cada cual[47]. En cuanto al anciano dependiente, estamos ante un problema de gran relevancia. En los países occidentales, la franja de los mayores de ochenta años es la que muestra un incremento mayor (en Italia, en el año 2000 eran el 4 por 100 de la población, una primacía mundial compartida con Suecia y el Reino Unido) que supone casi dos millones trescientas mil personas[48]. Desde el punto de vista sanitario, por tanto, esta población será la que más riesgo sufra de enfermedades y pérdida de autosuficiencia. Esta situación conllevará inevitablemente una mayor presión sobre las estructuras socio-asistenciales. A los 65 años, de hecho el 3-4 por 100 de los sujetos es totalmente dependiente, y el 15-20 por 100 necesita de algún tipo de asistencia especializada que en casi la mitad de los casos requiere competencias e intervenciones integradas. A los 70 años, la dependencia parcial se eleva al 40 por 100 de los sujetos, y alcanza al 50 por 100 de los ancianos de más de 75 años[49] .

La evaluación de la mayor o menor autosuficiencia del anciano y, en definitiva, de su bienestar-malestar, no puede por tanto basarse exclusivamente en parámetros biomédicos, los cuales resultan insuficientes para encuadrar globalmente la compleja realidad del anciano. De hecho, el declive funcional al que se encamina representa el resultado final de una compleja cadena

vas éticas, cf. también: A. TUPONE - G. CREMONINI, «Autosufficienza e malattia in età avanzata», a.c., 53-57; N. KEARNEY - M. MILLER, «Elderly patients with Cancer», a.c., 149-154; A. R. DERSE, «Making decisions about life», a.c., 55-67; M. I. FOREST - M. OLMARI-EBBING - M. BIZON y otros, «Medicine and humanism», a.c., 1013-1017; R. LEIDL - D. STRATMANN, «Economic evaluation is essential in healthcare for the elderly. A viewpoint», a.c., 255-262; A. BERGMARK - M. G. PARKER - M. THORSLUND, «Priorities in care and services for elderly people», a.c., 312-318.

[47] P. MENGOLI, «Modelli assistenziali e strutture», en E. SGRECCIA (ed.), *Persona e terza età,* o.c., 133-146; G. SALIZZONI, «Proposte alternative»: *ARIS-Sanità* 3 (1994); R. BERNABEI - A. CAMBIERI, «Strutture residenziali per anziani», a.c., 4-8; A. GRUNEIR - K. L. LAPANE - S. C. MILLER - V. MOR, «Does the presence of a dementia special care unit improve nursing home quality?», a.c., 837.

[48] PRESIDENZA DEL CONSIGLIO DEI MINISTRI - DIPARTIMENTO PER GLI AFFARI SOCIALI, *Sesta relazione biennale al Parlamento,* o.c.

[49] R. BERNABEI - A. CAMBIERI, «Strutture residenziali per anziani», a.c., 4.

de fenómenos en los que no es fácilmente evaluable la aportación desempeñada por cada una de las patologías subyacentes.

La llamada aproximación «funcional» al anciano, en cambio, parece una medida más adecuada para valorar su grado de autosuficiencia. Entre las numerosas escalas de evaluación propuestas, las referencias más acreditadas son sin duda los conceptos de *Activity of Daily Living* (ADL) e *Instrumental Activity of Daily Living* (IADL), es decir, las actividades de la vida cotidiana (inherentes a los cuidados de la propia persona) y las actividades que utilizan instrumentos de la vida cotidiana. A ellos se remiten los estudios más autorizados sobre los aspectos socio-sanitarios de la condición anciana[50]. El ya citado *Plan de acción Internacional de Viena sobre el envejecimiento,* afirmaba en su Recomendación n.º 13:

> Deben intensificarse los esfuerzos para desarrollar la asistencia a domicilio, a fin de prestar servicios de sanidad y sociales de alta calidad en el grado necesario para que las personas de edad puedan permanecer en sus propias comunidades y vivir en la forma más independiente posible durante el mayor tiempo posible. La atención a domicilio no debe considerarse como una alternativa a la atención institucional; más bien ambas se complementan y deben vincularse con el sistema de prestación de servicios de tal modo que las personas de edad puedan recibir la atención más adecuada a sus necesidades y al más bajo costo. Debe prestarse especial apoyo a los servicios de atención a domicilio, dotándolos de elementos médicos, paramédicos, de enfermería y técnicos suficientes para poder limitar el recurso a la hospitalización[51].

[50] Las ADL incluyen lavarse la cara y los brazos, levantarse y acostarse, vestirse y desnudarse, comer, usar el baño, moverse por la casa. Las IADL, en cambio, implican salir de casa, subir y bajar escaleras, caminar al menos cuatrocientos metros, hacer la compra, bañarse o ducharse, hacerse la comida, realizar labores domésticas ligeras o pesadas, cortarse las uñas… en definitiva, se trata de actividades que hacen uso de los instrumentos de la vida cotidiana, como por ejemplo, la capacidad de utilizar los medios de transporte. Cf. L. FERRUCCI - A. BARONI, «Lo stato di salute degli anziani», a.c., 251; S. GIAMPAOLI - A. MENOTTI, «“Performance” e autosufficienza nella popolazione nziana», a.c., 287-296; L. ANTICO - R. BERNABEI - F. CARETTA y otros, *Anziano, salute, società,* o.c.; S. BURGALASSI, *Rapporto finale sui risultati dell'indagine sociologica sulla condizione giovanile e degli anziani in Pordenone,* o.c.; P. DI GIULIO - P. L. MOROSINI, «La valutazione della qualità della vita nel paziente anziano», a.c., 517-519; R. BERNABEI - A. CAMBIERI, «Strutture residenziali per anziani», a.c.,4.

[51] ONU, *Documento Conclusivo de la Asamblea Mundial de Viena sobre el envejecimiento*, Recomendación n.º 13. Téngase en cuenta también el ya citado (nota 4) proyecto-objetivo *Tutela della salute degli anziani* aprobado por el Parlamento italiano y que constituye a día de hoy el único proyecto de valor nacional sobre esta cuestión. Cf. también R. BERNABEI - P. U. CARBONIN - R. FELLIN (eds.), «L'assistenza continuativa all'anziano nei Paesi occidentali», a.c.; R. BERNABEI, «Lo strumento di valutazione VAOR per le RSA», a.c.

Un último punto es el que se refiere a la asistencia sanitaria y humana del anciano en el momento de la enfermedad terminal y de la muerte. Nos parece éticamente bien inspirada la Recomendación n.º 5 del Documento de la ONU:

> Atender a los moribundos, dialogar con ellos y apoyar a sus allegados en el momento del duelo y posteriormente requiere unos esfuerzos específicos que van más allá de la práctica de la medicina, pero que al mismo tiempo deben inspirarla[52].

Recordamos aquí en síntesis algunos criterios que han de tenerse siempre presentes en la aproximación al paciente en fase terminal de la enfermedad y en los que hemos podido profundizar en otras partes de este Manual[53]:

1. *El rechazo a cualquier tipo de eutanasia, tanto por acción como por omisión*. En nombre de la dignidad de todo individuo humano, que requiere sobre todo el respeto de la vida física y corpórea como valor fundamental de la persona, la ética personalista y, por tanto, también católica, por la cual la vida es un don de Dios, han condenado y condenan siempre el recurso a la eutanasia, a la supresión de un ser humano, sea este un gesto solicitado por uno mismo o por otros[54].

[52] ONU, *Documento conclusivo de la Asamblea Mundial de Viena*, Recomendación n.º 5.

[53] Cf. también E. SGRECCIA, «Bioética, eutanasia y dignidad de la muerte», en ÍD., *Manual de Bioética,* I, o.c., 849-899; M. PETRINI, *Accanto al morente* (Vita e Pensiero, Milán 1990); M. PETRINI - E. SGRECCIA, «La persona anziana di fronte alla morte», en E. SGRECCIA - S. BURGALASSI - G. FASANELLA, *Anzianità e valori,* o.c.; M. PETRINI - F. CARETTA - L. ANTICO - R. BERNABEI, *L'accompagnamento della persona anziana morente,* o.c.; E. SGRECCIA - A. G. SPAGNOLO - M. L. DI PIETRO (eds.), *L'assistenza al morente,* o.c.; SAGRADA CONGREGACIÓN PARA LA DOCTRINA DE LA FE, *Declaración sobre la eutanasia «Iura et bona»,* o.c.; URSO F. (ed.), *Orizzonti di speranza nel mondo della fragilità e della salute,* o.c.

[54] En geriatría son particularmente consideradas las cuestiones definidas en *Do not resuscitate* y *Cardio-pulmonary resuscitation,* unas directivas médicas dirigidas a la reanimación del paciente anciano. La bibliografía al respecto es numerosa. Señalamos, entre otros: R. M. WALKER - R. S. SCHONWETTER - D. R. KRAMER - B. E. ROBINSON, «Living wills and resuscitation preferences in an elderly population», a.c., 171-175; D. E. CLARKE - M. K. GOLDSTEIN - T. A. RAFFIN, «Ethical dilemmas in the critically ill elderly», a.c., 91-101; R. W. CARTON - M. D. BROWN, «Ethical considerations and CPR in the elderly patient», a.c., 591-599; M. PETRINI - F. CARETTA - L. ANTICO - R. BERNABEI, «La rianimazione cardiopolmonare», en ÍD., *Etica e geriatria,* o.c., 69-130, con amplia bibliografía; C. BOZZOLI - M. LAVEZZI - R. NARDI, «La rianimazione cardio-polmonare nell'anziano», a.c., 173-181, con amplia bibliografía; S. KUO - RHODES - S. L. MITCHELL y otros, «Natural history of feeding-tube use in nursing home residents with advanced

2. *El rechazo de cualquier intento de ensañamiento terapéutico.* El ensañamiento terapéutico surge cuando se recurre a un tratamiento de constatada ineficacia, al cual se añade la presencia de un riesgo elevado de sufrimiento o de gravámenes ulteriores para el paciente y se realiza un tratamiento claramente desproporcionado en la relación riesgo-beneficio[55].
3. *La evaluación de la proporcionalidad de las intervenciones en relación con el estado del paciente.* Cada intervención terapéutica en el enfermo debe ser justificada por la posibilidad de extraer un beneficio proporcionado al riesgo y al coste humano impuesto al paciente, en ausencia de otras alternativas válidas[56]. Al criterio de proporcionalidad que se refiere sobre todo a la relación de los medios con los resultados se debe añadir el criterio de la «ordinariedad-extraordinariedad», que es tradicional en la ética médica y que se refiere a las condiciones del paciente, como se ha explicado ya en el I volumen de este Manual. En este ámbito han asumido una importancia creciente los llamados *cuidados paliativos*[57], dirigidos a mejorar la calidad de vida del paciente a través del tratamiento eficaz de los síntomas en la fase final de la enfermedad y asegurando al mismo tiempo al paciente un adecuado acompañamiento humano.
4. *La exigencia del consentimiento informado para las intervenciones de alto riesgo.* El médico no puede imponer al

dementia», a.c., 164-270; S. L. MITCHELL - J. M. TENO - G. KABUMOTO y otros, «Clinical and organizational factors associated with feeding tube use among nursing home residents with advanced cognitive impairment», a.c., 73-80; A. ATTANASIO - M. BEDIN - G. MANTINEO y otros, «La valutazione degli outcomes e le implicazioni ethiche e gestionali nella nutrizione enterale», a.c., 145-152.

[55] En la *Evangelium Vitae* (n.65), se define el ensañamiento terapéutico como: «Ciertas intervenciones médicas ya no adecuadas a la situación real del enfermo, por ser desproporcionadas a los resultados que se podrían esperar o, bien, por ser demasiado gravosas para él o su familia. En estas situaciones, cuando la muerte se prevé inminente e inevitable, se puede en conciencia "renunciar a unos tratamientos que procurarían únicamente una prolongación precaria y penosa de la existencia, sin interrumpir sin embargo las curas normales debidas al enfermo en casos similares"».

[56] Para una profundización en el principio terapéutico o de unitotalidad, cf. SGRECCIA, *Manual de Bioética,* I, o.c., 223-225; sobre la necesidad de considerar todos los parámetros clínicos —y no solo la edad— para decidir de modo éticamente adecuado, particularmente sobre la reanimación cardio-pulmonar, véase D. P. MILZMAN - T. C. ROTHENHAUS, «Resuscitation of the geriatric patient», a.c., 233-244.

[57] Cf. D. CAMAIONI, «Trattamento del dolore oncologico», en M. PETRINI - F. CARETTA - L. ANTICO - R. BERNABEI, *Etica e geriatria,* o.c., 127-142, con amplia bibliografía.

paciente tratamientos que podrían resultar ventajosos en un determinado porcentaje de casos, pero que podrían también presentar un riesgo elevado de resultados negativos: al paciente, o a quien lo representa legalmente, se le debe dejar la libertad de escoger o no un programa terapéutico que presente dichas características.

5. *La prolongación de la asistencia ordinaria* (cuidados ordinarios), entre los cuales se incluyen la hidratación y la alimentación (también artificiales), la higiene corporal, la medicación, la limpieza de las úlceras, asistencia que debe ser considerada un derecho del paciente no solo por respeto a su vida, sino también para no aumentar el sufrimiento de la muerte; asimismo, la eliminación de los cuidados ordinarios no pueden asumirse como una vía subrepticia de anticipar la muerte[58].
6. *La posibilidad de suministrar analgésicos* en el ámbito de los cuidados paliativos[59], siempre que el paciente los requiera, después de haberle advertido de los posibles efectos de ofuscación de la conciencia y calibrando las dosis de modo que estas no sean causa directa y voluntaria de la muerte. En el caso en el que su suministro suponga la pérdida de la consciencia —lo cual es poco frecuente hoy en día con las modernas terapias para el dolor— se debe pedir el consentimiento del paciente y se debe prever la posibilidad de cumplir sus voluntades finales; en cualquier caso, las dosis empleadas deben ser proporcionales a la intensidad del dolor[60].

[58] Sobre este argumento, la bibliografía es abundante y a ella remitimos. Al respecto, el Magisterio de la Iglesia se ha expresado en numerosas ocasiones. Véase en particular: SAGRADA CONGREGACIÓN PARA LA DOCTRINA DE LA FE, *Declaración sobre la eutanasia «Iura et bona»,* o.c.; PONTIFICIO CONSEJO DE LA PASTORAL PARA LOS AGENTES SANITARIOS, *Carta de los Agentes Sanitarios,* o.c.; CATHOLIC BISHOPS PENNSYLVANIA, *Nutrition and hydration: Moral considerations* (Pennsylvania Catholic Conference, Harrisburg 1991); U.S. BISHOPS' PROLIFE COMMITTEE, «Nutrition and nydration: Moral and pastoral reflections»: *Origins* 21/44 (1992) 705-712. Estos dos últimos documentos han sido traducidos y publicados en italiano en *Medicina e Morale* 4 (1992) 739-783

[59] Sobre el tema de los cuidados paliativos se pueden leer también los recientes artículos de J. A. BILLINGS, «Palliative care», a.c., 555-558; T. A. ABMA, «Struggling with the fragility of life», a.c., 337-348.

[60] Sobre el problema ético ligado a la licitud o no de la utilización de analgésicos y sedantes para mitigar el dolor incluso cuando conlleva el riesgo de acortar la vida al paciente, el Magisterio de la Iglesia ya se pronunció eficazmente con las declaraciones papa Pío XII, y que retomaría la *Evangelium Vitae:* «Es lícito suprimir el dolor por medio de narcóticos, a pesar de tener como consecuencia limitar la conciencia y abreviar la vida, si no hay otros medios y si, en tales circunstancias, ello no impide el cumplimiento de otros deberes religiosos y morales». En este

7. En el ámbito de este marco asistencial debe considerarse también la obligación de una *adecuada información* y de comunicación al paciente sobre la gravedad de la enfermedad: tales informaciones deberán estar en consonancia con las condiciones psicológicas y espirituales del mismo[61].
8. El paciente tiene derecho, además, a una adecuada *asistencia humana,* psicológica y espiritual, para que sea aliviado su sentimiento de soledad, y es un deber intervenir en la *elaboración del duelo* de sus familiares, tanto por solidaridad como para llevar a cabo una verdadera humanización de la muerte. A este respecto se puede leer en el citado *Plan de acción Internacional de Viena sobre el envejecimiento*, en su Recomendación n.º 5:

> Atender a los moribundos, dialogar con ellos y apoyar a sus allegados en el momento del duelo y posteriormente requiere unos esfuerzos específicos que van más allá de la práctica de la medicina, pero que al mismo tiempo deben inspirarla[62].

9. *La organización de modelos alternativos de asistencia.* Las exigencias más recientes, validadas por reconocidas experiencias, subrayan la importancia de buscar modelos alternativos a la hospitalización del moribundo, como por ejemplo los *hospices,* la hospitalización a domicilio y la asistencia domiciliaria con diferentes gradaciones de intervención especializada, pero con la única intención de devolver el acontecimiento de la muerte al seno de la familia, asistida y sostenida con los medios terapéuticos más adecuados[63]. Sin olvidar el propio deseo de los ancianos de morir en familia, como se extrae de diversas encuestas.

caso, de hecho, la muerte no es buscada o deseada, a pesar de que por motivos razonables se corra el riesgo: simplemente se busca mitigar el dolor de manera eficaz, recurriendo a los analgésicos de los que dispone la medicina. (cf. n.65).

[61] *Código de Deontología Médica,* art. 33.

[62] ONU, *Documento conclusivo de la Asamblea Mundial de Viena,* Recomendación n.º 3. Para una panorámica sobre la asistencia y el acompañamiento de la persona anciana moribunda véase: M. PETRINI - F. CARETTA - L. ANTICO - R. BERNABEI, *L'accompagnamento della persona anziana morente,* o.c.; U. DONATO BIANCHI, «L'accompagnamento del paziente terminale», a.c., 401-410; L. SANDRIN, «Il cammino della speranza nella persona malata», a.c., 37-53; A. BRUSCO, «Speranza e accompagnamento pastorale», a.c., 117-131.

[63] Cf. M. PETRINI, «L'assistenza al paziente terminale: ospedale e "home care"» en E. SGRECCIA - A. G. SPAGNOLO - M. L. DI PIETRO (eds.), *L'assistenza al morente,* o.c., 383-394; T. WEST, «The development of "hospice" in the United Kingdom», a.c., 395-400; M. PETRINI - R. BERNABEI, «Nuove modalità

Pero veamos más de cerca cuántos y cuáles son los modelos asistenciales socio-sanitarios para el anciano.

1. La *Asistencia Domiciliaria* (AD), que puede ser de tipo socio-asistencial (por ejemplo, de ayuda doméstica), sanitaria (con asistencia médica, rehabilitadora o de enfermería) o ADI (asistencia domiciliaria integrada), es decir, el conjunto de intervenciones que necesitan integración y que responden a necesidades socio-sanitarias en sobre la base de un plan unificado de asistencia y la prestación de asesoramiento especializado).
2. La *Hospitalización Domiciliaria* (HD) se distingue de la asistencia domiciliaria en que las intervenciones que se ofrecen son puramente hospitalarias.
3. Las instituciones de *Hospitalización prolongada,* institutos o departamentos con función hospitalaria de larga duración y rehabilitación intensiva.
4. Las *Residencias asistidas,* estructuras residenciales sociales donde se realizan también servicios sanitarios.
5. Las *Residencias Sanitarias Asistenciales* (RSA), estructuras residenciales de atención socio-sanitaria y elevada integración sanitaria que garantizan una prolongada asistencia y rehabilitación para los ancianos que no pueden ser atendidos en su domicilio.
6. Los *Hospices,* finalmente, son lugares de acogida y cuidados para personas que sufren una enfermedad y que ofrecen hospitalidad también a las familias[64].

Este campo prevé una atención tanto a nivel *biológico* (anciano débil, discapacitado-posibilidad de una intervención eficaz para reducir la discapacidad), como a nivel social (tutela del anciano solo y discapacitado que se presenta como un sujeto débil y, por tanto, necesitado de protección). La persona anciana está, de hecho, más expuesta respecto a otras categorías, al riesgo de enfermar, riesgo que aumenta con el paso de la edad y que atañe

assistenziali: "hospice", assistenza domiciliare, "day-hospital"», en M. PETRINI - F. CARETTA - L. ANTICO - R. BERNABEI, *L'accompagnamento della persona anziana morente,* o.c., 143-167; R. BERNABEI - A. CAMBIERI, «Strutture residenziali per anziani», a.c.; M. CARRUCCIU - G. ASTARA, «Ospedalizzazione domiciliare in geriatria: aspetti etici», a.c., 11-18; K. LOTHIAN - I. PHILP, «Maintaining the dignity and autonomy of older people in the heathcare setting», a.c., 668-670; G. ABATE - A. DI IORIO - M. ZITO, «Assistenza domiciliare integrata», a.c., 411-414.

[64] PRESIDENZA DEL CONSIGLIO DEI MINISTRI - DIPARTIMENTO PER GLI AFFARI SOCIALI, *Sesta relazione biennale,* o.c., 120ss.

de manera particular a aquellas patologías que desembocan en la discapacidad. Además se debe subrayar que, la mayoría de las veces, el anciano se ve acosado por pluripatologías que pueden provocar déficits funcionales, tanto físicos como cognitivos. De aquí la importancia de una aproximación multidisciplinar a los problemas de los ancianos. La multidimensionalidad debe estar garantizada en el caso del anciano, especialmente del discapacitado, porque necesita una serie de atenciones relativas a ámbitos diversos: la salud física y mental, la habilidad funcional (IADL, ADL), los factores sociales y ambientales, el bienestar global de la persona, las preferencias, los hábitos de vida. Por lo demás, sabemos que la salud también en el anciano debe entenderse como «una armonía (o mejor una armonización continua y dinámica) entre las diversas dimensiones (corpórea, psíquica, social y espiritual)»[65].

e) *La cuestión social y el anciano*

Para identificar mejor las exigencias humanas de los ancianos y las ayudas solidarias que pueden necesitar, es sin duda indispensable conocer la estructura demográfica familiar y los sistemas de vivienda, elementos que influyen en el bienestar económico, social y psicológico.

Estos hechos exigen, desde el punto de vista ético, un compromiso mayor de la sociedad también en sentido económico, a la vez que la población anciana, compuesta de individuos en gran parte solos, aumenta; este compromiso deberá ser:

1. En términos de aumento de la cantidad pagada como pensión a unos niveles dignos;
2. En orden al gasto sanitario, dado que estos sujetos tienen una mayor necesidad de recurrir a los servicios socio-sanitarios.

Además, es previsible que al mismo tiempo disminuya la capacidad de acumulación de riqueza, la productividad y la exportación; por tanto, mientras que la vejez es un fenómeno natural e individual, el envejecimiento de la población es un fenómeno colectivo y no natural ni necesario.

[65] L. Sandrin, «Il benessere dell'anziano, utopia o realtà?», a.c., 1129-1138, y en particular, 1133-1135; Benedicto XVI, *Discurso a los participantes en la Conferencia internacional sobre «La pastoral en el cuidado de los ancianos»,* o.c.

Teniendo en cuenta estas premisas es necesario centrarse en exigencias ético-sociales que no sean de carácter particular o «sintomático», por muy nobles e inspiradas que sean.

La primera instancia social, por tanto, es la de invertir la tendencia al envejecimiento de la población y la tendencia al aislamiento de los ancianos de su comunidad familiar: el incremento de las personas solas cada vez más sujetas a enfermedades físicas y depresiones con una carga económica cada vez mayor por el nivel de vida no puede permanecer en equilibrio.

Es necesario considerar además la realidad de los flujos migratorios que reequilibra ya ahora mismo el «vacío» demográfico. En definitiva, el movimiento de atención al anciano implica un cambio de mentalidad y de cultura, sobre todo en las fronteras de la familia, de la sociedad hacia los ancianos y de los ancianos mismos en la sociedad. Sin embargo, para renovar la sociedad es necesario apelar a toda la sociedad, la de los jóvenes de hoy que serán los ancianos del mañana y la de los ancianos de hoy en día. En este sentido, la reflexión social ha identificado en la llamada «integración por edad» *(age integration)* un nuevo y estimulante filón de investigación y estudio en el campo médico-social[66].

f) *El riesgo de maltrato al anciano*

La edad avanzada se abre a un aumento considerable de la esperanza de vida, pero también de un estado general de discapacidad que hace al sujeto anciano particularmente «frágil», en cuanto a que está expuesto a una cada vez más marcada dependencia y necesidad de ayuda por parte de los demás. La condición de dependencia, de hecho, si por un lado puede traducirse en manifestaciones de cuidado y solidaridad, por otro puede convertirse en ocasión de maltrato por parte de aquellos —familiares y cuidadores— a quienes la persona anciana ha sido confiada. El maltrato del anciano representa una tipología de violencia en el ambiente doméstico o de carencia de las estructuras asistenciales, causa importante de morbilidad y mortalidad, de baja calidad de vida para el anciano víctima del abuso, y de un mayor dispendio de recursos personales, sanitarios y sociales. Por esta razón, a partir de los años ochenta, los investigadores y estudiosos han

[66] Sobre la *age integration* se puede consultar, entre la bibliografía disponible, «Essays on age integration», a.c., documento a cargo del Program on Age and Structural Change (Pasc) del National Institute of Aging (Nia); FEDERAZIONE NAZIONALE PENSIONATI CISL (ed.), *Anziani 2007-2009,* o.c.

mostrado una creciente atención con relación a este fenómeno, tanto en el ambiente doméstico como, más recientemente, en las estructuras asistenciales. Actualmente no existe una definición de «maltrato del anciano» que sea universalmente aceptada en el ámbito médico-científico; sin embargo, la OMS en la *Declaración de Toronto para la prevención global del maltrato de las personas mayores* (2002) ha utilizado la siguiente definición:

> Es la acción única o repetida, o la falta de la respuesta apropiada, que ocurre dentro de cualquier relación donde exista una expectativa de confianza y la cual produzca daño o angustia a una persona anciana. Puede ser de varios tipos: físico, psicológico/emocional, sexual, financiero o simplemente reflejar un acto de negligencia intencional o por omisión.

También en 2002, la Academia Nacional americana de las Ciencias proponía la siguiente definición:

> El maltrato al anciano consiste en acciones intencionales que causan daño o determinan un serio riesgo de daño en un anciano vulnerable, por parte del cuidador *(caregiver)* u otras personas que están en una relación fiduciaria con el anciano, o el incumplimiento por parte del cuidador de satisfacer las necesidades básicas de la persona anciana, o de protegerlo del daño.

Los elementos esenciales del maltrato del anciano tienen que ver, por tanto, con la existencia de una agresión o de una privación que expone a la víctima del abuso a un daño innecesario y con el hecho de que exista una persona responsable de esta situación. No obstante, cabe señalar que, aunque se trata de un fenómeno muy difundido a nivel mundial, las manifestaciones concretas y la detección del maltrato dependen en gran parte del contexto social y cultural en el cual este se realiza.

Algunos países (EEUU, Canadá, Finlandia) han estimado que el porcentaje de ancianos que sufre cualquier forma de maltrato ronda el 4 por 100. Según otras estimaciones, tanto en América como en Europa, se habla de que el 10-20 por 100 del personal de enfermería empleado en estructuras asistenciales comete alguna forma de maltrato físico sobre el anciano, mientras que en torno al 40-50 por 100 comete abusos psicológicos. Un estudio reciente (2006) llevado a cabo en 11 países europeos ha mostrado una prevalencia del fenómeno muy diversificada: 2 por 100 en los países del norte de Europa, 9,6 por 100 en Alemania y 12,4 por 100 en Italia. La interpretación que los autores establecen para diferencias tan marcadas es que la perspectiva cultural contribuye a encuadrar una determinada conducta como forma de maltrato, así como la disponibilidad de estructuras asistenciales para el anciano: el hecho de que muchos ancianos sigan viviendo con sus propias familias o en la comunidad, incluso cuando estén afectados por discapacidades importantes, suponiendo una carga de cuidados que excede las posibilidades de los familiares que los asisten, representa, según estos autores, un factor de riesgo importante para el maltrato.

Otros estudios indican, en cambio, que los maltratos más frecuentes al anciano se dan en las estructuras asistenciales, donde el ambiente mismo, los procedimientos y las reglas vigentes resultan tal vez percibidos como «abusivos». A esto se puede añadir un abuso físico, provocando dolor, lesiones o daños a través de golpes, patadas, puñetazos, quemaduras, estrangulamientos, o bien a través de un uso inapropiado de la contención física y farmacológica. El maltrato psicológico/afectivo (probablemente la forma más frecuente, aunque la más oculta y más difícil de demostrar) se realiza a través de palabras y comportamientos que causan miedo, humillación, estrés emocional y angustia: por ejemplo, cuando el anciano es amenazado con ser castigado o alejado de la estructura asistencial, o bien cuando es ridiculizado, tratado como un «niño», cuando se dirigen a él con insultos u órdenes con tono duro, o bien cuando se le impone un aislamiento físico o afectivo, prohibiciones o limitaciones de movimiento, o bien, simplemente, cuando es ignorado. Otras formas de abuso pueden referirse al aspecto económico, como robos o manipulaciones financieras más complejas, por ejemplo, cuando los familiares le quitan la pensión, o el empleo impropio o no autorizado de los recursos económicos o propiedades del anciano; puede además verificarse, tanto por parte de familiares como por parte del personal de la estructura asistencial, violaciones de los derechos fundamentales de la persona anciana, como la confidencialidad, el respeto a la intimidad o bien la libertad de elección. La negligencia o el descuido del que puede ser víctima el anciano incluye una inadecuada asistencia sanitaria (sobre todo en relación con el tratamiento del dolor) o bien un cuidado higiénico insuficiente, malnutrición o deshidratación.

Las principales causas del maltrato a los ancianos en las residencias tienen que ver con las características de la institución, del personal empleado y de los ancianos asistidos. En el primer caso, se pondría en tela de juicio sobre todo una organización no adecuada del trabajo (por ejemplo, la falta de personal masculino en los turnos de noche, que implica tener que acostar por la tarde a los sujetos no autosuficientes) o bien el tipo de régimen diurno (con horarios de levantarse o de siesta muy rígidos) y, en general, un nivel de personal insuficiente (por número, competencia y motivación) respecto de las exigencias de asistencia, así como una escasa vigilancia sobre la calidad de la asistencia ofrecida. En el segundo caso entrarían las situaciones de *burnout* («estar quemado») a causa de un trabajo demasiado intenso e incluso agotador, que dan lugar a comportamientos abusivos, pero también una formación no siempre adecuada que lleva a proporcionar un nivel de asistencia que no siempre es el adecuado. En cuanto a las características de los ancianos asistidos, tanto en los aspectos psico-cognitivos (como por ejemplo la presencia de cualquier grado de demencia) o de carácter, así como el descuido o el abandono por parte de la familia, parecen ser factores que exponen al anciano al riesgo de maltrato.

En cuanto a la prevención de situaciones de maltrato al anciano en residencias, es necesario situar la atención en la doble vertiente de la formación, comportamiento y modo de trabajo de la persona encargada de la asistencia de la persona anciana, y de la organización de los servicios de asistencia y cuidados por parte de la institución.

En particular, será necesario promover no solo los conocimientos y habilidades técnicas de los trabajadores, sino también desarrollar la dimensión ética de la asistencia a la persona anciana y la responsabilidad del compromiso profesional asumido: la formación en el respeto a uno mismo y a los demás, el cuidado de la relación con el otro y la motivación profesional constituyen los objetivos de seguimiento imprescindible de la formación en el cuidado de la persona enferma o vulnerable, como el anciano, especialmente si se encuentra a cargo de una institución.

Además, la organización de las actividades deberá garantizar al trabajador el tiempo y las modalidades de asistencia necesarias para proporcionar un nivel de cuidado adecuado. Un papel crucial, tanto a nivel individual como estructural, lo desarrolla la implementación de la dimensión ética del cuidado y la asistencia: un insuficiente sentido ético por parte del trabajador a nivel individual, o un inadecuado clima ético de la institución (que debilite en lugar de reforzar un acercamiento ético a la asistencia del anciano por parte de los trabajadores, o bien que favorezca situaciones de estrés moral prolongado a los cuidadores) se hallan en la raíz de los comportamientos de falta de respeto o maltrato de la persona anciana institucionalizada[67].

[67] WMA, *The declaration of Hong Kong on the abuse of the elderly, 1989 (revised 2005),* o.c.; OMS, *Declaración de Toronto para la prevención global del*

g) *La promoción del anciano*

Hablar de promoción del anciano quiere decir identificar las vías que permitan estimular su actividad y creatividad. Sirven a este respecto las consideraciones de carácter general que hemos visto ya en otras partes de este Manual sobre el concepto mismo de salud, consideración que debemos tener presente en todo el conjunto de la vida humana, pero que tienen un peso particular en el caso que se examina, precisamente porque es la salud la que se resiente más frecuentemente en el anciano y pueden ser las condiciones sanitarias las que hagan más difícil o problemática la aplicación del concepto de la llamada *Active Aging*[68]. Nos preguntamos, de hecho, cómo se puede sentir activo y creativo un anciano enfermo, o quizá afectado por una enfermedad crónica[69].

Como ya se ha dicho, se pueden dar diversas definiciones de salud: una es la más popular, que identifica la salud con la «vitalidad física exuberante, en ausencia de cualquier disfunción»; es obvio que esta definición raramente podría aplicarse al anciano, pero quizá sería también difícil hallarla en los jóvenes. Otra definición que aparece a menudo en el ámbito laboral es la de «estado de eficiencia en las tareas laborales propias del individuo en la sociedad»: esta definición no vale para el anciano en términos jurídicos, porque el anciano es una persona «jubilada», aunque en un sentido absoluto, algunos sujetos podrían responder todavía muy bien a las tareas laborales. Otra definición de salud, utilizada en el campo médico, es la de «ausencia de cualquier impedimento, tanto orgánico como funcional en el organismo humano»: también esta definición resulta bastante problemática para el anciano.

maltrato de las personas mayores, o.c.; ÍD., *Views of older persons on elder abuse,* o.c.; ÍD., *A global response to elder abuse and neglect,* o.c.; S. PEREL-LEVIN, *Discussing screening for elder abuse at primary health care level,* o.c.; R. BUZGOVA - K. IVANOVA, «Elder abuse and mistreatment in residential settings», a.c., 110-126; J. GARRE-OLMO - X. PLANAS-PUJOL - S. LÍPEZ-POUSA y otros, «Prevalence and risk factors of suspected elder abuse subtypes in people aged 75 and older», a.c., 815-822.

68 Sobre el significado del «Active aging», cf. E. SGRECCIA - S. BURGALASSI - G. FASANELLA, *Anzianità e valori,* o.c.

69 Desde los primeros años de este siglo en el mundo anglosajón se ha acuñado el término «terapia ocupacional», es decir, la actividad psico-física, prescrita por el médico para ayudar a un paciente a superar una discapacidad. Para una mayor ilustración sobre esta cuestión cf. M. PETRINI - F. CARETTA - R. BERNABEI y otros, «Introduzione alla terapia occupazionale nel paziente anziano», a.c., 1-26; F. LANDI - L. CIPRIANI - R. BERNABEI, «La riabilitazione e la terapia occupazionale» en M. PETRINI - F. CARETTA - L. ANTICO - R. BERNABEI, *L'assistenza alla persona anziana,* o.c., II, 171-179.

Finalmente, la definición de la OMS —«estado de completo bienestar físico, psíquico y social, y no solo ausencia de afección o de enfermedad»[70]— resulta excesiva y utópica para todos, y más para los ancianos, porque el bienestar absoluto no existe casi nunca.

Las críticas provenientes de varias partes y sobre todo del mundo católico a esta definición se concretan en algunas observaciones importantes. Ante todo, esta definición, como ya se ha dicho, es utópica y crea unas expectativas o derechos que están más en consonancia con el hedonismo que con la visión realista de la tercera edad; en segundo lugar, tal definición no tiene en cuenta una cuarta dimensión, que es la dimensión ética: la salud es un bien de la persona, del cual, la persona tiene la responsabilidad, y a quien la persona da un significado.

Este aspecto ético surge de la constatación de que muchas enfermedades dependen de nuestra voluntad (alcoholismo, abuso de fármacos y alimentación, droga, etc.), pero sobre todo, surge del hecho de que, incluso cuando una enfermedad tiene un origen independiente de la voluntad humana, como a menudo ocurre en el anciano, la toma de conciencia del sujeto y sus motivaciones interiores pueden dar a la enfermedad y al sufrimiento un valor superior y por tanto, creativo.

Desde un óptica personalista la salud se convierte, entonces, en un deber que hay que realizar, una meta que hay que alcanzar, una libertad por conquistar día tras día, pero sobre todo no es considerada como algo estático: es más bien un *equilibrio dinámico* que hay que recomponer constantemente. De este modo no se atiende solo a los aspectos cuantitativos de la salud, sino también a la capacidad del individuo de vivir la propia situación —aunque limitada— de manera creativa, hasta el punto de llenar los últimos años de vida de objetivos y de esperanzas.

Se trata de un recorrido que se hace posible gracias a los propios recursos creativos presentes en el anciano. Como señala Rahner en este sentido[71], en el sujeto anciano (y esto vale también para cualquier otra persona humana) existe la copresencia de una triple dimensión: biológica, cultural y espiritual.

[70] La definición se encuentra en el *Protocolo de Constitución de la Organización Mundial de la Salud,* firmado en Nueva York el 22-7-1946, citado por V. CORSINI, *Codici delle Organizzazioni Internazionali,* o.c., 83-101. Para una discusión sobre el concepto de salud cf. L. CICCONE, *Salute e malattia,* II, o.c., 32-34; E. SGRECCIA, «Il servizio pastorale nelle unità sanitarie locali» en AA.VV., *Riforma sanitaria e comunità cristiana* (Salcom, Brezzo di Bedero 1987) 61-90.

[71] K. RAHNER, «Sulla interpretazione teologica e antropologica fondamentale della vecchiaia», a.c., 444-458.

Ahora bien, si es cierto que desde un punto de vista biológico «el hombre envejece y muere siempre del mismo modo —el médico descubre por ejemplo en las momias de los templos más antiguos las mismas enfermedades que existen hoy en día—»[72], es asimismo cierto que no existe la vejez, sino el viejo, que no existe la ancianidad, sino que existen los ancianos y las leyes biológicas que tienen, por tanto, una variante individual, al contrario de lo que ocurre con las leyes físicas. No se puede, ciertamente, dejar de mencionar cómo el dato biológico condiciona toda la vida de la persona (una cosa es la creatividad que podrá ejercer a nivel de capacidades físicas un directivo de una empresa de sesenta y cinco años en buenas condiciones físicas, y otra —¡aunque existe!— es la que podrá ejercer un moribundo), pero es la dimensión espiritual la que alimenta la capacidad creativa, siempre que en cada cual exista la presencia de un espíritu libre, una visión de la vida, una riqueza de valores tales que den un sentido y un significado a los hechos biológicos ineludibles y a la historia personal.

Se debe valorar también la condición social del anciano: el grado de instrucción, el aislamiento o inserción en la familia, el modo de vivir la enfermedad o la propia muerte varían según las sociedades y las costumbres, y, en la misma sociedad, varían según la *Weltanschauung* (filosofía de vida) de cada individuo. Se trata, por tanto, como ya había reconocido la *Declaración de Viena,* de considerar no solo los aspectos cuantitativos del alargamiento general de la vida, sino también los aspectos cualitativos, ejercitando así la capacidad creativa «para llenar estos años de objetivos y de esperanzas»[73].

7. Hacia la plenitud de valores y la madurez creativa

La bondad y la comprensión, la sabiduría fruto de la experiencia, el don de consejo, la capacidad de transmitir optimismo y confianza, la fe sobrenatural y la paciencia, la esperanza cristiana, la disponibilidad al servicio, la capacidad de dar testimonio, son signos de una plenitud de valores vividos y son frutos de una madurez de vida.

Quisiéramos delinear, retomando observaciones ya realizadas, a modo de conclusión, algunas etapas, o mejor, algunas con-

[72] Ibíd., 446.

[73] ONU, *Documento conclusivo de la Conferencia de Viena,* Recomendación n.º 1.

diciones, para que esta plenitud de frutos madure en el anciano y para que este testimonio derive en una renovación, un «rejuvenecimiento» de nuestra sociedad. He dicho «condiciones» porque los resultados no son automáticos, sino que son frutos de un trabajo personal y comunitario. No se trata por tanto de señalar programas concretos de iniciativas que, por otra parte, deben nacer de los propios ancianos y de sus comunidades, y que deberán corresponder a las exigencias diferentes de las diversas culturas y diferentes tipos de sociedades.

1. La primera condición, que no atañe solo a los ancianos, sino a todas las fuerzas vivas de nuestra cultura, es la de *favorecer el despertar de la cultura del ser, y por tanto, de la cultura de la vida,* opuesta a la cultura mecanicista de la que se hablaba en el prólogo.

«Ser más» quiere decir descubrir que en el manantial de nuestro ser hay una fuente de energía inagotable que puede construir una vida que sea cada vez más plena; quiere decir comprender que la civilización tecnológica, la cual sitúa en primer lugar el tener y el hacer, nos ha impedido dar lo mejor de nosotros mismos, y que esta meta es alcanzable para todos. Es necesario, por tanto, crear espacios de contemplación y de despertar del «ser persona» a la búsqueda de un enriquecimiento, de un «todavía no» que esconde maravillas de extraordinaria belleza.

El anciano debe convencerse de que «lo mejor está todavía por llegar»: este es el primer paso de conversión a una calidad de vida entendida en el mejor sentido de la palabra[74].

> Vosotros sois para este mundo técnico que tiende a no valorar al hombre si no es por su rendimiento técnico —afirmaba Pablo VI— una lección saludable: hay una dimensión de la vida que está hecha de valores humanos, culturales, sociales y espirituales de los cuales no se puede calcular su precio en dinero, y que constituye por tanto lo que hace hombres a los hombres, y no máquinas[75].

No hay que tener miedo de situar a los ancianos en una actitud crítica ante una sociedad de prevalente dominio y denominación mecanicista y utilitarista. Se trata de un despertar que debe implicar a todos y no solo a los ancianos y que debe llevarnos a creer que esta sociedad puede cambiarse, debe cambiarse y que

[74] L. Antico, «Gerotrascendenza e vecchiaia attiva», a.c., 11-22.

[75] Pablo VI, *«Ai sacerdoti anziani»,* o.c., 1345-1346; Íd., *I valori della terza età*, en *Insegnamenti di Paolo VI*, VIII (Ciudad del Vaticano 1970)1347-1348.

concierne especialmente a quien ha pagado más las insuficiencias sociales reclamar este cambio. ¡La *Active aging* supone una alta meta y una «conversión»!

Pero está claro que esta toma de conciencia no pueden hacerla los ancianos aisladamente; es necesario que se asocien entre sí, que se encuentren con personas de otras generaciones, con quien tiene responsabilidades en la sociedad, y sobre todo con quienes transmiten el mensaje: es decir, los medios de comunicación social. No estoy, por consiguiente, de acuerdo con todas esas corrientes de psicólogos que, ante las condiciones de desazón del anciano inactivo, solo, o enfermo, contemplan una terapia de pura y simple adaptación[76] .

No se trata por tanto de encontrar diversiones para los ancianos, como se hace con los niños cuando se quieren evitar sus lamentos y se les pone el biberón en la boca. Esta toma de conciencia por los espacios críticos, por los espacios de contemplación, para construir un *foyer* de renovación de la comunidad, requiere una serie de iniciativas concretas que pueden ser inventadas por los propios interesados. Esta es la tarea de promoción del anciano[77].

Es necesario evitar, además, marginar las iniciativas de los ancianos en este sentido: cada debate, cada anuncio, cada experiencia que busque invertir el orden de las cosas y buscar una expresión más amplia de la vida, requiere interlocutores entre jóvenes y adultos y requiere colaboración por parte de toda la sociedad. No quisiera resultar utópico, pero debemos ofrecer metas que no sean mediocres ni artificiales, las verdaderas metas de corrección de ruta que necesita la cultura y la sociedad. Sería impensable, por otra parte, a mi parecer, suponer que los ancianos pueden expresar estos valores y frutos propios de su edad, de los que ya hemos hablado antes (la sabiduría, el optimismo, la esperanza, etc.) si siguen viviendo «resignados» y «derrotados» en sus casas o residencias. Las demandas éticas[78] son más urgentes que nunca cuando se habla de ancianos institucionalizados (es decir, ancianos que viven en hogares o residencias sanitarias asistidas, o en viviendas tuteladas), en cuanto que

[76] S. BURGALASSI, «La condizione anziana. Un approccio globale a livello antropologico e sociologico», a.c.; ÍD., «La condizione anziana: problemi e prospettive», a.c., 356-370.

[77] Cf. M. BARUCCI, *Psicogeragogia,* o.c.

[78] Sobre esta cuestión véase G. DIAZZI - A. SPANÒ, «Le case protette», a.c., 407-410; M. S. RICHARD XAVIERE, «L'anziano in istituto», a.c., 79-82; R. RICHI, «Gli anziani e la salute: un'indagine conoscitiva», a.c., 161-200; L. ANTICO, «L'anziano istituzionalizzato e la famiglia», a.c., 65-73.

estos, más que nadie, necesitan de cuidados y atenciones que no estén dirigidos solo al aspecto médico. El anciano que entra en una institución debe, de algún modo, «re-significar» o «re-motivar» su propia existencia, comprometida por una serie de factores, como las deficiencias físicas o biológicas, la viudedad o la irremediable pérdida del «nido» familiar[79] o la falta de un rol social reconocido. La mayor vulnerabilidad y fragilidad de los ancianos que viven en instituciones abre otro triste capítulo ligado a los problemas de la ancianidad, la llamada «eutanasia del abandono»[80] cuyas causas son sobre todo la lejanía de las personas queridas, la soledad, la falta de una asistencia adecuada. La jubilación emotiva debida a la pérdida de la afectividad, la rigidez en las propias actividades, al atrincherarse en una dimensión inmovilista del yo, llevan gradualmente al anciano a relegar su propia vida únicamente a las cuatro paredes de la residencia. La despersonalización y la irresponsabilización vividas por el anciano institucionalizado desembocan, por consiguiente, en una sensación de inutilidad y de pasividad que pueden llevar incluso a una especie de «suicidio pasivo»[81]. Al promover el ser mismo de la persona y su bienestar, se deberá dirigir una particular atención, por tanto, al aspecto espiritual y a las expectativas existenciales de la persona. Para que este bienestar se concrete, una etapa necesaria deberá ser la de la formación-información adecuada no solo de los profesionales sanitarios, sino también de los familiares (puede ocurrir que en el seno de la familia se creen una serie de conflictos de difícil gestión debidos a una excesiva responsabilización y sobreestimación de la familia en relación con las propias capacidades y una subestimación de las condiciones del anciano)[82], con el fin de repartir de manera equilibrada las «cargas» de unos y otros y de sensibilizar a las personas ante este problema.

Otro objetivo importante debe ser el de hacer a los ancianos *partícipes de los problemas sociales* (también si viven internos en una residencia), mediante la información, tanto a través de los

[79] Es un dato reconocido que «la presencia y participación de los familiares es a menudo insustituible para los ancianos de hoy, acostumbrados todavía a una especie de familia patriarcal, para los cuales su ausencia es verdaderamente perjudicial para su salud, mientras que su presencia permite recuperaciones imprevisibles» (L. ANTICO, «L'anziano istituzionalizzato e la famiglia», a.c., 72).

[80] Sobre este tema véase M. PETRINI, «La persona anziana di fronte alla morte», a.c., 96-98.

[81] Ibíd, 98-99; F. CARETTA, «Il concetto di morte nelle Case di riposo», a.c., 63-69.

[82] Véase A. G. SPAGNOLO, «La famiglia e la relazione con l'anziano in situazione di malattia/non autosufficienza», a.c., 35-39.

medios de comunicación como a través de un trabajo de sensibilización del cual puedan ser promotoras las personas que trabajan en dichas instituciones. A la luz de estas consideraciones, es conveniente que, ante tantas vidas humanas que la llamada civilización tecnológica extingue a diario incluso en el seno de la madre, ante proyectos de muerte infligida de manera más o menos dulcificada, el grito de amor por la vida y de esperanza sea fuerte y coral. Se deberán, por tanto, encargar también los ancianos del fenómeno de la droga y de la falta de unidad de las familias, del hambre del mundo y de la catástrofe medioambiental, de la exigencia de paz y desarme, y no empobrecer el debate reduciéndolo a cómo pasar el tiempo en soledad o en dónde invertir los ahorros de la pensión. La creación de nuevas posibilidades para los jóvenes que buscan un trabajo o que tardan en formar una familia son problemas sobre los cuales los ancianos pueden aportar un mensaje propio y una ayuda concreta.

Afirma el *Plan de acción Internacional de Viena sobre el envejecimiento,* de la ONU:

> Son numerosas las formas a través de las cuales los ancianos pueden expresarse y realizarse: siguiendo con su participación en la vida de familia, practicando el voluntariado social, adquiriendo nuevos conocimientos, participando en cursos, expresándose mediante actividades artísticas y artesanales, participando en organizaciones comunitarias y asociaciones de personas ancianas o actividades religiosas, recreativas o turísticas, trabajando a tiempo parcial o participando en la vida política como ciudadanos informados.

He conocido a un anciano que durante el verano había montado un laboratorio de aeromodelismo en las playas del Adriático para ofrecer a los adolescentes una alternativa a la droga y al ocio, y los domingos estaba rodeado, durante la prueba de los modelos, por nubes de chavales con sus familias. Él había querido dar una respuesta a la cultura de la muerte con una iniciativa de creatividad.

He conocido a Raoul Follereau que, hasta un año antes de su muerte, ya viejo, apoyado en un bastón y acompañado por su mujer, seguía dando la vuelta al mundo para pedir ayuda en la gran batalla contra la lepra y contra todas las lepras, con el entusiasmo en sus palabras y en su corazón, con el rostro siempre sonriente.

Recuerdo a Marcello Candia que, a la edad en la que otros se jubilan, después de haber vendido su industria milanesa, se fue a la Amazonia a dirigir un gran centro para la curación y reinserción de los enfermos de lepra. Y todos conocemos lo que hizo la Madre Teresa de Calcuta, anciana y enjuta pero con un espíritu joven, para salvar a pobres y a niños, para aliviar toda miseria humana. ¿Por qué no pensar en diez, mil, cien mil ancianos como la Madre Teresa?

Podemos volver a aquel pasaje del discurso de Juan Pablo II durante la clausura del *Forum Internazionale sull'invecchiamento attivo* de Castelgandolfo:

> Las actividades creativas para, con y mediante los ancianos producirán fructíferos resultados para una sociedad más humanizada y una renovada civilización que tendrá una mayor fraternidad de amor y de comunión, de esperanza y de paz[83].

Llegados a este punto, se trata de resaltar el significado amplio e integral de la creatividad, y de la creatividad del anciano. Los psicólogos han intentado definir según el método del análisis factorial lo que son los «rasgos» de la personalidad creativa[84] y estudiar también su fuente específica[85]. Se considerarían rasgos característicos de la creatividad: la invención, la elaboración, la organización, la composición, la planificación, la sensibilidad ante los problemas, la flexibilidad, la habilidad en la complejidad, etc. La fuente específica de esta capacidad creativa, susceptible de educación o de extinción, sería según algunos, el llamado «preconsciente» o «intuición».

Es obvio que estas definiciones y descripciones, construidas para el estudio del niño en el campo escolar, difícilmente se adecuarán a una aplicación en la edad anciana, pero sobre todo, estos rasgos atañen a una esfera de la creatividad, y no a todas las esferas de la misma: se refieren, de hecho, a la esfera del psiquismo o de las cualidades psico-físicas, a la búsqueda de un sujeto creativo entendido como el «superdotado». Nosotros consideramos que estos factores no se deben descuidar, que ciertamente han de desarrollarse en la juventud y mantenerlos en la medida de lo posible en la edad anciana, a través de los medios más variados que van desde el deporte para los mayores[86] hasta la música, la pintura y la poesía: todas estas actividades han de

[83] JUAN PABLO II, *Discruso a los participantes en el Foro Internacional sobre la Tercera Edad,* o.c.

[84] L. ASTRUG, *Créativité et sciences humaines* (Librarie Molaine, París 1970).

[85] F. MARIOTTO, *Muoviti, anziano!,* o.c.; AA.VV., *L'anziano, il corpo, il movimento,* o.c.; E. SGRECCIA, «Bioetica e Terza Età: qualità di vita, valori, creatività e problematiche etiche», en ÍD. (ed.), *Persona e terza età,* o.c., 227-253, especialmente 243-248.

[86] ONU, *Documento conclusivo de la Asamblea de Viena*, o.c.

ser potenciadas siempre que sea posible con oportunas iniciativas, y aprovechando esa ocasión del tiempo libre que está a disposición de los ancianos durante años.

Pero además de estas actividades que a menudo se ven apoyadas por programas de formación permanente en las llamadas «Universidades de mayores», es necesario activar una esfera más amplia y más profunda, que es la de la creatividad social, en la cual el anciano puede expresar otros valores: los éticos, religiosos y socio-políticos.

Por definir con una sola palabra la meta última de esta pedagogía de valores, la enunciaría con la expresión de san Pablo en su carta a los Efesios: «Hasta que todos lleguemos a la unidad de la fe y del conocimiento del Hijo de Dios, a un varón perfecto, a la medida de la estatura de la plenitud de Cristo» (Ef 4,13). La «plena madurez» que sobre el modelo de Cristo, con Su ayuda y en Su Vida se puede realizar por el apoyo y sostén de los valores humanos, y más allá de ellos, en la vida del Cuerpo de Cristo.

2. Una segunda condición para la promoción del anciano es la *serenidad del mundo de los afectos en el contexto que le es más propio: la familia*. El problema de la soledad del anciano es esencialmente una soledad de *carácter afectivo,* y la falta de afectos familiar: esto no constituye solo un sufrimiento para el propio anciano, sino un empobrecimiento para todos, para los niños y para los demás componentes de la generación sucesiva; es, en fin, una mortificación de las posibilidades creativas del sujeto y por tanto, un empobrecimiento social. Por estos motivos sería deseable un contacto más frecuente con las generaciones más jóvenes: niños, jóvenes, adultos.

Es un dato reconocido que

> [...] el hecho de poder permanecer insertado en el tejido familiar y social impide o retrasa la aparición de enfermedades psicosomáticas, de síndromes de demencia o depresivos, interpretables a menudo como una jubilación preventiva y protectora, de un sentido de uno mismo que ya no es reconocible en los actuales parámetros de referencia de vida y del propio ser físico[87].

Además, la relación intergeneracional ayuda no solo al anciano a reconocerse en el tejido social, sino también al niño y/o al joven en la formación de su propia personalidad[88]. Privar al

[87] P. BRUNI, «Il disagio nella mente dell'anziano», a.c., 33.

[88] Cf. A. BIANCHI, «La relazione anziano-bambino», a.c., 171-202, en particular, 190-192. Sobre la relación anciano/niño cf. también S. SPINI, «Anziani

anciano de la relacionalidad con el otro quiere decir vulnerar las exigencias reales del hombre, su propia naturaleza, que necesita relaciones de reciprocidad, de coparticipación y de dialogismo: «La finitud del hombre es, por tanto, una finitud dinámica que mueve a la realización, es tensión que relaciona»[89]. El ser humano, por tanto, antes de nada, co-existe, es decir, existe con y para los otros. Al perseguir este objetivo, el lugar elegido es la familia mediante la cual el hombre podrá entablar unas relaciones humanas auténticas, profundas, oblativas, porque el encuentro intergeneracional no tiene solo una finalidad práctica (cuidado de los nietos, de la casa...), sino que tiene también una finalidad emotivamente significativa: el apoyo del anciano se aplica también a otros y más importantes niveles como el afecto, la transmisión de la memoria vivida, y por tanto, experiencial, y del sentido de continuidad de la vida, el don de uno mismo. Este último aspecto es valorado también a través de la atención pastoral, que permite al anciano desarrollar un camino espiritual tan importante para la legitimación de su «ser persona»[90].

Una última consideración atañe a la relacionalidad que puede darse fuera de la familia, quizá en actividades de *voluntariado*. Estas últimas se integran en las estrategias para permitir a la persona anciana realizar el concepto de *Active aging,* según el cual el anciano puede ser fuente de recursos para los demás, incluso para los más necesitados. De este modo, su identidad, a menudo comprometida por la mentalidad utilitarista imperante hoy en día, puede ser nuevamente reconocida y apreciada socialmente también mediante la potenciación del sentido de reciprocidad y

e bambini», a.c., 47-55. Este estudio focaliza el papel creciente e incisivo que el anciano puede tener sobre los nietos y viceversa, hasta tal punto que diversos estudiosos (psicólogos, sociólogos y pedagogos) han acuñado un nuevo nombre, «abuelidad», que habría que añadir a «maternidad» y «paternidad». Lo que en la sociedad actual se va configurando es un papel valioso no solo para el anciano, sino también para las generaciones más jóvenes. En base a dos interesantes estudios, conducidos por G. BARLETTA (1984; 1993) y citados por S. Spini, la «abuelidad» se configura, por una parte como «gratificación afectiva», como «capacidad de regresión para comprender la infancia», y por otra «es un compromiso de favorecer el desarrollo integral del niño, y una importante forma de acuerdo intergeneracional...» (S. SPINI, «Anziani e bambini», a.c., 51-53). Creemos que potenciar el encuentro intergeneracional es más que una responsabilidad educativa, una responsabilidad ética.

[89] S. VIOTTI, «Per una ritematizzazione del concetto di bene comune», a.c., 100; G. ROSSI, «Studiare la famiglia come intreccio tra i sessi e le generazioni: implicazioni sociologiche», a.c., 49-58.

[90] Sobre esta cuestión véase L. SANDRIN, «Il benessere dell'anziano, utopia o realtà?», a.c., 1129-1138; D. TETTAMANZI, «Aspetti etici della condizione anziana», a.c., 123-138.

responsabilidad. El anciano, en su relación con los demás, puede, por tanto, darse a varios niveles: a un nivel personal (familia), a un nivel espiritual (pastoral), a un nivel social (voluntariado). Se sabe que no es fácil el remedio, especialmente para los casos de los ancianos que se quedan solos, los que están viudos o solteros. Pero también a este respecto es necesario decir que la situación no debería darse por sentada, limitándose a acusar a la vida urbana, a la familia nuclear, al trabajo comprometido de los adultos. Creo que los problemas del anciano no se podrán resolver jamás si la familia no recibe una corrección de rumbo, también en cuanto a los fenómenos de maltratos a ancianos ocurridos en el ámbito familiar[91]. El desarrollo desordenado de la urbanización, la emigración interna y externa, la falta de viviendas, son factores que condicional el hecho de que el anciano permanezca inserto en la familia, goce del clima afectivo de la comunidad doméstica, y desarrolle una acción necesaria de equilibrio, de armonía y de fácil y armónica transición de la cultura entre generaciones:

> La marginación, o incluso el rechazo a los ancianos, son intolerables. Su presencia en la familia, o al menos su cercanía a la familia [...] son de fundamental importancia para crear un clima de intercambio recíproco y comunicación enriquecedora entre las diversas edades de la vida[92].

Quedan hoy, todavía, casos en los que esta integración se hace difícil o incluso imposible. En estos casos extremos la comunidad deberá encontrar, especialmente entre los discapacitados, los dependientes y los enfermos, formas de apoyo subsidiario. La comunidad deberá ser alentada para llevar a cabo, también a través del voluntariado, formas creativas de ayuda y apoyo humano.

La familia representa el contexto privilegiado en el cual el ser humano se forma como persona en su humanidad, pero también en su vida cristiana. ¿De qué manera? A través de las experiencias y las decisiones responsables, manteniendo viva en la contingencia (incluso en la más dolorosa) la autotrascendencia y la tendencia hacia lo absoluto, pero también enriqueciéndose, a través de las relaciones, de la humanidad de los demás.

[91] Sobre el fenómeno del maltrato a los ancianos, cf. M. Petrini - F. Caretta - L. Antico - R. Bernabei, «Assistenza geriatrica e dignità della persona anziana», en Íd., *Etica e Geriatria*, 1-28, especialmente 17-19; M. S. Lachs - K. Pillemer, «Abuse and neglect of elderly persons», a.c., 437-443.

[92] Juan Pablo II, Carta encíclica *Evangelium vitae*. Cf. también Íd., «Ai miei fratelli e sorelle anziani!»: *Anime e Corpi* 204/205 (1995) 451-470.

La peculiaridad relacional de la familia es la de ir más allá de las relaciones fundadas en la sola justicia, aunque necesaria para garantizar el respeto a los derechos humanos fundamentales; en cualquier caso el derecho no alcanza todavía los niveles más profundos de la persona, donde el hombre se descubre en su más radical identidad, donde el hombre descubre que tiene no solo derechos, sino también necesidades. Es solo la relación de amor —y solo de aquel amor que se asume desde la responsabilidad, que sirve para el crecimiento de toda la persona y del cual la familia es signo visible— la va al corazón de la persona y que llena plenamente su necesidad más radical de vida. En este sentido, amor y vida se identifican: la falta de amor (no ser amados y no tener a alguien a quien amar) quita las ganas de vivir. Lo experimentan, por desgracia, muchos de nuestros ancianos y cuantos se encuentran relegados, a su pesar, a la más desoladora soledad.

Ocurre, por ejemplo, que al aparecer un estado de demencia, la persona es considerada, en comportamientos, cuando no con palabras, como sujeto inútil, alguien en el cual ya no es posible confiar, marginada del resto de la sociedad (tanto de la vida familiar como comunitaria, etc.) y donde existe un serio riesgo de descuidar o de abandonar a un paciente precozmente solo porque es anciano.

Hoy estamos yendo al encuentro de una especie de adicción a este estatus, antropológico antes que social, impuesto a la persona anciana, especialmente si se ve afectado por algún grado de demencia.

El testimonio de la familia, en este caso, se convierte en crucial ante toda la sociedad, al confirmar la importancia de la persona anciana como sujeto de una comunidad, confirmar que la persona anciana posee un papel, y que solo aparentemente recibe sin ofrecer nada a cambio. La familia, de hecho, enseña a tomar distancias ante una perspectiva individualista (o mejor, egoísta) y a situarse en la perspectiva del deber más que en la del derecho; enseña a desviar la atención fuera del sujeto que actúa para concentrarlo en el término de la relación. Es, en primer lugar, en la familia, donde el verbo «atender» se convierte en fundamento de la existencia humana y en un comportamiento moral que se debe promover, a través de los valores del compromiso, de la solidaridad y de la sensibilidad moral.

El beneficio de cuidados y afecto que la familia puede aportar al enfermo supera, tal vez, el de los mismos cuidados médicos. Esto es siempre cierto en la persona en fase avanzada de la enfermedad o próxima a la muerte donde el sufrimiento asume una particular connotación existencial: lo que necesita el enfermo, en estos momentos, es encontrar un significado para su sufrimiento y el reconocimiento de su existencia, también en la condición de debilidad y de dependencia extrema como la que experimenta el enfermo al final de su vida. Aquí, nadie puede ayudarle más que sus propios familiares, aquellos con los cuales ha realizado sus propios proyectos, ha construido el sentido de su propia existencia, ha podido amar su propia vida. El acompañamiento a la hora de la muerte es quizá el don más grande, después del de la vida, que podemos ofrecer a un ser humano. La muerte con dignidad requiere no solo el control del dolor y de los síntomas, sino también la posibilidad de seguir viviendo (incluso en la modalidad consentida de la condición individual) las relaciones, al menos las más significativas, aún conscientes de que, en el fondo, es la misma persona moribunda, en lo más profundo de su ánimo, quien encuentra la fortaleza y el coraje de morir con dignidad.

> Todos los miembros de la familia —escribe Juan Pablo II en la *Familiaris Consortio*— cada uno según su propio don, tienen la gracia y la responsabilidad de construir, día tras día, la comunión de las personas, haciendo de la familia una escuela de humanidad más completa y más rica[93].

Y prosigue:

> Es cierto que, al quedarse entre sus seres queridos, las personas ancianas pueden beneficiar (a las familias) con la oportunidad y la discreción siempre necesarias, de su afecto y de su sabiduría, de su comprensión e indulgencia, de sus consejos y del consuelo, de la fe y de la oración, que son, en la mayoría de los casos, los carismas del atardecer de la vida[94].

3. La tercera condición está en el reconocimiento de que *la comunidad humana y civil, sobre todo la comunidad cristiana, necesita a los ancianos* y puede expresarse a través de ellos y para ellos, enriqueciendo sus propias fuerzas con una reserva de colaboración de extraordinario valor. Debemos, además, preocuparnos también por los ancianos del mañana, y por tanto, de los jóvenes de hoy, para que sean desde ahora portadores de estos valores que hemos intentado mostrar, precisamente porque son valores y estilos de vida que no se improvisan ni se transmiten automáticamente.

[93] Cuanto se dice en la Exhortación apostólica *Familiaris Consortio* fue recuperado en su *Messaggio all'Assemblea mondiale sui problemi dell'invecchiamento della popolazione,* o.c.

[94] Ibíd.

También en relación con esta dimensión diacrónica surge la necesidad de una propuesta global que, aun confiando en los ancianos de hoy, mire hacia los ancianos del mañana. La comunidad, por otra parte, tiene también unos dones que ofrecer a los ancianos. Sobre todo la Iglesia está llamada a ofrecer el apoyo en la educación en la madurez de la persona: un apoyo que comienza en la juventud y que se intensifica en el momento de la ancianidad y la vejez. La concepción de la vida cristiana como «plenitud en la madurez» es en el fondo un mensaje de que solo la Iglesia puede sostener con la fuerza de la gracia. Ni los límites de la edad, ni los de la enfermedad —por muy grave que esta sea— pueden impedir esta participación en la plenitud de la vida en Cristo Resucitado y en el Cuerpo de Cristo que es la Iglesia[95]. Esta meta no es automática y exige una fuerte espiritualidad. Los movimientos y las asociaciones eclesiales tienen sobre todo este deber de ayudar al anciano a dar la vuelta a esa visión decadente de la ancianidad hacia una visión de una vida más plena, como un camino hacia la «plenitud», y este es un deber que la Iglesia no puede delegar ni debe obstruir adoptando estrategias juveniles de otra inspiración. Que «lo mejor es todavía lo que está por llegar» será un descubrimiento de la fe, de la contemplación, de la meditación profunda sobre los tesoros de la vida cristiana. Se tratará, por tanto, de promover o incrementar iniciativas pastorales bajo un doble signo:

a) *del anciano,* en el sentido de que se haga uso de la participación activa de los ancianos como sujetos en primera persona implicados en los servicios eclesiales y sociales de diverso calado;
b) *para el anciano en su ámbito familiar,* o lo que es lo mismo, la búsqueda de todas las posibles formas de intervención a favor de la persona anciana pero —hasta que sea posible— en el seno del tejido familiar de proveniencia del anciano mismo. Dejar de lado, de hecho, una pastoral familiar que interesa a todos los pasos generacionales representados en ella significa, por un lado, empobrecer una realidad —la del anciano— rica en valores y posibilidades, y por otro, crear un *ghetto,* pastoralmente hablando, con los propios ancianos.

Se trata, por tanto, de valorar los carismas específicos de la ancianidad, como recientemente ha expresado el Pontificio Con-

[95] Sobre el tema de la ancianidad en relación con la Iglesia veáse el número monográfico de *Dolentium Hominum* 40/1 (1999) 6-144.

sejo para los Laicos, con un documento concreto sobre los ancianos:

> La contribución de experiencia que los ancianos pueden aportar al proceso de humanización de nuestra sociedad y de nuestra cultura es, cuando menos, valioso y ha de ser solicitado, valorando aquello que podríamos definir como *carismas propios de la vejez*: *La gratuidad* [...], la *memoria*, la *experiencia*; la *interdependencia* [...]; una *visión más completa de la vida*[96].

Juan Pablo II, ante la *Federazione Interdiocesana del Movimento Pensionati e degli Anziani,* en su encuentro del 21 de mayo de 1982, afirmaba:

> No puedo no alegrarme de vuestro propósito de cuidar al máximo la formación espiritual de vuestros grupos, para conferir a vuestra acción no una resonancia de masas, sino más bien configurándola como una animación en profundidad[97]

Y más recientemente decía que la ancianidad

> [...] es un periodo que se debe utilizar de modo creativo en aras a una profundización en la vida espiritual, mediante la intensificación de la oración y el compromiso de dedicación a los hermanos en la caridad. Son por tanto dignas de alabanza todas aquellas iniciativas sociales que permiten a los ancianos tanto seguir cultivándose físicamente, intelectualmente y en su vida relacional, como hacerlos útiles, poniendo a disposición de los demás su tiempo, sus capacidades y su experiencia[98].

Pero la Iglesia puede ofrecer ocasiones, estímulos y apoyos para un empleo creativo en el día a día de las familias, y en el terreno concreto, y también en los más vastos horizontes de la cultura, del arte, de la asistencia, de lo prepolítico.

Hemos comentado al principio de este capítulo que no se debe confundir la ancianidad en los individuos concretos, hecho ineludible, con el envejecimiento de la población, fenómeno reversible y de naturaleza sociológica independiente de valores y decisiones éticas.

Es en el discurso de los valores donde se puede llegar a la intersección de los dos hechos en una dirección positiva: se pue-

96 Consejo Pontificio para los Laicos, *La dignidad del anciano y su misión en la Iglesia y en el mundo,* o.c.

97 Juan Pablo II, *Ai movimenti di pensionati e anziani,* o.c., 1795.

98 Íd., *Carta a los mayores,* n.16

de hacer creativa y positiva a la ancianidad y se puede invertir el curso de excesiva desproporción entre nacimientos y defunciones, y por tanto, reducir la tasa de envejecimiento de las poblaciones.

Desde la perspectiva de la fe cristiana, a través de la conjunción del *Misterio de Cristo* con la vida del hombre y sobre todo con el momento del sufrimiento y de la enfermedad, la condición anciana asume, y podemos decir que incrementa, su *capacidad salvífica creadora de nuevos valores;* este es el momento en el cual la salud, comprometida, es acogida en el seno del misterio de la salvación[99], en el cual el cristiano vive y respira en todas sus circunstancias, de prosperidad física o de salud comprometida.

Es el momento de recordar el pasaje de la encíclica *Redemptor Hominis* de Juan Pablo II:

> Con su encarnación el Hijo de Dios mismo se ha unido en cierto modo a cada hombre. Ha trabajado con manos de hombre, ha pensado con mente de hombre, ha actuado con voluntad de hombre. Al nacer de la Virgen María se hizo verdaderamente uno de nosotros, en todo similar a nosotros excepto en el pecado. Él es el Redentor del hombre[100].

Es cierto que Jesús no ha sido viejo, ni ha tenido todas las experiencias humanas (no ha sido agricultor, etc…), pero los valores humanos, el amor humano, el límite humano, los sufrimientos humanos sí han pasado a través de su Espíritu de su Persona, han recibido la fuerza de la cruz y de la resurrección. La Carta Apostólica *Salvifici Doloris* añade:

> El sufrimiento humano ha alcanzado su culminación en la Pasión de Cristo. Y al mismo tiempo, ha entrado en una dimensión completamente nueva y en nuevo orden: ha sido vinculada al amor […] a aquel amor que crea el bien extrayéndolo incluso del mal, a través del dolor [...]. La Cruz de Cristo se ha convertido en un manantial del que brotan fuentes de agua viva[101].

La ancianidad enferma, por tanto, desde esta visión, no pierde su creatividad, es más, alcanza en el Misterio Pascual de Cristo su cumbre de potencia sobrenatural y universal.

[99] E. SGRECCIA, «Salute e salvezza nel contesto dell'educazione sanitaria», a.c., 284-302.

[100] JUAN PABLO II, Carta encíclica *Redemptor Hominis* n. 8

[101] ÍD., Carta apostólica *Salvifici Doloris* n. 18.

Queda todavía una última condición por examinar bajo este prisma: la condición en la cual el anciano se encuentra privado de sus capacidades mentales e incluso de conciencia. ¿Puede acaso entenderse como creativa esta condición? En la visión cristiana, por el vínculo «objetivo» que existe entre el enfermo, aunque inconsciente, y el Misterio Pascual de Cristo y entre sus sufrimientos y cuerpo entero de la Iglesia, esta situación también es creativa en valores, tanto sobrenaturales como sociales: el sufrimiento, aunque cambia, es salvífico y estimula la solidaridad de la comunidad, hace creativa a toda la comunidad, si esta sabe retomar con sentido ético y con fe el estímulo y la ocasión de este momento comunitario y salvífico. «El Evangelio es la negación de la pasividad ante el sufrimiento» prosigue la *Salvifici Doloris,* y en el mismo párrafo, la Encíclica recuerda el conocido pasaje evangélico (Mt 25, 34-36) que afirma que todo lo que se le hace al que sufre se le hace al propio Cristo[102]. Y esta es una creatividad suscitada en las comunidades.

Pero la creatividad todavía puede «darse» incluso después de la muerte: un conocido investigador —James Hillman— al tratar la cuestión de la vejez ha insertado entre las etapas que constituyen el largo recorrido de la ancianidad, el concepto de «permanencia», es decir, lo que permanece cuando un hombre se va: «La imagen que queda de nosotros, ese modo único de ser y de hacer que dejamos en la mente de los demás, sigue actuando sobre ellos [...] como modelo ideal, como voz y como guía»[103]. La dignidad del anciano es, por tanto, la dignidad del «haber sido» y haber dejado una huella, aunque sea pequeña, en el camino de los demás.

En conclusión, podemos decir que los ancianos son una riqueza y que la ancianidad es la fase de la vida en la que se debe alcanzar la plenitud del ser: este debe ser el punto de partida y el objetivo de cuantos —en todos los campos— trabajan por y con los ancianos.

> La grandeza de una civilización —escribe Juan Pablo II— se mide por la atención que presta a estos ideales y estas riquezas, y en consecuencia, por las garantías que ofrece a las personas mayores, para que puedan siempre incrementar su propia inserción, también operativa, como miembros de una comunidad.

[102] Ibíd. n. 30; A. Beaudot, *La creatività* (Loescher, Turín 1977) 20.
[103] J. Hillman, *La forza del carattere,* o.c., 31.

BIBLIOGRAFÍA

AA.VV., «Aging and the aged», en W. T. REICH (ed.), *Encyclopedia of Bioethics,* I, o.c., 89-116.

— *Gli anziani nella comunità ecclesiale* (AVE, Roma 1978).

— *Gli anziani oggi «per una terza età attiva e creativa» (*Dehoniane, Nápoles 1980).

— *Gli anziani, la salute e la qualificazione della spesa sanitaria* (Seusi, Roma 1983).

— *L'anziano, il corpo, il movimento* (Nuova Italia Scientifica, Roma 1983).

— *L'assistenza agli anziani cronici* (Seusi, Roma 1981).

— *Cambiare è possibile. Persona anziana e comunità. Atti del Convegno ecclesiale su La persona anziana protagonista della comunità* (Caritas Italiana, Roma 1982).

— *I diritti negati degli anziani non autosufficienti* (Centro studi e formazione sociale Fondazione «Emanuela Zancan», Padua 1988).

— «Ethical issues in the care of the elderly»: *Clin. Geriatr. Med.* 2 (1986) 457-637.

— *La medicina riabilitativa nelle disabilità per la prevenzione degli handicap* (Velag, Gorle [BG] 1987).

— *Il problema della società industriale* (Vita e Pensiero, Milán 1979).

— *Sviluppo culturale nella vita anziana* (Ed. del Rezzara, Vicenza 1984).

— *Il valore della vita. L'uomo di fronte al problema del dolore, della vecchiaia, dell'eutanasia* (Vita e Pensiero, Milán 1985).

ABATE, G. - DI IORIO, A. - ZITO, M., «Assistenza domiciliare integrata», en F. CAVAZZUTI - G. CREMONINI (eds.), *Assistenza geriatrica oggi,* o.c., 411-414.

ABMA, T. A., «Struggling with the fragility of life: a relational-narrative approach to ethics in palliative nursing»: *Nursing Ethics* 12/4 (2005) 337-348.

ACOCELLA, G., «Questioni di bioetica e terza età», en FEDERAZIONE NAZIONALE PENSIONATI CISL (ed.), *Anziani '99-2000,* o.c., 137-152.

ALFIERI, L. y otros, *L'anziano nel dialogo fra le generazioni* (Edizioni del Rezzara, Vicenza 1995).

AMBROSINI, M. (ed.), *Anziani e povertà a Milano* (Vita e Pensiero, Milán 1995).

AMORETTI, G. - GRASSI, M. - RATTI, M. T., *Anziani oggi. Condizioni, bisogni e aspettative* (Franco Angeli, Milán 1989).

AMORETTI, G. - RATTI, M. T., *Psicologia e terza età* (NIS, Roma 1994).

ANTICO, L., «L'anziano istituzionalizzato e la famiglia», en M. PETRINI - F. CARETTA - L. ANTICO - R. BERNABEI, *L'assistenza alla persona anziana,* o.c., 65-73.

— «Gli anziani: per una migliore qualità della vita»: *Vita e Pensiero* 3 (1989) 207ss.

— «Biologia e speranza: aspetti psiconeuroendocrini, in Atti del Convegno su Speranza dove sei? Le immagini della speranza nel mondo della salute (Roma, 20/21-3-1995)»: *Quaderni di Camillianum* 8 (1995) 7-23.

— «Gerotrascendenza e vecchiaia attiva», en M. PETRINI - F. CARETTA - L. ANTICO - R. BERNABEI, *L'assistenza alla persona anziana,* o.c., I, 11-22.

— «Il messaggio delle nostre generazioni alle nuove generazioni»: *Medicina e Morale* 2 (1982) 190-195.

— «Premessa: l'anziano tra "active aging" e disabilità», en L. ANTICO - E. SGRECCIA (eds.), *Anzianità creativa,* o.c.,1-6.

— «Il problema degli anziani»: *Medicina e Morale* 1-2 (1976) 97-114.

— «Umanizzare la medicina. L'operatore e i suoi valori»: *Vita e Pensiero* 5 (1987) 370-378.

— «Vienna: un anno dopo. Annotazioni in margine al piano internazionale d'azione per le persone anziane»: *Medicina e Morale* 1 (1984) 27-43.

ANTICO, L. - BERNABEI, R. - CARETTA, F. y otros, *Anziano, salute, società* (Vita e Pensiero, Milán 1991).

ANTICO, L. - SGRECCIA, E. (eds.), *Anzianità creativa* (Vita e Pensiero, Milán 1989).

— (eds.), *Dalla parte degli anziani* (Vita e Pensiero, Milán 1978).

ANTICO, L. y otros, «Persona anziana e farmaci»: *Medicina e Morale* 2 (1985) 319-333.

ANTONINI, F. M. - MACIOCCO, G., *L'invecchiamento della popolazione* (NIS, Roma 1983).

ARCANGELO, V., «Should age be a criterion for rationing health care?»: *Nursing Forum* 29/1 (1994) 25-29.

ARDIGÒ, A., «La quarta età: una questione sociale per la società postindustriale», en AA.VV., *La quarta età* (Lavoro, Roma 1986) 11-34.

ARKING, R., «Theories of aging and life extension», en W. T. REICH (ed.), *Encyclopedia of Bioethics,* I, o.c., 89-97.

ASSOCIAZIONE INTERNAZIONALE DI GERONTOLOGIA, «Fondamenti di una politica per gli anziani anni '80»: *Documenti* 28 (1982) 86-94.

ATTANASIO, A. - BEDIN, M. - MANTINEO, G. y otros, «La valutazione degli outcomes e le implicazioni ethiche e gestionali nella nutrizione enterale»: *Giornale di Gerontologia* 54 (2006) 145-152.

BALDASSARRE, G., *Da fardello a ricchezza. L'anzianità del nuovo millennio* (Edizioni dal Sud, Modugno [BA] 1999).

BANJA, J. D. - BILSKY, G. S., «Discussing cardiopulmonary resuscitation with elderly rehabilitation patients. Ethical and clinical considerations toward the formation of policy»: *American Journal of Physical Medicine and Rehabilitation* 72/3 (1993) 168-171.

BARACCO, L., «L'anziano in una società che cambia»: *Aggiornamenti Sociali* 34 (1988) 189-204.

— *Una vita lunga e serena. Anziani attivi e protagonisti nel nuovo millennio* (Piemme, Casale Monferrato [AL] 1999).

BARONI, A., «Peculiarità gerontologiche dell'etica medica», en M. FAGGIOLI (ed.), *Bioetica ed etica medica* (Mesola, Ferrara 1989) 57-61.

BARUCCI, M., *Psicogeragogia. Mente, vecchiaia, educazione* (Utet Libreria, Turín 1989).

BAUSOLA, A., «La condizione anziana: verso la speranza», en N. GALLI (ed), *La famiglia e l'educazione alla salute* (Vita e Pensiero, Milán 1988) 573-582.

BENEDICTO XVI, *Discurso a los participantes en la Conferencia internacional sobre la pastoral en el cuidado de los ancianos enfermos* (15-11-2007), en http://www.vatican.va/holy_father/benedict_xvi/speeches/2007/november/documents/hf_ben-xvi_spe_20071117_xxii-operatori-sanitari_sp.html

BERGMARK, A - PARKER, M. G. - THORSLUND, M., «Priorities in care and services for elderly people: a path without guidelines»: *Journal of Medical Ethics* 26 (2000) 312-318.

BERNABEI, R., «Lo strumento di valutazione VAOR per le RSA», en CNR, *Progetto finalizzato Invecchiamento, Sottoprogetto 5. Invecchiamento della popolazione: Qualità della vita e autosufficienza* (CNR, Roma 1995).

BERNABEI, R. - CAMBIERI, A., «Strutture residenziali per anziani: "hardware" e "software"»: *Federazione Medica* 20 (1995) 4-8.

BERNABEI, R. - CARBONIN, P. U. - FELLIN, R. (eds.), «L'assistenza continuativa all'anziano nei Paesi occidentali», en CNR, *Progetto finalizzato Invecchiamento, Sottoprogetto 5. Invecchiamento della popolazione: Qualità della vita e autosufficienza* (CNR, Roma 1995).

BESNARD, A. M., *Quando gli anziani parlano* (O.R. Edizioni, Milán 1989).

BIANCHI, A., «La relazione anziano-bambino: revisione critica della letteratura»: *Medicina e Morale* 1 (1988) 35-68.

— «La relazione anziano-bambino: revisione critica della letteratura», en L. ANTICO - E. SGRECCIA (eds.), *Anzianità creativa,* o.c., 171-202.

BILLINGS, J. A., «Palliative care»: *BMJ* 321 (2000) 555-558.

BIZZOTTO, M., «Naturale e non-naturale nella morte»: *Camillianum* 19 (1999) 13-36.

BLACK, D., «Health care of the elderly. quality of life and aging», en Z. BANKOWSKI - J. H. BRYANT (eds.), *Health policy and human values: European and North American perspectives* (Cioms, Ginebra 1988) 137-142.

BOWLING, A., «Ageism in cardiology»: *BMJ* 319/7221 (1999) 1353-1355.

BOZZOLI, C. - LAVEZZI, M. - NARDI, R., «La rianimazione cardio-polmonare nell'anziano», en F. CAVAZZUTI - G. CREMONINI (eds.), *Assistenza geriatrica oggi,* o.c., 173-181.

BRUNI, P., «Il disagio nella mente dell'anziano», en M. SOLDINI - U. ACCETTELLA - S. BURGALASSI (eds.), *La bioetica e l'anziano,* o.c., 31-36.

BRUSCO, A., «Speranza e accompagnamento pastorale», en AA.VV., *Speranza dove sei?: Quaderni di Camillianum* 8 (1995) 117-131.

BUCCI, S., «L'anziano nella realtà venafrana. Risultati di una indagine»: *Medicina e Morale* 2 (1985) 342-364.

BURGALASSI, S., *L'anziano: come, perché* (Giardini, Pisa 1984).

— «L'anziano meno giovane: un problema valoriale», en AA.VV., *La quarta età* (Lavoro, Roma 1986) 35-50.

— «L'anziano, uno di noi»: *Vita e Pensiero* 12 (1986) 823-832.

— «La condizione anziana. Un approccio globale a livello antropologico e sociologico»: *Medicina e Morale* 3 (1977) 259-284.
— «La condizione anziana: problemi e prospettive»: *Studi di Sociologia* 4 (1983) 356-370.
— *L'età inutile. Considerazioni sociologiche sull'emarginazione anziana* (Pacini, Pisa 1975).
— «Le iniziative a favore dell'anziano», en N. GALLI (ed), *La famiglia e l'educazione alla salute* (Vita e Pensiero, Milán 1988) 539-550.
— *Rapporto finale sui risultati dell'indagine sociologica sulla condizione giovanile e degli anziani in Pordenone* (Comune di Pordenone 1984)
BUZGOVA, R - IVANOVA, K., «Elder abuse and mistreatment in residential settings»: *Nursing Ethics* 16/1 (2009) 110-126.
CACCIAGUERRA, F., *I bisogni soggettivi degli anziani rurali* (Oasi, Troina 1988).
CALLAHAN, D., «Health care of the elderly. Ethical issues», en Z. BANKOWSKI - J. H. BRYANT (eds.), *Health policy, ethics and human values: European and North American perspectives* (Cioms, Ginebra 1988) 131-135.
— «Setting limits: a response»: *Gerontologist* 34/3 (1994) 393-398.
CARBONIN, P. U. - ANTICO, L., «Medicina e terza età», en L. ANTICO - E. SGRECCIA (eds.), *Dalla parte degli anziani,* o.c., 35-54.
CARBONIN, P. U. - GRECO, A., «Disabilità secondarie nell'anziano», en AA.VV., *La medicina riabilitativa nelle disabilità per la prevenzione degli handicap,* o.c., 121-144.
CARBONIN, P. U. - PAHOR, M. - BERNABEI, R. - SGADARI, A., «Is age an independent risk factor of adverse drug reactions in hospitalized medical patients?»: *J. Am. Geriatric. Soc.* 39 (1991) 1093-1099.
CARBONIN, P. U. y otros, «Lo studio della condizione delle persone anziane e la loro partecipazione come presupposto per interventi specifici»: *Medicina e Morale* 3 (1980) 291-307.
— «Invecchiamento e "morte fisiologica"»: *Medicina e Morale* 3 (1981) 382-391.
CARETTA, F., «Il concetto di morte nelle Case di riposo», en G. L. SACCHETTI (dir.), *Residenze sanitario-assistenziali. Quale futuro?* (Franco Angeli, Milán 1997) 63-69.
CARETTA, F - PETRINI, M., *Accanto al malato. Lineamenti di assistenza sanitaria e pastorale* (Città Nuova, Roma 1995).
CARETTA, F. - PETRINI, M. - SADRIN, L., *Il valore di una presenza. Educarsi all'anzianità* (Paoline, Milán 2002).
CARNEGIE INSTITUTE, *Life, work and livelihood in the third age. Final report of the Carnegie Inquiry into the Third Age* (Carnegie United Kingdom Trust, Dunfermline 1993).
CARRASCO DE PAULA I., «La responsabilità verso l'anziano malato», en CONSEJO PONTIFICIO PARA LA PASTORAL DE LOS AGENTES SANITARIOS, *Atti della XXII Conferenza Internazionale «La pastorale nella cura dei malati anziani»,* o.c., 91-94.
CARRUCCIU, M. - ASTARA, G., «Ospedalizzazione domiciliare in geriatria: aspetti etici», en E. SGRECCIA - V. MELE - D. SACCHINI (eds.), *Le radici della bioetica* (Vita e Pensiero, Milán 1998) 11-18.

CARTON, R. W. - BROWN, M. D., «Ethical considerations and CPR in the elderly patient»: *Clin. Chest Med.* 14/3 (1993) 591-599.

CASSEL, C. K., «Ethical issues in the conduct of research in long term care»: *Gerontologist* 28 (1988) 90-96.

— «Informed consent for research in geriatrics: history and concepts»: *J. Am. Geriatr. Soc.* 35 (1987) 542-544.

— «Issues of age and chronic care: another argument for health care reform»: *J. Am. Geriatr. Soc.* 40/4 (1992) 404-409.

CASSEL, C. K. - MEIER, D. E., «Selected bibliography of recent articles in ethics and geriatrics»: *J. Am. Geriatr. Soc.* 34 (1986) 399-409.

CATTORINI, P., «Ai confini della geriatria: problemi bioetici nella cura dell'anziano e nel controllo della senescenza», en L. ANTICO - E. SGRECCIA (eds.), *Anzianità creativa,* o.c., 7-80.

— «Paradigmi concettuali e problemi teorici nella definizione medica di vecchiaia»: *Medicina e Morale* 3 (1987) 403-433.

— «La vecchiaia tra normalità e patologia. Incontro clinico e sguardo anatomico»: *Medicina e Morale* 1-2 (1987) 58-76.

CATTORINI, P. - SALA, R., «Anziani», en S. LEONE - S. PRIVITERA, *Dizionario di Bioetica* (EDB- ISB, Bologna-Acireale 1994) 62.

CAVAZZUTI, F., «Quale anziano negli anni 2000?»: *Anime e corpi* 133 (1987) 585-594.

CAVAZZUTI, F. - CREMONINI, G. (eds.), *Assistenza geriatrica oggi* (Casa Editrice Ambrosiana, Milán 1998).

CAVAZZUTI, F. - NARDI, R. - D'ANASTASIO, C., «Implicazioni etiche nel trattamento farmacologico dell'anziano»: *Medicina e Morale* 4 (1994) 637-665.

CESA-BIANCHI, M., *Giovani per sempre? L'arte di invecchiare* (Laterza, Roma-Bari 1998).

CESAREO, V., «La condizione dell'anziano nella prospettiva di nuove modalità di organizzazione della vita», en AA.VV., *Cambiare è possibile,* o.c., 20-23.

CESARI, G., «Aspetti psicologici dell'invecchiamento. Sessualità e vecchiaia», en E. SGRECCIA, E. (dir.), *Persona e terza età,* o.c., 81-99.

CHÁVEZ RIVERA, I., «Socio-medical problems of senescence»: *Archivos del Instituto de Cardiología de México* (1985) 55.

CICCONE, L., *Anziani ed handicappati: due sfide alla società civile e alla comunità cristiana* (Leumann, Rivoli 1987).

— *Salute e malattia,* II: *Questioni di morale della vita fisica* (Ares, Milán 1986).

CLARK, P. G., «Ethical dimensions of quality of life in aging: autonomy vs. collectivism in the United States and Canada»: *Gerontologist* 31/5 (1991) 631-9.

CLARKE, D. E. - GOLDSTEIN, M. K. - RAFFIN, T. A., «Ethical dilemmas in the critically ill elderly»: *Clin. Geriatr. Med.* 10/1 (1994) 91-101.

CLEMENTS, M. W., *Ministry with the aging designs, challenges, foundations* (The Haworth Press, Nueva York 1989).

CONSEJO DE EUROPA, *Proceedings of the seminary on demographic problem areas in Europe* (Estrasburgo 1986).

— *Recent demographic developments in Europe 2004* (Council of Europe Publishing 2005).

Consejo Pontificio para la Familia, *Evoluzioni demografiche. Dimensioni etiche e pastorali* (Libreria Editrice Vaticana, Ciudad del Vaticano 1994).

Consejo Pontificio para la Justicia y la Paz, *Aspetti sociali ed etici dell'economica. Un colloquio in Vaticano* (Libreria Editrice Vaticana, Ciudad del Vaticano 1994.

Consejo Pontificio para los Laicos, *La dignidad del anciano y su misión en la Iglesia y en el mundo* (1-10-1998), en http://www.vatican.va/roman_curia/pontifical_councils/laity/documents/rc_pc_laity_doc_05021999_older-people_sp.html

Consejo Pontificio para la Pastoral de los Agentes Sanitarios, *Carta de los agentes sanitarios,* en http://www.unav.es/cdb/sscartaagentes.html.

— «Atti della XXII Conferenza Internazionale *"La pastorale nella cura dei malati anziani"»: Dolentium Hominum* 67/1 (2008).

— «Atti della Conferenza internazionale del Pontificio Consiglio per la Pastorale della *Salute su Chiesa e salute nel mondo* (Città del Vaticano, 29-31 ottobre 1998)»: *Dolentium Hominum* 14/40 (1999) 45-48.

Consejo de la Unión Europea, «Decisión n.° 940/2011/ue del Parlamento Europeo y del Consejo de 14-9-2011 sobre el Año Europeo del Envejecimiento Activo y de la Solidaridad Intergeneracional (2012)»: *Diario Oficial de la Comunidad Europea* (26-8-1992). Puede verse en http://www.mcu.es/cooperacion/docs/MC/PEC/decision940_2011.pdf

Cooperativa Cultura Popolare, *Anziani scomodi, una proposta per l'assistenza domiciliare* (Giuffrè, Milán 1984).

Corsini V., *Codici delle Organizzazioni Internazionali* (Giuffrè, Milán 1985).

Cotta, S., *L'era tecnologica* (Il Mulino, Bolonia 1981).

Crabtree, J. L. - Caron Parker, J. M., «Long-term care of the aged: ethical dilemmas and solutions»: *Am. J. Occup. Ther.* 45/7 (1991)607-612.

Crepaldi, G., *Trattato di gerontologia e geriatria* (UTET, Turín 1993).

Crepaldi, G. - Cavazzuti, F. (eds.), *Gerontologia e geriatria, obiettivi e metodi assistenziali* (Ambrosiana, Milán 1992).

D'Anastasio, C. - Nardi, R., «Somministrazione di farmaci agli anziani», en F. Cavazzuti - G. Cremonini (eds.), *Assistenza geriatrica oggi,* o.c., 334-343.

Derse, A. R., «Making decisions about life. Sustaining medical treatment in patients with dementia. The problem of patient decision. Making capacity»: *Theor. Med. Bioeth.* 20/1 (1999) 55-67.

De Luca, G. - Valgimigli, C. (eds.), *Anziani: aspetti sanitari e sociali* (Il Pensiero Scientifico, Roma 1983).

De Rose, C. - Sacchini, D. (eds.), *L'età in gioco. Anziani in Calabria tra vecchie e nuove identità* (Rubbettino, Soveria Mannelli [CZ] 2002).

Di Comite, L., *Invecchiamento della popolazione e transizione demografica* (Cacucci, Bari 1995).

DI DONA, D. - FORTUNATI, L. - MURARO, N. - TESSAROLO, M., *Gli anziani nel Veneto. La condizione della terza età a Vigonza* (Franco Angeli, Milán 1995).

DI GIULIO, P. - MOROSINI, P. L., «La valutazione della qualità della vita nel paziente anziano», en F. CAVAZZUTI - G. CREMONINI (eds.), *Assistenza geriatrica oggi,* o.c., 517-519.

DIANA, R., *Gerontologia* (Morcelliana, Brescia 1979).

— «Stati depressivi: all'origine dell'emarginazione, delle difficoltà di rapporti e delle angosce dell'anziano»: *Anime e Corpi* 130 (1987) 175-186.

DIAZZI, G. - SPANÒ, A., «Le case protette», en F. CAVAZZUTI - G. CREMONINI (eds.), *Assistenza geriatrica oggi,* o.c., 407-410.

DICE, J. F., «Cellular and molecular mechanisms of aging»: *Physiological Reviews* 1 (1993) 149-159.

DONATI, P. (ed.), *Terzo rapporto sulla famiglia in Italia* (Paoline, Cinisello Balsamo 1993).

DONATO BIANCHI, U., «L'accompagnamento del paziente terminale: prospettive pastorali», en E. SGRECCIA - A. G. SPAGNOLO - M. L. DI PIETRO (eds.), *L'assistenza al morente,* o.c., 401-410.

DOYAL, L. - WILSHER, D., «Withholding and withdrawing life sustaining treatment from elderly people: towards formal guidelines»: *BMJ* 308/6945 (1994) 1689-1692.

DOWD, J. J., «Beneficence and the aged»: *J. Gerontol.* (1984) 102-108.

EBRAHIM, S., «Demographic shifts and medical training»: *BMJ* 319 (1999) 1358-1360.

EDITORIALE, «L'abbandono degli anziani cronici non autosufficienti, tragica conseguenza della negazione del diritto alla salute»: *Prospettive Assistenziali* (1987) 1.

ELLOR, J. W. - TOBIN, S. S., «The role of the church in services to the elderly», en AA.VV., *Interdisciplinary topics gerontology* (Karger, Basilea 1983) 119-131.

EURISPES, *Indagine sulla terza età. Rapporto Ispes/Sip sulla «terza età» in Italia (1992),* en www.mix.iteurispes/EURISPES/137.

— *Rapporto Italia (1999),* en www.eurispes.com/EURISPES/R99/schede4/scheda32.htm.

EVERETT, I., «Autonomy and paternalism: an ethical dilemma in caring for the elderly»: *Perspectives* 17/3 (1993) 2-5.

FADEN, R. - GERMAN, P. S., «Quality of life. Considerations in geriatrics»: *Clin. Geriatr. Med.* 10/3 (1994) 541-551.

FASANELLA, G., «Bioetica e geriatria: aspetti assistenziali», en L. ANTICO - E. SGRECCIA (eds.), *Anzianità creativa,* o.c., 203-216.

FEDERAZIONE NAZIONALE PENSIONATI CISL (eds.), *Anziani '97. Tra emarginazione e opportunità. Rapporto sulla condizione della persona anziana* (Edizioni Lavoro, Roma 1997).

— *Anziani '98. Tra uguaglianza e diversità. Secondo Rapporto sulla condizione della persona anziana* (Edizioni Lavoro, Roma 1999).

— *Anziani '99-2000. L'integrazione possibile. Terzo Rapporto sulla condizione della persona anziana* (Edizioni Lavoro, Roma 2000).

— *Anziani 2007-2009. Le derive, gli approdi. Settimo Rapporto sulla condizione della persona anziana* (Edizioni Lavoro, Roma 2009).

FERRO, F. M. - RIEFOLO, G., «Sulle concezioni neurologiche e psicologiche dell'involuzione», en L. ANTICO - E. SGRECCIA (eds.), *Anzianità creativa,* o.c., 81-99.

FERRUCCI, L. - BARONI, A., «Lo stato di salute degli anziani», en M. GEDDES (ed.), *La salute degli italiani. Rapporto 1993,* o.c.

FONDAZIONE LEONARDO, *Primo rapporto sugli anziani* (Franco Angeli, Milán 1999).

— *Quarto rapporto sugli anziani* (Franco Angeli, Milán 2006).

FOREST, M. I. - OLMARI-EBBING, M. - BIZON, M. y otros, «Medicine and humanism: clinical ethics and the community dimension of geriatrics»: *Revue Médicale de la Suisse Romande* 118/12 (1998) 1013-1017.

FREEDMAN, M. L., «Medical education in geriatrics: ethical and social concerns»: *Bull. NY Acad. Med.* 61 (1985) 501-505.

FREY, L., *Le condizioni di vita degli anziani in Italia* (Franco Angeli Milán 2003).

FROMHOLT, P., «Quality of life and old age»: *Nordisk Medicin* 96 (1981) 114-116.

GAMBETTI, P., «Biologia e patologia dell'invecchiamento del cervello. Senectus ipsa morbus est?», en CONSEJO PONTIFICIO PARA LA PASTORAL DE LOS AGENTES SANITARIOS, *Atti della Conferenza internazionale del Pontificio Consiglio per la Pastorale della Salute su Chiesa e salute nel mondo,* o.c. 45-48.

GARRE-OLMO, J - PLANAS-PUJOL, X - LÓPEZ-POUSA, S, y otros, «Prevalence and risk factors of suspected elder abuse subtypes in people aged 75 and older»: *JAGS* 57 (2009) 815-822.

GATTESCHI, D., «Il superamento delle case di riposo», en ÍD., *Servizi sociosanitari e difesa degli anziani* (NIS, Roma 1985) 213-246.

GEDDES, M. (ed.), *La salute degli italiani. Rapporto 1993* (NIS, Roma 1994).

GEDDES, M. - BERLINGUER, G. (eds.), *La salute in Italia. Rapporto 1998* (Ediesse, Roma 1998).

GEORGE, L. K. - BEARON, L. B., *Quality of life in older persons* (Human Sciences Press, Nueva York 1980).

GIAMPAOLI, S. - MENOTTI, A., «"Performance" e autosufficienza nella popolazione anziana», en M. GEDDES (ed.), *La salute degli italiani. Rapporto 1993,* o.c., 287-296.

GIBSON, D. E., «Hospice: morality and economics»: *Gerontologist* 24 (1984) 4-8.

GILLICK, M. R., «Is the care of the chronically ill a medical prerogative?»: *N. Eng. J. Med.* 310 (1984) 190-193.

GOLDMAN, R., «Ethical confrontations in the incapacitated aged»: *J. Am. Geriatr. Soc.* 29 (1981) 241-245.

GOLDSTEIN, M. K., «Ethical care of the elderly: pitfalls and principles»: *Geriatrics* 44/3 (1989) 101-106.

GOLINI, A., «Aspetti demografici», en «Atti della 3a Conferenza Internazionale «Longevità e qualità della vita»: *Dolentium Hominum* 4/1 (1989) 29-43.

— «Demografia della popolazione anziana»: *Dolentium Hominum* 67/1 (2008) 17-29.

GOLINI, A., *La popolazione del pianeta* (Il Mulino, Bolonia 1999).
GRUNEIR, A.- LAPANE, K. L. - MILLER, S. C., MOR, V., «Does the presence of a dementia special care unit improve nursing home quality?»: *Journal of Aging and Health* 20 (2008) 837-854.
GRUPPO ITALIANO DI FARMACOVIGILANZA NELL'ANZIANO (GIFA), *La qualità dell'assistenza nell'anziano in ospedale* (Milán 1990).
GUILLEMARD, A. M., «La scoperta di una politica della vecchiaia», en AA.VV., *Vecchiaia e società* (Il Mulino, Bolonia 1984) 89-116.
HERRANZ, G., «Scienze biomediche e qualita della vita»: *Vita e Pensiero* 6 (1986) 41ss.
HILDRETH, E. A., «Bioethics in clinical medicine: coming of age»: *J. Am. Geriatr. Soc.* 35 (1987) 554-559.
HILLMAN, J., *La forza del carattere* (Adelphi, Milán 1999).
HODGES, M. O. - TOLLE, S. W., «Tube-feeding decisions in the elderly»: *Clin. Geriatr. Med.* 10/3 (1994) 475-488.
HOWE, E. G. - LETTIERI, C. J., «Health care rationing in the aged: ethical and clinical perspectives»: *Drugs Aging* 15/1 (1999) 37-47.
IANDOLO, C., *Le due vecchiaie* (Armando, Roma 1982).
ISIDORI, A. - FRANCESCHI, F. - ROMANELLI, F., «La costituzione biologica dell'anziano tra salute e malattia», en M. SOLDINI - U. ACCETTELLA - S. BURGALASSI (eds.), *La bioetica e l'anziano,* o.c., 25-30.
ISTAT, *Anziani in Italia* (Il Mulino, Bolonia 1997).
— *Italia in cifre (2000),* en www.istat.it/Anumital/italia2000/ popolazione.pdf.
JACELON, C. S., «Managing personal integrity: the process of hospitalization for eleders»: *Journal of Advanced Nursing* 46/5 (2004) 549-557.
JOINT INTERNATIONAL RESEARCH GROUP OF THE INSTITUTE FOR BIOETHICS, «What do we owe the elderly? Allocating Social and health care resources»: *Hastings Center Report* 24/2 (1994) S1-S12.
JUAN XXIII, «Discorso a un gruppo di dirigenti dell'amministrazione per gli aiuti internazionali (14-7-1961)», en *Discorsi e messaggi del S. Padre,* III (Tipografia Poliglotta Vaticana, Ciudad del Vaticano 1962) 580-582.
JUAN PABLO II, «Ai movimenti di pensionati e anziani (21-5-1982)», en *Insegnamenti di Giovanni Paolo II,* V/2: 1982 (Libreria Editrice Vaticana, Ciudad del Vaticano 1982) 1793-1795.
— *Carta a los ancianos* (1-10-199), en http://www.vatican.va/holy_father/john_paul_ii/letters/1999/documents/hf_jp-ii_let_01101999_elderly_sp.html
— *Carta encíclica «Evangelium Vitae»* (25-3-1995) (BAC, Madrid 1995).
— *Carta apostólica «Salvifici Doloris»* (11-2-1984), en http://www.vatican.va/roman_curia/pontifical_councils/hlthwork/documents/hf_jp-ii_apl_11021984_salvifici-doloris_sp.html
— Carta encíclica «Redemptor Hominis» (4-3-1979), en ÍD., *El misterio trinitario. «Dives in misericordia. Redemptor hominis. Dominum et vivificatem»* (BAC, Madrid 1986).
— *Carta encíclica «Sollicitudo rei socialis»* (30-12-1987), en http://www.vatican.va/holy_father/john_paul_ii/encyclicals/documents/hf_jp-ii_enc_30121987_sollicitudo-rei-socialis_sp.html

— *Discruso a los participantes en el Foro Internacional sobre la Tercera Edad* (5-9-1980), en http://www.vatican.va/holy_father/john_paul_ii/speeches/1980/september/documents/hf_jp-ii_spe_19800905_invecchiamento_sp.html.
— *Discorsi ai partecipanti alla Conferenza internazionale su «Longevità e qualità di vita»* (Roma 9/11-11-1988): *L'Osservatore Romano* (12-11-1988). Puede verse, también en italiano, en http://www.vatican.va/holy_father/john_paul_ii/speeches/1988/november/documents/hf_jp-ii_spe_19881110_longevita_it.html.
— *Messaggio all'Assemblea Mondiale sui problemi dell'invecchiamento della popolazione* (26-7-1982), en *Insegnamenti di Giovanni Paolo II*, V/3: 1982 (Libreria Editrice Vaticana, Ciudad del Vaticano 1983) 123-131.
KEARNEY, N. - MILLER, M., «Elderly patients with cancer: an ethical dilemma»: *Critical Reviews in Oncology/Hematology* 33/2 (2000) 149-154.
KLUSHMANN, D. y otros, «Family care for the aged in multigenerational households»: *Aktule Gerontologie* 11 (1981) 152-155.
KNIGHT, J. A., «Ethics of care in caring for the elderly»: *Southern Medical Journal* 87/9 (1994) 909-917.
KUHSE, H., *Sanctity of life in medicine. A critique* (Clarendon Press, Oxford 1987).
KUO, S. - RHODES, R. L. - MITCHELL, S. L. y otros, «Natural history of feeding-tube use in nursing home residents with advanced dementia»: *J. Am. Dir. Assoc.* 10 (2009) 164-270.
LACHS, M. S. - PILLEMER, K., «Abuse and neglect of elderly persons»: *N. Eng. J. Med.* 332/7 (1995) 437-443.
LAICARDI, C - PIZZAMIGLIO, L., «I problemi psicologici dell'anziano nella società moderna»: *Medicina e Morale* 1 (1974) 6071.
LAICARDI, C. - PIPERNO, A., *La qualità della vita nella terza età* (Borla, Roma 1980).
LAWTON, A. H., «Some considerations of bioethics in geriatrics»: *The Journal of the Florida Medical Association* 69 (1982) 310-313.
LEIDL, R. - STRATMANN, D., «Economic evaluation is essential in healthcare for the elderly. A viewpoint»: *Drugs Aging* 13/4 (1998) 255-262.
LEVENSON, S. A. - LIST, N. D., «Ethical considerations in critical and terminal illness in the elderly»: *J. Am. Geriatr. Soc.* 29 (1981) 563-567.
LIVI BACCI, M. - BLANGIARDO, G. C. - GOLINI, A. (eds.), *Demografia* (Fondazione «G. Agnelli», Turín 1994) 349-352, 476.
LOTHIAN, K. - PHILP, I, «Maintaining the dignity and autonomy of older people in the heathcare setting»: *BMJ* 322 (2001) 668-670.
LUNDBERG, A. S. - HAHN, W. C. - GUPTA, P. y otros, «Genes involved in senescence and immortalization»: *Current Opinion in Cell Biology* 12/6 (2000) 705-709.
MADERNA, M. A., «La dimensione psicologica dell'assistenza all'anziano in condizioni di non autosufficienza», en AA.VV., *Realtà e prospettive dei servizi sociosanitari per anziani* (Ragno, Roma 1981) 21-39.

MAGISTRALI, G - CAGNOLATI, G. M. - FAVA, S., *Gli anziani, la città e i servizi* (Franco Angeli, Milán 1998).
MARCEL, G., «Lineamenti di una fenomenologia dell'avere», en *Giornale metafisico* (Abete, Roma 1966).
MARCELLINI, F. - GAGLIARDI, C. - LEONARDI, F. - SPAZZAFUMO, L., *Mobilità e qualità della vita degli anziani* (Franco Angeli, Milán 1999).
MARCELLINI, F. - TORELLI, A. - GAGLIARDI, C., *Gli anziani cittadini d'Europa* (Franco Angeli, Milán 1998).
MARIOTTO, F., *Muoviti, anziano!* (Sperling & Kupfer, Milán 1986).
MARSH, M. D., «Informed consent and the elderly patient»: *Clinics in Geriatrics* 2 (1986) 501.
MARTINENGO, M. C. - SAVOJA, L., *Terza età e nuova vita. Indagine sugli ex-dipendenti della Ferrero di Alba* (Franco Angeli, Milán 1995).
MARTINI, C. M., «Il diritto dell'anziano a essere onorato»: *Anime e Corpi* 102 (1982) 443-449.
— «I valori e i diritti umani degli anziani cronici non autosufficienti»: *Anime e Corpi* 139 (1988) 507-520.
MARTORELL PROVEDA, A., «An anthropological perspective of Alzheimer disease»: *Geriatric Nursing* 24/1 (2003) 26-31.
MEGNA, G. - SCHENA, N., «L'anziano: prevenzione e recupero», en AA.VV., *La medicina riabilitativa nelle disabilità per la prevenzione degli handicap,* o.c., 145-157.
MILZMAN, D. P. - ROTHENHAUS, T. C., «Resuscitation of the geriatric patient»: *Emerg. Med. Clin. N. Am.* 14/1 (1996) 233-244.
MINELLI, R., *Una società a misura di anziano* (Ediesse, Roma 1995).
MISSINNE, E. L., «Death and spiritual concers of older adults»: *Generations Journal of the American Society Aging* 14/4 (1990) 45-47.
MITCHELL, S. L. - TENO, J. M. y otros, «Clinical and organizational factors associated with feeding tube use among nursing home residents with advanced cognitive impairment»: *JAMA* 290/1 (2003) 73-80.
MORELLI, U., «Istituto di pensionamento e crescita della popolazione anziana»: *Aggiornamenti Sociali* 31 (1980) 46ss.
MURPHY, T. F., «A Cure for Aging?»: *J. Med. Phil.* 3 (1986) 237-255.
NARDI, R. - PANUCCIO, D. - BERNARDINI, A., «Gifa: Disegni e obiettivi dello studio»: *Giorn. Geront.* 40 (1992) 353-360.
O'DONOHUE, W. T. y otros, «Behavior therapy and the elderly: a conceptual and ethical analysis»: *International Journal of Aging & Human Development* 31 (1986) 1-15.
OLIVERIO, A., *Maturità e vecchiaia* (Feltrinelli, Milán 1977).
OLSHANSKY, S. J., «Life expectancy and life span», en W. T. REICH (ed.), *Encyclopedia of Bioethics,* I, o.c., 98-101.
OLSHANSKY, S. J. - CARNES, B. A. - CASSEL, C. K., «L'invecchiamento della specie umana»: *Le Scienze* 298 (1993) 18-25.
OMS, *Active ageing: a policy framework. A contribution to the Second United Nations Assembly to Ageing (Madrid 2002),* en http://whqlibdoc.who.int/hq/2002/who_nmh_nph_02.8.pdf.
— *Declaración de Toronto para la prevención global del maltrato de las personas mayores* (Ginebra 2002), en http://envejecimiento.csic.es/documentos/documentos/oms-declaracion-01.pdf.

— *A global response to elder abuse and neglect: building primary health care capacity to deal with the problem worldwide* (Ginebra 2008), en http://whqlibdoc.who.int/publications/2008/9789241563581_eng.pdf.
— *Global survey on geriatrics in the medical curriculum* (Ginebra 2002), en http://www.who.int/ageing/projects/en/alc_global_survey_tegeme.pdf.
— *Views of older persons on elder abuse,* (Geneva 2002), en http://whqlibdoc.who.int/hq/2002/WHO_NMH_VIP_02.1.pdf
— *The world health report 2008* (Ginebra 2008).
ONU, *The demographic revolution in pictures. Programme on ageing,* en www. un.org/ageing/popageing_demo.html.
— *Research Agenda on Ageing for the 21st Century. Programme on Ageing and the International Association of Gerontology and Geriatrics* (Nueva York 2007). Puede verse, en inglés, en http://envejecimiento.csic.es/documentos/documentos/desa-agenda-01.pdf
— *Plan de acción Internacional de Viena sobre el envejecimiento* (26 julio al 2 agosto 1982), en http://www.sld.cu/galerias/pdf/sitios/gericuba/plan_de_accion_internacional_de_viena_sobre_el_envejecimiento.pdf
— *Report of the Second World Assembly on Ageing,* en http://c-fam.org/docLib/20080625_Madrid_Ageing_Conference.pdf.
— *Verso una società per tutte le età . Anno Internazionale delle persone anziane 1999,* www.onuitalia.it/news/giornate/anziani/demografia.html. [«Hacia una sociedad para todas las edades»]
PABLO VI, *Discorso agli ospiti della Casa di riposo di Firenze* (10-5-1972), en *Insegnamenti di Paolo VI,* X (Tipografia Poliglotta Vaticana, Ciudad del Vaticano 1973) 468-469.
— *Discorsi «Ai sacerdoti anziani» e «I valori della terza età»* (12-12-1970), en *Insegnamenti di Paolo VI,* VIII (Tipografia Poliglotta Vaticana, Ciudad del Vaticano 1971) 1345-1348.
— *Discorso a un gruppo di lavoratori dell'industria* (20-2-1967), en *Insegnamenti di Paolo VI,* V (Tipografia Poliglotta Vaticana, Ciudad del Vaticano 1968) 72-74. Puede verse también, en italiano, en http://www.vatican.va/holy_father/paul_vi/speeches/1967/february/documents/hf_p-vi_spe_19670220_lavoratori-industria_it.html.
— *Discorso ai pellegrini de «La Vie Montante»* (1-5-1974), en *Insegnamenti di Paolo VI,* XII (Tipografia Poliglotta Vaticana, Ciudad del Vaticano 1975) 393-394.
PAHOR M. y otros, «Il controllo di qualità dell'assistenza dell'anziano: i risultati del Gruppo Italiano di Farmacoepidemiologia dell'Anziano sull'ospedalizzazione impropria e le reazioni avverse da farmaci», en CNR, *Progetto finalizzato Invecchiamento, Sottoprogetto 5. Invecchiamento della popolazione: Qualità della vita e autosufficienza* (CNR, Roma 1995)123-168.
PAHOR, M. - MUGELLI, A. - CHRISCHILLES, A. y otros, «Classificazione e acquisizione dei dati sui farmaci negli studi epidemiologici», en CNR, *Progetto finalizzato Invecchiamento, Sottoprogetto 5. Invec-*

chiamento della popolazione: Qualità della vita e autosufficienza (CNR, Roma 1995) 366.

PALLESCHI, M. - NAPOLEONI, M. G. y otros, «Riabilitazione e riattivazione del soggetto anziano»: *Federazione Medica* 50 (1987) 153-157.

PALOMBA, R. - MISITI, M. - SABATINO, D., «La vecchiaia può attendere. Immagini, aspetttative e aspirazioni degli anziani italiani»: *Quaderni del CNR - IRP* 1 (2001).

PALUMMERI, E. - CELLA, A. - PIOLI, G., «Biologia dell'invecchiamento», en F. CAVAZZUTI - G. CREMONINI (eds.), *Assistenza geriatrica oggi,* o.c., 25-38.

PANGRAZZI, A., *Creatività pastorale al servizio del malato* (Camilliane, Turín 1986).

PARLAMENTO ITALIANO, *Linee di guida per la realizzazione del progetto-obiettivo «Tutela della salute degli anziani» (1992)*, en *Medicina e Morale* 4 (1993) 821-833

PASTRANA, G., «Verso un'etica della terza età», en AA.VV., *Gli anziani oggi,* o.c., 35-60.

PATHY, M. S. J., *Principles and practice of geriatric medicine* (Wiley & Sons, Chichester 1991).

PAWLSON, L. G. - GLOVER, J. J. - MURPHY, D. J., «An overview of allocation and rationing: implications for geriatrics»: *J. Am. Geriatr. Soc.* 40/6 (1992) 628-634.

PEARLMAN, R. A. y otros, «Quality of life considerations in geriatric care»: *J. Am. Geriatr. Soc.* 31 (1983) 113-120.

PEREL-LEVIN, S., *Discussing screening for elder abuse at primary health care level* (WHO, Ginebra 2008). Puede verse en http://www.who.int/ageing/publications/Discussing_Elder_Abuseweb.pdf

PERICO, G., «Anziani cronici non autosufficienti: rilievi giuridico-legislativi e note etico-sociali»: *Aggiornamenti Sociali* 7-8 (1988) 491-509.

PESARESI, F. - SIMONCELLI, M., «Quali sfide per le RSA in Italia»: *Prospettive Sociali e Sanitarie* 10 (2001) 1-7.

PETRINI, M., «La persona anziana di fronte alla morte»: *Dolentium Hominum* 14/40 (1999) 96-98.

— «Geriatria e gerontologia. Bioetica dell'anzianità», en G. RUSSO (ed.), *Bioetica sociale* (LDC, Turín 1999) 231-233.

PETRINI, M. - CARETTA, F. - ANTICO, L. - BERNABEI, R., *L'accompagnamento della persona anziana morente* (CEPSAG-UCSC, Roma 1994).

— *L'assistenza alla persona anziana. Aspetti teologici, etici, clinici, assistenziali, pastorali,* 3 vols. (CEPSAG-UCSC, Roma 1994).

— *Etica e geriatria* (CEPSAG-UCSC, Roma 1993).

PETRINI, M. - CARETTA, F. - BERNABEI, R. y otros, «Introduzione alla terapia occupazionale nel paziente anziano. Presupposti filosofici, assistenziali ed etici»: *Anziani Oggi* 4 (1993) 1-26.

PIETROPOLLI CHARMET, G., «Motivazioni e obiettivi del volontariato nell'assistenza dell'anziano», en R. SCORTEGAGNA (ed.), *Il ruolo del volontariato nell'assistenza agli anziani,* o.c., 97-108.

PINCH, W. J. - PARSONS, M. E., «The ethics of treatment decision making: the elderly patient's perspective. The Vast resources —and costs— of available technology makes it crucial that we understand what the patient wants»: *Geriatric Nursing* 14/6 (1993) 289-293.

Pío XII, *Encíclica «Mystici Corporis» (1943),* en http://www.mercaba.org/PIO%20XII/pio-12-110.htm

Presidenza del Consiglio dei Ministri - Dipartimento per gli Affari Sociali, *Sesta Relazione biennale al Parlamento sulla condizione dell'anziano 1998-1999* (Istituto Poligrafico e Zecca dello Stato, Roma 2000).

Program on Age and Structural Change (Pasc) - National Institute of Aging (NIA), «Essays on age integration»: *The Gerontologist* 40/3 (2000) 261-308.

Quattrocchi, P., *Etica scienza complessità* (Franco Angeli, Milán 1984).

Ragone, G. - Spano, A., «Teorie e ideologie della qualità della vita»: *Rassegna Economica* 3 (1983) 544ss.

Rahner, K., «Sulla interpretazione teologica e antropologica fondamentale della vecchiaia», en Íd., *Scienza e fede cristiana* (Paoline, Roma 1984) 444-458.

Reich, W. T. (ed.), *Encyclopedia of Bioethics,* I (Simon & Schuster-Macmillan, Nueva York ³2004).

— «Ethical issues related to research involving elderly subjects»: *Gerontologist* 18 (1978) 326-337.

Reuben, D. B. - Silliman, R. A. - Traines, M., «The aging driver: medicine, policy and ethics»: *J. Am. Geriatr. Soc.* 36 (1988) 1135-1142.

Richard Xaviere, M. S., «L'anziano in istituto»: *Dolentium Hominum* 14/40 (1999) 79-82.

Richi, R.,« Gli anziani e la salute: un'indagine conoscitiva», en Fondazione Leonardo, *Primo rapporto sugli anziani,* o.c., 161-200.

Riva, A., «Ricerche psicologiche sugli anziani», en L. Antico - E. Sgreccia (eds.), *Dalla parte degli anziani,* o.c., 55-131.

Roberts, H. J., «Medical and ethical guidelines for managing the elderly [editorial]»: *The Journal of the Florida Medical Association* 69 (1982) 843-844.

Romano, M. C. - Sgritta, G. B., «Uguali ma diversi, diversi ma uguali», en Federazione Nazionale Pensionati Cisl (eds.), *Anziani '98,* o.c., 31-106.

Rose, B. K. y otros, «Humanistic geriatric health care: an innovation in medical education»: *J. Med. Educ.* 55 (1988) 928-932.

Rossi, G., «Studiare la famiglia come intreccio tra i sessi e le generazioni: implicazioni sociologiche», en D. Bramanti (ed), *Coniugalità e genitorialità: i legami familiari nella società complessa, Atti del Primo Seminario Internazionale del REDIF* (Vita e Pensiero, Milán 1999) 49-58.

Rouse, F., «Legal and ethical guidelines for physicians in geriatric terminal care»: *Geriatrics* 43 (1988) 69-77.

Sacchini, D., «Gli anziani e l'etica della vita»: *L'Operatore Sanitario* 1 (2001) 11-14.

Sagrada Congregación para la Doctrina de la Fe, *Declaración sobre la eutanasia «Iura et bona»* (5-5-1980), en http://www.vatican.va/roman_curia/congregations/cfaith/documents/rc_con_cfaith_doc_19800505_euthanasia_sp.html

SALIZZONI, G., «Proposte alternative, assistenza domiciliare, case protette, geragogia», en E. SGRECCIA (dir.), *Persona e terza età,* o.c., 163-173.
SALVIOLI, G., «Le residenze sanitarie assistenziali (RSA) e la Geriatria»: *Giornale di Gerontologia* 54 (2006) 140-44.
SAMUEL, M.- SANDERS, F. G., «The role of churches in the support and contributions of elderly persons»: *Activities, Adaptation & Aging* 16/2 (1991) 67-79.
SANDRIN, L., «Il benessere dell'anziano, utopia o realtà? Aspetti psicologici e spirituali»: *Medicina e Morale* 6 (1997) 1129-1138.
— «Il cammino della speranza nella persona malata. Aspetti psicologici» en AA.VV., *Speranza dove sei?: Quaderni di Camillianum* 8 (1995) 37-53.
SANDRIN, L. - CARETTA, F. - PETRINI, M., *Anziani oggi. Una sfida per la Medicina la Società e la Chiesa* (Edizioni Camilliane, Turín 1995).
SCHECTER, W. P., «Withdrawing and withholding life support in geriatric surgical patients. Ethical considerations»: *The Surgical Clinics of North America* 74/2 (1994) 245-259.
SCHOFIELD, D. - DAVIES, I., «Teorie dell'invecchiamento», en J. C. BROCKLEHURST (ed.), *Trattato di geriatria e gerontologia* (Piccin, Padua 1983).
SCORTEGAGNA, R., «Esigenze e condizioni per una formazione del volontariato nei servizi di assistenza agli anziani», en ÍD. (ed.), *Il ruolo del volontariato nell'assistenza agli anziani,* o.c., 71-95.
— *Invecchiare* (Il Mulino, Bolonia 1999).
— (ed.), *Il ruolo del volontariato nell'assistenza agli anziani* (Marsilio Venezia 1985).
SGRECCIA, E., «Gli anziani oggi: aspetti etici»: *Medicina e Morale* 2 (1985) 302-318.
— «Anzianità: valori, creatività e qualità della vita», en L. ANTICO - E. SGRECCIA (eds.), *Anzianità creativa,* o.c.,101-122.
— «Aspetti etici della riabilitazione»: *Medicina e Morale* 1 (1985) 99-111.
— «La dignità della persona umana in ogni fase della sua esistenza»: *Giornale di Gerontologia* 54/5 (2006) suppl. 2, 65-77.
— *Pastorale sanitaria. Istanze etiche e culturali* (Salcom, Brezzo di Bedero 1987).
— «Qualità della vita e sacralità della vita»: *Orizzonte Medico* 2 (1995) 31-37.
— «Qualità di vita e valori», in AA.VV., *Progetto di ricerca per le persone anziane «active aging»* (Regione Molise, Isernia 1988) 37-43.
— «Rispetto della vita e ricerca della qualità della vita in medicina»: *Dolentium Hominum* 1 (1995) 154-160.
— «Salute e salvezza nel contesto dell'educazione sanitaria»: *Medicina e Morale* 3 (1982) 284-302.
— «Scienza ed etica per il paziente terminale», en E. SGRECCIA - A. G. SPAGNOLO - M. L. DI PIETRO (eds.), *L'assistenza al morente,* o.c., 411-422.

— (dir.), *Persona e terza età: assistenza, inserimento, compartecipazione* (Centro di Iniziativa Culturale-Ed. Teotòkos, Siracusa 1994).

SGRECCIA, E. - BURGALASSI, S. - FASANELLA, G., *Anzianità e valori* (Vita e Pensiero, Milán 1991).

SGRECCIA, E. - SPAGNOLO, A. G. - DI PIETRO, M. L. (eds.), *L'assistenza al morente. Aspetti socio-culturali, medico-assistenziali e pastorali* (Vita e Pensiero, Milán 1994).

SHARRAS, E., «The family as a social support system in old age»: *Gerontologist* 19 (1979) 169-174.

SKOG, M.- GRAFSTROM, M. - NEGUSSIE, B. y otros, «Change of outlook on elderly persons with dementia: a study of trainees during a year of special education»: *Nurse Education Today* 19 (1999) 472-479.

SOLDINI, M. - ACCETTELLA, U. - BURGALASSI, S. (dirs.), *La bioetica e l'anziano. Prospettive e garanzie per una salute globale dell'anziano alle soglie del nuovo millennio* (ISB, Acireale 1999).

SPAGNOLO, A. G., «La famiglia e la relazione con l'anziano in situazione di malattia/non autosufficienza», en E. SGRECCIA, E. (dir.), *Persona e terza età,* o.c., 25-47.

SPAGNOLO, A. G. - FASANELLA, G. - SGRECCIA, E., «Considerazioni etiche sul consenso informato in geriatria»: *Giornale di Gerontologia* 10 (1988) 958-959.

SPENCER, E. M. - MILLS, A. E. - RORTY, M. V. - WERHANE, P. H., *Organization ethics in health care* (Hardcover, Nueva York 2000).

SPINI, S., «Anziani e bambini»: *La Famiglia* 199 (2000) 47-55.

STUART, F. S. (ed.), *Ethical dimensions of geriatric care* (D. Reidel, Dordrecht 1987).

STUMPO, B., «La condizione anziana nella prospettiva psicologica», en C. LANZETTI - B. STUMPO, *Anziani e innovazione nei servizi sociali* (Franco Angeli, Milán 1969) 100-134.

TAUB, H. A., «Informed consent, memory and age»: *Gerontologist* 20 (1980) 686-690.

TER MEULEN, R., «Are there limits to solidarity with the elderly?»: *Hastings Center Report* 24/5 (1994) 36-38.

TETTAMANZI, D., «Anziano», en M. DOLDI (ed.), *Dizionario di bioetica* (Piemme, Casale Monferrato 2002) 54-57.

TETTAMANZI, D., «Aspetti etici della condizione anziana», en L. ANTICO - E. SGRECCIA (eds.), *Anzianità creativa,* o.c., 123-138.

THE PRESIDENT'S COUNCIL ON BIOETHICS, *Taking care. Ethical caregiving in our aging society* (Council on Bioethics, Washington DC 2005).

THOMAS, J. E., «Indicators of humanhood and the care of aging, chronically ill patients»: *Clin. Geriatr. Med.* 2 (1986) 3-15.

THOMASMA, D. C., «The ethical challenge of providing healthcare for the elderly»: *Cambridge Quarterly of Health Care Ethics* 4 (1995) 148-162.

— «The ethics of caring for the older patient with cancer: defining the issues»: *Oncology* 6 (1992) 2 Suppl. 124-130.

— «Geriatric ethics (Editorial)»: *J. Am. Geriatr. Soc.* 36 (1988) 959-960.

— «Stewardship of the aged: Meeting the Ethical challenge of ageism. In honor of Joseph Fletcher»: *Cambridge Quarterly of Healthcare Ethics* 8/2 (1999) 148-159.

TOWNSEND, P., «La dipendenza strutturata degli anziani: creazione di una politica sociale nel XX secolo», en AA.VV., *Vecchiaia e società* (Il Mulino, Bolonia 1984) 117-141.

TUPONE, A. - CREMONINI, G., «Autosufficienza e malattia in età avanzata», en F. CAVAZZUTI - G. CREMONINI (eds.), *Assistenza geriatrica oggi,* o.c., 53-57.

TURRINI, O. (ed.), *Le università della terza età* (Edizioni Lavoro, Roma 1987).

URSO, F. (ed.), *Orizzonti di speranza nel mondo della fragilità e della salute* (Ed. Servi della Sofferenza, San Giorgio Jonico [TA] 2009).

UNIVERSITÀ CATTOLICA DEL S. CUORE - FACOLTÀ DI MEDICINA E CHIRURGIA «A. GEMELLI», *Documento sull'assistenza socio-sanitaria all'anziano* (Università Cattolica del S. Cuore, Roma 1988).

VECCHI, G. P., «Senza famiglia»: *Giornale di Gerontologia* 8 (1983).

VIOTTI, S., «Per una ritematizzazione del concetto di bene comune»: *Studia Moralia* 36/1 (1998) 95-132.

WALKER, R. M. - SCHONWETTER, R .S. - KRAMER, D. R. - ROBINSON, B. E., «Living wills and resuscitation preferences in an elderly population»: *Arch. Intern. Med* 155/2 (1995) 171-175.

WALTER, H., *Vivere la vecchiaia. Sfide nuove, qualità di vita* (Armando, Roma 1999).

WEST, T., «The development of'hospice' in the United Kingdom», en E. SGRECCIA - A. G. SPAGNOLO - M. L. DI PIETRO (eds.), *L'assistenza al morente,* o.c., 395-400.

WETLE, T., «Ethical issues in longterm care of the aged»: *International Journal of Geriatric Psychiatry* 18 (1985) 63-73.

WILLIAMS, T. F., *Rehabilitation in the aging* (Raven Press, Nueva York 1985).

WOFFORD, J. L. - SCHWARTZ, E. - BYRUM, J. E., «The role of emergency services in health care for the elderly: a review»: *Annals of Emergency Medicine* 11/3 (1993) 317-326.

WMA, *The declaration of Hong Kong on the abuse of the elderly, 1989 (revised 2005),* en http://www.wma.net/en/30publications/10policies/a4/

WRIGHT, G., «Geropharmacology: an Individualized Approach»: *J. Am. Acad. Nurse Pract.* 3/2 (1991) 85-89.

YOUNG, J. - SMITH, J. R., «Epigenetic aspects of cellular senescence»: *Experimental Gerontology* 35/1 (2000) 23-32.

ZAMPERINI, D. - MARCHETTI, M., «Problemi medico-legali e deontologici connessi all'ospedalizzazione dell'anziano»: *Medicina e Morale* 2 (1985) 335-341.

ZIGLIOLI, R., «Anziani, eutanasia e problemi etici», en AA.VV., *Anziani e società* (Ed. del Rezzara, Vicenza 1982) 217-222.

ZURBANO, J., «Los nuevos pobres: los ancianos enfermos»: *Labor Hospitalaria* 208 (1988) 105-109.

RESUMEN

Actualidad y relevancia del problema. Por población anciana se entiende las personas de 60 o más años. Desde los 80 en adelante se habla de viejos: para algunos se habla de viejos después de los 75 años. El hombre, conforme va envejeciendo, se va encontrando con mayores problemas de salud e independencia. Actualmente, la velocidad, la extensión y la magnitud del fenómeno del envejecimiento de la población no tienen precedentes, con consecuencias en el plano ético. El envejecimiento de la población se debe sobre todo a la disminución de nacimientos y el aumento de la media de vida (consecuencia de los éxitos de la medicina sobre las enfermedades infecciosas y parasitarias, sobre la mortalidad infantil y materna y gracias a una mejorada nutrición). Hablar de ancianos no es lo mismo que hablar de la «condición anciana»: en el primer caso se toma en cuenta a las personas; en el segundo, al complejo mecanismo de carácter social y psicológico que no depende solo del conjunto de las personas ancianas, sino de la interacción y de la proporción en relación con los demás grupos.

Caída de la natalidad, mortalidad y aumento de la media de vida. La caída demográfica en los países occidentales es un hecho que se ha ido agravando en estos últimos años. Los datos ofrecidos por Naciones Unidas estiman que Europa será el continente más afectado por el fenómeno del envejecimiento, con un porcentaje que, del 20 por 100 de 1998, debería crecer hasta el 35 por 100 en el año 2050, año en que España e Italia serán las naciones más ancianas del globo, con 3,6 y 3,4 respectivamente, mayores de sesenta años por cada persona de menos de 15 años.

Los datos más significativos a nivel mundial. En las últimas cinco décadas, la población de edad superior a los 80 años se ha visto incrementada en un 521 por 100, más del doble de su porcentaje en peso en la composición total de la población (del 0,5 por 100 al 1,3 por 100). Son también intensos, aunque menos acentuados, los incrementos porcentuales de la población superior a los 60 años (+228%) y a 65 años (+263%) con un porcentaje en peso sobre la población planetaria igual, respectivamente, al 10,4 por 100 y al 7,4 por 100. Y es también necesario resaltar cómo el fenómeno demográfico del envejecimiento de la población, aunque globalizado, procede según baremos diferentes: en los países desarrollados, el proceso de envejecimiento ha comenzado antes, presentando actualmente porcentajes en la composición de la población anciana y vieja superiores a la de los países en vías de desarrollo, los cuales, sin embargo, presentan una velocidad de envejecimiento mucho más elevada.

El envejecimiento del individuo. Por envejecimiento, comúnmente, se entiende el conjunto de cambios físicos y psíquicos no debidos a enfermedades que intervienen en los individuos tras la madurez: son más o menos comunes a todos los miembros de una especie, reducen la capacidad de adaptación al estrés y de mantenimiento del equilibrio homeostático, y desembocan en la muerte del propio individuo. Últimamente se ha tenido en cuenta una serie de factores relacionados que tienen un origen psicológico y psicógeno, como, por ejemplo, el factor depresión, y finalmente, factores de carácter ético (como el sentido de la utilidad afectivo-familiar y social). Esto no le quita importancia al factor biológico, pero el bienestar de una vida se halla siempre en la encrucijada entre factores genéticos, factores ambientales y, en el caso del hombre, factores espirituales e interiores.

Bioética en la vejez: una introducción. Para comprender los problemas éticos que surgen cuando se entra en contacto con el universo de los ancianos, es necesario referirse sobre todo a la difusión a todos los niveles de una ética utilitarista. En esta cultura, la situación del anciano no puede ser más que de marginación e inutilidad. Se habla de *ageism* para definir el proceso de discriminación sistemática hacia los ancianos en cuanto el anciano se vuelve improductivo e inútil para quien produce, y por tanto, fuera de cualquier papel en la sociedad productiva. El anciano, si vive, deberá vivir en soledad, y si está enfermo, será alejado; si está moribundo o con una enfermedad crónica o cargado de sufrimiento, deberá aprender a «programar» su propia muerte. Si buscamos la causa de todo esto la podemos encontrar en la distorsión del «sentido de la vida». De hecho, si la vida es percibida como un don —un don cuyo valor trasciende la inmanencia de la economía, de la política y de la historia— la vida será amada y dada; pero si la vida es percibida y vivida en su atomismo terrenal como «sin sentido», entonces se intentará limitar el dolor, la duración y el número de «beneficiarios» no convencidos del beneficio.

Problemas éticos de la ancianidad. Los problemas son los siguientes: 1) *el envejecimiento de la población,* que apela a la responsabilidad de orden ético, social y político: se puede y se debe corregir la antinatalidad sistemática y total. 2) *Los problemas éticos de la asistencia al anciano,* entre los cuales se encuentra el factor «edad» como un «indicador» terapéutico o bien como criterio discriminador para decidir si se debe asistir o no a un paciente anciano con unas intervenciones particularmente costosas. El comportamiento de los profesionales sanitarios en relación con el anciano enfermo deberá tener los mismos criterios que se utilizan en toda la práctica médica: *elección de las terapias más adecuadas* (valoración de la relación riesgo-beneficio) y proporcionales al caso que se examina; petición del *consentimiento informado;* humanización de la asistencia. 3) *Las repercusiones en la ancianidad de las diversas concepciones de la llamada «calidad de vida»,* en particular cuando esta es interpretada en términos de eficiencia económica, disfrute del consumidor, belleza y habitabilidad de la vida física y contrapuesta a menudo al reconocimiento de la sacralidad de la vida y de su absoluta inviolabilidad. Este enfoque tiene como resultado final la eliminación de todas las vidas humanas que parecen insoportables porque se ven privadas de esta presunta calidad de vida. 4) *Los problemas éticos del tratamiento de los ancianos enfermos graves o en fase terminal de la enfermedad:* en estos casos, la asistencia y hospitalización resultan dificultosos para las estructuras hospitalarias donde se favorece el tratamiento de patologías «agudas», mientras que las residencias u hospitales privados son o inaccesibles económicamente a los menos pudientes o bien no tienen las camas e instalaciones deseadas suficientes (tanto materiales como humanas). Es en este ámbito donde a menudo se descubren y se propagan tentaciones de eutanasia. Los principios básicos de esta asistencia comprenden: el rechazo de cualquier forma de eutanasia, tanto activa como por omisión, el rechazo de cualquier intento de ensañamiento terapéutico, la evaluación de la proporcionalidad en las intervenciones en relación con el estado del paciente, la petición del consentimiento informado para las intervenciones de alto riesgo, la continuación de la asistencia ordinaria, entre la cual se encuentra la hidratación y la alimentación (también artificiales), la higiene corporal, la medicación y la limpieza de las úlceras. 5) *La cuestión social y el anciano,* donde la primera instancia es la de invertir la tendencia del envejecimiento de la población y la tendencia al aislamiento de los ancianos en la comunidad familiar: el incremento de las personas solas cada vez más sujetas a enfermedades físicas y depresiones con una carga económica cada vez mayor por el nivel de vida no puede permanecer en equilibrio. El movimiento de apoyo al anciano implica un cambio de mentalidad y de cultura sobre todo en las fronteras de la familia, de la sociedad hacia los ancianos y de los ancianos mismos en la sociedad. 6) E*l riesgo de maltrato hacia el anciano,* en cuanto que este se ve expuesto cada vez más a una marcada dependencia de la ayuda del prójimo. Algunos países (EEUU, Canadá o Finlandia) estiman que el porcentaje de ancianos que sufre alguna forma de maltrato ronda el 4 por 100. Según otros cálculos, tanto en América como en Europa, casi el 10-20 por 100 del personal de enfermería empleado en las estructuras asistenciales comete algún tipo de maltrato físico sobre el anciano, mientras que casi el 40-50 por 100 lo maltrata psicológicamente. Un estudio reciente (2006) llevado a cabo en 11 países europeos ha arrojado una prevalencia del fenómeno muy diversificada: un 2 por 100 en los países del norte de Europa, un 9,6 por 100 en Alemania y un 12,4 por 100 en Italia. La prevención de situaciones de maltrato al anciano institucionalizado requiere centrar la atención sobre la doble vertiente de la formación, actitud y modo de trabajo tanto de la persona encargada de la asistencia de la persona anciana como de la organización de los servicios de asistencia y cuidados por parte de la institución. 7) *La promoción del anciano identificando las vías que permitan estimular la actividad y la creatividad.*

Hacia la plenitud de valores y la madurez creativa. La bondad y la comprensión, la sabiduría fruto de la experiencia, el don de consejo, la capacidad de aportar optimismo y confianza, la fe sobrenatural y la paciencia, la esperanza cristiana, la disponibilidad al servicio, la capacidad de dar testimonio, son signos de una plenitud de valores vividos y son fruto de una madurez de vida. Una primera condición, que compromete no solo a los ancianos sino a todas las fuerzas vivas de nuestra cultura, es la de favorecer el despertar de la *cultura del ser*, y por tanto, de la *cultura de la vida*. Es necesario evitar crear ghettos con los ancianos: sería impensable creer que los ancianos puedan expresar estos valores y los frutos propios de su edad si continúan viviendo «resignadamente» y «derrotados» en sus propias casas o residencias. Al promover el ser mismo de la persona y su bienestar, se deberá ofrecer especial atención al aspecto espiritual y a las expectativas existenciales de la persona. Un objetivo importante debe ser, también, el de hacer a los *ancianos partícipes de los problemas sociales*, mediante la información, a través de los medios de comunicación o de una obra de sensibilización que sea promovida por las personas que trabajan en dichas estructuras. Una segunda condición para la promoción del anciano es la serenidad del mundo de los afectos en el contexto que le es más propio: la *familia*. En particular, sería deseable un contacto más frecuente con las generaciones más jóvenes: niños, jóvenes, adultos. La tercera condición está en reconocer que la comunidad humana y civil, y sobre todo la comunidad cristiana, necesitan de los ancianos, y puede expresarse a través de ellos y por ellos, enriqueciendo sus propias fuerzas con una reserva de colaboración de valor extraordinario. La comunidad, por otra parte, tiene unos dones que ofrecer a los ancianos. Sobre todo la Iglesia está llamada a ofrecer apoyo para la educación en la madurez de la persona: un apoyo que comienza en la juventud y que se intensifica en el momento de la ancianidad y la vejez. Ni los límites de edad, ni los de la enfermedad, por grave que esta sea, pueden impedir la participación en la plenitud de la vida en Cristo Resucitado y en el cuerpo de Cristo que es la Iglesia.

CAPÍTULO IX
BIOÉTICA, ECONOMÍA Y SALUD

1. El difícil encuentro entre economía y salud

Para comprender bien el alcance de este tema y su creciente incidencia es necesario recordar algunas situaciones que agudizaron ya a mediados de los ochenta del pasado siglo XX lo que se define como la «paradoja médica»[1].

El primer hecho consiste en la concepción del Estado social entendido como *Welfare State,* según la cual en muchos países occidentales, particularmente en Europa, a partir de los años setenta se quiso ofrecer, entre los servicios sociales más esperados, el de la asistencia sanitaria, de tal manera que a la hora de proporcionar el servicio no hubiera carga económica directa para el ciudadano y que esta fuera accesible especialmente a los estratos menos pudientes de la sociedad.

Esto produjo, como consecuencia inevitable, el incremento del gasto público. Todo iba bien hasta que —rápidamente— después del *boom* económico de los años sesenta, las sociedades occidentales sufrieron un decrecimiento de su producto interior bruto y de la renta *per cápita.* Y se agudizaron los problemas de financiación del gasto público.

El segundo hecho lo constituye, como expusimos ya en el capítulo anterior, el cambio demográfico y epidemiológico: el progresivo envejecimiento de la población, el aumento de la incidencia de las enfermedades crónicas y degenerativas y la aparición de nuevas formas de enfermedad debidas a estilos de vida «de riesgo» conscientemente elegidos —como por ejemplo las dependencias, las enfermedades de transmisión sexual— que han determinado un posterior y notable incremento del gasto sanitario.

El tercer factor es el de la «difusión del culto a la "conciencia de la salud" que como consecuencia conlleva la intolerancia ha-

[1] C. LUCIONI, «Economia e salute», a.c., 777-786. Cf. también los documentos del Comité Nacional para la Bioética al respecto: *Etica, sistema sanitario e risorse,* o.c.; ÍD., *Orientamenti bioetici per l'equità nella salute,* o.c.; ÍD., *Scopi, limiti e rischi della medicina,* o.c.

cia cualquier situación de malestar, aunque pasajera, considerada como un desafío»[2].

El cuarto factor está conectado con la revolución tecnológica en medicina, factor que exige el uso de medios cada vez más sofisticados a la par que costosos, y cuyo rendimiento en términos de eficacia terapéutica es tal vez desproporcionado respecto a los beneficios reales en términos de salud.

A estos hechos, por otra parte, nos hemos referido ya en el capítulo introductorio del presente volumen[3]. Partiendo de estas premisas, cabe plantear la pregunta de si es posible y de cómo es posible armonizar la economía en el campo sanitario con la ética.

Para responder a esta cuestión es útil citar la reflexión contenida en la segunda edición de la *Enciclopedia of Bioethics*[4]. Reich identifica dos orientaciones principales: la de los *incompatibilistas* y la de los *compatibilistas*. Según los primeros, la pregunta sobre la eficiencia social no podría conciliarse *tout court* con las obligaciones éticas de los médicos y, por tanto, por un lado se debería situar el discurso ético en nombre de la eficiencia económica, mientras que por otro se apoya una lógica de beneficencia hacia el paciente individual, sin la mínima consideración de la carga económica que acarrea cada decisión diagnóstico-terapéutica.

Los *compatibilistas,* en cambio, consideran posible una solución del conflicto entre ética y economía, registrándose aquí también una posterior división de opiniones:

a) en primer lugar, los que sostienen que la solución de este problema se debe dejar en manos de los profesionales sanitarios, dado que ellos siempre han regulado su actividad en beneficio de los pacientes individuales, teniendo en cuenta en su práctica clínica los recursos inmediatamente disponibles;

b) los que defienden la «separación de roles», es decir, el administrador sanitario —que no tiene un relación directa con el paciente— decide las estrategias de asignación de recursos, mientras que el médico administra *bedside* los recursos dentro de las directrices derivadas de dichas estrategias;

c) los partidarios de la idea del médico como componente cualificado de una sociedad equitativa, y que, precisamente por este motivo, puede participar en políticas

[2] C. Lucioni, «Economia e salute», a.c., 782.
[3] Léase en particular D. Callahan, *False hopes,* o.c.
[4] P. T. Menzel, «Economic concepts in health care», a.c., 649-657.

macro asignativas de sanidad con una conciencia moral limpia, imparcial y justa;

d) finalmente, la posición según la cual el trabajo del médico estaría regulado por las decisiones autónomas del paciente y que basa la lógica de asignación en el libre consentimiento expresado por la persona, antes de enfermar, ante eventuales restricciones en las terapias que seguirán a la aparición de la enfermedad.

Examinando críticamente las dos posiciones ilustradas, cabe señalar que para los *incompatibilistas,* la extrema claridad formal se corresponde con la sustancial imposibilidad de un enfrentamiento racional con la otra parte, creando de este modo las premisas para unos conflictos todavía más amargos. Los *reconciliacionistas,* en cambio, contemplan una posibilidad formal de recomponer constructivamente el conflicto ética-economía, pero con posibilidades de éxito que varían según los diferentes contextos. Según la postura *a)* la aparente oposición entre la exigencia moral y la económica se podría obviar en el ámbito de una medicina llevada a cabo según «ciencia y conciencia» y por tanto atenta a evitar derroches. La corriente de los «roles separados», en cambio, registraría la dificultad de elaborar directrices clínicamente eficaces en continuo enfrentamiento con las exigencias económicas, dada la constante evolución de la praxis médica y de las cuestiones económicas. La posición del «médico en la sociedad equitativa», en cambio, sitúa inmediatamente el problema tanto en el acuerdo sobre cuáles serían los fundamentos de una sociedad justa como en el papel que el médico debería desarrollar en nombre de la colectividad. Finalmente, la posición del «consentimiento previo» del paciente para el suministro del tratamiento induce una serie de reflexiones sobre la realización de una micro-asignación éticamente adecuada para el individuo y no solo para la comunidad civil en abstracto.

En conclusión, por todo lo arriba expresado, creemos poder afirmar que la relación entre dimensión económica y dimensión ética se articula a partir sobre todo de un recíproco reconocimiento de legitimidad epistemológica y metodológica, incluso a través de una indudable «tensión» debida a los importantes valores puestos en juego: el factor antropológico y la justicia conmutativa y distributiva. A nuestro parecer, esta «difícil» relación puede hallar una resolución allá donde se postule una ética objetiva basada en el valor prioritario de la persona, asumiendo consecuentemente los costes en sentido global, lo cual no equivale a justificar ineficiencias de cualquier índole. Por tanto, en líneas generales, la economía —que no equivale a la simple lógica del ahorro— se configura como la ciencia que valora no solo los recursos empleados y los costes correspondientes, sino también los resultados que son consecuencia de su uso; de aquí deberá surgir por tanto el modo más idóneo de llevar a cabo el uso de los recursos y los resultados obtenidos por estos[5]. Esta armonía puede entenderse en la potente clave antropológica a la nos hemos referido, y por tanto, desde el bien de la persona humana tomada en su conjunto. La economía, por consiguiente, está llamada a coordinarse con la dimensión ética en cuanto que es expresión peculiar del hombre en cuanto hombre, como único sujeto moral y como valor moral fundamental.

¿Cuáles son las implicaciones en el ámbito sanitario de las consideraciones arriba expuestas? Visto que la economía sanitaria puede definirse como «el estudio de las actividades de producción, de intercambio y de consumo de servicios y de bienes destinados al diagnóstico y a la terapia preventiva y curativa de enfermedades que afectan a los individuos (enfermedad, accidente) y que estas actividades son desarrolladas por profesionales cualificados e instituciones especializadas»[6], debe tenerse en cuenta de inmediato que dado que los criterios de selección van más allá de un enfoque exclusivamente técnico y se basan ineludiblemente en prioridades que se identifican sin duda con un determinado sistema de valores, es fundamental realizar un enfoque bioético de la cuestión.

La economía, de hecho, no puede ser concebida como una ciencia autónoma en sentido absoluto, inmune a los valores *(wertfrei)* según la presunta neutralidad valorativa de los saberes empíricos de webberiana memoria, o bien como algo que deba hallar la ética en sí misma[7]. Una concepción así terminaría por capturar dentro de sí también el valor «hombre» definiéndolo como «capital humano», tal y como ocurre ya según una cierta tendencia utilitarista y economicista. Esta concepción se cae en la tentación de considerar aceptable, para cada individuo, el total de costes anuales sanitarios que no excedan de los beneficios

[5] C. HANAU, «Risorse», a.c., 211-235.

[6] Se trata de una definición aportada por el Centre de Recherche, d'Etude et de Documentation en Economie de la Santé (CREDES) francés, citado en C. IANDOLO - C. HANAU, *Etica ed economia nella «azienda» sanità,* o.c., 134.

[7] La perspectiva de una ética «intrínseca» a la economía ha sido objeto de una puntual crítica de la más reciente reflexión económica. Cf., desde perspectivas filosóficas diferentes, A. SEN, *Sobre ética y economía,* o.c.; S. ZAMAGNI, *Economia ed etica,* o.c.; F. MARZANO, *Economia ed etica,* o.c.; F. CULTRERA, «Etica ed economia», a.c., 195-209.

obtenidos por esa misma persona durante un año. De modo más general, se da vueltas en torno a la relación *coste/beneficio,* como ya hemos señalado en otros capítulos, donde esta relación se entiende en sentido estrictamente económico. Esta teoría en cualquier caso ha sido actualmente superada cuando, por ejemplo, el daño infligido a un trabajador o a su salud es valorado por los tribunales en términos de «daño biológico» o «daño a la persona», independientemente de la disminución de la capacidad de ingresos. Por tanto, la justificación de los gastos sanitarios tampoco puede buscarse en relación a los ingresos anuales obtenidos por una persona. Y por tanto, los temas que se prestan a nuestra reflexión son fundamentalmente los siguientes:

1. Cómo hacer frente a la necesidad, a saber, de tener que limitar el gasto sanitario, dada su creciente expansión (en otras palabras, qué criterios se deben adoptar para el racionamiento y la racionalización de los recursos).
2. Cómo afrontar problemas específicos sanitarios en relación con sus gastos (es decir, cuáles son los mecanismos adoptados en la asignación de los recursos disponibles).
3. Cómo armonizar la economía y la ética en relación con la necesidad de racionamiento/racionalización de los recursos y las opciones concretas, sobre todo cuando se quieren tener en cuenta criterios detallados de los costes en sanidad, como la relación coste/beneficio o coste/efectividad, de la que hablaremos más adelante.
4. Una vez más, cuál es el papel que desempeña el profesional sanitario (especialmente médicos) en este campo y cuáles son los límites de la influencia de la economía en la toma de decisiones clínicas frente al paciente individual.
5. Finalmente, qué mecanismos de financiación del sistema sanitario respetan más los criterios de equidad y justicia.

A continuación, se abordarán los diversos puntos planteados, aunque para algunos de ellos solo haremos un breve apunte, remitiendo a la bibliografía existente para una mayor profundización.

2. **Los límites del gasto sanitario y su licitud**

Desde principios de los años ochenta del siglo XX, la cuestión de la relación entre la calidad del sistema sanitario y sus costes ha sido afrontada a nivel político. Por lo que se refiere a Europa, en 1983 tuvo lugar en París la Décima Sesión Parlamentaria promovida por el Consejo de Europa sobre el tema: *Economía de la salud, responsabilidad individual y colectiva.* Se trataba de una significativa ocasión de reflexión *ad hoc* a nivel continental y los temas presentados para la ocasión tocaron varios aspectos de la organización sanitaria: el desarrollo de sistemas de socialización de la medicina y la asistencia médica; los recursos financieros y los costes de servicio; la incidencia de las responsabilidades individuales y colectivas sobre el nivel de calidad y sobre los costes de la asistencia, de la educación sanitaria y de la prevención; la racionalización de los servicios; la economía del sistema sanitario; la humanización de la asistencia. Pero el problema de fondo que subyacía en todas las intervenciones[8] se podría resumir en los siguientes términos: el progreso de la medicina y la socialización del sistema asistencial, ademád del cambio de hábitos, son los principales factores que han disparado en Europa y en el mundo industrializado el gasto sanitario a niveles cada vez menos soportables; por tanto, se imponía una revisión de los sistemas sanitarios y de las responsabilidades tanto colectivas como individuales. La revisión de estas responsabilidades suponía una toma de medidas técnicas y organizativas, pero también decisiones éticas, y estas decisiones estaban claramente presentes también dentro de las opciones técnico-organizativas. Se apelaba a la ética, por tanto, para la educación sanitaria y la prevención de las enfermedades derivadas de factores voluntarios o superfluos; para combatir el consumismo de los fármacos y de los cuidados, pero también por cuestiones de reducción de camas en hospitales públicos para enfermedades crónicas; cuando se dejaba entrever especialmente en el debate la posibilidad de seleccionar a los pacientes o el tipo de cuidados que se podrían prestar gratuitamente, o también cuando se insistía en el excesivo coste de las

[8] Las informaciones se han tomado de una fotocopia de los informes presentados durante la sesión: J. C. Sournia (Francia), *Situation dans les Etats membres du Conseil de l'Europe;* H. V. Vuori (OMS), *Les soins de santéprimaires en Europe: sont-ils ce qu'ils devraient etre?;* W. Worel (Austria), Cout *de la santé dans la région de Basse-Autriche;* R. Gattuso (Italia), *La prévention, l'éducation et le comportement;* C. M. Chapman (Reino Unido), *Humanisation et socialisation des soins;* C. Vetere (Italia), *Conscience accrue et responsabilité des partenaires: patients et professionnels de la santé;* R. Erben - P. Franzowiak - E. Wenzel (Union Internationale d'Education pour la Santé), *Prévention, éducation et comportement. Considérations sociopolitiques sur l'éducation sanitaire et la promotion de la santé;* M. F. Marziale (Italia), *Rationalisation des services de santé*; J. Monier (Président du Comité Permanent des Médecins de la Commission des Communautés Européennes), *Pour une économie de la santé fondée sur la responsabilité sociale et individuelle.*

enfermedades geriátricas. El principio ético que quedaba como referencia era el de la valoración de la relación coste-beneficio.

En la misma configuración de criterios éticos de comportamiento en el campo sanitario no siempre se encontraba una referencia precisa, por ejemplo, a los valores personalistas, iguales para todos, pero se sugería tener en cuenta la *media* o el *mínimo consenso social y cultural* ante los valores compartidos. Todo esto, en fin, se citaba con el fin de controlar el crecimiento desorbitado del gasto sanitario, considerado insostenible por parte de todos los países industrializados. La historia de los sistemas sanitarios en las diversas realidades nacionales muestra que los temas que acabamos de delinear han sido y siguen siendo el argumento de un encendido debate, hasta nuestros días. De hecho, se han multiplicado las voces y aportaciones ante el problema, voces que han denunciado ya la llamada «paradoja» de la medicina, por la cual, cuanto más progresa la medicina, más difícil resulta curar a todos los enfermos de las sociedades avanzadas.

En 1978 durante una reunión promovida también por el Consejo de Europa, un ponente había propuesto para el mismo problema la solución de la eutanasia social, con estas palabras:

> Si la guerra es demasiado importante para ser confiada a los generales, la medicina es demasiado costosa para ser confiada a los médicos. Pero, favorecer la muerte social de los elementos seniles y de todos los grupos de discapacitados mentales y de miembros improductivos de la sociedad no es todavía moralmente aceptable para la sociedad y ciertamente no lo es para los miembros de la profesión sanitaria, sea cual sea la lentitud con la que adaptan sus cuidados a las nuevas situaciones[9].

Un corresponsal de una revista médica, presente en la reunión, comentaba:

> On croit rever! C'est la copie conforme de l'ordre donné par Hitler en 1939 et notre confrère britannique n'a aucun mot pour stigmatiser le comportement des médecins hitlériens. Il pense que dans un avenir plus ou moins proche cette solution sera moralement acceptable en Angleterre et ailleurs[10].

[9] E. Wilks, de la Facultad de Medicina de Sheffield (Inglaterra), citado por P. Rentchnick, «Euthanasie», a.c., 656.

[10] [«¡Estoy soñando! Esta es la copia de la orden dada por Hitler en 1939 y nuestro colega británico no tiene una palabra de censura hacia el comportamiento de los médicos hitlerianos. Él cree que en un futuro más o menos próximo, esta solución será moralmente aceptable en Inglaterra y otros lugares del mundo»] Ibíd.; para los riesgos de una aplicación de la eutanasia por razo-

En América, y en particular en los EE UU, el problema ha sido advertido desde los años 1978-1980, cuando se vislumbraban claramente las implicaciones éticas del llamado *health care system*. A partir de la afirmación del derecho a la asistencia se ha intentado definir el concepto de «sistema sanitario» como el conjunto de cuidados requeridos por una población para garantizar la salud de los individuos: prevención, atención (diagnóstico y terapia), rehabilitación e intervenciones ambientales[11]. El nivel de un sistema sanitario se evalúa en relación a la calidad o eficacia de los cuidados, a su coste y a la posibilidad de acceso a ellos. Se constata, también aquí, que el desarrollo sincronizado de los sistemas de garantía social y de los cuidados médicos —cada vez más complejos— ha supuesto una intervención cada vez más amplia y costosa por parte del Estado. Se admite que este crecimiento en la intervención estatal comporta un conjunto de problemas éticos: hasta qué punto es justa esta intervención, hasta qué punto favorece la igualdad del tratamiento y de las prestaciones (apelando al concepto de equidad), hasta qué punto puede crear una franja de sub-asistidos (inválidos, discapacitados, ancianos). Se observan cada vez con más frecuencia deficiencias en el ámbito de la rehabilitación de los enfermos crónicos. Se busca el modo de conciliar la intervención pública con la gestión privada de la medicina, y se cuestiona cómo incentivar la responsabilidad personal, cómo compatibilizar la difusión de la medicina de alta tecnología con la oferta de cuidados básicos. Raramente se encuentra una mención, tanto en América como en Europa, al problema del apoyo a los países en vías de desarrollo.

Hace algunos años, en un estudio sobre la situación estadounidense[12] se desarrolló el tema de la ética del empleo de la alta tecnología en medicina. A pesar de que en los EE UU el 11,5 por 100 del producto nacional bruto estaba destinado a la sanidad, se estimaba, según el estudio de Duggan, que 38 millones de personas no estaban cubiertas por ningún tipo de asistencia sanitaria, y la situación ha ido empeorando en los años sucesivos, aunque la reforma del presidente Obama, aprobada por el Parlamento de los EEUU a comienzos de 2010 ha pretendido dar una fuerte señal de recuperación en un sentido fundamentalmente solidario.

nes socioeconómicas, cf. también B. PERRONE, «Eutanasia: aspetti sociali», *La Ca' Granda* (periódico de información del hospital milanés del mismo nombre) 26/23 (1985) 37-40.

[11] El argumento puede encontrarse en W. T. REICH (ed.), *Encyclopedia of Bioethics*, II, o.c., «Health-care delivery», «Health-care financing», «Health-care resources», «Public health».

[12] M. J. DUGGAN, «Resource allocation and bioethics», a.c.

En EE UU, como en Canadá, Gran Bretaña, Australia y también Italia, se registró la tendencia hacia una *solución económico-política* basada en la limitación del gasto sanitario a través de medidas de control o legislativas, o bien con un «impuesto» de reembolso (obtenido mediante la introducción del llamado *ticket*). Esta teoría supone que todo el gasto sanitario está bien o justamente motivado. La otra solución propuesta era la *médico-científica,* consistente en dar peso a la opinión de los médicos y de los científicos en las decisiones políticas y proponer algunas directrices por las cuales:

a) cada decisión se ha de tomar en función de un análisis estadístico de los problemas y no de la oportunidad política;
b) la salud del hombre debe ser el objetivo principal que prevalezca sobre las cuestiones económicas;
c) las decisiones de política sanitaria se deben tomar en función de unos análisis de perspectivas a largo plazo.

El principio ético que se situaba en la base de estas decisiones de naturaleza técnico-científica es, por tanto, el principio de *justicia distributiva* de los recursos, como se verá más adelante. Por tanto, también para estos estudios, la ética es una exigencia intrínseca y halla su lugar en la mediación entre el empleo de los recursos y los objetivos del sistema sanitario. En definitiva, una vez más, entre recursos económicos y salud, se encuentra el papel central de la reflexión ética.

Pero incluso cuando se tuviera que limitar el gasto sanitario o recuperar una parte del compromiso social no podrá hacerse de manera uniforme y con el riesgo de que la presión afecte más a quien tiene menos. El llamado «efecto Mateo», qaue aplica el dicho evangélico con otro significado muy distinto («Porque a quien tiene, se le dará, y tendrá más; pero al que no tiene, aun lo que tiene le será quitado» [Mt 13,12]), supone una constante amenaza por parte de todos los sistemas basados puramente en las razones del presupuesto[13].

[13] La misma reflexión económica ha demostrado con creces que la focalización de un sistema en meras razones presupuestarias debe superarse en función de otros parámetros, como por ejemplo, la optimización organizativa, la asignación de prioridades, etc. Por otra parte, no entramos en la valoración de las diversas políticas sobre el sistema de financiación del sector sanitario aunque las diversas opciones posibles no son neutrales y se insertan, de modo explícito o implícito, en un ámbito político. Son diferentes los criterios propuestos en la bibliografía existente (capacidad de generar rendimiento económico, efectos sobre

3. Relevancia del factor ético en el sistema sanitario

De este inicial y rápido repaso a la bibliografía sobre el tema, como también de otras aportaciones que citaremos, surge un dato constante: la gran importancia del factor ético, tanto en el momento de la prevención de las enfermedades como en el diagnóstico de las causas del malestar del sistema sanitario (organizado de manera diferente en las diversas naciones, pero con dificultades económicas en todas partes). No pretendemos decir que todo se reduzca a una cuestión de valores, pero creemos poder concluir que, sin una adecuada consideración del factor ético y de la opción de los valores no se puede resolver el actual estado de crisis con todas las paradojas que este conlleva.

Un trabajo publicado en 1984 en la revista *Médecine de l'homme* destacaba que las causas principales de la expansión del gasto sanitario son, en definitiva, de naturaleza ética[14]. La primera se identifica con la concepción mitificada, consumista y hedonista de la salud, que se quiere garantizar a toda costa, a cualquier precio; la segunda está representada por una especie de irresponsabilidad en el gasto sanitario a causa del sistema de socialización: el que ordena los gastos es distinto del que «consume», y cada uno de estos es distinto —al menos en el sentido inmediato del término— del que paga o del ente que financia.

la prestación de servicios en términos de eficiencia y eficacia, etc.), para decidir los sistemas de financiación, los cuales, en definitiva —simplemente lo apuntamos– pueden ser reconducidos hacia cuatro tipologías fundamentales: *a)* pago en el momento por parte del paciente, *b*) seguros privados, *c)* seguros sociales, *d)* impuestos. Cada uno de estos sistemas tiene ventajas y desventajas, y remitimos a los análisis específicos para una valoración: cf. por ejemplo, A. GREEN, *An introduction to health planning in developing countries,* o.c.; F. ROSSI, *Economia sanitaria,* o.c. Aquí queremos mostrar solo que los sistemas de financiación basados en los impuestos (por ejemplo, Dinamarca, Portugal o Gran Bretaña) tienden a ser proporcionales o ligeramente progresivos, mientras que los que se basan en la Seguridad Social (como Francia, Holanda y España) tienen efectos de tipo regresivo, y finalmente, aquellos en los que prevalece lo privado (como Suiza y EEUU) son todavía más regresivos. Cf. A. WAGSTAFF - E. VAN DOORSLAER, «Equity in the finance of health care: some international comparision»: *Journal of Health Economics* 11 (1992) 361-387.

[14] TH. LEBRUN - J. C. SAELLY - CH. LEFÈVRE, «Contraintes économiques et choix thérapeutiques», a.c., 14-23: los primeros dos autores son economistas del Laboratorio de Investigaciones Económicas y Sociales de Lilla; Ch. Lefèvre es director del Centro di Etica Medica della Federazione Universitaria del Politécnico de Lilla. Cf. también algunas aportaciones en J. F. CHILDRESS - G. DWORKIN - P. KING - E. D. PELLEGRINO (eds.), *Bioethics reporter,* III (Frederick, MD): E. R. KLEBE, «The National Health Insurance cebate: 97th Congress», 127-132; K. REISS, «Health planning: issues for the future», 133-154; J. P. LUNDY - G. MARKUS, «Health Insurance: the pro-competition proposals», 156-175; J. P. LUNDY, «Hospital cost containment», 176-192.

Los autores afirman que solo una responsabilización del ciudadano, y a la vez, del médico cuidador, puede superar la espiral de un consumo incontrolable; tal responsabilización podría ser subrayada por la imposición del *ticket* en medicamentos y prestaciones, pero debería estar radicada, sobre todo, en un nuevo comportamiento ético o en una reeducación en valores en el campo sanitario. A conclusiones parecidas llegaba un estudio, también de mediados de los ochenta, que apareció en el *Journal of Medical Ethics*[15].

Por lo que se refiere a Inglaterra, el autor de este estudio atribuía la expansión descontrolada en términos de gasto sanitario a dos cambios de amplio alcance que se dieron en ese país (y sabemos que el sistema inglés ha inspirado al italiano y a otros países): el nacimiento de la sociedad permisiva y la socialización de la medicina con la creación del Servicio Sanitario Nacional (SSN).

La institución del SSN ha alterado, y a menudo interrumpido —observaba el autor— la relación de corresponsabilidad entre médico y paciente, situando al médico en prioritaria dependencia del Estado: de aquí derivaría también la tendencia por parte de muchos médicos a liquidar a los pacientes extendiendo recetas de medicamentos o favoreciendo ingresos hospitalarios no siempre necesarios; todo ello, naturalmente, de modo gratuito.

El cambio de costumbres ha alimentado —se decía— una serie de gastos sanitarios debidos simplemente a la decadencia moral (aborto, anticonceptivos, drogas, alcoholismo, etc.). El artículo concluía con una doble propuesta: reestablecer la relación prioritaria entre médico y paciente y reestablecer en la sociedad aquellos valores que rijan y dirijan el desarrollo de la personalidad humana y la gestión de la salud.

Podríamos citar aquí lo que escribía Romano Guardini a propósito de lo que él define como «la gracia» que la ética ofrece al equilibrio de la salud corporal:

> La existencia humana se construye hacia arriba y hacia abajo en grados, a través de diversos niveles de jerarquía. El desarrollo de un primer grado depende del hecho de que el grado inmediatamente superior, que es independiente respecto de los demás, pero sujeto a su alcance, acuda a su encuentro por propia iniciativa. Así, por ejemplo, la salud física no es igual que el recto comportamiento; pero la garantía última de la salud del cuerpo está en el hecho de que el mundo moral, que está por encima del ámbito orgánico, esté bien ordenado[16].

[15] A. ROGERS, «The restoration of medical ethics», a.c., 117-120.
[16] R. GUARDINI, *Fede, religione,* o.c., 163.

Y precisamente sobre esta relación entre el nivel ético y el nivel sanitario es donde nos gustaría aportar algunas consideraciones adicionales en un sentido más completo y analítico.

Esta conexión entre valores morales y salud física, considerada en relación con el individuo, asume un mayor alcance político cuando se tiene en cuenta la relación entre los valores morales y lo que se ha definido como «sociedad administrada», segun la denominación del filósofo alemán Max Horkheimer.

> La organización socioeconómica contemporánea tiende siempre y cada vez más al dominio técnico del mundo, al control de la materia para satisfacer las necesidades y exigencias de seguridad del hombre, organizando la producción de modo férreo e introduciendo una disciplina cada vez mayor en los movimientos del hombre productor y el hombre consumidor[17].

En esta sociedad administrada la medicina corre el riesgo de ser sometida a la economía en una especie de «industria sanitaria». Subraya el teólogo Bernard Haring:

> Los enormes progresos de la bioquímica, y especialmente de la tecnología médica que se han dado en los últimos años tienden a transformar a médicos y enfermeros en siervos de los carísimos instrumentos de este mercado. En esta situación un deber importante de la Iglesia y particularmente de la teología moral parece ser el de discutir de manera crítica la verdad del actual sistema[18].

Precisamente en aras de una optimización general (y por tanto también ética) de los servicios sanitarios, de las estructuras hospitalarias y del propio sistema, la reflexión ética se ha movido hacia otro lado, el de la llamada *ética organizativa sanitaria*. Remitiendo a la biografía especializada para una mayor y necesaria profundización[19], baste decir que el esfuerzo de los estudiosos

[17] A. BAUSOLA, *Natura e progetto dell'uomo* (Vita e Pensiero, Milán 1995) 290.

[18] B. HARING, *Fe y fidelidad en Cristo,* III, o.c.

[19] Léase al respecto: E. M. SPENCER - A. E. MILLS - M. V. RORTY - P. H. WERHANE, *Organization Ethics in Health Care,* o.c.; R. T. HALL, *An Introduction to healthcare organizational ethics* (Oxford University Press, Nueva York 2000); PH. J. BOYLE - E. R. DUBOSE - S. J. ELLINGSON - D. E. GUINN - D. B. MCCURDY, *Organizational ethics in health care* (Jossey, San Francisco 2001); los números monográficos de *The Journal of Clinical Ethics* 3/10 (1999) y del *Cambridge Quarterly of Health Care Ethics* 9 (2000); la bibliografía razonada de L. J. BISHOP - M. N. CHERRY - M. DARRAGH, «Organizational ethic and health care», a.c., 189-208; A. G. SPAGNOLO - D. SACCHINI, «Etica organizzativa nei servizi sanitari», en A. G. SPAGNOLO - D. SACCHINI - A. PESSINA - M. LENOCI,

en la elaboración de proyectos de ética organizativa es el de alinear las fuerzas ético-deontológicas múltiples —la ética médica, las deontologías profesionales sectoriales (médicos, enfermeras, administrativos) y la ética de estructura— con el fin principal de fortalecer la estructura sanitaria: la distribución de servicios de atención, prevención y rehabilitación según criterios de equidad, definida, esta última, como igualdad de oportunidades de acceso a los servicios para iguales necesidades, así como tratamientos iguales para iguales necesidades.

4. Algunas orientaciones éticas

Al querer identificar los valores éticos y los momentos de compromiso moral que pueden aportar una contribución a la solución de problemas y contradicciones del sistema a favor de la persona humana, debemos empezar por decir que estas orientaciones no dependen de las medidas organizativas o de las provisiones de carácter jurídico o estructural que la comunidad deberá concebir. Los valores éticos animan, motivan y finalizan las propias intervenciones políticas y administrativas, pero no las sustituyen; es más, debemos reconocer que, si ciertos valores no se expresan en acciones, corren el riesgo de convertirse en ineficaces y marginados.

No vamos a entrar a juzgar las diversas propuestas de acción que se están llevando a cabo con el objetivo de reconducir a ciudadanos y trabajadores sanitarios al sentido de la responsabilidad, ni queremos discutir sobre las medidas que pretenden modificar las estructuras y llevarlas hacia una mejor asistencia y un menor gasto[20]. La introducción del *ticket* para las medicinas y pruebas diagnósticas, el fomento de la asistencia ambulatoria, de

Etica e giustizia in sanità. Questioni generali, aspetti metodologici e organizzativi (Vita e Pensiero, Milán 2004) 185-234.

[20] Es evidente, en cualquier caso, que mucho nos pueden enseñar casos concretos como el de Oregón, o como la propuesta de la Comisión holandesa. Se trata de casos emblemáticos en los cuales emergen con claridad las consecuencias que cierto tipo de valores pueden tener en las decisiones operativas. Para un análisis de la experiencia de Oregón véase: M. BRANNINGAN, «Oregon's experiment», a.c., 15-32; D. C. HADORN, «The Oregon priority setting exercise», a.c., 11-16; J. A. KITZHABER, «Prioritazing health service in an era of limits», a.c., 373-377. Para la experiencia holandesa cf. GOVERNMENT COMMITEE ON CHOICES IN HEALTH CARE, *Choices in health care,* o.c. Para un comentario de este relato cf. HENK TEN HAVE, «Le priorità sanitarie nella prospettiva comunitaria», a.c., 27-40; H. ZWART, «Rationaning in the Netherlands: the liberal and the communitarian perspective»: *Health Care Analysis* 1 (1993) 53-56.

los *day-hospitals* y *day-surgeries,* de la asistencia domiciliaria, la introducción del *numerus clausus* en las facultades de medicina, etc., son medidas que pueden convertirse en necesarias y coherentes con los valores morales que se quieren perseguir, para que estos valores sean resaltados, transmitidos y puestos en marcha[21].

Nos limitamos aquí simplemente a dar algunas indicaciones sobre los valores que se deben perseguir en todo tipo de reforma y organización de los servicios.

En términos teóricos, la primera reflexión que se debe hacer es la relativa a la dimensión ética por redescubrir en el seno del concepto mismo de salud; concepto que está en el centro de todo sistema sanitario.

Sabemos que la Organización Mundial de la Salud ha definido esta última como «pleno bienestar físico, mental y social». Esta definición, como ya recordamos en el primer capítulo de este volumen, capta ciertamente contenidos válidos, pero no exhaustivos, de una concepción personalista de la salud. Sobre todo se debería subrayar que el pleno bienestar no existe como nivel estándar de medida, sino que este está constituido por un equilibrio dinámico, tanto dentro de los distintos órganos y funciones del *soma,* como entre el *soma* y la *psique* o la persona y el medio ambiente. Y es la propia persona la que tiene la responsabilidad de la gestión de este equilibrio dinámico. «La salud es una libertad que es conquistada día tras día»[22].

Esto no significa que todas las enfermedades puedan ser prevenidas o curadas solo con la buena voluntad o con la moral, pero, apelando a la libertad, queremos reafirmar algunas verdades indiscutibles: sobre todo que muchas enfermedades se deben, efectivamente, a malas elecciones, libres e irresponsables (droga, alcoholismo, ciertas infecciones, patologías de la contaminación, enfermedades psicológicas debidas a factores morales y familiares), por lo cual, si se quiere prevenirlas, con un importante ahorro de gasto para la sociedad, será necesario elevar el nivel moral de las poblaciones; asimismo, es necesario recordar que en la gestión misma de la enfermedad, bien sea para conferirle un valor personal o bien para evitar la deshumanización y la desproporción en los cuidados, es necesario un alto nivel de res-

[21] Para los aspectos más estrictamente legislativos y organizativos, léase A. Bompiani, «Medico, servizio sanitario, economia», a.c., 691-716.

[22] Para un análisis del concepto de salud, léase: AA.VV., *Uomo e salute,* o.c., en particular A. Iannaccone, «Salute e integrazione nell'ambiente», a.c., 17-28; y A. Seppilli, «Servizi sanitari, utenti e territorio», a.c., 45-52; léase también E. Sgreccia, «Il servizio pastorale nelle nuove strutture delle unità sanitarie locali», a.c., 61-69.

ponsabilidad ética en el enfermo, en los familiares, en el personal sanitario; y finalmente, es necesario también incluir en esta dimensión ética de la salud el momento de las opciones políticas y económicas, dado que estas pueden incidir en sentido favorable o desfavorable para la salud o, también, para la vida de algunos sectores de la población.

Si es cierto que la salud es un bien personal y social, entonces es evidente que su gestión requiere responsabilidad personal y social, que es lo mismo que decir que requiere una actitud ética y de valores éticos.

He aquí por qué el concepto de salud incluye no solo una dimensión orgánica, una dimensión psicológica y una dimensión ecológico-ambiental, sino, además, como ya se ha recordado, también una dimensión ética, que influye en las demás y se conecta con ellas estrechamente.

Es obvio que el concepto salud, entendido en sentido amplio y personalista, presupone el concepto de vida y de persona: sería paradójico —y lamentablemente la paradoja a menudo se da— que se exalte la salud como concepto fundamental del bienestar individual y social y se sacrifique después la vida de algunos o muchos individuos, nasciturus o moribundos; es igualmente paradójico que se lamente el incremento excesivo del gasto sanitario y se empleen dinero y energías profesionales para extinguir la vida con el aborto voluntario.

Estas paradojas, que son también delitos morales, hacen pensar que en esta situación no es el concepto personalista de salud el que se quiere favorecer en las sociedades occidentales y avanzadas, sino un concepto hedonista y selectivo de la salud; es, en cualquier caso, la salud de los ricos la que más interesa, y no ya la salud y la vida de todos y cada uno.

El tema de la dimensión ética de la salud conlleva la necesidad de la educación sanitaria de los ciudadanos: la prevención de las enfermedades y la gestión responsable del bien personal y social de la salud son metas que no se alcanzan sin una educación sanitaria que entre en la familia, en la escuela, en los medios de comunicación social y en los hábitos sociales.

Es esta una línea ética y económicamente positiva que, a pesar de todo, sigue siendo escasamente perseguida. A menudo, de hecho, es una exigencia rebatida: siempre que se alientan ciertos abusos de los bienes personales y ciertas formas de hedonismo social, a través del consumismo y sus excesos, a través de la pornografía y el permisivismo en el campo sexual y familiar, a través de la propaganda para el empleo de fármacos inútiles y perjudiciales, no se puede lamentar después el incremento del gasto sanitario.

El tema de la educación sanitaria incluye también el de la educación en la conservación y la defensa de las condiciones ambientales y ecológicas que influyen en el equilibrio sanitario de las poblaciones. La vida del reino vegetal y animal con las condiciones biofísicas que la sostienen constituye ese hábitat que tiene una gran influencia cada vez más reconocida en las condiciones de salud del hombre.

La necesidad de un compromiso moral en el campo ecológico ha sido recordada muchas veces, también por el Magisterio pontificio.

Ya Pablo VI, dirigiéndose en 1976 a la Pontificia Academia de las Ciencias, había dicho:

> Vosotros sentís profundamente en vosotros mismos la solidaridad que os une a la humanidad de hoy y de mañana, y por eso os situáis en una actitud de absoluta seriedad científica, en la actitud de quien debe plantearse lealmente la cuestión del porvenir terrestre de la humanidad, y, como hombre responsable, acudir a prepararlo, preservarlo y eliminar los riesgos [...]. Ante los agentes nocivos que amenazan las plantas, cuyos frutos constituyen directa o indirectamente la principal fuente de subsistencia para el hombre, la protección se logra hoy gracias sobre todo a los productos químicos sintéticos, pero estos últimos suscitan preocupaciones cada vez más graves a causa de sus posibles efectos tóxicos a largo plazo sobre el hombre, a causa de las modificaciones que aportan al ambiente natural, con las consiguientes perturbaciones del equilibrio ecológico[23].

Más tarde, Juan Pablo II, en su discurso de Asís en 1982, afirmaba:

> Creados a imagen de Dios, debemos hacerlo presente en medio de las criaturas como dueños y custodios inteligentes de la naturaleza, y no como explotadores o destructores sin ningún cuidado. La educación en el respeto a los animales y, en general, en la armonía de lo creado, tiene, por lo demás, un beneficioso efecto sobre el ser humano como tal, contribuyendo a desarrollar en él sentimientos de equilibrio, de moderación, de nobleza, y acostumbrándolo a remontar «de la belleza y grandeza de las criaturas» a la «trascendente belleza de su Autor» (Sab 13,5)[24] .

[23] Pablo VI, «A la Pontificia Academia de las Ciencias», a.c., 237.

[24] Juan Pablo II, *Discurso en el encuentro con los sacerdotes y los religiosos de Asís;* Íd., Encíclica *Redemptor Hominis,* n.15, en http://www.vatican.va/holy_father/john_paul_ii/encyclicals/documents/hf_jp-ii_enc_04031979_redemptor-hominis_sp.html

El mismo Pontífice, en el *Mensaje para la Jornada Mundial por la Paz* del 1 de enero de 1990, dedicado íntegramente al problema de la ecología, se expresaba así:

> Pero el signo más profundo y grave de las implicaciones morales, inherentes a la cuestión ecológica, es la falta de respeto a la vida, como se ve en muchos comportamientos contaminantes. Las razones de la producción prevalecen a menudo sobre la dignidad del trabajador, y los intereses económicos se anteponen al bien de cada persona, o incluso al de poblaciones enteras. En estos casos, la contaminación o la destrucción del ambiente son fruto de una visión reductiva y antinatural, que supone a veces un verdadero desprecio del hombre. Asimismo, los delicados equilibrios ecológicos son alterados por una destrucción incontrolada de las especies animales y vegetales o por una incauta explotación de los recursos; y todo esto —conviene recordarlo— aunque se haga en nombre del progreso y del bienestar, no redunda ciertamente en provecho de la humanidad.

5. La relación médico-paciente y el médico como «agente doble»

Ya hemos aludido a una posible consecuencia negativa de la creciente intervención del Estado en la gestión del sistema sanitario, consecuencia que de algún modo debe ser corregida para recuperar la humanización de la medicina y también por la rentabilidad del gasto sanitario: se trata de la distensión de la relación entre médico y paciente.

El médico tiene hoy —e igualmente todo el personal sanitario— dos contratos: el que mantiene con el Servicio Nacional de Salud que lo asume, lo encuadra y le paga, y el que mantiene con el paciente. El riesgo es que la relación de alianza, de confianza y asistencia que se da entre el médico y el paciente se convierta en algo secundario, y por tanto exento de responsabilidades.

Las trampas de la burocratización, de la politización y del desinterés que son denunciadas por muchos en la gestión de la sanidad y que tienen efectos nocivos también en el campo económico, guardan relación con esta distensión de la relación moral entre el médico y el paciente. Las razones del Estado y las razones del enfermo parecen haberse convertido en algo conflictivo. A este respecto, algunos economistas, administrativos, expertos en bioética, consideran que los médicos tendrían que tener, junto con la obligación de atender a cada paciente, la de asignar explícitamente los recursos para la sociedad. En otras palabras, los médicos ya no serían simplemente los «agentes» de los propios pacientes, sino una especie de *agentes dobles* que deberían valorar si los beneficios de los tratamientos de sus pacientes son dignos de lo que le cuestan a la sociedad[25]. Por ejemplo, en el caso de los reembolsos públicos para las prestaciones hospitalarias basados en el sistema de Reagrupaciones Homogéneas de Diagnóstico o *Diagnosis Related Groups system* (DRGs) el médico —dando de alta a los pacientes lo más rápidamente posible y manteniendo al nivel más bajo posible las prestaciones— se sitúa como agente del hospital, permitiendo a esta institución reembolsarse, totalmente o en buena parte, los gastos de la asistencia.

Las razones y correspondientes objeciones que han sido adoptadas para justificar este nuevo papel del médico son múltiples[26]. En primer lugar, dicen algunos, los médicos no hacen más que adaptarse a la tendencia deseada por la sociedad de reducir la asistencia sanitaria: es necesario ahorrar, y por tanto, «no se puede dar todo a todos». Ahora bien, la voluntad de ahorro nace de la consideración de que se gasta de manera excesiva. En realidad existen notables márgenes de ineficacia: es necesario, por tanto, reducir la ineficiencia administrativa, evitar los tratamientos ineficaces, eliminar los despilfarros antes de considerar la hipótesis de racionar los tratamientos sanitarios eficaces. La objeción de que de esta manera el problema simplemente se pospone, dado el aumento progresivo del gasto sanitario, no legitima al Estado actual la negación de tratamientos eficaces.

Una segunda justificación que se da a la figura del médico como agente doble reside en la voluntad de los acreedores: quien financia el sistema, el llamado «tercer pagador», tendría el derecho de limitar el gasto. En realidad el tercer pagador no utiliza fondos propios: es un dinero recibido como recompensa (seguros) o como impuestos.

Finalmente, un médico que niega una asistencia sanitaria costosa a un paciente estaría justificado, dicen, si destina esos recursos para cuidados menos costosos a un mayor número de pacientes. Un requisito indispensable para esta justificación es que el sistema sea cerrado, o que los recursos obtenidos de este modo no salgan del sistema sanitario, y además que, si permanecen en el sistema, los recursos así obtenidos no sean destinados

[25] M. ANGELL, «The doctor as double agent», o.c., 279-286.

[26] Ibíd.; E. H. MORREIM, *Balancing act,* o.c.; D. CALLAHAN, *What kind of life?,* o.c.; P. T. MENZEL, «Double agency and the ethics of rationing health care», a.c., 287-292; A. G. SPAGNOLO - D. SACCHINI - M. T. LOIUDICE, «Etica e responsabilità del medico nel razionamento delle risorse», a.c., 195-200.

a otros objetivos, o bien no se conviertan en incentivos, mejoras arquitectónicas, etc. Pero aunque estos requisitos se cumplieran, un médico tomaría una serie de decisiones en función de ciertos condicionamientos; no basándose en un criterio médico/técnico, sino en un discernimiento político o filosófico.

La relación de confianza entre médico y paciente fracasaría si se llevaran a cabo solo los cuidados que el médico considerara válidos en base a criterios económicos, especialmente si el médico puede obtener de ello beneficios directos o indirectos (incentivos, bonos, participación en beneficios).

En los últimos años, por tanto, se ha desarrollado un gran interés hacia la elaboración y utilización de directrices o indicaciones sistemáticas que apoyen las decisiones del médico sobre la oportunidad de la asistencia sanitaria para unas condiciones clínicas específicas[27]. La ventaja de las directrices es doble: por un lado defienden al médico de la presión de la administración, evitando que descienda a un nivel de prestaciones insuficiente; por otro garantizan al paciente un estándar reconocido de calidad. Sin embargo, sin entrar en la valoración de los aspectos médico-legales de la introducción de directrices en el ámbito sanitario[28], es necesario tener siempre presente que estas directrices pueden reducir la autonomía del médico en la gestión de su relación con el paciente: si bien las enfermedades son (aparentemente) parecidas, los pacientes son siempre distintos. Piénsese por ejemplo en el consentimiento informado que requiere tiempos y modalidades diferentes (y por tanto recursos, como el tiempo del médico) en los distintos pacientes.

En cualquier caso, la conexión no se puede hallar más que en función de la primacía de la persona, en la restitución de la prioridad de la relación médico-paciente, y en una serie de correcciones por las cuales el propio sistema sanitario se sitúe en una posición de servicio a la salud del ciudadano, alentando la relación de responsabilidad y confianza entre médico y paciente. Toda la cuestión de la formulación y de la reivindicación de los «derechos del enfermo» nos indica que este se siente un sujeto «amenazado» en sus derechos, y no solo por parte de los médicos, sino también por parte de las estructuras de

[27] Para una bibliografía y una revisión crítica de 59 valoraciones de directrices, cf. J. M. GRIMSHAW - I. T. RUSSELL, «Effect of clinical guidelines on medical practice», a.c., 1317-1322. Para un análisis ético respecto a las directrices, puede leerse: A. A. BIGNAMINI, «Evidence-based medicine e linee guida di pratica clinica: soluzione o parte del problema?», a.c., 225-249.

[28] V. D. JUTRAS, «Clinical practice guidelines as legal norms»: *Canadian Medical Association Journal* 148 (1993) 905-908.

servicio[29]. Esta relación médico-paciente deberá superar no solo los daños del despilfarro de medicamentos y prestaciones, sino que deberá incentivar también la educación sanitaria del propio paciente por parte del médico, cuando sea necesario: es sobre todo el médico de confianza quien puede ayudar al paciente a tomar las decisiones de modo del vida y gestión de la propia salud que sean más adecuadas para prevenir las enfermedades y que lo lleven a asumir responsabilidades hacia su propia salud y la de los demás. El problema es complejo porque toca el aspecto remunerativo, el de la compatibilidad del empleo público del médico con la profesión privada, la libertad de elección del médico por parte del paciente, la necesaria integración entre medicina privada y sistema público. Pero es un problema que tiene consecuencias muy importantes tanto en el plano ético como en el económico, y que por tanto ha de ser examinado también a la luz de la experiencia histórica.

6. La relación «coste-beneficio» y la «atención proporcionada»

Como ya mencionamos en la introducción general, la relación coste-beneficio se está convirtiendo en uno de los criterios básicos en las discusiones de carácter económico sanitario. Este principio de origen económico conserva indudablemente su importancia, si es entendido correctamente, pero esconde a su vez una serie de riesgos no está bien especificado. Es necesario ante todo crear una condición para que este principio conserve un significado claro, y su corrección ética se basa en que el valor de referencia, y del coste y del beneficio, sea *idéntico,* o como se dice, *homólogo*. Se trata, por tanto, de establecer que el coste y el beneficio sean calculados en relación a un factor de igualdad, por ejemplo, el económico, o bien el de la salud. En este caso en el que el término es empleado en sentido homólogo, indudablemente el principio conserva su valor.

Pero cuando el valor considerado ya no es homólogo, entonces pueden surgir problemas éticos, problemas de conflicto de

[29] La primacía de los criterios clínicos en el proceso de micro-asignación (es decir, como veremos más adelante «a pie de cama») del trabajador sanitario es ampliamente compartida. A título emblemático se puede leer WORLD MEDICAL ASSOCIATION, «Discussion document on the ethical aspects of the allocation of health care resources», a.c., 1263-1266; AMERICAN MEDICAL ASSOCIATION - COUNCIL ON ETHICAL AND JUDICIAL AFFAIRS, «Ethical considerations in the allocation of organs and other scarce medical resources among patients»: *Arch. Intern. Med.* 155 (1995) 29-40.

valores. Si en una parte de la balanza se sitúa el riesgo económico y en otra la salvación de la vida de una persona, cualquier riesgo económico puede estar justificado e incluso ser obligatorio, y no se podrá exigir una proporcionalidad cuantificada entre riesgo y beneficio. En la Columbia University, a mediados de los años ochenta del siglo XX, se calculó que para salvar a un niño de 450 gramos era necesario gastarse un total de cien mil dólares[30], pero esta desproporción estaba justificada. Por este motivo, en términos de lenguaje terapéutico, se prefiere restringir el principio sobre la formulación de «riesgo-beneficio». Es necesario, por tanto, tener bien claro el valor trascendente de la persona humana también en el campo económico. Es cierto que los recursos de un Estado no son infinitos, pero este hecho supone que en el ámbito de la disponibilidad actúe una jerarquía de opciones a partir de la primacía del hombre y no de la economía. Antes de decir que no hay fondos es necesario comprobar bien cómo están siendo empleados.

Parece asimismo paradójico que en ciertos países haya dinero no solo para los estadios, los balnearios y las estaciones de esquí, sino también para los clubes nocturnos, casinos, el derroche, el lujo, la sobrealimentación, etc., y no lo haya para la asistencia médica o para ciertos ámbitos asistenciales (madres gestantes en dificultad, discapacitados, cuidado de ancianos, enfermos de cáncer, etc.). El hecho de que la curación o la simple atención a un leucémico no sean siempre productivas en términos económicos no justifica que no se invierta en ello. La gestión de la empresa económica no puede, evidentemente, prescindir del fin de lucro. Pero si la productividad económica, por ejemplo de una fábrica, conlleva una serie de riesgos para la vida o la integridad física de los trabajadores, no se puede definir el problema con un cálculo superficial de proporcionalidad entre costes, o mejor, entre riesgos y beneficios, sino que será necesario realizar una valoración ética. Y ante todo, habrá que examinar, como ya dijimos en el capítulo sexto, si el riesgo es intrínseco a la actividad laboral y a las condiciones laborales o bien es extrínseco, derivado quizá de la casualidad imprevisible. En el caso del riesgo intrínseco y serio para la vida, deberán suprimirse los factores de riesgo o, si esto no es posible, deberá suprimirse la actividad misma, aunque el porcentaje de víctimas fuera bajo y la pérdida económica fuera grave, porque no existe provecho económico que justifique la pérdida de vidas humanas; si el riesgo es extrínseco, y derivado

[30] TH. LEBRUN - J. C. SAELLY - CH. LEFÈVRE, «Contraintes économiques et choix thérapeutiques», a.c., 14.

de factores concomitantes e imprevisibles (como el accidente de tráfico) quedará la obligación de «optimizar» al máximo la situación laboral (por ejemplo, en el caso de los accidentes de tráfico, con una señalización adecuada), pero no se puede suprimir una planta industrial, por ejemplo, cercana a una vía de acceso por la posibilidad de accidentes[31]. El problema concierne a muchos sectores que exigen una particular protección sanitaria: desde ambientes sometidos a radiaciones, plantas industriales, hasta actividades deportivas o de riesgo.

Más allá de la terminología *coste/beneficio* en la cual prevalece el aspecto económico, tenemos la fórmula *riesgo/beneficio* que, en cambio, es más idónea para indicar las proporciones en cuanto a las intervenciones en la salud y la integridad física. Pero tenemos también la fórmula *coste/eficacia,* que se refiere al empleo de medios terapéuticos, de equipos técnicos y de instalaciones, con los cuales se quiere subrayar que entre los costes económicos de estos instrumentos y los resultados terapéuticos es necesario exigir una cierta proporcionalidad y una justificación[32]. Se comprueba a menudo que la renovación de las máqui-

[31] L. FAILLA, «Il rischio nucleare: problema morale?»: *Rivista di Teologia Morale* (1979) 41; ACADEMIA PONTIFICIA DE LAS CIENCIAS, *Biological implications of optimization in radiation procedures,* o.c.

[32] Se han desarrollado diversas metodologías de análisis económico en la sanidad en función de las diversas tipologías de resultados. Traemos aquí algunos términos que se pueden hallar a menudo en la bibliografía:

— *Análisis de minimización de costes:* se parte de la hipótesis de que los resultados de las alternativas examinadas sean idénticos (eventualidad bastante rara y a menudo sobrevalorada). En tal caso nos limitaremos a la comparación entre los costes de los tratamientos examinados.

— *Análisis coste/eficacia:* en este caso los resultados obtenidos por las diferentes alternativas son diferentes pero de la misma clase, o comparables (por ejemplo, número de vidas salvadas, número de casos detectados por la actividad de diagnóstico).

— *Análisis coste/beneficio:* en este tipo de análisis los resultados de las diferentes alternativas se comparan después de ser traducidos a gasto en moneda. Expresar los resultados en forma de dinero es un intento de absolutizar la relación entre recursos y efectos y puede ser utilizado para comparar intervenciones en diversos sectores (por ejemplo, el sanitario con el agrario).

— *Análisis coste/utilidad:* en este tipo de análisis los resultados se expresan en forma de «juicio de valor». Este tipo de análisis se pone como objetivo comparar efectos diversos en términos de tipología a través del valor que se les atribuye. Una de las unidades de medida más utilizadas son los QALYS *(Quality-Adjustedlife-Years),* es decir, los años de vida ponderados según su respectiva calidad. Hay que subrayar que el análisis coste/beneficio podría llevar también a la conclusión de que la mejor alternativa es la de no hacer nada porque los recursos empleados son mayores que los benficios económicos que se pueden alcanzar. En el análisis coste/eficacia, sin embargo, se parte de la hipótesis de que una intervención debe llevarse a cabo para alcanzar un resultado de salud:

nas a altísimos costes lleva a una modesta ganancia en términos de salud y esta dinámica es fuente de derroche de recursos.

Sería necesario, para la maquinaria destinada a la sanidad, una declaración no solo acerca de la no peligrosidad, sino también en relación con su propia justificación, como explicaba recientemente D. Callahan[33].

El tema puede hacerse todavía más serio si nos referimos a los fármacos: de hecho, podrían proliferar productos que o bien son de escasa eficacia o de una eficacia parecida pero a un coste superior para la sociedad en el momento del consumo del fármaco.

Los criterios más arriba señalados podrían ser, por tanto, completados con el principio de la proporcionalidad diagnóstico-terapéutica que se refiere más bien a la proporcionalidad de eficacia diagnóstico-terapéutica calculada entre la carga humana y el sufrimiento infligido en una maniobra médica o en una intervención y el resultado positivo sobre la salud y la vida. Este principio no tiene tanto en cuenta el riesgo que se inflige sino más bien el dolor y la carga humana que conlleva la intervención[34].

Todos estos principios pueden influir en la redimensión del gasto sanitario, porque obligan a evitar la administración de tratamientos inútiles y de medicamentos innecesarios, así como los exámenes clínicos injustificados pero costosos para la comunidad; al mismo tiempo, estos criterios llevan a reconsiderar los múltiples casos de ingreso hospitalario inapropiado, y acaso perjudiciales para el propio paciente, o a menudo sustituibles con terapias de *day-hospital/day-surgery,* pruebas de laboratorio o de imagen en régimen ambulatorio o incluso con una adecuada asistencia domiciliaria.

Para este último caso, por ejemplo, los estudios y la praxis consolidada para la humanización de los cuidados paliativos en los enfermos crónicos con evolución de la enfermedad llevan a considerar que estos cuidados, en gran medida, pueden ser también ofertados para el sistema de admisiones discontinuas en hospitales de día y la asistencia domiciliaria, con beneficio para la relación humana y la economía sanitaria[35].

M. F. DRUMMOND - B. J. O'BRIEN - G. L. STODDART - G. W. TORRANCE, *Metodi per la valutazione economica dei programmi sanitari*, o.c., 10-30.

[33] D. CALLAHAN, *False hopes,* o.c.

[34] Este principio ha sido enunciado en CONGREGACIÓN PARA LA DOCTRINA DE LA FE, *Declaración sobre la eutanasia ,* n.4, y hace referencia a la asistencia a los enfermos terminales, pero sirve también para todo el ejercicio de la medicina. Sobre la formulación del principio «coste/eficacia», cf. A. BOMPIANI, «Medico, servizio sanitario, economia», a.c., 694-701.

[35] A. ROMANINI - M. R. SPEDICATO (eds.), «Unità di cura continuativ», a.c., 218.

7. El problema de las decisiones en la gestión de recursos

Al afrontar el problema de la gestión de recursos es necesario aclarar ante todo los conceptos que están en juego, partiendo del de la justicia, en el cual encontramos la asignación de recursos. Es oportuno, por tanto, recordar de modo sintético las siguientes cuestiones: *a)* qué es la justicia y qué «teorías» la rodean; *b)* qué se debe entender por asignación y qué implicaciones de macro y micro-asignación de recursos derivan de las «diversas teorías de la justicia».

a) *Las teorías de la justicia*[36]

Los estudiosos de economía y bioética coinciden todos en la necesidad de asignar justamente los recursos sanitarios disponibles, pero sus opiniones difieren en el modo de concebir la justicia. Revisar sintéticamente tanto el concepto de justicia como las «teorías de la justicia» representa un paso, a nuestro parecer, indispensable porque según la perspectiva adoptada derivan unas consecuencias radicalmente distintas en el plano operativo y de mayor o menor tutela del valor-persona.

Ante todo, el concepto de justicia tiene una naturaleza esencialmente intersubjetiva: sus dos significados habituales emblemáticamente representados por los aforismos «no perjudiques al prójimo» y «dar a cada uno lo suyo» lo confirman desde la reflexión filosófica y jurídica antigua. Justicia se refería a la adquisición estable de la conciencia —y en la estratificación de un *habitus* interior— de estos dos fundamentos de la convivencia humana y del derecho. Ya desde entonces, por tanto, se distinguía entre una *justicia conmutativa* y una *justicia distributiva*. Con la primera se regulan las relaciones entre individuos sobre la base del concepto de equivalencia (conocida también como justicia igualitaria), mientras que con la segunda (llamada también *justi-*

[36] Para un examen del principio de justicia desde diversas perspectivas filosóficas y en la reflexión bioética, cf. entre otros: V. POSSENTI, «Principio di giustizia e sistemi filosofici», a.c.; D. GRACIA, *Fondamenti di bioetica,* o.c.; E. E. SHELP (ed.), *Justice and health care,* o.c.; T. L. BEAUCHAMP - J. F. CHILDRESS, *Principles of biomedical ethics* (Oxford University Press, Nueva York 1994); H. T. ENGELHARDT, JR, *Foundations of Bioethics,* o.c.; L. PALAZZANI, «Teorie della giustizia e allocazione delle risorse sanitarie», a.c., 901-921; ÍD., «Per una giusta distribuzione delle risorse secondo la bioetica personalista», a.c., 485-496; P. CATTORINI (ed.), *Etica e giustizia in sanità,* o.c.

cia social) se distribuyen los recursos. Y mientras la justicia conmutativa se refiere a la relación individuo/individuo, y por tanto tiene una tendencia lineal y bilateral, la justicia distributiva tiene una dinámica triangular (individuo/individuo/sociedad) y, por tanto, los sujetos están llamados a contribuir directamente con la sociedad, y esta, a su vez, en las figuras del ejecutivo en sus diversos niveles, debe organizarse y proporcionar (distribuir) servicios generales para todos según el criterio de proporcionalidad.

Resulta evidente, llegados a este punto, lo importante que es la cuestión de la justicia en la sanidad, particularmente en su ámbito más emblemático: la relación entre el paciente y el trabajador sanitario. Esta, de hecho, se presenta no solo como una relación intersubjetiva (es decir, de justicia conmutativa) allá donde se expresa contextualmente el derecho del ciudadano al acceso a los medios sanitarios y el deber del profesional sanitario de cuidar y ayudar, sino también como una relación social (de justicia distributiva) en función de los bienes sanitarios que se han de asignar.

Sin embargo, la pluralidad de actitudes hacia la justicia requiere examinar brevemente los modelos teóricos de justicia (que pueden expresarse parcial o contextualmente en la realidad). En resumen, nos encontramos ante, al menos, tres teorías: el individualismo liberal-radical o liberalismo individualista; el utilitarismo social y el igualitarismo y personalismo ontológico.

El liberalismo[37] individualista postula los derechos individuales de libertad como criterio fundador de toda moralidad privada y pública; por tanto, la sociedad está llamada a estructurarse de tal manera que pueda formular un derecho que facilite que esta primacía sea acogida por la economía de libre mercado —según los partidarios de esta perspectiva—, la única capaz de promover las libertades subjetivas.

Aquí «no dañar al prójimo» asume el significado de «no coartar la libertad de un individuo libre». Por tanto, es la justicia conmutativa la que debe resaltarse, minimizando la intervención estatal (teoría del *minimal State)*. A la inversa, «dar a cada uno lo suyo» significa dar a un hombre libre en función de sus méritos, de la contribución que ha hecho a la sociedad, de las posibilidades que ofrece. Entonces la justicia distributiva es mínima, porque nadie sería responsable de la lotería natural (que privilegia a algunos en base a las características biológicas) y de la lotería

[37] El liberalismo, en la época contemporánea, se expresa en diversos movimientos de ideas que encabezan autores como Smith, Ricardo o von Hayek en el campo económico y Nozick en el de filosofía política.

social (es decir, los cambios debidos a las acciones sociales). En definitiva, el Estado no estaría moralmente obligado a resolver las desigualdades a ni hacerse cargo por sí mismo de servicios como la sanidad o la educación.

El utilitarismo[38] social intenta, en cambio, recuperar la igual consideración de los intereses de muchos a través de la optimización del principio generador de felicidad de Bentham: maximización de la felicidad, minimización del dolor, extendido al mayor número de personas posible. Los requisitos del juicio de valor utilitarista son: el *consecuencialismo,* por el cual todas las decisiones son juzgadas en base a los resultados que producen; el *bienestarismo,* donde la focalización en el «bienestar» limita los juicios sobre los hechos a la utilidad presente en ellos y la *clasificación por suma,* en la cual las utilidades individuales deben sumarse para obtener un valor añadido, al margen de la distribución del total entre los diversos grupos de interés. El objetivo es, por tanto, la obtención del mejor saldo activo de beneficios (para la mayoría de las personas) sobre los costes (que hay que minimizar). Aquí el «no perjudicar al prójimo» asume el significado de no provocar sufrimiento inútil a un individuo sensible, es decir, capaz de percibir sensaciones agradables/dolorosas, pero la justicia conmutativa está subordinada a la distributiva. Esta, de hecho, encuentra aquí una mayor expresión respecto al modelo en el que lo social prevalecía sobre lo individual (y por tanto, el sujeto podría ser sacrificado en aras del «bien» de la comunidad), pero no se trata tanto de dar «a cada uno» lo suyo como de dar «al mayor número» de personas. El Estado, por tanto, al perseguir la utilidad social, favorecerá la utilidad colectiva sobre la individual, la eficacia global del sistema. Es necesario señalar también dos de las principales líneas metodológicas de aplicación del pensamiento utilitarista: por una parte el llamado *utilitarismo del acto,* según el cual toda acción se realizará en estricta conformidad con el criterio de utilidad; por otra, el *utilitarismo de la norma,* el cual afirma que, aun salvaguardando el criterio de utilidad general, en lo particular se puede derogar por motivos de utilidad como la paz social.

El modelo igualitarista[39] favorece las exigencias sociales (el bien colectivo) sobre la libertad individual. La justicia conmuta-

[38] Entre los utilitaristas económicos destacan J. Bentham, J. S. Mill y recientemente A. Sen, mientras que en bioética conviene recordar los nombres de P. Singer, T. L. Beauchamp y J. F. Childress.

[39] El igualitarismo recoge diversas corrientes de pensamiento: desde el liberal de corte contractualista al comunitario de M. Sandel, A. C. McIntyre y M. Walzer, mientras que en bioética los defensores del utilitarismo son R. Veatch y D. Callahan.

tiva se minimiza, mientras que se potencia en grado máximo la justicia distributiva, para lo cual es necesario «dar a cada individuo por igual». A la hora de hacerse cargo de esta tarea, es evidente que la autoridad pública tiene el peso preeminente *(maximal State),* porque es intérprete del deber ético de satisfacer las necesidades del indigente. Estamos, por tanto, en los antípodas del liberalismo individualista: la sociedad cooperativa está llamada a hacerse cargo de las desigualdades de todo tipo.

De los primeros tres modelos surgen puntos fuertes y nudos críticos. Resumiendo, el liberalismo individualista tiene la ventaja de garantizar la máxima libertad individual pero el precio que se ha de pagar es altísimo, sobre todo para aquellos que no logran participar plenamente de la dinámica del mercado y de la maximización de la autonomía individual (débiles, pobres, nasciturus y niños, ancianos, etc.). No solo eso, sino que la lógica de mercado, lejos de incrementar de manera generalizada el bienestar de los individuos, exalta los egoísmos y las diferencias económicas.

El utilitarismo social tiene la ventaja de equilibrar el beneficio del individuo con el de muchos y, sin embargo, incluso en este caso no faltan problemas, tres en particular. El primero: la ética estaría regulada siempre por la búsqueda de la «felicidad justa» para el mayor número posible de personas. Pero esta «felicidad» es atribuible o percibida por determinadas categorías de humanos, por tanto «alguien» es excluido (los humanos no sensibles, los discapacitados, los enfermos terminales, etc.). El segundo: se registra una «indiferencia» en la distribución de la felicidad, y se atribuye una importancia secundaria a valores no utilitarios (por ejemplo: derechos humanos, libertades) como condiciones previas. El tercero: un servicio sanitario de carácter utilitarista favorece sobre todo a los pacientes «graves» y las patologías «remediables».

El igualitarismo busca por su parte la mayor seguridad social pero anteponiendo la sociedad al individuo y, por tanto, arriesgándose a aplastar lo individual bajo el peso de la exigencia colectiva.

Queda como último modelo el del personalismo ontológico que —recordando en pocas palabras lo que ya se dijo en el primer volumen de este manual— reconoce el valor absoluto de toda persona humana y, por tanto, su titularidad de una serie derechos, el primero de todos ellos, el de la vida. En el plano social, el bien común[40] pasa a través del bien de las personas individua-

[40] Por *bien común* puede entenderse tanto la suma de los bienes de los individuos como el conjunto de las condiciones —entre los cuales se encuentra la sanidad— que promueven la autorrealización y el perfeccionamiento de los individuos.

les. Esta perspectiva asume, por tanto, la de la ley natural y la justicia se recupera como virtud moral y principio fundamental del derecho en tanto en cuanto garantiza la correcta relación entre sujetos y reconoce los atributos objetivos de la naturaleza de la persona humana. La justicia conmutativa está llamada por tanto a desarrollar la función de no perjudicar a nadie, de proteger y respetar la vida de todo ser humano. Y la justicia distributiva se entiende como reconocimiento de toda persona —independientemente de su estado de desarrollo y de sus cualidades— lo que le corresponde objetivamente, lo que le es debido antológicamente por naturaleza (la vida, el derecho a la búsqueda de la verdad, la posibilidad de la procreación, la socialidad, etc.). Por tanto, justicia conmutativa y justicia distributiva están llamadas a reconocer el derecho primario de la vida de la persona sin condiciones, valorando, por otra parte, la libertad individual, pero ligada a la responsabilidad. Y la justicia se realiza plenamente en la socialidad y en la subsidiariedad.

b) *La asignación de los recursos*[41]

Llegados a este punto, antes de examinar las diversas modalidades de asignación que se corresponden con las respectivas teorías de la justicia, no se puede pasar por alto la definición de los términos esenciales para la cuestión. Ante todo, por *asignación* se entiende «un acto de distribución de recursos [...] que no necesariamente implica reducción de las cosas que se distribuyen»[42]. En segundo lugar, por *jerarquización* puede entenderse, en cambio, «la estructuración de una escala de bienes (valores, compromisos, resultados), normalmente cuando todos los bienes no pueden ser obtenidos de forma simultánea»[43]. Finalmente, en

[41] Sobre este tema cf. J. F. KILNER, «Healthcare resources, allocation of», a.c., 1067-1084; A. FISHER - L. GORMALLY, *Healthcare allocation,* o.c.; T. J. BOYLE - W. BONDESON (eds.), *Rights to health care,* o.c.; P. MENZEL, *Strong medicine,* o.c.; C. BRESCIANI (ed.), *Etica, risorse economiche e sanità,* o.c.; E. D. PELLEGRINO, «Allocation of resources at the bedside», a.c., 309-317; E. J. EMANUEL, «Justice and managed care», a.c., 8-16; C. HANAU, «Risorse», a.c.; P. CATTORINI (ed.), *Etica e giustizia in sanità,* o.c.; L. PALAZZANI, «Teorie della giustizia e allocazione delle risorse sanitarie», a.c.; ÍD., «Per una giusta distribuzione delle risorse secondo la bioetica personalista», a.c.

[42] Las definiciones de asignación, jerarquización y racionamiento se han extraído de WORLD MEDICAL ASSOCIATION, «Discussion document on the ethical aspects of the allocation of health care resources», a.c.

[43] Aquí se inserta la discusión ética sobre el llamado *priority setting,* fijación de prioridades. Existen diversos criterios al respecto: *target* de salud, estudios de coste de la enfermedad, tablas de QALYs, urgencia (muerte evitable) y per-

el término *racionamiento* se incluyen dos significados distintos: por un lado «la distribución de recursos limitados según criterios específicos, allá donde las necesidades de los usuarios sean uniformes y predecibles por igual», y por otra, el acceso deliberadamente restringido a recursos necesarios y potencialmente beneficiosos basándose únicamente en el coste. Por otra parte, con el término *recursos sanitarios,* nos referimos a una doble perspectiva: por un lado la propiedad de los bienes económicos en los diversos campos de la sanidad, y por otro la disponibilidad de personas (las numerosas competencias que actúan e interactúan en sanidad) y servicios (terapias farmacológicas y quirúrgicas, instrumentos de diagnóstico por imagen y de laboratorio).

Atendiendo a lo que acabamos de esbozar, es evidente que la asignación de recursos sanitarios se convierte en un problema relevante bajo el perfil jurídico, ético y operativo por diversas razones:

a) los recursos no son ilimitados y por tanto alguien debe proyectar y decidir cómo repartir estos bienes entre quienes se pueden beneficiar y/o entre usos alternativos;
b) la exigencia social de un acceso al servicio sanitario cada vez más extendido en términos de cantidad y mejor en términos de calidad;
c) la identificación de criterios explícitos y públicos (dado que dejar las decisiones implícitas a lo privado podría generar peligrosas repercusiones sociales).

Debemos precisar que en el campo sanitario la asignación contempla diversos niveles, y por tanto se distingue una *macroasignación* en la cual se planifica:

a) qué parte de los recursos nacionales disponibles va destinada a la sanidad con respecto a otros servicios públicos (como la educación, defensa, ayuntamientos, circulación, etc.);
b) qué parte del *budget* asignado a la sanidad es distribuido en servicios de atención, prevención y rehabilitación existentes, nuevos servicios, gastos de personal, gasto farmacéutico, investigación;
c) qué servicios se deben prestar en los centros sanitarios (hospitalarios o territoriales), qué medicinas o instrumentos médicos se deben dispensar (este nivel de distribución

tinencia. Para análisis y comentarios puntuales se remite a S. ZAMAGNI, «Equità, razionamento, diritto alle cure sanitarie», a.c., 335-373.

es definido también por algunos autores como de meso-asignación).

La *micro-asignación* se refiere en cambio a la llamada *patient selection* y por tanto, sobre todo al mecanismo de asignación instaurado por el médico en el momento en el que decide si la persona que se dirige a él tiene o no necesidad de acceder al servicio, y después —en el caso de que se decida por el acceso— qué procedimientos diagnósticos y/ terapéuticos se deben llevar a cabo, cuánto tiempo debe pasar con un determinado paciente mientras están otros esperando, decidir si se ingresa o no (desde la prescripción diagnóstica o terapéutica en régimen ambulatorio o de ingreso).

Examinemos ahora las modalidades de macro y micro asignación y de cómo surgen de los diversos modelos teóricos de justicia.

El liberalismo individualista favorece sin duda la relación contractual entre el trabajador sanitario y el paciente allí donde las dos autonomías que se comparan deben ser tuteladas *in primis*. Al contrario, la justicia distributiva no debe expresarse más que a nivel de macro-asignación pero teniendo siempre presente que no existe ningún derecho individual a la asistencia sanitaria ni, por tanto, la obligación del Estado de proporcionarlo. A lo sumo, en una lógica de mercado, se dará espacio a la competitividad y a la competencia entre privados (sanidad *forprofit,* pólizas de seguros de salud). A nivel de micro-asignación, la selección de los pacientes se realiza en base a la solvencia económica y a la libre elección individual.

El utilitarismo social, en el plano de la de macro-asignación, otorga máxima importancia a garantizar el bienestar de la mayoría, incluso a través de la institución del servicio sanitario nacional, pero favoreciendo las áreas de la sanidad que permiten recuperar productivamente al individuo a la eficiencia; incluso a costa de sacrificar a quien no puede todavía o ya no podrá nunca más producir (discapacitados, enfermos terminales, fetos/embriones, etc.). En micro-asignación se otorga la primacía al paciente cuya relación placer/dolor pesa más sobre el numerador y permite una plena y significativa recuperación. En esta lógica se ha desarrollado la herramienta de los QALYs, de la que hablaremos más adelante. Así, el derecho a la asistencia sanitaria permanece, pero está subordinado a la utilidad social.

En la perspectiva igualitarista (liberal o «comunitaria»), una necesidad fundamental, y por tanto un derecho positivo, es el de la asistencia sanitaria. Por consiguiente se justifica plenamente la creación de un servicio sanitario nacional, y la misma relación trabajador sanitario-paciente es, de hecho, favorecida por la sociedad. En esta perspectiva se justifica plenamente la «medicina social». En la macro-asignación se busca la máxima intervención del Estado en las políticas sanitarias, con una particular atención a los más desfavorecidos. En micro-asignación se busca garantizar un acceso igualitario a la atención médica y una igualdad de oportunidades, dando más a los que tienen menos y a los más desfavorecidos.

Finalmente, el personalismo ontológico postula el deber de la asistencia sanitaria por parte del Estado como una de las modalidades de reconocimiento de lo que es objetivamente debido a la persona. Por tanto se justifica una inversión coherente en la sanidad (macro-asignación), utilizando los recursos de manera proporcional a las capacidades de ganancia de cada individuo.

Bedside, el personalismo considera prioritario el criterio de la gravedad de la patología y de la urgencia, dejando solo en tercer lugar el criterio de la lista. Todo esto actuando según el criterio de la proporcionalidad de los actos médico-sanitarios. En otras palabras, para tutelar el bien personal se otorga la primacía a los criterios clínicos sobre cualquier otra referencia (económica, productiva, social)[44].

En definitiva, pensamos que en la perspectiva personalista —más que en los otros modelos— se pueden hallar los caminos más adecuados para construir e implementar una sanidad a medida de la ontología y la axiología de la persona humana, evitando caer en la trampa de la artificiosa alternativa mutuamente excluyente entre ética y economía[45], que de hecho penaliza el derecho a un acceso igualitario a los servicios de atención, prevención y rehabilitación del sujeto, sea cual sea el problema de

[44] La primacía de los criterios clínicos en el campo de las asignaciones ha sido ampliamente reafirmado, aunque no faltan voces minoritarias sobre la oportunidad de redefinir el papel del trabajador sanitario, como se verá más adelante con la figura del «médico agente doble».

[45] Recientemente, Emanuel ha propuesto —estigmatizando la deriva economicista de la *managed care* estadounidense— cuatro principios éticos informativos sobre las estrategias de asignación: 1. Mejorar la salud de la población es el objetivo primordial. 2. Pacientes y trabajadores sanitarios han de ser informados sobre las estrategias de asignación y sobre su justificación. 3. Pacientes y trabajadores deben tener la posibilidad de consentir sobre las asignaciones que les afectan 4. Los conflictos de intereses han de minimizarse. Más allá del apreciable subrayado, nos parece esencial que estos principios —así como otros intentos parecidos— no constituyan un procedimiento ético sino más bien una aproximación sustancial a la realidad personalista desde el punto de vista antropológico y por tanto moralmente objetiva («Justice and managed care», a.c.).

salud que hay que gestionar, sobre todo si este es clínicamente grave[46].

Llegados a este punto de la reflexión, podemos extraer alguna consideración más. En primer lugar, se dice que antes de tomar una decisión, y por tanto, realizar una serie de sacrificios, se debe asegurar la eficacia, aumentar la eficiencia y reducir el despilfarro: es necesario racionalizar antes que reaccionar.

Además, se debe reconocer que la escasez de recursos no es solo un problema de tipo financiero u organizativo, sino sobre todo un problema socio-cultural. Lo que la sociedad industrializada no quiere aceptar es la presencia de límites en el campo sanitario. En esta sociedad la ciencia y la tecnología médica han sido consideradas como instrumento para alcanzar la felicidad. El hombre contemporáneo vive en la obsesión de la longevidad, es más, sobrevive en la obsesión de la longevidad en cuanto que es incapaz de aceptar la muerte y el sufrimiento como parte integrante de la vida. La escasez de recursos no es coyuntural sino estructural a una medicalización de la vida, a la visión omnipotente de la medicina y del imparable progreso de la tecnología[47]. Esta es la segunda actitud cultural que debe ser superada: el desarrollo de la tecnología es considerado inevitable, y por tanto la escasez de recursos se considera un límite. En un futuro próximo será necesario sustituir el concepto de límite por el de decisión: elegir qué tecnologías desarrollar y cuáles utilizar[48].

Pero el concepto de decisión encierra en sí también el concepto de responsabilidad, por lo cual el tercer cambio socio-cultural consistiría en recuperar una visión responsable y solidaria del propio comportamiento: nuestras decisiones tienen, por tanto, un reflejo en los recursos disponibles, en las oportunidades, en la vida de los demás. Por eso, en el momento en el que es necesario tomar decisiones sobre el empleo de recursos, estas no se pueden basar en consideraciones de tipo intuitivo, en convicciones o prejuicios personales: el riesgo es el de derrochar recursos que, utilizados de modo alternativo, hubieran podido producir resultados en términos de salud (vidas salvadas, curaciones, enfermedades prevenidas). El «coste» de una actividad, de un tratamiento,

[46] G. Spagnolo - D. Sacchini, «Etica della gestione delle risorse per malattie terminali», a.c., 231-236.

[47] D. Callahan se ha pronunciado sobre esta cuestión en diversas contribuciones; en particular, léase: «Death and the research imperative»: *N. Engl. J. Med.* 342 (2000) 654-656.

[48] Sobre el problema de los límites en medicina cf. D. Callahan, «Porre dei limiti: problemi etici e antropologici»: *L'Arco di Giano* 4 (1994) 75-86.

está representado por la falta de resultados alternativos, o de las «oportunidades» a las que se ha renunciado. Existe, por tanto, la necesidad de identificar, medir y valorar los costes y resultados de las diversas opciones alternativas. Este es el deber del análisis económico definido como «un análisis comparativo tanto de los costes como de sus consecuencias, entre diversas modalidades alternativas de acción»[49].

Se han desarrollado, como ya se ha indicado, diversas metodologías de análisis en función de las diversas tipologías de resultados, y ciertamente los análisis económicos[50] están adquiriendo una importancia creciente[51] también en calidad de instrumentos útiles para tomar decisiones sobre la distribución de los recursos sanitarios.

Un primer aspecto que hay que tener en cuenta es el de la *eficacia,* a menudo presunta, de la intervención. Es evidente que una intervención sanitaria que no sea eficaz en cuanto a que produce una mejora de salud, nunca será eficiente, cualquiera que sea la atención para reducir su coste. En los últimos años se está difundiendo un movimiento cultural que tiende a comprobar y medir la eficacia de las intervenciones sanitarias basándose en las pruebas de eficacia *(evidence-based)*[52].

Un segundo aspecto es el de los *costes*[53] que se contemplan en el intento de evaluar los recursos utilizados en determinada

[49] M. F. DRUMMOND - B. J. O'BRIEN - G. L. STODDART - G. W. TORRANCE, *Metodi per la valutazione economica dei programmi sanitari*, o.c., 10.

[50] A menudo el término *análisis coste-eficacia* es utilizado en sentido genérico como *análisis económico,* incluyendo también las otras tipologías arriba descritas.

[51] Se puede encontrar una valoración de la bibliografía sobre el análisis económico de la asistencia sanitaria (más de 3000 artículos de 1979 a 1990) en un monográfico de *Medical Care;* se presenta, además, una subdivisión por argumentos que permite identificar la bibliografía existente para cada voz (cf. *Medical Care* 31/7 [1993] suplemento de julio).

[52] Se trata de la Cochrane Collaboration, que toma su nombre del autor de un texto «histórico»: *Effectiveness and efficiency: Random reflection on health Services,* que promovió y desarrolló la valoración basada en pruebas de eficacia *(evidence-based medicine* o EBM). Desde el punto de vista del debate ético sobre la EBM se puede leer: A. A. BIGNAMINI, «Evidence-based medicine e linee guida di pratica clinica: soluzione o parte del problema?», a.c., 225-249; N. BILLER-ANDORNO - C. LENK - J. LEITTITS, «Ethics, EBM, and hospital management»: *Med. Ethics* 30 (2004) 136-140; W. A. ROGERS, «Evidence based medicine and justice: a framework for looking at the impact of EBM upon vulnerable or disadvantaged groups»: *J. Med. Ethics* 30 (2004) 141-145; S. I. SAARNI - H. A. GYLLING, «Evidence based medicine guidelines: a solution to rationing or politics disguised as science?»: *J. Med. Ethics* 30 (2004) 171-175.

[53] Para un ejemplo de análisis de costes de una enfermedad, v. entre los muchos disponibles: B. LEESE, «The costs of diabetes and its complications»: *Social Science and Medicine* 35 (1992) 1303-1310.

actividad. A falta de una valoración completa de los costes, las decisiones podrían revelarse incorrectas. Si una nueva terapia reduce los costes relativos al ingreso hospitalario solo porque los transfiere a la asistencia territorial y a la familia, la falta de consideración de estos últimos altera la corrección del proceso de decisión y produce problemas de gestión en fase de actuación. A veces puede existir un interés por parte de algunos (por ejemplo, responsables de un hospital) en transferir voluntariamente el coste de un paciente al exterior de manera no explícita: muy a menudo será la familia la que soporte dichos costes. Se trata de un problema cuya relevancia aumenta con la introducción de mecanismos de pago anticipado de los servicios sanitarios que no han dejado de plantear cuestiones éticas.

Como es sabido, el DRG constituye un sistema de reembolso de las prestaciones sanitarias establecido convencionalmente y que clasifica las enfermedades —siguiendo el esquema nomológico de la *International Classification of Disease* (ICD 10)— según el parámetro del consumo de recursos[54].

En particular, como ya se dijo en el primer capítulo, la prestación sanitaria es reembolsada según una tarifa estándar construida en torno a 25 categorías diagnósticas mayores a las cuales pertenecen 492 grupos de diagnóstico, ante una precisa documentación: la ficha de admisión hospitalaria[55].

De los DRG se esperan ciertas ventajas. Veámoslas:

1. la búsqueda de una mayor equidad de reembolso por parte del Servicio de Salud;
2. el incentivo de la eficiencia entendida como incremento de prestaciones o reducción de costes a igualdad de prestaciones;
3. la mayor posibilidad de control de la eficiencia de cada centro sanitario de responsabilidad (reparto, servicio, etc) para disminuir su valor como centro de costes e incrementar el de centro de ingresos; una posibilidad de mayor definición de los estándares de calidad del servicio prestado así como de garantía de un control eficaz.

Sin embargo, este sistema de reembolso de las prestaciones ha demostrado también ciertos límites:

[54] R. B. Fetter - J. Freeman, DRG *Refinement with diagnostic specific comorbidities and complications,* o.c.; F. Taroni, *DRG/ROD e nuovo sistema di finanziamento degli ospedali,* o.c.

[55] A. G. Spagnolo - D. Sacchini, «The new system of health care funding», a.c., 406-419.

1. la ausencia en la ficha de admisión hospitalaria de elementos, independientes del médico, que puedan influir significativamente en la duración de la hospitalización, y por tanto, producir un eventual exceso de costes respecto a las tarifas establecidas: la naturaleza y la gravedad de la enfermedad, la carencia de:
   a) estructuras asistenciales en el territorio para personas necesitadas de una hospitalización más larga respecto a lo codificado en los DRG,
   b) servicios de rehabilitación post-hospitalización,
   c) servicios de asistencia domiciliaria, posibles carencias organizativas de la estructura sanitaria a nivel de servicios de diagnóstico, de apoyo, administrativos, de alojamiento;
2. el descenso de los estándares diagnóstico-terapéuticos por parte de la administración con el fin de reducir los costes;
3. la tentación de ingresar preferentemente, o solo, pacientes cuya asistencia es previsible que esté mejor remunerada por el respectivo DRG, penalizando a los enfermos con patologías menos ventajosas económicamente;
4. la deriva hacia la minimización de costes *tout court* a costa de la calidad de los cuidados;
5. la inducción a la hospitalización breve o repetida;
6. la falta de focalización por parte de los DRG en la enorme variedad de situaciones clínicas que pertenecen al mismo grupo de diagnóstico y, por tanto, la posibilidad de un reembolso no adecuado para la estructura;
7. el círculo vicioso por el cual el médico es incentivado para aumentar la eficiencia de su reparto, por ejemplo, a través de la reducción de la hospitalización media. A este presunto incremento de eficiencia podría corresponder una disminución de eficacia terapéutica con su consiguiente y paradójica disminución de la eficiencia económica por la mayor incidencia de accesos al servicio, debida a complicaciones surgidas por un inadecuado periodo de convalecencia hospitalaria.

Por otra parte, la eficiencia económica de los DRG no representa un dato incontestable, dado que algunos estudios lamentan una «ineficiencia» precisamente allí donde se esperaban mayores resultados (contención de costes, reducción de costes de la asistencia hospitalaria y transferencia de recursos al territorio, introducción de un sistema de reembolso mucho más equitativo).

Se recuerda asimismo la dificultad (o mejor la imposibilidad) de ofrecer una valoración económica de costes psicológicos y al contrario existen problemas en la valoración de los beneficios que no son directamente expresables en moneda. Pero también la atribución de un «valor» al beneficio, por ejemplo, de los QALY suscita diversos interrogantes desde un punto de vista ético[56].

En primer lugar, asignar un valor a una condición de salud lleva también a otorgar un valor (inferior a 1) a la vida de los individuos a los que falta por dicha condición[57]. A este propósito es oportuno subrayar la variabilidad en la valoración entre diversos grupos (por ejemplo, entre médicos y estudiantes) y entre la población en general y los individuos afectados por una determinada enfermedad (en el caso de la diálisis, por ejemplo, una muestra de pacientes dializados había emitido un juicio notablemente superior a la población en general).

Una segunda duda ética deriva de expresar la utilidad en términos de un número de años, sin tener en cuenta a las personas implicadas[58]. Esto va ligado al hecho de que es crítico para los fines de la decisión la distinta esperanza de vida de los grupos considerados: utilizando los QALY (y todos los sistemas basados en la esperanza de vida) la vida de un joven vale más que la de un anciano[59].

La tercera duda va ligada al hecho de que la adquisición de calidad de vida en general no tiene en cuenta el estado de salud inicial: una importante ganancia en calidad de vida de un individuo sería como *n* ganancias mínimas de *n* individuos. Porque una intervención salvavidas puede tener un coste que en la perspectiva de los QALY puede ser considerado equivalente al coste de una serie de tratamientos banales.

Finalmente, con palabras de Zamagni[60]:

> Las dudas más serias se plantean sobre la idea de fondo en base a la cual los QALY medirían el «bien» producido por un

[56] F. PALAZZO, «Le implicazioni allocative ed etiche nell'uso dei QALY», a.c., 225-239.

[57] En el caso de Oregón, al que ya habíamos hecho referencia, la discriminación de portadores de deficiencias bloqueó el proyecto del gobierno local.

[58] Véase a este propósito el ejemplo de F. PALAZZO, «Le implicazioni allocative ed etiche nell'uso dei QALY», a.c., 23ss., donde se subraya que el recurso a los QALY llevaría a preferir un programa de vacunación contra el sarampión en niños a un tratamiento farmacológico para la tuberculosis en ancianos.

[59] Sobre el problema de los QALY y del racionamiento, por ejemplo, los recursos en geriatría, cf. J. G. EVANS, «Health care rationing in elderly people», en M. TUNBRIDGE (ed.), *Rationing of health care in medicine,* o.c., 43-53.

[60] S. ZAMAGNI, «Equità, razionamento, diritto alle cure sanitarie», a.c., 335-373.

determinado tratamiento sanitario. El hecho es que el método en cuestión deriva de un preciso planteamiento filosófico: el del utilitarismo benthamiano, un planteamiento cuya mayor debilidad reside precisamente en su incapacidad para dar sentido a la categoría de derecho. Como es bien sabido, esto deriva de la visión bastante reducida que el utilitarismo tiene de la persona humana... De hecho, al poner juntas las piezas de utilidad en una suma total que hay que maximizar, se pierden tanto la identidad de los sujetos como su individualidad, requisitos indispensables para hacer posible una atribución de derechos a las personas. Esta laguna del utilitarismo resulta particularmente devastadora cuando se refiere a un ámbito como el sanitario, donde lo que cuenta es, precisamente, la identidad y la separación de los sujetos. Lo cual no quita que el enfoque de los QALY no pueda ser convenientemente utilizado en determinadas circunstancias. Por ejemplo, cuando se consideran tratamientos alternativos para un mismo paciente, no hay duda de que es tanto lícito como oportuno elegir el más beneficioso para él, en términos de QALY.

Por estos motivos otros autores han propuesto sistemas basados en unidades de medida diferentes[61].

Un factor determinante en estas decisiones es el papel del médico que está llamado a enfrentarse con la escasez de recursos en el ámbito de su decisión clínica. Es necesario, sobre todo, evitar confundir los roles del economista y del médico; es importante que se mantengan distintas competencias y ámbitos operativos, considerando que son dos los niveles en los que se mueve o debería moverse la gestión de las actividades sanitarias: el de la *prestación de servicios,* en el cual el médico y la razón clínica son interrogados sobre todo frente a una decisión, y el de la *progra-*

[61] Entre otros, se ha propuesto, por ejemplo, el SAVE *(Saved Young Life Equivalent).* Este sistema parte de la premisa de que salvar la vida de un joven y recuperar su salud de modo completo puede considerarse el máximo resultado posible, y por tanto se propone utilizarlo como unidad de medida (SAVE). Según el autor que lo ha propuesto, el SAVE permitiría calcular de manera más directa el valor social de un programa, superando también algunos de los límites del sistema basado en los QALY (la fiabilidad de una valoración expresada como números, el considerar el resultado como no relacionado con los individuos, el no considerar el punto de partida de adquisición de calidad de vida). Esta propuesta, en cualquier caso, presenta algunos puntos discutibles a partir de su premisa de que el salvar la vida a un joven (del cual no se especifica la edad) y recuperar su salud de manera completa sea el máximo resultado alcanzable; cf. E. NORD, «An alternative to QALYs», a.c., 805-807. Otra propuesta, definida como *disease staging,* permite una mejor lectura de la gravedad clínica de los servicios de salud, también a partir de la ficha de hospitalización. Esta permite la evaluación cualitativa de la atención, y, al mismo tiempo, de la utilización de los recursos y las relaciones entre estructuras sanitarias; cf. J. S. GONNELLA - M. C. HORNBROOK - D. Z. LOUIS, «Staging of disease. A case-mix measurement I»: *JAMA* 251/5 (1984) 637-644].

mación de la oferta, en el cual los economistas y políticos deben hacer frente a los limitados recursos distribuyéndolos de manera oportuna entre los diversos sectores, reservando al sector sanitario la disponibilidad necesaria.

Ahora bien, si los economistas valoran la «conveniencia» en relación a costes y beneficios sociales, es decir, referidos a toda la colectividad y no relativos al individuo[62], la valoración clínica del médico debe referirse a la situación de cada paciente individual, y en ese momento está llamado a intervenir con todo lo que la medicina más avanzada pone a su disposición, con el fin de devolverle la salud o salvarle la vida. Esto, por sí solo, no siempre conduce a una decisión económicamente «racional», pero ciertamente podrá serlo desde el punto de vista ético si la intervención responde a criterios de *proporcionalidad terapéutica.* Sobre este criterio, basado sobre todo en un cálculo de riesgo-beneficio para el paciente, es sobre el que debe fundarse, en definitiva, la decisión del médico de intervenir en una situación concreta, adoptando el criterio éticamente más aceptable.

Por tanto, el criterio económico no debe prevalecer sobre el clínico: debe, más bien, integrarlo, proporcionándole elementos de juicio, sobre todo en relación con el binomio coste-eficacia, cediendo el paso a las razones del individuo cuando es su vida o su salud lo que está en juego en ese momento.

Obviamente, también el médico puede tener un papel en la organización de los servicios sanitarios, en el sentido de que sus decisiones diagnóstico-terapéuticas pueden ser importantes también en aras de una correcta distribución de los recursos económicos en el ámbito sanitario. Por ejemplo, allá donde el propio diagnóstico y la consiguiente intervención terapéutica pueden llevarse a cabo de manera óptima con un número limitado de exploraciones instrumentales y con medicamentos de bajo coste, es deber ético del médico perseguir este comportamiento y por tanto, también su decisión clínica se encuentra en sintonía con la exigencia de contener el gasto sanitario.

No es menos importante el papel desarrollado por quien toma las decisiones a nivel *macro* (nacional y regional) o *meso* (hospitalario, territorial). Con este objetivo se creó, en la segunda mitad de los años setenta del siglo XX en el continente norteamericano (Estados Unidos y Canadá) un instrumento de evaluación de las tecnologías sanitarias *(Health Technology Assessment* o HTA). Remito a la bibliografía específica para una mayor profundización en este tema, sin olvidar que el término tecnología

[62] F. ROSSI, *Economia sanitaria,* o.c.

sanitaria tiene un sentido extenso, como en la definición de la International Network of Agencies for Health Technology Assessment (INAHTA): «Any intervention that may be used to promote health, to prevent, diagnose or treat disease or for rehabilitation or long-term care. This includes the pharmaceuticals, devices, procedures and organizational systems used in health care»[63]. El HTA puede definirse como una metodología de análisis apta para «evaluar», bajo diversas perspectivas —eficacia clínica, eficiencia, aspectos organizativos, cuestiones éticas— el empleo de las tecnologías en el ámbito sanitario. Su objetivo es el de apoyar racionalmente las decisiones de política sanitaria.

En el proceso de HTA, la bibliografía y la experiencia internacional muestran la necesidad de incluir a un experto ético para un *HTA report* completo, teniendo en cuenta la multiplicidad de sistemas axiológicos y metodologías adoptadas[64].

Quedan por examinar de manera sintética el federalismo sanitario, o bien, esa forma de sistema sanitario que transfiriendo las competencias en la materia del Estado central a las regiones, crea las premisas para una verdadera red de servicios sanitarios regionales. Un ejemplo de esta forma en Occidente es el modelo canadiense.

De este modo, el total de recursos que las regiones destinan a la sanidad se diferencia tanto en función de las decisiones (políticas) como de la disponibilidad financiera, y el problema histórico de financiación insuficiente de la sanidad es superado a través de la responsabilización de las regiones ante los déficits sanitarios que genera cada una de ellas. Teóricamente la forma federal de-

[63] INAHTA, *Health Technology Assessment (HTA) Glossary* (Estocolmo 2006), en http://www.inahta.org/upload/HTA_resources/Edu_INAHTA_glossary_July_2006_final.pdf.

[64] Sobre el debate ético en torno al HTA se puede leer: G. J. Van Der Wilt - R. Reuzel - H. D. Banta, «The ethics of assessing health technologies»: *Theoretical Medicine and Bioethics* 21/1 (2000) 103-115; A. S. Gun, «Can we close the ethics-technology gap?»: *Health Care Anal* 5/1 (1997) 74-77; E. Heitman, «Ethical issues in technology assessment. Conceptual categories and procedural considerations»: *Int. J. Technol. Assess Health Care* 14/3 (1998) 544-566; H. ten Have, «Medical technology assessment and ethics. Ambivalent relations»: *Hastings Center Report* 25/5 (1995) 13-19; Íd., «Ethical perspectives on health technology assessment»: *Int. J. Technol. Assess. Health Care* 20/1 (2004) 71-76; A. Braunack-Mayer, «Ethics and health technology assessment: handmaiden and/or critic?»: ibíd. 22/3 (2006) 307-312; P. Lehoux - S. Blume, «Technology assessment and the sociopolitics of health technologies»: *Journal of Health Politics, Policy and Law* 25/6 (2000) 1083-1118; S. I. Saarni - B. Hofmann - K. Lampe y otros, «Ethical analysis to improve decision-making on health technologies»: *Bulletin of the World Health Organization* 86/8 (2008) 617-623; D. Sacchini - P. Refolo, «L'Health Technology Assessment (HTA) e i suoi aspetti etici»: *Medicina e Morale* 1 (2007) 101-139.

bería asegurar una idoneidad de las prestaciones socio-sanitarias a medida de los miembros de las comunidades locales y una mayor eficiencia fundada sobre programación y responsabilización de los múltiples factores implicados *(stakeholders)*.

Hay que poner sobre la mesa, sin embargo, una serie de cuestiones[65]:

1. La importancia de salvaguardar de subsidiariedad y la equidad sustancial propia del SSN (Sistema Sanitario Nacional) en la transición a la forma federal. En otros términos, se podrían pretender resolver procesalmente problemas sustanciales, como la igualdad de acceso a los servicios socio-sanitarios. Este riesgo se correo cuando no se tiene el coraje cultural y político de repensar contenidos teóricos, presupuestos éticos, valores operativos y las prerrogativas del discurso sobre la salud ante la sociedad. El riesgo subyacente es que si no se afrontan los problemas de contenidos, la sanidad se mostrará como federal, pero los poderes locales trabajarán sobre todo para decidir qué hay que racionar o implementar en las listas de prestaciones proporcionadas por el SSN.
2. La custodia del fondo nacional de compensación. Si se delega *tout court* a las regiones, podría prevalecer una lógica basada en la pertenencia local en base a los derechos sobre los recursos, penalizando el criterio basado en los derechos de ciudadanía en una perspectiva universalista. Creemos, de hecho, que la primacía de la pertenencia a la comunidad de ciudadanos y los derechos sobre los recursos valen para la persona en cuanto tal, independientemente de las circunstancias históricas, geográficas y culturales en las que esta se encuentra. Es necesario, por tanto, prestar una particular atención a la heterogénesis de los fines: si el federalismo se nutre de individualismo o de micro-colectivismos, se corre el riesgo del nominalismo, es decir, un federalismo formal.

8. La doctrina social de la Iglesia en el campo sanitario

La Iglesia, desde sus comienzos, ha manifestado gran interés por las cuestiones de la justicia y los derechos humanos. La doc-

[65] Sobre el tema del federalismo, desde la perspectiva ética, cf. I. Cavicchi, *Salute e federalismo*, o.c.

trina social[66], por tanto, pertenece desde el principio al Magisterio de la Iglesia misma, a su concepción del hombre y de la vida social y, especialmente, a la moral social elaborada según las necesidades de cada época. Este patrimonio tradicional ha sido heredado y desarrollado por la enseñanza de los pontífices sobre la moderna «cuestión social» a partir de la encíclica *Rerum novarum*. Uno de los principios más conocidos en la doctrina social de la Iglesia católica desde los tiempos de la encíclica *Quadragesimo anno* de Pío XI (1931) es el *principio de subsidiariedad,* que se funda a su vez, como corolario, sobre el principio de solidaridad social y sobre la visión personalista y solidaria de la economía y de la sociedad.

También para la promoción de la salud, así como para todo el proceso de maduración humana, la persona tiene necesidad de ponerse en estado de apertura y ayuda al prójimo en una relación de intercambio: la persona madura, abriéndose a lo social y a la sociedad, está llamada a ayudar a la persona, a cada persona, en la búsqueda incesante del bien común. El bien común, por otra parte, se realiza cuando cada persona es reconocida y defendida en sus bienes fundamentales, porque el bien común de la sociedad se realiza en cada persona, que resume en sí misma todo el bien de la sociedad[67].

La medicina ha representado desde siempre una de las más nobles formas de solidaridad; la relación entre médico y paciente es, en definitiva, una relación de solidaridad cuando es vivida por ambas partes honestamente, y el sistema sanitario es definido, precisamente, como «servicio sanitario» o conjunto de servicios.

El principio de subsidiariedad perfecciona y aplica la solidaridad social en más direcciones. Ante todo, la subsidiariedad implica que la comunidad intervenga no en sentido sustitutivo, sino, atención, en sentido subsidiario: lo cual quiere decir, como es obvio, que la comunidad debe incentivar la responsabilidad de los individuos y de los grupos intermedios, las llamadas «unidades subsidiarias» (asociaciones, grupos libres, sobre todo familias); la comunidad deberá en cambio intervenir allá donde, y en la medida en que, el individuo y las unidades intermedias no puedan alcanzar el bien común; en este caso la intervención de la comunidad podrá ser no solo normativa, sino también de apoyo integrador. Además, el principio de subsidiariedad implica que

[66] JUAN PABLO II, Carta encíclica *Laborem exercens* n.3. Léase también al respecto C. CONTI GUGLIA, *La dottrina sociale,* o.c.

[67] J. MARITAIN, *I diritti dell'uomo e la legge naturale,* o.c., 3-39; ÍD., *Nove lezioni sulle prime nozioni di filosofia morale,* o.c., 51-86. Cf. también JUAN PABLO II, *Homilía en la misa de Recife,* o.c.; *Catecismo de la Iglesia Católica,* n.1908, 2211 y 2288.2.

la medida de la intervención de la comunidad deberá ser regulada según la proporción de la necesidad y ya no según la lógica del provecho, en otras palabras deberá dar más en términos de asistencia —en nuestro caso, de asistencia sanitaria— donde más grave es el estado de sufrimiento, de enfermedad y de necesidad. El principio de subsidiariedad es precisamente lo contrario de la marginación de los impedidos, de los enfermos más graves o de los menos autosuficientes.

Trasladado al plano internacional, donde también es válido, este principio sitúa el problema de la ayuda por parte de la comunidad internacional al desarrollo del Sistema Sanitario en los países subdesarrollados, problema este todavía escasa o episódicamente abordado.

Los excesos del sistema asistencialista, llamado también Estado asistencial —que queriendo ofrecer igualdad en el tratamiento asistencial en el campo sanitario está registrando graves insolvencias y por tanto graves desigualdades e injusticias—, se hallan frente a las exigencias éticas de la solidaridad y la subsidiariedad social que válidamente presiden, y pueden presidir, también la economía del país mismo[68].

En el mundo sanitario y en los sistemas de asistencia sanitaria, el progreso de las ciencias biológicas, la ciencia económica y las ciencias sociales se encuentran al final con las exigencias insuprimibles del hombre, de la persona humana y de su libre expansión. A. Scola considera que la aporía entre economía y salud puede rastrearse en la propia experiencia religiosa, donde

> [...] la instancia de la salud, que no tiene precio, puede encontrar una adecuada respuesta solo en una concepción del hombre capaz de explicar la muerte de manera personal, libre y definitiva. Solo así podrá evitar, por una parte, la absolutización indiscriminada y utópica de la justa cuestión de la pervivencia o victoria sobre la muerte sin caer en la tiranía de la ideología salutista moderna [...] semejante utopía no puede aceptar en ningún modo una limitación de los recursos aplicados a las necesidades de la salud, impuesta por la economía. Por otra parte solo una respuesta libre, personal y definitiva al problema de la muerte es capaz de evitar que la economía [...] disponga de los recursos destinados a la organización de la salud hasta el punto de fijar arbitrariamente los límites de la salud del otro, quizá sobre la base de meros cálculos de beneficios [...]. La experiencia religiosa [...] permite, de hecho, salir de la aporía y equilibrar la relación entre salud y economía[69].

[68] Cf. Juan Pablo II, Carta encíclica *Centesimus annus,* n.48-49, o.c., 78-80.
[69] A. Scola, *«Se vuoi puoi guarirmi»,* o.c.

Resulta difícil señalar los puntos de encuentro, pero es necesario ciertamente buscarlos en el eje de los valores éticos y metafísicos. Afirma J. M. Domenach, en la conclusión de uno de sus libros:

> Toda una reflexión metafísica, que se desarrollará lejos de las modas del tiempo, afrontará un día el problema científico. Por eso es necesario que exista sobre todo una filosofía, si un día se pretende integrarla con la ciencia. Y por eso es necesario unir la investigación social al ser humano y no disociar ambas cosas, como hasta ahora se ha hecho bajo el empuje de las ciencias naturales. Es necesario situar la reflexión metafísica dentro del abismo constituido por la conciencia de uno mismo, el único modo para seguir siendo decididamente modernos, pero huyendo del atractivo de la modernidad[70].

El principio de subsidiariedad interviene como criterio ético ante un problema al que ya habíamos aludido, el del derecho de los pacientes —y por tanto el relativo deber de la sociedad— a la tutela de la salud incluso cuando la necesidad se deriva de un estilo arriesgado de vida, voluntariamente elegido (por ejemplo, la elección de drogarse, de fumar, o de tener relaciones sexuales desordenadas, etc.)[71]. Por tanto, el criterio que debe guiar las decisiones en política sanitaria, incluso en aquellas patologías donde la responsabilidad del paciente es determinante en la génesis de la

[70] J. M. Domenach, *Indagine sulle idee contemporanee,* o.c., 138-139.

[71] R. Carlen, «Against free care for sexually transmitted diseases», a.c., 1350. Es interesante destacar cuáles son las posiciones de la bibliografía en relación, por ejemplo, con la justificación de la intervención del Estado para atender las enfermedades de transmisión sexual (ETS). En épocas de fondos limitados para el gasto sanitario en los EE UU, algunos políticos y también algunos médicos, propusieron diferentes argumentaciones contra una intervención pública en estas enfermedades, que se resumen de la siguiente manera: 1. el acceso gratuito a las terapias desincentivaría cualquier prevención por parte del sujeto y, es más, 2. promovería todavía más un comportamiento irresponsable; 3. los fondos podrían ser mejor utilizados para acciones de carácter preventivo; 4. no había grandes amenazas para la salud pública en general siendo las «víctimas inocentes» un número limitado (las mujeres y los niños sometidos a abusos sexuales), etc. Por tanto, el tratamiento de aquellas enfermedades que derivan de un comportamiento de riesgo libremente elegido, como las ETS, debería reservarse más oportunamente al ámbito de la medicina privada (este tipo de razonamiento lo hace algún otro también para la actual epidemia de SIDA). Distintos son, sin embargo, los contraargumentos que en cierto modo justifican, lo que nos parece éticamente más aceptable, el hecho de que el Estado se haga cargo también de estas patologías, en cuanto que, por principio, este debe intervenir allá donde existe sufrimiento y petición de ayuda; cf. W. Cates Jr., «How justifiable is public support of sexually transmitted disease clinical services?», a.c., 1769.

propia enfermedad, es el de la subsidiariedad; es decir, proporcionar la mayor ayuda allá donde más grave es la necesidad. En otras palabras, es deber primario de la sociedad respecto de las necesidades del individuo, ofrecer los cuidados adecuados a quien más atención necesita y gastar más con quien más enfermo esté. Es, por tanto, el principio de subsidiariedad el que debe hallar espacio en cualquier elaboración teórica y aplicación práctica que sea verdaderamente justa y conforme a los derechos humanos.

En particular, las instituciones sanitarias católicas están llamadas a basar su reflexión en la organización social de la asistencia sanitaria sobre los principios del Evangelio no sobre los principios de la libre empresa, ni mucho menos sobre los del socialismo[72].

Las estructuras sanitarias católicas, de hecho, son lugares de evangelización también a través de la aplicación de los principios de la doctrina social de la Iglesia. Es significativo el camino de la Iglesia americana en este sentido: mientras en la primera edición de las *Directrices éticas y religiosas para las instituciones sanitarias católicas,* surgidas en 1971 en la Conferencia Episcopal de los Estados Unidos, no existe una mención a los aspectos sociales, en la última revisión de 2009 se le dedica todo el primer capítulo[73]. En estas últimas directrices, los obispos americanos recuerdan que la estructura sanitaria católica es «una comunidad que ofrece asistencia sanitaria a los más necesitados»[74] y que según su propia misión «debería distinguirse a través de un servicio y una defensa de aquellas personas cuyas condiciones sociales las sitúan al margen de nuestra sociedad y las hacen particularmente vulnerables a la discriminación»[75] .

Sobre los recursos económicos los obispos piden, finalmente, a las instituciones sanitarias católicas, sobre todo a aquellas con misión formativa, «promover una investigación médica coherente con su misión de proporcionar asistencia sanitaria y con la preocupación por una gestión responsable de los recursos sanitarios»[76] .

En resumen, una asignación de los recursos sanitarios marcada por los valores cristianos no puede no referirse al fondo dictado por la ley natural, que justifica articuladamente el bien de la persona humana y de la comunidad con las normas y las virtudes que de ella derivan. Sobre este fundamento, «un servicio sanitario justo asegurará el acceso a la asistencia (en la medida

[72] M. Ashley - K. D. O'Rourke, *Ethics of health care,* o.c., 94.

[73] United States Conference of Catholic Bishops, *Ethical and Religous Directives for Catholic Health Services,* o.c.

[74] Ibíd., Directriz n.° 1.

[75] Ibíd., Directriz n.° 3.

[76] Ibíd., Directriz n.° 4.

de lo posible) a todos los componentes de la comunidad, acceso suficiente para hacer frente a sus necesidades sanitarias»[77].

Se trataría, por tanto, de una modalidad de asignación definida por A. Fisher y L. Gormally como del «Buen Samaritano»[78].

9. **La formación permanente del personal sanitario**

En el ámbito del conflicto entre economía y salud es necesario, por tanto, recordar que la ética y la deontología médica representan las fronteras de la autonomía de la profesión médica frente a las presiones ideológicas y sociales, y expresan el derecho del médico a permanecer al servicio prioritario del paciente. Es el mayor interés por paciente lo que debe seguir constituyendo la autoridad en medicina, autoridad que tiene sus raíces sobre todo en el conocimiento y el juicio clínico, y no en primera instancia en las condiciones económicas del paciente, las cuales deberán ser consideradas eventualmente en las decisiones socio-políticas y de legislación, pero no en los consultorios de los médicos ni en los pasillos, y menos aún en los quirófanos o unidades de cuidados intensivos.

Como resultado de este enfoque y de cuanto hemos expuesto, aunque sea a grandes rasgos, queremos concluir definiendo un momento de encuentro positivo entre la ética y la economía sanitaria, que es el de la necesidad de formación permanente del personal sanitario. Esta formación permanente permite, cuando es bien concebida y llevada, alcanzar una triple finalidad: el reciclaje científico-profesional, que todos reconocen como indispensable debido a la rápida evolución de la ciencia médica; la formación ética y deontológica del personal, también en orden a los problemas ético-económicos a los que hemos hecho referencia; el mantenimiento del nivel de motivación y cualificación de las personas. Todo ello puede influir beneficiosamente y no solo en favor de la humanización de la asistencia, sino también de la eficiencia y rentabilidad del gasto que se va buscando con lógica preocupación.

No existe hoy una empresa que no se proponga la formación y reciclaje del personal como objetivo importante para la productividad; no se entiende por qué no se aborda más valiente y orgánicamente este camino también para el personal sanitario, teniendo en cuenta además los particulares motivos humanos

[77] A. Fisher - L. Gormally, *Healthcare allocation,* o.c.,158.
[78] Ibíd.

implicados en la asistencia médica y hospitalaria. Motivación, retribución, formación del personal, constituyen un trinomio inseparable para la eficacia del sistema sanitario.

En esta formación permanente no podemos dejar de considerar la formación bioética que, como recuerda el Comité Nacional para la Bioética, no puede reducirse a la sola formación del personal médico, sino que debe extenderse también «a todo el personal que, por diversas razones, trabaja en el sector sanitario, donde sus funciones incidan o puedan incidir concretamente en el sistema global de la atención sanitaria»[79].

BIBLIOGRAFIA

AA.VV., *Cultura, etica e finanza* (NED, Milán 1987).

— *Medical Care* 31 (1993) suplemento especial 7.

— *Riforma sanitaria e comunità cristiana* (Salcom, Brezzo di Bedero 1979).

— *Uomo e salute* (Ed. del Rezzara, Vicenza 1979).

ACADEMIA PONTIFICIA DE LAS CIENCIAS, *Biological implications of optimization in radiation procedures. Conclusion of Working Group* (Libreria Editrice Vaticana, Ciudad del Vaticano 1985).

ADAMS, M. E. - MCCALL, N. T. - GRAY, D. T. y otros, «Economie analysis in randomised control trials»: *Medical Care* 30 (1992) 231-243.

AGICH, G., «Economic cost and moral value», en ÍD. (ed.), *The price of health* (D. Reidel, Dordrecht 1986) 23-45.

AMERICAN MEDICAL ASSOCIATION - COUNCIL ON ETHICAL AND JUDICIAL AFFAIRS, «Ethical considerations in the allocation of organs and other scarce medical resources among patients»: *Arch. Intern. Med.* 155 (1995) 29-40.

ANGELL, M., «The doctor as double agent»: *Kennedy Institute of Ethics Journal* 3 (1993) 279-286.

ANNAS, G. J., *Some choice* (Oxford University Press, Nueva York 1998).

ASHLEY, B. M. - O'ROURKE, K. D., *Ethics of health care. An introductory textbook* (Georgetown University Press, Washington [DC] 1992).

BERLINGUER, G. - SEPPILLI, A., *Alcol: aspetti nutrizionali, medicosociali ed economici* (Il Pensiero Scientifico, Roma 1987).

BIGNAMINI, A. A., «La persona centro e misura di ogni sistema sanitario»: *Medicina e Morale* 1 (2002) 81-89.

— «Evidence-based medicine e linee guida di pratica clinica: soluzione o parte del problema?»: *Medicina e Morale* 2 (2001) 225-249.

BISHOP, L. J. - CHERRY, M. N. - DARRAGH, M., «Organizational ethic and health care: expanding bioethics to the institutional arena»: *Kennedy Institute of Ethics Journal* 9/2 (1999) 189-208.

[79] COMITATO NAZIONALE PER LA BIOETICA, *Bioetica e formazione nel sistema sanitario (7-9-1991)*, (Presidenza del Consiglio dei Ministri, Roma 1991).

BOMPIANI, A., «Medico, servizio sanitario, economia»: *Medicina e Morale* 4 (1985) 691-716.

BOSANQUET, N., «A "Fair innings" for efficiency in health services»: *J. Med. Ethics* 27 (2001) 228-233.

BOSHU, Z., «Marxism and human sociobiology: a Comparative study from prospective of modern socialist economic reforms»: *Biology and Philosophy* 2 (1987) 463-474.

BOWLING, A., «The hospitalisation of death: should more people die at home?»: *J. Med. Ethics* 9 (1983) 158-161.

BOYD, K. M., «The ethics of resource allocation»: *J. Med. Ethics* 9 (1983) 25-27.

BOYD, K. M. - POTTER, B. T., «Priorities in the Allocation of scarce resources»: *J. Med. Ethics* 12 (1986) 197-200.

BOYLE, T. J. - BONDESON, W. (eds.), *Rights to health care* (Kluwer, Dordrecht 1991).

BRANNINGAN, M., «Oregon's experiment»: *Health Care Analysis* 1 (1993) 15-32.

BRESCIANI, C. (ed.), *Etica, risorse economiche e sanità* (Giuffré, Milán 1998).

BROCK, D. W. - BUCHANAN, A. E., «The profit motive in medicine»: *J. Med. Phil.* 1 (1987) 1-35.

BRODY, B. A., «Justice and competitive markets»: *J. Med. Phil.* 1 (1987) 37-50.

BROOKS, S. A., «Dignity and cost-effectiveness: a rejection of the utilitarian approach to death»: *J. Med. Ethics* 10 (1987) 148-151.

BRUNI, L., *Reciprocity, altruism and civil society* (Routledge, Londres 2008).

BRUNI, L., *La ferita dell'altro. Economia e relazioni umane* (Il Margine, Trento 2007).

CALLAHAN, D., *False hopes* (Simon & Schuster, Nueva York 1998).

— *What kind of life? The limits of medical progress* (Simon & Schuster, Nueva York 1990).

CAMBIERI, A. - CANDIA, L. - CATANANTI, C., «Ruolo e compiti del volontariato nell'istituzione sanitaria pubblica»: *Medicina e Morale* 3 (1987) 435-444.

CAMPBELL, P. G., «An ethical analysis of the policies of British community and hospital care for mentally ill people: a commentary»: *J. Med. Ethics* 12 (1986) 141-142.

CARLEN, R.,«Against free care for sexually transmitted diseases»: *N. Engl. J. Med.* 307 (1982) 1350.

CATES, W. jr., «How justifiable is public support of sexually transmitted disease clinical services?»: *JAMA* 255 (1986) 1769.

CATTORINI, P. (ed.), *Etica e giustizia in sanità. Questioni filosofiche, principi operativi, assetti organizzativi* (Cinisello Balsamo, Milán 1998).

CAVAZZONI, G., «VIDAS: esperienza italiana di un volontariato professionalizzato e coordinato in équipe mediche per l'assistenza domiciliare», en M. R. SPEDICATO - A. M. SCOPA (eds.), *Terapia di supporto in oncologia* (Istituto Radiologia, Università Cattolica del S. Cuore, Roma 1984) 28-35.

CAVICCHI, I., *Autonomia e responsabilità. Un libro verde per medici e operatori della sanità pubblica* (Dedalo Edizioni, Bari 2007).
— *Malati e governatori. Un libro rosso per il diritto alla salute* (Edizioni Dedalo, Bari 2006).
— *La medicina della scelta* (Bollati Boringhieri, Turín 2000).
— *Medicina e sanità: snodi cruciali* (Dedalo Edizioni, Bari 2010).
— *Il pensiero debole della sanità* (Dedalo Edizioni, Bari 2008).
— *La privatizzazione silenziosa della sanità. Cronache sul razionamento del diritto alla salute* (Datanews, Roma 2003).
— *Salute e federalismo* (Bollati e Boringhieri, Turín 2001).
— *Sanità. Un libro bianco per discutere* (Dedalo Edizioni, Bari 2005).
COLOM COSTA, E., «Fare e agire in economia», en AA.VV., *Persona, verità, morale* (Città Nuova, Roma 1987) 703-713.
COHEN, M. - SCANLON, T. (eds.), *Medicine and moral philosophy* (Princeton University Press, Princeton 1982).
COMITATO NAZIONALE PER LA BIOETICA, *Etica, sistema sanitario e risorse* (17-7-1998) (Presidenza del Consiglio dei Ministri, Roma 1998).
— *Orientamenti bioetici per l'equità nella salute* (25-5-2001) (Presidenza del Consiglio dei Ministri, Roma 2001).
— *Scopi, limiti e rischi della medicina* (14-12-2001) (Presidenza del Consiglio dei Ministri, Roma 2002).
CONTI GUGLIA, C., *La dottrina sociale* (Dehoniane, Roma 1995).
COVA, A., «I problemi del credito e del risparmio nella formazione della Costituzione», en AA.VV., *Cultura, etica e finanza,* o.c., 15-35.
CRIBB, A., «Quality of life. A response to K. C. Calman»: *J. Med. Ethics* 11 (1985) 142-145.
CULTRERA, F., «Etica ed economia: i termini del confronto»: *Aggiornamenti Sociali* 3 (1997) 195-209.
CULYER, A. J., «Economics and ethics in health care»: *J. Med. Ethics* 27 (2001) 217-222.
DAHLGREN, G. - WHITEHEAD, M., *Policies and strategies to promote equity in health* (WHO Regional Office for Europe, 1992).
DANIELS, N., «Healthcare needs and distributive justice», en M. COHEN - T. SCANLON (eds.), *Medicine and moral philosophy,* o.c., 81-115.
DE CARLINI, L., «Per una educazione alla qualità della vita»: *Aggiornamenti Sociali* 1 (1986) 23-34.
DE LA TORRE, J., «Riflessione morale sull'attuale situazione economica mondiale», en L. ÁLVAREZ - L. VERDES (eds.), *Il problema del nuovo nella teologia morale* (Rogate-Accademia Alfonsiana, Roma 1986) 263-268.
DE ROSA, G., «Il problema ecologico in Italia»: *La Civiltà Cattolica* 1 (1988) 591-599.
DECLEVA, E., «"Una banca vera del popolo": credito e socialismo nel primo Novecento», en AA.VV., *Cultura, etica e finanza,* o.c., 35-73.
DETSKY, A. S. - NAGLIE, I. G., «A clinician's guide to cost-effectiveness analysis»: *Annals of Internal Medicine* 113 (1990) 147-154.
DI RAIMONDO, F., «Medici e società»: *Medicina e Morale* 1 (1974) 33-41.
DOMENACH, J. M., *Indagine sulle idee contemporanee* (Rusconi, Milán 1983).

DONZELLI, P., «Il pagamento a prestazione ha fallito la maggior parte degli obiettivi dichiarati, I y II parte»: *ASI* 17 (1999) 3-17; 18 (1999) 7-17.

DOUGHERTY, C. J., *Back to reform* (Oxford University Press, Nueva York 1996).

— «Ethical values at stake in health care reform»: *JAMA* 268/17 (1992) 2411.

— «Setting health care priorities: oregon's next step»: *Hastings Center Report* 21/3 (1991) 1-10.

DRACOPOULOU, S., *Ethics and values in health care management* (Routledge, Londres 1998).

DRUMMOND, M. F. - O'BRIEN, B. J. - STODDART, G. L. - TORRANCE G. W., *Metodi per la valutazione economica dei programmi sanitari* (Il Pensiero Scientifico Editore, Milán 2000).

DUCHINI, F., «La rivista internazionale di scienze sociali e discipline ausiliarie: una fonte», en AA.VV., *Cultura, etica e finanza,* o.c., 73-91.

DUGGAN, M. J., «Resource allocation and bioethics»: *The Lancet* 1 (1989) 772-773.

D'UGO, D. - CAMBIERI, A. - MASCELLARI, L. - BERLOCO, F., «Organizzazione e management per la qualità della prestazione sanitaria. Implicazioni cliniche ed etiche»: *Medicina e Morale* 2 (1996) 251-270.

EDDY, D. M., «Principles for making difficult decisions in difficult times»: *JAMA* 271/22 (1994) 1792-1798.

EDGAR, A. - SALEK, S. - SHICKLE, D. - COHEN, D., *The ethical QALY* (Euromed Communications, Haslemere 1998).

EMANUEL, E. J., «Justice and managed care. Four principles for the just allocation of health care resources»: *Hastings Center Report* 30/3 (2000) 8-16.

EMANUEL, E. J. - EMANUEL, L. L., «The economics of dying: the illusion of cost saving at the end of life»: *N. Eng. J. Med.* 330 (1994) 540-544.

ENGELHARDT, H. T. jr., *The foundations of Bioethics* (Oxford University Press, Nueva York 1996).

EPPEL, E. M., «Epilogue: a Chairman's reflections», en G. MOONEY - A. MCGUIRE (eds.), *Medical ethics and economics in health care* (Oxford University Press, Nueva York 1988) 149-155.

FEDERSPIL, G., «È davvero possibile servire due padroni?»: *The Journal of the Italian College of General Practitioners* 10 (1996) 5-11.

FERRARI-TONIOLO, A., «Nuove questioni di giustizia secondo la politica economica della Organizzazione Internazionale», en L. ÁLVAREZ - L. VERDES (eds.), *Il problema del nuovo nella teologia morale* (Rogate-Accademia Alfonsiana, Roma 1986) 217-249.

FETTER, R. B. - FREEMAN, J., *DRG Refinement with diagnostic specific comorbidities and complications. Final report* (US Department Health Human Services, HCFA, Baltimore 1988).

FISHER, A. - GORMALLY, L. (eds.), *Healthcare allocation: an ethical framework for public policy* (Linacre Centre, Londres 2001).

FONSECA, A., «La Chiesa e l'economia degli Stati Uniti»: *La Civiltà Cattolica* 2 (1986) 600-607.

FRUCHTBAUM, H., «Public health», en AA.VV., *Encyclopaedia of Bioethics,* III (Free Press, Nueva York 1978) 1392.

FUMAGALLI MERAVIGLIA, M., «Normative concernenti i diritti del malato»: *Medicina e Morale* 4 (1987) 619-632.

GAFGEN, G., «Giustificazione, rilevanza ed esperienza. Sul concetto di razionalità nell'economia normativa», en AA.VV., *Razionalismo critico e socialdemocrazia* (Vita e Pensiero, Milán 1981) 557-583.

GAGLIASSO, E., «Oltre il metodo. Deontologia scientifica ed economia», en A. DI MEO A. - C. MANCINA (ed.), *Bioetica* (Laterza, Roma-Bari 1989) 123-135.

GARGANTINI, M., *I papi e la scienza* (Jaca Book, Milán 1985).

GILLON, R., «Health education and health promotion»: *J. Med. Ethics* 13 (1987) 34.

GOVERNMENT COMMITTEE ON CHOICES IN HEALTH CARE, *Choices in health care* (Zoetermeer, Países Bajos 1992).

GRACIA, D., *Fondamenti di bioetica: viluppo storico e metodo* (Ed. San Paolo, Cinisello Balsamo 1993).

GRAHAM, G., «The doctor, the rich, and the indigent»: *J. Med. Phil.* 1 (1987) 51-63.

GREEN, A., *An introduction to health planning in developing countries* (Oxford University Press, Nueva York 1992).

GRIMSHAW, J. M. - RUSSELL, I. T., «Effect of clinical guidelines on medical practice: a systematic review of rigorous evaluations»: *Lancet* 342 (1993) 1317-1322.

GUARDINI, R., *Fede, religione, esperienza* (Morcelliana, Brescia 1984).

GUIDUCCI, P. L., *Sicurezza sociale oggi. Sussidio pratico per il volontariato impegnato nel socio-assistenziale e nel socio-sanitario* (Leumann, Rivoli 1986).

GUZZETTI, B., *Cristianesimo ed economia (disegno teoretico)* (Massimo, Milán 1987).

HABERMAS, J., *Zur Logik der Sozialwissenschaften* (Mohr, Tubinga 1967).

HABGOOD, J., «The ethics of resource allocation: a case study»: *J. Med. Ethics* 9 (1983) 21-24.

HADORN, D. C., «The Oregon priority setting exercise: Quality of life and public health»: *Hastings Center Report* 21/3 (1991) 11-16.

HANAU, C., «Inserimento degli handicappati nella famiglia e nella società: aspetti economici e bioetici dell'assistenza sanitaria e sociale», en E. SGRECCIA (ed.), *Handicap e società,* o.c., 101-114.

HANAU, C., «Risorse. Allocazione delle risorse in sanità», en F. COMPAGNONI (ed.), *Etica della vita* (San Paolo, Milán 1996) 211-235.

HARING, B., *Fe y fidelidad en Cristo,* 3 vols. (Herder, Barcelona 1981).

HAVE TEN HAVE, «Le priorità sanitarie nella prospettiva comunitaria»: *L'Arco di Giano* 5 (1994) 27-40.

HINZ, H., «La teoria economica alla svolta galileiana. Spiegazioni e teorie», en AA.VV., *Razionalismo critico e socialdemocrazia* (Vita e Pensiero, Milán 1981) 428-463.

HIRSCHMANN, R. F., «Invenzione dei farmaci innovativi: scopi e aspetti economici»: *Dolentium Hominum* 4 (1987) 16-25.

HOPE, T., «Rationing and life-saving treatments: should identifiable patients have higher priority?»: *J. Med. Ethics* 27 (2001) 179-185.

HOWE, K. R. y otros, «Teaching clinical decision making»: *J. Med. Phil.* 2 (1984) 215-228.

HURLEY, J., «Ethics, economics, and public financing of health care»: *J. Med. Ethics* 27 (2001) 234-239.

IANDOLO, C. - HANAU, C., *Etica ed economia nella «azienda» sanità* (Franco Angeli, Milán 1994).

IANNACCONE A., «Salute e integrazione nell'ambiente», en AA.VV., *Uomo e salute,* o.c., 1728.

ISTITUTO DI ECONOMIA POLITICA - UNIVERSITÀ BOCCONI, *Economia, etica e scelte dell'imprenditore* (Longanesi, Milán 1987).

JOBLIN, J., «Cultura, etica e finanza»: *La Civiltà Cattolica* 2 (1988) 259-261.

KASSIRER, J. P., «Managed care and the morality of the marketplace»: *N. Eng. J. Med.* 333/1 (1995) 50-52.

KILNER, J. F., ,«Healthcare resources, allocation of», en W. T. REICH (ed.), *Encyclopedia of Bioethics,* o.c., 1067-1084.

JUAN PABLO II, *Carta encíclica «Centesimus annus». En el centenario de la «Rerun novarum»* (BAC, Madrid 1991).

— *Carta encíclica «Laborem exercens»* (14-9-1981), en http://www.vatican.va/holy_father/john_paul_ii/encyclicals/documents/hf_jp-ii_enc_14091981_laborem-exercens_sp.html.

— *Discurso en el encuentro con los sacerdotes y los religiosos de Asís* (12-3-1982), en http://www.franciscanos.org/selfran32/jpii12iii82.html.

— «Homilía en la misa celebrada en Recife» (4 agosto 1980), en *Viaje pastoral a Brasil* (BAC, Madrid 1980).

— *Mensaje en la Jornada Mundial de la Paz, «Paz con Dios creador, paz con toda la creación»* (1-1-1990), en http://www.vatican.va/holy_father/john_paul_ii/messages/peace/documents/hf_jp-ii_mes_19891208_xxiii-world-day-for-peace_sp.html.

KITZHABER, J. A., «Prioritazing health service in an era of limits. The oregon experience»: *BMJ* 307 (1993) 373-377.

KURTZ, I., «Health educators the new puritans»: *J. Med. Ethics.* 13 (1987) 40-41.

LEBRUN, TH. - SAELLY, J. - LEFEVRE, CH., «Contraintes économiques et choix thérapeutiques»: *Médecine de l'Homme* (1984) 14-23.

LEE, PH. R. - EMOTT, C., «Health care system», en AA.VV., *Encyclopedia of Bioethics,* II (Free Press, Nueva York 1978) 610-619.

LOMASKY, L., «Medical progress and national health care», en M. COHEN - T. SCANLON (eds.), *Medicine and moral philosophy,* o.c., 115-139.

LORENZETTI, L. (ed.), *Trattato di etica teologica,* III: *La società e l'uomo* (Dehoniane, Bolonia 1981).

LUCIONI, C., «Economia e salute»: *Medicina e Morale* 4 (1986) 777-786.

MACIOCCO, G., «L'era dei limiti. Il razionamento dell'assistenza sanitaria»: *CUAMM* (1994) 19-32.

MAFFETTONE, S., *Etica pubblica* (Il Saggiatore, Milán 2001).

MAFFETTONE, S. - VECA, S. (eds.), *L'idea di giustizia da Platone a Rawls* (Laterza, Roma-Bari 2001).
MANZONE, G., «Allocazione delle risorse sanitarie alla luce della Dottrina sociale della Chiesa»: *La Società* 8 (1998) 571-586.
MARITAIN, J., *I diritti dell'uomo e la legge naturale* (Vita e Pensiero, Milán 1979).
— *Nove lezioni sulle prime nozioni di filosofia morale* (Vita e Pensiero, Milán 1979).
MARZANO, F., *Economia ed etica: due mondi a confronto* (Ave, Roma 1998).
MENZEL, P. T., «Double agency and the ethics of rationing health care: a Response to Marcia Angell»: *Kennedy Institute of Ethics Journal* 3 (1993) 287-292.
— «Economic competition in health care: a moral assessment»: *J. Med. Phil.* (1987) 63-84.
— «Economic concepts in health care», en T. REICH (ed.), *Encyclopedia of Bioethics,* V, 649-657.
— *Strong medicine: the ethical rationing of health care* (Oxford University Press, Nueva York 1990).
MIGONE, L., L*imiti e responsabilità nella destinazione delle risorse sanitarie* (Edizioni Orizzonte Medico, Sala Breganza 1996).
MINSTER, L., «The ethical values of social work», en T. CORTIS (ed.), *Bioethics* (Ministry for Social Policy, Valletta 1989) 37-45.
MOMIGLIANO, F., «Le tecnologie dell'informazione: effetti economici e politiche pubbliche», en A. RUBERTI (ed.), *Tecnologia domani* (Laterza, Roma-Bari 1987) 99-129.
MOONEY, G. - MCGUIRE, A. (eds.), *Medical ethics and economics in health care* (Oxford University Press, Nueva York 1988).
MORREIM, E. H., *Balancing act: The new medical ethics of medicines economics* (Kluwer Academic Publishers, Boston 1991).
NATIONAL CONFERENCE OF CATHOLIC BISHOPS, *Ethical and religious directives for catholic health services, November 1994* (United States Catholic Conference, Washington [DC] 1995).
NORD, E., «An alternative to QALYS: the Saved Young Life Equivalent (SAVE)»: *BMJ* 305 (1992) 805-807.
PABLO VI, «Alla Pontificia Accademia delle Scienze» (23-10-1976), en M. GARGANTINI (ed.), *I papi e la scienza* (Jaca Book, Milán 1985) 237.
PALAZZANI L., «Per una giusta distribuzione delle risorse secondo la bioetica personalista»: *Medicina e Morale* 3 (1999) 485-496.
— «Teorie della giustizia e allocazione delle risorse sanitarie»: *Medicina e Morale* 5 (1996) 901-921.
PALAZZO, F., «Le implicazioni allocative ed etiche nell'uso dei Qaly», en G. FRANCE - E. ATTANASIO E. (eds.), *Economia sanitaria* (Giuffrè, Milán 1993) 225-239.
PARISI, D., Riflessioni sulla «Rivista internazionale di scienze sociali», en AA.VV., *Cultura, etica e finanza,* o.c., 91-113.
PASTERNACK, I. - ANTTILA, H. - MAKELA, M. y otros, «Testing the HTA core model: experiences from two pilot projects»: *International*

Journal of Technology Assessment in Health Care 25 (2009) Suppl. 2, 21-27.

PATTISON, S. - ARMITAGE, P., «An ethical analysis of the policies of British Community and hospital care for mentally ill people»: *J. Med. Ethics* 12 (1986) 136-140.

PECORARI, P., «Le banche popolari nella fase d'impianto», en AA.VV., *Cultura, etica e finanza,* o.c., 113-141.

PELLEGRINO, E. D., «Allocation of resources at the bedside: The intersections of economics, law, and ethics»: *Kennedy Institute of Ethics Journal* 4/4 (1994) 309-317.

POSSENTI, V., *Oltre l'illuminismo. Il messaggio sociale cristiano* (Ed. Paoline, Cinisello Balsamo 1992).

— «Principio di giustizia e sistemi filosofici», en E. SGRECCIA - A. G. SPAGNOLO (eds.), *Etica e distribuzione delle risorse sanitarie* (Milán 1996).

QUARANTA, G. C., «Orizzonti sociologici dell'economia attuale», en L. ÁLVAREZ - L. VERDES (eds.), *Il problema del nuovo nella teologia morale* (Rogate-Accademia Alfonsiana, Roma 1986) 249-259.

RABKIN, M. T., «Cost containment. Ethical implications»: *J. Am. Geriatr. Soc.* 40 (1992) 413-416.

RAWLS, J., *La giustizia come equità* (Liguori, Nápoles 1995).

— *Una teoria della giustizia* (Feltrinelli, Milán 1982).

REICH, W. T. (ed.), *Encyclopedia of Bioethics* (MacMillan, Nueva York 1995).

REINA, M., «Denaro e coscienza politica»: *La Civiltà Cattolica* 1 (1988) 361-368.

RENTCHNICK, P., «Euthanasie»: *Médecine et Hygiène* 1553 (1984) 653-666.

ROBERTSON, G. S., «Dignity and cost-effectiveness: analysing the responsibility for decision in medical ethics»: *J. Med. Ethics* 10 (1984) 152-154.

ROGERS, A., «The restoration of medical ethics»: *J. Med. Ethics* 10 (1984) 117-120.

ROMANINI, A., «Il problema umano della malattia e l'assistenza ospedaliera»: *Medicina e Morale* 1-2 (1976) 140-147.

ROMANINI, A. - SPEDICATO, M. R. (eds.), «Unità di cura continuativa. Nuova soluzione terapeutica e assistenziale nella malattia terminale», en «Actas del XI Congreso Nacional sobre Humanización de la Medicina (febrero 1985)»: *Progressi Clinici-Medicina* 3/3 (1988).

ROSCARN ABBING, E. W., «Reflections and perspective the viewpoint of the health policy-maker», en Z. BANKOWSKI - J. H. BRYANT (eds.), *Health policy, ethics and human values* (CIOMS, Ginebra 1988) 179-183.

ROSSI, F., *Economia sanitaria* (Utet, Turín 1994).

RUMI, G., «Finanza, vedi colpa? Per un'etica della vita finanziaria: la "Civiltà Cattolica"», en AA.VV., *Cultura, etica e finanza,* o.c., 141-157.

SACCHINI, D. - DAMIANI, G. - EVANGELISTA, M. - SPAGNOLO, A. G., «Considerazioni etiche sull'allocazione delle risorse nel trattamento antalgico dei malati cronici in evoluzione di malattia»: *Quaderni di Cure Palliative* 7/1 (1999) 47-52.

SACCHINI, D. - REFOLO, P., «Per un rapporto di buon vicinato tra economia sanitaria e bioetica»: *Medicina e Morale* 4 (2006) 759-793.
SACCHINI, D. - VIRDIS, A. - REFOLO, P. y otros, «Health technology assessment (HTA): ethical aspects»: *Med. Health Care and Philos.* 12 (2009) 453-457.
SCARCELLA, P. - CALAMO SPECCHIA, F. P., «L'assistenza ai malati terminali: realtà internazionali e prospettive italiane»: *Medicina e Morale* 3/4 (1988) 411-433.
— «Il problema del malato terminale nella società attuale»: *Medicina e Morale* 1 (1988) 69-87.
SCHASCHING, J., «La dottrina sociale della Chiesa di fronte ai problemi economici attuali», en L. ÁLVAREZ - L. VERDES (eds.), *Il problema del nuovo nella teologia morale* (Rogate-Accademia Alfonsiana, Roma 1986) 259-263.
SCOLA, A., *«Se vuoi puoi guarirmi». La salute tra speranza e utopia* (Cantagalli, Siena 2001).
SCOTT, R.W., *Istituzioni e organizzazioni* (Il Mulino, Bolonia 1998).
SEN, A., *Sobre ética y economía* (Alianza, Madrid 1989); ed. original: *On ethics and economics* (Oxford, Blackwell 1987).
SEPPILLI, A., «Servizi sanitari, utenti e territorio», en AA.VV., *Uomo e salute,* o.c., 45-52.
SGRECCIA, E., «Coscienza cristiana e professione medica»: *Medicina e Morale* 3 (1980) 265-290.
— «Economia e salute: considerazioni etiche»: *Medicina e Morale* 1 (1986) 31-46.
— «Fondazione etica dei diritti del malato»: *Medicina e Morale* 4 (1987) 567-575.
— «La partecipazione dei cattolici nel contesto della riforma sanitaria in Italia»: *Medicina e Morale* 3 (1979) 291-313.
— «Salute e salvezza cristiana nel contesto dell'educazione sanitaria»: *Medicina e Morale* 3 (1982) 284-302.
— «Il servizio pastorale nelle nuove strutture delle unità sanitarie locali», en AA.VV., *Riforma sanitaria e comunità cristiana,* o.c., 61-91.
— (ed.), *Handicap e società: aspetti bioetici* (Centro Iniziativa Culturale, Bolonia 1988).
SGRECCIA, E. - SPAGNOLO, A. G. (eds.), *Etica e allocazione delle risorse nella sanità* (Vita e Pensiero, Milán 1996).
SHELP, E. E. (ed.), *Justice and health care* (Reidel Pubblishing Company, Dordrecht 1981).
SPAGNOLO, A. G. - SACCHINI, D., «Etica della gestione delle risorse per malattie terminali»: *Quaderni di cure palliative* 3 (1997) 231-236.
— «The new system of health care funding: ethical and social instances»: *Rays* 24/3 (1999) 406-419.
SPAGNOLO, A. G. - SACCHINI, D. - LOIUDICE, M. T., «Etica e responsabilità del medico nel razionamento delle risorse», en E. SGRECCIA - A. G. SPAGNOLO (eds.), *Etica e allocazione delle risorse nella sanità* (Vita e Pensiero, Milán 1996) 195-200.
SPENCER, E. M. - MILLS, A. E. - RORTY, M. V. - WERHANE, P. H., *Organization ethics in health care* (Oxford Univ. Press, Nueva York 2000).

SPIKER, S. F., «Going of the dole: a prudential and ethical critique of the health care state»: *Health Care Analysis* 1 (1993) 33-38.

STEFANINI, A., «Il razionamento delle risorse sanitarie. Implicazioni per la professione medica»: *Medico e Bambino* 6 (1994) 317-319.

STRONKS, K. - STRIIBIS, A. M. - WENDTE, J. F. - GUNNING SCHEPERS, L. J., «Who should decide? Qualitative analysis of panel data form public, patients, healthcare professionals, and insurers on priorities in health care»: *BMJ* 315 (1997) 92-96.

TARONI, F., *DRG/ROD e nuovo sistema di finanziamento degli ospedali* (Il Pensiero Scientifico Editore, Roma 1996).

TEELING SMITH, G. (ed.), *Health economical prospects for the future* (Croom Helm, Londres 1987).

TIMIO, M., *Il «buono sanità»* (SEI, Turín 1996).

TOSI, M., *Welfare society. L'apporto dei pontefici da Leone XII a Giovanni Paolo II* (Libreria Ateneo Salesiano, Roma 1995).

TUNBRIDGE, M. (ed.), *Rationing of health care in medicine* (Royal College of Physicians, Londres 1993).

TURRIZIANI, A. y otros, «Unità di cura continuative: nuova soluzione terapeutica e assistenziale nella malattia terminale»: *Medicina e Morale* 3-4 (1988) 455-464.

UBEL, P. A. - GOOLD, S., «Does bedside rationing violate patients best interests? An exploration of "moral hazard"»: *Am. J. Med.* 104 (1998) 64-68.

VACCANI, R., *La sanità incompiuta. Proposte ed esperienze di organizzazione del lavoro in sanità* (NIS, Milán 1996).

VECA, S., *La bellezza e gli oppressi. Dieci lezioni sull'idea di giustizia* (Feltrinelli, Milán 2002).

VIDAL, M., *L'atteggiamento morale,* III. Morale sociale (Cittadella, Asís 1981).

VINEIS, P. - CAPRI, S., *La salute non è una merce: efficacia della medicina e delle politiche sanitarie* (Bollati Boringhieri, Turín 1994).

WARD, E. D., «Dialysis or death? Doctors should stop covering for an inadeguate health service»: *J. Med. Ethics* 12 (1986) 61-63.

WATRIN C., «Teorie economiche e azione politico-economica», en AA.VV., *Razionalismo critico e socialdemocrazia* (Vita e Pensiero, Milán 1981) 514-557.

WEBER, M., *Gesammelte Aufsatze zur Wissenschaftslehre* (Mohr, Tubinga 1922).

WEINSTEIN, M. C., «Should physicians be gatekeepers of medical resources?»: *J. Med. Ethics* 27 (2001) 268-274.

WIKINSON, G., «Psychoanalysis and analytic psychotherapy in the NHS: a problem for medical ethics»: *J. Med. Ethics* 12 (1986) 87-90.

WIKLER, D., «Ethics and rationing: "wheter", "how", or "how much?"»: *J. Am. Geriatr. Soc.* 40/4 (1992) 398-403.

WORLD MEDICAL ASSOCIATION, «Discussion document on the ethical aspects of the allocation of health care resources»: *SAMJ* 86/10 (1996) 1263-1266.

ZAMAGNI, S., «Economia ed etica nella società postmoderna», en P. DONATI (ed.), *La cultura della vita* (Franco Angeli, Milán 1989) 147-155.

ZAMAGNI, S., *Economia ed etica. Saggi sul fondamento etico del discorso economico* (Ave, Roma 1994).
— «Equità, razionamento, diritto alle cure sanitarie»: *Medicina e Morale* 2 (2005) 335-373.
ZANINELLI, S., «L'attività creditizia nelle esperienze e nelle riflessioni dei cattolici organizzati in Italia fra Ottocento e Novecento», en AA.VV., *Cultura, etica e finanza,* o.c., 157-187.

RESUMEN

El difícil encuentro entre economía y salud. Según el modelo del *Welfare State,* muchos países occidentales, particularmente en Europa, a partir de los años setenta, han querido ofrecer entre los más esperados «servicios sociales» el de la asistencia sanitaria, de manera que en el momento de ofrecer el servicio no hubiera cargos directos para el ciudadano, y que esta fuera accesible especialmente a los estratos más desfavorecidos de la sociedad. Esto, sin embargo, ha agudizado los problemas de financiación del gasto sanitario. El cambio demográfico y epidemiológico, la difusión del culto a la salud y la revolución tecnológica en medicina han determinado, a su vez, un posterior y notable incremento del gasto sanitario.

Los límites del gasto sanitario y su licitud. En los últimos años, ante el problema surgido por los costes del gasto sanitario, se ha registrado la tendencia hacia una *solución económico-política* basada en la limitación del gasto sanitario, bien mediante procedimientos legislativos de control, o bien con un «impuesto» de reembolso (obtenido mediante la introducción del llamado *ticket).* Otra solución propuesta ha sido la médico-científica, que consiste en dar importancia a la opinión de los médicos y de los científicos en las decisiones políticas y en proponer algunas directrices, entre las cuales se encuentran: *a)* que cada decisión se tome en base a un análisis estadístico de los problemas y no en base a una oportunidad política; *b)* la salud del hombre ha de ser el objetivo principal, que prevalece sobre las cuestiones económicas; *c)* las decisiones de política sanitaria han de establecerse sobre un análisis de perspectivas a largo plazo.

Importancia del factor ético en el sistema sanitario. Un dato constante es la gran importancia del factor ético tanto en el momento de la prevención de las enfermedades como en el diagnóstico de las causas del malestar del sistema sanitario (organizado de diferentes maneras en las distintas naciones, pero siempre con dificultades económicas), como en el momento del estudio de las posibles soluciones: sin una adecuada consideración del factor ético y de las elecciones de valores no se puede resolver el actual estado de crisis, con todas las paradojas que ello conlleva. Precisamente en aras de una optimización global (y por tanto también ética) de los servicios sanitarios, de las estructuras hospitalarias y del sistema mismo, la reflexión ética se ha movido hacia otro lado, el de la llamada *ética organizativa* sanitaria, que consiste en alinear las fuerzas ético-deontológicas múltiples —la ética médica, las deontologías profesionales sectoriales (médicos, enfermeros, administrativos) y la ética de estructura— con el fin principal de la estructura sanitaria: proporcionar los servicios de atención, prevención y rehabilitación según criterios de equidad, definida esta última, tanto como igual oportunidad de acceso a los servicios para las mismas necesidades, como igual tratamiento para las mismas necesidades.

Algunas orientaciones éticas. Los valores éticos no eximen de las medidas organizativas o de carácter jurídico o estructural que la comunidad deberá idear; sin embargo, estos animan, motivan y son objetivo de las propias intervenciones políticas y administrativas. A su vez, los valores éticos, si no son expresados en acciones operativas, corren el riesgo de permanecer ineficaces y marginados. La primera reflexión que hay que hacer es la relativa a la dimensión ética que hay que redescubrir en el seno del concepto mismo de salud, concepto que está en el centro de cualquier sistema sanitario. Es fundamental en este sentido la llamada a la libertad con la que se quieren reafirmar algunas verdades indiscutibles: sobre todo, que muchas enfermedades se deben efectivamente a malas decisiones, libres e irresponsables (droga, alcoholismo, ciertas infecciones, patologías de la contaminación, enfermedades psicológicas debidas a factores morales y familiares), por lo cual, si se quiere prevenirlas con notable ahorro para la sociedad, será necesario elevar el nivel moral de la población; asimismo, es necesario recordar que en la gestión misma de la enfermedad, tanto para otorgarle un valor-persona como para evitar la deshumanización y la desproporción en los cuidados, se requiere un alto nivel de responsabilidad ética en el enfermo, en los familiares, en el personal sanitario; finalmente, es necesario incluir también en esta dimensión ética de la salud el momento de las decisiones políticas y económicas, dado que estas pueden influir en sentido favorable o desfavorable para la salud, o también para la vida de algunos sectores de la población. El discurso de la educación sanitaria, además, incluye también el de la educación en la conservación y la defensa de las condiciones medioambientales y ecológicas que influyen en el equilibrio sanitario de las poblaciones.

La relación médico–paciente y el médico como «agente doble». La creciente intervención del Estado en la gestión del sistema sanitario ha causado una distensión de la relación entre médico y paciente. El riesgo es que la relación de alianza, de confianza y de asistencia que se da entre médico y paciente se convierta en algo secundario para las exigencias de la burocratización y la politización. Algunos creen que los médicos deberían tener, junto a la obligación de atender a cada paciente, la de asignar explícitamente recursos para la sociedad. Los médicos serían unos *agentes dobles* que deberían evaluar si los beneficios de los tratamientos de su pacientes son dignos de esos costes para la sociedad. La relación de confianza médico-paciente sería todavía menor si se prestaran solo los cuidados que el médico considerara válidos en base a criterios económicos, especialmente si el médico puede extraer algún tipo de ventaja directa o indirecta (incentivos, bonos, participación en los beneficios). Esta relación médico-paciente deberá incentivar también la educación sanitaria del propio paciente por parte del médico, allá donde sea necesaria: es ante todo el médico de confianza el que podrá ayudar al paciente a tomar esas decisiones en modos de vida y de gestión de su propia salud para que sean lo más preventivas posible ante las enfermedades, y que lo lleven a asumir las consiguientes obligaciones hacia su propia salud y la de los demás.

La relación «coste-beneficio» y «la proporcionalidad de los cuidados». En la evaluación de la relación coste/beneficio es necesario, sobre todo, poner una condición para que este principio conserve un significado claro y una corrección ética, y que el valor de referencia, y del coste y del beneficio, sea *idéntico* o, como se suele decir, *homólogo:* se trata, por tanto, de establecer si el coste y el beneficio se han calculado en relación a un mismo factor, como por ejemplo, el económico, o bien el de la salud. Cuando el valor considerado ya no es homólogo, entonces pueden surgir una serie de problemas éticos, problemas de conflicto de valores. Si de un lado de la balanza se sitúa el riesgo económico, y de otro la salvación de la vida de una persona, cualquier riesgo económico puede estar justificado o incluso ser obligatorio. Es necesario, por tanto, tener bien claro el valor trascendente de la persona humana también en el ámbito económico. Es cierto que los recursos de un Estado no son infinitos, pero este hecho conlleva que en el ámbito de la disponibilidad ha de obrarse una jerarquía de decisiones a partir de la primacía del hombre, y no de la economía. Antes de decir que no hay fondos es necesario comprobar bien en qué han sido empleados esos fondos. Más allá de la terminología *coste/beneficio* en la cual prevalece el aspecto económico, tenemos la fórmula *riesgo/beneficio* que, en cambio, es más idónea para indicar las proporciones en una intervención sobre la salud y la integridad física. La fórmula *coste/eficacia* se refiere, en cambio, al empleo de medios terapéuticos, de los medios técnicos y de las estructuras, para lo cual es necesario subrayar que entre los costes económicos de dichos instrumentos y los resultados terapéuticos es necesario exigir una cierta proporcionalidad y una justificación. Estos criterios podrían ser completados desde el principio de la proporcionalidad diagnóstico-terapéutica calculada entre la carga humana o de sufrimiento infligido en una maniobra médica o una intervención, y el resultado positivo sobre la salud y la vida. Este principio no considera el riesgo, sino el dolor y el peso humano que supone dicha intervención.

El problema de las decisiones en la gestión de recursos. En cuanto a las teorías sobre la justicia, los estudiosos de economía y bioética convergen en la necesidad de distribuir de manera justa los recursos sanitarios disponibles, pero discrepan a la hora de definir la justicia. Según la perspectiva que se adopte, derivan una serie de consecuencias muy diferentes en el plano operativo y de la mayor o menor tutela del valor-persona. Nos encontramos ante, al menos, tres teorías: el individualismo liberal-radical o liberalismo individualista, el utilitarismo social y el igualitarismo y personalismo ontológico. Con referencia a la distribución de recursos, debemos distinguir entre una *macro-distribución* en la cual se planifica cuánta parte de los recursos nacionales disponibles ha de destinarse a la sanidad y a los demás servicios públicos y la *micro-distribución* que concierne a la llamada *patient selection* y, ante todo, el mecanismo de asignación instaurado por el médico en el momento en el que decide si la persona que a él se dirige tiene una menor o mayor necesidad de acceder a determinado servicio. Si los economistas valoran la «conveniencia» en relación a costes y beneficios sociales, o lo que es lo mismo, referidos a la colectividad y no al individuo, la valoración clínica del médico debe referirse, en cambio, a la situación de cada paciente individual, y en ese momento está llamado a intervenir con todo lo que pone a su disposición la medicina más avanzada, con el fin de devolverle la salud o salvarle la vida.

La doctrina social de la Iglesia en el campo sanitario. La Iglesia, desde el principio, ha manifestado interés por los aspectos de la justifica y de los derechos humanos. Este patrimonio tradicional ha sido heredado y desarrollado sobre todo por las encíclicas *Rerum novarum* y *Quadragesimo anno,* a través del *principio de subsidiariedad,* el cual, a su vez, se funda sobre el principio de solidaridad social y sobre la visión personalista y solidaria de la economía y de la sociedad. El principio de subsidiariedad interviene como criterio ético ante el problema del derecho de los pacientes —y del consiguiente deber de la sociedad— a la tutela de la salud incluso cuando la necesidad surge de un estilo de vida de riesgo, voluntariamente elegido (por ejemplo, la elección de drogarse, de fumar, de mantener relaciones sexuales desordenadas, etc). Es por tanto el principio de subsidiariedad el que debe hallar su espacio en cualquier elaboración teórica y aplicación práctica que sea verdaderamente justa y conforme a los derechos humanos.

La formación permanente del personal sanitario. Un momento de encuentro positivo entre la ética y la economía sanitaria es el de la necesidad de la formación permanente del personal sanitario. Esta formación permanente permite, allá donde sea bien concebida y llevada, alcanzar una triple finalidad: el reciclaje científico-profesional, la formación ética y deontológica del personal, el mantenimiento del nivel de motivación y cualificación de las personas. Todo este conjunto puede influir beneficiosamente no solo en beneficio de la humanización de la asistencia, sino también de la eficacia y rentabilidad del gasto que se va buscando con lógica preocupación.

CAPÍTULO X
BIOÉTICA Y MEDIO AMBIENTE

1. **Las razones**

La introducción a este capítulo del manual sobre las cuestiones éticas relativas al cuidado del medio ambiente quiere responder al creciente interés que en los últimos años ha surgido en torno a esta cuestión. El siglo XX se ha caracterizado, en un primer momento, por un progresivo sometimiento de las realidades naturales por parte del hombre y, más tarde, por una cada vez mayor toma de conciencia sobre los numerosos problemas que pueden derivar del dominio irresponsable del ser humano sobre el medio ambiente; problemas que han revelado cada vez mejor la relación biunívoca que une al hombre con su *hábitat* natural, y la importancia de la tecnología en esta relación.

Aunque los hombres hace muy poco que son conscientes de la bidireccionalidad que existe en la relación hombre-entorno gracias a los estudios en clave ecológica desarrollados desde los comienzos del siglo XX, este tipo de relación ha sido, obviamente, una constante histórica. Algunos estudiosos han descrito las cuatro etapas en las que la evolución de la sociedad humana, a su juicio, ha condicionado la relación hombre-medio ambiente y han demostrado cómo con el transcurso del tiempo el impacto de la acción del hombre ante las realidades naturales se ha hecho cada vez más cruenta conforme este desarrollaba su mediación tecnológica[1], como ya hemos señalado en el capítulo dedicado a las actividades laborales. La técnica, que en siglos anteriores había servido esencialmente para protegernos de la naturaleza y garantizar la supervivencia de la especie humana, últimamente ha inducido unos cambios de tal magnitud que pueden alterar profunda y negativamente el mundo. El progreso, perseguido con el fin de alcanzar unas condiciones de vida cada vez mejores, paradójicamente ha llevado a resultados opuestos, produciendo

[1] Cf. E. SGRECCIA, «Bioetica e agricoltura», a.c., 21-31; G. B. MARINI BETTOLO y otros, «Il lavoro umano, la tecnologia e la salute», a.c., 128-150; ÍD., «Ethical and metaethical consideration on environmental and occupational health problems», a.c., 938-932; A. TOFFLER, *La terza ondata,* o.c.

unos cambios tan radicales en el medio ambiente que han dado lugar incluso a situaciones peligrosas para la salud y han planteado el problema de la supervivencia de la especie humana entera.

La *ecología,* como ya dijimos, ha aportado una contribución fundamental en la comprensión de esta realidad. Si bien este término fue introducido por vez primera por el biólogo y naturalista alemán Ernest Haeckel en 1866, para indicar el «estudio de las relaciones entre los organismos y su medio ambiente»[2], solo recientemente —es decir, desde que la ecología ha asumido la dignidad de verdadera disciplina académica— el medio ambiente se ha convertido en un problema del cual es necesario ocuparse temáticamente.

En los últimos decenios la ecología ha demostrado que el fondo de los problemas ambientales es una mala gestión del hábitat natural, de acuerdo con los criterios de racionalidad. A nivel político y social «las raíces históricas de la cuestión ecológica y de su conciencia explícita se remontan a los años 60, cuando el modelo de la sociedad industrial comenzó a ser discutido desde dentro. El punto de inflexión se puede fijar en 1969, cuando los Estados Unidos proclamaron el medio ambiente como nuevo problema central de la humanidad (Discurso de R. Nixon sobre el estado del medio ambiente, 1969)»[3].

A partir sobre todo de los años 70[4], hubo una cada vez mayor toma de conciencia de los peligros que implicaba esta actitud y se hicieron intentos de corregir los errores, recurriendo no solo a la tecnología correctiva, sino también a la ética para reestablecer una relación armoniosa entre el hombre y el mundo no humano.

La ética en particular ha analizado la relación hombre-naturaleza, interrogándose sobre la oportunidad de conceder una mayor o menor relevancia moral a dicha relación. Estas reflexiones han favorecido la determinación de una serie de profundos cambios culturales que han llevado más tarde al nacimiento de la *Environmental Philosophy.*

El elemento de innovación de la filosofía ambiental es precisamente la voluntad de utilizar conceptos y argumentos de la ecología para alcanzar una verdadera refundación de la ética, de tal manera que se atribuya una relevancia moral a todos aquellos elementos que tradicionalmente eran excluidos.

2 S. LEONE, «Ecologia», a.c., 558-560; ÍD., «Ecologia», a.c., 312-316.

3 G. MAZZONE, «Ecologia», a.c., 291.

4 En junio de 1972 Naciones Unidas organizó en Estocolmo la 1ª Conferencia internacional sobre medio ambiente, donde se definió el Programa Ambiental de la ONU.

A partir de 1974 la reflexión científica sobre el problema ecológico se apoyó en una serie de importantes publicaciones que pueden considerarse ya como las piedras angulares de la ética medioambiental. El filósofo americano William Blackstone publicó el libro titulado *Philosophy and Environmental Crisis*. Y también en los Estados Unidos, el jurista y filósofo del derecho Christopher Stone mandaba a la imprenta su *Should Trees Have Standing? Towards Legal Rightfor Natural Objects,* y el filósofo australiano John Passmore escribía su obra *Man's responsibility for nature: ecological problems and western traditions*. También durante los años 70 en los países de lengua inglesa se convertía en disciplina académica gracias a la publicación iniciada en 1979 por el Centro para la Filosofía sobre el medio ambiente de la Universidad de North Texas de una revista trimestral de carácter interdisciplinar llamada *Environmental Ethics*. El editor, Holmes Rolston III, en el primer número de la revista explicó su voluntad de fundir la reflexión ecológica más seria con el análisis de tipo filosófico. A esta publicación le siguieron en los años noventa varias revistas editadas por instituciones universitarias, como por ejemplo el *Bulletin of International Society for Environmental Ethics,* a cargo del Departamento de Filosofía de la Universidad de Lancaster (Inglaterra), más atenta a los problemas de política ambiental; y, finalmente, de carácter marcadamente filosófico, la revista canadiense *The Trumpeter*[5].

Como se deduce también de los datos arriba mostrados, el debate filosófico sobre estos argumentos se ha desarrollado en los últimos quince años sobre todo en los países de lengua inglesa.

Al analizar el contexto cultural que en los años setenta permitió el desarrollo de la *Environmental Philosophy* es indispensable considerar, además de la ecología, otro factor fundamental: el surgimiento de la bioética, entendida como nueva forma de reflexión sobre el progreso científico y tecnológico. La *bioética* se ha situado con el devenir de la sociedad tecnológica postindustrial como la disciplina que debe contribuir a hacer compatible la vida de la humanidad y la salud del hombre con el producto cultural que el hombre mismo ha construido.

> La humanidad está recorrida hoy por una especie de escalofrío, por el miedo a no lograr dominar las fuerzas que ha desencadenado: el átomo, los genes, la tecnología transformadora y manipuladora del medio ambiente. Se ha escrito que el hombre

[5] Cf. S. BARTOLOMMEI, *Etica e natura,* o.c., 37-39.

> de finales del primer milenio estaba poseído por el miedo al fin del mundo por obra de Dios, según la leyenda milenarista; al fin de este milenio se teme que sea el hombre mismo el que sea capaz de destruir el mundo[6].

Como ya se dijo en el capítulo sobre los *Orígenes, difusión y definición de la bioética* (primer volumen de este manual), cuando Potter acuñó el término bioética y le dio el significado que hemos indicado, quería que esta nueva disciplina combinara el conocimiento biológico con el conocimiento del sistema de valores humanos. Potter, al identificar el peligro para la supervivencia de todo el ecosistema en la división entre dos ámbitos del saber, el saber científico y el humanístico, proponía una nueva ética, que no restringiera su atención a las relaciones individuales o sociales, sino que se ocupase de toda la biosfera y se preocupase de su conservación. Potter daba por sentado que el desarrollo tecnológico y el incremento del saber científico podrían amenazar el futuro de la humanidad y llevarla a la catástrofe[7].

Si bien la visión potteriana de la bioética, como ya hemos dicho en otras ocasiones, ha sido nublada por la propuesta de Hellegers, que hace referencia solo a los problemas biomédicos, todavía hoy es imposible separar y considerar de manera autónoma el desarrollo de la reflexión sobre la ética medioambiental del de la bioética, precisamente porque estos dos tipos de reflexión se han intersectado desde el principio.

A finales de los años setenta, otro filósofo de fama internacional y especialista en ética, Hans Jonas, se interesó por la cuestión medioambiental considerando especialmente la vulnerabilidad de la naturaleza a causa de la intervención técnica del hombre, una vulnerabilidad que nunca había sido tenida en cuenta hasta que no se comenzaron a manifestar daños irrevocables.

> Este descubrimiento —afirma Jonas— cuya emoción llevó a la idea y al nacimiento de la ecología, modifica por completo la concepción que tenemos de nosotros mismos en cuanto factor causal en el más amplio orden de cosas. Esta demuestra, mediante sus efectos, que la naturaleza de la acción humana se ha modificado *de facto* y que un objeto de orden completamente nuevo, nada menos que toda la biosfera del planeta, se ha añadido al conjunto de cosas de las que tenemos que responsabilizar-

[6] E. SGRECCIA, «Bioetica e agricoltura», a.c., 25.

[7] Cf. V. R. POTTER, «Bioethics: the science of survival», a.c., 127-153: ÍD., *Bioethics: Bridge to the future,* o.c.; G. REISMAN, *Perché l'ambientalismo fa male all'ambiente,* o.c.; N. RUSSO, *Filosofia ed ecologia,* o.c.

> nos, porque tenemos poder sobre ella [...]. La naturaleza, como responsabilidad humana, es ciertamente una novedad sobre la cual la teoría ética debe reflexionar[8].

El hombre, por tanto, según Jonas, debe considerar la naturaleza como un bien que hay que tutelar y proteger, y debe actuar de manera que las consecuencias de sus acciones sean compatibles con el mantenimiento de la vida humana sobre la tierra. Jonas recuerda este concepto pocos años después en *Tecnica, medicina y ética. Praxis del principio de responsabilidad* (1985), un texto que, aunque dedicado casi exclusivamente a los problemas biomédicos, se ve obligado inevitablemente a considerar también la cuestión medioambiental.

> Desde el momento en que la técnica aumenta el poder de sus efectos hasta el punto de convertirse en peligrosa de manera tangible para la administración global de las cosas, la responsabilidad del hombre se extiende al futuro de la vida sobre la tierra, que a partir de ahora está expuesta sin posibilidad de defenderse al abuso de este poder. La responsabilidad del hombre se convierte así por primera vez en cósmica [...]. La ética medioambiental, apenas en sus inicios, circula entre nosotros de una manera nueva, y es expresión todavía titubeante de esta ampliación sin precedentes de nuestras responsabilidades, que corresponde, a su vez, a la ampliación sin precedentes del alcance de nuestras acciones[9].

Hoy, sin embargo, el interés por el medio ambiente, si bien fue algo marginado tras su aparición durante algunos años en el ámbito de la bioética, ha crecido significativamente. Para entender con mayor claridad el papel que ha asumido la reflexión sobre el medio ambiente en el seno de la bioética es necesario acudir a la definición que se le da de ella en su propio entorno. Ambas definiciones de bioética, la aportada por Warren T. Reich en la *Encyclopedia of Bioethics* en la edición de 1978 (pág. XIX) y en la de 1995 (pág. XXI), señalan como objeto de su reflexión las *ciencias de la vida y de la salud,* es decir, tanto las cuestiones biomédicas como las relativas a la biosfera.

En Italia, la reflexión de los bioéticos en torno a las cuestiones medioambientales, a diferencia de los países anglosajones, está encontrando una rápida vía de desarrollo respecto al estado inicial[10].

[8] H. Jonas, *Il principio responsabilità,* o.c., 10.

[9] Íd., *Tecnica, medicina ed etica,* o.c., 33.

[10] Cf. S. Privitera, «Per un'etica dell'ambiente», a.c., 45-62; G. Querini, *La tutela dell'ambiente nell'Unione Europea,* o.c.; P. Dasgupta, *Povertà, ambiente*

Como destacaba el Comité Nacional para la Bioética (CNB) en el documento *Bioetica e ambiente* (1995),

> [...] científicos y humanistas han destacado siempre el daño que el uso incorrecto del medioambiente produce en el hombre. Por desgracia, la «conciencia» de esta situación está todavía en estado embrionario, a pesar de que el respeto por el medio ambiente sea en sí mismo bioética, entendida en el sentido más general, del cual el área médica es solo una parte[11].

El CNB, consciente de que la sensibilización hacia el problema medioambiental estaba todavía en estado inicial y de que el hallazgo de técnicas de cuidado del medio ambiente era una cuestión bioética, más que técnica, se recordó en este documento la importancia de algunas directrices elaboradas a nivel internacional —el interés común de la humanidad, el principio de socialidad, el principio de responsabilidad, la ética de la responsabilidad, el desarrollo sostenible, el principio de subsidiariedad— esperando así la aplicación a nivel estatal, regional y de autonomías locales en las cuestiones concernientes al medio ambiente.

Este marco se abre al concepto de «desarrollo sostenible» definido durante la Comisión Brundtland en 1987, como «equilibrio entre la satisfacción de las exigencias presentes sin comprometer la posibilidad de las futuras generaciones de satisfacer las propias». El término, en su empleo en el ámbito medioambiental, se refiere a la potencial longevidad de un sistema de apoyo para la vida humana, como el sistema climático del planeta, el sistema agrícola, industrial, forestal, de pesca y de las comunidades humanas que en general dependen de estos diversos sistemas. En concreto, esta longevidad se relaciona directamente con la influencia que la actividad del hombre ejerce sobre los propios sistemas.

A nivel mundial se está desarrollando este concepto en las normativas ISO (International Organization for Standardization).

En noviembre de 2009 se publicó la ISO 26000, *Guía sobre la responsabilidad social,* que pretende ser una guía dirigida a responsabilizar a todo tipo de organizaciones sobre el impacto de sus actividades en la sociedad y en el medio ambiente, para que estas actividades sean realizadas de tal manera que, de acuerdo

e società, o.c.; R. A. Slaughter, *The knowledge base of futures studies,* o.c.; R. Retzbach, *Future-Dictionary,* o.c.; P. Angela, *La sfida del secolo,* o.c.; M. Godet, *Creating futures scenario planning as a strategic management tool,* o.c.

[11] CNB, *Bioetica e ambiente,* o.c., 11.

con las leyes aplicables, se basen en un comportamiento ético y acorde con los intereses de la sociedad y de un desarrollo sostenible. Además, la revisión de la norma ISO 9004, desde hace décadas una referencia internacional para los Sistemas de gestión de calidad en el ámbito de dentro y fuera de la empresa, pasó de ser «directriz para la mejora de las prestaciones» (en la revisión 2000), a ser en enero de 2009 *Managing for sustainability,* precisamente con la intención de proporcionar a las organizaciones una pauta para lograr el éxito sostenible. En la misma norma se propone la definición de «sostenible» como «capacidad de una organización o de una actividad de mantener y desarrollar sus servicios a largo plazo» a través de un equilibrio de los intereses económico-financieros con los medioambientales.

Asimismo, es necesario recordar que se está trabajando en dos frentes en base a la ratificación mundial del protocolo de Kyoto:

1. en el ahorro energético a través de la optimización tanto en la fase de producción como en los usos finales (equipos, edificios y sistemas de alta eficiencia, así como la educación en el consumo responsable); y
2. en el desarrollo de las fuentes alternativas de energía en lugar del consumo masivo de combustibles fósiles.

2. Teorías filosóficas de la relación hombre-naturaleza

La gran cantidad y la urgencia de los problemas ambientales contemporáneos que ya hemos señalado, y que a grandes rasgos se pueden sintetizar con la expresión «crisis medioambiental», suponen un imperativo para la ética ambiental y piden una revisión de todos los comportamientos y valores humanos que influyen tanto en la acción de los individuos como en la conducta política de las diversas naciones.

Por consiguiente, en estos últimos decenios se han elaborado varias teorías filosóficas sobre la relación hombre-naturaleza en el intento de resolver correctamente el problema medioambiental a nivel teórico. Es fundamental a este propósito decidir si se debe establecer dicha relación centrándola en el ser humano, o bien, revirtiendo esta configuración, proponer un nuevo modelo que focalice su atención sobre la naturaleza no humana, considerando al hombre solo una parte del mundo natural.

El pensamiento filosófico clásico siempre ha sido fuertemente antropocéntrico. Sin embargo, desde los años setenta algunos filósofos han intentado superar este acercamiento proponiendo una visión menos antropocéntrica o incluso ecocéntrica[12].

Las teorías antiantropocéntricas. Estas teorías encuentran todas ellas su fundamento en el *valor intrínseco* de la naturaleza, es decir, en el presupuesto de que la naturaleza posee un valor en sí misma, que le pertenece como tal. Al hombre, por tanto, no le corresponde el deber de atribuir este valor a la naturaleza, sino más bien el de reconocer el valor que esta posee independientemente. Este valor intrínseco hace asumir a la naturaleza una relevancia moral prioritaria respecto al hombre: consecuentemente, este último pierde su papel central en el seno del mundo natural para ser considerado parte integrante de la realidad medioambiental, y los elementos naturales pasan a ser valorados como sujetos capaces de enfatizar las relaciones de orden moral con el hombre, marcadas por un tratamiento de igualdad.

Esta manera diferente de concebir la relación hombre-naturaleza implica necesariamente un cambio radical de la ética que según este paradigma debería establecerse en la naturaleza más que en el hombre. Este cambio supondría una verdadera revolución copernicana en base a la cual se impone *no una simple reforma de los modelos éticos, sino una auténtica refundación de los mismos.* A continuación presentaremos de manera sintética las diversas teorías de ética medioambiental orientadas en un sentido antiantropocéntrico.

La ética de la tierra. El líder del enfoque antiantropocéntrico, reconocido por unanimidad, es el estudioso americano Aldo Leopold, el cual en su obra *A sand county almanac and sketches here and there*[13] parte del presupuesto fundador de que el hombre es parte integrante de la *comunidad biótica,* es decir, de aquella comunidad que engloba la materia orgánica y la inorgánica, y en conjunto, todos los organismos vivos.

En la naturaleza no existen partes más o menos relevantes desde un punto de vista ecológico, porque la naturaleza misma es

[12] Para una panorámica sobre las diversas concepciones éticas en la cuestión medioambiental cf. J. B. Callicott, «Environmental ethics, Overview», a.c., 676-687; Íd., «Environmental ethics, Land Ethics», a.c., 689-690; A. Naess, «Environmental ethics, Deep ecology», a.c., 687-688; K. Warren, «Environmental ethics, Ecofemminism», a.c., 690-693; C. Petrini, *Bioetica, ambiente, rischio,* o.c., 558; M. A. La Torre, *Antropocentrismo e biocentrismo,* o.c.; M. Buiatti, *La biodiversità,* o.c.; V. Balboni, *La biodiversità,* o.c.; P. Ramellini, *Linee di etica ambientale,* o.c.; S. Iovino, *Filosofie dell'ambiente,* o.c.; L. Boff, *La voce dell'arcobaleno,* o.c.

[13] A. Leopold, *A sand county almanac and sketches here and there,* o.c.

una densa trama de interrelaciones donde cada cosa es el eslabón de una cadena de materia, energía e informaciones funcionales para la integridad y la estabilidad de la propia cadena.

Para describir la relación que une entre ellos a todos los organismos vivos en el seno de una comunidad biótica, Leopold introduce el concepto innovador de *equilibro ecosistémico* destinado a adquirir notable relevancia.

Según este autor, en el transcurso del tiempo el hombre ha perdido el sentido de pertenencia recíproca con los demás miembros de la comunidad biótica y lo ha sustituido por un sentido de alienación que ha llevado a comportamientos imperialistas en relación con las demás realidades naturales. En el último siglo, los daños causados al medio ambiente han demostrado, sin embargo, el imprescindible vínculo que existe entre el hombre y la naturaleza: el hombre no es el vértice de la naturaleza, sino un ciudadano biótico cuyos intereses se entrelazan con los del mundo físico. En este contexto, el pensador americano aseguraba, por tanto, que eran legítimos solo los comportamientos que no interferían con el profundo equilibrio intercurrente entre los diversos componentes de la realidad. Es bien conocida su afirmación: «A thingh is right when tends to preserve the integrity, stability, and beauty of the biotic community. It is wrong when it tends otherwise»[14]. Dado que el ser humano en el seno de la comunidad biótica se encuentra —siempre según este pensamiento— en la misma posición axiológica que las demás criaturas, la ética debe extender progresivamente la consideración moral a las categorías que antes se habían excluido.

La ética de la tierra, al proponer una «concepción radicalmente egocéntrica y holística de la moral»[15] en la cual la comunidad biótica posee valor en sí misma, ha constituido esencialmente una respuesta revestida de una fuerte carga crítica hacia el antropocentrismo. Sin embargo, esta versión

> [...] radicalmente no antropocéntrica [...] va hacia resultados «socialmente absurdos» hasta el punto de llegar a considerar oportuna cualquier drástica reducción de la presencia humana, lograda con cualquier medio, y resultados «moralmente paradójicos», dado que termina por definir el bien moral de tal ma-

[14] Ibíd, 204. [«Una cosa es correcta cuando tiende a preservar la integridad, estabilidad y belleza de la comunidad biótica. Y es incorrecta cuando tiende a lo contrario». En inglés en el original].

[15] S. BARTOLOMMEI, *Etica e ambiente,* o.c., 54; M. A. LA TORRE, *Antropocentrismo e biocentrismo,* o.c.; ÍD., *Ecologia e morale,* o.c.; M. NOVAK, *Coltivare la libertà,* o.c.; M. DE ZAN, *Etica, ambiente e territorio,* o.c.

nera que no solo el agente moral es neutralizado, sino también eliminado[16].

Otro aspecto criticable de la teoría leopoldiana es el notable énfasis con el que se describen ciertos sentimientos de simpatía entre el hombre y el mundo natural, los cuales estarían en la base de la moralidad. Esto termina por extender a los ecosistemas un concepto de simpatía propio de los seres humanos y por tanto totalmente incoherente con la propia formulación originaria del concepto. El sentimiento de benevolencia, de hecho, no puede ser pensado independientemente de aquellos que están en inmediata relación con nuestro yo, es decir, los seres humanos, y por tanto no puede extenderse al mismo nivel a los no humanos[17].

Éticas biocéntricas. Afines al antiantropocentrismo leopoldiano son las llamadas éticas biocéntricas, centradas en los derechos de la naturaleza, y que confieren relevancia moral a todos los seres vivos, plantas y animales. Originariamente se definían como biocéntricas todas aquellas teorías de ética medioambiental que extendían la consideración moral tanto a los seres vivientes como a los conjuntos naturales, las especies y los ecosistemas. Más tarde, en referencia al sentido literal del término, el biocentrismo se centró en aquellas teorías medioambientales que reconocen un estado moral exclusivamente a los seres vivos y no a los ecosistemas en general. En este grupo se incluyen todas las teorías éticas que apoyan y enfatizan los llamados «derechos» de los animales, o sea los *animal welfare ethics* cuyos principales defensores son Peter Singer y Tom Regan.

Según Singer todos los diversos componentes naturales del hombre tienen una relevancia moral en tanto en cuanto estén dotados de la capacidad de sentir placer y dolor. «El principio de la igual consideración de intereses parece una forma aceptable del principio según el cual todos los seres humanos son iguales»[18]. Este principio implica que el hecho de tener en cuenta a los demás no debe depender de la raza o de sus capacidades, sino de la capacidad de experimentar dolor o placer. La capacidad de experimentar dolor, según Singer, no es un rasgo característico entre otros, como la capacidad de hablar, sino que es un requisito previo para que existan intereses comunes; por lo cual, sea cual sea la naturaleza del ser, el principio de igualdad requiere que su

[16] Ibíd.
[17] Cf. ibíd, 149-152; S. Bartolommei, *Etica e natura,* o.c., 107-109.
[18] P. Singer, *Etica pratica,* o.c., 31.

sufrimiento cuente igual que el mismo sufrimiento de cualquier otro ser. Por tanto, la máxima inspiración y reglamentación de toda conducta del hombre en relación con los demás seres vivos debe ser la de evitar infligirle cualquier tipo de sufrimiento[19].

Tom Regan, al reivindicar los derechos de los animales va más allá de la posición de Singer y atribuye a estos últimos un ulterior valor intrínseco. Los animales, de hecho, no son solo capaces de sentir placer y dolor, sino que también están en condiciones de experimentar deseos y frustraciones[20].

Una versión más moderna del biocentrismo fue presentada en 1978 por Kennet Goodpaster, quien afirmó que es necesario extender la relevancia moral a todos los seres vivos, incluidas las plantas, desde el momento en que también estas poseen intereses propios[21]. La dificultad principal con la que se topa la teoría de Goodpaster tanto a nivel conceptual como a nivel de aplicación práctica deriva de la falta de definición de criterios que permitan valorar el diferente «peso moral» de los seres vivos, ya que si bien es cierto que todos son portadores de intereses y, por tanto, dignos de consideración moral, no todos lo son de la misma manera.

Con el fin de superar los límites de la teoría de Goodpaster, Paul Taylor sostiene que todo viviente tiene valor en sí mismo, independientemente de la atribución de este valor por parte del hombre, ya que cada ente es capaz de poseer unas finalidades y tender a su realización. Taylor, sin embargo, va más allá: a su juicio, el agente moral está obligado a asumir una actitud de respeto hacia aquellos entes que presenten estas características[22].

Los partidarios de los fundamentos de Taylor, partiendo de la constatación de que todo ente posee unos intereses, llegan a afirmar no solo que existe un verdadero derecho a perseguir los propios intereses, sino que admiten la existencia de los llamados *derechos de la naturaleza,* considerándolos verdaderos derechos moralmente relevantes. Es necesario resaltar que tener intereses no implica necesariamente ser titular de algunos derechos; estos últimos, de hecho, adquieren un auténtico estatus cuando ven reconocida su validez por parte de un sistema de reglas capaces de resolver eventuales conflictos entre dos o más posiciones.

[19] Cf. P. SINGER, *Animal liberation,* o.c.; cf. EDITORIALE, «Gli animali hanno "diritti"?», a.c.; P. CIARAVOLO, *Filosofia ed ecologia,* o.c.

[20] Cf. T. REGAN, «The nature and possibility of an environmental ethics», a.c., 19-34; ÍD., *The case for animal rights,* o.c.; ÍD. - P. SINGER, *Animal rights and human obligations,* o.c.

[21] Cf. K. E. GOODPASTER, «On being morally considerable», a.c., 308-325.

[22] Cf. P. W. TAYLOR, *Respect for Nature,* o.c.

En cualquier caso, la crítica más relevante que se ha hecho hacia el biocentrismo tiene que ver con la equiparación desde el punto de vista axiológico de formas de vida muy diferentes entre sí, equiparación que ha llevado a admitir que la eliminación de una forma tiene el mismo valor que la eliminación de otra. De esto deriva un *impasse* procesal, dado que es muy difícil, si no imposible, resolver conflictos entre entidades que no poseen el mismo valor.

Asimismo, la ausencia de un claro criterio con el que determinar quién es portador de derechos y quién no lleva al decepcionante resultado de atribuir derechos a todos los objetos naturales, lo cual significa que falta la posibilidad de identificar quién los debe hacer cumplir.

Desde el punto de vista conceptual es necesario subrayar que la categoría de derechos de la naturaleza se revela del todo superflua, dado que para defender el mundo no humano sería suficiente hipotetizar un deber general de respeto por parte de los seres humanos respecto de otras realidades naturales. Este deber no sería correlativo a una posición activa de derecho, sino que derivaría de la diferente posición del ser humano en el mundo.

Éticas ecocéntricas. Las teorías de este grupo son más extremistas que las anteriormente examinadas, dado que admiten que pueden ser consideradas moralmente toda una gama de entidades ambientales no dotadas de una individualidad biológica específica, incluida la biosfera en su totalidad, las especies, el suelo, el agua, el aire y los ecosistemas. Un representante significativo de estas teorías de ética ambiental que abrazan a especies y ecosistemas es Lawrence E. Johnson[23], que ha conseguido su objetivo mediante una ampliación posterior del enfoque biocéntrico. En otras palabras, ha ampliado el criterio de los intereses formulado por Goodpaster y ha afirmado que *es necesario respetar a todas las entidades que poseen intereses, en proporción a sus propios intereses*[24].

> Al sostener que las especies tienen intereses, Johnson aprovecha el hecho de que algunos biólogos y filósofos de la biología consideran las especies no como tipos de organismos, sino como individuos prolongados en el tiempo y el espacio. Para poder asignarles unos intereses de manera plausible Johnson equipara, en otras palabras, las especies a los organismos individuales[25].

[23] Cf. L. E. Johnson, *A morally deep world,* o.c.
[24] Cf. ibíd., 118.
[25] J. B. Callicott, «Modelli di bioetica ambientale», a.c., 45.

Sin embargo, no ofrece ningún principio o método en base al cual ordenar jerárquicamente los intereses, especialmente si se tiene en cuenta el hecho de que los poseen tanto los individuos en cuanto tales, como las especies y ecosistemas.

Otro representante de estas teorías de ética ambiental, Holmes Roston[26], afirma que cada entidad posee un bien propio que le confiere un valor intrínseco, pero, al contrario que Taylor, piensa que debe considerarse mayor el valor de los seres que se dan cuenta de su propio bien. El biocentrismo de Rolston es, por tanto, no igualitario.

Lo que se propone sustancialmente en estas nociones es la transición a una nueva y superior etapa de conciencia moral, la de la *moralidad ecológica,* basada en un interés trascendente por el bienestar de las especies y de los *hábitats*. Desde esta perspectiva, el hombre realiza su bien moral cuando con su comportamiento lleva a cabo formas de protección del medio ambiente. También esta concepción debe considerarse extremista, dado que lleva a proponer no solo el respeto, sino el amor hacia las entidades medioambientales, concepto excesivo, dado que no amar no implica necesariamente ser destructor de la naturaleza.

Ecofeminismo. El término «ecofeminismo» es la contracción de la expresión «feminismo ecológico» y puede entenderse tanto como una consideración desde el punto de vista feminista de los problemas medio ambientales como un enriquecimiento del feminismo con elementos derivados de la ecología. Este enfoque de la ética ambiental se funda en uno de los axiomas del feminismo: históricamente el hombre ha dominado de la misma manera al mundo natural y a la mujer. La dominación de la mujer y de la naturaleza, representada por otra parte siempre como femenina, ha sido el tema de fondo de la cultura patriarcal. Según las teóricas del ecofeminismo, para alcanzar un mundo más fuertemente caracterizado por la presencia femenina es necesario superar el entorno cultural de sello patriarcal[27]. El ecofeminismo es un filón relativamente poco conocido, al cual a menudo se le ha reservado un papel marginal en el debate actual sobre la ética medioambiental. Para una evaluación de conjunto de esta corriente sería necesario también examinar lo que el feminismo ha representado en el ámbito cultural y político. Hoy en día se reconoce cada

[26] Cf. H. ROLSTON, *Environmental ethics,* o.c.

[27] Cf. C. MERCHANT, *The death of nature,* o.c.; E. GRAY DODSON, *Green paradise lost,* o.c.; K. WARREN, «The power and promise of ecofeminism», a.c., 125-146; V. LANTERNARI, *Ecoantropologia,* o.c.

vez más no solo la cuestión de la igual dignidad del hombre y la mujer, sino también el de la capacidad específica de relación y de complementariedad.

Deep Ecology Movement. La expresión *Deep Ecology* fue acuñada por A. Naess a mediados de los años ochenta[28] y distingue a aquellos movimientos ecologistas que se fundan en el presupuesto de que cada entidad individual está en relación tanto con los demás individuos como con las entidades no conscientes: por tanto, cada acción del agente moral implica los intereses de los demás entes que se deben considerar al mismo nivel y respetar de la misma manera que los propios. El punto central de estas teorías de ética ambiental es que la prioridad ontológica está reservada a las relaciones entre elementos en el campo biológico respecto a los elementos considerados en sí mismos, de lo que se deriva la necesidad de establecer un auténtico vínculo interior entre los seres humanos entre sí y con aquellos no humanos, un vínculo fundado en la conciencia de la unión existente entre todos los componentes naturales.

Partiendo de estas premisas teóricas, para los partidarios de la *Deep Ecology* surge a nivel doctrinal la necesidad de sustituir todas esas concepciones éticas que se fundan en el valor del Yo como entidad separada por otras que encuentran su fundamento en la revalorización del sentido de identificación con el mundo. En el plano práctico, en cambio, de esas premisas deriva la esperanza de poder suprimir las diferencias de estilos de vida entre los seres humanos ligados a la explotación de algunos grupos por parte de otros, la eliminación de toda forma de contaminación, la necesidad de favorecer la descentralización y las autonomías locales para poder afrontar mejor los problemas medioambientales.

La *Deep Ecology* se presenta, en primer lugar, como el intento de obtener de la ciencia ecológica una inspiración de carácter general para toda la vida y la cultura; en segundo lugar, pretende construir un sistema de valores capaces de condicionar no solo el

[28] La intención de Naess era diferenciar entre sí los diversos movimientos ecologistas con este objetivo, y distinguió entre «Shallow Ecology Movement» (SEM), que eran aquellos movimientos que se preocupaban esencialmente de los efectos de los problemas ambientales sobre la población humana y sobre sus capacidades de desarrollo, y «Deep Ecology Movement» (DEP), que, en cambio, eran aquellas escuelas de pensamiento que estaban ante todo preocupadas por la igualdad entre los diferentes componentes de la biosfera y de las relaciones hombre-naturaleza. Cf. A. Naess, «The Deep Ecology Movement», a.c., 10-31; Íd., *Ecology community and lifestyle,* o.c.

mundo de la investigación científica, sino también el de la política y el derecho[29]. De hecho, estas teorías ecofilosóficas, aun teniendo una serie de puntos de contacto con el ecocentrismo, sobre todo en relación al concepto de igualdad, se diferencian de este último precisamente por la intención de fundar una nueva cultura[30].

Son varias las objeciones hacia la *Deep Ecology:*

a) esta querría imponer a los hombres adecuar sus decisiones a la racionalidad o sabiduría profunda de la naturaleza, partiendo del presupuesto de que es cierto que existe una armonía espontánea de la naturaleza, por lo cual toda interferencia frente a esta última resultaría contraria a la sabiduría en ella implícita;

b) la *Deep Ecology* olvida una verdad muy simple: la naturaleza sigue dependiendo del hombre en cuanto al reconocimiento de su valor y sus significado, por lo cual la afirmación se basará siempre en la posibilidad de la conciencia humana de reconocerlo;

c) el recurso a los conceptos típicos de la ecología para describir y explicar situaciones de orden sociocultural debe ir acompañado de cierta cautela: los juicios morales son formulados por un sujeto que es algo más que las condiciones ecológicas de su propia existencia; y finalmente,

d) es oportuno recordar que este tipo de ética ecológica no es necesaria para los fines de la fundación de una ética medioambiental. Para crear un conjunto de reglas destinadas a redefinir las relaciones hombre-naturaleza es suficiente con reformar las concepciones morales tradicionales, para que estas tengan en cuenta los nuevos conocimientos aportados por la ecología y extiendan, con las oportunas distinciones, el área de la consideración moral más allá de los confines de la propia especie[31].

Pluralismo. Con esta expresión nos referimos a las concepciones del pluralismo social según el cual diversas teorías éticas, a menudo contrapuestas, deben ser respetadas por igual dado que no existe ningún principio moral único o una serie de principios

[29] Cf. ibíd.; W. Fox, «The Deep Ecology-ecofeminism debate and its parallels», a.c., 5-25; Íd., *Toward a transpersonal ecology,* o.c.; Íd., «What does the recognition of intrinsic value entail», a.c., 308-325.

[30] El ecocentrismo sitúa como objetivo principal solo la extensión de la consideración moral a las entidades no humanas.

[31] Cf. H. J. Mc Closkey, *Ecological ethics and politics rowman and littlefield,* o.c.; W. T. Blackstone, «The search for an environmental ethics», a.c., 299-335.

fundamentales que puedan ser comúnmente aceptados. Así, los partidarios del pluralismo reconocen la imposibilidad de tomar una decisión fundamental en una cuestión ética[32].

A primera vista esta concepción podría parecer atractiva porque implica un principio de tolerancia, sin embargo no logra señalar qué criterio utilizar en aquellos contextos en los que principios distintos pero con la misma relevancia moral deben ser aplicados al mismo tiempo en el mismo proceso de decisión, especialmente si estos indican diferentes e irreconciliables soluciones prácticas.

Después de haber examinado las diversas teorías antropocéntricas se hace oportuna una valoración global con el fin de explicar las motivaciones que nos llevan a rechazarlas.

En primer lugar, estas se hallan en la imposibilidad de *establecer de manera adecuada el valor intrínseco de la naturaleza*. Si, de hecho, es importante admitir una relevancia moral de los componentes naturales, independientemente de su capacidad de aportar beneficios al hombre, como ya sostenía el utilitarismo clásico, sin embargo, la superación de esta concepción no debe caer en el exceso opuesto de otorgar derechos a todas las entidades naturales, eliminando la capacidad de la categoría de seres que pueden definirlos y hacerlos valer, es decir, la capacidad del hombre de descubrir y establecer derechos y deberes.

La atribución de un valor intrínseco a las entidades no humanas ha llevado a la extensión de los confines de la comunidad moral más allá de la categoría de seres humanos: esta extensión debe considerarse sustancialmente correcta, pero existe, en cambio, un notable aumento problemático cuando se pasa a afirmar que todas las entidades naturales poseen el mismo valor moral. Por esta vía se llega a resultados absurdos, porque se llega a definir este valor de tal manera que no solo el agente moral, es decir, el ser humano, es neutralizado, sino incluso eliminado. Se hace, por tanto, difícil que algún otro pueda proteger la naturaleza si el hombre pierde importancia y relevancia en el seno del mundo natural. Por este motivo, este principio antropocéntrico asume un valor puramente teórico, sus propios partidarios, de hecho, terminan por admitir que intereses humanos de vital importancia pueden prevalecer sobre intereses de especies no humanas[33].

Además, para los defensores del valor intrínseco de la naturaleza resulta ardua la determinación del *quid* que hace a algo dig-

[32] Cf. C. D. Stone, *Earth and other ethics,* o.c.; M. Midgeley, «Beasts versus the biosphere», a.c., 113-121.

[33] Cf. B. Przewozny - O. Todisco - F. Targonski, *Etica ambientale,* o.c.; C. W. French, «Against biosferical egualitarism», a.c., 41-57.

no de relevancia. En torno a este punto algunos pensadores han intentado formular varias propuestas con el fin de superar una dificultad preliminar: la necesidad de otros requisitos indispensables —capacidad de sentir placer y dolor, capacidad de tener intereses, conciencia cognitiva— para que sea reconocido el valor intrínseco. La objeción mayor a este tipo de argumentaciones es la dificultad de comprender de qué manera se puede considerar vinculante una norma que impone el respeto absoluto de entes o sistemas sobre la base de la existencia de su interés, desde el momento en que los propios entes no tienen ni conciencia ni experiencia de este interés, que termina por ser solo el resultado de una presuposición humana[34].

Una segunda crítica que se dirige a las teorías antiantropocéntricas es la *dificultad de justificar la diversidad de trato una vez postulada la profunda igualdad de todos los componentes naturales.*

La negación de la diversidad entre los diferentes componentes naturales es consecuencia del rechazo al arrogante despotismo de los seres humanos, sin embargo aunque es innegable que el hombre está en la naturaleza, es igualmente cierto que este la trasciende en función de su conciencia y libertad. La dependencia del hombre de los demás elementos medioambientales no puede llevar a negar que este, al mismo tiempo, posee una dimensión que lo hace distinto y superior respecto a otros seres vivos. Precisamente, la aceptación de una serie de diversidades entre las especies se puede convertir en el fundamento de una articulada serie de prioridades, justificables bajo el perfil moral. De esta manera se lograrían elaborar soluciones efectivas para responder a las necesidades de la naturaleza que tengan en cuenta tanto las necesidades de las entidades individuales como de su diferente grado de vulnerabilidad; al mismo tiempo, se considerarían sus diversos grados de capacidades y el ámbito de sus intereses específicos[35].

El igualitarismo propugnado por algunas corrientes de pensamiento ecofilosófico es insostenible también porque las diferentes formas de vida, aun revelando vínculos entre sí, no pierden su especificidad en los diversos grados de autonomía. El hombre tiene en el mundo un papel preeminente, fundado en la diversidad ontológica respecto al resto de lo creado, su espiritualidad no puede derivar de la materia y lo sitúa a un nivel más alto; esta

[34] G. B. Norton, «Why I am not a non antropocentrist: Callicot and the failure of Monistic Inherentism»: *Environmental Ethics* 4 (1995) 341-358.

[35] Cf. F. W. French, «Against biosferical egualitarism», a.c.; F. Bockle, «Etica dell'ambiente: fondamenti filosofici e teologici», en C. Poli - P. Timmerman (ed.), *L'etica nelle politiche ambientali,* o.c., 55-71.

supremacía, sin embargo, no lo exonera, sino que más bien lo obliga a respetar la naturaleza. La recuperación de un equilibrio con la naturaleza se obtiene equiparando al hombre a los demás seres vivos, pero también, y sobre todo, su modo de pensar y de actuar.

Las teorías antropocéntricas. Estas concepciones de ética ambiental se fundan todas en el presupuesto de que al hombre le corresponde el puesto principal en el seno del mundo natural, por el cual este último no posee un valor totalmente autónomo, sino exclusivamente aquel valor derivado del acto atributivo del ser humano. Esta atribución, de la cual surge la eventual consideración moral de la naturaleza, puede ser fruto de una decisión humana de carácter constitutivo, o bien puede convertirse —en el seno de una concepción creacionista— en un acto de reconocimiento obligado para la persona humana cuando descubre el profundo significado de lo creado respecto del creador (en cualquier caso, la naturaleza sigue siendo siempre un objeto al cual se le atribuye o reconoce una relevancia menor, en cuanto *res* al servicio de la persona).

Desde siempre, el hombre se ha interrogado sobre las modalidades y dinámicas de la evolución y sobre las teorías que la pueden explicar reelaborando temáticas como el creacionismo y el evolucionismo. El *Intelligent Design* (ID) es la corriente de pensamiento, de sello americano, según la cual «algunas características del universo y de los seres vivos se explican mejor a través de una causa inteligente, no a través de un proceso no pilotado como la selección natural». Se trata de una forma moderna del tradicional argumento teológico de la existencia de Dios modificado para evitar explicar la naturaleza o identidad del diseñador. Sus principales partidarios están asociados al *Center for Science and Culture del Discovery Institute,* cuyos miembros consideran que el diseñador es identificable con Dios. Los promotores del diseño inteligente afirman que se trata de una teoría científica e intentan redefinir la ciencia haciéndola aceptar también explicaciones sobrenaturales, en lugar de solo aquellas naturales. El consenso de la comunidad científica es que el diseño no es ciencia. De hecho, el diseño inteligente tuvo su origen en respuesta a una sentencia de 1987 de la Corte Suprema de los Estados Unidos sobre el principio constitucional de separación entre Estado e Iglesia, y aumentó su fama durante los años noventa y a comienzos del primer decenio del siglo XXI hasta culminar con el «proceso Dover» de 2005, que puso en tela de juicio la legitimidad de la enseñanza del diseño inteligente en las asignaturas de ciencias de las escuelas públicas. Que la teoría del ID fuera rechazada como no científica en este proceso se debió a que sus defensores quisieron apoyar tal teoría con algunos ejemplos y argumentos científicos, cometiendo un error epistemológico, en cuanto a que aquellos ejemplos no eran científicamente reconocidos por todos[36]. La Iglesia católica no expresa una posición oficial sobre la teoría de la evolución, devolviendo la cuestión a los científicos. Sin embargo, el papa Juan Pablo II afirmó implícitamente que la Iglesia no se opone a la hipótesis evolucionista como fenómeno histórico, declarando que esta es «más que una teoría». Al mismo tiempo, en cambio, la Iglesia rechaza la posición filosófica «neodarwinista» que ve la evolución como un proceso guiado únicamente por la casualidad, y afirma en cambio que el universo es el resultado de un proyecto ordenado a un objetivo, proyecto que supone la existencia del Creador.

También la homilía de Benedicto XVI en la Audiencia General del 9 de noviembre de 2005 avalaba esta idea cuando decía:

> Creo que las palabras de este Santo Padre del siglo IV [san Basilio] tienen una actualidad sorprendente cuando dice: «Algunos, engañados por el ateísmo que llevaban en su interior, imaginaron que el universo no tenía guía ni orden, como si estuviera gobernado por la casualidad». ¡Cuántos son hoy los que piensan así! Engañados por el ateísmo, consideran y tratan de demostrar que es científico pensar que todo carece de guía y de orden, como si estuviera gobernado por la casualidad. El Señor, con la sagrada Escritura, despierta la razón que duerme y nos dice: «En el inicio está la Palabra creadora». Y la Palabra creadora que está en el inicio —la Palabra que lo ha creado todo, que ha creado este proyecto inteligente que es el cosmos— es también amor.

Entre las teorías antropocéntricas es posible distinguir varias interpretaciones de la relación hombre-naturaleza. Hay un

[36] F. Facchini, «Evoluzione e creazione»: *L'Osservatore Romano* (16/17-1-2006) 4; O. S. Horn - S. Wiedenhofer (ed.), *Creazione ed evoluzione, un Convegno con Papa Benedetto XVI a Castelgandolfo* (EDB, Bolonia 2007) 202. Para los textos del Magisterio: Pío XII, *Humani generis* (1950), en *Catecismo de la Iglesia Católica* n.302); Juan Pablo II, «Ai membri della Pontificia Accademia delle Scienze, 22-10-1996», en *The origin and early evolution of life* (Pontificia Academia de las Ciencias, Ciudad del Vaticano 1997); Íd., *Discorso ai partecipanti al Simposio internazionale su fede cristiana e teoria della creazione,* en www.vatican.va/holy_father/john_paul_ii/speeches/1985/april/documents/hf_jp-ii_spe_19850426_studiosi-evoluzione_it.html. Cf. también: Comisión Teológica Internacional, «Comunione e servizio»: *La Civiltà Cattolica* 4 (2004) 254-278.

antropocentrismo fuerte que, negando cualquier carácter moral en tal relación, afirma la primacía absoluta del hombre sobre la naturaleza; existe también un *antropocentrismo moderado o débil* que atribuye al hombre el deber de proteger y conservar la naturaleza.

Según estas diferentes teorías antropocéntricas, para tener en cuenta al medio ambiente no es necesario fundar una nueva ética, sino que es suficiente con modificar los modelos tradicionales en vista de que el progreso técnico-científico impone una gestión más atenta y más respetuosa con los elementos de la naturaleza.

El antropocentrismo fuerte, la «cowboys ethics». Según la versión fuerte del antropocentrismo, la naturaleza es algo moralmente indiferente, el único valor que posee es el valor económico para la satisfacción de las necesidades humanas materiales. De lo que resulta que el problema de los deberes y de la responsabilidad del hombre respecto de la naturaleza no se plantea en absoluto, ya que el hombre posee solo derechos en relación a esta última, entre los cuales destaca el derecho de disfrutar de los recursos disponibles.

La *cowboys ethics* o ética de la frontera encuentra su fundamento precisamente en el principio, entendido como deber moral para todo hombre, de utilizar masivamente todos los recursos naturales disponibles con el fin de obtener beneficios. Este modelo ecofilosófico se remite a la ideología de frontera, sobre todo estadounidense, que consideraba la conquista y colonización de los territorios salvajes como un signo inequívoco de progreso moral: es un principio de derivación calvinista.

Esta concepción —con la pérdida del mito de la superabundancia y de sus corolarios, la certeza del carácter ilimitado de los recursos, la confianza en la técnica como medio para resolver problemas ambientales, etc.— se ha ido desgastando paulatinamente y ha sido sustituida por reflexiones basadas en un antropocentrismo moderado. En definitiva, la ética de frontera, hija de la sociedad de mercado, defensora de la libre competencia, se concreta en una especie de *egoísmo ético* —cada individuo tiene como fin moral de las propias acciones la persecución de su interés privado— y en último término no puede considerarse una verdadera ética medioambiental dado que, de hecho, niega además la necesidad de formular una ética del medio ambiente porque considera que la sociedad es capaz de resolver por sí misma los problemas ambientales gracias a la propia capacidad de autorregulación.

El antropocentrismo moderado. En general las teorías éticas partidarias de un antropocentrismo moderado parten del presupuesto de que los recursos naturales son limitados, por lo cual su principal preocupación es gestionar su conservación considerando el desarrollo en un horizonte temporal más amplio. En la base de su reflexión está la idea de conciliar la conservación con el desarrollo con el fin de obtener el máximo rendimiento posible.

Estas teorías éticas consideran positiva la capacidad del hombre de transformar el mundo no humano y no atribuyen nunca a este último un valor intrínseco, sino que más bien la naturaleza tiene valor por su capacidad de aportar beneficios al ser humano. Una ética medioambiental de este tipo, que garantiza plena relevancia moral prioritaria a los seres humanos, representa un enfoque «conservador» en la ética ambiental, pero a la larga esta se puede revelar como la solución más efectiva en el plano práctico y más válida desde el punto de vista teórico. A este enfoque se suman algunos pensadores como, por ejemplo, John Passmore[37] y Kristine Shrader Frechette[38], las corrientes utilitaristas, la ética de la responsabilidad de Hans Jonas. Algún autor sitúa también la posición católica en el ámbito del antropocentrismo moderado, pero la visión católica está más enraizada en el teocentrismo y merece un discurso aparte.

El utilitarismo. Las corrientes utilitaristas se atribuyen a aquellos autores que aceptan el enfoque antropocéntrico por razones prácticas, porque consideran que solo siguiendo este tipo de fundamento se pueden proponer principios capaces de dirigir la acción concreta en función de la defensa y tutela del medio ambiente[39]. En esencia, estas concepciones solo atenuarían el papel dominador del hombre transformándolo de dominador déspota a dominador responsable.

Estas teorías han sido criticadas porque consideran el medio ambiente solo como un recurso. Esta acusación —sintetizada en el término *recursismo* para indicar el hecho de que la naturaleza asume un valor cada vez más económico en beneficio de las necesidades humanas— desde un punto de vista lógico no debería, sin embargo, olvidar que es un hecho ineludible la necesidad humana de utilizar el mundo natural para poder vivir, por lo cual, cualquier teoría que no quiera tener en cuenta esta realidad no llega a ser muy eficaz desde el punto de vista práctico. En realidad, las teorías atribuibles al antropocentrismo moderado, más

[37] Cf. J. Passmore, *Man's responsibility for nature,* o.c.

[38] Cf. K. Shrader Frechette, *Environmental Ethics* (Pacific Grove 1981).

[39] Cf. B. G. Norton (ed.), *The Preservation of species,* o.c.; Íd., *Why preserve natural variety?,* o.c.; Íd., *Toward unity among environmentalists,* o.c.

que eliminar el uso de la naturaleza, pretenden identificar unos criterios mediante los cuales se pueda racionalizar la utilización de los recursos naturales de tal manera que no se abuse de ellos.

La ética de la responsabilidad. Este tipo de ética fue propuesto por el filósofo alemán Hans Jonas que en sus obras se situó en una posición crítica de la modernidad que ha afectado a todas las aplicaciones de la ciencia, tanto las teóricas como las prácticas[40].

Jonas parte de la constatación de las alteradas condiciones de vida de la especie humana a consecuencia del desarrollo técnico-científico —esta, de hecho, ya no está amenazada en su existencia por la naturaleza, sino por el propio poder que ha logrado para dominar a esta última— reconoce no solo que la tecnología deja de ser una esfera neutral en la acción humana y se convierte de manera ineludible en objeto de la ética, sino que existe una cuestión ética fundamental que surge de nuestros nuevos poderes sobre la naturaleza.

El hombre, de hecho, no está suficientemente preparado para gestionar las cuestiones medioambientales, ya que no sabe administrar los recursos naturales de tal manera que pueda garantizar la supervivencia de las futuras generaciones. Con este objetivo, el filósofo propone la solución de la ética de la responsabilidad en base a la cual cada uno debe sentirse responsable de su propio comportamiento y debe conseguir tratar a la naturaleza en función de las consecuencias negativas de un desarrollo descontrolado, no solo para las generaciones presentes, sino también para las del mañana. Jonas apela a la prudencia a la hora de invitar a las generaciones presentes a prever las posibles consecuencias negativas de sus acciones, de tal manera que puedan extraer, precisamente de las previsiones más sombrías, un nuevo respeto por el hombre.

El filósofo alemán, crítico con el nihilismo que niega la realidad del ser, no considera, sin embargo, necesaria para su superación una teología en sentido clásico, ya que, a su juicio, una metafísica racional debe ser capaz de instaurar un imperativo de responsabilidad sin necesidad de recurrir a la fe y sin renunciar a un enfoque antropocéntrico.

La ética medioambiental católica. Parte del presupuesto de que el enfoque correcto de la relación hombre-naturaleza no puede prescindir de explicar la realidad natural recurriendo a una perspectiva creacionista, como ya previamente habíamos señalado, que confiera un enfoque trascendente al antropocentris-

[40] Cf. H. JONAS, *Il principio di responsabilità,* o.c.

mo. Esto implica situar la relación hombre-medio ambiente en el seno de una construcción filosófica abierta a la metafísica, como es el personalismo ontológicamente fundado. Asimismo, la coincidencia de tal construcción con los datos provenientes de la Revelación es un extra que ofrece una visión más amplia y segura.

La ética medioambiental católica afirma la necesidad, en primer lugar, de mantenerse en una óptica antropocéntrica dado que no se puede prescindir del hombre como referencia si se quiere fundar una ética medioambiental realmente capaz de proponer soluciones operativas. La recuperación del equilibrio con la naturaleza no se obtiene equiparando al hombre con los demás seres vivos, sino más bien cambiando su modo de pensar y de actuar en relación con las demás entidades naturales y situándose en una óptica de responsabilidad hacia el Creador así como hacia las generaciones futuras.

Existe una gradación en la importancia de las diversas entidades de la naturaleza que repercute también en el valor moral que se les atribuye. Esta estructura jerárquica inserta en la naturaleza impone al hombre, precisamente por su superioridad, la obligación de hacerse tutor responsable de todo el mundo natural. El ser humano puede otorgar diferente relevancia a las diversas entidades naturales sin reducirlas nunca a simples cosas de las que poderse servir a su gusto. Dentro de este enfoque, definido por nosotros como moderado, corresponderá solo al hombre, en virtud de su propia posición en el medio ambiente, la capacidad de reconocer una relevancia moral a las demás criaturas y regular la propia conducta en función de la mayor o menor importancia que les atribuya[41]. Obviamente, este reconocimiento no debe subordinarse a la adopción de criterios únicamente utilitaristas, sino que debe realizarse en base a valoraciones más amplias que consideren a la naturaleza un bien que hay que conservar y defender por responsabilidad hacia el Creador.

Dado que la naturaleza no tiene origen en el hombre, sino en el Creador, esta no puede ser gestionada de forma despótica; así pues, la cuestión que se plantean más frecuentemente los científicos y filósofos de inspiración católica es la de valorar hasta qué punto puede considerarse lícita una intervención modificadora sobre esta. El hombre, una vez satisfechas las necesidades primarias inherentes a su propia supervivencia, tiene derecho a mejorar sus propias condiciones de vida aunque teniendo siempre en cuenta los límites intrínsecos de la propia naturaleza. El hombre debe superar la tentación de omnipotencia derivada del vasto

[41] Cf. S. Muratore, *L'evoluzione cosmologica e il problema di Dio,* o.c.

aparato de conocimiento técnico-científico, de tal modo que evite así el riesgo de ser destruido por lo que él mismo ha descubierto o inventado[42]. Cuando tenga que juzgar concretamente la oportunidad de realizar modificaciones en la realidad natural deberá recordar que serán legales solo si aportarán beneficios a las generaciones presentes y no dañarán a las futuras.

La peligrosidad de la tecnología contemporánea implica:

a) la necesidad de valorar el alcance de nuestras acciones también en función de la calidad de vida y de la supervivencia de las generaciones futuras;
b) la imposibilidad de remitir solo a los científicos la responsabilidad de decidir si aceptar o no correr ciertos riesgos.

Sin querer entrar en discusión sobre la libertad de investigación de los científicos, el momento de decidir requiere una colaboración interdisciplinar que pueda tener en cuenta adecuadamente los perfiles éticos que acompañan a las innovaciones tecnológicas y sociales. Por otra parte es oportuno recordar que todos estamos implicados en el problema ambiental y es responsable del mismo no solo quien causa los daños, la contaminación o la explotación indiscriminada de los recursos de la naturaleza, sino también quien se refugia en la imposibilidad de impedirlo.

Se impone, por tanto, la transición de una ética de la libertad a una *ética de la responsabilidad* que tenga como criterio también el bien del otro y de la naturaleza. Todo esto será posible por la conciencia de interdependencia de todos los seres humanos y de la necesidad de solidaridad entre todos los pueblos presentes y futuros[43]. Sobre la necesidad de la transición a una ética de la responsabilidad se pronunció ya Juan Pablo II cuando en la Encíclica *Evangelium Vitae* afirmaba:

> El hombre tiene una responsabilidad específica sobre el *ambiente de vida,* o sea, sobre la creación que Dios puso al servicio de su dignidad personal, de su vida; y esto no solo respecto a las generaciones presentes, sino también respecto a las generaciones futuras[44].

[42] Cf. C. G. Frega, «Per un'etica dell'ambiente», a.c., 324-327; D. Benetti, «I termini della questione ambientale: alla ricerca di un nuovo equilibrio tra l'uomo e l'ambiente», en AA.VV., *Habitat, un ambiente per vivere* (Jaca Book, Milán 1994) 13-28.

[43] Cf. V. Farri, «I fondamenti etici dello sviluppo», a.c., 17-25; cf. B. Przewozny - O. Todisco - F. Targonski, *Etica ambientale,* o.c.

[44] Juan Pablo II, *Carta encíclica «Evangelium Vitae»* n. 42, o.c.

Ciertamente, la responsabilidad adquiere un sentido particular solo en relación con algún otro, ante el cual responde de sus propias acciones. La responsabilidad ante las futuras generaciones adquiere significado solo en el seno de una perspectiva trascendente en la cual el hombre tiende a la realización de un fin último. Obviamente, en una sociedad pluralista, la llamada cultura laicista podría rechazar una construcción metafísica prefiriendo un enfoque de tipo pragmático; en cualquier caso, la llamada a la responsabilidad hacia las generaciones futuras puede ser compartida también por los laicistas.

3. La cuestión medioambiental y la crítica a la visión del cristianismo

La perspectiva cristiano-católica de tipo antropocéntrico en cuanto a la relación hombre-naturaleza, indudablemente ha permitido en los siglos pasados (al menos una parte de la cultura católica) que se considerara el medio ambiente como objeto destinado a la libre utilización por parte del hombre. Algunos, sin embargo, empezando por el historiador Lynn White[45], han querido atribuir la responsabilidad de una concepción puramente instrumental del medio ambiente *exclusivamente* a la cultura católica. La actitud despótica del ser humano hacia el mundo natural, definido como *epistemología del dominio,* según el juicio de estos estudios encontraría su origen en el conocido pasaje del Génesis en el cual se le confiere al hombre el poder de «dominar» todo lo creado: Dios los bendijo y les dijo «creced y multiplicaos, llenad la tierra y sometedla y mandad en los peces del mar y en los pájaros del cielo y en cada ser vivo que se arrastra sobre la tierra» (Gén 1, 26-28).

No es este el lugar para extendernos en una discusión de carácter exegético con el fin de refutar esta opinión; en cualquier caso, se hacen necesarias algunas simples consideraciones: en primer lugar, si por un lado es ciertamente incontestable que

> [...] la fe bíblica de la creación ha contribuido a quitar al cosmos ese sentido de sacralidad mágica, típico, por ejemplo, de las culturas orientales, por otro lado este proceso es muy distinto de las tendencias de explotación en un estilo de dominio puro y simple de la naturaleza, que no están en absoluto en línea con los textos veterotestamentarios[46].

[45] Cf. L. White, «The historical roots of our ecological crisis», a.c., 1203-1207.

[46] Cf. F. Polidoro, «Fonti energetiche e ambiente», a.c., 105-114; F. Palmieri - P. Pozzati, *Verso la cultura della responsabilità,* o.c.

En segundo lugar, el relato de la creación en el libro del Génesis es doble: existe, de hecho, una redacción eloísta en el capítulo primero y una redacción yahvista en el segundo, y en esta última, el hombre, aun ocupando una posición central, es presentado como *custodio del jardín*.

Por otra parte, desde los orígenes de la Iglesia han existido componentes teológicos que han proclamado el respeto por lo creado en cuanto *don de Dios*. En los Salmos y en los Libros Sapienciales, está ya el mensaje de Francisco de Asís, que exaltó el valor estético de lo creado, y antes aún, el de la cultura benedictina que inculcó en los hechos y en las normas el cuidado de los territorios y la humanización de los terrenos agrícolas. Además, analizando los diversos documentos de la Iglesia católica sobre la ecología[47] es posible constatar que no solo ha afrontado los diversos aspectos de la cuestión medioambiental cuando surgieron y contemporáneamente al nacimiento de una conciencia a nivel internacional de los daños causados por el progreso técnico científico[48], sino también que desde los inicios de los años setenta, con el mensaje de Pablo VI sobre *Las preocupaciones ecológicas y las exigencias del desarrollo real*[49], la Iglesia contribuyó a la formación de una «renovada conciencia ecológica». No son correctos, de hecho, los argumentos de algunas corrientes laicas de pensamiento, sobre que una cierta conciencia ecológica se ha difundido exclusivamente gracias a la labor del movimiento ecologista.

En los últimos decenios la Iglesia católica a través de sus múltiples documentos sobre los problemas medioambientales emergentes ha ofrecido respuestas originales, las cuales, sin embargo, encuentran su justificación en todo el pensamiento precedente. Desde los primeros documentos —nos referimos sobre todo al discurso pronunciado por Pablo VI en las Naciones Unidas en 1972[50], a la Declaración sobre *Futuro de la creación y futuro de la humanidad* de la Conferencia Episcopal alemana[51] de 1980 y a las

[47] E. SGRECCIA - M. PENNACCHINI - M. B. FISSO, «I documenti della Chiesa sulla questione ambientale», a.c., 635-675; E. BIANCHI, *Le ragioni cristiane dell'ecologia,* o.c.; D. SICURELLI, *Divisi dall'ambiente,* o.c.; S. MORANDINI (ed.), *Per il futuro della nostra terra,* o.c.; A. ALTOBELLI - S. PRIVITERA, «Custodire la casa della vita, anche per le generazioni future», a.c.

[48] La cuestión medioambiental ha sido objeto de la atención internacional solo en 1969 por parte de los Estados Unidos, cuando poco después, en 1972, la ONU organizó el primer Programa Ambiental en el que tomó parte también la Santa Sede.

[49] PABLO VI, *Le preoccupazioni ecologiche e le esigenze del reale sviluppo,* o.c.

[50] Ibíd.

[51] CONFERENCIA EPISCOPAL ALEMANA, «Dichiarazione *Futuro della creazione e futuro dell'umanità*»: *Medicina e Morale* 2 (1990) 367-381.

palabras pronunciadas por Juan Pablo II también en Naciones Unidas en 1985[52]— la Iglesia ha demostrado la actualidad de la concepción cristiana y su idoneidad para enfocar correctamente la compleja relación hombre-medio ambiente.

En estos términos presentaba el problema y su relativa solución Pablo VI en la Conferencia Internacional sobre medio ambiente de 1972:

> Aujourd'hui, en effet, émerge la conscience de ce que l'homme et son environment sont plus que jamais inséparables: le milieu conditionne essentiellement la vie et le développement de l'homme; celui-ci, à son tour, perfectionne et ennoblit son milieu par sa présence, son travail, sa contemplation. Mais la capacité créatrice humaine ne portera de fruits vrais et durables que dans la mesure où l'homme respectera les lois qui régissent l'élan vital et la capacité de régénération de la nature: l'un et l'autre sont donc solidaires et partagent un avenir temporel commun[53].

> Toutes les misures techniques demeureraient inefficaces si ne les accompagnait une prise de conscience de la nécéssité d'un changement radicai des mentalités... selon les exigences d'une véritable éthique[54].

A partir de la segunda mitad de los años ochenta, cuando los científicos comenzaron a mostrar algunos problemas ecológicos específicos como la desertificación del suelo, el agotamiento de las fuentes de energía, la contaminación terrestre y marina, etc., Juan Pablo II afrontó aquellos problemas y los releyó a la luz de la visión de la relación hombre-creación que en el decenio anterior había sido reafirmada, aunque no declarada expresamente, en la cual el ser humano era entendido tanto como criatura que debe ser tutelada a la vez que las demás,

[52] JUAN PABLO II, *I programmi ambientali per assicurare cibo e alloggio, modi concreti di promuovere la pace,* o.c., 477-484.

[53] PABLO VI, *Le preoccupazioni ecologiche e le esigenze del reale sviluppo,* o.c., 606-607. [«Hoy, en efecto, surge la conciencia en torno al hecho de que el hombre y su entorno son cada vez más inseparables. El ambiente condiciona de manera esencial la vida y el desarrollo del hombre y este, a su vez, perfecciona y ennoblece su entorno con su presencia, su trabajo y su contemplación. Pero la capacidad creadora humana no traerá auténticos frutos duraderos si no es en la medida en que el hombre respete las leyes que rigen el impulso vital y la capacidad de regeneración de la naturaleza». En francés en el original].

[54] Ibíd., 608. [«Todas las medidas técnicas se vuelven ineficaces si no se aplican con la conciencia de la necesidad de un cambio radical de la mentalidad [...] según las exigencias de una verdadera ética». Texto en el original en francés].

como «criatura creadora», es decir, como artífice principal de lo que en el medio ambiente se realiza en sentido positivo o negativo[55].

Juan Pablo II, de modo particular en el Mensaje para la Jornada Mundial de la Paz de 1990[56], contrapone a la creación de programas específicos para la tutela ecológica la necesidad de un correspondiente cambio de mentalidad y de costumbres en los seres humanos, así como en la economía mundial, a través de la educación.

> La sociedad de hoy en día no encontrará solución al problema ecológico si no revisa seriamente su estilo de vida [...]. Existe, por tanto, la necesidad urgente de educar en la responsabilidad ecológica: responsabilidad hacia uno mismo, hacia los demás, hacia el medio ambiente[57].
>
> Y esto también sin olvidar la influencia del medio ambiente sobre la salud del hombre[58].

Han sido también numerosas las llamadas de Benedicto XVI a la urgencia de afrontar la misma cuestión. Basta recordar el pasaje de la Encíclica *Caritas in Veritate* (n.44), en la cual el Pontífice recuerda tres verdades importantes. La primera es que «la naturaleza es expresión de un diseño de amor y de verdad». Esta nos precede y es donada por Dios como ámbito de vida. Nos habla del Creador (Rom 1,20) y de su amor por la Humanidad. Está destinada a ser «recapitulada en Cristo a final de los tiempos» (cf. Ef 1,9-10; Col 1,19-20). También esa es, por tanto, una «vocación» (cf. Juan Pablo II, *Mensaje para la Jornada de la Paz* 1990, 6). La segunda verdad que se encierra en la Encíclica es que la naturaleza «está a nuestra disposición no como un montón de desechos esparcidos al azar» (Heráclito de Éfeso: Éfeso 535 a.C.-475 a.C., fragmento 228124 Diels-Kranz), sino como un don del Creador que ha diseñado su orden intrínseco para que el hombre extraiga los principios necesarios para «custodiarla y cultivarla» (Gén 2,15).

[55] Cf. JUAN PABLO II, *L'uso pacifico dello spazio favorisce l'unificazione della famiglia umana,* o.c.,1876-1878; ÍD., *Solo un atteggiamento di rispetto può correggere i danni provocati all'ambiente,* o.c., 1018-1020; ÍD., *Discurso a una delegación de participantes en la XXVII conferencia general de la FAO,* o.c.

[56] ÍD., *Paz con Dios creador, paz con toda la creación,* o.c.

[57] Ibíd., 3; ÍD., Carta encíclica *Centesimus annus,* o.c.

[58] ÍD., «Discorso ai partecipanti al Convegno su Ambiente e Salute», a.c., 175-177; G. FRANCESCATO - A. PECORARO SCANIO, *Il principio di precauzione* (Jaca Book, Milán 2002); P. GIROLAMI, «Il principio di precauzione», a.c., 759-773.

La tercera verdad es la siguiente:

> Pero es necesario también subrayar que es contrario al verdadero desarrollo considerar a la naturaleza más importante que la propia naturaleza humana. Esta posición lleva a actitudes neopaganas o de nuevo panteísmo: de la naturaleza entendida en sentido puramente naturalista no puede derivar la salvación del hombre. Por otra parte es necesario también rechazar la posición contraria, que mira hacia su completa tecnificación, porque el medio ambiente natural no es solo materia de la que se puede disponer a placer, sino una obra admirable del Creador que lleva en sí una «gramática» que indica finalidad y criterios para una sabia utilización, no instrumental ni arbitraria.

Hallamos en este pasaje de la Encíclica una síntesis significativa del pensamiento católico en cuestión de ecología[59].

Es imposible, por tanto, resolver la compleja y articulada cuestión ecológica mediante la adopción de un enfoque ecocéntrico o biocéntrico que elimine toda distancia ontológica y axiológica entre el hombre y las demás criaturas. Solo una perspectiva antropocéntrica fundada sobre la responsabilidad del hombre puede garantizar el equilibrio del ecosistema, la salubridad del medio ambiente y el respeto de toda la humanidad presente y futura[60]. Porque como recuerda el *Mensaje para la Jornada de la Paz* de 1999:

> [...] existe una constante interacción entre la persona humana y la naturaleza. Poner el bien del ser humano en el centro de atención del medio ambiente es, en realidad, la manera más segura de salvaguardar la creación; de tal manera, de hecho, se estimula la responsabilidad de cada cual hacia los recursos naturales y su utilización juiciosa[61].

4. **Algunos problemas particulares**

Pasamos a analizar algunos problemas particulares, pero es necesario anticipar que nos limitaremos a señalar algunas cuestiones, cada una de las cuales requiere estudios específicos y plu-

[59] Benedicto XVI, Carta encíclica *Caritas in Veritate* (BAC, Madrid 2009).

[60] E. Sgreccia - M. Pennacchini - M. B. Fisso, «I documenti della Chiesa sulla questione ambientale», a.c., 666-667.

[61] Juan Pablo II, «*En el respeto a los derechos humanos está el secreto de la paz verdadera*», o.c.,

ridisciplinares y es objeto hoy de la reflexión política de gobiernos y organismos internacionales.

a) *Población y equilibrio ambiental*

Las preocupaciones por la tasa de crecimiento de la población mundial, y de manera especial de aquellos países en vías de desarrollo, han puesto en alerta a los países ricos del Occidente industrializado en los últimos decenios, hasta el punto de llevarlos a favorecer a toda costa la adopción de políticas antinatalistas en las regiones más pobres del globo[62]. Estas preocupaciones han sido motivadas también por el temor de que el medio ambiente natural no sea capaz de soportar semejante presión antrópica; de esta cuestión concretamente nos ocuparemos en este capítulo. La teoría de Malthus había tenido en cuenta principalmente la previsión —que luego se reveló errónea— de que el crecimiento de la población en proporción geométrica provocaría la falta de recursos alimenticios que, a su parecer, podían crecer solo en proporción aritmética[63]. Uno de los pilares del pensamiento neo-malthusiano que domina la acción de muchos organismos internacionales, surgido por iniciativa privada o ligados a las actividades de las Agencias de la ONU, es la tesis de que el crecimiento de la población es insostenible para el ecosistema porque genera cada vez una mayor *degradación ambiental* así como una *creciente contaminación*.

A nivel político internacional la preocupación por el medio ambiente surgió de manera explícita durante la Conferencia Mundial de las Naciones Unidas sobre población en 1974[64] y fue recuperada nuevamente tanto en 1984 en la Conferencia Mundial sobre la población en Ciudad de México[65] como en 1992 en Río de Janeiro durante la Conferencia sobre medio ambiente y desarrollo, y más tarde en Johannesburgo en 2002. En nuestros días se han desarrollado diversas cumbres a nivel mundial, las llamadas del G8, grupo constituido por Estados Unidos, Japón, Alemania, Reino Unido, Francia, Italia, Canadá y Rusia. Durante las cumbres se han discutido importantes

[62] Sobre políticas demográficas cf. E. SGRECCIA, *Manual de bioética,* I, o.c., 481ss.

[63] T. R. MALTHUS, *Essay on population,* o.c.; ÍD., *Essay on the principal of population as it affects the future improvement of society,* o.c.

[64] ONU, *Rapport de la Confèrence mondiale des Nationes Unies sur la Population,* o.c.

[65] ÍD., *Rapport de la Confèrence internationale sur la Population,* o.c.

cuestiones de política internacional, relacionadas siempre con el desarrollo sostenible y la situación medioambiental mundial. Recordemos el G8 del 2001 en Génova, Italia; en 2003 en Francia; en 2004 en los Estados Unidos; en 2005 en el Reino Unido; en 2006 en Rusia; en 2007 en Alemania; el 7 y 8 de julio de 2008 en Hokkaido, Japón, y del 7 al 10 de julio de 2009 en Cerdeña[66]. Recordemos asimismo que fue precisamente en Río de Janeiro en 1992 cuando la tesis a favor de una proporcionalidad directa entre el crecimiento de la población y los daños al ecosistema fue decretada a nivel internacional. Por decirlo con palabras del entonces primer ministro belga Jean-Luc Dehaene «el paso fundamental» de aquella Conferencia fue «el reconocimiento del principio de que el crecimiento galopante de la población es una de las causas principales de la presión ejercida por el hombre sobre el medio ambiente»[67].

Sin embargo, lo cierto es que todavía no se ha podido demostrar la existencia de una relación causa efecto entre el crecimiento de la población y la degradación ambiental[68], y esto se debe a que lo que genera la actual crisis ecológica son los modelos de producción y de consumo, más que la presión demográfica. La degradación ecológica se debe más bien a políticas erróneas, que pueden y deben ser corregidas por esfuerzos razonables y sinérgicos de los sectores público y privado[69]. Los daños ambientales producidos por modelos equivocados de producción siempre deben ser vistos a la luz del desarrollo humano, teniendo en cuenta los aspectos sociales y económicos de este último. Cuanto se ha dicho, desde el punto de vista de la aplicación práctica, supone para los países ricos recurrir a técnicas de producción no contaminantes o menos contaminantes, y un mayor sentido de sus responsabilidades en relación con sus semejantes; mientras que para los países pobres —donde los mayores problemas ambientales están causados por la explotación mal controlada de los recursos naturales, por el recurso a métodos agrícolas superados que esterilizan los terrenos o por la creación anárquica de empresas altamente contaminantes, normalmente extranjeras—implica

[66] ÍD., *Rapport de la Confèrence des Nationes Unies sur l'environnement et le développement,* o.c.; M. VOGT - S. NUMICO (ed.), *Salvaguardia del Creato e sviluppo sostenibile: orizzonti per la Chiesa e l'Europa,* o.c.; S. MORANDINI (ed.), *Per la sostenibilità etica ambientale ed antropologica,* o.c.

[67] R. CASCIOLI, *Il complotto demografico,* o.c., 46.

[68] Cf. L. R. BROWN, *Rapporto sul nostro pianeta del Worldwatch Institute,* o.c.

[69] Cf. A. GOLINI, «Popolazione e sviluppo», a.c., 169-176; A. GOLINI, *La popolazione del planeta* (Bolonia 1999).

la adopción de tecnologías apropiadas que previenen los daños ambientales.

Para frenar la degradación ecológica es, además, indispensable actuar sobre los estilos de vida y de consumo, sobre todo de las sociedades desarrolladas, con el fin de hacerlos respetuosos con el medio ambiente y con las posibilidades de supervivencia de las futuras generaciones.

La solución a estos problemas, de hecho, no viene exclusivamente de las intervenciones de tecnología correctiva, porque son indispensables también *profundos cambios en la economía mundial y en la moral*[70]. Estos cambios deben ser afrontados a nivel grupal, de comunidad y de gobierno mediante intercambios y acuerdos interregionales e internacionales; «Fundamental to this action is educating people about the environment and creating an attitude of understanding, respect, and genuine mutual goodwill»[71].

Por otra parte, como recuerda Juan Pablo II, la totalidad de los bienes que posee la humanidad —entre los cuales se pueden incluir no solo los bienes espirituales e intelectuales sino también los recursos naturales y el medio ambiente en general— están destinados a toda la comunidad humana presente y futura (destino universal de los bienes) y ante ellos toda generación debe comportarse como un administrador responsable[72].

Las políticas demográficas del Occidente desarrollado se alimentaron también de otras motivaciones, entre las que se encuentra la previsión de un próximo agotamiento de los recursos energéticos como consecuencia de la superpoblación. Un posterior crecimiento de la población mundial acarrearía inevitablemente carestía y pobreza, porque los recursos del planeta, sobre todo los energéticos, son limitados.

Si por un lado es cierto que los recursos del planeta son en algunos casos no renovables, por otro lado se observa que en su conjunto, los recursos de los que responde el planeta no están predefinidos ni son invariables, dado que las materias primas se buscan y se descubren solo como respuesta a la demanda. La

[70] Cf. E. BARBIERI MASINI, «Limits to sustainability in sustainable and equitable development», a.c.; A. QUADRIO CURZIO - R. ZOBOLI, «The cost of sustainibility», a.c., 97-110; O. G. TANDBERG, «Ecological economics», a.c., 111-115; F. DI CASTRI, «Patrimonio naturale e culturale in tempi di cambiamento globale», a.c., 119-129; M. GIAMPIETRO, «The link between demographic growth, economic development, technological changes», a.c., 131-160.

[71] JUAN PABLO II, *Solo un atteggiamento di rispetto può correggere i danni provocati all'ambiente,* o.c., 1019.

[72] ÍD., Carta encíclica *Centesimus annus,* o.c.

historia demuestra que los hombres, en ciertos periodos, han sabido disfrutar de recursos abandonados o desconocidos por las generaciones anteriores; en consecuencia, a lo largo de los siglos los recursos de la humanidad no han disminuido, sino que han aumentado y se han diversificado. La valoración global de los recursos disponibles, de hecho, es funcional no solo para su conocimiento, sino también para el desarrollo tecnológico: algunos elementos considerados esenciales en el actual estado de capacidades técnicas, pueden ser sustituidos, en todo o en parte, por las nuevas tecnologías, así como algunos elementos que ahora no se consideran como recursos, y que a la larga pueden convertirse en tales. Piénsese, por ejemplo, en el petróleo, que durante un tiempo no fue considerado un recurso, y ahora se encuentra incluso entre los más importantes e indispensables para el funcionamiento de nuestra sociedad; además, en estos últimos años, gracias a la mejora de las técnicas de detección de yacimientos y de explotación de pozos tenemos a nuestra disposición más petróleo que hace treinta años, cuando el problema de la crisis energética se cernía sobre todos los países industrializados[73]. Se hipotetiza hoy sobre nuevas formas de energía, también limpias como la solar, la hidráulica o la eólica.

Estos progresos son igualmente constatables en el campo de la agricultura y de la ganadería donde los métodos modernos han multiplicado la producción, tanto en términos cuantitativos como cualitativos. Según numerosos estudios se puede afirmar que:

> [...] la producción mundial de alimentos puede aumentar sustancialmente en los próximos decenios. Los rendimientos agrícolas actuales están muy por debajo del máximo teórico, y solo el 11 por ciento de todas las tierras cultivables de nuestro planeta está siendo actualmente explotado[74].

Además de lo arriba expresado,

> [...] por otra parte, si se estudia la utilización de las tecnologías agrícolas en los países más avanzados, se constata que los hombres poseen ya desde ahora la capacidad de producir bienes alimenticios suficientes para la población mundial, aún en el caso en que se hicieran realidad las hipótesis planteadas por organizaciones internacionales en sus proyecciones más altas sobre la población mundial: y ello sin tener en cuenta los progresos técnicos

[73] Cf. AA.VV. «BP statistical review of world energy», a.c.
[74] J. Bongaarts, «Crescita demografica e produzione alimentare», a.c., 19.

> del futuro. Todo ello confirma que las carencias más críticas de recursos alimenticios tienen remedio cuando los hombres están equipados para afrontarlas y procuran ser solidarios[75].

Cuanto hemos dicho demuestra, además, no solo que las potencialidades del planeta son suficientes para satisfacer las necesidades de los hombres, sino también que «el principal recurso del hombre, junto a la tierra, es el hombre mismo. Y su inteligencia para descubrir las potencialidades productivas de la tierra y las multiformes modalidades con las que las necesidades humanas pueden ser satisfechas»[76]. Por lo cual es mucho más oportuno invertir en la educación y la formación de los hombres que gastar ingentes capitales para impedir a toda costa que estos nazcan con el temor infundado de agotar los recursos naturales o de dañar irremediablemente el ecosistema[77].

En la citada encíclica de Benedicto XVI se afronta explícitamente la cuestión de los problemas energéticos en relación con el desarrollo armónico de los pueblos, denunciando «el acaparamiento de recursos energéticos no renovables por parte de algunos Estados, grupos de poder o empresas» reconociendo en este hecho «un grave impedimento para el desarrollo de los países pobres» así como «conflictos que se combaten a menudo en el propio suelo de estos países con graves balances en términos de mortalidad, destrucción y degradación». En el documento se invoca la *urgente necesidad moral de una renovada solidaridad,* especialmente en las relaciones entre países en vías de desarrollo y países altamente desarrollados para una mejora en el uso de las energías tradicionales y la búsqueda de nuevas fuentes de energía[78].

b) *La contaminación*

Nos vemos obligados a retomar algunas observaciones y datos expuestos en el capítulo relativo a la actividad laboral.

La contaminación es un fenómeno estrictamente ligado al desarrollo industrial y a la difusión de los motores necesarios para la industria y el transporte y, de hecho, es a partir del siglo XIX cuando comienza la explotación intensiva de los yacimientos fósiles de hidrocarburos, en un primer momento el carbón para el calentamiento y funcionamiento de las calderas de vapor, y

75 CONSEJO PONTIFICIO PARA LA FAMILIA, «Evoluzioni demografiche», a.c., 342.
76 JUAN PABLO II, Carta encíclica *Centesimus annus,* n.176.
77 E. SGRECCIA, «Etica dello sviluppo», a.c., 179-197.
78 Cf. BENEDICTO XVI, Carta encíclica *Caritas in Veritate,* o.c. n. 49.

más tarde el petróleo y todos sus derivados. Desde ese momento la cantidad de carbono introducida en la atmósfera ha ido aumentando y se ha convertido en peligrosa para la salud del hombre y de su ambiente natural.

Al principio, durante la segunda mitad del siglo XIX, el incremento de la cantidad de monóxido de carbono en el aire estaba más bien contenido y se debía principalmente al uso del carbón, pero poco a poco, a partir de la segunda mitad del siglo XX, con el empleo de los hidrocarburos líquidos, este aumento se convirtió en exponencial. Como ya hemos dicho al afrontar los problemas éticos conectados con el tráfico, la emisión de cantidades tan elevadas de gas en la atmósfera contamina el aire y causa el efecto invernadero con notables consecuencias para el equilibrio ambiental[79].

En cualquier caso no es solo la emisión de carbono en la atmósfera lo que causa la contaminación; en realidad otros muchos compuestos tóxicos para el hombre y para las plantas se generan por la combustión de productos petrolíferos, entre los cuales recordamos:

a) el dióxido de azufre (SO2) que dada su alta solubilidad en agua se elimina de la atmósfera y se oxida como ácido sulfúrico con la consecuente formación de «lluvia ácida» que puede causar la acidificación del suelo y daños en la vegetación;

b) los óxidos de nitrógeno, especialmente NO y NO_2, los cuales son directamente tóxicos para la salud humana y para la vegetación y además constituyen la base para las reacciones fotoquímicas que llevan a la formación de otros contaminantes como el ozono y los nitratos de perioxacilo;

c) las «partículas» construidas por materiales sólidos y líquidos en suspensión en la atmósfera y muy heterogéneos por su composición, entre los cuales encontramos el plomo que deriva en un 90 por 100 de la combustión de gasolina y que es absorbido de manera masiva por la vegetación insertándose así en la cadena alimenticia con grave peligro de acumulación para los organismos superiores y para el hombre[80].

[79] Cf. A. Sacchetti, *L'uomo antibiologico,* o.c.; E. Cianetti - R. Jirillo, *Emergenza ambiente, danni ecologici e interventi riparatori dell'uomo,* o.c.; Associazione Studi America Latina (ASAL) - Scienziati e Tecnici per l'etica per lo Sviluppo (STES), *Biocombustibili,* o.c.

[80] Ibíd.

La contaminación está causada también por la creciente cantidad de residuos existentes en el ecosistema: nos referimos tanto a residuos urbanos como, y sobre todo, a los industriales. Son estos últimos, de hecho, los que preocupan más, ya que algunos elementos utilizados por la industria, como el galio y el litio, se emplean desde hace demasiado poco tiempo como para conocer cuál será su impacto ambiental y sobre la salud de los hombres. Estos residuos tóxicos a menudo se llevan a los países pobres —los cuales se utilizan como vertederos a buen precio de productos peligrosos por parte de los países industrializados— con barcos que viajan en pésimas condiciones y que en caso de accidentes lanzan su carga al agua produciendo enormes daños en el ecosistema marino y en el de las costas cercanas.

Los residuos urbanos e industriales, además, frecuentemente son descargados en los ríos, convirtiéndolos en vehículo de sustancias tóxicas y/o contaminantes, que dañan los terrenos limítrofes y los cultivos. La contaminación del suelo está causada, de hecho, principalmente por los contaminantes en suspensión en la atmósfera y llevados por el agua. De esto se deriva

> [...] en primer lugar una alteración de la relación aire-agua en el suelo con consecuencias en la respiración de las raíces, en la absorción de los elementos nutritivos y en la vida de la microflora presente en el suelo mismo, aparte, obviamente, de la acción fitotóxica producida por los metales pesados y por varios compuestos. La basura y las aguas residuales que una vez contribuyeron a hacer más fértiles los terrenos son ahora altamente contaminantes. Contaminantes son también los barros, sobre todo por la presencia de metales pesados [...] Y en particular, finalmente, la reacción del cloro con algunos residuos urbanos determina la formación de bifenilperclorato, sustancia cancerígena que es absorbida por los vegetales, se recoge en las grasas animales y de estos pasa al hombre[81].

A todo lo dicho aquí es necesario añadir que en los últimos decenios, desde que la química ha entrado en el campo agrícola, también la agricultura se ha convertido en una actividad contaminante: basta pensar en el efecto de los fertilizantes químicos, de los herbicidas, los pesticidas, los fungicidas, etc.

Se han propuesto varias soluciones. Sobre todo es necesario *reducir la cantidad de elementos contaminantes liberados en el medio ambiente* tanto mediante acuerdos internacionales que

[81] L. Postiglione, «Agricoltura e ambiente», a.c., 37; cf. E. Cianetti - R. Jirillo, *Emergenza ambiente, danni ecologici e interventi riparatori dell'uomo,* o.c.; C. Galeffi, «Chemical process and producs», a.c., 55-65.

regulen la utilización y la liberación en el ecosistema de estos elementos, como adoptando sistemas de producción alternativos de menor impacto ambiental.

En este sentido, la comunidad internacional se ha mostrado sensible al buscar acuerdos que limiten los daños medioambientales: por ejemplo, con el fin de contener la emisión de los gases causantes del efecto invernadero, durante la Conferencia internacional sobre *Población y desarrollo* que tuvo lugar en Río de Janeiro en 1992 se firmó la Convención Marco de las Naciones Unidas sobre el Cambio Climático en la cual se afirmaba que los países industrializados deberían formar parte activa en la lucha contra el calentamiento del planeta, desde el momento en que son los principales responsables de gran parte de las emisiones de anhídrido carbónico presentes y pasados; estos, además, acordaron voluntariamente el objetivo de limitar las propias emisiones de gas responsables de la contaminación y del efecto invernadero a los niveles de 1990 y 2000, introduciendo tecnologías climáticamente neutras[82]. En 2002 en Johannesburgo se focalizó la atención sobre los efectos de la política previamente adoptada, centrándose en el concepto de sostenibilidad en favor de la lucha contra la pobreza, el crecimiento dentro de los límites establecidos por la capacidad de soporte de los ecosistemas naturales, el desarrollo tecnológico, el acceso a los servicios básicos y el respeto de los derechos humanos y de la centralidad de la persona. En los diversos G8, el interés, aparte de en las cuestiones ambientales, se centró también en el futuro orden mundial.

A finales de 1997, como ya indicamos al comienzo del capítulo, se discutió en Kyoto un protocolo adicional a la Convención Marco de la ONU sobre el Cambio Climático en el cual las naciones que en 1992 habían firmado el texto de dicha convención decidieron refirmar cuanto allí se decía por el periodo sucesivo hasta el 2000, estableciendo una serie de objetivos legalmente vinculantes según los cuales las naciones industrializadas deberían reducir sus emisiones combinadas de seis importantes gases invernadero al menos el 5 por ciento de media al año durante el quinquenio 2008-2012, manteniendo como referencia el nivel de 1990[83]. Sin embargo, si con el objetivo fijado en el Protocolo de Kyoto todos los estados firmantes estaban de acuerdo, no ocurrió lo mismo con los medios mediante los cuales se debería

[82] Cf. ONU, *Il cambiamento climatico globale,* en www.onuitalia.it/sviluppo/climatico.html.

[83] Cf. ONU, *Protocolo de Kyoto de la Convención Marco de las Naciones Unidas sobre el cambio climatico,* o.c.

alcanzar la meta prefijada; tanto es así que en la Conferencia de La Haya que se llevó a cabo en noviembre de 2000 esta heterogeneidad de puntos de vista impidió que se alcanzara un acuerdo. En La Haya, de hecho, los Estados Unidos y sus más estrechos aliados, Canadá, Japón y Australia, concentraron sus negociaciones en un punto fundamental: la posibilidad de considerar las reforestaciones como absorbentes de anhídrido carbónico con el fin de deducir los coeficientes de los recortes en las cuotas de aquellos seis importantes gases invernadero que toda nación debe realizar. Esta solución permitiría a un país como los Estados Unidos, que tiene el 4 por ciento de la población mundial y el 25 por ciento de las emisiones de gases invernadero, pero también, y sobre todo, un vastísimo territorio por reforestar, haber alcanzado ya el objetivo de Kyoto simplemente contando con sus bosques. Esta propuesta obviamente no puede ser aceptada por Europa, la cual insiste en que se realicen los recortes, para la mayoría, con proyectos de reestructuración energética nacional. También porque, si es indudable que los bosques absorben anhídrido carbónico, al mismo tiempo el cálculo de la absorción es un rompecabezas también para los científicos, y esta solución no es en absoluto estable, ya que cuando el bosque ya no crece más, la absorción se detiene, sin considerar que permanece constante el riesgo de incendios[84].

Por lo que respecta a los residuos tóxicos y desechos químicos, algunos países han intentado llegar a un acuerdo ya desde 1989, cuando con el fin de regular los casi 4 millones de toneladas de residuos tóxicos que atravesaban cada año las fronteras, se sentaron a negociar en la Convención de Basilea sobre el control de los movimientos transfronterizos de los desechos peligrosos y su eliminación, ratificada hoy por 121 naciones. En 1995 el tratado fue reforzado haciendo ilegal la exportación de residuos tóxicos de los Estados industrializados a los países en vías de desarrollo, los cuales, a menudo no disponen de la tecnología necesaria para la gestión de residuos. Asimismo, en 1998, más de cien Gobiernos acordaron la necesidad de poner a recíproca disposición todas las informaciones relativas al tráfico de agentes químicos peligrosos y de pesticidas[85].

Por último, desde 1981 se había intentado reducir con cierto éxito la contaminación marina causada por el petróleo descarga-

[84] Cf. F. Foresta Martin, «Clima, l'Europa non vuole cedere agli USA»: *Corriere della Sera* (25-11-2000) 9; Íd., «Niente accordo, un fallimento il vertice sul clima»: ibíd. (26-11-2000).

[85] Cf. ONU, *La protezione dell'ambiente globale,* en www.onuitalia.it/sviluppo/ambglob.html.

do por los barcos; el tratado que actualmente se aplica a más del 85 por ciento del transporte comercial marítimo mundial impone además severos controles en la gestión de residuos a todas las embarcaciones. En 1995 los Gobiernos adoptaron un plan de acción contra las causas terrestres de la contaminación marina, al tiempo que comenzaron las conversaciones para alcanzar un acuerdo legal para reglamentar los contaminantes orgánicos persistentes como los DDT, PCB y dioxinas[86].

En cualquier caso, para reducir la contaminación, aparte de lo ya mencionado, es necesario que las industrias *adopten sistemas de producción alternativos y de menor impacto ambiental* e intenten contener al máximo posible las emisiones de sustancias tóxicas en el ecosistema, mediante el empleo de los filtros oportunos y de plantas de tratamiento de aguas residuales. No se puede negar que la instalación de estas depuradoras pudiera penalizar las ganancias de las industrias, al menos en el presente, pero este gasto debería ser considerado una inversión en la salud de los seres humanos.

Decía Juan Pablo II sobre esta cuestión:

> The relationship between problems of development and ecology also demands that economic activity project and accept the expenses entailed by environmental protection measures demanded by the community, be it local or global, in which that activity takes place. Such expenses must not be accounted as an incidental surcharge, but rather as an essential element of the actual cost of economic activity[87].

Además, también se puede lograr una considerable reducción de la contaminación utilizando fuentes de energía renovables y no contaminantes como el hidrógeno, la energía solar y los biocombustibles. La expansión de la consulta internacional del G8 al G20, también en relación con la última crisis financiera mundial surgida en 2009, ha dado lugar a una mayor disponibilidad de las naciones más avanzadas a abrirse a países emergentes y en rápido progreso, también en cuestiones de desarrollo y, en

[86] Ibíd.

[87] JUAN PABLO II, «Aiuti ai paesi indebitati e rispetto dell'ambiente per una saggia politica alimentare internazionale», a.c., 1285. («La relación entre los problemas relativos al desarrollo y los relativos a la ecología requiere también que la actividad económica proteja y acepte los gastos generados por las medidas de protección del medio ambiente solicitados por la comunidad, sea esta local o global, en la cual estas actividades tienen lugar. Estos gastos no pueden ser considerados extra ocasional, sino más bien como un elemento esencial del coste actual de la actividad económica» [en inglés e italiano en el original]).

consecuencia, de búsqueda de un equilibrio en cuanto al aprovechamiento de la energía y de búsqueda de nuevas fuentes de energía.

En el sector automovilístico el hidrógeno es el centro de las investigaciones de vanguardia. Algunas grandes fábricas automovilísticas ya han anunciado la producción en serie de modelos de hidrógeno para los próximos años. Según los estudios existen al menos dos posibilidades de aprovechar el hidrógeno: las pilas de combustible de diversos tipos y los motores de combustión interna alimentados con hidrógeno. En cualquier caso, será necesario esperar todavía algún tiempo para ver algo definitivo[88]. Igualmente importante es el aprovechamiento de la energía solar. Si consideramos que el flujo de energía debido a la radiación solar es 15.000 veces más grande que el actual consumo energético mundial, podemos darnos cuenta de la enorme potencialidad de esta fuente de energía, también porque esta es prácticamente inextinguible, no cuesta nada y está distribuida por todo el planeta. La energía solar, por otra parte, aunque presenta límites en su utilización —está dispersa por el territorio y es discontinua— sin embargo se conserva y es inextinguible gracias a la fotosíntesis, o sea, a la capacidad de las plantas de convertirla en energía química. De hecho, aunque se ha estimado que

> [...] este proceso logra absorber solo el 1 por ciento de la energía solar que llega al planeta, la fotosíntesis consigue absorber una cantidad de energía igual a 9 veces el consumo energético de todos los habitantes de la Tierra. Es decir, que alrededor del 10 por ciento de los vegetales producidos por la fotosíntesis, si se utilizaran para producir energía bastarían para satisfacer las necesidades energéticas de toda la población mundial. Considerada la actual transformación de energía solar en energía química, que en el medio dado equivale casi a 173 millones de toneladas de materia seca por año, y considerada la posibilidad de algunos cultivos de producir materias primas, se pensó identificar las especies más adecuadas para generar productos energéticos[89].

Estos cultivos se pueden dividir en tres grandes categorías según las principales características de la materia prima que producen:

[88] Cf. *BMW ad idrogeno nel centro di Milano* (21-3-2001), en www.ecotrasporti.it/bmw.html; C. M. GUERCI, *A piccoli passi verso l'auto pulita,* en www.ilsole24ore.com/evidenza/Auto/pagine_pdf/1.pdf.

[89] ASSOCIAZIONE STUDI AMERICA LATINA (ASAL) - SCIENZIATI E TECNICI PER L'ETICA PER LO SVILUPPO (STES), *Biocombustibili,* o.c., 18-19.

a) *cultivos oleaginosos* (girasol, maní, colza, cártamo, palma, ricino, soja y crambe) que producen aceites directamente utilizables en los motores diésel, o bien viables para diferentes procesos de refinación;

b) *cultivos de etanol* que producen azúcares directamente fermentables (remolacha, sorgo dulce, caña de azúcar y tupinambo) o que producen almidón por hidrólisis antes de producir etanol por fermentación (trigo, maíz y patata);

c) *cultivos de biomasa* lignocelulósicos (sorgo, cardo, caña común, carrizo, genista, álamo, sauce, eucalipto, pino insigne etc.) utilizables tanto para combustión directa como para producir otros compuestos de fácil empleo y mayor concentración energética.

La posibilidad de tener fuentes de energía no contaminante y fácilmente regenerable supone un valor en el plano ético en orden a la bioecología, también porque por esta vía es posible revalorizar la agricultura y restituir el interés por el cultivo de la tierra reequilibrando el sistema de vida ciudad-campo. Para ciertos productos como los alcohólicos, la posibilidad de transformación en bioenergía supondría un uso que ayudaría a mantener la producción, sin fomentar paradójicamente el consumo de bebidas alcohólicas.

Otra intervención interesante es la reforestación, como factor de absorción de CO2, para poder alcanzar el equilibrio de la atmósfera en relación con la biosfera. Es cierto que para este tipo de intervención, como para muchas intervenciones similares, la ganancia económica actual es ser penalizado, pero esto representa además de una inversión en la salud de los hombres de hoy y del mañana, también una inversión social respecto a la estabilidad de los suelos y a la prevención de algunas catástrofes naturales como inundaciones o deslizamientos de tierra. Obviamente esta no es la sede técnica más apropiada para encontrar una solución a la degradación ecológica consecuencia de la contaminación, estas soluciones deben ser indicadas por los técnicos y los científicos, pero su ética podría recordar que toda intervención que tienda a reducir los daños ambientales debe respetar un principio fundamental: el de tutelar la salud del ser humano, de todo ser humano. Para esto es necesario adoptar un criterio de justicia que vaya más allá de las fronteras regionales y generacionales. Reducir la contaminación *hic et nunc* no quiere decir adoptar medidas que dañen las generaciones futuras, ni mucho menos a los habitantes de los países más pobres del globo.

c) *El control del suelo*

Según las estimaciones del Programa para el Medio Ambiente de las Naciones Unidas, una cuarta parte de la tierra está amenazada por la desertificación. La supervivencia de más de un millón de personas en más de cien países del globo corre peligro por la desertificación, desde el momento en que el cultivo y los pastos se convierten en menos productivos.

Cuando se habla de desertificación, obviamente no se quiere decir que los desiertos estén avanzando constantemente o tomando posesión de las tierras colindantes. En base a la definición de la *Convención de las Naciones Unidas contra la Desertificación,* con esta expresión se define el proceso de «degradación de los terrenos cultivables en áreas áridas, semi-áridas y secas subhúmedas como consecuencia de numerosos factores, como variaciones climáticas y actividades humanas»[90]. Se pueden encontrar áreas de terreno degradado a centenares de kilómetros del desierto más cercano, pero estas pueden expandirse de una a otra, creando condiciones similares a las desérticas. La desertificación, además de ser un daño en sí mismo, contribuye a causar otros daños al ecosistema, por ejemplo, favoreciendo la pérdida de la biodiversidad y el calentamiento de la temperatura del planeta.

Las regiones que corren más riesgos de transformarse en tierras áridas son las que se sitúan en las proximidades de las cinco principales ciudades desérticas mundiales:

a) el desierto de Sonora en México noroccidental y su continuación en la parte suroccidental de los EE UU;
b) el desierto de Atacama, una sutil franja costera de Sudamérica, entre los Andes y el Océano Pacífico,
c) la extensa área desértica que corre desde el Océano Atlántico hacia Oriente en dirección a China y que comprende: el desierto del Sahara, el desierto arábigo, los desiertos de Irán y de la ex Unión Soviética, el gran desierto indio, el desierto del Gobi en Mongolia y el de Takla-Makan en China,
d) el desierto de Kalahari en Sudáfrica, y
e) el vasto desierto australiano.

Existen, además, muchas regiones cuyas tierras amenazan desertificación y que deben ser atentamente vigiladas: nos referi-

[90] Cf. ONU, *Il problema ambientale. La desertificazione, le sue cause,* o.c.

mos a todos los terrenos áridos o semiáridos, en particular los de África y América septentrional.

La desertificación puede ser una consecuencia de la sequía, pero más frecuentemente es causada por las actividades humanas, como por ejemplo:

a) los *cultivos intensivos*, en general y monocultivos en particular, que agotan el terreno;
b) los *rebaños de ganado* que reducen la vegetación necesaria para defender el suelo de la erosión;
c) la *tala de árboles* para extraer leña o madera para la construcción, cuyas raíces mantienen el manto superficial del terreno y, finalmente
d) el *hormigonado del terreno* con su consiguiente falta de suministro del manto acuífero, de lo que se deriva una reducción gradual de los recursos hídricos con la necesidad de excavar pozos cada vez más profundos y una consiguiente y progresiva salinización del agua[91].

La vida sobre la tierra se basa en el estrato superficial del terreno que aporta los nutrientes necesarios a las plantas, a los cultivos, a los bosques, a los animales y a los hombres; sin este estrato del terreno, en definitiva, ningún organismo vivo podría sobrevivir; sin embargo, este necesita mucho tiempo para desarrollarse y en el momento en que no se cuide de la manera apropiada puede desaparecer en pocas temporadas a causa de la erosión producida por la actividad eólica e hídrica; por tanto, *el cuidado del estrato superficial del terreno es un deber moral* que el hombre no puede delegar ni infravalorar.

Juan Pablo II, ya en 1987 había señalado este problema en el discurso *Un enfoque moderno para la protección del medio ambiente dirigido* a un grupo de expertos reunidos en la Pontificia Academia para las Ciencias:

> In developing countries —which are generally characterised by a hostile climate and adverse weather conditions— there is the acute problem of the destruction of the forest in the wet tropic and of desertification in the dry tropic, problems that threaten the feeding of the population. The findings of the science must put use in order to ensure a high productivity of land in

[91] Ibíd.; cf. L. Postiglione - G. Barbieri - A. Tedeschi, «Long-term effects of irrigation with saline water on some characteristics of a caly loam soil», a.c., 24-30; L. Postiglione, «Agricoltura e ambiente», a.c., 33-45.

such a way that the local population can secure food and sustance without destroying nature[92].

La importancia del cuidado del suelo se comprende todavía más cuando se considera que solo el 11 por ciento de las tierras del planeta son cultivables y que cada año se pierden de 5 a 7 millones de hectáreas de terreno fértil a causa de la erosión[93]; de nuevo Juan Pablo II, en su *Mensaje para la Cuaresma* de 1993, presentado el 18 de septiembre de 1992 recordaba:

> Nos preocupa ver cómo avanza hoy el desierto y cubre tierras que hasta ayer eran prósperas y fértiles. No podemos olvidar que, en muchos casos, es el mismo hombre el causante de la esterilización de tierras que se han vuelto desérticas así como de la contaminación de aguas que eran sanas. Cuando no se respetan los bienes de la tierra, cuando se abusa, se está obrando de manera injusta y hasta criminal, por las consecuencias de miseria y muerte que conlleva para muchos hermanos y hermanas nuestros... Corremos el peligro de dejar como herencia a las generaciones futuras el drama de la sed y de la desertificación en muchas partes del mundo.

En este sentido Juan Pablo II hizo varios llamamientos urgentes para que se apoyara a todas las instituciones y organizaciones comprometidas en la ayuda a las poblaciones acosadas por la sed, la escasez y la creciente desertificación de sus tierras, y para que se colabore con aquellos que científicamente intentan identificar la causa de estos problemas y ponerles remedio. En aquel mismo año también Naciones Unidas se interesó por el control de la progresiva desertificación de los terrenos y la reducción de los efectos de la sequía en las regiones de más riesgo del planeta, instituyendo durante la Cumbre de la Tierra en 1992 la *Convención de las Naciones Unidas contra la Desertificación*, convertida en obligatoria en 1996.

En la Convención se condensan todas las iniciativas que implican la cooperación internacional con un enfoque de tipo asociativo, de *partnership,* para mejorar la productividad de las tierras cultivadas, recuperarlas, conservarlas y gestionar de manera sostenible tanto la tierra como los recursos hídricos[94]. Además, teniendo en cuenta la relevancia del problema y la imposibilidad de

[92] Juan Pablo II, «Solo un atteggiamento di rispetto può correggere i danni provocati all'ambiente», a.c., 1018.

[93] Cf. ONU, *Erosione del suolo: proteggere e produrre,* o.c.

[94] Cf. ONU, *La Convenzione delle Nazioni Unite contro la desertificazione: una nuova risposta ad un vecchio problema,* o.c.

retrasar las intervenciones resolutivas para el cuidado del suelo, la Convención instituyó una Conferencia de las Partes con el fin de examinar por periodos regulares la actuación de cuanto se acordó en la Convención y el funcionamiento de sus instituciones[95].

El cuidado del suelo, en cuanto deber moral del hombre, requiere intervenciones técnicas dirigidas a sanar a posteriori los daños causados en el medio ambiente natural; sin embargo, se requieren antes profundos cambios en la economía mundial y en el comportamiento moral. Todos, individuos, grupos de poder, Estados y organizaciones internacionales, deben comprometerse y colaborar para resolver estos problemas, dado que cada uno debe considerarse responsable de los daños causados al ecosistema y debe implicarse para reestablecer el equilibrio natural. Es oportuno traer aquí el llamamiento de Benedicto XVI en la ya citada encíclica hacia la *responsabilidad global* no solo por lo que concierne a la energía, sino a

> [...] todo lo creado, que no debemos dejar a las nuevas generaciones empobrecido en sus recursos. Al hombre le es lícito ejercer un gobierno responsable sobre la naturaleza para protegerla, hacerla productiva y cultivarla también con nuevas formas, y con tecnologías avanzadas, de manera que esta pueda acoger dignamente y nutrir a la población que la habita[96].

d) *Alimentos a partir de organismos genéticamente modificados y alimentos contaminados*

Los alimentos derivados de organismos genéticamente modificados (transgénicos) son aquellos alimentos cuyo ADN ha sido modificado con el fin de mejorar cualitativa y cuantitativamente su producción. Al contrario de lo que se cree, la biotecnología en sentido genérico es solo en parte una conquista del siglo XX. De hecho, desde el comienzo de la práctica agrícola y de la actividad zootécnica (hace casi 10.000 años) el hombre ha intentado seleccionar y/o «manipular» microorganismos, vegetales y animales para actividades productivas específicas. En todas estas actividades «biotecnológicas» la vida, en sus formas simples y complejas, se ha visto como objeto de selección más que de modificación, los organismos se han estudiado y seleccionado de acuerdo a las propias características naturales y peculiares con propósitos de producción.

[95] Cf. ibíd.

[96] BENEDICTO XVI, Carta encíclica *Caritas in Veritate,* o.c., n.50.

Por otro lado, las modernas tecnologías, fundadas sobre los nuevos conocimientos de la ingeniería genética, amplían el horizonte biotecnológico y conjuntamente a la posibilidad de seleccionar individuos con propiedades específicas funcionales y/o estructurales, permiten modificar cada organismo actuando directamente sobre su composición genética. Por tanto, mientras en las técnicas convencionales se explota lo que es naturalmente propio de cada individuo exaltando sus peculiaridades a través de la práctica selectiva, las tecnologías avanzadas —sin olvidar este cometido, sino, incluso, mejorándolo— «utilizan» a los seres vivos, oportunamente modificados, como laboratorio para la producción de sustancias específicas que nunca, en la naturaleza, habrían visto la luz en aquellos organismos por sus propios medios.

La aplicación de los conocimientos teóricos y prácticos adquiridos en el campo de la ingeniería genética en el ámbito zootécnico-alimentario y agrario ha permitido modificar las características genéticas de plantas y animales de tal manera que:

a) aumente cuantitativa y cualitativamente su capacidad de rendimiento;
b) se vuelvan más resistentes a los ataques de insectos o de virus, y
c) sean capaces de sobrevivir en condiciones climáticas adversas[97].

Los resultados biotecnológicos más importantes se han alcanzado en el ámbito agrario donde existen muchas especies modificadas genéticamente y algunas ya comercializadas, como por ejemplo, la achicoria, la patata, la calabaza, el tomate, el maíz, la soja, el tabaco, etc.

Antes de centrar la atención en valoraciones éticas específicas planteadas por el uso de las prácticas biotecnológicas en el sector alimenticio, quizá sería interesante preguntarse si la utilización de las técnicas de bioingeniería en la naturaleza son de por sí siempre un problema ético-moral o si, en cambio, existe o puede ser identificado, aunque sea en una vulgar aproximación, un «momento límite» a partir del cual la actividad biotecnológica o su connotación ideal y práctica comenzó a plantear dilemas éticos.

[97] G. Galizzi - D. Rama, «Le biotecnologie in agricoltura», a.c., 25-50; C. Lorenzoni, «Recenti applicazioni alle genetica vegetale», a.c., 51-65; G. Piva, «Le biotecnologie nell'allevamento degli animali», a.c., 79-86; G. Ancora - E. Benvenuto, «Ingegnerizzazione dei vegetali», a.c., 7-24; G. Bertoni - P. A. Marsan - F. Lucchini, «La ingegnerizzazione degli animal», a.c., 25-44.

Por lo que hemos venido diciendo hasta ahora,

> [...] parece evidente cómo «en sí misma» la actividad biotecnológica al menos durante los primeros 19 siglos de su existencia no ha sido fuente de particulares problemas morales. Aunque, de hecho, el fin que movió las primordiales y arcaicas prácticas de bioingeniería fue la transformación de la naturaleza con el objetivo de obtener beneficios para el hombre, sin embargo, tal objetivo se conseguía a través de una «metodología natural» en la que la aplicación técnica estaba guiada por la enseñanzas y las reglas propias que la misma naturaleza imponía a la experiencia humana.
>
> Con la llegada de las primeras técnicas de *hibridación interespecífica* en los primeros decenios del siglo XX, la idea ancestral de transformar la naturaleza a través de las indicaciones y las «finalidades biológicas» de la propia naturaleza fue sustituida, en un nuevo modo, por la voluntad de lograr cambiar la vida a través de la mano y la mente del hombre, y en función de sus propios fines. Este cambio cultural puede identificarse como ese «momento límite» en el que comenzaron a aparecer los primeros problemas morales en el campo biotecnológico[98].

Antes de evaluar los riesgos inherentes a los alimentos a partir de organismos genéticamente modificados no está de más recordar una vez más que las técnicas de ingeniería genética permiten la «construcción» de organismos con combinaciones genéticas totalmente anómalas, naturalmente hablando, que no han afrontado jamás la acción selectiva del medio ambiente. Además, es importante tener en cuenta que el verdadero problema ligado al empleo de las biotecnologías no reside en la misma técnica, sino en la complejidad de las diversas formas de vida, en su flexibilidad, plasticidad y capacidad de respuesta. El problema fundamental, por tanto, no reside tanto en la acción del gen utilizado en el proceso transformador como en el resultado general al que conduce la interacción a varios niveles. En este sentido, el uso de la biotecnología conlleva al menos tres categorías fundamentales de riesgo:

1. la vida y el bienestar del organismo huésped;
2. la nocividad del organismo modificado, y
3. los riesgos conectados a interacción de los organismos transformados con los demás componentes del ecosistema, sean seres vivos o no.

[98] M. Pennacchini - V. Ugga - F. Velonà, *Il mondo in cui viviamo,* o.c.

Vale la pena recordar de acuerdo con la visión antropológica que asigna al hombre una centralidad y, a su vez, una responsabilidad en el cosmos y en la gestión de la biosfera, que no se ve un problema ético, en principio, en la licitud de servirse de la biotecnología, incluidas la de tipo genético. El problema principal —que no el único— es el del «riesgo».

Aunque los *riesgos* son muchos, un juicio ético sobre los alimentos genéticamente modificados no puede ser siempre negativo, ya que a menudo las modificaciones genéticas han permitido tener alimentos más abundantes y de mejor calidad, o han permitido realizar cultivos en lugares que antes eran inadecuados. Este riesgo debe ser examinado con criterios científicos caso por caso, no solo para identificar criterios de evaluación del riesgo *(risk assessment),* sino también de su gestión *(risk management).*

> En referencia a la cuestión específica del riesgo, el enfoque ontológico-personalista apela sobre todo al concepto de optimización del riesgo, para que este sea minimizado, utilizando todos los medios y precauciones posibles, y por consiguiente es evaluado en proporción a su beneficio para la sociedad entera, allá donde el beneficio debe ser sobre todo la tutela de la vida y la salud de los seres humanos. La evaluación de la relación riesgo/beneficio según la acepción indicada, una vez comprobado científicamente con un margen de seguridad elevado el bienestar de la vida y la salud de las personas, debe atender al bienestar tanto psicológico como social de la comunidad humana existente, aparte de la posibilidad de vida futura en esta tierra[99].

Otra observación es la que ha de hacerse en sentido general, y es que existe una diferencia éticamente relevante entre el riesgo «cuantificable» y el «no cuantificable»: el primero puede ser más gobernable y evaluable, mientras que el segundo requeriría una actitud especial que es definida como *principio de precaución.* El principio de precaución no significa que no se pueda intervenir nunca mientras exista la duda, sino que se deben asumir precauciones de tal manera que se pueda proceder de modo experimental y con un control que permita hacer frente a la eventualidad del riesgo o interrumpir a tiempo el proceso. Los criterios de la experimentación química pueden representar un modelo analógico. La *precaución,* así entendida, es algo más y algo distinto a la prevención, en la cual el riesgo es notorio y cuantificable.

[99] E. SGRECCIA - V. MELE, «Bioetica e biotecnologie animali e vegetali», a.c., 91-92.

En cuanto a la tutela de la salud humana tras la ingestión de alimentos transgénicos, la comunidad científica ha ofrecido hasta hoy en gran medida garantías sobre su inocuidad. Sobre la seguridad de los alimentos transgénicos se expresan positivamente, por ejemplo, las Recomendaciones del *Council of Scientific Affairs* dirigidas al *American Medical Association*[100], a nuestro juicio, sin embargo, es importante desde el punto de vista bioético subrayar la necesidad de que la seguridad de los alimentos sea confirmada caso por caso por parte de la comunidad científica, tras la debida valoración del riesgo concreto. Por lo que concierne al *risk assessment* no se han precisado todavía criterios ciertos para valorar los riesgos inherentes a todos los productos transgénicos, por eso algunos científicos sugieren dar preferencia a las biotecnologías para la mejora dentro de la especie, con el objetivo de mejorar el producto, antes de pasar al transgénico.

Además, precisamente porque siguen existiendo ciertos riesgos, es necesario desde el punto de vista ético, pero debería serlo también desde el jurídico, informar a los ciudadanos —sobre todo mediante oportunas *etiquetas* en los productos— que están adquiriendo alimentos que contienen uno o más productos genéticamente modificados, y posiblemente ofrecer también información objetiva sobre los riesgos. Por otra parte, los riesgos pueden ser de diferentes magnitudes: ante un riesgo de entidad media se puede aceptar dicho riesgo. La información debe darse también a la sociedad en general, para que el riesgo aceptable se convierta en un riesgo aceptado.

Otra exigencia ética inherente a los alimentos genéticamente modificados es que estos pueden llevar a la erosión de la *biodiversidad,* es decir, de la diversidad biológica como resultado de la capacidad de modificación constitutiva del componente genético. La conciencia de la riqueza y de la importancia de la diferencia biológica, como garantía del equilibrio ecosistémico, es una conquista reciente de los científicos. La clonación o cultivo intensivo de una variedad genéticamente modificada, más fuerte o más productiva, podría suponer la extinción de una variedad tradicional, es decir, la erosión de la biodiversidad. La homogenización del potencial genético no solo genera una condición de fragilidad y vulnerabilidad difusa de los cultivos y granjas hacia las enfermedades y eventos adversos, sino también una incapacidad para elaborar respuestas diversificadas a la presión selectiva del medio ambiente, dando lugar a una condición de precarie-

[100] COUNCIL OF SCIENTIFIC AFFAIRS, «Biotechnology and the american agricultural industry», a.c., 1429-1436.

dad generalizada. Este problema, sin embargo, gracias a la posibilidad de conservación de semillas y a la fecundación in vitro de animales no parece de difícil solución; con este objetivo, sin embargo, se potencian los bancos de conservación genética para las especies en vía de extinción[101].

Finalmente, quedan por garantizar las condiciones de carácter ético-social, de manera que el organismo genéticamente modificado tenga una alta utilidad social y no colabore a aumentar la brecha entre países productores y países en vías de desarrollo, que evite que se dé curso a una práctica de explotación genética oculta o enmascarada de las especies existentes solo en estos últimos. Debería evitarse un riesgo sobre el cual no es justo ni ético callar, y es que la aplicación de las prácticas biotecnológicas en cultivos de subsistencia genere un *aumento considerable del nivel de dependencia económica* y cultural en los países más pobres de nuestro planeta —y estamos hablando de cerca del 80 por ciento de las naciones del globo— en relación con los países del norte industrializado[102].

Una condición que, además de mantener constantemente bajo control el progreso de pueblos enteros, terminaría por «imponer» un único modelo de desarrollo, contribuyendo a la destrucción de realidades culturales y sociales milenarias, fuentes de garantía para la conservación y el fomento de su gran riqueza natural: la biodiversidad.

Paradójicamente, el intercambio entre importación de *know-how* y exploración de diversidad biológica que, por expresa voluntad de los firmantes de la Convención sobre Biodiversidad, debería haber reequilibrado el desnivel cultural y económico entre los países desarrollados y los del sur, podría terminar por crear las premisas culturales y sociales para un abandono progresivo de la «práctica» de la biodiversidad. Además de la obligación de conservar la biodiversidad, deben tomar más precauciones en la creación de nuevas especies vegetales y animales. Una preocupación parecida se observa también, por ejemplo, en la Directiva comunitaria sobre biotecnologías[103].

[101] Cf. G. C. Hawtin, «The potential and protection of Biodiversity», a.c., 27-37; J. Esquinas Alcázar - C. Spillane - C. Stannard, «Biodiversity and biotechnology for food and agriculture», a.c., 39-53.

[102] Cf. Conferencia Episcopal Alemana, «La situazione dell'agricoltura»: a.c., 99; E. Agius, «Patenting life», a.c., 67-83; E. Brovedani, «Il brevetto di organismi viventi ottenuti con l'ingegneria genetica», a.c., 245-247.

[103] *Directiva del Parlamento Europeo y del Consejo sobre la Protección Jurídica de las Invenciones Biotecnológicas,* en http://eur-lex.europa.eu/LexUriServ/LexUriServ.do?uri=OJ:L:1998:213:0013:0021:ES:PDF

En parte directamente conectado con esta cuestión está el problema de las *patentes* de nuevas biotecnologías. La patente es ese documento de naturaleza pública que concede el derecho exclusivo a la explotación económica de un invento. Su fin es el de impedir que terceros actúen sin el consenso del titular para fabricar, utilizar, vender o importar el producto patentado, o los bienes obtenidos por procedimientos patentados, y utilizar esos procedimientos. Desde el punto de vista social la patente se configura como un intercambio entre el inventor y la sociedad en función del bien común. El primero hace pública su invención contribuyendo y favoreciendo el progreso técnico-científico, mientras que la sociedad le reconoce el derecho de exclusividad para la eventual explotación económica de su invento.

Por tanto, la cuestión de las patentes, a la que ya se aludió en el I volumen, se sitúa en el contexto de la protección de la propiedad intelectual, del invento. *La invención se distingue del descubrimiento,* entendido como revelación de hechos, situaciones, fenómenos naturales, cosas en su sustancia material, porque contiene un elemento creativo que introduce algo nuevo, que no existía anteriormente[104].

En este contexto nos ocupamos de las patentes de innovaciones biotecnológicas que se sitúan fuera del ámbito humano pero también en este sentido más «estricto», patentar una tecnología ligada a la vida no implica y no debe implicar la apropiación de esta última, sino, más bien, una mayor responsabilidad, tanto ante las plantas como con los animales a los que se les aplicará, y sobre todo, ante las demás criaturas y todo lo creado con lo que las plantas y animales ingenierizados van a interactuar. La ingenierización de plantas y animales, habida cuenta de las repercusiones que esta pueda tener en la salud y el desarrollo del género humano, obliga a cada individuo a tomar una actitud concreta al respecto; mantener una actitud incierta ante riesgos humanos y culturales tan importantes, antes aún que económicos y políticos, equivale a una libre irresponsabilidad ante las repercusiones sociales de aplicación específica de los conocimientos científicos y del progreso de la propia investigación.

El hombre, todo hombre, debe hacerse responsable ante sus semejantes y lo puede hacer aceptando y respetando las normas éticas que tutelan la vida del ser humano; esto es lo que indicó

[104] V. BUONOMO, «Brevetti e brevettabilità delle biotecnologie: alcune considerazioni sugli aspetti etici e giuridici» , a.c., 101-146; A. BOMPIANI, «Riflessioni etiche sulla produzione e commercializzazione di organismi vegetali ed animali geneticamente modificati», a.c., 449-503; ÍD., «L'elaborazione di "regole" per le innovazioni biotecnologiche», a.c., 713-750.

Juan Pablo II en el Mensaje para la Jornada Mundial por la Paz de 1990, *Paz con Dios creador, Paz con todo lo creado:*

> No se puede no mirar con profunda inquietud a las formidables posibilidades de la investigación biológica. Quizá no estamos todavía en condiciones de medir las perturbaciones inducidas a la naturaleza por una indiscriminada manipulación genética y por el desarrollo desconsiderado de nuevas especies de plantas y de formas de vida animal. A nadie se le escapa que, en un sector tan delicado, la indiferencia o el rechazo hacia las normas éticas fundamentales llevan al hombre al umbral mismo de la autodestrucción. Es el respeto por la vida y, en primer lugar, por la dignidad de la persona humana la norma inspiradora fundamental de un sano progreso económico, industrial y científico[105].

Benedicto XVI en la ya citada Encíclica afirma:

> Uno de los aspectos más evidentes del desarrollo actual es la importancia del respeto por la vida que no puede en ningún modo ser separado de las cuestiones relativas al desarrollo de los pueblos[106].

Discusión aparte merece la cuestión de los *alimentos contaminados.* Estos alimentos son en su mayoría el resultado de una adulteración bioquímica de los elementos que componen los piensos suministrados en las granjas con consecuencias sobre el propio animal y sobre el hombre que se nutre del animal y de sus derivados. Estos alimentos no deben ser confundidos con aquellos producidos con organismos genéticamente modificados; en estos la contaminación es genética y puede ser también beneficiosa para la salud; en los primeros, en cambio, es bioquímica o biológica (virus, bacterias, etc.) con un experimentado y frecuente perjuicio para la salud.

En los últimos años la cuestión de la contaminación alimenticia y de la seguridad de los alimentos ha estado cada vez más a menudo en el centro de la atención general, como consecuencia de numerosos casos de contaminación; recordemos el escándalo de los pollos alimentados con dioxinas en Bélgica o en los numerosos casos de «vacas locas» en Gran Bretaña.

El mal de las «vacas locas» o «encefalopatía espongiforme bovina» (BSE) es una enfermedad neurológica degenerativa del

[105] Juan Pablo II, *«Paz con Dios creador, paz con todo lo creado»,* o.c.; cf. Íd., *Discurso a una delegación de participantes en la XXVII conferencia general de la FAO*

[106] Benedicto XVI, Carta encíclica *Caritas in Veritate,* o.c. n. 28.

ganado vacuno causada por unos particulares agentes infecciosos: los priones. Los priones, que causan la BSE en los bovinos, la tembladera en las ovejas y la enfermedad de Creutzfeld-Jakob en el hombre, son proteínas alteradas que inducen un cambio de forma en proteínas análogas presentes normalmente en las células sanas (por ejemplo del sistema nervioso). Los animales tocados por la enfermedad pueden identificarse solo cuando los síntomas de la enfermedad son evidentes. Para un diagnóstico efectivo, en cualquier caso, es necesario un examen patológico del cerebro en un instituto especializado. La BSE puede transmitirse al hombre a través del consumo de órganos contaminados. La enfermedad en las personas se denomina «nueva variante de la Creutzfeldt-Jacob»[107]. Estas enfermedades llevan a la alteración progresiva del sistema nervioso y a la muerte.

Las carnes comúnmente definidas «con dioxinas» son aquellas carnes contaminadas por la presencia de dioxinas en el alimento o bebidas ingeridas por los animales. Las causas de esta contaminación de los alimentos animales, primero, y de nuestra comida, después, no han sido todavía establecidas del todo. Parece, sin embargo, que para producir alimentos a costes cada vez más bajos se utilizarían como grasas aceites usados, los cuales, con el calor liberan bifenilos policlorados (BPC) y de estos, las dioxinas. Las dioxinas pertenecen a un grupo de sustancias muy tóxicas que contienen cloro, producidas por procesos de combustión. Las dioxinas, introducidas en el organismos, son metabolizadas por el hígado y eliminadas a través de la orina y los catabolitos de la piel. Los BPC son compuestos que tienen el mismo origen que las dioxinas, de los que son precursores, y sumados a la acción de esta última agravan sensiblemente los riesgos de patologías asociadas. La ingesta de alimentos que contengan estos residuos tóxicos puede causar formas tumorales, enfermedades de la tiroides y del hígado, del sistema genital, reproductor e inmunológico.

En los animales las dioxinas se depositan, acumulándose en las grasas, por lo cual cuanto mayor sea el tiempo de contacto con alimentos contaminados, mayor será el grado de intoxicación y mayor será el nivel de dioxina concentrada en sus carnes y en sus derivados, huevos y leche[108].

[107] Cf. D. M. TAYLOR, «Practical problems in inacting BSE-like agent», a.c., 24-42; ÍD., «Inactivation of the BSE agent and the manifacture of MBM», a.c., 19-25; J. KREYSA, «Geographcal risk of Bovine Spongiform Encephalopathy (GBR)», a.c., 106-121; A. POMPELLA, *L'ambiente e la salute,* o.c.

[108] Cf. R. MALISH, «Control of dioxins occurrence in feeds», a.c., 197-198; G. BORRIES, «Evaluation des risques liés à la contamination par la dioxine,

Existen, sin embargo, otros tipos de contaminación alimenticia menos conocidos para el gran público: por ejemplo las materias primas, tanto de origen animal como vegetal, pueden ser vehículo de microorganismos patógenos y sustancias tóxicas. Entre las sustancias tóxicas recordemos los residuos de fertilizantes y pesticidas, los fármacos y aditivos para piensos (los antibióticos), los contaminantes medioambientales (metales pesados), las toxinas micróbicas y en particular las micotoxinas[109]. Y aún hay más:

> En los tratamientos tecnológicos se pueden comprobar degradaciones térmicas y oxidativas que dan lugar a productos de degradación potencialmente tóxicos de los lípidos (monómeros cíclicos y trans isómeros de los ácidos grasos) y de las proteínas (aminas heterocíclicas). El problema de las relaciones entre productos y materiales de embalaje es muy complicado por la doble complejidad de los alimentos y materiales, que están hechos, obviamente, por polímeros inertes, pero también por residuos de monómeros, aditivos y coadyuvantes de elaboración. En definitiva, los alimentos llegan a las empresas de restauración y a las cocinas domésticas y sufren ulteriores conservaciones y tratamientos que pueden llevar a contaminación y a la formación de compuestos de diversa toxicidad[110].

Resulta evidente, pues, que la seguridad alimenticia es un problema cuando menos complejo y difícil de mantener bajo control, también porque algunas tendencias evolutivas de la economía y los estilos de vida hacen el problema todavía más complicado. Los riesgos de contaminación alimenticia, de hecho, crecen de manera directamente proporcional al aumento del consumo de alimentos fuera de casa, a la globalización de los mercados de las materias primas y de los productos alimenticios, a la uniformización de las dietas y a la tendencia general a la aplicación de la *mild technologies* o *minimally processed*

PCBs et PCBs analogue aux dioxines, en alimentation animale», a.c., 199-200; R. MALISH, «Dioxins in feedingstuffs and their consequences on food contents», a.c., 201-207; S. COYAUD, *La scomparsa delle api,* o.c.; N. HULOT, *Per un patto ecologico,* o.c.

[109] Cf. M. MIRAGLIA - C. BRERA, «Le micotossine negli alimenti di origine animale», a.c., 217-225; A. PIETRI - G. PIVA, «Occurrence and control of mycotoxins in maize grown in Italy», a.c., 226-236; G. PIVA - F. ROSSI, «Future prospects for the non-therapeutic use of antibiotics», a.c., 279-317; S. MORANDINI, *Nel tempo dell'ecologia,* o.c.; S. DELLA VALE (ed.), *Per un agire ecologico,* o.c.; F. MASI - M. VICINANZA, *Emergenza, rischio e decisione dsull'emergenza ecologica e bioetica;* H. SCHEER, *Autonomia energetica,* o.c.

[110] C. PERI, «Sicurezza alimentare attraverso la prevenzione», a.c., 95.

foods, es decir, la tendencia a la aplicación de tecnologías cada vez menos drásticas para obtener productos más frescos y más sabrosos.

Es obvio que desde el punto de vista de la ética medioambiental las alteraciones alimentarias de tipo químico y bioquímico, peligrosas para la salud de los animales y de los hombres, los cuales, por otra parte tienen como motivación exclusiva el aumento de los beneficios económicos, son éticamente inaceptables. El hombre, guardián responsable de la Creación, no debe abusar de su poder causando daños a las demás criaturas ni a sí mismo por el simple objetivo de acrecentar sus ganancias. Es doblemente responsable: ante los animales y ante sus semejantes. Ante los animales abusa de su propio poder, porque les inflige un sufrimiento —recordemos el caso de las «vacas locas» o de los pollos con dioxinas— que no tiene motivación alguna éticamente aceptable (como en el caso, por ejemplo, de la experimentación de fármacos en animales) y los reduce a «cosas» de las cuales se sirve. El concepto de «bienestar» en referencia a los animales sin duda es interpretado de una manera muy diferente, sobre todo si se comparan las concepciones de los animalistas con las de los criadores. En cualquier caso, aunque es cierto que a nuestro juicio los animales no son titulares de verdaderos derechos y pueden ser utilizados por el hombre, esto no significa que los hombres no tengan deberes y los animales no merezcan óptimas condiciones de bienestar, también porque estas constituyen una garantía para la tutela del bienestar de los propios seres humanos. En particular, si por un lado parecen utópicas las llamadas cinco liberaciones: 1. del hambre y la desnutrición, 2. de la incomodidad, 3. del sufrimiento, enfermedad, 4. para expresar comportamientos normales, y 5. del miedo y la aflicción, que algunos animalistas quisieran ver reconocidas para los animales, por otra parte consideramos reduccionista asegurarles solo óptimas condiciones productivas, de salud y de fertilidad en función de intereses económicos[111].

En cuanto a los demás individuos, el hombre contrae sus propias obligaciones de ser humano. Según el enfoque personalista, el hombre tiene el deber de tutelar la vida y la salud de todos sus semejantes, optimizando el riesgo y adoptando todas las precauciones necesarias. Concretamente, para garantizar la seguridad de los consumidores, a nuestro juicio es necesario, desde el punto de vista técnico y ético, resolver cuatro problemas prácticos:

[111] Cf. G. Bertoni, «Welfare, health and management of dairy cows», a.c., 59-78; G. Piana, *Bioetica,* o.c.

1. minimizar los riesgos alimenticios;
2. poner en marcha una intensa actividad preventiva;
3. mejorar los estándares de higiene, y
4. reconstruir la confianza de los consumidores.

Estos problemas, que algunos consideran exclusivamente problemas técnicos, son en realidad cuestiones de tipo social y ético, ya que conciernen a la salud y al bienestar de los individuos, además de a su relación con las instituciones.

La conciencia de estos problemas está produciendo una radical redefinición de la política y de la práctica de la seguridad alimenticia. La Unión Europea (UE) se ha hecho intérprete y a partir de los años noventa ha buscado la definición de una política adecuada en el sector alimentario que reconozca la justa importancia de la protección del consumidor y de su salud. Más recientemente, la UE ha intentado reforzar la tutela de la salud del ciudadano comunitario y ha publicado el Libro Blanco sobre la seguridad alimentaria que contiene también la propuesta institucional de una agencia europea para la seguridad alimentaria, y el *Libro Verde* sobre la legislación relativa a los productos alimenticios[112]. Recordemos, asimismo, que estos dos documentos tienen un carácter exclusivamente de reconocimiento y de planificación, por tanto, es necesario que se promulguen reglas y directrices con carácter vinculante para todos los Estados miembros de la Unión.

Más concretamente, en referencia a los primeros dos problemas arriba indicados (minimizar riesgos y prevenir), el Libro Blanco especifica claramente que la política sobre seguridad alimentaria debe basarse en un enfoque completo e integrado. Esto significa que debe considerase la cadena alimenticia completa (del campo a la mesa), todos los sectores de la alimentación, todos los Estados miembros y las fronteras externas de la Unión Europea. No solo eso; es necesario que se definan claramente los roles de todos los participantes en la cadena alimenticia; los productores de piensos, los agricultores, los productores y trabajadores del sector alimenticio, las autoridades competentes en los Estados miembros y en terceros países y, finalmente, los consumidores[113].

Al respecto recuerda Peri que

[112] Cf. COMISIÓN DE LAS COMUNIDADES EUROPEAS, *Libro blanco sobre la seguridad alimentaria,* o.c.; ÍD., *Libro verde sobre la política de productos integrada,* o.c.

[113] Cf. COMISIÓN DE LAS COMUNIDADES EUROPEAS, *Libro blanco sobre la seguridad alimentaria,* o.c.; D. SICURELLI, *Divisi dall'ambiente,* o.c.

> [...] se está elaborando, aunque con alguna dificultad, una norma sobre la trazabilidad de la cadena alimenticia. *Se entiende por trazabilidad la identificación documentada de los flujos de material que han llevado a la formación de un producto, así como la identificación de las empresas y por tanto de las responsabilidades que han contribuido a su realización*. El objetivo de la trazabilidad es el de dar visibilidad y transparencia a la cadena alimenticia, siguiendo y documentando la historia de los productos, como dijimos, «del campo a la mesa»[114].

Para alcanzar elevados estándares de seguridad, la Organización Mundial de la Salud y la Unión Europea consideran, además, que la política debe ser dirigida en particular hacia el análisis de riesgos. Un análisis que comprenderá tres fases: la *evaluación del riesgo*, la *gestión del riesgo* y la *comunicación del riesgo*[115]. En el Reglamento (CE) n. 178/2002 del Parlamento europeo se establecen los principios y requisitos generales de la legislación alimenticia, se instituye la Autoridad europea para los alimentos y se establecen una serie de procedimientos en el campo de la seguridad alimenticia. En esta propuesta de Reglamento que —si se aprobara se convertiría en directa e inmediatamente aplicable para todos los Estados miembros— se definen también los procedimientos para el análisis de riesgos.

La *evaluación del riesgo* debe realizarse sobre la base de las mejores informaciones científicas disponibles, de tal manera que se pueda identificar el peligro, caracterizarlo, evaluar la exposición al mismo y delimitar el riesgo efectivo. La *gestión del riesgo* se basa en el examen de alternativas de intervención indicadas por las partes interesadas y en consideración de la anterior evaluación del riesgo. Finalmente, la *comunicación del riesgo* consiste en el intercambio interactivo, en el arco del proceso de análisis de riesgos, de informaciones y pareceres que conciernen a los elementos de peligro y de riesgos, los factores conectados al riesgo y las percepciones del riesgo, entre todos los responsables de la evaluación del riesgo, la gestión del riesgo, los consumidores, las empresas alimenticias y del sector de piensos, la comunidad académica y cuantos puedan estar interesados[116].

[114] C. PERI, «Sicurezza alimentare attraverso la prevenzione», a.c., 100-101.

[115] OMS, *Food Safety,* o.c.; cf. COMISIÓN DE LAS COMUNIDADES EUROPEAS, *Libro blanco sobre la seguridad alimenticia,* o.c.; R. MELONI, *Leggi regionali per la tutela dell'ambiente,* o.c.; B. ZANON, *Territorio, ambiente, città,* o.c.

[116] COMISIÓN DE LAS COMUNIDADES EUROPEAS, *Propuesta de Reglamento del Parlamento Europeo y del Consejo por el que se establecen los principios y requisitos de la legislación alimentaria,* o.c.

Además de lo arriba citado, en el *Reglamento* del Parlamento Europeo se aconseja la aplicación del «principio de precaución» si los que participan en la gestión del riesgo encuentran motivos razonables para temer la existencia de un nivel de riesgo inaceptable para la salud, sin disponer de informaciones y datos suficientemente completos como para permitir una evaluación global del riesgo. En tales circunstancias, también los responsables políticos y encargados de la gestión del riesgo están invitados a adoptar medidas u otras acciones para tutelar la salud en base al principio de precaución, buscando al mismo tiempo datos técnico-científicos más completos[117]. En cualquier caso, como ya hemos dicho, a nuestro juicio, con el fin de minimizar los peligros para la salud de todos los individuos no solo es importante optimizar el riesgo mediante una acción válida de prevención, sino también *adoptar medidas higiénicas* oportunas.

Con respecto a este tercer punto recordamos que uno de los principales objetivos que los gobiernos deben planearse es el de tutelar la salud de sus ciudadanos, tanto mediante la puesta en marcha de un sistema de control, como asegurándose de que se comercialicen solo productos que no sean peligrosos para la salud humana.

Para garantizar un alto nivel de seguridad alimenticia también es indispensable informar al consumidor. Solo una correcta y cuidada información logra que el individuo pueda adoptar aquellas conductas alimenticias que, en primer lugar, protejan su salud y, en segundo lugar, no dañen desde el punto de vista económico a los fabricantes. Cuando falta la confianza del consumidor en las industrias productoras y en las instituciones, las repercusiones en el mercado son significativas; no hay más que recordar la caída del mercado de carne de vacuno en toda Europa como consecuencia de una información equivocada por parte de los medios y de la incertidumbre en la Comunidad Europea a la hora de comunicar la gravedad real de la situación[118].

> Las emergencias sanitarias y alimentarias que se han producido en algunos países de la Unión Europea han demostrado que la falta de un adecuado nivel de seguridad termina poniendo a cualquier producto fuera del mercado, y la falta de credibilidad

[117] Ibíd.; S. Privitera, «Per un'etica dell'ambiente», a.c.; G. Piana, *Ecologia e etica*, o.c.

[118] Cf. F. W. A. Brom, *Agricultural and food ethics from consumer concerns to professional ethics*, o.c.; Íd., «The connection between food safety and trustworthiness», a.c., 67-71.

en los servicios oficiales de control hace perder la confianza de los ciudadanos en el sistema productivo[119].

Para evitar todo esto, es necesario que los consumidores se impliquen activamente en las estrategias políticas de seguridad alimenticia y al mismo tiempo se les mantenga constantemente informados de las nuevas amenazas emergentes y de los riesgos que ciertos alimentos presentan para determinados grupos de personas.

En cualquier caso, más allá de todas las medidas preventivas y reparadoras, seguramente necesarias, a nuestro juicio se puede hacer mucho más definiendo un nuevo paradigma de crecimiento económico, que funde la competitividad en el empleo de productos ecológicos. Estos productos, de hecho, utilizan menos recursos y, sobre todo, presentan un menor impacto y menores riesgos para el ecosistema en general y para el hombre en particular. Obviamente esto significa que deberán ser adoptadas las medidas oportunas de política económica con el fin de revalorizar los métodos alternativos y ecológicos de producción agrícola y ganadera.

No solo eso, sino que es igualmente indispensable la puesta a punto de un código ético sobre producción alimenticia que permita tutelar la salud de todos los seres humanos y de su entorno de vida, que defina cómo mejorar los estándares higiénicos y evitar los riesgos de contaminación alimenticia, y que recuerde la prohibición de emplear mano de obra infantil en el proceso de producción.

BIBLIOGRAFÍA

AA.VV., *Alimentazione e tumori: come orientare le scelte alimentari in modo da minimizzare i rischi ed aumentare le difese dell'organismo. Atti del Convegno alimentazione e tumori. Come orientare le scelte alimentari in modo da minimizzare i rischi e aumentare le difese dell'organismo (6 ottobre 2000)* (Centro Studi sull'alimentazione Gino Alfonso Sada, Milán 2001).

— *Bioetica ambientale* (Elledici, Turín 1998).

— «BP Statistical review of world energy»: *Oil and Gas Journal* (1996).

— *Rapporto ecomafia 2008. I numeri e le storie della criminalità ambientale* (Edizioni Ambiente, Milán 2008).

[119] R. Marabelli, «L'attività della pubblica amministrazione per la sicurezza alimentare», a.c., 3-15; AA.VV., *Rapporto Ecomafia 2008,* o.c. L. Ramacci, *Diritto penale dell'ambiente* (Cedam, Padua 2007).

ACADEMIA PONTIFICIA PARA LA VIDA, *Biotecnologie animali e vegetali. Nuove frontiere e nuove responsabilità* (Libreria Editrice Vaticana, Ciudad del Vaticano 1999).
— «La prospettiva degli xenotrapianti. Aspetti scientifici e considerazioni etiche»: *Medicina e Morale* 6 (2001) 1183-1209.
ACCADEMIA NAZIONALE DELLE SCIENZE (ed.), *Il contributo italiano alla realizzazione della «Carta della Terra» nel 50 anniversario delle Nazioni Unite* (Roma 1998).
AGIUS, E., «Patenting life: Our intervention and our responsabilities to future generationes»: *Philosophy and Medicine* 55 (1988) 67-83.
ALTOBELLI, A. - PRIVITERA, S., «Custodire la casa della vita, anche per le generazioni future», en ÍD. (eds.) - ASSOCIAZIONE TEOLOGICA ITALIANA PER LO STUDIO DELLA MORALE, *La casa della vita* (Edizioni San Paolo, Cinisello Balsamo 2006).
ANCORA, G. - BENVENUTO, E., «Ingegnerizzazione dei vegetali: finalità, tecniche, rischi e benefici», en ACADEMIA PONTIFICIA PARA LA VIDA, *Biotecnologie animali e vegetali. Nuove frontiere e nuove responsabilità,* o.c., 7-24.
ASSOCIAZIONE STUDI AMERICA LATINA (ASAL) - SCIENZIATI E TECNICI PER L'ETICA PER LO SVILUPPO (STES), *Biocombustibili: risorsa per il sud del mondo* (ASAL-STES, Roma 1997).
ANGELA, P., *La sfida del secolo* (Mondadori, Milán 2006).
BALBONI, V., *La biodiversità* (Alpha Test, Milán 2007).
BARBIERI MASINI, E., «Limits to sustainability in sustainable and equitable development», en ACCADEMIA NAZIONALE DELLE SCIENZE (ed.), *Il contributo italiano alla realizzazione della «Carta della Terra»,* o.c., 89-95.
BARTOLOMMEI, S., *Etica e ambiente* (Guerini e Associati, Milán 1989).
— *Etica e natura* (Laterza, Roma-Bari 1995).
BERTONI, G., «Welfare, health and management of dairy cows», en G. PIVA - G. BERTONI y otros, *Recent progress in animal production science,* I (Franco Angeli, Milán 1999) 59-78.
BERTONI, G. - MARSAN, P. A. - LUCCHINI, F., «La ingegnerizzazione degli animali: finalità, tecniche possibili, rischi e benefici», en ACADEMIA PONTIFICIA PARA LA VIDA, *Biotecnologie animali e vegetali. Nuove frontiere e nuove responsabilità,* o.c., 25-44.
BIANCHI, E., *Le ragioni cristiane dell'ecologia* (San Liberale, Treviso 2003).
BLACKSTONE, W. T., «The search for an environmental ethics», en T. REGAN (ed.), *Matters of life and death* (Random House, Nueva York 1980) 299-335.
BOFF, L., *La voce dell'arcobaleno. Per un'etica planetaria e una spiritualità ecologica* (Cittadella, Padua 2002).
BOMPIANI, A., «L'elaborazione di "regole" per le innovazioni biotecnologiche»: *Medicina e Morale* 4 (2000) 713-750.
— «Riflessioni etiche sulla produzione e commercializzazione di organismi vegetali ed animali geneticamente modificati»: *Medicina e Morale* 3 (2000) 449-50.
BONDOLFI, A., «I rapporti tra uomo e animale nelle tradizioni giudaico -cristiane e la sfida degli xenotrapianti»: *L'Arco di Giano* 21 (1999) 49-62.

BONGAARTS, J., «Crescita demografica e produzione alimentare»: *Le Scienze* 309 (1994) 19.
BORRIES, G., «Evaluation des risques lies à la contamination par la dioxine, PCBs et PCBs analogue aux dioxines, en alimentation animale», en G. PIVA - F. MASOERO, (eds.), *Proceedings of the 6th International «Feed Production Conference»,* o.c., 199-200.
BROM, F. W. A., *Agricultural and food ethics from consumer concerns to professional ethics. Lettura tenuta all'Accademia dei Georgofili* (Florencia, 17-2-2000).
— «The connection between food safety and trustworthiness: consumers between fears and hopes», en AA.VV., *Alimentazione e tumori,* o.c., 67-71.
BROVEDANI, E.,«Il brevetto di organismi viventi ottenuti con l'ingegneria genetica. Aspetti scientifici, giuridici ed etici»: *Aggiornamenti Sociali* 4 (1988) 245-247.
BROWN, L. R., *Rapporto sul nostro pianeta del Worldwatch Institute* (ISEDI, Turín 1988).
BUIATTI, M., *La biodiversità* (Il Mulino, Bolonia 2007).
BUONOMO, V., «Brevetti e brevettabilità delle biotecnologie: alcune considerazioni sugli aspetti etici e giuridici», en ACADEMIA PONTIFICIA PARA LA VIDA, *Biotecnologie animali e vegetali. Nuove frontiere e nuove responsabilità,* o.c., 101-146.
CALLICOTT, J. B., «Environmental ethics, land ethics», en W. T. REICH, *Encyclopedia of Bioethics,* III (1995), o.c., 689-690.
— «Environmental ethics: overview», en W. T. REICH, *Encyclopedia of Bioethics,* III (1995), o.c., 676-687.
— «Modelli di bioetica ambientale», en G. RUSSO (ed.), *Bioetica ambientale* (Leumann, Rivoli 1998).
CASCIOLI, R., *Il complotto demografico* (Piemme, Casale Monferrato [AL] 1996).
CAVALIERI, P., *La questione animale. Per una teoria allargata dei diritti umani* (Bollati Boringhieri, Turín 1999).
CHRISTIAN MEDICAL FELLOWSHIP, *Animal eperimentation,* en www.cmf.org.uk.
CIANETTI, E. - JIRILLO, R., *Emergenza ambiente, danni ecologici e interventi riparatori dell'uomo* (Città Nuova, Roma 1991).
CIARAVOLO, P., *Filosofia ed ecologia* (Aracne, Roma-Rieti 2005).
CNB, *Bioetica e ambiente* (Presidenza del Consiglio dei Ministri - Dipartimento per l'Informazione e l'Editoria, Roma 1995).
COMISIÓN DE LAS COMUNIDADES EUROPEAS, *Libro blanco sobre la seguridad alimenticia* (12-1-2000), en http://ec.europa.eu/dgs/health_consumer/library/pub/pub06_es.pdf.
— *Libro verde sobre la política de productos integrada* (7-2-2001) en http://eur-lex.europa.eu/LexUriServ/site/es/com/2001/com2001_0068es01.pdf.
— *Propuesta de Reglamento del Parlamento Europeo y del Consejo por el que se establecen los principios y requisitos de la legislación alimentaria, se crea la Autoridad Alimentaria Europea y se fijan procedimientos relativos a la seguridad alimentaria,* en http://eur-lex.

europa.eu/LexUriServ/LexUriServ.do?uri=OJ:L:2002:031:0001:0024:ES:PDF

CONFERENCIA EPISCOPAL ALEMANA, «Dichiarazione su "Futuro della creazione e futuro dell'umanità" (Fulda, settembre 1980)»: *Medicina e Morale* 2 (1990) 367-381.

— «La situazione dell'agricoltura»: *Il Regno-Documenti* 3 (1990) 99.

CONSEJO PONTIFICIO PARA LA FAMILIA, «Evoluzioni demografiche: dimensioni etiche e pastorali», en *Enchiridion Vaticanum,* XIV: 1994-1995 (Dehoniane, Bolonia 1997).

COUNCIL OF SCIENTIFIC AFFAIRS, «Biotechnology and the American Agricultural Industry»: *JAMA* 265 (1991) 1429-1436.

COYAUD, S., *La scomparsa delle api. Indagine sullo stato di salute del pianeta* (Mondadori, Milán 2008).

DALLA TORRE, G., «La protezione dei soggetti di sperimentazione: il consenso informato e il consenso di chi non può consentire», en A. G. SPAGNOLO - E. SGRECCIA (eds.), *Lineamenti di etica della sperimentazione clinica* (Vita e Pensiero, Milán 1994) 141-169.

DASGUPTA, P., *Povertà, ambiente e società* (Il Mulino, Bolonia 2007).

DE ZAN, M., *Etica, ambiente e territorio* (Guerini e Associati, Milán 2004).

DELLA VALLE, S. (ed.), *Per un agire ecologico* (Baldini e Castoldi, Milán 2003).

DI CASTRI, F., «Patrimonio naturale e culturale in tempi di cambiamento globale», en ACCADEMIA NAZIONALE DELLE SCIENZE (ed.), *Il contributo italiano alla realizzazione della «Carta della Terra»,* o.c., 119-129.

EDITORIALE, «Gli animali hanno "diritti"?»: *La Civiltà Cattolica* 1 (1999) 319-331.

ESQUINAS ALCAZAR, E. - SPILLANE, C. - STANNARD, C., «Biodiversity and biotechnology for food and agriculture. International action for the utilization and conservation of Plan Genetic Resources for Food and Agriculture», en ACCADEMIA NAZIONALE DELLE SCIENZE (ed.), *Il contributo italiano alla realizzazione della «Carta della Terra»,* o.c., 39-53.

FARRI, V., «I fondamenti etici dello sviluppo»: *Acta Philosophica* 1 (1992) 17-25.

FERRI, P., *Bioetica, ambiente e salute. Alla ricerca di un possibile modello di salute* (Monte Università, Parma 2008).

FOX, W., «The Deep Ecology-ecofeminism debate and its parallels»: *Environmental Ethics* 1 (1989) 5-25.

— *Toward a transpersonal ecology: developing new foundations for environ-mentalism* (Shambhala, Boston 1990).

— «What does the recognition of intrinsic value entail»: *Trumpeter* 3 (1993) 308-325.

FRANCESCANO, G. - PECORARO SCANIO, A., *Il principio di precauzione* (Jaca Book, Milán 2002).

FREGA, C. G., «Per un'etica dell'ambiente»: *Studi Cattolici* 399 (1994) 324-327.

FRENCH, W. C., «Against biosferical egualitarism»: *Environmental Ethics* 1 (1995) 41-57.

GALEFFI, C., «Chemical process and producs», en ACCADEMIA NAZIONALE DELLE SCIENZE (ed.), *Il contributo italiano alla realizzazione della «Carta della Terra»,* o.c., 55-65.
GALIZZI, G. - RAMA, D., «Le biotecnologie in agricoltura», en E. SGRECCIA - V. MELE, *Ingegneria genetica e biotecnologie nel futuro dell'uomo,* o.c., 25-50.
GIAMPIETRO, M., «The link betwwen demographic growth, economie development, technological changes in agriculture and environmental impact», en ACCADEMIA NAZIONALE DELLE SCIENZE (ed.), *Il contributo italiano alla realizzazione della «Carta della Terra»,* o.c., 131-160.
GIROLAMI, P., «Il principio di precauzione. Alcune considerazioni alla luce dell'esperienza francese»: *Rivista Italiana di Medicina Legale* 24 (2002) 759-773.
GODET, M., *Creating futures scenario planning as a strategie management tool* (Economica, Londres 2004).
GOLINI, A., *La popolazione del pianeta* (Il Mulino, Bolonia 1999).
— «Popolazione e sviluppo: la situazione attuale e le strategie internazionali», en ACCADEMIA NAZIONALE DELLE SCIENZE (ed.), *Il contributo italiano alla realizzazione della «Carta della Terra»,* o.c., 169-176.
GOODPASTER, K. E., «On being morally considerable»: *Journal of Philosophy* 75 (1978) 308-325.
GRAY DODSON, E., *Green paradise lost* (Roundtable Press, Lost Wellwsley [Mass.] 1979).
HAWTIN, C. G., «The potential and protection of Biodiversity», en ACCADEMIA NAZIONALE DELLE SCIENZE (ed.), *Il contributo italiano alla realizzazione della «Carta della Terra»,* o.c., 27-37.
HULOT, N., *Per un patto ecologico* (ETS, Pisa 2008).
IOVINO, S., *Filosofie dell'ambiente. Natura, etica, società* (Carocci, Roma 2008).
JOHNSON, L. E., *A morally deep world. An essay on moral significance and environmetal ethics* (Cambridge University Press, Cambridge 1991).
JONAS, H., *Il principio responsabilità. Un'etica per la civiltà tecnologica* (Einaudi, Turín 1990).
— *Tecnica, medicina ed etica. Prassi del principio responsabilità* (Einaudi, Turín 1997).
KREYSA, J., «Geographical risk of Bovine Spongiform Encephalopathy (GBR)», en G. PIVA - F. MASOERO, (eds.), *Proceedings of the 6th International «Feed Production Conference»,* o.c., 106-121.
JUAN PABLO II, «Aiuti ai paesi indebitati e rispetto dell'ambiente per una saggia politica alimentare internazionale (16-11-1989)» en *Insegnamenti di Giovanni Paolo II* XII/2 (Libreria Editrice Vaticana, Ciudad del Vaticano 1989) 1285-1285.
— Carta encíclica *Centesimus Annus* (1-5-1991) (BAC, Madrid 1991).
— *Discurso a una delegación de participantes en la XXVII conferencia general de la FAO (11-11-1993),* en www.vatican.va/holy_father/john_paul_ii/speeches/1993/november/documents/hf_jp-ii_spe_19931111_xxvii-session-fao-conference_sp.html.

— «Discorso ai partecipanti al Convegno su Ambiente e Salute», en ACADEMIA PONTIFICIA PRO VITA, *Biotecnologie animali e vegetali Nuove frontiere e nuove responsabilità,* 175-177.
— *Discorso con ocasión del XVIII Congreso Internacinal de la Sociedad de Traspalantes* (29-8-2000), en www.vatican.va/holy_father/john_paul_ii/speeches/2000/jul-sep/documents/hf_jp-ii_spe_20000829_transplants_sp.html.
— *Mensaje para la cuaresma 1993,* en www.vatican.va/holy_father/john_paul_ii/messages/lent/documents/hf_jp-ii_mes_19091992_lent-1993_sp.html.
— *«Paz con Dios creador, paz con toda la creación». Mensaje para la Jornada Mundial de la Paz 1990 (8-12-1989),* en www.vatican.va/holy_father/john_paul_ii/messages/peace/documents/hf_jp-ii_mes_19891208_xxiii-world-day-for-peace_sp.html.
— «I programmi ambientali per assicurare cibo e alloggio, modi concreti di promuovere la pace (18-8-1985)», en *Insegnamenti di Giovanni Paolo II* VIII/2 (Ciudad del Vaticano 1985) 477-484.
— *«El secreto de la paz verdadera reside en el respeto de los derechos humanos». Mensaje para la Jornada Mundial de la Paz 1999. (8-12-1998),* en www.vatican.va/holy_father/john_paul_ii/messages/peace/documents/hf_jp-ii_mes_14121998_xxxii-world-day-for-peace_sp.html.
— «Solo un atteggiamento di rispetto può correggere i danni provocati all'ambiente», en *Insegnamenti di Giovanni Paolo II*, X/3 (Libreria Editrice Vaticana, Ciudad del Vaticano, 1987) 1018-1020.
— «L'uso pacifico dello spazio favorisce l'unificazione della famiglia umana», en *Insegnamenti di Giovanni Paolo II*, IX/1 (Libreria Editrice Vaticana, Ciudad del Vaticano 1986) 1876-1878.
— *El valor inviolable de la vida humana. Carta encíclica «Evangelium Vitae»* (BAC, Madrid 1995)
LANTERNARI, V., *Ecoantropologia. Dall'ingerenza ecologica alla svolta etico-culturale* (Dedalo, Bari 2003).
LA TORRE, M. A., *Antropocentrismo e biocentrismo. Due paradigmi a confronto* (Hybris, Bolonia 2004).
— *Ecologia e morale. L'irruzione dell'istanza ecologica nell'etica dell'Occidente* (Cittadella, Padua 1990).
— *Le ragioni morali dell'ambientalismo* (Edizioni Scientifiche Italiane, Nápoles 1998).
LEONE, S., «Ecologia», en *Lessico Italiano Treccani* (Istituto dell'Enciclopedia Italiana, Roma 1994) 558-560.
— «Ecologia», en ÍD. - S. PRIVITERA (eds.), *Dizionario di bioetica* (EDB-ISB, Bolonia 1994) 312-316.
LEOPOLD, A., *A sand county almanac and sketches here and there* (Oxford University Press, Nueva York 1949).
LORENZONI, C., «Recenti applicazioni alle genetica vegetale», en E. SGRECCIA E. - V. MELE, *Ingegneria genetica e biotecnologie nel futuro dell'uomo,* o.c., 51-65.
MALISH, R., «Control of dioxins occurrence in feeds», en G. PIVA - F. MASOERO, (eds.), *Proceedings of the 6th International «Feed Production Conference»,* o.c., 197-198.

— «Dioxins in feedingstuffs and their consequences on food contents», en G. PIVA - F. MASOERO (eds.), *Proceedings of the 6th International «Feed Production Conference»,* o.c., 201-207.

MALTHUS, T. R., *Essay on population* (Oxford University Press, Oxford 1999).

— *Essay on the principal of population as it affects the future improvement of society* (Cambridge University Press, Cambridge 1990).

MARABELLI, R., «L'attività della pubblica amministrazione per la sicurezza alimentare», en G. PIVA - F. MASOERO, (eds.), *Proceedings of the 6th International «Feed Production Conference»,* o.c., 3-15.

MARINI BETTOLO, G. B., «Ethical and metaethical consideration on environmental and occupational health problems»: *Ann. N.Y. Acad. Sci.* 534 (1988) 938-932.

MARINI BETTOLO, G. B. Y otros, «Il lavoro umano, la tecnologia e la salute», en AA.VV., *Etica e trasformazioni tecnologiche* (Vita e Pensiero, Milán 1987) 128-150.

MASI, F. - VICINANZA, M., *Emergenza, rischio e decisione sull'emergenza ecologica e bioetica* (Guida, Nápoles 2004).

MAZZONE, G., «Ecologia»: *Rivista di Teologia Morale* 2 (1996) 291-301.

MC CLOSKEY, H. J., *Ecological ethics and politics rowman and littlefield* (Rowman and Littlefield, Totowa 1983).

MELONI, R., *Leggi regionali per la tutela dell'ambiente* (Edup, Roma 2008).

MERCHANT, C., *The death of nature: women ecology and scientific revolution* (Harper and Row Publishers Inc., Nueva York 1983).

MIDGELEY, M., «Beasts versus the biosphere»: *Environmental Values* 2 (1992) 113-121.

MIRAGLIA, M. - BRERA, C., «Le micotossine negli alimenti di origine animale: informazioni disponibili e impatto sulla salute umana», en G. PIVA - F. MASOERO (eds.), *Proceedings of the 6th International «Feed Production Conference»,* o.c., 217-225.

MORANDINI, S., *Nel tempo dell'ecologia. Etica teologica e questione ambientale* (EDB, Bologna 1999).

— (ed.), *Per il futuro della nostra terra. Prendersi cura della creazione* (Ed. Fondazione Lanza, Padua 2005).

— (ed.), *Per la sostenibilità etica ambientale ed antropologica* (Ed. Fondazione Lanza, Padua 2007).

MURATORE, S., *L'evoluzione cosmologica e il problema di Dio* (AVE, Roma 1993).

NAESS, A., «The Deep Ecology Movement: some philosophical aspects»: *Philosophical Inquiry* 8 (1986) 10-31.

— *Ecology community and lifestyle: outline of an ecosophy* (Cambridge University Press, Cambridge 1989).

— «Environmental ethics, Deep ecology», en W. T. REICH, *Encyclopedia of Bioethics,* III (1995), o.c., 687-688.

NORTON, B. G. (ed.), *The preservation of species* (Princeton University Press, Princeton 1986).

— *Toward unity among environmentalists* (Oxford University Press, Nueva York 1991).

— *Why preserve natural variety?* (Princeton University Press, Princeton 1988).
— «Why I am not a non antropocentrist: Callicot and the failure of Monistic Inherentism»: *Environmental Ethics* 4 (1995) 341-358.
NOVAK, M., *Coltivare la libertà. Riflessioni sull'ecologia morale* (Rubbettino, Soveria Mannelli [CZ] 2005).
ONU, *Il cambiamento climatico,* en www.onuitalia.it/sviluppo/climatico/html/.
— *La Convenzione delle Nazioni Unite contro la desertificazione: una nuova risposta a un vecchio problema. Preparativi e priorità della Convenzione,* en www.onu-italia.it/calendar/summit/deserti3.html/.
— *La Convenzione delle Nazioni Unite contro la desertificazione: una nuova risposta a un vecchio problema. Miscellanea,* en www.onuitalia.it/calendar/summit/de- serti5.html/.
— *Erosione del suolo: proteggere e produrre,* enwww.onuitalia.it/docs/conoscere/geografia3.html/.
— *Food Safety. Report by Director-General, Executive Board 105th Session* (2-12-1999), EB 105/10.
— *Il Problema smbientale. La desertificazione, le sue cause,* en www.onuitalia.it/- calendar/summit/deserti.html/.
— *Protocolo de Kyoto de la Convención Marco de las Naciones Unidas sobre el cambio climatico,* en www.unfccc.int/resource/docs/convkp/kpspan.pdf.
— *La protezione dell'ambiente globale,* en www.onuitalia.it/sviluppo/ambglob.html/.
— *Rapport de la Confèrence des Nationes Unies sur l'environnement et le développement* (Nueva York 1992).
— *Rapport de la Confèrence internationale sur la Population* (Nueva York 1984).
— *Rapport de la Confèrence mondiale des Nationes Unies sur la Population* (Nueva York 1975).
PABLO VI, «Le preoccupazioni ecologiche e le esigenze del reale sviluppo», en *Insegnamenti di Paolo VI,* X (Libreria Editrice Vaticana, Ciudad del Vaticano 1972).
PALMIERI, F. - POZZATI, P., *Verso la cultura della responsabilità. Ambiente, tecnica, etica* (Edizioni Ambiente, Milán 2007).
PASSMORE, J., *Man's responsibility for nature: ecological problems and western traditions* (Charles Scriber's Sons, Nueva York 1974).
PENNACCHINI, M. - UGGA, V. - VELONÀ, F., *Il mondo in cui viviamo. Anziani questione ambientale* (AVE, Roma 2001).
PERI C., «Sicurezza alimentare attraverso la prevenzione», en AA.VV., *Alimentazione e tumori,* o.c.
PETRINI, C., *Bioetica, ambiente, rischio. Evidenze, problematiche istituzionali nel mondo* (Rubbettino, Soveria Mannelli [CZ] 2003).
PIANA, G., *Bioetica. Alla ricerca di nuovi modelli* (Garzanti, Milán 2002).
— *Ecologia e etica* (Quattroventi, Urbino 1992).
PIETRI, A. - PIVA, G., «Occurrence and control of mycotoxins in maize grown in Italy», en G. PIVA - F. MASOERO (eds.), *Proceedings of the 6th International «Feed Production Conference»,* o.c., 226-236.

PIVA, G., «Le biotecnologie nell'allevamento degli animali», en E. SGRECCIA E. - V. MELE, *Ingegneria genetica e biotecnologie nel futuro dell'uomo,* o.c., 79-86.

PIVA, G. - MASOERO, F. (eds.), *Proceedings of the 6th International «Feed Production Conference» (Piacenza, 27-28 novembre, 2000)* (Tipolitografia Benedettina, Piacenza 2000).

PIVA, G. - ROSSI, F., «Future prospects for the non-therapeutic use of antibiotics», en G. PIVA - G. BERTONI y otros, *Recent Progress in animal production science,* I (Franco Angeli, Milán 1999) 279-317.

POLI, C. - TIMMERMAN, P. (eds.), *L'etica nelle politiche ambientali* (Fondacione Lanza Gregoriana, Padua 1991) 55-71.

POLIDORO F., «Fonti energetiche e ambiente», en L. LIPPOLIS (ed.), *Diritti umani, poteri degli Stati e tutela dell'ambiente* (Giuffrè, Milán 1995) 105-114.

POMPELLA, A., *L'ambiente e la salute. Viaggio nelle cause e nei meccanismi della patologia ambientale* (ETS, Pisa 2007).

POSTIGLIONE, L., «Agricoltura e ambiente: antagonismo o integrazione?», en AA.VV., *Atti del Convegno su Rinnovate prospettive per l'agricoltura e l'ambiente, Arcevia (AN), 14 aprile 1996* (Lancusi 1996) 33-45.

POSTIGLIONE, L. - BARBIERI, G. - TEDESCHI, A., «Long-term effects of irrigation with saline water on some characteristics of a caly loam soil»: *Rivista di Agronomia* 29/1 (1995) 24-30.

POTTER, V. R., *Bioethics: Bridge to the future* (Prentice Hall, Englewood Cliff [NJ] 1971).

— «Bioethics: the science of survival»: *Perspective in Biology and Medicine* 14/1 (1970) 127-153.

PRIVITERA, S., «Per un'etica dell'ambiente», en ÍD. (ed.), *Per un'etica dell'ambiente* (Armando, Roma 1995) 45-62.

PRZEWOZNY, B. - TODISCO, O. - TARGONSKI, F., *Etica ambientale* (Edizioni Miscellanea Francescana, Roma 1991).

QUADRIO CURZIO, A. - ZOBOLI, R., «The cost of sustainibility», en ACCADEMIA NAZIONALE DELLE SCIENZE (ed.), *Il contributo italiano alla realizzazione della «Carta della Terra»,* o.c., 97-110.

QUERINI, G., *La tutela dell'ambiente nell'Unione Europea. Un'analisi critica* (Franco Angeli, Milán 2007).

RAMACCI, L., *Diritto penale dell'ambiente* (Cedam, Padua 2007).

RAMELLINI, P., *Linee di etica ambientale* (Edizioni Paoline, Milán 2004).

REGAN, T., *The case for animal rights* (University of California Press, Berkeley 1983).

— *I diritti animali* (Garzanti, Milán 1990).

— «The nature and possibility of an environmental ethics»: *Environmental Ethics* 3/1 (1981) 19-34.

REGAN, T. - SINGER, P., *Animal rights and human obligations* (Prentice Hall, Englewood Cliffs 1989).

REICH, W. T. (ed.), «Introduction», en ÍD., *Encyclopedia of Bioethics,* I (1995).

REISMAN, G., *Perché l'ambientalismo fa male all'ambiente* (Rubbettino, Soveria Mannelli [CZ] 2007).

RETZBACH, R., *Future-Dictionary. Encyclopedia of the future* (Nueva York 2005).
ROLSTON, H., *Environmental ethics: Duties to and values in the natural world* (Temple University Press, Filadelfia 1988).
RUSSO, N., *Filosofia ed ecologia. Genealogia della scienza ecologica ed etica della crisi ambientale* (Guida, Nápoles 2000).
SACCHETTI, A., *L'uomo antibiologico. Riconciliare società e natura* (Feltrinelli, Milán 1985).
SCHEER, H., *Autonomia energetica. Ecologia, tecnologia e sociologia delle risorse rinnovabili* (Edizioni Ambiente, Milán 2006).
SGRECCIA, E., «Bioetica e agricoltura», en AA.VV., *Atti del Convegno su Rinnovate prospettive per l'agricoltura e l'ambiente, Arcevia (AN), 14 aprile 1996* (Lancusi, 1996) 21-31.
— «Etica dello sviluppo», en ACCADEMIA NAZIONALE DELLE SCIENZE (ed.), *Il contributo italiano alla realizzazione della «Carta della Terra»,* o.c., 179-197.
SGRECCIA, E. - MELE, V., *Ingegneria genetica e biotecnologie nel futuro dell'uomo* (Vita e Pensiero, Milán 1992).
— «Bioetica e biotecnologie animali e vegetali», en ACADEMIA PONTIFICIA PRO VITA, *Biotecnologie animali e vegetali. Nuove frontiere e nuove responsabilità,* o.c., 91-92.
SGRECCIA, E. - PENNACCHINI, M. - FISSO, M. B., «I documenti della Chiesa sulla questione ambientale»: *Medicina e Morale* 4 (2000) 635-675.
SLAUGHTER, R. A., *The knowledge base of futures studies* (Professional Edition CDRom, Fore sight International, Indooroopilly 2005).
SHRADER FRECHETTE, K., *Environmental ethics* (Booxwood Press, Pacific Grove [Cal.] 1981).
SICURELLI, D., *Divisi dall'ambiente. Gli USA e l'Unione Europea nelle politiche del clima e della biodiversità* (Vita e Pensiero, Milán 2007).
SINGER, P., *Animal liberation: a new ethics for our treatment of animals* (Review-Random House, Nueva York 1975).
— *Etica pratica* (Liguori, Nápoles 1989).
SPINSANTI S., «Incontro con Warren Reich»: *L'Arco di Giano* 7 (1995) 219.
STONE, C. D., *Earth and other ethics: the case for Moral Pluralism* (Harper & Row, Nueva York 1987).
TANDBERG, O. G., «Ecological economics: opportunities for an equitable development», en ACCADEMIA NAZIONALE DELLE SCIENZE (ed.), *Il contributo italiano alla realizzazione della «Carta della Terra»,* o.c., 111-115.
TAYLOR, D. M., «Inactivation of the BSE agent and the manifacture of MBM», en G. PIVA - F. MASOERO, (eds.), *Proceedings of the 6th International «Feed Production Conference»,* o.c., 19-25.
— «Practical problems in inacting BSE-like agent», en G. PIVA (ed.), *Proceedings of the 5th International «Feed Production Conference»* (Piacenza, 15-16 junio 1998) 24-42.
TAYLOR, P. W., *Respect for Nature: a theory of environmetal ethics* (Princeton University Press, Princeton 1986).
TOFFLER, A., *La terza ondata. Il tramonto dell'era industriale e la nascita di una nuova civiltà* (Sperling & Kupfer, Milán 1987).

WARREN, K., «Environmental ethics, Ecofemminism», en W. T. REICH *Encyclopedia of Bioethics,* III (1995), o.c., 690-693.
— «The power and promise of ecofeminism»: *Environmental Ethics* 12/2 (1990) 125-146.
WHITE, L. «The historical roots of our ecological crisis»: *Science* 155 (1967) 1203-1207.
VOGT, M. - NUMICO, S. (eds.), *Salvaguardia del Creato e sviluppo sostenibile: orizzonti per la Chiesa e l'Europa* (Ed. Fondazione Lanza, Padua 2007)
ZANON, B., *Territorio, ambiente, città* (Alinea, Florencia 2008).

RESUMEN

Las razones. El siglo XX se ha caracterizado por una toma de conciencia cada vez mayor de los múltiples problemas que pueden derivarse del dominio irresponsable del ser humano sobre el medio ambiente. La técnica que en los siglos pasados había servido esencialmente para protegernos de la naturaleza y garantizar la supervivencia de la especie humana, últimamente ha inducido cambios de tal magnitud que han transformado el mundo profunda y negativamente. A partir sobre todo de los años setenta, se han intentado corregir los errores recurriendo no solo a la tecnología correctiva, sino también a la ética para restablecer una relación armoniosa entre el hombre y el mundo no humano. El elemento de innovación de la filosofía medioambiental ha representado precisamente la voluntad de utilizar conceptos y argumentos de la ecología para llegar a una verdadera y auténtica refundación de la ética. Ya Potter, tras haber identificado la amenaza para la supervivencia de todo el ecosistema por la división entre dos ámbitos del saber, el saber científico y el humanístico, proponía una nueva ética, pero que se ocupase de toda la biosfera y que se preocupase de su conservación. A finales de los años setenta, Hans Jonas se interesó por la cuestión ambiental considerando especialmente la vulnerabilidad de la naturaleza a causa de la intervención técnica del hombre, una vulnerabilidad que nunca se había tenido en cuenta hasta que no se comenzaron a manifestar daños irrevocables. En Italia la reflexión bioética en materia de cuestión medioambiental, a diferencia de los países anglosajones, está encontrando una rápida vía de desarrollo respecto al estado inicial.

Teorías filosóficas de la relación hombre-naturaleza. En estos últimos decenios se han elaborado varias teorías filosóficas sobre la relación hombre-naturaleza, en el intento de resolver correctamente el problema ambiental a nivel teórico. Fundamental para este propósito es decidir si se debe centrar dicha relación en el ser humano, o bien proponer un nuevo modelo que centre su atención en la naturaleza no humana, considerando al hombre solo una parte del mundo natural. El pensamiento filosófico clásico ha sido siempre fuertemente antropocéntrico. Sin embargo, desde los años setenta algunos filósofos han intentado superar este enfoque proponiendo una visión menos antropocéntrica (antropocentrismo moderado, utilitarismo, ética de la responsabilidad, ética medioambiental católica) o incluso ecocéntrica (teorías antiantropocéntricas, ética de la tierra, éticas biocéntricas, éticas ecocéntricas, ecofeminismo, pluralismo).

La cuestión ambiental y la crítica a la visión del cristianismo. Analizando los diversos documentos de la Iglesia católica sobre la ecología es posible constatar que esta no solo ha afrontado los diversos aspectos de la cuestión medioambiental cuando surgieron y contemporáneamente al nacimiento de una conciencia a nivel internacional de los daños causados por el progreso técnico-científico, sino que desde comienzos de los años setenta, con el mensaje de Pablo VI *Las preocupaciones ecológicas y las exigencias reales del desarrollo*, ha contribuido a la formación de una renovada conciencia ecológica. A partir de la segunda mitad de los años ochenta, cuando los científicos comenzaron a señalar algunos problemas ecológicos específicos, como la desertificación del suelo, el agotamiento de las fuentes de energía, la contaminación del ambiente terrestre y marino, etc., Juan Pablo II afrontó aquellos problemas y los releyó a la luz de la visión de la relación hombre-creación en la cual el ser humano es entendido no solo como criatura que debe ser protegida junto a las demás, sino también «criatura creadora», es decir, como artífice principal de lo que en el medio ambiente se realiza en sentido positivo o negativo. De modo particular, el Pontífice contrapone a determinados programas para la tutela ecológica la necesidad de un correspondiente cambio de mentalidad y de hábitos de los seres humanos, además de en la economía mundial, a través de la educación.

Algunos problemas particulares. Población y equilibrio ambiental. La preocupación por las tasas de crecimiento de la población mundial y de manera especial de aquellos países en vías de desarrollo han alarmado a los países ricos del Occidente industrializado en los últimos decenios hasta el punto de llevarlos a favorecer a toda costa la adopción de políticas antinatalidad en las regiones más pobres del globo, preocupaciones motivadas también por el temor de que el medio ambiente natural no sea capaz de soportar semejante presión antrópica.

Pero lo cierto es que todavía no se ha podido demostrar la existencia de una relación causa-efecto entre el crecimiento de la población y la degradación ambiental, y esto se debe a que lo que genera la actual crisis económica son los modelos de producción y de consumo, más que la presión demográfica. Otro temor es que el crecimiento de la población mundial traiga inevitablemente escasez y pobreza, porque los recursos del planeta, sobre todo los energéticos, son limitados. Si por un lado es cierto que los recursos del planeta son, en algunos casos no renovables, por otro lado se ha observado que, en su conjunto, los recursos de los que dispone el planeta no son ni predefinidos ni invariables, porque las materias primas se han buscado y descubierto solo como respuesta a la demanda. Lo que hemos dicho demuestra, además, no solo que las potencias del planeta son suficientes para satisfacer las necesidades de los hombres, sino también que «el principal recurso del hombre, junto a la tierra, es el hombre mismo. Es su inteligencia la que descubre las potencialidades productivas de la tierra y las multiformes modalidades con los que las necesidades humanas pueden satisfacerse».

La contaminación. La contaminación es un fenómeno estrechamente ligado al desarrollo industrial y a la difusión de los motores necesarios para la industria y el transporte. En cualquier caso, no es solo la emisión de dióxido de carbono en la atmósfera lo que causa la contaminación; en realidad existen muchos otros compuestos nocivos para el hombre y las plantas que son generados por la combustión de productos petrolíferos. La contaminación está causada también por la creciente cantidad de residuos que se vierten en el ecosistema: nos referimos a los residuos urbanos, y sobre todo a los industriales. Además, desde que la química ha irrumpido en el ámbito agrícola, también la agricultura se ha convertido en una actividad contaminante: basta pensar en el efecto de los fertilizantes químicos, herbicidas, pesticidas, fungicidas, etc. Para solucionar todo esto, sobre todo es necesario reducir la cantidad de elementos contaminantes inmersos en el ambiente, bien sea mediante acuerdos internacionales que regulen la utilización y la liberación del ecosistema de estos elementos, como adoptando sistemas de producción alternativos de menor impacto ambiental. Con este propósito, la comunidad internacional se ha mostrado sensible al firmar acuerdos que limiten los daños al medio ambiente. Para reducir la contaminación, aparte de lo arriba expuesto, es necesario que las industrias adopten sistemas de producción alternativas de menor impacto ambiental, e intenten contener al máximo las emisiones de sustancias tóxicas en el ecosistema mediante el empleo de oportunos filtros e instalación de plantas depuradoras. No se puede negar que la instalación de estas plantas podría penalizar los beneficios de las industrias, al menos en el presente, pero este gasto debería ser considerado una inversión en la salud de los seres humanos. En el sector automovilístico es el hidrógeno el que se sitúa en el centro de las investigaciones de vanguardia; es, asimismo, importante para la producción energética y la explotación de la energía solar. La posibilidad de tener fuentes de energía no contaminante y fácilmente regenerable es un valor en el plano ético; otra intervención interesante es la de la reforestación como factor de absorción del CO2, para poder alcanzar el equilibrio de la atmósfera con la biosfera.

Reducir la contaminación *hic et nunc,* sin embargo, no debe implicar la adopción de medidas que dañen a las generaciones futuras, ni mucho menos a los habitantes de los países más pobres del globo.

El control del suelo. Según las estimaciones del Programa para el Medio Ambiente de las Naciones Unidas, la cuarta parte del planeta se ve amenazada por la desertificación que, además de ser un daño en sí mismo, acarrea otros daños sobre el ecosistema, por ejemplo, favoreciendo la pérdida de la biodiversidad y el calentamiento del planeta. La desertificación puede ser una consecuencia de la sequía, pero más a menudo es consecuencia de actividades humanas, como por ejemplo: cultivos intensivos, ganadería, tala de árboles, hormigonado del terreno. Durante la Cumbre de la Tierra de 1992, la *Convención de las Naciones Unidas contra la Desertificación* (convertida en vinculante en 1996) ha sufragado todas aquellas iniciativas que implican la cooperación internacional y un enfoque de *partnership,* para mejorar la productividad de las tierras cultivadas, para recuperarlas y conservarlas y para gestionar de manera sostenible tanto la tierra como los recursos hídricos.

Alimentos de organismos genéticamente modificados y alimentos contaminados. Los alimentos derivados de organismos genéticamente modificados son los alimentos cuyo ADN ha sido mutado con el fin de mejorar cualitativa y cuantitativamente su producción. Las modernas tecnologías, fundadas en los nuevos conocimientos de la ingeniería genética permiten modificar cualquier organismo actuando directamente sobre su composición genética. En líneas generales no se encuentra una dificultad ética de principio sobre la licitud de valerse de la biotecnología, incluso la de tipo genético; el problema principal —aunque no el único— es el del «riesgo». A pesar de que los riesgos son muchos, el juicio ético sobre los alimentos genéticamente modificados no puede ser siempre negativo, ya que a menudo las modificaciones genéticas han permitido lograr comestibles más abundantes y de mejor calidad, o han permitido practicar algunos cultivos en lugares anteriormente no adecuados. Este riesgo debe de ser examinado con criterios científicos caso por caso en relación no solo a la definición de criterios de evaluación del riesgo *(risk assessment),* sino también de la gestión del mismo *(risk management).* Existe una diferencia éticamente relevante entre el riesgo «cuantificable» y el «no cuantificable»: el primero puede ser más gobernable y evaluable, mientras que el no cuantificable requeriría una actitud especial definida como «principio de precaución». En cuanto a la protección de la salud humana como consecuencia de la ingesta de alimentos transgénicos, la comunidad científica hasta hoy ha ofrecido en gran parte garantías sobre su seguridad. Y en cuanto al *risk assessment* todavía no se han precisado criterios ciertos para evaluar los riesgos inherentes a todos los productos transgénicos, por eso algunos científicos sugieren dar preferencia a las biotecnologías de mejora en el seno de la especie, destinada a mejorar el producto, antes de pasar al transgénico. Otra exigencia ética inherente a los alimentos genéticamente modificados es que estos pueden llevar a la erosión de la *biodiversidad,* es decir, de la diversidad biológica resultado de la capacidad de modificación constitutiva de su composición genética. Ligado a este tema está también el problema de las *patentes* de nuevas biotecnologías, cuyo fin es el de impedir que terceros actúen sin el consenso del titular, para fabricar, utilizar, vender o importar el producto patentado o los bienes obtenidos por procedimientos patentados, o utilizar esos procedimientos. Desde el punto de vista social la patente se configura como un intercambio entre el inventor y la sociedad, en función del bien común. El primero hace público su invento contribuyendo y favoreciendo el progreso técnico-científico, mientras que la sociedad le reconoce el derecho de exclusividad por la eventual explotación económica de su invención. Por tanto, la cuestión de la patente se sitúa en el contexto de la protección de la propiedad intelectual, de la invención. El tratamiento tiene que ser distinto, en cambio, con los *alimentos contaminados,* resultado de una adulteración bioquímica de los elementos que componen los piensos suministrados en las granjas, con consecuencias sobre el propio animal y sobre el hombre que se nutre del animal y de sus derivados. En los últimos años la cuestión de la contaminación alimenticia y de la seguridad de los alimentos ha sido cada vez más a menudo el centro de atención general a causa de numerosos casos de contaminación: recuérdese el caso de los pollos con dioxinas en Bélgica o los numerosos casos de «vacas locas» en Gran Bretaña. La conciencia de estos problemas está produciendo una radical redefinición de la política y de la práctica de la seguridad alimenticia. La Unión Europea (UE) se ha hecho su intérprete y desde los años noventa ha perseguido la definición de una política adecuada para el sector alimenticio que reconozca la justa importancia de la protección al consumidor y a su salud. Más recientemente la UE ha intentado reforzar la protección de la salud del ciudadano comunitario y ha publicado el *Libro Blanco* sobre seguridad alimenticia que contiene también la propuesta de creación de una agencia europea para la seguridad alimenticia y el *Libro Verde* sobre legislación relativa a los productos alimenticios. Para garantizar un alto nivel de seguridad alimenticia, además, es indispensable informar al consumidor: solo una correcta y cuidada información logra que el individuo pueda adoptar esos comportamientos alimenticios que, en primer lugar, protejan su salud y, en segundo lugar, no dañen desde el punto de vista económico, a los fabricantes. Asimismo, es igualmente indispensable la puesta en marcha de un código ético sobre las producciones alimenticias que permita proteger la salud de todos los seres humanos y de su entorno vital, que defina cómo mejorar los estándares higiénicos y evitar los riesgos de contaminación alimenticia.

ÍNDICE ONOMÁSTICO

ÍNDICE TEMÁTICO

SE TERMINÓ DE IMPRIMIR ESTE VOLUMEN
SEGUNDO DE «MANUAL DE BIOÉTICA»,
DE LA BIBLIOTECA DE AUTORES CRIS-
TIANOS, EL DÍA 8 DE MARZO DEL
AÑO 2014, FESTIVIDAD DE SAN
JUAN DE DIOS, RELIGIOSO,
EN LOS TALLERES DE
LA IMPRENTA CO-
FÁS, MÓSTOLES
(MADRID)

LAUS DEO VIRGINIQUE MATRI